全国首批中医学术流派传承建设单位——龙江韩氏妇科流派传承工作室
岭南罗氏妇科流派传承工作室

妇科名家
诊治不孕症临证经验

韩延华　罗颂平　主编

人民卫生出版社

图书在版编目（CIP）数据

妇科名家诊治不孕症临证经验 / 韩延华，罗颂平主编. —北京：人民卫生出版社，2019

ISBN 978-7-117-28769-2

Ⅰ.①妇… Ⅱ.①韩… ②罗… Ⅲ.①不孕症-中医妇科学-临床医学-经验-中国-现代 Ⅳ.①R271.14

中国版本图书馆 CIP 数据核字（2019）第 165218 号

人卫智网	www.ipmph.com	医学教育、学术、考试、健康，
		购书智慧智能综合服务平台
人卫官网	www.pmph.com	人卫官方资讯发布平台

妇科名家诊治不孕症临证经验

主　　编：韩延华　罗颂平
出版发行：人民卫生出版社（中继线 010-59780011）
地　　址：北京市朝阳区潘家园南里 19 号
邮　　编：100021
E - mail：pmph @ pmph.com
购书热线：010-59787592　010-59787584　010-65264830
印　　刷：保定市中画美凯印刷有限公司
经　　销：新华书店
开　　本：787×1092　1/16　印张：40　插页：2
字　　数：973 千字
版　　次：2019 年 9 月第 1 版　2020 年 4 月第 1 版第 2 次印刷
标准书号：ISBN 978-7-117-28769-2
定　　价：139.00 元

打击盗版举报电话：010-59787491　E-mail：WQ @ pmph.com
（凡属印装质量问题请与本社市场营销中心联系退换）

《妇科名家诊治不孕症临证经验》

编委会

主　　审　肖承悰　胡国华

主　　编　韩延华　罗颂平

（以下按姓氏笔画排序）

副主编　马　堃　王东梅　杜惠兰　陆　华　谈　勇　傅　萍

编　　委　丁丽仙　马　堃　王　昕　王东梅　王金权　王惠珍
　　　　　朱小琳　乔　江　闫　颖　许小凤　杜惠兰　李伟莉
　　　　　吴中秋　陆　华　陈林兴　陈学奇　罗颂平　周士源
　　　　　赵　红　胡国华　胡晓华　莎　玫　徐　涟　凌　霞
　　　　　谈　勇　黄　缨　黄素英　崔晓萍　章　勤　韩亚光
　　　　　韩延华　傅　萍

学术秘书　冯倩怡　朱小琳　刘亚华　陈　健

参编者　　王雪莲　冯博懿　任雨佳　刘　丽　韩　晗　韩亚鹏
　　　　　黄洁明　廖慧慧

主编简介

韩延华

国家二级教授,国务院政府特殊津贴获得者。黑龙江省名中医、龙江名医。黑龙江中医药大学首届名中医、博士研究生导师;黑龙江中医药大学附属第一医院名医工作室主任。全国首批名老中医药专家韩百灵学术继承人。第五、第六批全国老中医药专家学术经验继承工作指导老师。龙江韩氏妇科流派传承工作室负责人。国家教育部及国家中医药管理局重点学科学术带头人;国际妇产科联盟会员国家重大疑难疾病中西医临床协作试点项目"中西医结合不孕不育与辅助生殖技术"专家学术委员会委员。

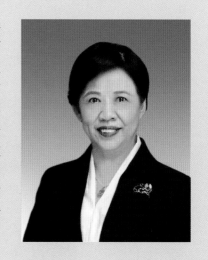

罗颂平

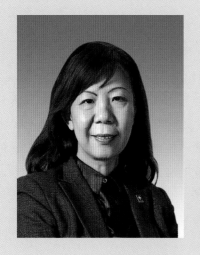

医学博士,广州中医药大学第一附属医院妇儿中心主任,妇科教研室主任,教授,博士研究生导师。中华中医药学会妇科分会主任委员;中国中医药研究促进会妇科流派分会常务副会长;教育部重点学科中医妇科学学科带头人;全国首批名老中医药专家罗元恺学术继承人。岭南罗氏妇科流派传承工作室负责人;广东省政协常委。2016年全国五一劳动奖章获得者;全国中医药高等教育教学名师。

朱 序

传统医药学有着悠久的历史，是中华民族的瑰宝。但中医药学的进步离不开继承和创新。如果没有对前人理论和实践的继承研究，中医药的创新发展也是无源之水、无本之木。当代名老中医积累了丰富的学术思想和临证经验，是代表当今中医药学术发展最高水平的智慧结晶，因此传承和总结当代名老中医的临证经验对中医事业的发展十分必要。

不孕症是妇科常见病、疑难病，随着社会发展、生活节奏加快，女性的生活和工作压力也在不断增加，导致不孕症的发病率也在显著上升，甚至成为影响婚姻家庭稳定的社会问题。中医药治疗不孕症历来都具有独特的优势，因此对妇科名家诊治不孕症经验进行梳理，对于提高疗效、造福百姓具有重大意义。

翻阅本书，妇科名家云集，大家都将数十年积累的不孕症诊治经验毫无保留、倾囊相授。临床见解独特，理法方药齐备，具有鲜明的中医特色和显著的临床疗效。本书对各级医生、学生都具有较高的参考价值，相信若能多用心，一定会学以致用，有所收益。

如今中医药迎来了历史上最好的发展机遇，同道们更要有所作为，发扬中医妇科的特色优势，提升临床疗效。冀望我们一起不懈努力，为推动中医妇科事业的发展作出贡献。

著作已成，即将付梓，乐以为序。

国医大师　朱南孙

2018 年 10 月 23 日于上海

蔡 序

　　不孕症是中医妇科最常见的疾病之一。2015 年中卫生殖健康网就中国不孕不育的现状做了全面调查及分析,据相关调查统计,当前,不孕不育的发病率高达 15% 左右,且呈现出不断攀升与年轻化的趋势。目前,加上二孩政策开放,不孕不育这一庞大的患者群体正经历着来自家庭、社会、文化等层面的多重压力,也是摆在我们中医妇科人面前需要解决的问题。

　　中医妇科对不孕不育的诊治有其独到之处。由韩延华、罗颂平主编的《妇科名家诊治不孕症临证经验》一书系统总结了国内中医妇科各流派代表性传人、中医妇科界的名家诊治不孕不育的经验。他们代表了当前中医妇科学术和临床发展的最高水平;其学术思想和临证经验是他们一生或几代人的智慧结晶,而每一个医案中的诊疗风格与临证特色亦是医家们学术思想的体现。书中将我国妇科名家们在诊治不孕症时的切入点、重点关注的症、证、辨证依据、治疗的着眼点、立法组方的思路、遣方用药的特色和心得等鲜活生动地展现在我们面前,为临床医生提供了宝贵的参考和指导。

　　纵览全书,弥足珍贵,乐为之序。

蔡小荪

丁酉年十月十日于上海

前　言

　　中医药学是中华民族几千年来认识生命、维护健康、防治疾病的一门独特医学,是人们在长期与疾病作斗争中逐渐形成的理论体系和诊疗方法,有显著的临床疗效和浓郁的民族特色;它既古老又淳朴,具有顽强的生命力,为中华民族的繁衍昌盛,为世界医学的发展和人类的健康作出了巨大的贡献。中医药是中华民族优秀传统文化的重要组成部分,是中国国术,从古至今,它创造了一个又一个医学奇迹,得到世界的重视。在中华人民共和国成立后,毛泽东同志曾指出:"中国医药学是一个伟大的宝库,应当努力发掘,加以提高。"特别是党的十八大以来,以习近平同志为核心的党中央高度重视中医药发展,加大中医药挖掘力度,加快立法进程,而《中华人民共和国中医药法》的出台开启了中医药振兴发展新征程,把中医药摆在了国家发展战略层面的重要位置,实为民之所呼,政之所向。中医药事业迎来了"天时地利人和"的大好时机,不仅国人掀起了对中医药的热情,同时也得到世界许多国家的认知。

　　生殖是人类生存延续的永恒主题,关系到人类的繁衍与昌盛。早在远古时期,《周易·系辞》就有"男女媾精,万物化生"的记载,阐述了人类孕育的基本原理,关注到近亲婚配不利于生育的问题。《左传·昭公元年》曰:"内官不及同姓,其生不殖。"《左传·僖公二十三年》指出:"男女同姓,其生不蕃。"《鲁语》指出:"同姓不婚,恶不殖也。"

　　关于不孕症的文献记载最早可见于《周易》《山海经》《黄帝内经》等。不孕症是妇科领域的疑难病症,是造成家庭和社会不稳定的重要因素,严重危害女性身心健康。不孕症的发病率因国家、民族、地域不同而存在差别。我国不孕症发病率为7%~10%,近年有上升趋势。因此,不孕症引起临床医务工作者和科研人员的高度重视,成为医学领域研究的热点。近年来,随着辅助生殖技术的发展,对不孕症的相关研究日益深入。在中医药事业繁荣发展的形势下,我们编写了《妇科名家诊治不孕症临证经验》一书,目的在于,挖掘、整理名家宏富的诊治经验,泽被后世,造福苍生。

　　本书汇集了全国近百名妇科名家,其中有国医大师5名,有第一批至第五批全国老中医药专家学术经验继承工作指导老师、国家中医药管理局重点学科学术带头人、全国中医妇科十大流派的代表性人物及主要传承人,还有部分有地域性影响的中医妇科学术流派,融全国中医妇科之精英,群贤毕至,和而不同,展现了地域性差异和个体化治疗不孕症的特色,展现了传统医学和时代融合的特点,符合时代之需要,对广大医务工作者及读者有极大的裨益。

本书分上篇、下篇和附篇三部分。上篇的中医部分包括不孕症的病名溯源、定义、病因病机、辨证施治；西医部分包括不孕症的概述、病因及发病机制、临床表现、检查与诊断、治疗；辅助生殖技术部分包括人工授精技术，人工授精的实施方法、适应证和禁忌证，体外受精胚胎移植术（IVF-ET）及其衍生技术，中医药在辅助生殖技术中的应用；常用中成药部分介绍了9种中成药。下篇是95位妇科名家从对不孕症的认识、诊治思路、治疗特色几方面入手，对不孕症诊治经验进行了全面系统的总结，并举案说病。编写内容均出自入选者本人或传承弟子，翔实可参。附篇利用聚类分析科研方法，研究探讨不孕症的类型和名家诊治不孕症的用药规律，力求为临床推广应用提供有力的证据。

本书是首部从全国范围收录不孕症专论的中医专著，覆盖面广，具有实用性和权威性。本书适用于广大妇产科临床医务工作者参阅，也可作为中医妇科博士、硕士研究生的辅助教材。相信本书的问世，对于传承名老中医诊治特色，培养中医妇科临床人才，发展中医妇科学都将起到推动和促进作用。由于编者来自全国各地，存在地域差异，其中难免出现疏漏，还望诸位贤能教正。

本书能够得以顺利完成，首先要感谢妇科同仁给予的全力支持和指导；同时还要感谢全体参编人员的团队精神和付出的努力。

主编　韩延华　罗颂平

2017 年 10 月

目　录

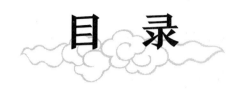

上　篇

中西医对不孕症的认识及辅助生殖技术

下　篇

名家诊治经验

安徽妇科名家

附　篇

研究分析妇科名家诊治不孕症的病因归类及用药规律

上 篇

中西医对不孕症的认识及辅助生殖技术

  不孕症(infertility)是妇科领域的疑难病症,也是造成家庭和社会不稳定的重要因素,影响到民族繁衍与昌盛。不孕有生理性不孕和病理性不孕之分。生理性不孕,包括女性"五不女"——螺、纹、鼓、角、脉,以及男性"五不男"——天、漏、犍、怯、变。病理性不孕是由于某些病理因素的影响而导致不孕。随着医学的发展,中西医对不孕症都有了更进一步明确的认识,并形成了完整的诊疗体系,尤其是辅助生殖技术的问世,使不孕症患者的诊治率得以提高,让一些绝对性不孕患者有了生育的机会。

  不孕症可以是一个独立性的疾病,但更多是由其他疾病导致的结果和并发症或后遗症。不孕症的发生与夫妇双方都有关系。据世界卫生组织统计,不孕症在各国的发病率不尽相同,而西方国家发病率要高于我国。我国的不孕症发病率约为 10%~15%,根据国内一些地区流行病学的调查,不孕夫妇中女方因素占 50%~60%,男方因素占 30%~40%,男女双方因素占 10%。此外,调查中发现不孕症可能与结婚的年龄、受教育的程度、月经初潮的年龄、民族、居住地区、生活条件、遗传基因等因素有关。随着人们思想观念的变化,不少妇女晚婚晚育,35 岁以后,卵巢储备能力和排卵功能开始减弱,自然孕育功能也会随之下降,因此,对于孕育也会产生一定的影响。积极诊治不孕症是世界共同关注的热点,也是妇产科医务工作者的责任和义务。

一、中医对不孕症的认识

  生殖是社会发展永恒的主题之一。我国在远古时期,已经重视人口的数量与质量,并关注生殖障碍的问题。《周易·系辞》指出:"男女媾精,万物化生。"最早阐述了孕育的基本原理。春秋战国时期已注意到近亲婚配不利于生育。《左传·昭公元年》曰:"内官不及同姓,其生不殖。"《左传·僖公二十三年》指出:"男女同姓,其生不蕃。"《鲁语》指出:"同姓不婚,恶不殖也。"两千多年前,《黄帝内经》就对女性生长、发育、生殖、衰老的生命周期有明确的论述。《素问·上古天真论》指出:"女子七岁,肾气盛,齿更发长;二七而天癸至,任脉通,太冲脉盛,月事以时下,故有子……七七任脉虚,太冲脉衰少,天癸竭,地道不通,故形坏而无子也。"这是中医妇科理论与实践的重要理论渊源。《黄帝内经》还论述了孕育以"精"为本,以"神机"为用。《灵枢·本神》曰:"生之来谓之精,两精相搏谓之神。"《灵枢·经脉》曰:"人始生,先成精。"《灵枢·决气》云:"两神相搏,合而成形,常先身生,是谓精。"

南齐褚澄倡导适时婚育,以达到优生优育。《褚氏遗书·问子》指出:"合男女必当其年,男虽十六而精通,必三十而娶,女虽十四而天癸至,必二十而嫁,皆欲阴阳气完实而交合,则交而孕,孕而育,育而为子,坚壮强寿。"

而对于不孕症的记载,最早见于《周易》。

(一)病名溯源

不孕之病名首载于《周易·九五爻辞》:"妇三岁不孕";并有"妇孕不育"的记载。当时把"三年"(三岁)作为判断不孕的时间界限。《黄帝内经》有"女子不孕"之病名。隋代《诸病源候论》有"无子候"。唐代《备急千金要方》把从未怀孕者,称为"全不产";曾经孕育而后不能再怀孕者,称为"断绪"。

(二)定义

目前对于不孕症的定义系育龄夫妇有正常性生活 1 年或以上,未采取任何避孕措施而未能怀孕。主要分为原发不孕和继发不孕。前者为从未受孕;后者为曾经怀过孕,又超过 1 年未再怀孕。

(三)病因病机

女性不孕的主要病机是脏腑功能失常,冲任气血失调,胞宫不能摄精成孕。《素问·骨空论》首先提出不孕的病机是督脉为病:"督脉者……此生病……其女子不孕。"《诸病源候论》则阐述了"月水不利无子""月水不通无子""子脏冷无子""带下无子""结积无子"等。《医宗金鉴》曰:"女子不孕之故,由伤其任冲也。"但不孕症涉及夫妇双方,病因复杂,必须双方配合检查和诊治。

肾气盛,天癸至,冲任二脉通盛,胞宫定期藏泻。两精适时相搏,则摄精成孕。若肾虚、肝郁、痰湿、血瘀等因素影响肾 - 天癸 - 冲任 - 胞宫生殖轴的正常运行,则导致不孕。

1. **肾虚**　先天禀赋不足,肾气不充,或后天房劳多产,大病久病伤肾。若肾阳亏虚,命门火衰,冲任虚寒,胞宫失煦。《圣济总录·妇人无子》云:"所以无子者,冲任不足,肾气虚寒故也。"若肾阴亏虚,天癸乏源,血海空虚,胞宫失养,或阴虚内热,热扰冲任。《女科经纶·嗣育门》引朱丹溪曰:"妇人久无子者,冲任脉中伏热也……其原必起于真阴不足,真阴不足则阳胜而内热,内热则荣血枯。"若高龄肾阴、肾阳渐衰,冲任虚衰,均不能摄精成孕。

2. **肝郁**　素性抑郁,情怀不畅,肝气郁结,疏泄失常,久而不孕;或因盼子心切,烦躁焦虑,肝郁气滞,冲任失调;或肝血不足,气血不调,冲任失和,不能摄精成孕。正如《景岳全书·妇人规·子嗣类》云:"产育由于气血,气血由于情怀,情怀不畅则冲任不充,冲任不充则胎孕不受。"

3. **痰湿**　素体脾肾不足,水湿内停,久则湿聚成痰,阻滞冲任,经候不调;或恣食膏粱厚味,形体肥胖,痰湿内蕴,冲任胞脉受阻,不能摄精受孕。《女科经纶·嗣育门》引朱丹溪云:"肥盛妇人,禀受甚厚,恣于酒食,经水不调,不能成孕,以躯脂满溢,湿痰闭塞子宫故也。"

4. **血瘀**　经期产后余血未尽,离经之血留滞胞中,阻滞冲任;或体虚摄生不当,外邪直中胞中,蕴结血分,日久成瘀,瘀血阻滞,冲任不通不能成孕。《医宗金鉴·妇科心法要诀·调经门》云:"不子之故伤冲任……或因积血胞寒热。"

(四)辨证施治

不孕症病因复杂,需综合考虑夫妇双方的因素,如排卵障碍、输卵管与盆腔因素、子宫因素、男性少弱精等不同情况,辨病与辨证结合,制订个体化的治疗方案。

首先是审脏腑、冲任、胞宫之病位;辨气血、寒热、虚实之变化;还要辨病理产物之痰湿、瘀血的不同。不孕症患者有时并无明显的自觉症状,则通过辨月经的期、量、色质,察形体、面色与舌脉等进行辨证。若月经初潮推迟,月经后期量少,常有腰痛膝软者,多属肾气虚;伴有形寒肢冷,性欲淡漠,经色淡、质稀者,属肾阳虚;若伴见月经先期量少,经色鲜红,烦躁口渴,心烦热,多属肾阴不足;若见经前胸胁乳房胀痛,情志郁郁不乐,善太息,经行不畅,经色黯或有血块,多属肝郁之证;若形体肥胖,月经后期,经色淡,带下量多,质稠黏,伴胸闷泛恶者,多属痰湿之证;若经行腹痛,经色紫黯有血块,胞中结块,多属血瘀之证。

对于不孕症的治疗,自古以来备受重视。《诗经》和《山海经》中分别记载了一些"食之宜子"或"使人无子"的药物。《神农本草经》紫石英条指出:"女子风寒在子宫,绝孕,十年无子。久服,温中,轻身延年。"

女性不孕症的治疗需结合月经周期的阴阳气血变化,采用中医周期治法,因势利导,调经助孕。还可以配合针灸、药膳、外治和情志疏导等多种方法,提高疗效。对于高龄、病情复杂者,可配合现代辅助生育技术,提高妊娠率。

1. 肾虚证

(1)肾气虚证

主要证候:婚久不孕,月经后期或先后不定,经色淡黯,量或多或少;腰酸腿软,头晕耳鸣,小便清长,舌淡,苔薄,脉沉细或细弱。

证候分析:肾气不足,冲任虚衰,不能摄精成孕,故婚久不孕;肾气虚衰,冲任失调,血海失司,故月经失调;腰为肾之府,肾主骨,肾虚腰府失养,故腰酸腿软;肾虚髓海不足则头晕耳鸣;肾虚气化失常则小便清长;舌、脉均为肾气虚之象。

治法:补肾益气,温养冲任。

方药:毓麟珠(《景岳全书》)。

菟丝子、杜仲、人参、白术、茯苓、炙甘草、当归、川芎、白芍、熟地、鹿角霜、川椒。

方解:菟丝子、杜仲平补肾气;鹿角霜温补冲任;四物汤补血;四君子汤健脾益气;川椒温通助阳。全方既温养先天肾气,又培补后天脾胃,补益气血,使冲任得养,胎孕易成。

(2)肾阴虚证

主要证候:婚久不孕,月经先期,量少,经色鲜红,或月经稀发以致闭经;形体消瘦,头晕目眩,五心烦热,心悸失眠,腰膝酸软,舌红,苔少,脉细数。

证候分析:肾阴不足,阴虚生内热,则月经先期量少,色鲜红;若天癸早竭,精血不足,冲任血海匮乏,亦可月经后期甚至闭经;肾阴不足,脑髓失充,则头晕目眩,形体消瘦;虚火上扰、神明不安,则五心烦热,心悸失眠;腰府失养,则腰酸;舌、脉均为肾阴不足之象。

治法:滋肾益阴,调经助孕。

方药:养精种玉汤(《傅青主女科》)。

熟地、山茱萸、当归、白芍。

方解:熟地、山萸肉补益肾精;当归、白芍滋养肝血。全方共奏滋阴养血,养精种玉之功。

针灸取穴:关元、肾俞、肝俞、三阴交、太溪、照海。手法采用补法。

(3)肾阳虚证

主要证候:婚久不孕,月经后期,量少,色淡,甚则闭经;面色晦暗,腰酸腿软,性欲淡漠,小便清长,夜尿频多,大便溏薄,或五更泄泻,舌淡,苔薄白,脉沉细。

证候分析:肾阳虚衰,命门火不足,冲任失于温养,血海不充,故见月经后期量少色淡,或月经稀发,闭经;阳虚宫寒,不能摄精成孕;腰为肾府,肾阳不足,故面色晦暗,腰酸腿软,性欲淡漠;命门火衰,火不暖土,不能温阳化气,则大便不实,小便清长;舌、脉均为肾阳不足之象。

治法:温肾养血,调补冲任。

方药:右归丸(《景岳全书》)。

制附子、肉桂、熟地、山药、山茱萸、枸杞、菟丝子、鹿角胶、当归、杜仲。

方解:制附子、肉桂温补肾阳;熟地黄、山茱萸、山药滋养肾肝脾;菟丝子、杜仲平补肾气;当归、枸杞养血;鹿角胶为血肉有情之品,补肾填精。全方共奏温肾养血,调补冲任之功。

针灸取穴:中极、命门、肾俞、太溪、三阴交、大赫。手法采用补法。中极可加灸法。

2. 肝郁证

主要证候:婚久不孕,月经周期先后不定,经行小腹胀痛,经血黯红,有血块;经前胸胁乳房胀痛,抑郁寡欢,善太息,烦躁易怒,舌黯红,苔薄白,脉弦。

证候分析:肝气郁结,冲任失调,故周期先后不定;肝失疏泄,血行不畅,故经前乳房胀痛,经行小腹胀痛,抑郁寡欢,善太息;肝郁化火,故烦躁易怒;舌、脉均为肝郁之征。

治法:疏肝解郁,健脾养血。

方药:开郁种玉汤(《傅青主女科》)。

当归、白芍、白术、茯苓、丹皮、香附、天花粉。

方解:当归、白芍养血柔肝;白术、茯苓健脾养血;丹皮凉血活血;香附理气解郁;天花粉清热生津。全方共奏疏肝解郁,健脾养血之功。

针灸取穴:关元、三阴交、肝俞、太冲、期门、内关。手法采取平补平泻,或关元、三阴交用补法,余穴用泻法。

3. 痰湿证

主要证候:婚久不孕,形体肥胖,面色㿠白;月经后期,量少,经色淡,甚或闭经;头晕心悸,胸闷气短,带下量多、质稠,苔白腻,脉滑。

证候分析:素体脾肾不足或饮食所伤,痰湿内蕴,阻滞冲任、胞脉、胞宫,气机不畅,故经行后期或闭经,不能摄精成孕;脾虚痰湿内阻,则形体肥胖,面色㿠白,胸闷气短;痰湿上蒙清窍,则头晕心悸;痰湿下注,则带下多、质稠;舌脉均为痰湿内阻之征。

治法:燥湿化痰,调理冲任。

方药:启宫丸(《中医妇科学》)。

制半夏、苍术、香附、神曲、茯苓、陈皮、川芎。

方解:制半夏、陈皮燥湿化痰;苍术、茯苓运脾燥湿;神曲消积化滞;香附、川芎行气活血,调理冲任。全方共奏燥湿化痰,调理冲任之功。

针灸取穴:关元、气海、水道、足三里、脾俞、肾俞。手法采取平补平泻,腹部穴位可拔火罐或埋线。

4. 血瘀证

主要证候:婚久不孕,经行腹痛,经行不畅,经色紫黯,有血块,平时小腹或少腹作痛,或腰骶疼痛,舌黯,有瘀点或瘀斑,脉弦或涩。

证候分析：瘀血内阻，阻滞冲任、胞脉，则经行不畅，经行腰痛；经脉阻滞，新血难安，则经色紫黯夹块；瘀血阻滞胞中，则少腹作痛；舌脉亦为瘀血之征。

治法：活血化瘀，调理冲任。

方药：少腹逐瘀汤（《医林改错》）。

小茴香、干姜、延胡索、没药、当归、川芎、肉桂、赤芍、蒲黄、五灵脂。

方解：肉桂、小茴香、干姜温经散寒；当归、川芎、赤芍活血化瘀；失笑散与延胡索、没药化瘀止痛。全方共奏活血化瘀，调理冲任之功。王清任《医林改错》方后注曰："此方种子如神。每经初见之日吃起，一连吃五付，不过四月，必存胎。"

针灸取穴：中极、气海、命门、归来、足三里、三阴交。手法采用平补法，或温针。中极、气海可针、灸并用。

因输卵管阻塞或盆腔粘连所致者，可应用化瘀散结灌肠液肛门导入，四黄散外敷热熨。

（罗颂平）

二、西医对不孕症的认识

（一）不孕症概述

不孕症（infertility）是指女性未避孕有规律性生活至少12个月而未得到临床妊娠。本病分为原发和继发两类。既往从未有过妊娠史，未避孕而从未妊娠者称为原发不孕；曾有过妊娠史，而后未避孕连续12个月未再妊娠者，称为继发不孕。规律性生活是指每2~3天1次性生活；临床妊娠包括异位妊娠在内，能够通过超声观察到妊娠囊存在的妊娠过程。不育症可分为女性不育症及男性不育症两类。前者指女方有过妊娠，但未能生育，均以流产、早产、死胎或死产而结束；后者指由于男方因素造成女方不孕。

（二）病因及发病机制

目前认为，不孕症病因有女方因素、男方因素或不明原因等。

1. 女性不孕因素　以输卵管因素和排卵障碍居多，各占40%左右。

（1）盆腔因素及解剖结构异常：①输卵管因素：输卵管有运送精子、捡拾卵子及将受精卵及时运送到宫腔的功能。任何导致输卵管阻塞的因素，都可导致精卵不能结合而致不孕。常见于输卵管异常，慢性输卵管炎症引起伞端闭锁，或输卵管黏膜受损使之完全闭塞或积水等。②盆腔、输卵管结构和功能被破坏：如盆腔粘连、盆腔炎性疾病后遗症、子宫内膜异位症、各种输卵管手术等均可引起盆腔组织局部或广泛的疏松或致密粘连。③子宫因素：子宫内膜炎症、结核、息肉、宫腔粘连、子宫黏膜下肌瘤或子宫内膜分泌反应不良等影响受精卵着床。④子宫内膜异位症：引起不孕的原因及发病机制尚不完全清楚，可能由盆腔和子宫腔免疫机制紊乱导致排卵、输卵管功能、受精、黄体生成和子宫内膜容受性等多个环节对妊娠产生影响。⑤生殖道发育畸形：包括子宫畸形、先天输卵管发育异常等。⑥宫颈黏液量和性状异常：常见雌激素不足或宫颈管感染、宫颈息肉、宫颈口过小等均可影响精子穿过而致不孕。⑦外阴与阴道因素：外阴阴道发育异常、外阴阴道瘢痕等。

（2）排卵障碍：主要表现为无排卵或黄体功能不足。常见于先天性性腺发育不良，低促性腺激素性性腺功能不良，下丘脑–垂体–卵巢轴的功能失调引起无排卵性月经、闭经等，多囊卵巢综合征，卵巢早衰和卵巢功能减退，高催乳素血症，未破卵泡黄素化综合征，卵巢子宫内膜异位症，希恩综合征，功能性卵巢肿瘤，全身性疾病如重度营养不良、甲状腺功能异常等影响卵巢排卵功能。黄体功能不足可引起分泌期子宫内膜发育不良而致孕卵不易着床而不孕。

2. 男性不育因素 主要是生精障碍和输精障碍。

（1）生精障碍：精索静脉曲张、睾丸炎症、严重的生殖道感染，均可破坏正常的生精过程；隐睾、睾丸发育不良、下丘脑－垂体－睾丸轴功能紊乱或身体其他内分泌系统失调（如甲状腺疾病、肾上腺疾病、糖尿病等）也可影响精子发育过程；理化因素如致癌、致突变物质、放化疗、慢性乙醇中毒等亦可造成精子减少甚至无精。

（2）输精障碍：附睾及输精管结核可使输精管阻塞，阻碍精子通过；阳痿、早泄、逆行射精使精子不能进入女性生殖道。

（3）精子异常：精子本身异常不具备受精能力，如精子顶体蛋白酶缺乏等使精子不能穿破卵母细胞放射冠和透明带，进而影响卵子受精。

3. 免疫因素

（1）精子免疫异常

1）自身免疫：任何原因导致血睾屏障的破坏如输精管损伤、睾丸附睾炎症等都将导致精子的特异性抗原接触循环系统的免疫细胞产生抗精子抗体（AsAb），而 AsAb 可引起精子出现凝集现象，影响精子的运动和受精功能。

2）同种免疫：宫颈上皮细胞能产生分泌型 IgA、IgG 和极少量的 IgM。当女性生殖道黏膜炎症破损或精浆中存在抗原物质，会引起女方的同种免疫反应。宫颈上皮细胞产生致敏的分泌型 IgA、IgG 与精子结合后被覆在精子表面，使精子制动；IgG 又可起补体固定作用，发挥直接细胞毒作用，使精子发生凝集。

（2）女性体液免疫异常：女性体内可产生抗透明带抗体，改变透明带的形状或阻滞受精及植入过程而致不孕。抗心磷脂抗体可引起种植部位小血管内血栓形成，导致胚胎种植失败。

（3）子宫内膜局部细胞免疫异常：如自然杀伤细胞、T 细胞和 B 细胞功能异常都可导致种植失败和不孕。

4. 男女双方因素 夫妻双方性生活障碍、缺乏性知识以及精神高度紧张，亦可导致不孕。

5. 不明原因不孕 指经过不孕症相关的详细检查，尚未发现明确病因的不孕症。

（三）临床表现

1. 症状 因引起不孕的原因不同而伴随症状有别。如排卵障碍者，常伴有月经紊乱、闭经等。生殖道器质性病变，如输卵管炎引起者，常伴有下腹痛、带下量增多等；子宫内膜异位症引起者，常伴有痛经、经量过多，或经期延长；宫腔粘连者常伴有周期性下腹痛，闭经或月经量少。免疫性不孕患者可无症状。

2. 体征 因致病原因不同而体征各异，如输卵管炎症，妇科检查可见有附件增厚、压痛；子宫肌瘤，可伴有子宫增大；多囊卵巢综合征常伴有多毛、肥胖，或扪及增大卵巢等。

（四）检查与诊断

正常女性通过未避孕的规律性生活，1 年累积妊娠率为 84%，2 年累积妊娠率为 92%，故在尝试自然受孕 1 年未妊娠的情况下应开始进行不孕症相关检查。但若存在女性年龄 >35 岁，或有影响生育的病史，包括月经过少、月经失调或闭经病史，有已知的或疑似的子宫、输卵管、腹膜病变或子宫内膜异位Ⅲ～Ⅳ期,有已知的或疑似的配偶生育能力低下等情况时,应尽早进行相关检查。通过男女双方共同检查找出不孕原因是诊断不孕症的关键。

1. 男方检查与诊断

(1)病史采集:包括不育时间、性生活史、近期不育和相关检查及治疗经过;既往发育史,疾病史及相关治疗史,家族史,个人职业和环境暴露史。

(2)体格检查:包括全身检查和局部生殖器检查。

(3)精液检查:精液常规是不孕症夫妇首选的检查项目。根据《WHO 人类精液实验室检验手册》(第 5 版)进行。初诊时男方一般要进行 2~3 次精液检查,以获取基线数据。

2. 女方检查与诊断

(1)病史采集:现病史包括不孕年限,盆腹腔病变和(或)手术史;近期心理、情绪、进食、过度运动史;月经史、婚姻状态及性生活情况、避孕情况、孕产史及有无并发症;既往有无生殖道感染病史、结核等特殊传染病史、自身免疫性疾病史、盆腹腔手术史,以及家族中有无出生缺陷及流产史。

(2)体格检查:体格发育及营养状况,身高、体重、体重指数(BMI)及体脂分布特征,第二性征发育,有无溢乳及甲状腺等情况;注意有无雄激素过多体征如多毛、痤疮及黑棘皮征等。

(3)妇科检查:外阴发育,阴毛分布,阴道和子宫颈有无异常排液及分泌物;子宫位置、大小、形状、质地及活动度;附件有无增厚、包块和压痛;子宫直肠陷凹处有无触痛、结节;盆腔有无包块;盆腔和腹壁有无压痛、反跳痛。

(4)女性不孕特殊检查

1)基础体温测定:周期性连续的基础体温(BBT)测定可以大致反映排卵和黄体功能,但不能作为独立的诊断依据。

2)B 超监测卵泡发育:推荐使用阴道超声,检测子宫大小、形态、肌层回声及内膜的厚度和分型;卵巢的体积、双侧卵巢内 2~10mm 直径的窦卵泡计数、优势卵泡的直径;卵巢内异常回声的大小及特征;是否有输卵管积水及异常盆腔积液征象。

3)血激素水平测定:一般在排卵异常和高育龄妇女(>35 岁)中进行。包括周期第 2~4 天测定的卵泡刺激素(FSH)、黄体生成素(LH)、雌二醇(E_2),可反映卵巢的储备功能和基础状态;促甲状腺素(TSH),反映甲状腺功能;催乳素(PRL),反映是否存在高催乳素血症;睾酮(T),反映是否存在高雄激素血症等。黄体中期血清的 E_2、孕酮(P)水平可反映卵巢黄体功能。抗苗勒管激素(AMH)检测可评价卵巢储备功能。

4)子宫内膜病理学检查:了解有无排卵、黄体功能及其他病理改变。

5)输卵管通畅度检查:①输卵管通液术;②子宫输卵管碘油造影;③子宫输卵管超声造影;④在腹腔镜直视下行输卵管通液,有条件者也可采用输卵管镜检查。

6)宫腔镜检查:了解宫腔及输卵管开口的情况,观察有无宫腔粘连、息肉、黏膜下肌瘤等病变。联合腹腔镜时可分别在输卵管内口插管,注射染料,以判断输卵管的通畅度。

7)腹腔镜检查:直视下观察子宫、附件及盆腔情况,有无粘连、输卵管扭曲和子宫内膜异位症病灶,可同时进行粘连分离术、异位病灶电灼术及子宫肌瘤剔除术等。

8)其他:染色体检查;生殖免疫学检查,包括抗精子抗体、抗子宫内膜抗体、抗透明带抗体、抗心磷脂抗体等;CT 或 MRI 检查,包括对疑有垂体瘤时做蝶鞍分层摄片,以及腹、盆腔情况检查。

（五）治疗

本病的病因复杂,需将多种因素综合考虑,尤其是女性卵巢的生理年龄,尽量采用自然、安全、合理的方案进行治疗。首先应改善生活方式,对体重超重者减轻体重至少 5%~10%;对体质瘦弱者,纠正营养不良和贫血;戒烟、戒毒、不酗酒;增加性知识。

对不孕症的治疗,应根据诊断的不同病因而分别论治。

1. 治疗生殖道器质性病变

（1）输卵管因素:①经宫腔输卵管通液术;②输卵管重建术:对输卵管阻塞或粘连,可行腹腔镜下输卵管造口术、整形术、吻合术以及输卵管子宫移植术等;③经治疗失败者,可接受辅助生殖技术助孕。

（2）卵巢肿瘤:有内分泌功能的卵巢肿瘤影响排卵,应切除;性质不明的卵巢肿瘤应尽量于不孕症治疗前确诊,必要时手术探查,根据快速病理诊断考虑是否进行保留生育能力的手术。

（3）子宫病变:子宫肌瘤、子宫内膜息肉、子宫中隔、宫腔粘连等如果影响宫腔环境,干扰受精卵着床和胚胎发育,可行宫腔镜下切除、粘连分离或矫形手术。

（4）子宫内膜异位症:首诊应进行腹腔镜的诊断和治疗,对于复发性子宫内膜异位症、卵巢功能明显减退的患者慎重手术。对中重度病例,术后可辅以孕激素或促性腺激素释放激素激动剂(GnRH-a)治疗 3~6 个周期。重症和复发者可考虑辅助生殖技术。

（5）生殖系统结核:活动期应进行抗结核治疗,用药期间应避孕。因盆腔结核多累及输卵管和子宫内膜,多数患者需借助辅助生殖技术妊娠。

（6）免疫性不孕:避免抗原刺激,应用免疫抑制剂。对抗磷脂抗体阳性者采用泼尼松 10mg、3 次 /d,阿司匹林 80mg/d,孕前和孕中期口服,防止反复流产和死胎发生。

2. 诱发排卵 促排卵治疗是女方排卵障碍性不孕最常用的方法,需根据不同病情采取相应的促排卵方案。

（1）氯米芬(CC):首选促排卵药,适用于体内有一定雌激素水平和下丘脑 - 垂体轴反馈机制健全者。月经周期第 3~5 天开始,每日口服 50mg(最大剂量至 150mg/d),连用 5 日。排卵率可达 70%~80%,每周期妊娠率为 20%~30%。用药周期应行阴道超声监测卵泡生长,待卵泡成熟后用绒促性素(HCG)5 000U 肌内注射,36~40 小时后可自发排卵。排卵后可加用黄体酮 20~40mg/d 肌内注射,或黄体酮胶囊 200mg、2 次 /d 口服,或地屈孕酮片 200mg/d 口服,或 HCG 2 000U,隔 3 日 1 次肌内注射,共 12~14 日进行黄体功能支持。

（2）来曲唑(LE):有研究证实,LE 与 CC 有相同或更好的促排卵效果及临床妊娠结局。月经周期第 3 天开始,每日口服 2.5~5.0mg,连用 5 日。但 LE 的适应证上尚无用于促排卵治疗,故应慎用,并做好充分的知情同意。

（3）绒促性素(HCG):常在排卵周期卵泡成熟后,一次注射 5 000U,模拟内源性 LH 峰值作用,诱导卵母细胞成熟分裂和排卵的发生。

（4）尿促性素(HMG):用于氯米芬抵抗和无效患者,每支含 FSH 和 LH 各 75U,可促使卵泡生长发育成熟。一般在月经周期第 2~3 日起,每日或隔日肌内注射 50~100U,直至卵泡成熟。多囊卵巢综合征(PCOS)患者以及年轻瘦小者容易发生卵泡过度刺激综合征(OHSS),应从月经第 3~5 天每日肌内注射 HMG 1 支。用药期间阴道超声监测卵泡,根据卵泡发育情况调整 HMG 用量。当卵泡直径达 18mm 时肌内注射 HCG 5 000U 诱导排卵,HCG 注射日及其后 2 日自然性生活,排卵后黄体支持(同 CC)。

(5)卵泡刺激素(FSH):用于 HMG 治疗失败者。月经第 3~5 天起,每日肌内注射 1~2 支,监测卵泡发育,适时待卵泡成熟后应用 HCG 诱导排卵。也可用小剂量 FSH 渐增方案,即每日 37.5U(半支),持续 8~14 天,若无反应,每日加用半支,以避免 OHSS 发生。当最大卵泡直径达 18mm 时,加用 HCG 诱发排卵。

(6)促性腺激素释放激素(GnRH):应用 GnRH-a 200~500μg 皮下注射 2~4 周,可以降低 PCOS 患者的 LH 和雄激素水平,再用 HMG、FSH 或 GnRH 脉冲治疗,可提高排卵率和妊娠率,降低 OHSS 和流产率。

(7)溴隐亭:适用于无排卵伴有高催乳素血症者。从小剂量(1.25mg)开始,2 次 /d,若无反应,1 周后改为 2.5mg、2 次 /d。一般连续用药 3~4 周时 PRL 降至正常,多可排卵。

3. 不明原因不孕症的治疗 目前尚无肯定有效的治疗方法和疗效指标。对于年轻、卵巢功能良好的夫妇,可行期待治疗,一般不超过 3 年。对卵巢功能减退和年龄 >30 岁的夫妇,一般慎重选择期待,可行宫腔内丈夫精液人工授精 3~6 个周期诊断性治疗。

4. 辅助生殖技术 包括人工授精、体外受精胚胎移植术及其衍生技术等(详见"三、辅助生殖技术的应用")。

(杜惠兰)

三、辅助生殖技术的应用

辅助生殖技术包含多种人工助孕技术,主要包括人工授精(AI)、体外受精胚胎移植术(IVF-ET)、单精子卵细胞质内注射(ICSI)、植入前遗传学诊断(PGD)、植入前遗传学筛查(PGS)。试管婴儿的概念包含于辅助生殖中,主要指通过 IVF-ET、ICSI、PGT 技术获得的活产。目前,试管婴儿的妊娠率已攀高至 40%~60%。随着对影响妊娠成功因素的深入研究和相应技术环节的改进,预期妊娠率还会提高。

(一)人工授精技术

1. 各种人工授精技术

(1)阴道内人工授精:阴道内人工授精(IVI)主要适用于因各种原因不能性交者。如畸形体形不能性交,严重早泄、阳痿、阴道狭窄等。

(2)宫颈内人工授精:宫颈内人工授精(ICI)主要适用于性交困难,性交后不射精者,精液不液化,供精人工授精等。

(3)宫腔内人工授精:宫腔内人工授精(IUI)应用最广,能使更多的精子进入子宫腔,避开了宫颈及其黏液的各种影响,包括物理、机械的和化学、免疫的。适用于少精症、弱精症、畸精症、宫颈性不孕和免疫性不孕。每次授精的前向运动精子数在 1 000 万以上。相对而言,IUI 是一种比较简单、廉价和有效的方法,并且没有侵入性。

采用导管通过宫颈管达宫腔近宫底部为宜,并尽量避免擦伤黏膜以免出血。抽取洗涤后的精液,一般不应超过 0.8~1ml,将导管轻缓插入宫腔,缓慢注入,授精后,让患者适当抬高臀部,平卧 15~30 分钟,无特殊不适可自行离开。

有时插入导管和注入精子悬液时会遇到困难,特别是在宫颈狭窄、严重的子宫屈曲者,可预先 B 超测量宫颈管、宫腔长度及宫腔方向,必要时 1~2 个月前扩张宫颈、探测宫腔;术中推注时一般无阻力、无外溢,如有阻力或外溢明显,提示导管顶端可能尚未进入宫腔,应重新调整导管方向后再试。手术医师一定要小心、动作轻柔,避免损伤子宫内膜,否则容易引起子宫痉挛及出血,从而影响成功率。

（4）直接卵泡内人工授精:直接卵泡内人工授精(DIFI)的操作可在阴道超声的引导下进行,也可在腹腔镜下进行。卵泡内人工授精的操作技术难度较大,不利于临床推广。

（5）输卵管内人工授精:输卵管内人工授精(ITI)的操作基本同IUI,只是移植管要插入一侧输卵管内。此法术前必须做子宫输卵管造影,了解输卵管的情况,并且插向有优势卵泡发育的一侧。ITI因技术问题临床应用不广。

（6）腹腔内人工授精:腹腔内人工授精(DIPI)的指征为原因不明性不孕、宫颈性不孕或男方生育力低等因素。治疗前除了做不孕症常规检测外,还需用腹腔镜证实盆腔器官及输卵管无异常。理论上此法有较高的妊娠率,但有潜在的免疫反应活性化的危险。另外,此法是否增加腹腔妊娠的危险性尚未明确,未予推广。

2. 人工授精的成功率　国内外报道的人工授精的成功率差别较大,为10%~20%。大多数的妊娠发生在接受连续治疗的前6个周期内。

人工授精的成功率与患者不孕原因、不孕年限、患者夫妇的年龄、内分泌状况、子宫内膜情况、黄体功能、患者丈夫的精液情况、人工授精的时间及人工授精的操作情况等因素均有一定的关系。

（1）年龄:妇女的生殖能力随着年龄的增长而逐渐下降,可能原因是子宫容受性下降、卵子质量下降、卵子染色体异常增加。

男方年龄也影响IUI的成功率,可能因素包括精子的动力情况、正常形态的精子数、垂体和睾丸的内分泌储存下降及染色体结构异常率增加。

（2）卵巢年龄:卵巢年龄和其生物学年龄可以不一致,很多因素会造成卵巢功能提早衰退而影响卵泡发育和排卵,促排卵治疗卵巢的反应与卵巢年龄相关。

（3）不孕年限:不孕年限越长,患者的年龄也越大,妊娠率呈下降趋势。

（4）不孕的原因

1）原因不明性不孕:原因不明性不孕是指通过目前检测手段未找到任何原因的不孕者,占不孕症的15%~25%。但实际上,不明原因不孕症可能存在各种原因,如男女双方某些环节可能有细微的潜在异常,如卵子质量、精子质量、配子运输、受精过程、内膜微环境及容受性等的细微缺陷,目前腹腔镜和输卵管造影只能检测输卵管通畅与否,但对输卵管上皮细胞的功能和分泌却无法检查。

原因不明性不孕未经治疗时每月自然受孕率为1%~3%,而促排卵与IUI联合使用能明显改善妊娠率,且周期妊娠率可达8%~33%,此值接近正常夫妇的周期自然妊娠率22%~27%,是目前最常用的方法。原因不明性不孕患者人工授精治疗失败的可能原因是受精失败,促排卵后使多个卵子发育,增加精子与卵子的接触机会,从而增加妊娠率。

2）子宫内膜异位症:在各种因不同原因行人工授精的不孕症患者中,子宫内膜异位症患者成功率最低,原因尚有待阐明。轻度子宫内膜异位症患者,可试用促排卵联合IUI治疗;中、重度患者宜先治疗后,再行IVF-ET。

3）男性因素不孕:男性因素占不孕症的40%。精液质量影响人工授精的成功率,需对少精症、弱精症、畸精症患者的精液进行体外处理。处理后的精子活力与IUI妊娠率呈密切关系,而处理后正常形态精子的百分率对 IUI 妊娠率无明显影响。

对阳痿和早泄患者可采取夫精人工授精(AIH)治疗,不可逆的无精症采用供精人工授精(AID)治疗,行 3~6 个周期人工授精累计妊娠率接近正常夫妇的妊娠率。

4)排卵障碍:在各种不同原因的不孕症患者中,促排卵联合 IUI 治疗排卵障碍性不孕的成功率最高,周期妊娠率可达 30%,高于其他不孕症。

总之,成功率高的一定是女方年轻、卵巢功能好、无排卵功能障碍、输卵管通畅、无中或重度子宫内膜异位症并且男方无严重不育因素的夫妇。

(二)人工授精的实施方法、适应证和禁忌证

人工授精是收集丈夫或供精者的精液,通过非性交方式,由医生操作注入女性生殖道内,达到受孕目的的一种技术。根据精子来源的不同,可分为夫精人工授精(AIH)和供精人工授精(AID)。根据授精部位的不同,可分为阴道内人工授精(IVI)、宫颈内人工授精(ICI)、宫腔内人工授精(IUI)和输卵管内人工授精(ITI)等。

1. **人工授精时间的选择**　人工授精应选择在接近女方排卵的时间进行,而且越接近排卵,成功率越高。因此,确定排卵时间尤为重要。随着检测技术的提高以及人们经验的累积,目前预测排卵时间的准确性已较以前有较大程度提高。现在常用的监测方法如下:

(1)基础体温:基础体温(BBT)是机体处于静息状态下的体温。具有正常卵巢功能的妇女基础体温呈双相。月经期及卵泡期(排卵前)基础体温比较低,至排卵日最低。排卵后形成黄体,黄体分泌孕激素作用于体温中枢,使体温升高 0.2~0.5℃,至下次月经前或月经第 1 天,体温迅速下降。由此可以看出,排卵日大致在低温相转为高温相的前 1 天。观察和记录几个月经周期的 BBT,对预测排卵日期有所帮助。但相对于以下几种方法而言,通过 BBT 预测排卵是不太可靠的。

(2)宫颈黏液评分:宫颈黏液评分简便易行,可作为预测排卵的辅助信号,但需经医生检查方能了解,而且也不是非常准确。有报道,35% 的周期最高宫颈黏液值在 LH 峰前 1 天观测到,44% 的周期最高宫颈黏液值在 LH 峰当天观测到,18% 的周期最高宫颈黏液值在 LH 峰的第 2 天观测到,而有 3% 的周期最高宫颈黏液值却出现在 LH 峰后第 3 天。

(3)血清、尿 LH 及血 E_2 测定:往往发生在血 LH 峰值后 24 小时以内,尿 LH 峰一般较血 LH 峰晚 3~6 小时,约 1/3 超过 6~12 小时。因此,测定尿、血 LH 值对预测排卵日有一定价值。尿 LH 测定可由患者自行操作观察,不需到医院往返奔波,深受患者欢迎。但血清、尿 LH 均不能了解卵泡的具体大小和在哪一侧卵巢,也不能反映有几个成熟卵泡。血液中 E_2 峰先于 LH 峰的出现,当 E_2 大于 366pmol/L 后的 1~2 天可进行人工授精。

(4)B 超监测:B 超监测排卵最直观、最可靠、最准确,其中阴道探头更有优势。月经期最大的卵泡直径约 5.0mm。月经后由于垂体分泌 FSH 促使卵泡发育,第 8~12 天卵泡直径可达 12mm 或更大,此后以每日 2~3mm 速度增大,接近排卵时卵泡增大更迅速直至排卵。所以,一般从月经来潮第 8~12 天或超促排卵治疗 5 天后开始 B 超监测,当卵泡直径 <10mm,每 3 日监测 1 次;当卵泡直径达 10~15mm,每 2 日监测 1 次;当卵泡直径 >15mm,每日监测 1 次,直到排卵。

成熟卵泡直径可达 18mm 以上,突向卵巢表面,卵泡内可见卵丘光点。排卵的超声表现:①成熟卵泡骤然消失。②成熟卵泡直径缩小超过 5mm 以上。卵泡内光点多,为排卵后卵泡内血液积聚,形成早期黄体的表现。③子宫直肠窝出现积液。

关于成熟卵泡具体直径各家报道不一,大致在(19.47±4.1)~(27.0±3.0)mm,可能与是否用药、监测方法、个体或周期差异等有关,故不能单纯依靠卵泡直径预测排卵。在促排卵周期中,可根据 B 超及尿 LH 检测结果,适时注射 HCG;当优势卵泡平均直径达 18~20mm 时,尿 LH 峰阳性,应立刻注射 HCG 10 000U,并于当日下午行人工授精;尿 LH 峰阴性,则可在当晚 10 时注射 HCG 10 000U,并于第 2 天上午行人工授精。

2. 人工授精的适应证和禁忌证

(1)夫精人工授精适应证

1)男性因轻度少精、弱精、液化异常、性功能障碍、生殖器畸形等不育:①严重的精液减少(不足 1ml 精液);②低精子计数(a+b 精子数 <20×10⁶/ml);③精液液化时间延长或不液化;④严重尿道下裂,逆行射精;⑤阳痿、早泄、不射精;⑥但 a+b 精子数洗涤过后不少于 1 000 万。

2)宫颈因素不育:宫颈畸形;宫颈手术后瘢痕挛缩、宫颈锥形切除术后、发育不良等造成宫颈黏液分泌不佳的情况;或宫颈黏液中抗精子抗体强阳性。

3)生殖道畸形及心理因素导致性交不能等不育。

4)免疫性不育:精浆、血液和宫颈黏液中抗精子抗体滴度较高,>1∶100。

5)轻度子宫内膜异位症。

6)原因不明不育:经过精液常规检查、排卵监测、子宫输卵管碘油造影、盆腔妇科检查和(或)腹腔镜检查均未发现不孕原因者。

(2)夫精人工授精禁忌证

1)女方因双侧输卵管因素造成的精子和卵子结合障碍。

2)女方患有生殖泌尿系统急性感染或性传播疾病。

3)女方患有遗传病、严重躯体疾病、精神心理障碍。

4)有先天缺陷婴儿出生史并证实为女方因素所致。

5)一方接触致畸量的射线、毒物、药品并处于作用期。

6)一方具有吸毒等严重不良嗜好。

(3)供精人工授精适应证

1)不可逆的无精子症,严重的少精症、弱精症和畸精症。

2)男方因输精管结扎后复通失败。

3)射精障碍。

以上 3 项中,除不可逆的无精子症外,其他需行供精人工授精的患者,医师必须向其交代清楚:通过卵胞质内单精子显微注射技术有可能使其拥有自己血亲关系的后代,如果患者本人仍坚持放弃卵胞质内单精子显微注射技术助孕,而决定采用供精人工授精时,则必须签署知情同意书。

4)男方和(或)家族有不宜生育的严重遗传性疾病。

5)母儿血型不合不能得到存活新生儿。

(4)供精人工授精禁忌证

1)女方患有生殖泌尿系统急性感染或性传播疾病。

2)女方患有严重的遗传、躯体疾病或精神疾患。

3)女方接触致畸量的射线、毒物、药品并处于作用期。

4）女方有吸毒等不良嗜好。

（三）体外受精胚胎移植术及其衍生技术

1. 体外受精胚胎移植术　体外受精胚胎移植术（IVF-ET）是将从母体取出的卵子置于培养皿内，加入经优选诱导获能处理的精子，使精卵在体外受精，并发育成前期胚胎后移植回母体子宫内，经妊娠后分娩婴儿。由于胚胎最初2天在试管内发育，所以又叫试管婴儿技术。

（1）适应证：输卵管堵塞；子宫内膜异位伴盆腔内粘连或输卵管异常，使精子在盆腔内被巨噬细胞吞噬；男性轻度少精、弱精症；免疫性不育、抗精子抗体阳性；原因不明的不育。

（2）操作方法

1）控制性超排卵与卵泡监测：按自然周期取卵，一次周期只能得到1个卵。为了提高妊娠率，目前在IVF-ET中，多采用控制性超排卵法，即选用人类促性腺激素，增强与改善卵巢功能，使一次周期能有多个卵泡发育，回收多个卵泡供受精，以获得较多供移植的胚胎。

2）取卵：采用B超引导经阴道穿刺取卵术取卵。此法不需麻醉切口，也不经过膀胱，避免了尿液对卵子的伤害，优于用腹腔镜或B超引导经腹取卵的方法。

3）体外受精：将取到的卵泡液注入培养皿，肉眼快速辨认含卵细胞及其外周的透明带、放射冠的卵冠丘复合物。在解剖镜下确认有卵细胞存在后，置入 CO_2 培养箱培养4~8小时，再根据复合物的形态变化判断选择成熟卵细胞，按每卵配10万~20万个精子的比例，投入经过洗涤优选已诱导获能的精子，受精后16~18小时观察情况，将受精卵移入培养试管（皿）内培养。

4）胚胎移植：于取卵后48小时，胚胎发育成2~8个细胞阶段或在取卵后72小时胚胎发育至8~16个细胞时植入子宫。后者较符合自然受精胚胎进入子宫的时间，且在传统体外培养条件下，只有最健康的胚胎才能活到3天，故移植成功率高。有报道，应用共培养术，可使胚胎培养至囊胚期再移植，妊娠率高达50%。一次移植的胚胎数以2~3枚为宜。因为增加胚胎移植数，妊娠率虽呈不按比例的增加，但多胎率也会随之增加，经对几组移植1~6胎资料的比较，其中以移植3个胚胎的妊娠率相对较高，而多胎率相对较低。目前我国在高龄（大于35岁）才能如此，一般植入2个胚胎，囊胚移植同样。近年，由于囊胚移植的开展，开始提倡单囊胚移植，以及统计累计妊娠成功率。

5）胚胎冻融：不仅AID治疗的精子需要冻融，在IVF-ET中由于促超排卵的应用，一次周期回收的卵泡，经受精发育的胚胎，移植后会有剩余也需要冷冻储存，如移植失败，就可在下个自然周期或HRT周期移植，以提高一次取卵的妊娠率。另外，遇到患者因促超排卵引发的卵巢刺激综合征，为了防止妊娠加重病情，也可将胚胎冻存，留待以后移植用。胚胎冻存的机制是，超低温可抑制细胞的新陈代谢，使生命进入休眠状态而保存下来。保存温度为-196℃，保存装置为以液氮作致冷源的液氮罐，但在胚胎的冷冻和升温复苏过程中，当经过0~60℃这一温区时，如降温过快，细胞内液中的水分又会很快结冰，因体积膨胀而涨破细胞膜，造成细胞死亡；如降温过慢，细胞外液中的水分会先结成细小冰晶，使外液的渗透压升高，导致细胞内液中的水分向外渗透，溶质浓度相对升高，从而引起细胞蛋白质的分解变性，细胞一样难逃死亡厄运。因此，在胚胎的冻融中，必须选择合适的降温与升温速度，并借助于某些具有既能减少细胞内的冰晶形成，又能延缓细胞外液中溶质浓度升高的冷冻保护剂的作用，才能使胚胎安全地实现冻存或复苏。目前，常采用的方法是慢速冻快速复温法。

6）胚胎移植后监测：移植后 14 天验血 HCG 阳性为生化妊娠，显示胚胎植入和发育正常。移植 4~6 周腹部 B 超查到胎囊、胚胎和心管搏动为临床妊娠。

7）胚胎移植合并症：主要有流产、异位妊娠、多胎妊娠、卵巢过度刺激综合征（OHSS）。

2. 体外受精胚胎移植术的衍生技术

（1）单精子卵细胞质内注射（ICSI）：这一技术是在针对男性精子数量不足、功能异常导致受精障碍所采取的体外受精的微滴法、透明带部分切除法及透明带下授精等方法基础上发展起来的。1992 年，Palerme 等报道了用该技术授精的首例试管婴儿诞生。这种技术不用进行精子的诱导获能处理，只须选择一个形态正常，缓慢运动的精子先予以制动。具体操作方法是：用注射针挤压精子尾部，稍微擦破细胞质膜，诱导精子从擦破点释放精子细胞质体因子激活卵细胞（卵细胞的激活对 ICSI 的正常受精至关重要），接着按尾先头后的顺序吸精子放入注射针，再通过显微操作，将精子注入卵胞浆内，即完成受精。其他技术环节同常规 IVF-ET。对精道不通的患者可进行附睾穿刺，如吸出物中无精子，则从睾丸取活组织分离精子，或取精细胞激活后使用。适应证为：严重少精症、弱精症、畸精症、输精管阻塞、先天性双侧输精管缺如，以及输精管结扎后子女伤亡，吻合输精管失败或无法吻合者。ICSI 是治疗男性不育的有效方法，但目前研究揭示，严重少、弱精症是由染色体镶嵌型异常引起，先天性双侧输精管缺如则常与囊性纤维膜传导基因突变有关，两者都是遗传病，对这两种患者治疗前应告知遗传风险，妊娠后需进行详细产前诊断，有异常须终止妊娠，或在胚胎移植前进行植入前遗传学诊断，现称作 PGT，筛选优质胚胎移植。

（2）植入前遗传学诊断和筛查（PGD/PGS）：指在 IVF-ET 的胚胎移植前，取胚胎的遗传物质进行分析，诊断是否有异常，筛选健康胚胎移植，防止遗传病传递的方法。检测物质取 4~8 个细胞期胚胎的 1 个细胞或受精前后的卵第一、二极体。取样不影响胚胎发育。检测用单细胞 DNA 分析法，一是聚合酶链反应（PCR），检测男女性别和单基因遗传病；另一种是荧光原位杂交（FISH）技术，检测性别和染色体病。早在 1964 年 Edwards 就提出了 PGD 的思想。1989 年 Handyside AH 首先将 PGD 成功应用于临床，用 PCR 技术行 Y 染色体特异基因体外扩增，将诊断为女性的胚胎移植入子宫获妊娠成功。最初的 PGD 都是用 PCR 或 FISH 检测性别，选女性胚胎移植，帮助有风险生育血友病 A、进行性肌营养不良等 X 连锁遗传病后代的夫妇妊娠分娩出正常女婴。但按遗传规律，此法无疑否定健康男孩的出生，而允许携带者女孩繁衍，并不能切断致病基因的传递。1992 年，美国首先报道用 PCR 检测囊性纤维成功，并通过胚胎筛选，诞生了健康婴儿之后，对多种单基因遗传病的 PGD 检测方法建立，PGD 进入对单基因遗传病的检测预防阶断。1993 年以后，由于晚婚晚育使大龄产妇人数增多，而 45 岁以上的妇女染色体异常率高、自然妊娠容易分娩 18-3 体和 21-3 体愚型儿，于是 PGD 的工作热点转向了对染色体病的检测预防，且检测用 FISH。由于取样多用第一极体，筛选出的为未受精卵，须进行单精子胞浆内注射，待培养发育成胚胎后移植。据统计，中途停止发育的胚胎，其染色体异常率达 70%，所以选择染色体正常的胚胎移植，还能提高 IVF-ET 的成功率。从理论上讲，凡能诊断的遗传病，应该都能通过 PGD 防止其传递，但限于目前的技术条件，PGD 的适应证还有一定的局限。优生是世界共同关注的问题，随着分子生物技术的发展和更多遗传病基因被确定，相信一些准确、安全的遗传诊断技术会不断出现，该技术会日趋完善，能够更好地造福人类，现将 PGD/PGS 统称为 PGT。

（3）赠卵 IVF-ET：该技术最早由 Trounson 等于 1983 年报道首例妊娠成功。

1）适应证：①卵巢衰竭或无卵巢；②女方有遗传性疾病或染色体异常。

2）对赠卵人的选择应符合：①年龄小于35岁，曾生过一胎；②无家族遗传病史、精神病，排除乙肝、丙肝及性传播疾病，特别是HIV阳性者；③智力、外貌良好；④血型与受者相符。

与常规IVF-ET相比，技术上供卵IVF-ET要增加两个重要环节：其一，须将受者和供者的月经周期调整同步。方法是，对无卵巢功能的患者，于供者预计月经来潮前3~5天先进行类固醇激素替代治疗（HRT），促进患者子宫内膜产生周期变化，具备接受胚胎着床能力，并诱导内源性LH峰和子宫内膜雌激素受体的产生、改善机体内分泌环境。对有卵巢功能的患者，先用促性腺激素释放激素类似物或增强剂GnRH-a调节后再用HRT治疗。在HRT治疗周期中，须进行血清激素测定、子宫内膜活检、B超多普勒监测，了解子宫内膜容受性，以调整给药量，使子宫内膜具有良好容受性。其二，维持妊娠。赠卵与患者丈夫的精子进行体外授精发育和胚胎移植后患者须渐增HRT给药，以维持妊娠，直至受者自身胎盘功能建立为止。赠卵IVF-ET妊娠率较高，有的资料报道达44.9%。除了治疗适应证患者外，还能为研究胚胎、子宫内膜、类固醇激素的相互作用提供人类模型，临床应用前景广阔。

（4）促排卵：在无排卵妇女中采用药物或手术的方法诱导卵巢的排卵功能，一般以诱导单卵泡或少数卵泡发育为目的。如氯米芬、来曲唑、促性腺激素制剂（HMG、HP-FSH、r-FSH）促排卵：对于有正常排卵功能的妇女，以药物手段在可控制的范围内诱发多卵泡的发育和成熟。

1）垂体降调节的目的：①使下丘脑-垂体-卵巢轴生殖生理和生殖内分泌功能处于基础而协调的同步化状态，清除内源性高LH峰；②防止卵泡过早黄素化；③减少卵泡发育差异、多个卵泡同步生长；④卵泡和子宫内膜同步化，有利于胚胎种植；⑤控制治疗周期及取卵时间，避免自发排卵。

2）黄体期开始的长方案：通常可以获得满意的治疗效果，但月经周期不规则患者的黄体中期确定较困难，必要时于治疗前的月经周期用OC方案，在超排卵周期使用GnRH-a的过程中应注意发生妊娠的可能，如发生宫内妊娠给予保胎治疗，可分娩正常新生儿。

3）卵泡期开始的长方案：一般于治疗周期的月经第2天开始使用GnRH激动剂，最初，由于其骤发作用可使FSH、LH、E_2、P暂时升高，刺激卵泡发育出现卵巢囊肿，14天左右可达到降调节作用。在治疗周期使用GnRH激动剂后可出现不规则月经出血。目前常用1/5、1/4、1/2方案以及双压方案。

4）短方案：于治疗周期第2天开始使用短发GnRH激动剂，一般用于反应不良卵泡数量少的患者，由于其骤发作用可使FSH、LH、E_2、P暂时升高，卵泡早期E_2、P暂时升高，可影响子宫内膜的生长，引起子宫内膜容受性下降。有学者认为本方案妊娠率不理想。现很少用。

5）超长方案：多用于子宫内膜异位症患者，可于治疗前使用1~3次长效促性腺激素释放激动剂，以抑制异位的子宫内膜生长，最后一针给予半只长效促性腺激素释放激动剂，20天后看E_2情况适时启动，给予促性腺激素，进行超排卵。注意此方案下卵巢的反应性可能因此受影响。

6）拮抗剂方案：多用于年龄大，卵巢功能不好，常规控制性促排卵方案（COS）促排卵周期失败后。不需要前期的降调节，于月经第2天直接开始促性腺激素给药，观察LH，容易过早出现 LH 峰,适时用 GnRH 拮抗剂抑制内源性 LH 峰,缺点是未经过降调节而卵泡大小均一性差。

7)改良超长方案:多囊卵巢综合征(PCOS)患者的小卵泡多,而且对外源性的促性腺激素发生反应的阈值和发生过度反应的阈值很接近,临床上很难掌握恰当的刺激剂量,表现为低剂量时不能驱动卵泡的生长,加大剂量后又出现大量的卵泡同时生长发育,容易发生 OHSS,可用 1/2+1/2 方案。

B 超在促排卵监测中的应用:观测卵泡的发育过程、卵泡的大小(发现未破卵泡黄素化综合征、小卵泡排卵)、子宫内膜的厚度及异常情况(息肉、粘连)。

(四)中医药在辅助生殖技术中的应用

我们在辅助生育技术(ART)治疗间期根据周期各个阶段的特点采用中药调周法。具体如下:

1. 行经期(月经期)　在前一周期基础上,应用调经药物排除陈旧应泄之经血,有利于下一个周期的开始。方用五味调经散,药用丹参、赤芍、五灵脂、艾叶、益母草等,在临床使用中结合越鞠丸,效果较佳。同时强调上述处方运用时应该考虑到行经初中末 3 个时期的不同,药物应有所加减,此乃因势利导顺应生理特点的一种方法。行经初期,与经前期相连,经血初动,理气为先,但鉴于已进入行经期,调血药仍是主导的,故上方重在调理气血,宜加入乌药、木香、鸡血藤等品;行经中期,是排经的高峰时期,五味调经散原为此期而设;行经末期,残余的经血有待排除,而子宫内包括冲任血海已开始生新,且随着行经的后移,生新逐渐占主导,治疗上也应把生新放在主要地位,祛除陈瘀放在次要地位,上述处方宜减去活血化瘀较著的药物,再加入养血滋阴的药物。

除上述一般的调经法以外,还有特殊调经法的运用,且这类方法适用于各种复杂证型以及各种顽固疾病。

(1)逐瘀破膜法:治疗行经期经血量多、有腐肉样血块,伴小腹胀痛,属于膜样痛经等病证。我们选用夏桂成验方逐瘀脱膜汤,药用肉桂、五灵脂、三棱、莪术、炒当归、赤芍、白芍、广木香、延胡索、川断、益母草、茯苓等。在行经期的初中期服用,经行末期停服。如行经末期仍有小腹痛,下膜样血块者,减其量服用之,至行经期结束停服。

(2)温经止痛法:是用温经化瘀、和络止痛的药物组成方剂,治疗月经后期,或经期失调,经量偏少,或有偏多者,色紫黯有血块,小腹胀痛有冷感的痛经,月经后期等病证。可以选用夏桂成的痛经汤,药用延胡索、肉桂、乌药、钩藤、丹皮、丹参、赤芍、广木香、益母草等品。一般于行经初中期服用,如行经末期仍有腹痛者,可续服之。

(3)清肝调经法:是运用清热调肝、化瘀止血的药物组成方剂。治疗月经先期、量多、色红、有血块,或周期失调,出血量多的功能性子宫出血病证,常用丹栀逍遥散或固经丸合加味失笑散,药用黑山栀、丹皮炭、黑当归、白芍、荆芥、炒黄芩、炒五灵脂、炒蒲黄、茯苓、大小蓟等品。一般用于行经中末期,如初期量即多者亦可服。

(4)补气调经法:是以补气健脾、养血调经的药物组成补气调经方剂。治疗月经量多,色淡红,一般无血块,伴有腹胀便溏、神疲乏力等,属于功能性子宫出血病证。常用归脾丸,或香砂六君汤,但必合失笑散加味,药用党参、炒白术、黄芪、煨木香、砂仁、荆芥炭、炒五灵脂、蒲黄等品。行经早中期为主,末期亦能服。

(5)化痰利湿法:运用化痰利湿活血的药物组成的方剂。治疗月经量少,色淡、质黏腻,或夹痰状样血块,小腹作胀,经行不畅,形体肥胖,属于肥胖型月经失调病证。常用越鞠二陈汤合泽兰叶汤,药用制苍术、制香附、丹皮、山楂、陈皮、制半夏、制南星、泽兰叶、赤芍、茯苓、益母草等品,行经期早中末均可服。

(6)清降逐瘀法:是指运用清心降火、行血逐瘀的药物所组成的方剂。治疗经行不畅、量甚少、点滴不下,经期延长,BBT下降不著,或降而复升,方用益肾通经汤,药用柏子仁、丹参、钩藤、黄连、泽兰叶、牛膝、茺蔚子、生茜草、川断、赤芍、桃仁等。行经期早中末均可服。

2. 经后期(卵泡期) 经后期"补虚"固本,促进卵泡发育,助内膜同步长养。前人曾经指出"经后以补虚为当"的治疗大法。补虚者,养血也。常用的方法是:

(1)养血滋阴法:临床常用以养血与滋阴的药物所组成的方剂。如归芍地黄汤,药用炒当归、白芍、山药、山萸肉、熟地、丹皮、茯苓、泽泻等。若阴虚程度较重,须选用补阴较强的方药,如二甲地黄汤加减,药用炙龟甲、炙鳖甲、山药、熟地、山萸肉、女贞子、怀牛膝、丹皮、茯苓等。本法两方,适用于经后初期、中期。因为初期仅是阴长的开始阶段,阴长的水平很低,所以通过血中养阴的方法,达到养精,故选用四物汤合六味地黄丸合剂。但如阴虚明显,肝肾亏损的程度较重,因此就有必要选用二甲地黄汤;方中龟甲滋阴补肾、鳖甲滋阴养肝,均为血肉有情之品,合熟地、山药、山萸肉、牛膝等大补肝肾,较为合拍。如脾胃薄弱者,先调脾胃,或兼调脾胃,视具体情况而定。滋阴药物常有碍脾运,造成便溏,故养血滋阴的同时应佐以助阳法,即在滋阴方药中,加入少量助阳药物。在调周法中常选用归芍地黄汤合菟蓉散合剂,药用炒当归、赤白芍、山药、山萸肉、熟地、丹皮、茯苓、川断、菟丝子、肉苁蓉等,常规用量。本法适用于经后中期,或阴虚兼阳虚之经后初期,之所以要在滋阴药中加入一定量的助阳药者,乃滋阴助阳,阴阳并补,滋阴与助阳并重,所以在助阳药物选取时,必须选其平和之品,临床上常应用归芍地黄汤合五子补肾丸加减,药用炒当归、赤白芍、熟地、丹皮、茯苓、山药、山萸肉、栀子、川断、菟丝子、覆盆子、肉苁蓉等品,常规用量。在此期对少数患者即在本方中加入巴戟天、黄芪、红花,且量宜小以促之,目的是通过阳的升动,使阴长冲击达重阴,暂服即止,以防过则伤阴。

(2)活血生精法:用于治疗由血滞或血瘀所引起的精卵发育欠佳或排卵功能不良的不孕症。活血生精汤,药用炒当归、赤白芍、山药、山萸肉、炙鳖甲、五灵脂、红花、益母草、山楂、甘草等,常规用量,其中五灵脂、红花用量宜轻,行经末期即应开始服,直服至经后中期。

(3)健脾养精法:用于治疗由脾胃失和所致阴血不足不能养精的不孕症。凡女性腹胀,矢气频频;或服滋阴药后,午后入晚腹胀明显,或腹鸣便溏者,需运用此法。如心烦寐差者,以资生健脾丸加减;如腹泻有冷感者,应去山药、桔梗,加入六曲、炮姜等止泻之品。

(4)宁心敛精法:用于治疗由于心神妄动所致阴精耗损的不孕症,常用夏桂成的宁心敛精汤,药用龟甲、牡蛎、山药、山萸肉、炒枣仁、莲子心、五味子、干地黄、茯苓、夜交藤等,常规用量;经后中末期加入川断、菟丝子等品。此乃心肾交合之法也,不仅能调理阴阳,维持阴阳的动态平衡,还有着藏精敛阴、保护精卵的健康发育功效。

(5)清肝保精法:用于治疗肝郁化火所致的不孕症。如妇孕汤,药用炒当归、白芍、炒柴胡、广郁金、钩藤、丹皮、炒山栀、山药、山萸肉等品,常规用量;经后中末期加入桑寄生、熟地、菟丝子等。此类患者除服药外,尚须进行心理疏导,解除紧张恐惧心理,减轻压力,才能获取良效。

(6)调治阳消失常的方法:阴长水平不断增长的另一面需要阳消的配合,若阳消太过,或素体阳虚，必然影响阴长，此类患者，非滋阴养血所能治，当予扶助其阳，才能推动阴长。经后期以阴血为主，因此，扶助其阳也以平补为法，方选菟蓉散、五子补肾丸等。如脾胃不和者，尤当先调脾胃，如六君子汤等，加入川断、菟丝子等品；如阴虚常选用两地汤，药用地骨皮、生地、玄参、白芍、山药、丹皮、茯苓、麦冬、天花粉等品；如阳热过旺者，尤当运用泻火坚阴的方法，可选用知柏地黄汤加减，必要时在方中加入大黄、黄连等品，兼有脾胃不和，湿热内阻者，当随证加入健脾清利之品。

3. **经间期（排卵期）**　经间排卵期，"促排"为关键，主要是在重阴前提下，推动转化，排出卵子。促排卵方法有活血化瘀，滋阴宁神，稍佐活血，养血补肾、佐以活血等，可促进卵泡最终成熟并排出。

（1）活血化瘀法：以活血化瘀，促进气血活动，达到顺利转化，排出卵子。经间排卵期活血化瘀，目的亦在于排卵，故治疗方药以动为主。排卵汤，药用当归、丹参、赤芍、泽兰叶、茺蔚子、红花、香附等品，常规用量，如能加用川芎、五灵脂、生山楂为佳。常用复方当归注射液（红花、川芎、当归），每日 1 次，每次用 10ml。如能在活血化瘀方药中加入川续断、熟地等调补肾阴阳之品，效果更佳。

滋阴活血，经间排卵期，滋阴宁神，条达心气，不仅提高肾阴水平，而且有助于血气活动。益肾通经汤，药用丹参、赤芍、白芍、熟地、川续断、怀牛膝、香附、茺蔚子、五灵脂、合欢皮、茯苓等品。常在本方加入柏子仁、鳖甲等。

（2）补肾活血法：适用于排卵功能不良，转化不利，或转化排卵失调者。临床上常用的方药如补肾促排卵汤，药用当归、赤芍、白芍、山药、山萸肉、熟地、丹皮、茯苓、川续断、菟丝子、鹿角片、五灵脂、红花等，常规用量。

（3）温阳活血法：用于治疗阳虚寒胜的经间期病证。如经间期白带多、腰酸、少腹胀痛冷感等，基础体温高低温相均偏低，或伴有少腹癥瘕等。临床用《金匮》温经汤合桂枝茯苓丸加减，药用炒当归、赤芍、白芍、熟地、丹皮、茯苓、桂枝、肉桂、续断、桃仁、五灵脂等。使用本方时，如见腰酸明显，BBT 高温相偏低偏短者，尚应加入紫石英、淫羊藿等；如确诊为子宫内膜异位症者，除加强补阳药外，尚须加入延胡索、石打穿等品为宜。

（4）化痰燥湿法：针对痰湿脂肪蕴阻所致的排卵功能不良的治疗。如经间期带下或多或少，少者指锦丝状带下，多者指混浊性带下，形体肥胖，腹胀大便易溏等。前人有越鞠二陈汤、苍附导痰丸、启宫丸等。临床上常用越鞠二陈汤加入活血化瘀之品，药用制苍术、制香附、丹皮、山楂、陈皮、制南星、续断、丹参、赤芍、白芍、五灵脂、茯苓、川芎等品。

（5）清利湿热法：应用清利湿热药所组成的方剂，治疗湿热较甚的排卵功能不良。如经间期除有锦丝状带下外，还有黄白带下，赤白带下，腰酸，少腹胀痛，纳欠，苔黄白腻，妇科检查为盆腔炎者。常用复方红藤煎合四妙丸加减，药用红藤、败酱草、丹参、赤芍、白芍、制苍术、黄柏、牛膝、马鞭草、萹蓄、五灵脂、桑寄生等品。如大便偏干偏坚者，尚可加入生地、大黄等品。

（6）宁神调心法：针对心肝气郁、心神失宁，以致心肝之气不得下降，从而影响转化，排卵不利，子宫及其胞脉胞络开启流畅不利的患者，症状可见胸闷不舒，心情不畅，腰酸腹胀，夜寐甚差，带下量较少，BBT 低温相示不规则。常用调心神、降心气的远志菖蒲饮，药用炙远志、石菖蒲、郁金、丹参、赤芍、白芍、五灵脂、柏子仁、合欢皮、续断、川芎等品；如能在上方中加入紫河车或紫石英、红花等品更佳。

（7）调节排卵法：上述各法，均为转化不利排卵不良，以及转化排卵失调者而用。但如转化排卵太过，以致月经先期，经量偏多者，需用调节排卵法抑之敛之，收之摄之。临床上常用的有清火解郁法、滋水清热法、益气固经法等。

1）清火解郁法：以清火解郁的药物组成的方剂，治疗肝郁化火引起的经间期出血及经间期过早，表现出月经先期、量多或经间期出血稍多，伴有胸闷烦躁、乳房乳头胀痛、头昏失眠等症。常用丹栀逍遥散合钩藤汤等，药用钩藤、白蒺藜、炒山栀、丹皮、白芍、生地、茯苓、炒柴胡、莲子心、鹿衔草等。钩藤、鹿衔草用量宜大。有时需加入炒枣仁、青龙齿、牡蛎等药物。

2）滋阴清热法：用于治疗阴虚火旺所致的转化排卵加快，月经先期量多，胸闷烦躁，性欲亢进，带下偏多，面部痤疮等。常用《傅青主女科》清经散，药用地骨皮、青蒿、黄柏、丹皮、生地、白芍、茯苓、钩藤、碧玉散。

3）益气固经法：由于气虚子宫收缩乏力，故见月经先期、量多，头晕神疲，腹胀便溏等。常用健固汤加减，药用党参、黄芪、白术、茯苓、煨木香、砂仁、炒续断、补骨脂、炙甘草、荆芥等，常规用量。如能在方中加入菟丝子、鹿角片、炒山药，更为合适。

4. 经前期（黄体期）　经前期已接近月经周期演变的结束阶段，从调周以及周期运动的规律来看，经前期应以阳长阴消，重阳延续为主，扶助阳长，保持重阳延续，乃是治疗的主要方面。在助阳的前提下，兼用理气的方法。鉴于经前期病情错杂，既有本质上的不足，又有现象上的热证、实证，以及夹痰、夹脂、夹瘀等不同，所以在助阳为主的治法下，除兼用理气外，有时尚需兼用清热解郁、燥湿化痰、化脂泄浊、活血化瘀等，以适应经前期错杂病变的需要。中医辅助治疗的目的在于通过补肾助阳，健脾益气，以达到健全黄体功能，并加速排卵后子宫内膜的长养，增加子宫内膜的容受性，促进胚胎种植和生长。

（1）常用的助阳方法

1）阴中求阳：即水中补火的方法，常选用右归丸（饮）加减，药用熟地、当归、赤芍、白芍、山药、山萸肉、干地黄、丹皮、茯苓、续断、菟丝子、鹿角片、巴戟天等。常规用量，服药按BBT高温相时限。如经前末期出现各种不同症状，可随证加减。

2）血中补阳：女子以血为主，子宫冲任以血为用，阴阳消长转化的周期节律亦于血中进行，故阳有所不足，需于血中补之。临床常用方药毓麟珠，药用炒当归、赤芍、白芍、山药、丹皮、茯苓、白术、太子参、续断、菟丝子、鹿茸片、枸杞子等。常规用量，BBT高温相开始服药，至BBT高温相下降，月经来潮停用，经前末期随证加减。艾附暖宫丸、《傅青主女科》宽带汤、并提汤亦属此，均以四物汤为基础，加入温润助阳之品，治疗肾阳偏虚的不孕症甚合。调经种玉丸的药物有当归、川芎、白芍、熟地、杜仲、续断、白术、茯苓、丹皮、丹参、制香附、紫石英等；对于心肝郁火者，加入钩藤、丹皮则更佳。

3）气中扶阳：即脾肾双补的方法。常选用《傅青主女科》的健固汤、温土毓麟汤加减，药用党参、炒白术、怀山药、神曲、茯苓、巴戟天、覆盆子、菟丝子、鹿角片等。常规用量，服法同上，经前末期可随证加减。凡出现腹胀矢气频作、大便偏溏、小腹有冷感、行经期腰酸、大便先干后溏等，均属于脾肾不足，必须温补脾肾。肾虚明显者，尚需加入杜仲、补骨脂等品；脾虚明显者，尚需加入煨木香、炙黄芪、砂仁、蔻仁等品。

（2）常用的兼治方法：经前期特别是末期，由于是阳长至重，重阳延续的波动时期，极易导致心肝脾胃失调，以及由此产生的痰脂、湿浊、血瘀、郁火等病理变化和病理物质，不仅增加经前期病变的复杂性，同时也给治疗带来了难度。因此，在扶助阳长的同时，必须针对不同类型的兼证,兼用疏肝理气、化痰利湿、活血调经、清肝宁心等法,以适应临床病证变化的需要。

1)疏肝理气:在助阳法的前提下,兼用疏肝理气的方法。疏肝理气的方剂很多,就妇科而言,有逍遥散、越鞠丸、四制香附丸、七制香附丸、柴胡疏肝饮、加味乌药汤等,常用越鞠丸加减,药用制香附、山楂、丹皮、制苍术、青陈皮、广郁金、绿萼梅等。常规用量。

2)活血调经:助阳法的前提下,结合活血调经,调畅经血,使排经顺利。常以泽兰叶汤加减,药用泽兰叶、丹参、赤芍、五灵脂、山楂等。常规用量,一般经前末期服。泽兰叶汤除活血调经外,尚有利湿浊、和脾胃的作用,在一定程度上对助阳有益。由于泽兰叶汤中有泽兰叶、丹参,必要时加用牛膝引经血下行,亦有利于经前期热证的减轻。

3)利湿祛浊:虽然阳长至重有分化水湿的作用,但重阳时期,阴消中有长,故经血中仍含有相当量的水湿津液,故常用四苓散加减。如有盆腔或宫颈、阴道等炎症者,尚须加入土茯苓、败酱草、车前子等品。

4)化痰泄浊:痰脂湿浊蕴阻者多表现为月经不调和肥胖。治标者有苍附导痰汤、启宫丸、消脂膜导痰汤等。痰脂蕴阻、月经失调者,朱丹溪创制了六郁汤、痰郁方,一反辛香温燥之弊。《济阴纲目》有消脂膜导痰汤,祛风湿以化痰脂。体质壮健者,常佐以防风通圣丸。

5)清肝宁心:在助阳法的前提下,兼用清肝宁心的方法,安定心肝神魂,有利于调经。常用钩藤汤或丹栀逍遥散加减。如偏于肝旺者,以丹栀逍遥散加入钩藤、白蒺藜等;如偏于心火旺者,清心莲子饮加入钩藤、紫贝齿等。

纠正长消过甚的治法:经前期虽以助阳为主法,但亦有少数长消过甚,需用抑制的方法。如阳长有余,需要用清热泄阳的方法;阴不消而不能转阳,需用滋阴活血促转化的方法。如阳长有余,重阳偏甚,心肝气火有余,基础体温高温相偏高,烦热口渴便秘,常用清热泄阳法,选用芩连四物汤,药用黄连、黄芩、生地、赤芍、白芍、山药、丹皮、茯苓、钩藤、白蒺藜、丹参、炒枳实等品,常规用量,经前末期服用;如热盛者,可用三和饮,即四物汤合凉膈散;如阴不消,阳长缓慢,可用滋阴活血法,用活血润燥生津汤,药用干地黄、当归、赤芍、白芍、桃仁、红花、续断、五灵脂等;如有湿浊,影响阴转阳,可用助阳利湿,活血促转化的方药,药用丹参、赤芍、白芍、制苍术、白术、续断、巴戟天、紫石英、五灵脂、红花、苡仁、茯苓等。

四、常用中成药

1. **安坤赞育丸** 补气血,益肝肾,调冲任。适用于肾阴虚证不孕。蜜丸。口服,每次1丸,每日2次,空腹温开水送服。

2. **麒麟丸** 补肾填精,益气养血。适用于肾虚精亏,血气不足,男子阳痿早泄,女子月经不调、不孕不育。水丸。口服,每次6g,每日2~3次。

3. **滋肾育胎丸** 补肾健脾,益气培元,养血安胎,强壮身体。用于脾肾两虚,冲任不固所致的滑胎、不孕。水丸。口服,每次5g,每日3次。

4. **定坤丹** 峻补精血,补气调经。适用于肾阴虚证不孕。蜜丸。口服,每次1丸,每日2次。

5. **艾附暖宫丸** 暖宫散寒,益气养血。适用于宫寒证不孕。蜜丸。口服,每次1丸,每日2次。

6. **七制香附丸** 理气解郁,养血调经。适用于肝郁证不孕。水丸。口服,每次6g,每日

2次。

7. 人参养荣丸 补益气血。适用于血虚偏寒证不孕。蜜丸。口服,每次1丸,每日2次。

8. 女金丹 养血调经,温暖子宫,开郁止痛。适用于血虚兼郁兼寒证不孕。蜜丸。口服,每次1丸,每日2次。

9. 乌鸡白凤丸 补气养血,固摄冲任。适用于气血两虚证不孕。蜜丸。口服,每次1丸,每日2次,温开水或温黄酒送服。

（谈 勇）

下　篇
名家诊治经验

❀ 安徽妇科名家 ❀

—— 徐志华 ——

徐志华，男，1925 年出生于庐江县盛桥镇，全国著名中医妇科专家。徐志华为安徽中医妇科三大学术流派之一的安徽庐江县徐氏中医妇科传人，13 岁随其父学习中医，先后从事中医妇科 70 余年。历任安徽中医学院（现安徽中医药大学）教授、妇科教研室主任、妇科主任，全国高等医药院校教材编审委员会委员，《长江医话》副主编，全国中等医药学校教材《中医妇科学》主审，全国中医妇科学会委员，安徽省中医药学会妇科专业委员会主任委员，安徽省药品评审委员会委员，安徽省中医药学会常务理事。2001 年，《中国百年百名中医临床家丛书·徐志华》出版发行，徐志华将自己从医 60 余年的宝贵经验毫无保留地介绍给后人。2006 年，"徐志华老中医妇科临床经验整理与研究"获省政府科学技术三等奖。2007 年，"徐志华名老中医临床经验、学术思想传承研究"获科技部"十一五国家科技支撑项目"。2010 年"全国名老中医徐志华传承工作室"项目获得国家中医药管理局资助，先后获得项目资金 60 万，又为中医妇科培养了一大批高级人才。徐志华在 70 余年的临诊中，诊治了大量的不孕症患者，积累了丰富的经验。

一、对不孕症的认识

不孕症分为原发不孕和继发不孕两类。育龄期妇女婚后夫妇同居 1 年以上未避孕而不受孕者称为原发不孕，《备急千金要方》称其为"全不产"；继发不孕为曾经孕育而又 1 年以上未避孕而不受孕者，《备急千金要方》称之为"断绪"。

早在两千多年前，中医对不孕就有所认识了。西周《周易》中始有"不育"之名，还有"妇三岁不孕"的记载。女子不孕原因有二：一为有先天生理缺陷的"螺、纹、鼓、角、脉"，古称"五不女"，除"脉"可用药物调治外，其余皆非仅药物所能治好的。另一种，对于该病的病因病机，概括古代医家们的观点，不外分为内因和外因。内因主要是素体禀赋、脏腑虚弱、七情内伤,外因主要是六淫之邪、奇经损伤。最常见为肾虚或三因之邪伤及冲任,冲任气血失调不能摄精成孕。肾气盛,冲任充盈,胞宫温煦是妇女受精、妊娠、孕育的必须条件,故徐志华认为益肾、调肝、补脾是治疗不孕症之大法,其中尤以调补肾脏为首要。由于肾藏真阴而寓元阳为水火之脏,徐志华在临诊辨证特别注重肾之阴阳平衡与否,遣方用药时常于温肾助阳方中佐以滋阴固肾之品,于滋肾壮水之方中佐以平肝潜阳之药味,或阴阳平补,肝肾同益,以达"阴平阳秘"。正如古人所云:"善补阳者,必于阴中求阳,则阳得阴助而生化无穷;善补阴者,必于阳中求阴,则阴得阳升而泉源不竭。"此之谓也。

二、诊治思路

徐志华在对不孕症的治疗中既重辨证又重辨病,常两者合参,不为某一方所拘泥。临诊中常见某些常规检查和某些特殊检查后仍查不到不孕原因,西医称之为"原因不明性不孕"和"免疫性不孕"。徐志华不为西医学病名所拘束,而是依据中医生殖理论,紧紧把握肾、冲任、胞宫、肝、脾、气血在人类生殖过程中的关键作用和生理、病理协同影响,认真仔细辨证,准确组方,巧妙用药,所以治疗效果亦颇令人满意。

子宫是有着藏泻功能的特殊器官,这种功能随着月经周期的变化而变化,其中行经期以泻为主,是泻多藏少时期。徐志华认为经血是离经之瘀血,应泻之而安。在经期是清理胞宫,疏通络脉,调理冲任的绝妙佳期,故常根据患者具体情况于经期改主方而用他方,确能提高疗效。

徐志华在临诊时积极吸取和应用现代医学科研成果及检查检验手段,以积累客观依据,但治疗时仍恪守中医辨证施治原理,并综合全面进行理论探讨努力实践验证,总结经验治学态度十分科学严谨。

三、治疗特色

(一)肾阳虚不孕

临床表现:女子肾阳虚,胞脉冲任失养所致闭经,月经不调,子宫发育不良不孕症,常见头晕耳鸣,腰膝酸软,或男子肾虚不育,阳痿不射精,精少精冷等。舌淡苔白,脉沉细。

证属:肾阳虚。

治则:温肾助阳,调补冲任。

方药:孕育汤(《中国百年百名中医临床家丛书·徐志华》)。

熟地黄15g　关沙苑10g　覆盆子10g　枸杞子10g　淫羊藿5g　当归10g　仙茅5g　金樱子10g　蛇床子5g　芡实10g　肉苁蓉10g　白术10g　菟丝子10g　狗脊15g　补骨脂10g　茺蔚子10g

【典型案例】

王某,28岁,已婚,1973年3月5日初诊。

主诉:结婚4年未孕。

刻下症:平素腰酸楚,小腹冷,纳差食少,大便时溏。舌苔薄白,舌质淡红有齿痕,脉沉细无力。

经孕产史:17岁月经初潮,月经周期40~60天,经期2~3天,经量少。开始为酱色,后转紫红,无血块。末次月经(Lmp)1973年2月25日,丈夫身体健康,精液检查正常。

妇科检查:子宫后位,仅正常 2/3 大小。宫颈光滑,附件(-),测基础体温呈单相曲线,提示不排卵。

中医诊断:不孕症。西医诊断:排卵障碍性不孕。

证属:下焦虚寒,冲任失养。

治则:温肾壮阳,暖宫调经。

方药:拟孕育汤治之。

熟地黄 15g 当归 10g 白术 10g 关沙苑 10g 肉苁蓉 10g 仙茅 5g 金樱子 10g 覆盆子 10g 芡实 10g 淫羊藿 5g 蛇床子 5g 枸杞子 10g 菟丝子 10g 狗脊 15g 补骨脂 10g 茺蔚子 10g 10 剂,每日 1 剂,水煎服。

二诊:1973 年 3 月 17 日。上方服后纳增寐安,诸证好转。仍宗原方。

三诊:1973 年 3 月 28 日。月经昨日来潮,量增多,色转红,嘱经期服用"二丹四物汤"。

处方:丹参 10g 当归 10g 白芍 10g 川芎 5g 生地 10g 玫瑰花 5g 月季花 5g 茺蔚子 10g 延胡索 10g 怀牛膝 10g 郁金 10g 制香附 10g 牡丹皮 10g 3 剂,水煎服,经期每日 1 剂。经净后继续服用"孕育汤"。

共治疗 3 个月,月经周期正常,测基础体温呈双相曲线,提示已有排卵,嘱停药观察。于 9 月 10 日来诊告诉月经逾期未至,有恶心挑食等早孕反应症状,查小便妊娠试验"阳性"。后足月分娩一女婴。

【按语】 肾阳虚不孕古称"宫寒不孕"。《圣济总录》云:"妇女所以无子者,冲任不足,肾气虚寒也。"肾阳虚不孕者在妇科不孕症门诊中较为常见,徐志华在经验方"孕育汤"组方中重用了补肾温阳为主的药物,但同时也选用了少量滋阴固肾的药物,即为"无阴则阳无以化"之意也,使所生"肾阳"有所依附,免除了因"壮阳"而肾阳亢奋、相火妄动之虑。白术、熟地、当归益气滋阴,补血调经。组方用意周全,重点突出,十分合理。

(二)免疫性不孕

临床表现:婚久不孕,平素头晕耳鸣,腰膝酸软,倦怠乏力,食欲不振,面色萎黄。舌淡,苔薄白,脉沉缓。

证属:脾肾两虚,湿热蕴结。

治则:滋肾泻浊,活血调经,养肝益心,安神定志。

方药:调经种子汤(《中国百年百名中医临床家丛书·徐志华》)。

当归 10g 熟地黄 10g 白芍 10g 川芎 10g 牡丹皮 10g 丹参 10g 红花 10g 茺蔚子 10g 制香附 10g 川断 10g 怀牛膝 10g 白术 10g 刘寄奴 10g

加减:无血瘀闭经者,去刘寄奴、红花;偏阳虚者,去"四物",加淫羊藿、党参;偏阴虚者,加女贞子、生地;湿毒重者,去"四物",加金银花、紫花地丁、薏苡仁;经期腹痛甚者,加延胡索;郁甚者,加郁金。

【典型案例】

张某,31 岁,1993 年 10 月 6 日初诊。

主诉:婚后多年未孕。

刻下症:经行腹痛,量中等,色黯红,质稠有少量血块;平素腰常酸痛,带下较多,色淡黄有腥气。Lmp:1993 年 9 月 20 日。查体:舌苔薄白,舌质淡红,脉细滑。

月经史:15 岁月经初潮,周期 28~30 天,经期 4~5 天,痛经(+)。

辅助检查:宫颈轻度糜烂,附件(-),查宫颈黏液 AsAb(+),测基础体温双相。

中医诊断:不孕症,痛经。西医诊断:免疫性不孕,原发性痛经。

证属:肾虚瘀阻,湿浊下注胞络,冲任失调。

治则:滋肾泻浊,活血调经。

方药:调经种子汤加减。

当归 10g　熟地黄 10g　白芍 10g　川芎 10g　牡丹皮 10g　丹参 10g　红花 10g　茺蔚子 10g　制香附 10g　川断 10g　怀牛膝 10g　白术 10g　金银花 10g　薏苡仁 10g　10 剂,水煎服,每日 1 剂。

二诊:1993 年 10 月 22 日。药后带下减少,色淡腥气减。18 日月经来潮,量中等色红,小腹微胀,腰酸减轻,嘱每月于经净后服用前方 10 剂,每日 1 剂。

三诊:1994 年 2 月 1 日。诉月经带下皆恢复正常,经期无腹痛腰酸,平素亦无明显不适,复查宫颈黏液 AsAb 转阴,嘱停药观察。半年后随访,告知已孕 6 周。

【按语】　人云"求子之道,莫先调经""经候不调,病皆在肾经"。徐志华在临诊中没有拘泥于"免疫性不孕"这一现代病名,而是紧扣中医生殖理论,把握肾的生理功能和病理变化在人类生殖过程中的关键作用,以及"肝、脾、气、血、冲任"生理病理协同影响,根据此类患者多有肝脾肾虚,气血冲任失调,兼夹瘀阻,湿浊郁滞等特点,应用调冲任,养脾胃,益肝肾,理气血,祛瘀浊的治疗原则,拟调经种子汤,因药物组合巧妙,且本方补而不燥,疏而不泻,祛瘀阻而不克伐,随症加减应用,屡用屡验。

(三)输卵管阻塞性不孕

输卵管阻塞是不孕症的一个重要因素。输卵管阻塞性不孕是指慢性输卵管炎伞端闭锁或输卵管黏膜破坏时输卵管阻塞而导致的不孕症,占女性不孕因素的 30% 左右。中医学中虽无输卵管阻塞不通的记载,但根据其症状多散见于不孕症、带下病、月经失调等病。徐志华认为"输卵管"属于中医学"胞脉"范畴,为摄精成孕必由之路。输卵管炎症、结核、盆腔炎、盆腔手术后附件粘连或子宫内膜异位等皆能造成输卵管阻塞。从患者临诊表现常以湿、热交结瘀阻为多见。湿性重浊腻滞而阻塞气机,热邪蒸散而损络脉,湿热下行交蒸于冲任胞宫,使气血失畅,胞脉瘀阻,故难以摄精受孕,自创双阻汤加减治疗输卵管阻塞性不孕,疗效显著。

临床表现:婚久不孕,月经提前,量多,色红质黏。腰腹疼痛拒按,带下量多,色黄质黏稠,有臭味,口苦咽干,小便短黄,舌红,苔黄腻,脉弦滑而数。

辅助检查:超声提示盆腔积液,输卵管积水;盆腔炎性包块;输卵管造影阻塞或通而不畅。

证属:湿热蕴结,损伤冲任。

治则:清利湿毒,活血化瘀。

方药:双阻汤(《中国百年百名中医临床家丛书·徐志华》)。

金银花 10g　连翘 9g　红花 10g　红藤 10g　当归 10g　白芍 10g　莪术 10g　三棱 10g　紫花地丁 10g　积雪草 10g　丹皮 10g　石见穿 10g　白毛藤 10g　甘草 5g

加减:月经血块多者,加土鳖虫 10g;少腹痛重者,加延胡索 10g、川楝子 10g、生蒲黄 10g。

【典型案例】

董某,32 岁,已婚,1982 年 1 月 25 日初诊。

主诉:5 年未避孕而未孕,丈夫身体健康,精液检查正常。

刻下症：平素右下腹抽痛，腰骶酸楚，经前尤甚，月经周期不调，带经期 2~3 天，经量少，色紫黯有血块，近年来带下量多，色黄有腥秽气。患者营养中等。查体：舌苔薄黄根腻，舌质红，舌尖有紫点，脉弦。

病史：5 年前因左侧输卵管妊娠手术，术中发现右侧输卵管呈条索状增粗。行通液试验示输卵管不通，至今未再怀孕。Lmp：1982 年 1 月 10 日。

辅助检查：宫颈中度糜烂，子宫正常大小，中位，活动差，右侧附件触及条索状增粗，压痛。测基础体温呈双相曲线。

中医：不孕症，妇人腹痛。西医：继发不孕，慢性盆腔炎。

证属：湿热下注，胞脉瘀阻。

治则：清利湿毒，活血化瘀。

方药：双阻汤加味。

金银花 10g　连翘 9g　红花 10g　红藤 10g　当归 10g　白芍 10g　莪术 10g　三棱 10g　紫花地丁 10g　积雪草 10g　丹皮 10g　石见穿 10g　白毛藤 10g　甘草 5g　椿白皮 10g
10 剂，每日 1 剂，水煎服。

二诊：1982 年 2 月 10 日。药后带下减少，腥秽气轻。昨夜月经来潮，量较前增多，色转红，小腹胀满，拟行气化瘀，以二丹四物汤治之。

处方：丹参 10g　当归 10g　白芍 10g　川芎 5g　生地 10g　玫瑰花 5g　月季花 5g　茺蔚子 10g　延胡索 10g　怀牛膝 10g　郁金 10g　制香附 10g　牡丹皮 10g　3 剂，水煎服，每日 1 剂，经期服用。经净后继续服用双阻汤 10 天。

经治半年，共服用双阻汤 65 剂，二丹四物汤 25 剂，月经、带下恢复正常，腰酸腹痛痊愈。停药观察。

三诊：1982 年 10 月 17 日。月经逾期未至，纳差挑食，查尿妊娠试验阳性，后足月分娩一健康男婴。

【按语】　徐志华认为，导致输卵管不通的原因主要是经期产后不洁、妇科手术感受病邪所致，证型以瘀热阻滞胞宫为主，并自拟双阻汤清热解毒，化瘀通络。已知研究表明，大多清热活血药可抗菌消炎，改善微循环，降低毛细血管的通透性，减少炎症渗出，从而有利于粘连组织软化，炎症吸收，达到输卵管再通。多年来，徐志华运用双阻汤治疗输卵管不通不孕症获愈甚多。

（四）肾阴虚不孕

临床表现：肾阴不足，精血虚少，冲脉失养所致女子月经不调、不孕等。舌红少苔，脉细数。

证属：肾阴亏虚。

治则：益气血、补肝肾，滋阴润燥。

方药：滋养冲任汤（《中国百年百名中医临床家丛书·徐志华》）。

生地 10g　熟地 10g　黄精 10g　北沙参 10g　白芍 10g　龟甲胶^{烊化}15g　山药 10g　山茱萸 6g　桑椹子 6g　女贞子 6g　墨旱莲 6g　何首乌 10g　玉竹 10g　阿胶^{烊化}10g

加减：如虚火盛者，加知母、黄柏、地骨皮、丹皮。

【典型案例】

案 1　陈某，女，29 岁，工人，已婚。1983 年 5 月 14 日初诊。

主诉:人工流产术后 2 年,未避孕未孕。

刻下症:人工流产前月经基本正常,人工流产后月经 20 天左右 1 行,行经 2 天净,经量少,经色红。头晕耳鸣,腰酸,五心烦热,纳差。舌红少苔,脉细数。

妇科检查:子宫略小于正常,附件(-)。

中医诊断:不孕症。西医诊断:继发不孕。

证属:肾阴亏虚,相火偏旺。

治则:滋阴补肾,养血调经。

处方:生地黄 10g　熟地黄 10g　黄精 10g　北沙参 10g　白芍 10g　龟甲胶^{烊化}15g　山药 10g　山茱萸 6g　桑椹子 6g　女贞子 6g　墨旱莲 6g　何首乌 10g　玉竹 10g　阿胶^{烊化}10g　当归 10g　地骨皮 10g　10 剂。

二诊:1983 年 5 月 28 日。药后头晕,腰酸,心烦诸症好转,纳食增进。苔白薄,舌红,脉细有力,药证合拍,守方续进 10 剂。

三诊:1983 年 6 月 10 日。月经于 6 月 5 日来潮,3 天净,经量较前增多,色红、血块少,经期症状轻。嘱每月月经净后开始服滋养冲任方 15 剂。

经治半年后,月经基本恢复正常,1985 年底足月分娩一女婴。

案2　张某,女,32 岁,工人,已婚。1990 年 9 月 15 日初诊。

主诉:5 年前人工流产一胎,至今未孕。

刻下症:形体瘦弱,面色萎黄,常见手足心发热,心烦少寐,健忘,舌红少苔,脉细略数。

月经史:月经先期,经量中等,经色红,质黏稠。

中医诊断:不孕症,月经先期。西医诊断:继发不孕,月经不调。

证属:阴虚火旺,精血不足。

治则:补肾滋阴清热。

处方:生地黄 10g　熟地黄 10g　黄精 10g　北沙参 10g　白芍 10g　龟甲胶^{烊化}15g　山药 10g　山茱萸 6g　桑椹子 6g　女贞子 6g　墨旱莲 6g　何首乌 10g　阿胶^{烊化}10g　知母 10g

按上方随症加减,治疗 3 个月共服 40 剂药。月经正常,患者体重增加 2.5kg,面色转红润,其他诸症好转。1991 年 2 月 25 日来诊,停经 45 天,查小便妊娠试验阳性,后足月产一男婴。

【按语】　肾阴亏虚,相火偏旺,血海蕴热,耗伤精血,精血不足,冲任俱虚,胞宫失养,则不能摄精成孕;真阴亏损,阴不制阳则虚火亢盛。故治疗关键在于补阴以配阳。滋养冲任汤将生熟地、黄精、龟甲等补肾滋阴之品熔于一炉,意在使肾阴得充,即所谓"壮水之主,以制阳光"之意,药后精血充盈,任通冲盛,蓝田种玉势在必然。

(徐云霞　李伟莉)

—— 赵荣胜 ——

赵荣胜,男,1942 年生,安徽省繁昌县人。主任中医师、安徽省首届名中医、安徽省国医名师、安徽省第一批跨世纪中医学术和技术带头人指导老师,第三、五批全国老中医药专家学术经验继承工作指导老师。1967 年本科毕业于安徽中医学院(现安徽中医药大学),毕业后一直致力于中医临床、教学、科研工作，业医50年，学验俱丰，擅长妇科，重点研究不孕不育症，且该项目1998年列为安徽省中医管理局重点发展专病，2008年列为国家中医药管理局重点发展专病。共发表论文35篇，出版专著《赵荣胜妇科经验选》，合作整理专著1部（副主编），获省、市科技进步三等奖各1项。曾荣获安庆市"十佳文明职工"称号，安徽省"中医药学术传承突出贡献专家"称号。先后担任安徽省中医药学会理事、安徽省中医药学会妇科专业委员会副主任委员、安庆市中医学会副会长兼秘书长。2014年获得国家中医药管理局"全国名老中医赵荣胜传承工作室"项目。

一、对不孕症的认识

不孕症的原因较多，且证型复杂，简而约之，不外虚实两端，虚者以肾虚为主，实证与肝郁、血瘀关系最为密切。肾者，《黄帝内经》云："女子七岁，肾气盛……二七而天癸至，任脉通，太冲脉盛，月事以时下，故有子。"同时古人还认为，肾藏精，主生长、发育、生殖，可见妇人生育之道，当以肾气起主导作用。肾虚可由先天因素导致肾气不足，或由后天房劳、多产所伤太过致肾精亏损。若肾阳虚、肾气虚者，则不能摄精成孕；肾阴虚者，则不能凝精成孕。肾虚型不孕者妇科检查多无器质性病变，主要由于下丘脑－垂体－卵巢性腺轴功能失常，使卵巢不能正常排卵，由此不能受孕。

肝郁是导致不孕症的又一主要原因。肝藏血、主疏泄，喜条达。肝之疏泄有赖于气之运行。若情志不舒，如心情紧张、盼子心切、思虑过度等，会产生悲观、忧郁、烦躁等情绪。肝的疏泄功能关系到人体气机的升降与调畅。气机通畅、升降有序是人体内脏功能活动的正常表现，若肝气条达，气血流畅则月经正常，容易受孕。反之若肝气郁结，气滞血瘀，冲任不调，就会引起月经失调、不孕等。临床症状主要表现为婚后多年不孕，月经期先后不一，行经不畅，伴有血块，经前或经期胸胁、乳房胀痛，精神抑郁不乐，烦躁易怒等。现代研究认为，肝的疏泄功能包括人体精神的心理因素与内分泌两大功能，还与子宫生理及病理变化有关，故不孕症从肝论治者居多。

血瘀证是以血液运行迟缓，或阻塞脉道为主要体征的病证。造成妇科血瘀证的原因多由于不全流产、过期流产、多次流产之后恶露残留，或手术损伤脉络，营血外溢留滞，瘀积胞宫，新血不生则不能成孕。王清任称，少腹逐瘀汤"种子如神"，可见祛瘀生新法是促其摄精成孕的重要方法之一。

一般来说，女子怀孕，必须具备两个最基本的条件，一是能正常排卵，二是输卵管通畅，二者缺一不可。输卵管阻塞是女性不孕症的重要因素之一，有人统计约占不孕患者的40%。引起输卵管不通的原因很多。西医认为一般是由输卵管炎症引起，因输卵管炎症时炎性渗出物使输卵管粘连而不通，精子与卵子不能在输卵管结合，故不能受孕。考中医古籍，虽无对应名称，但有些记载极为类似。如《石室秘录》记载："任督之间，倘有症瘕之证，则精不能施，因外有所障也。"这说明古人已认识到女性生殖系统管道阻塞，可引起受精障碍。因此，输卵管阻塞的根本病机在于瘀。不孕、月经失调、带下、腹痛、腰酸、性交痛等是患者常见症状。

二、诊治思路

赵荣胜治疗不孕症的思路主要有三点：其一，主张衷中参西，也就是说在诊治不孕症过程中,首先以中医理论为指导,辨证论治为法则,中药、针灸等为主要治疗手段,在检查疾病过程中借助现代科学技术及西医学理论知识帮助我们进一步了解与认识不孕症,中西医优势互补,以便提高治疗效果。其二,强调种子重在调经。严格地说,不孕症不是一个独立的病,而是主要由月经不调导致的一个症,故治疗不孕症一定要辨证求因,审因论治。《丹溪心法》云:"求子之道,莫先调经。"说明调治月经病乃是解决不孕症的主要途径。再之,赵荣胜治疗不孕症除药物治疗外,还十分重视对患者精神的疏导,因为本病患者长期不孕而精神过度紧张、焦虑,对下丘脑－垂体－卵巢轴产生影响,从而影响排卵。精神疏导,使患者情绪安定,对治疗充满信心。《广嗣纪要》云:"求子之道,男子贵清心寡欲,所以养其精;女子贵平心定意,所以养其血。"古人这些求子养性之道,甚值得今人赞许。

三、治疗特色

(一)免疫性不孕

赵荣胜认为免疫性不孕的病机属于"本虚标实"。本虚主要指肾虚,是发病的基础;标实是指发病诱因或病理产物,多由经期、产后失于调摄,或房事不节、不洁,湿热内侵,与气血相搏,留滞冲任胞宫,影响精子活动与受孕能力。加之现代人饮食多膏粱厚味,饮冷贪凉(空调),久坐乏动,湿毒瘀积,多表现为"湿热瘀毒"病理因素。

临床表现:婚久不孕,月经正常或月经量或多或少,行经不畅,经色黯红有块,经期延长,经期少腹坠痛。平时腰酸乏力,白带偏多或黄白带。舌质黯或红,脉沉细或弦。

辅助检查:优生四项(抗精子抗体、抗心磷脂抗体、抗卵巢抗体、抗子宫内膜抗体)1项或1项以上为阳性。

证属:肾虚血瘀。

治则:养精补肾,清热化瘀。

方药:消抗汤(自拟经验方)。

丹参30g　赤芍20g　金银花15g　野菊花15g　白花蛇舌草15g　王不留行20g　川断10g　黄芪20g　当归12g　菟丝子20g　山茱萸10g　枸杞子15g

加减:兼阴虚,加麦冬10g、生地黄15g;兼肾阳虚,加鹿角霜10g、淫羊藿15g;兼湿热,加薏苡仁15g、黄柏10g、车前子12g、土茯苓15g。

若感染解脲支原体、沙眼衣原体,先以抗生素治疗转阴后,再行中药治疗。

【典型案例】

甘某,女,27岁,2016年1月13日初诊。

主诉:结婚1年未避孕亦未孕。

刻下症:患者15岁月经初潮,平素月经规则,经量偏少,色紫红,有血块。经期心烦、乳胀。Lmp:2016年1月5日。平素腰酸,带下量中、色黄、质稠。舌红,苔薄,脉沉弦。

孕产史:孕0产0。

辅助检查:抗精子抗体－IgG(＋)、IgM(＋)、IgA(＋)。妇科检查、性激素检查、甲状腺功能检查、子宫输卵管造影检查未见异常。

中医诊断:不孕症。西医诊断:免疫性不孕。

证属:肾虚血瘀。

治则:养精补肾,清热化瘀。

方药：丹参 20g　赤芍 20g　金银花 15g　野菊花 15g　王不留行 20g　当归 15g　白花蛇舌草 15g　枸杞子 15g　菟丝子 20g　山茱萸 10g　黄芪 20g　川断 15g　生山栀 12g　10剂。每次经净后 3 天开始服用上方，每日 1 剂。

嘱其严格避孕 3 个月。

二诊：2016 年 4 月 25 日。Lmp：2016 年 4 月 16 日。量中等，乳胀缓解。舌红，苔薄，脉弦略滑。复查抗精子抗体转阴。

方药：原方去生山栀，续用 10 剂。

三诊：2016 年 7 月 8 日。Lmp：2016 年 5 月 23 日。刻下经水未至，自测尿 HCG 阳性。舌淡红，苔薄脉弦滑。血 HCG 217.6mIU/ml，E_2 190pg/ml，P 49.17ng/ml。

四诊：2016 年 8 月 6 日。B 超提示宫内见孕囊，囊内见胚芽及心管搏动。

【按语】　根据患者月经量少、有块、经期心烦、乳胀、平时腰酸、带下色黄等症辨证为肾虚血瘀兼热。方中丹参、赤芍、王不留行活血化瘀，行气散结；金银花、野菊花、白花蛇舌草清热利湿解毒；黄芪、当归益气养血；川断、菟丝子、枸杞子、山茱萸生精补肾，调补冲任。诸药合用，从而达到扶正祛邪之目的。

（二）输卵管炎性不孕

赵荣胜将输卵管炎性不孕根据临床证候表现分为气滞血瘀、寒凝血瘀、瘀热互结 3 型论治。

1. 气滞血瘀型

临床表现：婚久不孕，情志抑郁或烦躁，月经或先或后，行经不畅，经量多少不定，色黯有块，经前乳房胀痛，胸胁不舒，经期腹胀痛。舌淡红或红，或边有瘀点、瘀斑，苔薄，脉弦。

治则：疏肝理气，化瘀通络。

方药：加减丹栀逍遥散（自拟经验方）。

牡丹皮 10g　山栀 10g　柴胡 10g　赤芍 15g　当归 10g　王不留行 20g　皂角刺 10g　丹参 20g　红藤 30g　败酱草 15g　黄芪 20g　路路通 10g　鹿角霜 10g

2. 寒凝血瘀型

临床表现：婚久不孕，经期后延，经行不畅，或漏下不止，经量少，色黯有块，经行腹痛。舌质淡黯，或边有瘀点、瘀斑，苔白厚或滑腻，脉弦涩。

治则：温经散寒，化瘀通络。

方药：加减少腹逐瘀汤（自拟经验方）。

当归 15g　赤芍 15g　川芎 9g　炮姜 5g　肉桂 10g　小茴香 8g　延胡索 10g　五灵脂 10g　制乳香 5g　桃仁 15g　鹿角霜 10g　黄芪 20g　路路通 10g

加减：腹痛甚者，加细辛 3g、枳壳 15g。

3. 瘀热互结型

临床表现：婚久不孕，月经先后不定期，或多或少，或淋漓不断，经色紫红或深红有块，经行腹痛，心烦口干。平时带下量多，色黄质稠。舌红，苔黄腻，脉弦数。

治则：清热凉血，化瘀通络。

方药：舒经散加味（自拟经验方）。

丹参 30g　赤芍 20g　金银花 15g　野菊花 15g　王不留行 20g　牡丹皮 10g　山栀子 10g　桃仁 15g　制乳香 5g　红藤 30g　败酱草 15g　川楝子 10g　延胡索 10g

辅助检查:超声或子宫输卵管造影术提示盆腔炎性包块,输卵管积液,输卵管阻塞或通而不畅。

为了提高疗效,常配合宫腔药物注射、理疗、中药灌肠、中药局部热敷、中药离子透析等。

【典型案例】

方某,女,32 岁。2015 年 9 月 9 日初诊。

主诉:人工流产术后未避孕 3 年未孕。

刻下症:平素月经规则,月经周期 30~32 天 1 行,4~5 天净,经量中等,色紫红,有血块,经前乳房胀痛。经期胸闷心烦、少腹胀痛。Lmp:2015 年 9 月 1 日,量同往昔。舌红,边尖有瘀点,脉弦略数。

孕产史:孕 1 产 0 流 1。

辅助检查:子宫输卵管造影示右侧积水,盆腔内见少许造影剂,左侧轻度积水,上举、慢性炎症。性激素检查、抗精子抗体、抗子宫内膜抗体、B 超检查未见异常。丈夫精液常规正常。

中医诊断:不孕症。西医诊断:不孕症。

证属:气滞血瘀证。

治则:疏肝理气,化瘀通络。

方药:牡丹皮 10g 山栀 10g 柴胡 10g 赤芍 15g 当归 10g 王不留行 20g 皂角刺 10g 丹参 20g 红藤 30g 败酱草 15g 黄芪 20g 路路通 10g 鹿角霜 10g 炮山甲^{冲服}3g 水煎服,每日 1 剂,共 10 剂。并将药渣热敷。同时予以中药(双藤汤)直肠滴入、盆疗 1 周。

二诊:2015 年 10 月 8 日。Lmp:2015 年 10 月 2 日,量较上次略多,无经前乳胀。舌红,边尖有瘀点,苔薄,脉弦滑。

方药:上方继用。

三诊:2015 年 11 月 12 日。Lmp:2015 年 11 月 3 日,量中,无任何不适。舌红,苔薄,脉弦滑。

方药:上方继用。

四诊:2015 年 12 月 16 日。Lmp:2015 年 11 月 3 日。刻下经水未至,自测尿 HCG 阳性。查血 β-HCG 5 383mIU/ml, E_2 315.4pg/ml, P 23.94ng/ml。

2016 年 2 月 5 日 B 超提示宫内孕,于 2016 年 8 月分娩一男婴。

【按语】 本例证属气滞血瘀型,故方中用牡丹皮、山栀、红藤、败酱草清热散瘀;柴胡、王不留行、皂角刺、路路通疏肝解郁,理气通络;赤芍、当归、丹参养血调经,活血化瘀;炮山甲为入血通络之良品,取其善行走窜,搜剔络中瘀血;黄芪、鹿角霜益气健脾,温阳补肾,对妇科慢性炎症性病变有促进炎症吸收、消散的作用,如此有利于输卵管再通。

(三)排卵障碍性不孕

排卵障碍常见于多囊卵巢综合征、卵巢早衰、黄体功能不足、高催乳素血症等。赵荣胜根据临床证候,将排卵障碍性不孕分为肝郁气滞型、肾虚肝郁型、脾肾两虚型、痰湿瘀阻型进行辨证论治。

1. 肝郁气滞型

临床表现:婚久不孕,月经周期先后不定,经量或多或少、色红、或有血块,经期小腹及乳房胀痛,脉弦或弦数。

治则：疏肝理气调经。

方药：开郁调经汤（自拟经验方）。

柴胡 10g　当归 12g　白芍 10g　白术 10g　茯苓 15g　枳壳 10g　香附 10g　牡丹皮 10g

加减：少腹胀痛明显、血块较多者，加益母草、延胡索；乳房胀痛较甚者，加青皮、皂角刺、王不留行。

2. 肾虚肝郁型

临床表现：婚久不孕，月经量少，经期延后或闭经，腰酸腿软，胸胁及乳房胀痛，胸闷腹胀，舌淡红，苔薄白，脉弦细或沉弦。

治则：补肾疏肝，理血调经。

方药：补肾调肝汤（自拟经验方）。

当归 10g　白芍 10g　白术 10g　茯苓 10g　枸杞子 10g　杜仲 10g　麦冬 10g　白蒺藜 15g　夏枯草 10g　青皮 9g　麦芽 30g

加减：阴虚有热者，加首乌、生地、牡丹皮；脾虚带多者，加山药、薏苡仁、陈皮。

3. 脾肾两虚型

临床表现：婚久不孕，月经先期或延后、经量少、色黯，畏寒喜暖，腰酸腿软，纳差，神疲乏力，面色无华，大便时而溏薄，带下量偏多，舌淡，苔薄白，脉沉细弱。

治则：健脾益气，补肾调经。

方药：四二五合方加味（刘奉五方）。

川芎 9g　当归 12g　熟地黄 12g　白芍 12g　仙茅 10g　淫羊藿 15g　覆盆子 10g　菟丝子 10g　五味子 10g　枸杞子 10g　车前子 10g　黄芪 20g　山萸肉 10g　炒白术 30g　茯苓 15g

4. 痰湿瘀阻型

临床表现：婚久不孕，月经后期或稀发、甚或停闭不行，形体肥胖，面色㿠白，胸闷腹胀，带下量多、色白、质黏稠，舌淡，苔厚腻，脉滑。

治则：燥湿化痰，健脾调经。

方药：开郁导痰汤（自拟经验方）。

茯苓 15g　法半夏 10g　陈皮 10g　甘草 6g　苍术 10g　香附 10g　胆南星 10g　枳壳 10g　白术 10g　白芥子 10g　王不留行 10g　益母草 15g

辅助检查：性激素六项异常，基础体温呈单相型，超声监测排卵异常或甲状腺功能异常。

【典型案例】

严某，女，30岁，2015年10月10日初诊。

主诉：结婚4年，未避孕亦未孕。

刻下症：13岁初潮，平素月经不规则，30~50天一行，4~5天干净，量偏少。Lmp：2015年10月1日，量偏少。平素带下量多，色白，质稀。平时腰酸腿软，形寒肢冷，面色无华，纳差。舌淡，苔薄，脉沉细。

孕产史：孕0产0流0。

辅助检查：抗精子抗体、抗子宫内膜抗体为阴性，甲状腺功能检查、阴超、子宫输卵管造影检查未见异常。性激素六项检查示 LH 22.37mIU/ml，FSH 55.82pg/ml，E_2 47.75pg/ml，T 0.52pg/ml；甲功三项示 TSH 2.48mol/ml。丈夫精液常规正常。

中医诊断：不孕症。西医诊断：原发不孕，卵巢早衰。

证属：脾肾两虚型。

治则：健脾益气，补肾调经。

方药：四二五合方加味。

川芎 9g　当归 12g　熟地黄 12g　白芍 12g　仙茅 10g　淫羊藿 15g　覆盆子 10g　菟丝子 10g　五味子 10g　枸杞子 10g　车前子 10g　黄芪 20g　山萸肉 10g　炒白术 30g　茯苓 15g　水煎服，每日 1 剂，共 10 剂。

二诊：2015 年 11 月 16 日。Lmp：2015 年 11 月 8 日，经量较前稍增多。仍感纳差，舌淡，苔薄，脉沉细。

方药：上方继用。水煎服，每日 1 剂，共 6 剂。

三诊：2015 年 11 月 25 日。刻值黄体期，舌淡，苔薄，脉细较前有力。

方药：上方加肉苁蓉 12g。水煎服，每日 1 剂，共 10 剂。

四诊：2015 年 12 月 17 日。Lmp：2015 年 12 月 9 日，量中等。怕冷缓解，舌淡，苔薄，脉沉细。

方药：10 月 10 日方加炒苍术 4g。水煎服，每日 1 剂，共 6 剂。

五诊：2015 年 12 月 26 日。刻值黄体期，舌淡红，苔薄，脉沉细有力。

方药：11 月 25 日方继用。水煎服，每日 1 剂，共 10 剂。

六诊：2016 年 3 月 22 日。Lmp：2016 年 2 月 12 日，量中等。刻下经水未至，自测尿 HCG 阳性。早孕三项：血 β–HCG 584.2mIU/ml，E_2 611.7pg/ml，P 47.72ng/ml。

2016 年 4 月 5 日 B 超示宫内孕、未见胚芽心管搏动。4 月 25 日复诊，B 超提示宫内孕、见胚芽及心管搏动。后顺利分娩一女婴。

【按语】　根据患者的病史以及性激素检查，本例当诊断为卵巢早衰。患者月经后期、量少、腰酸腿软、形寒肢冷等为肾虚之候，不仅肾精不足，肾阳亦虚。面色无华、纳差、带下量多等为脾虚之证。故用四二五合方加味。方中黄芪、当归、熟地、白芍、川芎、白术、茯苓益气养血，温养冲任；覆盆子、枸杞子、五味子、菟丝子、车前子、山萸肉滋肾填精；仙茅、淫羊藿、肉苁蓉温肾助阳。补阴药中加补阳药，"则阴得阳升而泉源不竭"。药后肾气充足，精血充盈，冲任得养，因而得以受孕。

（赵荣胜）

—— 梁文珍 ——

梁文珍，1944 年出生于安徽省合肥市。安徽中医药大学第一附属医院主任医师，教授，硕士研究生导师。全国名中医、全国优秀教师，安徽省首届名中医、安徽省教学名师，第三、四、五批全国老中医药专家学术经验继承工作指导老师。从事妇科医、教、研工作 38 年，曾兼任安徽省中医药学会妇科专业委员会第二、三届主任委员；安徽省中医药学会副理事长、学术部主任；国家自然科学基金委员会生命科学部中医学与中药学学科函审专家，安徽省食品药品监督管理局注册审评专家。独著、主编、参编著作各 1 部、2 部、13 部，独著、主编获中华中医药学会一等奖、三等奖及优秀学术著作奖各 1 项;独撰发表论文 40 余篇,获省级优秀论文二等奖 2 篇;主持并获省级科研成果 5 项,获安徽省人民政府自然科学优秀成果三等奖 1 项,省教委优秀教学成果一等奖、自然科学优秀成果三等奖各 1 项。先后获全国首届中医药传承特殊贡献奖,安徽省教育委员会陈香梅教育奖,安徽省教育厅、安徽省教育工会颁发师德先进个人荣誉称号各 1 次。

一、对不孕症的认识

女性不孕症是以不孕为主症的一组证候群,临证症状繁多,病因复杂,病机多变,病程迁延,治疗常难速效。先圣有关不孕的论述,内容丰富,见解独到,然概其要者,当属《素问·上古天真论》所载"女子……二七而天癸至,任脉通,太冲脉盛,月事以时下,故有子……"《灵枢·决气》所载"两神相搏,合而成形"。验之当今临床,不孕症之病因中,输卵管因素性不孕一直高居首位,卵巢因素性不孕位居第二,近来子宫因素性不孕的发病率也日趋升高。本着以中医学理论为主导的观点审视本病,梁文珍认为,种子之道有四:一曰精实,精者,先天生殖之精、后天水谷之精是也,两者互根,相得益彰,是为种子之根本;二曰脉畅,脉者,胞脉也,属肾而络于胞中,与冲任二脉一源而三歧,胞脉畅通是为种子之前提;三曰经调,经调者,月事时下,四期生理节律不乖也,是为种子之必备条件;四曰"神交",神交者,两性的精气交感乘时(氤氲的候)也,是为种子之重要契机。

(一)精实重蓄精

人之初生,精血相合也,欲治形者必以精血为先。精血者,男精女血也。女血者,阴精也,身之本也,藏于肾,宜封不宜泄,宜蛰不宜戕。精血封蛰,蓄积而满,精满则子宫易于摄精,血满则子宫易于容物,此有子之道也。相反,精血藏而不封,封而不蛰,必致血不裹精,胎孕难成,或成而不健,或孕而殒堕。因此,求嗣者,必重养精、蓄精,其道在于洁(节)房事、怡情志、淡饮食、慎起居,以蓄精而侍"的候"也。

(二)脉畅重流营

两精相合,其处在胞脉。精血运于脉中,营气行于脉外,血以盈为顺,气以畅为顺。女子生理,每多耗血伤阴,极易气郁血滞,滞而致瘀,继而营隧不畅,胞脉受阻,致两精难以相搏;或胞脉不畅,两精相合艰涩,难成胎孕。欲祛外邪,非从精血不能利而达。因此,求嗣者必重畅通胞脉,畅脉必重流营畅隧。

(三)经调重经后

种子必调经。月经生理四期之中,关键在于经间期的生殖之精顺利外泄,以俟阳精相合。欲此,主要取决于经后期肾精充沛,只有经后期肾中精血充盈,才能保证经间期肾中"重阴必阳"的生理转化,继而产生肾阳蒸腾,鼓动精室,促使生殖之精外泄,并经督脉,下导奇恒;同时保证经前期肾阳平秘,水温木达,奇恒和煦,为"成形"者备好温床。因此,调经必重经后期,此为保证月经四期生理节律性的必要前提。

(四)神交重"的候"

"孕者,始于神而终于形……"两情欣洽,自然精血混合而生子,故古有"神交"之说。神者,"乐育之气"也,其产生于"氤氲"之时,依赖于肾精盛实,阴血满盈,阴盛生阳的必然生理过程。此时,一方面肾阳蒸腾,产生欣然乐育之气,一方面胞宫精血满秘,下注阴户,继而带如锦丝,晶莹剔透,待以摄精,此"的候"之兆也,顺而施之则成胎,逆而施之则成经也。

故而顺应月经生理,掌握经间期"的候"之时,是为成孕重要契机。

二、诊治思路

梁文珍认为,妇人病,源于脏腑,累于气血,显于胞宫。脏腑之中,肾为根本,肝为躯干,脾为枝叶;气血之中,气多郁滞,血多瘀阻。并逐步形成了种子必先养精,调经必理气血,理血必疏肝气,疏肝必重怡志的社会 - 心理 - 生物医学模式的诊疗思路,及以权衡病证为手段、调冲理血为治则、益肾化瘀为主法的诊疗特色。较为难治之不孕症,常为多症并发,概而括之,可分以下3类:

(一)病机核心以气滞血瘀、胞脉瘀阻为主的一类不孕症

此类病症范围较广,包括盆腔炎性疾病后遗症,输卵管粘连、不畅、不通、僵硬、积水、迂曲、子宫肌瘤、盆腔子宫内膜异位症、子宫腺肌病、子宫内膜异位症合并子宫肌瘤、子宫肌瘤合并输卵管阻塞等。本组病症,病位在胞脉,病变在气血,病因病机基本相同;其病机核心均因瘀滞,或兼热、兼寒、兼痰、兼虚等,从而导致胞脉阻滞、摄精无能,或瘀阻胞宫,荫胎无能而不孕。常见证型如气滞血瘀、痰热瘀阻、肾虚血瘀、寒湿瘀滞;治则以通为主,内外结合;治法主要有疏肝理气、通络化瘀、消癥散结等。常用活血化瘀、通络行滞为主法,以多病兼治之。轻症者多用自拟通络汤化裁,药用透骨草、王不留行、牡丹皮、路路通、桂枝、当归、赤芍、延胡索、川芎。重症者多用自拟化癥汤化裁,药用䗪虫、生水蛭、石见穿、刘寄奴、王不留行、三棱、莪术、桂枝、牡丹皮、赤芍。

(二)病机核心以胞脉虚滞、血海乏源为主的一类不孕症

此类范围包括卵巢发育不良、无排卵、多囊卵巢综合征、卵巢早衰、席汉症、黄体功能不足(或子宫内膜不规则脱落)、子宫内膜损伤性月经过少等。本类病症,病位在胞宫,病变在三阴,病因核心为肾虚,兼见肝郁、脾虚、痰湿;主要病机为胞脉虚滞,摄精或荫胎无能,进而致不孕。常见证型如脾肾阳虚、肝肾阴虚、肾虚血滞(或痰湿或肝郁)等;治则多拟平衡肾中阴阳,调整肾 - 天癸 - 冲任 - 胞宫生殖轴功能;治法以填精益肾、理血调经为主。梁文珍注重经后期调补,常用自拟养精汤化裁,药用熟地、菟丝子、枸杞子、山药、山茱萸、当归、白芍、党参、炒白术、川芎。对于排卵障碍之重症,中药一时难以取效,宜先以西药性激素启动治疗,即人工周期序贯疗法,雌孕激素用量可视病情酌情决定。目的在于近期疗效显著,以此可增强患者愈病之信念,并同时达到涩者润之之效。

(三)病机核心以虚实夹杂、冲任失调为主的一类不孕症

此类不孕如输卵管阻塞合并无排卵,输卵管阻塞合并多囊卵巢综合征;或子宫肌瘤合并无排卵,子宫肌瘤合并多囊卵巢综合征;子宫肌瘤合并子宫内膜损伤,子宫内膜损伤性月经过少合并宫腔粘连等。本类病症因多症并发,病因复杂,病机多变,累及多脏腑及气血,给临证治疗造成了很大难度。如输卵管阻塞合并无排卵、输卵管阻塞合并多囊卵巢综合征,病因病机多为虚实夹杂,或虚多实少,或虚少实多,或虚实相兼。其病机核心多为肾虚血瘀,或兼热、兼寒、兼痰、兼虚等;治拟益肾化瘀、和营通隧为主法。两症通常很难兼治,临证多先行滞活血通隧,常用自拟化瘀泄浊汤化裁,药用穿山甲(炮,研末,冲)、皂角刺、赤芍、三棱、莪术、丹皮、川牛膝、泽兰、薏苡仁、茯苓。再酌情伍以综合外治法(子宫肌瘤不用),务使输卵管通畅后,再拟益肾调经以促排卵。又如子宫肌瘤合并无排卵,子宫肌瘤合并多囊卵巢综合征,病因病机互为因果,瘀血不去,新血不生,月经日少,然化瘀伤阴,不利增益经水;补益滞邪,不利化瘀消癥。临证常拟两法应之：其一，瘀邪甚者，姑拟活血化瘀为先治，缘于瘀血方阻，尚有生气者易治，阻之久则无生气而难治矣。常用自拟通络汤、化癥汤参合化裁之。待瘀邪去半后，再改拟寓攻于补法，常用自拟养精通络汤化裁，药用枸杞子、菟丝子、山药、当归、生地、透骨草、皂角刺、赤芍、丹参、莪术。其二，虚、实参半者，常用两步分治法，即经期、经后期投以活血化瘀以攻邪，常用自拟通络汤化裁，同时借助自测基础体温及下腹部 B 超方法，了解体内雌激素近于中等水平影响时，改拟调补肾中阴阳及益肾疏肝法，常用自拟毓精汤化裁，药用菟丝子、淫羊藿、杜仲、续断、枸杞子、党参、白术、当归、生地、白芍、丹参、川芎。再如子宫肌瘤合并子宫内膜损伤、子宫内膜损伤性月经过少合并宫腔粘连，病因病机虚实相因，最为复杂，病机核心多为肾虚血瘀，论治宜从益肾化瘀为主法。临证从病因而言，其实者多为陈瘀宿滞，虚者多为血海干涸。宿瘀不去，新血难生，新血生少，血海无源，干涸日重；而血海干涸，胞脉虚滞，宿瘀愈坚，致两者互为因果，病势日趋严重。从治法上而言，宿瘀者非攻坚散结不可为，然有克伐耗阴之弊；血海干涸者，其非甘腻滋补不可取，然又有滞邪助瘀之嫌。如此，使本病攻邪不可温燥、克伐，以求不伤耗阴液；益肾不可滋腻，以防不滞邪留瘀。故而拟方当以和血理气、益肾养血为主法，选药多用养血活血、通补两兼之品。常用自拟调冲汤化裁，药用黄芪、当归、赤芍、生地、川芎、菟丝子、枸杞子、桂枝、三七末、透骨草、牡丹皮、丹参。

如上应策，务须病证合参，并始终运用、参合西医相关检测结果，动态观察病情变化，以随机应变，对证施治，方为万全。

三、治疗特色

（一）子宫肌瘤合并双侧输卵管不畅、宫腔轻度粘连、排卵障碍性不孕

【典型案例】

陶某，44 岁，已婚，初诊日期 2016 年 7 月 4 日。

主诉：连续胎堕 2 次后 24 年未孕，5 次试管失败后 16 天。

刻下症：平时纳差多梦，口苦口臭，唇周痤疮，心烦胸闷，情绪易于激动，双下肢时常浮肿，劳则加重，大便干结。月经周期 2~3 天 /28~33 天，Lmp 2016 年 5 月 28 日，量少，色黯红，质黏稠夹小血块；小腹疼痛，腰膝酸楚，经后赤带淋漓；自测基础体温始终呈不典型双相。舌质淡黯，苔薄白微黄，脉弦滑。

孕产史：婚后 2 次妊娠，均于妊 40 天左右自然殒堕。末次殒堕 24 年前，后连续 5 次试管助孕失败，末次试管助孕失败 2016 年 6 月 18 日，未避孕。

辅助检查：妇科检查提示，子宫后位，正常大小，质中，活动受限；双侧附件增厚，质软，压痛（+）。子宫输卵管彩色四维 B 超术提示双侧输卵管通而不畅，子宫前壁小肌瘤（14mm×10mm），宫腔粘连带。

中医诊断：不孕症，月经过少，癥瘕。西医诊断：继发不孕，子宫肌瘤，盆腔炎性疾病后遗症。

证属：瘀湿内壅，胞脉郁滞。

治则：化瘀泄浊，通络理冲。

方药：化瘀泄浊汤化裁。

赤芍 10g　三棱 10g　丹参 10g　牡丹皮 10g　川牛膝 10g　蒲黄^(包煎)10g　透骨草 15g

皂角刺 15g　太子参 15g　生白术 15g　茯神 10g　薏苡仁 20g　莲子心 5g　14 剂。

医嘱：注意局部经期卫生；避孕 6 个月；饮食清淡、新鲜，保证充分睡眠；经期避免剧烈及增加腹压运动；自测基础体温。

二诊：2016 年 7 月 21 日。Lmp：2016 年 7 月 5 日，带血 3 天。口苦口臭，便干，少寐，肢肿稍减，余症同前。改拟活血化瘀，佐通络泄浊。

方药：通络汤化裁。

水蛭 5g　透骨草 15g　王不留行 12g　牡丹皮 10g　丹参 10g　皂角刺 15g　蒲黄^{包煎} 10g　赤芍 10g　三七粉^{冲服}5g　生白术 15g　莲子心 5g　14 剂。

三诊：2016 年 8 月 17 日。Lmp：2016 年 8 月 1 日，带血 4 天，量增，血块少；二便自调，余症减轻。自测基础体温呈不典型双相。舌苔薄黄，继二诊方去生白术、莲子心，加䗪虫 10g。14 剂。

如上辨治 2 个月经周期后，2016 年 10 月 6 日七诊，Lmp 2016 年 9 月 29 日，带血 5 天，量、色、质渐趋正常；余症均趋向愈。现月经第 8 天，干净第 3 天，制订两步分治法：

（1）月经第 1~14 天，服用三诊方化裁 10~12 剂。

（2）月经第 15 天后，服用毓精汤化裁：

菟丝子 10g　淫羊藿 10g　杜仲 10g　续断 10g　枸杞子 10g　党参 15g　白术 10g　当归 10g　白芍 10g　川芎 5g　10~12 剂。

如上辨治 5 个月后，复查双侧输卵管通畅，嘱继续自测基础体温，配合 B 超监测排卵下指导房事。

2017 年 3 月 20 日来诊，月经 32 天未潮，测尿妊娠试验阳性，告知妊娠，予以益肾固冲法。

方药：自拟安胎汤。

菟丝子 10g　桑寄生 10g　续断 10g　杜仲 10g　黄芪 15g　党参 10g　白术 10g　当归^{后下}10g　白芍 10g　苎麻根 10g　大枣 10 枚　14 剂。

随访至今妊娠 14 周余，产科 B 超（NT）正常，转产科随访。

【按语】　本案权衡病证，当以疏通输卵管及松解宫腔粘连为首务。患者虽年逾"六七"，然脉症合参，正气未衰，宜祛邪以扶正，故持续投以化瘀通络之品，并大胆运用水蛭、䗪虫有毒之味，遵"若药不瞑眩，厥疾弗瘳"之意。瘀去新生，改投益肾调冲，并适"的候"而施，故成孕矣。

（二）双侧输卵管不畅合并宫腔粘连并发子宫内膜损伤性月经过少性不孕

【典型案例】

彭某，39 岁，已婚，2015 年 1 月 29 日初诊。

主诉：流产后月经量少、未孕 4 年。

刻下症：经行第 2 天，量极少，色黯红，质黏稠，腹痛乳胀。平时小腹隐痛，乳房胀满，带下量少，大便偏干。近 4 年月经量少，周期 3~5 天 /26~27 天。Lmp：2015 年 1 月 29 日。舌质淡红、边瘀点，苔薄白，脉弦滑。

孕育史：孕 1 产 0 流 1，2011 年药物流产不全行清宫术后拟妊 4 年未孕。

既往史：2011 年 12 月，宫腔镜检查后诊断为双侧输卵管开口未见（行疏通术），黏膜下子宫肌瘤（行摘除术），宫腔粘连（行松解术），内膜菲薄，宫底内膜部分缺损。2014 年 8 月、

2015 年 4 月先后 2 次再行宫腔粘连松解术,术中见内膜菲薄伴部分瘢痕形成。

妇科检查:子宫后位,正常大小,质中,活动受限;双侧附件增厚,质韧,压痛(＋)。

中医诊断:不孕症,月经过少,妇人腹痛。西医诊断:继发不孕,月经不调,盆腔炎性疾病后遗症。

证属:肾虚血瘀。

治则:益肾养血,流营畅隧。

方药:养精通络汤化裁。

生地黄 15g　熟地黄 15g　枸杞子 10g　菟丝子 10g　山药 10g　山茱萸 10g　当归 10g　赤芍 10g　丹参 10g　蒲黄[包煎]10g　郁金 10g　12 剂。

医嘱:注意局部经期卫生;自测基础体温;饮食清淡;避孕 6 个月。

二诊:2015 年 2 月 12 日。药后平和,现月经第 15 天,基础体温 36.60℃。腰酸腹胀。舌脉同前,改拟通络养精为法。

方药:通络养精汤化裁。

透骨草 15g　王不留行 12g　丹参 10g　牡丹皮 10g　当归 10g　生地黄 10g　赤芍 10g　蒲黄[包煎]10g　延胡索 10g　川牛膝 10g　三棱 10g　莪术 10g　川芎 5g　15 剂。

配合通络灌肠颗粒(本人经验方院内制剂)保留灌肠,每晚 1 次,每月 15 次,连续 3 个月经周期,经期停用。

三诊:2015 年 2 月 26 日。月经第 29 天,腰酸腹痛轻微,基础体温单相持续 36.6~37.0℃。舌脉同前。拟经期、经后分治法。

经后服药:首诊方去蒲黄、郁金,加紫河车 5g(研粉装胶囊)、西洋参 5g(睡前隔锅蒸服),月经延后可持续服用。

经行服用:二诊方 7 剂。如上化裁辨治 5 个月后,2015 年 7 月 30 日十三诊。Lmp:2015 年 7 月 8 日,量、色、质正常,腹痛轻微。现月经第 23 天,基础体温上升 7 天,呈双相趋势。

以首诊方去蒲黄、郁金,加杜仲 10g、巴戟天 10g。7 剂。

经期活血通络治之:透骨草 15g　王不留行 12g　丹参 10g　石见穿 10g　刘寄奴 10g　桂枝 6g　当归 10g　赤芍 10g　延胡索 10g　7 剂。嘱经净复查输卵管。

2015 年 9 月 5 日十四诊:自诉避孕失败,现月经第 36 天未潮,检查血 β-HCG 11 135.41IU/L,P 67.61nmol/L。诊断:早孕。

拟益肾固冲安胎法善后。此后随访足月分娩,母子平安。

【按语】　本案虚实夹杂,虚者血海虚乏,经水后期、量少;实者奇恒留瘀,胞脉不畅。论病而言,双侧输卵管虽开口未见,但已行疏通术;黏膜下子宫肌瘤也行摘除术。而宫腔粘连迁延不愈,先后行 3 次松解术,且内膜菲薄伴部分缺损、瘢痕,为防日趋严重,务须大补肾水以增液行舟、盈脉流营。兼于本病虚实互因,而采用经期、经后分治法。首诊血海虚少,不胜攻伐,故拟养精通络;二诊胞脉宿瘀牵动,腰酸腹胀,继拟平和活血行滞之味,并伍外治,以俟药至病所。三诊瘀症轻微,改投大队益肾填精、深渊富源之品,并守方不变,以期盈源引流。十三诊月水趋常,基础体温呈双相,可知血海渐盈,正气来复,遂予活血通络以祛余瘀,经调脉畅,毓麟成也。

（梁文珍）

北京妇科名家

── 许润三 ──

许润三，男，1926年10月12日生于江苏省阜宁县。现为中日友好医院主任医师，教授，硕士研究生导师。许润三因自幼体弱多病，中学毕业时，遵父命于1945—1949年弃读学医，拜当地名医崔省三门下，1949年授业期满，自立诊所。1953年许润三响应政府号召，与当地4位西医开设了阜宁县新沟区联合诊所，同年进入盐城地区中医进修班学习西医学技术。1956年考取南京中医学院（现南京中医药大学）医科师资班，系统学习中医1年。1957年分配至北京中医学院（现北京中医药大学）附属东直门医院妇科任教研室主任、妇科副主任。1984年调至中日友好医院，创建了中医妇科，并任科室主任、硕士研究生导师，带领全科医教研工作。为了办出科室特色，突出中医的优势，许润三团结全科同志，对"四逆散加味治疗输卵管阻塞"进行临床研究和实验研究，1987年该项成果通过专家鉴定，并获科研成果奖。1985年被聘为北京中医药大学教授，中日友好医院临床研究所硕士研究生导师，先后带硕士研究生3名。1990年被人事部、卫生部、国家中医药管理局列为首批师带徒老中医，承担了三批徒弟的带教工作。1990—2007年，先后带徒5名。1992年10月，为表彰许润三对医疗卫生事业作出的突出贡献，国务院为其颁发政府特殊津贴。1992年，被中日友好医院聘为终身教授。1994年获"奋发文明进步图书奖"；2006年获国家中医药管理局"首届中医药传承特别贡献奖"；2009年许润三名老中医工作室获中华中医药学会"全国首届名医工作室"称号；2010年获"北京'同仁堂杯'中医药特别贡献奖"；2013年获中华中医药学会"全国中医妇科名师"称号；2013年获"首都国医名师"称号；2017年获"国医大师"称号。

一、对不孕症的认识

随着不孕症的发病率不断上升，西医学对于不孕症的诊治，一直在不断进步，但在诊断技术飞速进步的同时，因其腹腔镜手术助孕与试管婴儿等治疗方法费用较为昂贵，使其运用受到限制。而中医学因为效佳药廉，服用简便，强调自然受孕，深受广大患者的欢迎。自古以来，中医学宝库积累了丰富的治疗不孕症经验，近30年来，随着中西医结合步伐的加快，中医越来越多地借鉴和采用了西医的诊断技术和检测方法，并在此基础上辨证施治，使治疗效果显著提高。在这样的大环境下，许润三在中日友好医院30年来的临床生涯中，勤求古训，锐意创新，在前期北京中医药大学东直门医院不孕症研究的基础上，带领中医妇科的全体医务人员，在充分运用中医望、闻、问、切四诊传统辨证的基础上，采用西医相应的检查手段弥补中医辨证之不足，将辨证与辨病有机结合，逐步形成了一整套行之有效的诊病思路，并创制出以经方加味为基础的系列中药处方，从而扩大了古方应用范围。

特别是许润三用中医理论系统地论述了输卵管阻塞的中医病名、诊断和病因、病机，首先提出了对输卵管阻塞性不孕应采用辨证与辨病有机结合的方法，并形成了一整套行之有效的诊疗规范，填补了中医药在输卵管阻塞方面论述及治疗的空白。多年的临床实践和科研,使许润三在这一领域有着极高的声望。

二、诊治思路

(一)对输卵管阻塞性不孕的认识

1. 对中医胞脉的认识　许润三认为胞脉有广义和狭义之分,广义指分布于胞宫上的脉络,主要指冲任二脉,相当于西医解剖的分布在子宫上的动静脉。而狭义胞脉则相当于西医的输卵管。正如朱丹溪所云:"子宫上有两歧,一达于左,一达于右。"此两歧即指输卵管。因此,许润三认为输卵管的概念及功能应包括在中医狭义的胞脉之中,输卵管的病变亦与中医胞脉的异常改变相对应。输卵管性不孕的病理机制即是胞脉的闭阻不通,导致两精难于相搏,而致不孕。

2. 输卵管阻塞的中医诊断是胞脉闭阻　历代中医文献中没有与输卵管阻塞相关的病名,根据西医学对其病理生理的认识及临床检查结果,许润三认为它与中医的"瘀血病证"极为相似。瘀血是指血液运行不畅,停滞于经脉或脏腑之中,或离经之血积存于体内的病理物质。瘀血形成后,可阻碍正常气血的新生与运行,使局部出现炎症、粘连,组织增生和包块等病理改变,若瘀血阻滞于胞脉,使胞脉出现炎症、粘连而闭阻,两精难于相搏,则可导致不孕。所以,许润三归纳出输卵管阻塞的中医诊断应为胞脉闭阻。

3. 对于输卵管阻塞病因病机的认识　许润三根据大量的临床资料统计分析,认为导致瘀血停滞于胞脉的因素大致可归纳为:①情志所伤;②盆腔炎史;③结核病史;④手术损伤;⑤经期感受寒邪。以上无论何种原因,一旦影响了胞脉的气血运行,造成瘀血内阻,胞脉闭塞不通,则可导致不孕。

4. 对输卵管阻塞辨证与辨病的认识　许润三认为,输卵管阻塞患者多无明显的特异性症状,常是多年不孕,经西医检查而被发现,这给临床上准确辨证和有针对性用药造成了一定困难。因此,许润三在临床上采用中医传统全身辨证(望闻问切)与输卵管局部辨病(通过子宫输卵管碘油造影或腹腔镜检查明确输卵管情况)相结合的双重诊断方法,为有针对性地用药提供科学依据,取得满意疗效。

(1)局部辨病:由于引起输卵管阻塞的原因不同(炎症或结核),其局部的病理表现也不尽相同。一般来讲,输卵管炎性阻塞主要是瘀血阻滞于胞脉;而结核性阻塞,由于局部有钙化灶及瘢痕形成,则表现为瘀血阻于胞脉的重症;输卵管积水的形成多由于瘀血内停,影响了胞脉气机的疏通,津液的布散,积为水湿,停留局部而形成积水,导致瘀湿互结于胞脉;而子宫内膜异位症可造成输卵管周围组织的粘连、包块形成,影响输卵管的蠕动和拾卵功能等,表现为血瘀癥瘕证。因此,局部辨病,就是辨清其病因,为有针对性地选择抗炎性渗出、抗结核、消除积水及消癥散结,减轻粘连的关键药物打下基础,使治疗更有的放矢,疗效更加满意。

(2)全身辨证:在局部辨病的基础上,再结合患者的发病诱因、证候以及舌脉进行辨证分型。一般临床常分为4型:肝郁血瘀型,气滞血瘀型、瘀湿互结型和血瘀癥瘕型。

5. 输卵管阻塞性不孕的治疗大法是理气活血、化瘀通络　针对输卵管阻塞的局部病变表现,结合全身证候及舌脉,拟定的治疗大法是理气活血、化瘀通络。以张仲景的经方"四逆散"为主方加味,创制了"通络煎",作为口服药的基础方。并根据病证的不同适当加味。若附件增厚,压痛明显者,加蒲公英、龙葵、血竭粉;带下量多,色黄、有味者,加白花蛇舌草、生薏仁;附件炎性包块者,加白芥子、三棱、莪术;盆腔粘连者,加桂枝、威灵仙、皂角刺;输卵管僵硬者,加生鳖甲、生牡蛎、玄参;输卵管积水者,加马鞭草、泽兰活血利水;输卵管结核者,加夏枯草、蜈蚣;黄体功能不足者,加鹿角霜、紫河车。

全身辨证用药,是通过对全身脏腑气血功能的调节,纠正或改善其偏盛或偏衰,从而消除或减轻患者的全身症状。同时,人是一个有机的整体,局部的病变,往往蕴含着全身脏腑气血盛衰的整体信息,而通过对全身的调节,还可以消除或减轻因全身脏腑气血功能失调所导致的局部病变;局部辨病用药,则是运用现代医学的检查手段,根据局部不同的病变特点,选用相应的药物,可更直接、更有针对性地作用于病变局部,达到治疗目的。

总之,全身调理与局部治疗相结合,既注意了该类患者的共性——胞脉闭阻,又注意到该类患者的个性——病因病性差别;既重视西医辨病,又不忽视中医辨证;多途径给药,直击病变部位。在"胞脉闭阻"理论基础上,全身辨证,局部辨病相结合指导下的遣方用药,对提高中医治疗输卵管阻塞性不孕这一疑难病证的疗效,具有积极的意义。

【典型案例】

案1　吴某,女,31 岁。初诊:2005 年 8 月 1 日。

主诉:未避孕未怀孕 2 年。

现病史:患者 2002 年结婚,夫妇同居,性生活正常,曾怀孕 2 次,人工流产 1 次,药物流产 1 次,最后一次药物流产时间是 2001 年。术后患者恢复良好。患者近 2 年未避孕未怀孕,男方精液常规检查正常。患者自测 BBT 呈不典型双相,今年 6 月行子宫输卵管造影检查提示双侧输卵管不通。

现症:平素体健,无腰痛、腹痛及其他不适。体质中等,偏瘦。舌质黯红,苔薄白,脉弦细。

月经史:月经 13 岁初潮,5~6 天 /28~30 天,量较多,色黯有块,有痛经,常伴有经前乳房胀痛,末次月经时间为 7 月 22 日。

妇科检查:外阴发育良好,阴毛分布正常;阴道通畅;宫颈光;子宫宫体后位,正常大小,质中度,活动度尚可;双附件未及增厚,无压痛。

中医诊断:断绪。西医诊断:继发不孕——双侧输卵管不通。

辨证:气滞血瘀,胞脉闭阻。

治则:理气活血,化瘀通络。

处方:柴胡 10g　枳实 10g　赤芍 15g　生甘草 10g　丹参 30g　路路通 10g　土鳖虫 10g　穿山甲 10g　蜈蚣 5 条　生黄芪 30g　三七粉^{冲服}3g　7 剂。

二诊:2005 年 8 月 8 日。患者口服中药之后无特殊不适,自测基础体温仍为不典型双相,高温相较低。故加用鹿角霜 15g、紫石英 15g 增加其补肾助阳之力,7 剂。

三诊:2005 年 8 月 15 日。患者服上方后,无不适主诉,许润三嘱效不更方,继服上方治疗 3 个月经周期。

2015 年 11 月行子宫输卵管碘油造影显示右侧输卵管通畅,左侧输卵管通而不畅。

2006 年 2 月患者查尿妊娠试验阳性。

【按语】　该患者为流产后 2 年未再孕,子宫输卵管碘油造影提示双侧输卵管阻塞,治疗当辨证与辨病相结合,以理气活血、化瘀通络立法。一诊时方以四逆散加味为主,疏肝理气,气行则血行,瘀自去。方中柴胡、枳实、赤芍之品理气活血,同时重用活血化瘀通络之品,如蜈蚣、丹参、穿山甲等。二诊时，许润三发现患者兼有肾虚之象，故加用了具有温肾助阳的鹿角霜，紫石英。经3个月的理气活血通络兼补肾治疗后，患者气机调畅，瘀去络通，肾气充实，冲任条达，则两精易于相合，而受孕。

案2　孙某，女，31岁。初诊：2004年8月13日。

主诉：未避孕未怀孕4年。

现病史：患者于1995年人工流产1次。之后患者一直以工具避孕。近4年夫妇同居，性生活正常，未避孕而未再孕。配偶精液常规正常。本月行输卵管通液检查结果为双侧输卵管通而不畅。测基础体温有双相。平时月经规律，偶有下腹部疼痛，白带不多，腰不痛，纳差，大便稀，舌黯红，苔薄白，脉细。

月经婚育史：月经14岁初潮，7天/30天，量中，色黯，痛经（－）。末次月经2004年8月8日。20岁结婚，配偶年长5岁，体健。性生活正常，否认性病史。孕1产0。

妇科检查：外阴已婚未产型；阴道畅，分泌物不多，清洁度Ⅰ度，未见滴虫、真菌；宫颈中度糜烂；子宫前位，常大，质中，活动可；双侧附件未及增厚，无压痛。

中医诊断：断绪。西医诊断：双侧输卵管阻塞性不孕。

辨证：气滞血瘀，胞脉闭阻。

治则：活血化瘀通络。

处方：柴胡10g　枳实15g　赤芍15g　生甘草10g　丹参30g　生黄芪30g　土鳖虫10g　路路通15g　皂角刺10g　三七粉（冲服）3g　7剂。

二诊：2004年8月24日。患者下腹部疼痛偶作，呈窜痛，但可自行缓解。白带不多，腰不痛，食纳正常，大小便正常。舌质黯，苔薄白，脉细。许润三认为药后出现下腹部不适，往往是药物起效的反应，应在原方的基础上加莪术30g以助瘀滞的消散，7剂。

三诊：2004年9月2日。患者下腹部窜痛，基本缓解。偶尔有下腹部隐痛不适。白带正常，食纳正常，大便日1次。舌质黯，苔薄白，脉细。效不更方，继服上方10剂。

四诊：2004年9月14日。患者月经今天第4天，色鲜红，量中等，无明显血块，痛经亦不明显，腰骶部略感酸坠，未诉其他不适。舌质黯，苔薄白，脉细滑。因月经来潮，口服方改拟四物汤加味。

处方：生黄芪30g　当归10g　川芎15g　赤芍15g　熟地10g　香附10g　益母草10g　5剂。

患者月经干净后又继续服用前述方药治疗4个月经周期。追访患者，于2005年11月2日分娩一男婴。婴儿发育正常。

【按语】　患者人工流产术后9年，近4年未避孕未再孕。月经规律，子宫输卵管碘油造影提示双侧输卵管通而不畅。中医诊断为断绪，胞脉闭阻。患者人工流产术损伤气血，导致气血运行不畅，蓄血留瘀，气滞血瘀结于冲任，导致胞脉闭阻，两精难以相合，故难以成孕。下腹痛亦为气滞血瘀之象，病位在冲任胞脉，病性属实，证属气滞血瘀，胞脉闭阻。治疗采用四逆散加活血通络药物内服。服药期间出现下腹疼痛加重情况，属于药物中病，胞脉疏通过程，不必惊慌，可继续观察用药。在服药至6个月时妊娠。

（二）对排卵障碍性不孕的认识

排卵障碍也是导致女性不孕的主要原因之一，且患者除不孕之外，常常同时伴发月经失调、闭经、多毛、肥胖等症状。西医学认为，下丘脑－垂体－卵巢生殖轴的任何部位发生功能或器质性改变,均可导致暂时或长期的排卵障碍。临床常见的疾病有闭经、高催乳素血症、多囊卵巢综合征、未破卵泡黄素化综合征、黄体功能不足等。

1. 排卵障碍性不孕多责之于肾虚　肾气的盛衰是决定人体发育、生殖和衰老的根本。肾的功能作用在女性生理及病理上处于主导地位。肾藏精,为生殖之本,主宰着脑、天癸、冲任、胞宫间的功能调节和控制,这与西医学的神经内分泌系统,下丘脑－垂体－卵巢轴对月经及生殖功能的调节是相似的。肾气旺盛,肾精充实,气血调和,任通冲盛,男女适时交合,两精相搏,胎孕乃成。若肾虚,冲任失调,则胞宫不能摄精成孕。因此,补肾为治疗排卵障碍性不孕的大法,但在临床应用时,尚需根据患者的证候、体征及病情特点,辨别阴虚、阳虚、夹痰夹瘀,治疗有所偏重。或滋补肝肾,或温肾助阳,或补肾化痰,或补肾化瘀等。

2. 许润三常用的补肾方剂

（1）补肾调肝方

药物组成:紫河车 10g　枸杞子 20g　川断 30g　山萸 10g　柴胡 6g　当归 30g　白芍 10g　香附 10g　益母草 20g

适用于卵泡发育不良性不孕症,无排卵性不孕症及原因不明之不孕症。

（2）温补肾阳方

药物组成:淫羊藿 10g　仙茅 6g　巴戟天 10g　补骨脂 15g　黄精 20g　生黄芪 30g　茯苓 30g　肉桂 6g　陈皮 10g

适用于肾阳不足,宫寒性不孕,或反复流产属于黄体功能不全者。

（3）补肾祛痰方

药物组成:鹿角霜 15g　黄芪 30g　白术 30g　当归 10g　川芎 10g　白芥子 10g　制南星 6g　羌活 6g　白术 15g　枳壳 15g　益母草 15g

适用于多囊卵巢综合征,肥胖性不孕症。

【典型案例】

案1　李某,女,32 岁,已婚。初诊日期:1998 年 6 月 8 日。

主诉:未避孕未怀孕 5 年。

现病史:患者 1988 年孕 7 个月时引产 1 次,1990 年人工流产 1 次,流产后上环 3 年,取环后一直未避孕未怀孕。配偶查精液常规正常。患者于 1997 年 8 月在我科行子宫输卵管造影检查提示输卵管通畅。患者今年 3 月、4 月曾测 BBT,均无典型双相。

月经史:月经 14 岁初潮,3 天 /27 天,量少,色黯红,痛经(－),末次月经 5 月 22 日,孕 2 产 0。

妇科检查:外阴已婚经产型;阴道畅,分泌物正常;宫颈光滑;子宫常大,质中,无压痛;双侧附件未及增厚,无压痛。

中医诊断:断绪。西医诊断:黄体功能不足不孕。

辨证:肝肾不足,冲任失调。

治法:滋补肝肾,调经助孕。

处方:紫河车 10g　枸杞子 20g　首乌 20g　熟地 10g　党参 15g　生黄芪 15g　当归 10g　生白芍 15g　制香附 10g　益母草 15g　7 剂。

嘱患者继续监测基础体温;服药期间忌食绿豆、浓茶和萝卜。

二诊:1998 年 6 月 18 日。服上药后,测基础体温上升 9 天。舌淡红,苔白,脉沉细。

处方：因患者高温相呈锯齿状，考虑为黄体功能不足，辨证属于肾阳不足，故上方加淫羊藿 10g、巴戟天 10g。

采用该方加减治疗 2 个月，患者于 10 月 11 日查尿妊娠试验（+），后追访孕期顺利。

【按语】　患者为黄体不足所致的不孕。此患者屡经引产、流产、上环，致使冲任受损，阴血暗耗，不能摄精成孕。月经量少，乏力，腰酸，舌脉均为肾气不足、冲任虚衰之征。故治疗以补肾为主，同时加用益气养血之品，以后天补先天。经后期以补肾养血为主，经前期以温肾阳为主，健运黄体功能。肾气足，精血充盛，故孕育乃成。

案 2　杨某，女，43 岁。初诊日期：1998 年 1 月 16 日。

主诉：结婚 9 年，未避孕亦未怀孕。

患者结婚 9 年，婚后夫妇同居，一直未避孕亦未怀孕。男方查精液正常。1997 年 4 月查子宫输卵管碘油造影示双侧输卵管通畅。月经周期前后不定，曾测 BBT 为单相，查激素均在正常范围。平时腰腹坠痛，困倦，饮食可，大便时干时稀。舌质正常，苔薄，脉沉细。

月经婚育史：月经 7 天 /34~50 天不等，量时多时少，色正，有血块，痛经（-）。末次月经 12 月 26 日。孕 0。

妇科检查：外阴（-）；阴道畅；宫颈光滑；子宫前位，常大，质中；附件（-）。

中医诊断：全不产。西医诊断：无排卵性不孕。

辨证：脾肾阳虚，冲任不足。

治法：补肾扶脾，以资冲任。

处方：紫河车 10g　淫羊藿 10g　仙茅 10g　巴戟天 10g　肉苁蓉 10g　女贞子 20g　枸杞子 20g　沙苑子 20g　菟丝子 50g　当归 20g　山萸肉 10g　党参 15g　白术 20g　羌活 6g　砂仁 3g　10 剂。

嘱患者测基础体温。

二诊：患者药后感腰酸减轻，基础体温前天开始升高，今日感轻度乳房胀痛，食欲好，大便偏干。舌质偏红，苔薄黄，脉沉细。上方去山萸肉、当归、羌活，加麦冬 10g、生白芍 15g。10 剂。

三诊：患者月经于 2 月 9 日来潮，量中色正，轻度痛经，今就诊时月经已干净。继服一诊方 10 剂。

四诊：患者末次月经 2 月 9 日，查看基础体温已升高 13 天。查尿 HCG 阳性。因患者年龄偏大，且有月经不调病史，恐流产，故改用寿胎丸加味以补肾固冲安胎。

处方：菟丝子 50g　川断 10g　桑寄生 10g　阿胶 10g　甘草 10g　太子参 30g　山药 20g　砂仁 3g　14 剂。

五诊：药后无不适，食纳二便正常。舌质正常，苔薄白，脉细滑。停经 50 天 B 超提示宫内早孕，可见原始胎心搏动。

【按语】　患者系原发不孕，月经不规律，基础体温单相，属无排卵所致的不孕症。症见腰腹坠痛，困倦，大便时干时稀，脉沉细，中医辨证为脾肾阳虚。许润三以温补脾肾法，选用具有温补肾阳的二仙、巴戟天，配合滋补肝肾精血的紫河车、菟丝子、枸杞子等，使得脾肾之阳得补，肝肾之精血得充，故两精相搏故有子。妊娠后仍以健脾补肾安胎以善其后。

（赵　红）

—— 柴嵩岩 ——

柴嵩岩,女,1929年10月生,辽宁省辽阳市人,大学本科学历,首都医科大学附属北京中医医院主任医师、教授、博士研究生导师。

1948年拜师近代中医名家陈慎吾,1950年考取中医师资格,1957年北京医学院毕业,第二、三、四批全国老中医药专家学术经验继承工作指导教师,第四批中医师承教育中医妇科学专业博士指导教师,享受国务院政府特殊津贴。1992年被北京市卫生局评为"三八红旗手",2010年获北京中医药学会"从事中医药工作60年特殊贡献奖",2013年获中华中医药学会"妇科名师"奖;2013年被北京市卫生局、中医局评为"首都国医名师",2015年获中国福利会宋庆龄樟树奖,2017年被国家中医药管理局评为"国医大师"。创建"柴嵩岩中医妇科学术体系"。擅治女性闭经、不孕症,注重"天人合一"理念,强调"三因制宜";尤重阴血,调理气机,恢复气化,补肺启肾;组方灵活,选药广泛,性味平和,药少效宏。

一、对不孕症的认识

针对与女性月经、生殖生理密切相关之三大要素——血海、胞宫、胎元,柴嵩岩创立"水库论""土地论""种子论"之"妇人三论"学术思想。

(一)"水库论"

柴嵩岩提出阴血、血海、胎元有如下关系:

十二经有余之阴血下注冲任血海,进而下聚胞宫,为月经之生化、胚胎之孕育提供物质基础。如张景岳言:"经本阴血,何脏无之!惟脏腑之血,皆归冲脉,而冲为五脏六腑之血海,故经言太冲脉盛,则月事以时下。"脏腑之阴血不足,血海空虚,阴血不得下聚胞宫,可致月经稀少甚或闭经、不孕,或虽孕胎失所养致胎萎不育。柴嵩岩"水库论",即阴血、血海之于女性生殖功能作用,被喻之以"水""水库"与库中之"鱼"的关系。喻中,以"水库"喻冲任血海,以库中之"水"喻阴血,以库中之"鱼"喻胎元。则"水""水库""鱼"之关系被描述为:水库为蓄水之用,水满当泄。藏蓄、满盈、溢泻是一个积累的、量变的过程。水少或无水,应蓄水;若强行放水,必致水库干涸。对治疗过程而言,"水库"蓄"水"之过程,即阴血调养,血海填充之过程;血海按期充盈,"水库"有"水",继而阴极转阳,满极而溢,则有规律月经;阴血盈盛,孕育成熟优质之卵子,方有受精之可能,方有孕育、滋养胎元之基础,正如库中之"鱼"无水不可活,"水"浅或"水"少,"鱼"可渐大,但"鱼"之长养将受限。

(二)"土地论"

胞宫包括了解剖学上所指子宫、输卵管及卵巢,是女性特有内生殖器官之概称。胞宫之功能涵盖内生殖器官的所有功能,可法象大地,生养万物。柴嵩岩"土地论",即胞宫及其内部环境之于女性生殖功能的作用,被喻之以"土地""土壤质地"、土地上"乱石杂草"与土地上收获"庄稼"的关系。喻中,以"土地"喻女性之胞宫,以"土壤质地"喻胞宫条件之优良,以土地上的"乱石杂草"喻子宫、内膜、输卵管或卵巢存在的病灶,以土地上能生长出的"庄稼"喻宫中之胎儿。如此,"土地论"之含义为:在肥沃的土地上才能生长出茂盛的庄稼;在乱石杂草丛生之贫瘠土地上种庄稼,则难以收获。不孕症之治疗,就如同农民对土地辛勤、不断之耕耘,改善土壤上的环境,以收获庄稼。因而,不孕不育之治疗过程,不可急于求成,应该根据辨证,首先调理脏腑气血之阴阳,使气血调畅,阴平阳秘,卵巢排卵正常,输卵管通畅,子宫内膜受容性良好,方可备孕。

(三)"种子论"

柴嵩岩之"种子论",即卵子、胎元与胎儿之关系,如同"种子"与"花"之关系。此喻,以"花"喻腹中之胎儿,以花之"种子"喻卵子及胎元。花之"种子"质量不好,"花"终难成活。凡胎停育或复发性流产者,或与此同理。父母之精气不足,两精相搏虽结合,但禀赋薄弱,卵子或精子质量不佳,进而受精卵先天缺陷,终不能成实。治疗需先通过气血之调养,以改善卵子之质量为要。柴嵩岩临证,善通过基础体温监测,判断患者近期卵巢功能及卵子质量,调整治则,遣方用药。

二、诊治思路

(一)"水库论"之临床意义

1. 提出现代女性之阴血"暗耗"之观点　现代女性闭经、不孕症,与阴血"暗耗"密切相关。所谓"耗",即通常意义上之阴血耗伤;"暗耗",则强调失血、伤阴之过程有长期、不易察觉的特点。在现代社会,"暗耗"多指如性生活过早、过频,多次人工流产,过度脑力劳动而承受超负荷工作压力,盲目无节制减肥,不恰当服用补品,熬夜等不良工作、生活习性因素。女子"阳常有余,阴常不足",阴血暗耗,阴愈不足,阴血亏虚,冲任血海不足,则致月经量少、稀发、甚或闭经。对此类病因,若见"闭"即以"通"为法施治,不察"水库"之"水"情,概用活血、破血、通利之品,恰似"水库"已近无"水"而再放"水",疾病未愈,阴血更伤。治疗时,应据辨证,顺其自然、循序渐进,得"水到渠成"之效。临证时,柴嵩岩依据脉象变化判断阴血受损程度并施以相应养阴用药之经验:脉见沉细无滑象,提示血海受损严重,以阿胶珠、制何首乌、当归、熟地黄、女贞子、墨旱莲、石斛、天冬、枸杞子等滋阴养血;经过治疗,脉象由沉细逐渐见滑象,提示血海逐渐恢复时,可酌情加大活血药之比例,常药用桃仁、益母草、丹参、苏木、茜草、川芎等,以期因势利导,致"水满则溢"。血海恢复过程时间相对较长,医者切不可急功近利。

2. 对既往胎孕失败者之治疗　阴血为胎元养育之本。素体阴血不足或暗耗致阴血亏损,致胎元失养,临床可见胚胎停止发育、胎萎不长等病证。对既往有胎停育史之患者,临证嘱其切勿急于计划下次妊娠,应结合基础体温之监测,先予冲任气血之调理,蓄"水"待其满,"水"足再养"鱼",此时治则、用药与闭经相参。对既往有胎萎不长史之患者,以早期治疗为佳,以健脾补肾、养血育胎为主,补益气血,以挽救"鱼苗"于涸塘之中。

(二)"土地论"之临床意义

在期待庄稼丰收时,拔苗助长,则苗或不可活;苗或勉强生存,终不能强壮;庄稼长势不佳,施肥以助长,或可暂时受益,却使土地之土壤进一步碱化,如此循环,最终或成了不毛之地(盐碱地)而不致收获。由此启示,产生下述相应治疗原则:对"盐碱地",即子宫、内膜或输卵管、卵巢存病灶之患者,治疗之首要乃调理气血以改善卵巢功能,恢复宫内环境,增加子宫内膜的受容性,给胎儿准备好的生长环境。如同农民开荒,需先去除土地上乱石杂草,耪地使土地松软,再适量施加肥料,方能使种子在土壤中吸取足够之营养,生根发芽,苗壮成长。故临床中,对于迫切要求怀孕者,并不一概施以补肾之法,常依辨证之不同,或以车前子、茵陈、扁豆、薏苡仁诸药清热利湿;或以桔梗、浙贝母、桂枝数味调理气机;或以夏枯草、合欢皮、川楝子、郁金、白梅花一众疏肝理气；或以金银花、生甘草、连翘、黄芩之品清解血热。诸治则，皆似"耪地"之举，去除"乱石杂草"，改良或提高土壤质地，以期达到改善胞宫内环境之目的。

（三）"种子论"之临床意义

优质的卵子亦同样需要精血之供养，如同种子之培育必需要养分。柴嵩岩临证注重基础体温监测，并参考激素水平，以评估卵巢功能。卵巢功能降低，卵子质量即差，即使借助辅助生殖技术，获得卵子之数量、成胚及囊胚发育也会出现问题，妊娠成功概率降低。因此，临证若见基础体温双相不够典型，血清卵泡刺激素（FSH）大于10IU/L，不建议急于备孕甚或人工促排，应首先基于辨证之基础上，积极调养肝肾、顾护冲任，致胞宫气血调畅，功能恢复，从而增加可获取优质卵子的概率，最终收获成功之妊娠。强调肾精之顾护，肝肾阴血之调养，常药用熟地黄、菟丝子、续断、杜仲、女贞子、墨旱莲、制何首乌、枸杞子、山萸肉、桑椹子、白芍等。

三、治疗特色

（一）卵巢早衰性不孕

临床表现：闭经，潮热汗出，腰膝酸软，头晕目涩，脱发，失眠，五心烦热，阴道干涩，带下无；舌黯红少苔，脉细。

辅助检查：性激素六项，B超检查，基础体温监测。

证属：肝肾阴虚。

治则：滋补肝肾。

方药：北沙参、石斛、天冬、熟地黄、何首乌、女贞子、墨旱莲、桑椹子、枸杞子、山萸肉、菟丝子、枳壳、鸡内金、丹参、金银花、川芎等。

方解：北沙参、石斛、天冬、熟地黄、何首乌、女贞子、墨旱莲、桑椹子、枸杞子、山萸肉重在养阴血；以丹参一味活血凉血，配金银花清阴虚所生内热，配川芎使所养之阴血流而动之；以菟丝子平补阴阳，补肾阳、益肾精，阳中求阴；佐以枳壳、鸡内金等理气消导。

若潮热汗出症状明显，加浮小麦、莲子心，养心清心；如遇大便干，加瓜蒌、当归，润肠通便。

【典型案例】

陈某，女，35岁，已婚。2009年7月7日初诊。

主诉：未避孕未孕2年，闭经4个月。

刻下症：阴道干涩，纳可，眠欠安，二便调。自诉平素工作劳累，精神压力大。舌黯，少苔，脉细滑。

经孕产史：14岁月经初潮，既往月经规律，周期30天，经期5天，经量中。近1年出现月经紊乱，周期40~90天，经期3~5天，经量少。Lmp：2009年3月14日，带经5天，经量少。孕1产0流1，2001年人工流产1次。

辅助检查：2009年6月15日性激素六项检查示FSH 42.52mIU/ml，LH 16.76mIU/ml，E_2 0.12pg/ml，PRL 9.38ng/ml。2009年5月10日B超检查：子宫4.2cm×3.1cm×2.8cm，内膜呈线状，左卵巢2.0cm×1.0cm，右卵巢1.2cm×1.2cm，未见卵泡。

中医诊断：不孕症，闭经。西医诊断：继发不孕，卵巢早衰。

证属：肝肾阴虚，血虚夹瘀。

治则：疏肝补肾，养血活血。

方药：何首乌10g　丝瓜络10g　续断15g　白术10g　枸杞子12g　益母草10g　茯苓12g　月季花6g　杜仲10g　桃仁10g　郁金6g　20剂，水煎服。

二诊：2009年8月11日。首诊药后白带渐多。Lmp：2009年7月12日，带经3天，经量少，色黯红，经前基础体温单相。舌红，脉细滑。

方药：北沙参12g　地骨皮10g　百合10g　甘草6g　枸杞子12g　川芎5g　月季花6g　绿萼梅8g　桃仁10g　丹参12g　石斛12g　莱菔子10g　7剂，水煎服。

三诊：2009年9月7日。Lmp：2009年8月29日，经前基础体温不典型双相。现时感下腹痛。舌淡红，苔薄白，脉细滑。2009年8月30日性激素六项：FSH 11.21mIU/ml，LH 4.17mIU/ml，E$_2$ 25.69pg/ml。

方药：何首乌10g　当归10g　合欢皮10g　阿胶珠12g　地骨皮10g　女贞子15g　茯苓10g　生甘草5g　墨旱莲12g　月季花6g　大腹皮10g　川芎5g　杜仲10g　菟丝子20g　14剂，水煎服。

四诊：2009年9月22日。Lmp：2009年8月29日。基础体温上升14天。舌淡红，脉细滑。

方药：当归10g　川续断12g　女贞子12g　山药12g　月季花5g　川芎5g　夏枯草12g　枳壳10g　丝瓜络10g　杜仲10g　桑寄生15g　7剂。月经第5天开始服药。

五诊：2009年9月29日。Lmp：2009年8月29日。现基础体温处高温相。大便溏。舌淡黯，脉细滑。近日查尿HCG阳性。

方药：菟丝子15g　山药15g　白术10g　枸杞子12g　苎麻根6g　远志5g　侧柏炭12g　莲须15g　百合15g　椿皮5g　墨旱莲15g　7剂，水煎服。

经治3个月，近日查尿HCG阳性，证实妊娠。目前辨证仍有肾虚、脾虚、血瘀机制并存，施以补肾健脾之法。药用菟丝子、枸杞子补肾；山药、白术健脾。虽有血瘀内存，此时亦不可动血，以免扰动胎原；虽无热象，考虑一则孕后易生胎热，二则补肾健脾之品性多温燥，未病先防，佐侧柏炭、苎麻根、莲须、墨旱莲，清热固冲、益肾安胎。

【按语】　本案辨证肝肾阴虚、血虚夹瘀，治以疏肝补肾、养血活血之法。首诊重在养阴补血、活血化瘀。方以何首乌、枸杞子为君，共养阴血，性质温和，不寒不燥，无滋腻之弊。以茯苓、白术、续断、杜仲共为臣，借茯苓、白术健脾气之力以助君药补阴血；续断补肝肾，调血脉；杜仲平补肝肾兼走下，缓缓而补。以益母草、月季花、桃仁、郁金活血化瘀、疏肝调经，丝瓜络疏通经脉，共为佐、使。首诊药后带下量增多，阴道少量出血3天，提示阴血在逐渐恢复，血海渐盈；舌红，脉细滑，提示阴虚内热，二诊治宜养阴清热。二诊方改以北沙参、百合入肺经之品养肺阴、启肾水，补肺以启肾；以石斛、地骨皮清虚热，滋肾水；弃首诊续断、杜仲、白术等温肾健脾之品，以养阴药之力专。二诊药后患者血清FSH、LH改善明显，恢复排卵性月经。一诊、二诊虽未温肾助阳，却恢复排卵性月经，说明只要阴血充足达到一定程度，阴极必阳，无需温动，排卵亦可自然恢复。从舌脉辨，三诊时舌质由首诊时红转为淡红，提示阴虚内热改善，治法再以养阴为主。君以何首乌、当归、阿胶珠、女贞子、墨旱莲诸品，加大养阴血之力；臣以杜仲、菟丝子，平补肝肾；佐以地骨皮、生甘草，防臣药温燥生热之弊；使以川芎，引所养之阴血下入血海。全方阴中求阳，补而不腻，温而不燥。经治3个月，经查尿HCG阳性证实妊娠。患者既往卵巢功能低下,现便溏,舌淡黯,脉细滑。虽已妊娠,仍辨证肾虚、脾虚、血瘀病机并存。六诊药用菟丝子、枸杞子补肾;山药、白术健脾;佐侧柏炭、苎麻根、莲须、墨旱莲清热固冲、益肾安胎。

(二)多囊卵巢综合征性不孕

临床表现:闭经或月经稀发,或婚久不孕,面色不华,腰膝酸软,四肢不温,多见形体丰满或肥胖,毛发浓密,舌肥淡嫩,脉沉细。

辅助检查:女性激素六项,B超检查,基础体温监测。

证属:脾肾不足。

治则:健脾补肾。

方药:菟丝子、茯苓、杜仲、太子参、蛇床子、桃仁、当归、川芎、女贞子、车前子、薏苡仁。

菟丝子、杜仲温补肝肾;太子参、茯苓、薏苡仁健脾利湿;女贞子滋补肝肾;桃仁、当归、川芎养血活血理气;车前子利湿。

【典型案例】

肖某,31岁,已婚,2011年2月12日初诊。

主诉:间断闭经15年,结婚5年未避孕未孕。

刻下症:双乳无毛发,下肢体毛重。身高1.60m,体重70kg。纳可,眠欠安,二便调。舌肥淡,脉细滑。

经孕产史:14岁月经初潮,既往月经周期规律,30天一行,经期5天,经量中。16岁起月经后错,6~12个月一行,经期5天,经量时多时少。Lmp:2010年10月。孕0产0。

辅助检查:2010年11月性激素六项示LH 10.40mIU/ml,FSH 6.07mIU/ml,PRL 7.41ng/ml,E_2 59.00pg/ml,T 75.00ng/ml。2010年11月B超检查提示双侧卵巢多囊样改变。

中医诊断:不孕症,闭经。西医诊断:原发不孕,多囊卵巢综合征。

证属:脾肾不足。

治则:健脾补肾,养血通利。

方药:冬瓜皮20g　车前子10g　当归10g　续断15g　何首乌10g　月季花6g　益母草10g　丹参15g　阿胶珠12g　菟丝子20g　杜仲10g　百部10g　夏枯草12g　30剂,水煎服。

二诊:2011年3月26日。Lmp:2010年10月。现基础体温单相,带下无,二便调。舌嫩红,脉细滑。

方药:北沙参20g　玉竹10g　桃仁10g　莲子心3g　阿胶珠12g　续断20g　牡丹皮10g　香附10g　杜仲10g　山萸肉10g　枳壳10g　车前子10g　川芎5g　30剂,水煎服。

三诊:2011年5月21日。Lmp:2011年4月8日,行经8天,经前基础体温单相。现基础体温单相波动。右乳房偏小。舌淡红嫩,脉细滑。

方药:车前子10g　川芎5g　郁金6g　北沙参12g　桔梗10g　浙贝母10g　冬瓜皮15g　夏枯草10g　白术15g　丹参10g　路路通10g　桂圆肉12g　泽泻10g　茜草12g　苏木10g　香附10g　30剂,水煎服。

四诊:2011年7月9日。Lmp:2011年4月8日。现基础体温有上升趋势。舌嫩红,脉细滑。

方药:冬瓜皮20g　益母草10g　夏枯草12g　丝瓜络15g　川芎5g　瞿麦6g　茜草

12g　茯苓 10g　菟丝子 20g　香附 10g　蛇床子 3g　当归 10g　20 剂,水煎服。

五诊:2011 年 9 月 10 日。Lmp:2011 年 4 月 8 日。现基础体温单相。带下无。舌淡,脉细滑。

方药:枸杞子 15g　车前子 15g　当归 10g　山药 15g　白术 10g　菟丝子 20g　茯苓 10g　桂圆肉 12g　牡丹皮 10g　益母草 10g　月季花 6g　蛇床子 3g　浙贝母 10g　百部 10g　20 剂,水煎服。

六诊:2011 年 11 月 5 日。Lmp:2011 年 4 月 8 日。现基础体温单相。舌嫩黯,脉细滑。

方药:太子参 12g　车前子 10g　枸杞子 15g　当归 10g　何首乌 10g　白术 10g　夏枯草 12g　月季花 6g　茯苓 10g　茜草 10g　菟丝子 15g　川芎 5g　泽泻 10g　浙贝母 10g　杜仲 10g　20 剂,水煎服。

七诊:2012 年 1 月 14 日。Lmp:2011 年 4 月 8 日。现基础体温单相。舌嫩黯,脉细滑。

方药:当归 10g　茜草 12g　车前子 10g　川芎 5g　生麦芽 12g　月季花 6g　大腹皮 10g　桃仁 10g　苏木 10g　北沙参 15g　玉竹 10g　路路通 10g　槐花 6g　莱菔子 10g　丹参 10g　三棱 10g　20 剂,水煎服。

八诊:2012 年 3 月 31 日。Lmp:2012 年 2 月 11 日,经前基础体温呈不典型双相。现基础体温现低温相。二便调。舌嫩黯,脉细滑。

方药:首乌藤 15g　北沙参 15g　川芎 5g　当归 10g　丹参 10g　枳壳 10g　女贞子 15g　丹皮 10g　莲子心 3g　月季花 6g　茜草 12g　菟丝子 15g　炒蒲黄 10g　杜仲 10g　路路通 10g　20 剂,水煎服。

九诊:2012 年 6 月 16 日。Lmp:2012 年 5 月 28 日,经量少,带经 12 天,经前基础体温呈不典型双相。舌苔黄,脉细滑。

方药:车前子 15g　覆盆子 15g　莲子心 3g　仙鹤草 15g　阿胶珠 12g　百部 10g　北沙参 15g　泽兰 10g　女贞子 15g　月季花 6g　续断 15g　白芍 10g　菟丝子 15g　杜仲 10g　地骨皮 10g　20 剂,水煎服。

十诊:2012 年 11 月 24 日。Lmp:2012 年 5 月 28 日,基础体温单相。诉近一时期鼻部毛孔多,黑鼻头。舌淡红,脉细滑。

方药:北沙参 12g　玉竹 10g　郁金 6g　钩藤 10g　绿萼梅 10g　车前子 10g　丹皮 10g　百合 10g　金银花 10g　夏枯草 10g　菟丝子 15g　月季花 6g　泽兰 10g　熟地黄 10g　女贞子 15g　桑寄生 15g　20 剂,水煎服。

十一诊:2013 年 2 月 23 日。Lmp:2012 年 5 月 28 日。鼻部毛孔多、黑鼻头症状好转。舌黯红,脉细滑。

方药:北沙参 12g　浙贝母 10g　川芎 5g　夏枯草 10g　当归 10g　桃仁 10g　泽兰 10g　茵陈 10g　女贞子 15g　茜草 10g　菟丝子 15g　苏木 10g　香附 10g　牡丹皮 10g　瞿麦 6g　20 剂,水煎服。

十二诊:2013 年 5 月 4 日。Lmp:2012 年 5 月 28 日,经前基础体温单相。近日皮肤粗糙。舌红,脉细滑。

方药:北沙参 15g　枳壳 10g　茵陈 12g　月季花 6g　玉竹 10g　合欢皮 10g　夏枯草 12g　茜草 12g　丹参 10g　墨旱莲 15g　女贞子 15g　柴胡 5g　川芎 5g　20 剂,水煎服。

十三诊:2013 年 7 月 13 日。Lmp:2013 年 7 月 6 日,经前基础体温呈不典型双相。舌苔黄腻,脉细滑。

方药:旋覆花10g 车前子10g 枳壳10g 茵陈12g 荷叶10g 泽兰10g 月季花6g 大腹皮10g 绿萼梅6g 生麦芽12g 桃仁10g 杜仲10g 苏木10g 红花5g 地骨皮10g 20剂,水煎服。

十四诊:2013年10月12日。Lmp:2013年7月6日,经前基础体温呈不典型双相,以后基础体温单相至今。近日感冒,咽痛。舌嫩红,脉细滑。

方药:柴胡5g 川芎5g 丹参10g 泽兰10g 夏枯草12g 茜草12g 丹皮10g 月季花6g 丝瓜络15g 红花12g 女贞子15g 木蝴蝶3g 金银花12g 合欢皮10g 茅根10g 20剂,水煎服。

十五诊:2013年11月30日。舌苔黄,脉细滑。11月25日查HCG 34 291.30mIU/ml。11月28日B超检查:宫内可见胎囊2.1cm×1.3cm,可见卵黄囊。

方药:菟丝子15g 苎麻根10g 山药15g 茯苓10g 荷叶10g 白术10g 莲子心3g 黄芩10g 覆盆子15g 荷叶10g 墨旱莲15g 地骨皮10g 百合12g 7剂,水煎服。

【按语】 本案证属脾肾不足,治以健脾补肾、养血通利之法。以太子参、白术、茯苓等健脾利湿,以菟丝子、杜仲、续断等温肾助阳,以制首乌、阿胶珠、当归、女贞子、墨旱莲补养阴血,以车前子、冬瓜皮、泽泻、茵陈、瞿麦等利湿通利。如此加减调整治疗,患者2个月后月经来潮,1年后排卵恢复,近3年时成功受孕。

(滕秀香)

—— 王子瑜 ——

王子瑜,1921年出生,男,江苏滨海人。北京中医药大学东直门医院妇科主任医师、教授、硕士研究生导师,首都国医名师,享受国务院政府特殊津贴。1938年师从江苏名中医徐子盘,1942年开始独立行医,1956年在江苏省中医学校医科师资班学习,1957年开始在北京中医学院(现北京中医药大学)中药教研室及东直门医院妇科工作至今。曾被选为北京市东城区第八届人民代表;曾任中华中医药学会妇科委员会华北分会副主任委员、北京中医药学会妇科委员会副主任委员、北京市中医药学会理事;担任首批全国老中医药专家学术经验继承工作指导老师;获得"首都国医名师"称号。曾多次被公派出国出诊、讲学。

王子瑜从医70余年,有着坚实的理论基础及丰富的临床经验,勤学深研中医,师古而不泥古,博采众长,学以致用。在多年的临床实践中,王子瑜在中医辨证论治的基础上结合辨病的思想,治疗妇科经、带、胎、产、杂的不同疾病,取得了很好的临床疗效,受到了广大患者的好评,特别是在治疗子宫内膜异位症痛经及不孕症、围绝经期综合征、盆腔炎等方面,更是取得了显著疗效;根据其多年临床经验总结研制的妇科痛经丸、乌丹丸、更年妇康合剂、盆腔炎丸等院内制剂中成药,临床应用30余年,获得良好疗效,深受广大海内外患者的欢迎。

一、对不孕症的认识

妇女不孕的原因很多,临床证型也较复杂,王子瑜在诊治过程中,采取中西医双重诊断,经西医有关检查确诊分为有器质性病变者和无器质性病变者,然后进行中医辨证论治,即辨证与辨病相结合,临床上取得了很好的疗效。

（一）有器质性病变者

有器质性病变者中，临床常见的是子宫内膜异位症、盆腔炎症而致的不孕症。

在中医古文献中并无子宫内膜异位症的记载，但根据其主要临床表现属于中医学之血瘀型痛经、癥瘕、月经不调、不孕的范畴。根据多年来对子宫内膜异位症治疗的临床经验总结，王子瑜认为情志不畅，肝气不舒，冲任气血运行不畅，瘀血阻滞胞宫、胞脉是发病的主要机理。同时，根据异位内膜脱落出血的后果看，也相当于中医之"离经之血"，而离经之血积聚于局部，则成"瘀血"。瘀血为病理产物，又反过来成为致病因素，瘀血内停，不通则痛；瘀阻胞脉，两精不能相合则不孕；瘀血留滞，日久成癥，导致患者腹痛拒按，经血夹有血块，舌质黯，脉弦涩，内诊可扪及有形包块或结节等。因此，王子瑜认为瘀血是产生子宫内膜异位症症状和体征的关键。

有人用血液流变学为观察指标开展研究，结果表明子宫内膜异位症患者的全血黏度呈增高趋势等，证实了子宫内膜异位症的一种"瘀血"状态。此外，子宫内膜异位症痛经的周期性发作，与月经周期的生理环境有关。经前冲任血海由空虚到满盈欲溢之际，冲任胞脉气实血盛，加上素体因素或致病因素的干扰，则气血易阻滞不通，而发痛经；经行时，瘀块随经血排出，疼痛减轻；经净后，冲任气血趋于平和，致病因素尚不足引起冲任胞脉瘀阻，故平时安详无腹痛；病因不除，故疼痛伴随月经周期而反复出现；离经之血去无出路，越积越重，故疼痛渐进加重，并形成癥瘕。

慢性盆腔炎多见于中年妇女，其临床表现为平时即有下腹不同程度的疼痛，多为隐痛不适感，常伴带下量多色黄，经前 1 周开始腹痛加重，越近经期越重，直至月经来潮。此为因炎症导致盆腔充血，而致瘀血性的痛经；输卵管本身受到炎症的侵害，形成阻塞而致不孕。临床上常以继发不孕为多见，患者多有自然流产或人工流产史。王子瑜认为，本病多因湿热内蕴，瘀阻胞脉，不通则痛，故见经前腹痛拒按，月经多先期，量多色黯红，夹血块，舌红，苔黄腻，脉弦滑；经后湿热之邪未清，故仍腹痛隐隐不适，带多色黄；胞脉阻滞，两精不能结合，而致不孕。

（二）无器质性病变者（功能失调者）

王子瑜认为不孕的原因较多，且很复杂，约而述之不外肾虚、血虚、肝郁、痰湿、血瘀五方面。辨证施治，方可建功。这是因为肾为先天之本，主生殖，主藏精，对人体生长发育繁殖后代起着决定性作用，如《圣济总录》所云"女子所以无子者，冲任不足，肾气虚寒也"；阴血是女性月经产生和孕育胎儿的物质基础；肝藏血，与肾同居下焦，经血同源而互生，同为月经的物质基础；肝主疏泄，肾主封藏，是月经周期规律的关键。概括起来，受孕机理在于肾气盛、天癸至、冲任二脉功能正常，其中任何一个环节出现异常均可导致不孕的发生。王子瑜提出"肝肾不足、冲任受损为月经失调的根本原因"这一学术论点，发表在《妇科临证实验录》上。他根据肝、肾在妇女生理、病理上的特点，认为妇女在生理病理上都与肝肾有着密切的关系，即"肝肾为女子之先天"；提出妇科重在"调肝肾"的观点，尤其突出肝在妇科的重要地位，并经过多年临床实践验证。

二、诊治思路

本段重点介绍王子瑜对于子宫内膜异位所致不孕的诊治。

目前子宫内膜异位症已成为妇科常见病，且发病率正在逐年上升，有相当一部分患者伴有不孕。

由于子宫内膜异位的部位不同,临床表现也不尽相同,但以痛经最为常见,其主要特征为经行之前或经行初期小腹、腰骶疼痛剧烈,且常为继发性、渐进性加重。痛甚时常伴恶心,呕吐,面色苍白,四肢厥冷,甚至昏厥等。若病变部位在子宫直肠陷窝,则伴肛门坠痛,或性交痛。由于本病病性复杂,病势缠绵,难以速愈,故给患者尤其合并不孕的患者身心健康带来极大危害。西医仍主要采用激素类药或手术治疗本病,但其明显抑制性腺轴,副作用大且复发率高,往往不被欲妊娠者接受。王子瑜通过多年临床实践,运用中医中药,治疗子宫内膜异位症,使患者在解除病痛的同时能够受孕。

子宫内膜异位症的主要病因病机为瘀血内阻,治疗上就要祛瘀为先。瘀血为致病因素,同时又是各种病变过程中的病理产物,如气滞血瘀、寒凝血瘀、热灼血瘀、痰湿血瘀、气虚血瘀、离经之血为血瘀等等,故活血化瘀的同时,应详审造成瘀血的原因,或疏肝行气,或温经散寒,或清热凉血,或利湿化痰,或健脾益气等,治病以求其本。

王子瑜认为本病多起于肝气不舒,且病位多在胞宫胞脉,为肝经所过之处,气行则血行,气滞则血瘀,故临床以气滞血瘀为多见,故治疗子宫内膜异位症应以行气活血祛瘀为主。

三、治疗特色

(一)用药特色——乌丹丸

在以上理论的指导下,结合多年临床经验,王子瑜在对子宫内膜异位症的治疗上形成了自己独特的诊疗特色且疗效显著。北京中医药大学东直门医院院内中成药制剂——乌丹丸就是王子瑜治疗子宫内膜异位症临床经验的浓缩和代表。它克服中药汤剂熬制麻烦、口味不好的缺点,方便患者服用、携带,临床应用 30 余年,取得了很好疗效,全国各地甚至国外的众多患者纷纷前往东直门医院购药。

乌丹丸的药物组成主要有丹参、桃仁、延胡索、莪术、水蛭、乌药、乳香、没药、肉桂、川断等 10 余味。

乌丹丸中莪术、水蛭、桃仁、丹参等,活血化瘀,消癥散结,祛瘀生新,以达气血调畅、气行血活、"通则不痛"的目的;其次,因本病疗程长,久用破瘀之品,恐伤其正,故丸中以丹参为主药,取其养血活血之效;血得寒则凝,得温则行,配肉桂温肾阳,鼓动元气,促进血液循环,以达到温通活血之目的,使气充血调,标本兼治;丸中还选用了延胡索、乌药、乳香、没药等行气之品或血中气药以助气行血活。应用此丸后,能达到瘀血自去,瘀去痛除,故能受孕。

对乌丹丸进行的许多临床及实验研究表明,乌丹丸能明显改善子宫内膜异位症患者血液流变学指标,从而能够改善血液循环,消除由血液流变学改变所致的瘀阻状态,从而达到瘀去痛消的目的。动物实验观察发现,乌丹丸能提高小鼠的痛阈,抑制其扭体反应,并能松弛离体子宫平滑肌,对垂体后叶素引起的离体子宫的强烈收缩有解痉、抗痉作用。另外,现代药理研究表明,活血化瘀药能改善异位内膜病灶的微循环,抑制内膜增生、分泌、出血等。丹参、延胡索、莪术、肉桂等具有抑制合成和释放前列腺素的作用。

从以上实验结果可以推测,乌丹丸的镇痛效应可能有 3 个方面:一是提高痛阈;二是抑制子宫肌收缩;三是抑制异位内膜组织,减少前列腺素的合成或释放,或通过改善局部微循环促进前列腺素的代谢灭活以及排泄等来解除其对子宫肌及周围组织刺激引起的收缩,从而达到止痛的目的。

（二）治法特色

1. **攻补兼施**　用于正气尚盛之子宫内膜异位症,除用丹参、桃仁、莪术、水蛭、乳没活血化瘀止痛治疗外,还应加入肉桂、川断等补肾扶正药物。

2. **周期治疗**　子宫内膜异位症痛经虽以实证为主,但从妇女月经生理的特点上看,冲任血海从满盈到溢泻,而至空虚,故经前和经行初期,治疗以泻实为主;经后,虚则补之,则在活血消癥的基础上配合益气养血之品,王子瑜常配用八珍益母丸、河车大造胶囊、四物汤合寿胎丸、圣愈汤,以扶正祛邪,帮助受孕。

3. **禁过施攻伐**　王子瑜认为子宫内膜异位症为本虚标实证,破瘀散结应遵循"大积大聚,衰其大半而止"的原则,切忌猛攻峻伐,以免损伤正气。故在治疗中常合用参芪四物汤,以补益正气,尤其在经后,更注重补气养血。且平时治疗选用丹参为主药以养血活血。

4. **用方寒温适宜**　干姜、附子、肉桂用量少,以免辛热劫阴,此为温而不热;丹参、赤芍均是微寒并有活血作用以免寒凝气滞,加重血瘀,此为凉而不寒。

5. **善用药物粉剂装配胶囊使用,与汤剂同服**　有的药物入煎后,破坏有效成分,影响药力发挥;有的药物价值昂贵,入煎需量大,有浪费之嫌;有些药物不宜入煎者,多装入胶囊,随汤吞服。这样少量吞服的方法,既能节约药材,又能充分发挥药效,简捷、方便、价廉。如王子瑜经常将琥珀粉、蜈蚣粉、血竭粉、延胡索粉等装胶囊,汤剂送服。

6. **标本兼治**　急则治其标,缓则治其本。王子瑜认为,子宫内膜异位症之痛经有别于一般性痛经。一般性痛经多为各种原因引起的经血排出困难,当用行气活血药使得瘀血畅行或膜块排出后,腹痛即见减轻或消失。子宫内膜异位症痛经属中医所谓"离经之血"所致,瘀血不能循常道排出体外,造成新血无以归经而瘀血又不得排出之势,以致经血愈下则愈痛。瘀血阻滞于冲任胞宫,日久成块,形成癥瘕。王子瑜在治疗时强调经前经期活血化瘀止痛以治标,平时以软坚散结、化瘀消癥以治本。

【典型案例】

案 1　张某,女,31岁,已婚。1992年2月11日初诊。

主诉:经行腹痛9年,结婚3年,夫妇同居,未避孕未孕。

现病史:22岁开始出现痛经,每次月经来潮时小腹刺痛剧烈,痛甚恶心呕吐,曾发昏厥,开始服用止痛片痛能缓解,近几年来经行腹痛逐月加重,发作时呈割裂痛,肛门抽痛下坠,腰痛,服止痛片无效。每次疼痛持续到经后才能缓解,经量多少不定,每于量少则痛剧,经量增多血块排出后则痛减。1991年3月经妇产医院行腹腔镜检查诊断为"子宫直肠陷窝结节性子宫内膜异位症"。曾经用西药激素丹那唑治疗1个疗程(6个月)未效。此次来诊适值月经来潮,小腹剧痛难忍,面色青白,舌质黯、边有瘀点,苔薄,脉弦而涩。

经孕产史:13岁初潮,月经周期规律。孕0产0。

辅助检查:腹腔镜检查示子宫直肠陷窝结节性子宫内膜异位症。配偶查精液常规正常。

中医诊断:不孕症,痛经。西医诊断:原发不孕,子宫内膜异位症。

证属:血瘀证。

治则:活血化瘀止痛。

方药:当归10g　桃仁10g　制香附10g　制乳香10g　没药10g　赤芍10g　肉桂6g　延胡索10g　血竭粉^{吞服}3g　莪术10g　川芎10g　炙甘草6g　蜈蚣粉^{吞服}1.5g　7剂,水煎服。

嘱:忌生冷,测基础体温。

二诊:1992年2月19日。服药后腹痛显减,月经已净,唯腰痛。前方去蜈蚣、乳没、炙甘草。加川断15g、狗脊15g、三棱10g、海藻15g、皂角刺10g,以补肾化瘀消癥。20剂,水煎服。

三诊:1992年3月14日。今日月经来潮,经量较前增多,腹痛轻微,嘱继服第一方去莪术、蜈蚣粉。加益母草15g。14剂,水煎服。

四诊:1992年3月28日。基础体温尚未上升,刻下接近月经中期(排卵期),治法以补肾活血化瘀并用,促其排卵。

方药:当归10g 熟地黄15g 赤芍10g 川芎10g 桃仁10g 红花10g 川断15g 桑寄生30g 山药15g 巴戟天10g 菟丝子20g 5剂,水煎服。

五诊:1992年6月5日。经过以上治疗,经行腹痛轻微。现停经53天,自觉周身疲乏无力,恶心欲吐,查尿HCG阳性。唯感腰酸痛,小腹下坠。予保胎治疗,用寿胎丸加减。

方药:桑寄生30g 炒川断10g 菟丝子30g 阿胶^{烊化}10g 山药15g 白芍15g 竹茹10g 7剂,水煎服。

嘱:忌房事及劳累。

药后小腹下坠已消失,3个月后经B超检查示胎儿发育良好。

【按语】 子宫内膜异位症为妇科常见病,临床表现以痛经为主,但有30%~40%的患者继发不孕。王子瑜认为,子宫内膜异位症导致不孕,多因情志不畅、肝气不舒,或寒邪凝滞气血,冲任气血运行不畅而致瘀血阻滞胞宫、胞脉,使两精不能结合,最终导致不孕。临床可见腹痛拒按、经血夹血块,舌质黯,脉弦涩,内诊可及有形包块或结节等。治宜祛瘀为先,宜活血化瘀,软坚散结消癥,排卵期补肾活血化瘀并用,促其排卵,瘀祛癥消,精卵相合,自能受孕。

案2 王某,女,43岁,已婚,1994年6月14日初诊。

主诉:经行腹痛10年,婚后3年未孕。

现病史:结婚3年,夫妇同居,未避孕而未受孕,未系统治疗。Lmp:1994年6月6日。寝食二便调。平时性情内向抑郁。自认为年过六七,受孕无望,但求治病。平时左小腹坠痛,性交痛。舌质黯,苔薄白,脉弦。

经孕产史:患者10年前无明显诱因经行腹痛拒按,持续2~7天。月经12岁初潮,3天/26~27天,量中,色红,夹血块。孕0产0。

辅助检查:1991年B超提示子宫腺肌病,右卵巢巧克力囊肿(3.5cm×3.5cm×2.6cm)。

妇科检查:外阴已婚型,阴道后穹窿不平、触痛,宫颈光滑,宫体增大如孕7周大小,质硬,活动欠佳。右附件可及囊性包块,边界不清,不活动,有触痛,左附件未及异常。

中医诊断:不孕症,痛经,癥瘕。西医诊断:原发不孕,子宫内膜异位症。

证属:气滞血瘀。

治则:行气活血,化瘀消癥。

方药:延胡索10g 香附10g 丹参10g 制乳香10g 制没药10g 桃仁10g 水蛭10g 䗪虫10g 石见穿15g 莪术10g 三棱10g 皂角刺10g 海藻15g 血竭粉^{冲服}3g 14剂,水煎服。

二诊:1994年6月27日。服药后少腹坠痛好转,精神转佳。舌脉同前,治法不变,因已值经前,前方去䗪虫、三棱、水蛭等破瘀消癥之品,加荔枝核、益母草行气活血止痛。6剂,水煎服。

三诊:1994年7月6日。服药后觉舒,性交痛和少腹痛已愈。Lmp:1994年7月3日,干净1天,经期腹痛明显减轻。舌脉同前,治宗前法。

经上法调治,1994年9月12日复诊,已停经35天,无不舒,舌黯红,苔薄白,脉弦滑。查尿妊娠试验阳性,诊断早孕。3个月后随访,B超示中孕活胎。

【按语】　患者结婚3年未怀孕,痛经10年,经妇科检查及B超检查,诊断为子宫内膜异位症。平时性情内向抑郁,结合症状,辨证属气滞血瘀,以行气活血、祛瘀消癥为大法,治病为先,以期病愈则自能受孕。以血府逐瘀汤加减,加入三棱、莪术、水蛭、皂角刺、海藻等祛瘀消癥、软坚散结之品,以达到药猛力专、先治病的治疗目的。不孕症虽是一病,但往往是各种疾病的临床表现之一,如月经不调、崩漏、闭经、经间期出血、带下病、痛经、癥瘕等。本患者一身而兼三病,但三病之病因病机相同,均由气滞血瘀所致。冲任气血运行不畅,瘀血阻滞胞宫、胞脉,以致"不通则痛"、瘀久成癥;瘀血阻滞胞宫胞脉,难以摄精成孕,故而不孕。因此三病同用活血化瘀之法,异病同治,兼而治之。另大量活血化瘀药,并未影响已孕之胚胎,也是"有故无殒,亦无殒"之故。

案3　赵某,女,30岁,已婚。2006年3月13日初诊。

主诉:经行腰腹疼痛10余年,未避孕未怀孕2年。

刻下症:口服妈富隆(去氧孕烯炔雌醇片)后于2005年9月起月经正常,经行3天,经期30天,量适中,色鲜红,无血块,经前乳胀,经行轻微腰腹痛,单位体检示子宫腺肌病。Lmp:2006年2月13日。现月经尚未来潮,乳胀。平素受凉后小腹疼痛,尚可忍。舌黯红,苔薄黄,脉细弦。

经孕产史:患者既往月经错后3~7天,量多,有血块,经行腰腹疼痛,于排卵期阴道少量出血。孕2产0流2,第一次为胎停育行引产,第二次行人工流产术,过程顺利。

中医诊断:不孕症,痛经,癥瘕。西医诊断:继发不孕,子宫腺肌病。

证属:肾虚血瘀。

治则:活血化瘀止痛,兼以补肾。

方药:柴胡10g　当归10g　赤芍15g　白芍15g　石见穿15g　生蒲黄^{包煎}15g　五灵脂10g　鸡血藤15g　橘核15g　杜仲15g　川断10g　制香附15g　水蛭10g　制没药10g　延胡索10g　益母草15g　7剂,水煎服。忌辛辣、生冷。

二诊:2006年3月27日。Lmp:2006年3月17日,3天净。经期小腹疼痛甚,第1日量多,有血块,块下痛减,服用止痛药,药后腰痛明显减轻。月经结束后3天,劳累后阴道少量出血,白带量中,色黄白相间,大便干。舌质黯红,苔薄黄,脉细弦。

治法:补肾活血,促排卵。

方药:党参15g　丹参20g　赤芍15g　白芍15g　当归10g　石见穿15g　炮山甲6g　生牡蛎^{先煎}30g　白术10g　牡丹皮10g　海藻15g　杜仲15g　山药15g　鱼腥草15g　7剂,水煎服。忌辛辣。

三诊:2006年4月10日。Lmp:2006年3月17日,3天净。现月经尚未来潮,右侧乳胀,无烦躁,大便偏干。

方药:柴胡10g　当归10g　赤芍15g　白芍15g　橘核15g　王不留行15g　丹参20g

延胡索粉^{冲服}3g　血竭粉^{冲服}3g　制香附 10g　益母草 15g　生蒲黄^{包煎}10g　7 剂,水煎服。按上法调治 5 个月。

四诊:2006 年 10 月 24 日。Lmp:2006 年 9 月 17 日。月经仍未来潮,近 2 日觉恶心,欲吐,乳房作胀,大便干,无尿频,鼻干,甚至鼻衄,平素心慌、胸闷。舌黯红,苔薄黄,脉细弦。查尿 HCG 阳性。治以补肾安胎。

方药:太子参 15g　桑寄生 15g　炒川断 15g　菟丝子 30g　莲子肉 15g　杜仲 15g　山药 15g　荷梗 10g　白芍 15g　竹茹 10g　生地 15g　熟地 15g　阿胶^{烊化}10g　7 剂,水煎服。饮食宜清淡,忌辛辣、生冷、劳累,畅情志。

【按语】　经前补肾活血化瘀止痛,排卵期益气补肾促排卵,使气行血活,冲任通畅,精卵相资,故能受孕。

(陈 艳)

—— 金 哲 ——

金哲,女,1954 年生,教授,主任医师,博士研究生导师,享受国务院政府特殊津贴。国家中医药管理局中医妇科重点学科带头人;卫生部临床重点专科学术带头人;国家中医药管理局"十一五"重点专科学术带头人。全国第五批、北京第四批老中医药专家学术经验继承工作指导老师。在中西医结合治疗不孕症、妇科内分泌疾病、妇科炎症方面积累了丰富的经验。兼任中国中药协会女性生殖健康药物研究专业委员会主任委员,北京中医药学会生殖医学专业委员会主任委员,中华中医药学会妇科分会副主任委员,世界中医药学会联合会妇科专业委员会副会长,中国民族医药学会妇科专业委员会副会长,中国中药协会药物临床评价研究专业委员会副主任委员,中国中药协会药物中医药适宜技术专业委员会副主任委员,中国抗衰老促进会女性健康专业委员会副主任委员。承担国家自然科学基金课题、北京市自然科学基金课题、教育部博士点项目课题、首都医学发展科研基金等课题 10 余项,发表论文 70 余篇,其中被 SCI 收录的文章 10 余篇。

一、对不孕症的认识

古语云:"宁医十男子,莫医一妇人。"这是因为女性经带胎产诸症,繁复胜于男性之病,且女性更有其难言之隐,羞于面告他人。种子助孕的方药,古代虽也有良多,然而如今患者各种疑难杂症,已难对应古代方药病症。况且,假使应用名医名方,缺乏辨证施治,也难有良好效果。李鸿章有云:"倘学者合中西之说而会其通,以造于至精极微之境,于医学岂曰小补。"然而,衷中参西却难以权衡,传统医学与现代医学,很难达到水乳交融。因此,金哲认为,妇病难、古方旧、合西繁,为不孕症难以治疗的 3 个原因。

病无常形,医无常方,药无常品。顺逆进退,存乎其时;神圣工巧,存乎其人;君臣佐使,存乎其用。临证之时,若能先"三思"而后用药,又岂会发愁不能药到病除呢? 金哲认为,临证"三思"的要点,一思天时,二思地利,三思人和。

天者,天癸也。《黄帝内经》云:"二七而天癸至,任脉通,太冲脉盛,月事以时下,故有子。"天癸充足,则冲任二脉气血旺盛,月经可以依时而下,氤氲之气能够温润,经血能够调和畅达。

时者,时间也。女子三七肾气平均,四七筋骨坚,氤氲之气不畅,还有时间等待卵巢功能慢慢恢复,待五七阳明脉衰,调理虽不可急功近利,但也不能使用铁杵磨针的治法,若六七三阳脉衰于上,七七任脉虚,即使各类的辅助生殖技术,也难以使妇人得孕。辨证论治为中医诊治之纲,而根据患者年龄、病程选择中西医诊治方法,乃百事之先。

地者,宫膜也。《女科经纶》中所说"择地"可以理解为子宫内膜。古语云:"土地肥而种子生,土地荒而万物绝。""土壤"肥沃则接受胚胎的能力强,"土壤"贫瘠则接受胚胎的能力弱,即便怀孕也易出现流产。金哲认为"择地"在于恢复子宫内膜正常的环境。子宫内膜环境差是导致女性不孕的重要原因。妇科病因,凡是因虚、积冷、结气、经络凝坚,或有失血失荣、生血乏源、思虑耗伤、瘀血阻络、久病暗损而致血虚,都可以导致月经不调,孕育不能。经带胎产,必以胞宫、内膜为调养的重点。精满则子宫易于摄精,血足则子宫易于容物。

利者,益养也。心平才能气和,气机条达,血运平和,气与血相生相助,则肾精天癸能够化生经血,依时而下。女性以血为形体的根基,以气为形体的护卫。荣卫满盈、气血周流,妇人则能够百病不生。若心气不调,则月经渐滞,或多或少,或前或后,孕育难成,百病生焉。

人和,先为人与药和。凡药之用,或取其气,或取其味,或取其色,或取其形,或取其质,或取其性情,或取其所生之时,或取其所生之地,因药物各有所长,各有所向,所以组方能够治疗百病。用药之法,在依证选方,随症加减,平调寒热,三因制宜。

人和,后为人与人和。阴阳和合,才能有子。婴孩是男女双方共同的结晶。如若女方气血和,男方精气萎,亦不能有子。故治疗女性疾病,也需要了解男性问题,阴阳佳合,夫妻能和,才可有子。

二、诊治思路

顺天时,以调天癸为先。养天癸,究其根为肾,肾精得藏,精血得生。补天癸,究其法在脾,水谷精微运化输布如常,冲任二脉气血则和畅。调天癸,究其道在肝,肝气条达,经脉通畅,精血可生。顺天时,以重时节为要。古人语:"女子以七为度,满七则形变;凡人则以十为变,满十则脏衰。"故遇女子五七之龄,"阳明脉衰",以通健之药润养阳明;遇女子四十之龄,"腠理始疏",必以固表之药滋养腠理;而遇到女子六七之龄,"三阳脉衰",多必以温阳之药助阳抗衰。

凭地利,以养宫膜为先。阴平阳秘,气血和畅,子宫与内膜则匀而润养。养宫膜,散瘀与生新,二者协同并进,内膜长脱规律,继而再予以养血益精、调经促孕,即能有所得。凭地利,以行益事为重。以起居有常以养阴阳,以平补药膳以养气血,以医者话语以养心气。

顾人和,以和夫妻为重。《女科经纶》有云:"医之上工,因人无子,语男则主于精,语女则主于血。着论立方,男子以补肾为要,女子以调经为先。女子当养血抑气以减喜怒,男子当益肾生精以省嗜欲,据方调理,阴阳和平,则妇人乐而有子矣。"

所以,金哲"天时、地利、人和"的思想精华,实乃调天癸、重时节、养宫膜、行益事、平药性、和夫妻。

三、治疗特色

(一)多囊卵巢综合征性不孕

经信失调,孕育受限,而至难者,则见无卵、膜枯、经停,和三者,则多为西医多囊卵巢综合征（PCOS）。

《女科经纶》有云："肥白妇人不能成胎者……有痰饮、积血、脂膜，为实邪有余之病也。"故 PCOS 以"痰瘀互阻"为多，痰瘀邪气相互蕴结，致使盆腔微环境变化，产生"痰瘀微环境"，而其肥脂，亦可加重痰瘀，且能阻隔正气，致使恢复受阻。治疗以利化痰湿、散瘀调经，纠正痰瘀微环境，则体胖减、多毛消、月信准、种子成，终而疾病无处藏匿。

病痰湿者，祛湿宜清利，化痰宜清热，健脾宜温中，祛瘀宜生新。取清利以利湿而行，湿不留滞，选用茯苓。《世补斋医书》有云："茯苓一味，为治痰主药。痰之本，水也，茯苓可以行水；痰之动，湿也，茯苓又可行湿。取清热以散结祛痰，痰气散而窠囊周遭不郁，尤可散也。"取清利以化痰散结，选用夏枯草、浙贝母。《重庆堂随笔》有云："夏枯草，微辛而甘，故散结之中，兼有和阳养阴之功。"《本草求真》有云："浙贝母，取其开郁散结、化痰解毒之功也。"取健脾以固本守中，选用绿萼梅、白术健脾益气。《本草纲目拾遗》有云："绿萼梅开胃散邪，煮粥食，助清阳之气上升，蒸露点茶，生津止渴，解暑涤烦。"《医学启源》有云："白术除湿益燥，和中益气，温中，去脾胃中湿，除胃热，强脾胃，进饮食，安胎。"取生新以化瘀化湿，选用鸡血藤。《饮片新参》有云："（鸡血藤）去瘀血，生新血，流利经脉。"

利化痰湿，取一君二臣双佐单使。其君为浙贝母，用量宜大，化痰散结。二臣为茯苓、夏枯草，用量宜平，健脾利湿、清热散结。双佐为绿萼梅、白术，用量宜轻，平肝和胃、健脾益气。单使为鸡血藤，用量按需即可，祛瘀生新。六药共生，以祛湿、清热、健脾、生新。

病瘀滞者，调经信，通经络。先以通络药行之，其经络通行，诸药循经可行。复用补肾调经养之，其胞宫荣养，窠囊瘀结不复。通经络选用丝瓜络，欲引其经。《本草纲目》载："丝瓜老者，筋络贯串，房隔联属，故能通入脉络脏腑，而去见毒，消肿化痰，祛痛杀虫及治诸血病也。"调经信选用茜草。《医林纂要探源》述："茜草，色赤入血分，泻肝则血藏不瘀，补心则血用而能行，收散则用而不费，故能剂血气之平，止妄行之血而祛瘀通经。"脾肾共益，需予以续断、香附。《日华子本草》曰："续断助气，调血脉，补五劳七伤，妇人产前后一切病，胎漏，子宫冷。"《滇南本草》曰："香附调血中之气，开郁，宽中。"两药共用，名曰"续香"，取其延续香火后代之意。故调经养血，乃增气力；脾肾共益，乃合氤氲。

散瘀调经，取君臣佐使各一。其君为川续断，用量宜大，补益肝肾，调理冲任。其臣为香附，用量宜平，调经理气。其佐药为茜草，用量宜少，化瘀调经。其使药为丝瓜络，络通即止，载药通络，又避免通络过度，损及正气。四药共生，以调经通络。

【典型案例】

刘某，女，29 岁，2016 年 2 月 25 日初诊。

主诉：婚后 3 年未避孕未孕。月经后错 4 年，现停经 7 个月余。

刻下症：平素自觉腰酸、乏力，腹胀。纳眠可，时便溏。身高 158cm，体重 85kg。舌胖大、质淡黯，苔薄白，脉细滑。

经孕产史：患者孕 0 产 0，平素月经周期 50 天至 6 个月 1 行，带血 7 天，量可，色黯红，有少量大血块，痛经严重，经前腰骶部酸痛明显。Lmp：2015 年 7 月。近 2 年体重增加明显。2014 年已于外院就诊，诊为"PCOS"，曾给予"达英–35""妈富隆"等药口服。

既往史：既往血糖可达正常值高限，未确诊糖尿病。既往中重度脂肪肝病史。

辅助检查：尿 HCG 阴性。B 超示子宫后位，大小为 4.5cm×3.9cm×4.3cm，内膜厚度 0.5cm，双卵巢增大，每侧卵巢内可见 10 余个小卵泡呈"轮辐状"排列，呈多囊改变。

中医诊断:月经后期,不孕症。西医诊断:多囊卵巢综合征,原发不孕。

证属:痰瘀互阻证。

治则:利化痰湿,化瘀通络。

方药:川断15g　桑寄生15g　夏枯草15g　浙贝母10g　玉竹10g　茯苓15g　白术15g　丝瓜络15g　鸡血藤15g　茜草10g　绿萼梅6g　生黄芪20g　14剂,水煎分2次服。

二诊:2016年3月14日。服药后乏力感明显减轻,仍感腰酸,月经仍未至,阴道少许分泌物,便溏较前减轻。舌胖大、边有齿痕,苔白,脉沉细。

方药:守上方去白术,加苍术15g、月季花6g。14剂,水煎分2次服。

三诊:2016年3月29日。服药后腰酸,乏力症状减轻,月经仍未来潮,阴道分泌物较前稍增多,二便调。体重下降3kg。舌胖大,边有齿痕,苔白,脉沉细。

方药:守上方去鸡血藤、茜草,加丹参15g、川芎6g、桑枝10g。14剂,水煎分2次服。

四诊:2016年4月14日。月经仍未来潮,阴道分泌物较前明显增多。舌胖大、边有齿痕,苔薄白,脉细滑。

方药:守上方去绿萼梅、黄芪,加杜仲10g。14剂,水煎分2次服。

嘱:月经2~4天查性激素六项、甲状腺功能,B超查窦卵泡。

五诊:2016年4月28日。服药后,Lmp 2016年4月26日,量少,色黯红,伴小腹坠痛、腰骶部酸痛,纳眠可,二便调,工具避孕。舌黯,苔薄白,脉细滑。

辅助检查:2016年4月27日查性激素六项检查示FSH 7.9mIU/ml,LH 12.03mIU/ml,E₂ 5.06pg/ml,P 0.45ng/ml,PRL 317.6μIU/ml,T 47.17ng/dl。甲功三项示TSH 2.3mIU/L。B超示双卵巢各可见7~8个窦卵泡,内膜厚0.4cm。

方药:川断15g　鹿角霜10g　浙贝母10g　夏枯草15g　薏苡仁15g　茯苓15g　桑枝10g　鸡血藤10g　茜草10g　泽兰10g　生杜仲10g　绿萼梅6g　香附6g　14剂,水煎分2次服。

六诊:2015年5月12日。Lmp:2016年4月26日。服药后诸症已不显,舌黯,苔薄白,脉沉细。2015年5月11日B超提示右卵巢可见3个小卵泡,最大直径1.5cm×1.1cm,内膜厚0.75cm,内膜未见血流,内膜下见少许血流。

方药:川断15g　桑寄生12g　薏苡仁15g　茯苓15g　肉桂6g　丝瓜络15g　丹参12g　泽兰10g　生杜仲10g　月季花6g　砂仁6g　黄精15g　5剂,水煎分2次服。

七诊:2015年5月16日。Lmp:2016年4月26日,阴道分泌物明显增多;舌红,苔白,脉细。B超示右侧卵巢可见2.0cm×1.9cm无回声,内膜厚1.1cm。继服上方3剂。并指导同房。

八诊:2015年5月19日。B超示卵泡已排。纳可,二便调。舌黯红,苔薄黄,脉细滑。

方药:菟丝子15g　女贞子10g　覆盆子10g　玉竹10g　荷叶10g　茯苓15g　白术15g　山药10g　白芍10g　椿皮6g　生草5g　太子参12g　14剂,水煎分2次服。

九诊:2015年6月2日。查尿妊娠试验阳性。予以保胎治疗。

【按语】　多囊卵巢综合征所伴诸症,无论经信有变,或身胖多毛,甚则闭经无子,均至妇人烦怨丛生,周遭不悦。其治法,虽已有抑雄、调周、促排、解抗4类激素制剂,但均有各类副作用伴随。该患者以经典用方为底方,未见肝郁之症,无种子之征,故去香附;症见血糖高限,以玉竹养阴健脾,调节脾胃功能;症见乏力、腰痛,以黄芪、桑寄生益气补肾。二诊见便溏减轻,故去白术,加苍术、月季花健脾化湿。三诊、四诊月经仍未至,故去鸡血藤、茜草、绿萼梅、黄芪,改丹参、桑枝、川芎、杜仲,活血通络以促使经信来潮。以利化痰湿,散瘀调经治疗2个月,可见双卵巢未呈多卵泡改变,且诸症均有改善,故继予同法治疗PCOS,但加鹿角霜、生杜仲,以促进卵泡更快生长,去丝瓜络、白术,改桑枝、泽兰、薏苡仁,由引经入络改为引经入血。而后症见内膜血流不佳,故予以肉桂、丹参温阳活血,砂仁促进脾胃运化,使精血得以输布,共同改善内膜血流,并同时指导同房。后佳卵已排,提前予以健脾安胎治疗,终而得孕。

（二）子宫腺肌病致不孕

癥瘕之为病,西医多见子宫腺肌病。子宫腺肌病,古时并无此名,但究其病症,与痛经、妇人腹痛、月经量多、癥瘕、无子多有相关。其症状,无论身腹疼痛,抑或月信有变,皆使妇人心生烦怨,周身不悦。气血乖戾,痰涎凝结,发作则痛,甚则欲死。

子宫腺肌病之癥瘕以"痰瘀互阻"为多,瘀为痰之将,痰为瘀之母,痰、瘀二邪,相壅相助,形成盆腔微环境的紊乱,产生"痰瘀微环境"。治则当以利化痰湿以解痰凝,以散瘀养血以疏瘀结,使痰瘀微环境得以消退,则烦痛消、月信畅,终而癥瘕无处藏匿。

病痰凝者,先予以温化,因其遇寒而凝,得温而行。再予以清利,因其毒瘀遇滋腻则郁,得清利则排出。后予以散结,因其痰气遇敛则聚,得散则消。温化,首选乌药。《药品化义》有云:"乌药,气雄性温,故快气宣通,疏散凝滞,外解表而理肌,内宽中而顺气……开郁气,中恶腹痛,胸膈胀痛,顿然可减;疏经气,中风四肢不遂,初产血气凝滞,渐次能通。"亦可用桂枝、延胡索、荔枝核,以替乌药温化痰凝。清利,首选浙贝母。《本草求真》有云:"浙贝母,取其开郁散结、化痰解毒之功也。"散结,首选夏枯草。《重庆堂随笔》有云:"夏枯草,微辛而甘,故散结之中,兼有和阳养阴之功。"亦可用昆布,以替夏枯草散结,且引药下行。

病水湿者,先予以利湿,因其水湿多为水谷所积,需利水渗湿,以排解水湿。再予以燥湿,因其脾胃乃水谷运化之器,需燥湿健脾,以减水湿生成。利湿首推茯苓。《世补斋医书》有云:"茯苓一味为治痰主药。痰之本,水也,茯苓可以利水;痰之动,湿也,茯苓又可行湿。"燥湿首推白术。《医学启源》有云:"白术除湿益燥,和中益气,温中,去脾胃中湿,除胃热,强脾胃,进饮食,安胎。"两药共用,一利一燥,使水湿无处可藏。

病血瘀者,先以通络药行之,其经络通行,诸药循经可行。再以化瘀药攻之,其癥瘕消散,胞宫痛楚可解。后以活血药动之,其血脉畅行,瘀毒随药散去。末以止血药守之,其新血葆满,精神气力乃至。通络药首用川芎。《日华子本草》载:"川芎治一切风,一切气,一切劳损,一切血,补五劳,壮筋骨,调众脉,破癥结宿血,养新血,长肉,鼻洪、吐血及溺血,排脓消瘀血。"亦可用桑枝、鸡血藤,通络活血。化瘀药首用生牡蛎。《本草纲目》载:"牡蛎化痰软坚,清热除湿,止心脾气痛,痢下,赤白浊,消疝瘕积块,瘿疾结核。"亦可用全蝎化瘀散结,尤以瘀重者为佳,甚可联用生牡蛎。活血药首用丹参。《神农本草经》载:"丹参主寒热积聚,破癥除瘕。"止血药首用三七。《本草纲目》载:"三七止血散血定痛。"故散血瘀,通、化、活、止,两进两退,使瘀血无能留滞。

病血虚者,宜气血双补,更宜脾肾共益。气行则血行,血生则气生,健脾可理血,益肾可养精。气血双补,需用当归补血汤之当归、黄芪。《医方考》述:"当归味厚,为阴中之阴,故能养血;而黄芪则味甘补气者也,今黄芪多于当归数倍,而曰补血汤者,有形之血不能自生,生于无形之气故也。"脾肾共益,需予以续断、香附。《日华子本草》曰:"续断助气,调血脉,补五劳七伤,妇人产前后一切病,胎漏,子宫冷。"《滇南本草》曰:"香附调血中之气,开郁,宽中。"两药共用,名曰"续香",取其延续香火后代之意。故补气养血,乃增气力;脾肾共益,乃合氤氲。仍虚者,可予鹿角霜、桑寄生、杜仲等药以辅之。

【典型案例】

周某,女,32 岁。2016 年 4 月 28 日初诊。

主诉:经期腹痛 5 年,进行性加重 2 年伴月经量多。结婚 3 年,1 年余未避孕未孕。

现病史:自 2011 年出现经期腹痛,且逐年加重,时需服止痛药;近 2 年经期腹痛明显加重,须服止痛药,月经量明显增多,经色黯红,夹有血块。Lmp:2016 年 4 月 22 日,量多,色黯红,有血块。经期腹痛剧烈,常服用止痛药。前次月经(Pmp)2016 年 3 月 25 日。纳眠可,大便干,3~4 日一行,小便调。舌黯红,苔薄白,脉细弦。

经孕产史:患者 14 岁月经初潮,初潮后月经周期如常,经量中等,偶伴经期腹痛。周期 5~7 天 /28~33 天。孕 0 产 0。工具避孕,计划妊娠。

辅助检查:CA125:79U/ml。外院 B 超:子宫前位,5.7cm×5.0cm×4.2cm;肌层回声强弱不均,可见点线状强回声,盆腔积液。

中医诊断:不孕症,痛经。西医诊断:原发不孕,子宫腺肌病。

证属:痰瘀互阻证。

治则:行瘀化痰,软坚散结。

方药:生牡蛎 15g　浙贝母 10g　夏枯草 15g　川芎 6g　丹参 12g　当归 10g　延胡索 10g　乌药 6g　香附 6g　昆布 10g　桂枝 6g　川断 15g　14 剂,水煎服。月经第 5 天可继续服药。

嘱:避孕。

二诊:2016 年 5 月 12 日。自诉服药后大便好转,1~2 日 1 行,今日小腹隐痛不适,纳眠可,二便调。舌黯红,苔薄白,脉细滑。

方药:守上方去生牡蛎,加杜仲 10g、全蝎 6g。14 剂,水煎分 2 次服。经期停药,另配三七粉 3g×3 支,每次 1.5g,日 2 次,仅服用 3 天。

嘱:月经 2~4 天查性激素。

三诊:2016 年 5 月 26 日。Lmp:2016 年 5 月 22 日。自诉经期腹痛明显减轻,行经第 5 天,经量较前略减少,色红,有小血块。纳眠可,服药后大便如常,日 1 行。现工具避孕。舌质黯,苔薄黄,脉细滑。辅助检查:性激素六项(2016 年 5 月 24 日):FSH 6.96mIU/ml,LH 4.6mIU/ml,E$_2$ 33.82pg/ml,PRL 188.8μIU/ml,T 39.15ng/dl。

方药:生牡蛎 15g　浙贝母 10g　夏枯草 15g　荔枝核 10g　三七粉 6g　丹参 12g　当归 10g　昆布 10g　连翘 10g　延胡索 10g　全蝎 6g　香附 6g　14 剂,水煎分 2 次服。月经干净后继续服药。

嘱:避孕。

四诊:2016 年 6 月 13 日。偶感小腹隐痛不适,纳眠可,二便调。舌黯红,苔薄白,脉细滑。复查 CA125:30U/ml。

方药:川断 15g　鹿角霜 10g　荔枝核 10g　川芎 6g　丹参 12g　当归 10g　茯苓 15g　白术 15g　延胡索 10g　全蝎 6g　香附 6g　生黄芪 20g　10 剂,水煎分 2 次服。

五诊:2016 年 6 月 26 日。Lmp:2016 年 6 月 23 日。自诉痛经已近消失,经量如常,色红无血块。纳眠可,二便调。舌淡红,苔薄白,脉细滑。辅助检查:B超示子宫 4.8cm×4.6cm×3.8cm,肌层回声强弱不均,内膜0.5cm,均匀,双卵巢可见各6~7个窦卵泡,双附件未见其他异常,盆腔积液未见。计划妊娠。

方药:川断15g 鹿角霜10g 桑枝10g 鸡血藤15g 石斛15g 川芎6g 丹参12g 茯苓15g 薏苡仁15g 当归10g 杜仲10g 月季花6g 14剂,水煎分2次服。

六诊:2016年7月6日。Lmp:2016年6月23日。未诉明显不适,纳眠可,二便调。舌淡红,苔薄白,脉细滑。辅助检查:B超(2016年7月4日)示子宫大小同前,内膜0.9cm,左卵巢内可见1.6cm×1.5cm无回声;B超(2016年7月6日)示子宫同前,内膜1.0cm,呈三线征,左卵巢内可见2.1cm×2.0cm无回声。

方药:守上方去鹿角霜、当归,加桑寄生15g、丝瓜络15g、肉桂6g。3剂,水煎分2次服。指导同房。

七诊:2016年7月9日。Lmp:2016年6月23日。未诉明显不适,舌淡红,苔薄白,脉细滑。B超示卵泡已排。

方药:菟丝子15g 巴戟天6g 覆盆子10g 白术15g 茯苓15g 山药10g 白芍12g 黄芪15g 生甘草5g 14剂,水煎分2次服。

7月28日复诊:面告已孕。

【按语】 育龄妇人,患腺肌病者,烦恼尤甚,恐其利化痰湿与散瘀养血之良药尤误伤孕,又惧育卵培胎之药尚无良效。故用药乃更胜用兵,先以攻邪之药祛邪,速战速决,再以补益之药扶正,育卵养膜。子宫腺肌病患者病情易反复,故应依症选药,随症加减,切勿守方而缺少化裁。首诊患者疼痛较重,故予以经典方,加桂枝以温阳止痛。二诊仍见腹痛征象,故予更换全蝎,并加杜仲护腰膝。三诊仍有瘀象,瘀祛才可生新,故加大化瘀散结用药。四诊瘀象已减,不可久用大量化瘀药,故予以健脾补阳药,补益所耗之气。五诊查其已符氤氲征兆,故减所有妊娠慎、忌之药,以鹿角霜、杜仲等药补肾填精,育卵培珠。待六诊查卵泡已大,故稍稍予以通络药物,以使卵泡破裂,卵子排出,并指导同房。七诊待卵泡已排,予以常规中药保胎、健黄体治疗。后即得孕。

(金哲)

福建妇科名家

—— 吴 熙 ——

吴熙,福建省福州吴熙妇科中医院院长(原台江区中医院院长),教授,研究员,主任医师,博士研究生导师,先后担任中华中医药学会理事兼妇科分会常务副主任委员兼秘书长,世界中医药学会联合会妇科专业委员会副会长,福建省中医药学会妇科分会主任委员,福建省中医药学会常务理事,被国内外多家医学研究院聘为教授、医学顾问。

吴熙撰写《现代中医不育症治疗学》,成立福建省首家不孕症专科,从医60年,先后编著中医著作61部,发表学术论文500余篇,3项科研成果获得省级奖励。

吴熙不仅注重科研和医学研究,还无私传授学术思想和技术经验,是第二、三、四批全国老中医药专家学术经验继承工作指导老师,第二批全国中医临床项目优秀人才导师。从医数十年,吴熙连续多次被评为"全国劳动模范""省、市优秀共产党员""省、市优秀党务工作者",并多次荣获"省、市劳动模范""省道德模范""省医德标兵""省五一劳动奖章""市十佳个人标兵""市文明市民标兵"等称号。

一、对不孕症的认识

女子不孕,一是肾气损伤,阴精不化,膏脂不生,阴阳失衡而致不孕;二是脾不健运,气血不能化生,胞脉失之濡养,以及水液代谢失常,痰湿阻碍气机而不孕。因此,不孕症的主要原因,与肝、脾、肾三脏息息相关。如任何一脏功能失常,都会影响孕育。

二、诊治思路

吴熙认为冲任二脉为女子经孕之根本,肝肾又为冲任之本,在治疗上补肝肾即补冲任,换言之冲任虚损应从肝肾论治,强调了肝肾在生殖方面的重要性。此外,脾为气血生化之源,胃为多气多血之海,因此,健脾胃也能间接益冲任。大量临床及实验研究证实针刺冲、任脉的穴位对生殖内分泌具有调节作用。

吴熙综合不孕症的病因病机和临床表现,大致将其分为气虚、血虚、宫寒、血热、肾虚、血瘀、痰湿、肝郁8个证型,并施以八法治疗,配用家传丸法,每获良效。

三、治疗特色

吴熙据多年经验认为,凡肝肾阴虚者,应补阴养血以助胞胎之孕育;属子宫发育不良者,多因冲任虚寒,子宫发育迟缓,应使用温补法助其发育正常;属双侧输卵管不通等阻塞性不孕症者,多为气滞血瘀,气机失畅,瘀阻胞络,以致阴阳不能合,当采用化瘀通络法,促其通畅;属于脾虚而致痰湿壅滞血络者,当健脾化湿通络;至于生化之源不足,以致精血不能充养胞胎者,当采用益气健脾、助脾健运法治疗。因此,抓住肝、脾、肾三脏,补其不足,泄其有余,调畅气血,平衡阴阳,是治疗不孕症的关键。

(一)补血养宫法(适用于血虚型)

【典型案例】

纪某,女,28岁。1965年4月10日初诊。

主诉:婚后6年未孕。

刻下症:经来量少,一二日即净,有时只见点滴。面色无华,头晕无力,心悸怔忡,舌淡苔薄,脉细弱。

辅助检查:血红蛋白65g/L,红细胞计数2.6×10^{12}/L。妇科检查未见异常。

中医诊断:不孕症,虚劳。西医诊断:原发不孕,中度贫血。

证属:血虚,冲任失养,胞宫不能养精成孕。

治法:补血养宫,佐以益气健脾。

方药:四物汤合当归补血汤化裁。

当归15g　川芎10g　白芍15g　熟地黄15g　炙黄芪30g　白术15g　酸枣仁10g　炙甘草6g　炒砂仁5g

上方连服20余剂,诸症好转。后以"养宫丸"调服3个月余,一次停经约50天,查尿妊娠试验(+),检查结果为早孕。

【按语】 血虚不孕症病因多为饮食劳倦,损伤脾气,生血无源而形成,也有因大病、久病、失血之后或有寄生虫而酿成的。由于血海空虚,冲任不足,胞宫失养,难以成孕。《医部全录》云:"今妇人无子者,率由血少不足以摄精也。"故治宜养血补血,益气健脾。先予四物汤合当归补血汤化裁,后予"养宫丸"(家传方:紫河车、生铁落、山茱萸、雀蛋、猪肝、丹参等),药后不久即孕。

(二)补气振宫法(适用于气虚型)

【典型案例】

吴某,女,29岁。1972年7月15日初诊。

主诉:婚后4年未孕。

刻下症:面色无华,形态消瘦,经来量较多,色淡如水,伴心悸、心慌,自汗,懒言纳少,少腹空坠;舌淡,苔薄润,脉弱。

既往史:患者幼年多病,20岁曾患肺结核,23岁治愈。

辅助检查:妇科检查未见异常。

中医诊断:不孕症。西医诊断:原发不孕。

证属:气虚胞宫无力,不能摄精成孕。

治法:补气振宫,佐以养血健脾。

方药:四君子汤加减。

党参10g　白术10g　茯苓20g　炙黄芪30g　炙甘草10g　白芍15g　山药20g　当归10g

佐以川芎、香附、菟丝子等药,互为出入,连服1个月,诸症好转。改用"振宫丸"续服2个月后,约半年许停经,尿妊娠试验(+),妇科检查示早孕,足月产一女婴。

【按语】 气虚不孕症多因体质虚弱,或久病伤脾,造成中气不足,经行而气随血泄,渐至冲任不固,胞宫无力,不能摄精成孕。本例素体多病,营养较差,气虚而血少。治宜以益气健脾为主,辅以养血之品,使脾旺气充,化血有源。又配用"振宫丸"促冲任,和胞宫,生殖崛复,故而有子。"振宫丸"(家传方:白术、紫河车、人参、桂圆、黄芪、雀肉)功用为补益气血,振奋胞宫,促使生殖。

(三)散寒暖宫法(适用于宫寒型)

【典型案例】

金某,女,33岁,教师。1982年6月4日初诊。

主诉:患者婚后4年未孕。

刻下症:月经40~50天来潮1次,经前腹痛,经量较多,少腹常年觉冷,喜暖,伴有倦怠无力,面色苍白,舌苔淡白,脉沉紧。

既往史:患者在学生时期,酷爱体育,为不妨碍比赛,经来前总是食冷以图延期,如此有四五年之久。

辅助检查:无异常发现。

中医诊断:不孕症,月经后期。西医诊断:原发不孕,月经不调。

证属:寒邪客于胞宫,冲任失调。

治法:散寒暖宫。

方药：胶艾四物汤加味。

阿胶 20g　熟艾叶 10g　炮姜 6g　肉桂 6g　当归 15g　川芎 12g　白芍 15g　熟地黄 15g　小茴香 6g　红枣 10g

连服 10 余剂，月经来潮 1 次，经量减少，腹痛减轻，唯感口干。上方减炮姜、肉桂用量为 3g，加生地黄 12g、香附 10g、延胡索 10g。继服 20 余剂。后改用"暖宫丸"再服 2 个月，月事正常，次年生一女婴。

【按语】　宫寒不孕症的病因多为经期食冷，受寒，或产后受寒，寒邪搏于胞宫，冲任失调，宫寒不能受精成孕。本例因长期食冷，血液得寒则凝，造成寒邪羁留胞宫，经期落后，形成宫寒不孕症。初以胶艾四物汤为主连服，再配以家传方"暖宫丸"（紫河车、肉桂、艾叶、香附、黑白牵牛子、路路通），同时送服家传方椒桂丸，寒邪得去，胞宫得温，冲任得养，方能收到预期效果。

（四）温肾壮宫法（适用于肾虚型）

【典型案例】

陈某，女，26 岁。1976 年 10 月 12 日初诊。

主诉：患者 16 岁结婚，婚后 10 年未孕。

刻下症：月经量少，色淡红，腰酸痛且膝软，头晕，耳鸣，纳少便溏，性欲减退，面色晦暗，畏寒怕冷，脉细。

中医诊断：肾虚不孕症。西医诊断：原发不孕。

证属：肾阳不足，胞脉失养。

治法：温肾壮宫。

方药：二仙汤加减。

仙茅 12g　淫羊藿 15g　当归 15g　白芍 15g　巴戟天 10g　肉苁蓉 10g　锁阳 10g　鹿角胶 10g　女贞子 15g

连服 20 剂后头晕、耳鸣、怕冷已相继好转。前方加熟地黄 20g、枸杞子 20g。再服 20 余剂，腰痛锐减。改用家传方"壮宫丸"常服，半年后停经，次年生一女婴。

【按语】　肾虚不孕症病因多为房劳太过、早婚或素体阳虚，冲任劳损，精亏血少，不能滋养胞脉，胞脉失养，肾气不足，不能固精温养成孕。本例患者早婚，而成肾气虚衰。便溏、畏寒等均为肾阳不足之表现。故投以二仙汤加鹿角胶等以增强温肾壮宫之力。更有"壮宫丸"（家传方：紫河车、鹿胎、雀脑、鹿角胶、丹参、枸杞子等）温壮肾阳，濡养胞宫，增强了前药的功效，方能收到满意效果。

（五）凉血清宫法（适用于血热型）

【典型案例】

徐某，女，34 岁。1984 年 7 月 21 日初诊。

主诉：患者婚后 2 年怀孕 1 次，跌跤坠胎，继后 9 年未孕。

刻下症：面红口干，声高善语，喜食辛辣，心胸烦闷，月经提前，量多色深红，或有少量紫红，质黏而稠，溲黄便干；舌边尖红，苔少，脉滑数。

中医诊断：不孕症。西医诊断：继发不孕。

证属：热迫血动，胞宫血热。

治法：凉血清宫。

方药:《傅青主女科》清经散加减。

生地黄 15g　黄芩 10g　黄柏 10g　牡丹皮 10g　炒栀子 6g　赤芍 15g　白芍 15g　甘草 10g　天花粉 20g　煅龙骨 30g　煅牡蛎 30g

服药 20 余剂后症状好转,继服"清宫丸" 3 个月余,查尿妊娠试验(+),妇科检查示早孕,次年生一男婴。

【按语】 血热不孕症的病因多为素体阳盛,过服暖宫之药,或食辛热助阳之品,或情志抑郁,郁而化火,胞宫血热,精动不安不能居宫成孕。本例患者久服艾叶等,胞宫有热,加之好食辛辣,酿成阳盛血热,予以清经散加味清热凉血,"清宫丸"常服,方能收效显著。"清宫丸"有清宫凉血、降火滋阴的功用,对宫热不孕、血热经多、漏下均有良效。

（六）化瘀和宫法（适用于血瘀型）

【典型案例】

戴某,女,33 岁。1974 年 5 月 6 日初诊。

主诉:患者婚后妊娠 3 次,均先兆流产,自 28 岁以后一直未孕。曾 2 次诊刮仍未能受孕,故而来诊。

刻下症:经来淋漓,往往拖延数月方净,经量或多或少,经期前 2 天有紫色血块,脐下疼痛,两侧拒按。面色有褐色斑已数年;舌黯红、边有瘀点,脉沉滑。

辅助检查:输卵管通液术示双侧输卵管不通。诊刮病理报告示经期子宫内膜腺体分泌不良。

妇科检查:子宫大小正常,双侧附件均有不同程度增大。

中医诊断:不孕症,滑胎。西医诊断:继发不孕,复发性流产。

证属:血瘀阻滞冲任。

治法:化瘀和宫。

方药:桃红四物汤合失笑散加减。

当归 15g　川芎 10g　生蒲黄 15g　五灵脂 15g　桃仁 10g　红花 10g　生地黄 15g　益母草 30g　炙地龙 10g　川楝子 10g　延胡索 10g　路路通 10g

药进 10 剂,行经 1 次,腹痛显著减轻,按之亦无痛楚。改用"和宫丸"再服 2 个月余,诸症消失。连服 4 个月余,再做妇科检查,无异常发现。预约再做输卵管通液术,月经未来,查尿妊娠试验(+),次年秋生一女婴,面部黄褐斑亦消退无余。

【按语】 旧血不去,新血不生,胞宫失于新血濡养,恶血、血瘀羁留胞宫(胞宫应包括西医学的子宫、输卵管、附件等部分)。本例患者为产后瘀血未尽,恶血留滞胞宫,造成瘀血型不孕,久之而输卵管不通,附件部位随之发生病变,这与中医痛则不通、通则不痛的理论相吻合。"和宫丸"(家传方:紫河车、王不留行、益母草、郁金、雀脑、地龙等)的功用主要是活血化瘀,去瘀生新,主治产后恶露不尽,胞宫瘀血、血阻、胞衣不下等症,尤其是对血瘀型不孕症疗效较好。

（七）疏肝解郁法（适用于肝郁型）

【典型案例】

周某,女,31 岁。1979 年 11 月 3 日初诊。

主诉:患者第 2 次结婚,婚后性情急躁,易嗔易怒,经常追忆与前夫争吵、打骂情景,迄今已有 5 年未孕。

刻下症:形体消瘦,经期先后不定,量少色黯,有小血块,经来腹痛,经行不畅,双侧乳房均有白果大小的数枚疙瘩,经来痛甚,不可近衣,经净痛减,两胁胀满,纳少嗳气;苔薄,脉弦。

中医诊断:不孕症,月经愆期,经行乳胀。西医诊断:原发不孕,月经不调。

证属:肝郁不孕。

治法:疏肝解郁。

方药:《傅青主女科》开郁种玉汤加味。

木通 10g　当归 15g　白芍 15g　香附 10g　郁金 10g　路路通 10g　茯苓 10g　牡丹皮 10g　炮山甲 6g　木香 10g　醋炒柴胡 10g

连服 1 个月后诸症好转,乳房肿块缩小;再服 1 个月诸症大减,嘱其家属常开导患者。原方去木通、炮山甲、路路通;加月季花 10g、丹参 15g。又连服 2 个月余,次月经停。1981 年初生一女婴。

【按语】　肝郁不孕症的病因多为情志不畅,肝气郁结,疏泄失常,气血不和,冲任失调不能成孕。本例患者素有肝郁气滞,气滞则血滞,故疏肝解郁的同时必须与活血行血药同用,气行血行,气顺血顺,加之精神安慰,故而奏效。

(八)祛痰暖宫法(适用于痰湿型)

【典型案例】

苏某,女,29 岁,营业员。1982 年 9 月 12 日初诊。

主诉:婚后 5 年未孕。

刻下症:经期延后,经水逐渐减少,甚或两月一至或经来始见点滴;带下量多、黏稠如涕,大便时溏,面呈满月,形体逐渐肥胖,高 158cm,体重 93kg。头晕心悸,胸闷肢困,倦怠嗜卧;苔滑腻,脉弦小滑。

中医诊断:月经后期,月经过少,不孕症。西医诊断:月经不调,原发不孕。

证属:痰湿不孕。

治法:化痰除湿,理血调经。

方药:平胃散加味。

炒苍术 15g　川厚朴 10g　法半夏 10g　陈皮 10g　焦山楂 20g　胆南星 6g　天花粉 30g　甘草 10g　大枣 10g　当归 15g　赤芍 15g

连服半年余,同时服燥宫祛痰丸 2g,日服 3 次,诸症好转,体重减至 80kg。继以山药、薏苡仁、丹参、枳实、香附、泽泻等品互为出入,再服年余,后来果然怀孕生一男孩。

【按语】　痰湿不孕症临床较为多见,其原因多为素体肥胖,或嗜食膏粱厚味,痰湿内生,气机不畅,胞脉受阻;或痰阻胞膜,不能藏精受孕。本例患者在服药 2 个月时因无明显效果曾失去治疗信心,经再三劝说方连续调治年余受孕,可见坚持服药调治是治疗痰湿不孕症的重要一环。燥宫祛痰丸为家传方(紫河车、皂角、胆南星、茯苓、苍术、礞石),有祛痰、兴奋子宫的作用。

(王小红　严炜)

—— 王惠珍 ——

王惠珍,女,1954 年出生于福建漳州,1977 年毕业于福建医科大学。主任医师,教授,曾留学日本,第五批全国老中医药专家学术经验继承工作指导老师;现任中华中医药学会妇科分会常务委员；福建省中医妇科分会副主任委员；福建省中西医结合妇产科学会副主任委员；福建第二人民医院妇科教研室主任；从事妇科的教学、临床与科研工作已40年，主编《妇科辨病专方治疗》《经方妇科应用集成》；参编教材、教参7部，于国家级、省级杂志正式发表数十篇文章。曾获得优秀教师、优秀临床带教称号。对不孕症、绝经前后诸证、子宫内膜异位症、多囊卵巢综合征等有一定探讨。主研省级课题3项，其中重点课题1项；协研国家中医药管理局课题1项。培养博士研究生、硕士研究生17名，师承弟子3名。

一、对不孕症的认识

不孕症是由多种病因导致的生育障碍，关系到男女双方。肾气充盛、天癸必至、冲任通盛、胞宫藏泻有度，阴阳和合，是受孕的主要环节。任何一个环节障碍或不协调，则难成孕。女经调，男精壮是受孕的先决条件。不孕症有原发性和继发性的不同，亦有相对性不孕及绝对性不孕如"绝产""绝嗣"。不孕症还有不孕与不育的区别，都为生育障碍。不孕为不能受孕；不育则为孕而不能成胎，或孕而不能获得存活婴儿。

临床上寻求不孕症的病因及发病的环节，是诊断的关键，但也是临床上难点之一。导致不孕症的病因，有六淫七情之邪，有伤冲任，或宿疾滞留，传遗脏腑，或子宫虚冷，或夹痰夹瘀，或血中伏热，又有脏腑虚损、冲任失养，或阴阳不合，各当求其源而治之。首先排除男方因素，对于原发不孕当排除生殖器官的畸形或缺陷，如真两性阴阳人和假两性阴阳人，以及螺、纹、鼓、角、脉的五不女等。五不女中"脉"尚可用药治疗，"鼓阴"类似处女膜闭锁，"角阴"类似"阴阳人"可采用手术矫正疗法。继发不孕多为后天因素导致，可见以功能性异常为主的，如排卵功能障碍、月经失调，亦可见以器质性病变为主者，如子宫肌瘤、子宫内膜异位症、盆腔炎等。

除此之外，不良的生活习惯，也是一个很重要的原因。如贪凉、饮冷、恣食辛辣炙热之品而内生寒热，或夜不安寝，日卧不起，易致阴阳不合，冲任失调；不洁性生活，多次堕胎，易直伤冲任胞宫，引邪入里，而致胞脉瘀滞，两精不能相合；不良的情绪，或怒或悲或忧思抑郁，气血失调，冲任阻滞，两神不合，焉能成胎，不能不明察。

二、诊治思路

明辨虚实：不孕症往往由很多原因导致，病因病机颇为复杂，常常虚实夹杂，寒热错杂，功能与器质性原因同在，故临床上应充分收集四诊资料，明辨病因病机，同时还要男女兼顾，以提高疗效。

辨病与辨证相结合：辨病要在辨中医的病的同时，辨西医的病，中西合参。辨病同时辨证，要突出中医的辨证思维，辨明病之病位、病性、病势，以助为患者确定个性化的治疗方案。

调经种子：月经的正常来潮不仅是女性生理正常的表现，而且是女性生殖功能发育成熟的标志。自古有"十个不孕，九个病经"之说，故《素问·上古天真论》谓"月事以时下，故有子"。由于一个月经周期有着不同的变化，故诊治中要顺应月经周期阴阳气血的变化而调之。

男女同治：生儿育女，乃男女之事。不孕症患者常常是双方都存在病症或不和谐等，所以必须详查，审证求因，有的放矢，使夫妇能共同配合，协助治疗，所谓男精壮女经调，有子之道。

适时："天地氤氲,万物化醇;男女媾精,万物化生。"(《周易》)《女科准绳·胎前门》引袁了凡之言："凡妇人一月经行一度,必有一日氤氲之候,于一时辰间……此的候也……顺而施之,则成胎也。"真机的候,则是指容易受孕之时,故在辨证施治给药治疗中,还要给予性生活适时指导。

三、治疗特色

(一)盆腔炎性疾病导致不孕

【典型案例】

肖某,33岁。初诊:2013年1月5日。

主诉:无避孕3年未孕,伴经行腹痛,经少,盆腔粘连松解术后1个月。

现病史:经量少、约为原来1/2,色黯红、夹血块,伴腰酸,无腹痛,现月经第20天,患者双下腹抽掣样疼痛,无乳房胀痛,纳可寐欠安,二便自调。焦虑貌,舌红略胖、尖边瘀斑,苔白腻,脉弦细。

既往史:1个月前于福建省人民医院行"腹腔镜盆腔粘连松解术 + 宫腔镜探查术 + 双侧输卵管间质部插管通液术",术顺,术后恢复情况好。

月经史:既往月经尚规则,13(5~7/28~30),有痛经史,月经量中等,色黯红,夹血块。Lmp:2012年12月16日。

中医诊断:不孕症,妇人腹痛,痛经,月经过少。西医诊断:原发不孕,盆腔炎,痛经,月经不调。

证属:气滞血瘀夹肾虚证。

治法:理气化瘀,佐以益肾。

方药:当归12g　川芎9g　柴胡9g　桃仁9g　红花3g　白芍9g　茯苓15g　白术9g　菟丝子15g　川牛膝15g　炙甘草6g　川楝子9g　蒲黄9g　五灵脂15g

该患者证属气滞血瘀证,故予血府逐瘀汤加减理气活血化瘀。因患者舌质红,内有火,枳壳味辛,性温,故减去;因桔梗引药上行,妇科病位较低,故减去;加蒲黄、五灵脂专入血分,二药伍用,通利血脉、活血散瘀、止痛的力量增强;川楝子味苦,性寒,有小毒,疏肝行气止痛;茯苓、白术健脾祛湿;"经水出诸肾",患者月经量少,故加菟丝子补肾精。全方共奏理气活血化瘀、佐以健脾益肾之效。

上方加减,经治3个多月,患者大喜,确认怀孕。足月剖宫产一男。

【按语】　王惠珍认为妇科多瘀,盆腔炎临床不都是实证、热证,亦可见虚证、寒证。慢性盆腔炎更多夹瘀,其瘀血的成因如下:女子一生经、孕、产、乳,数伤于血,气血常处于不平衡状态。经期、产后余血未净之时,血室正开,易感寒、热、湿等外邪,外邪乘虚而入,蕴结下焦,与血搏结,瘀阻冲任、胞宫;女性素性抑郁,肝喜条达恶抑郁,肝气郁结,失于疏泄,气血运行不畅,气滞血瘀;或思虑日久伤脾,脾失健运,气血生化乏源,气虚血瘀;或手术损伤,如人工流产、取环、上环、诊刮术等操作,直接损伤冲任,影响气血的运行而致瘀;或于经期、产后调治失当,血未尽之时不禁房事,致邪毒内侵,邪毒与血相搏结成瘀;或过早应用止涩药,致血留成瘀。恰如徐灵胎云:"妇人之疾与男人无异,唯经期胎产之不同,且多瘀积之患,其所以多癥积之故,亦以经、带、胎、产之血易于凝滞。"

在药物上,王惠珍喜用血府逐瘀汤加减理气活血化瘀治疗妇科病。该方出自清代王清任的《医林改错》，由桃红四物汤（生地易熟地、赤芍易白芍）合四逆散（枳壳易枳实）加桔梗、川牛膝而成。桃红四物汤养血活血化瘀，因瘀阻于胸，妨碍肝之疏泄；四逆散重在疏肝理气，亦有利于祛瘀。川牛膝能祛瘀血，通经脉，并有引瘀血下行的作用；桔梗开肺气，并且与枳壳相配，行气宽胸，有使气血运行通畅之功。全方共奏"疏其血气，令其调达"之功效，后世以本方加减，可通治各种气滞血瘀证。王惠珍用该方一般去桔梗，因桔梗载药上行，妇科病变位在下部。现代药理实验证明，本方具有改善血液流变性、抗凝及改善微循环、能够增强机体免疫功能等多种药理作用。经前重用川牛膝因势利导，经期加用五灵脂、蒲黄活血不留瘀。

（二）多囊卵巢综合征性不孕

【典型案例】

蒋某，女，27岁，职员。初诊：2012年6月15日。

主诉：无避孕3年未孕。

现病史：自14岁月经初潮后月事延后而至，周期30~60天，经量中，色黯红，夹血块，经行腹痛、腰酸，伴经前乳胀，7天净。经净旬余后复阴道出血，量少，持续3~7天止。Lmp：2012年5月27日。平日腰背酸软，带下清稀，畏寒，便溏，舌淡红、略胖、边瘀斑，苔薄白，脉细弦。患者形体适中，身高160cm，体重48kg。

月经史：14岁月经初潮，7天/30~60天。

辅助检查：输卵管造影示输卵管通畅；不孕不育抗体均阴性；超声提示卵巢多囊样改变；性激素六项示FSH 7.24mIU/ml，LH 22.93mIU/ml，PRL 265.84μIU/ml，E_2 192.0pmol/L，T 1.91nmol/L。精液检查无明显异常。

中医诊断：不孕症，月经后期，经间期出血。西医诊断：原发不孕，多囊卵巢综合征，月经失调。

辨证：痰湿瘀阻。

治则：燥湿化痰，化瘀调经。

方药：苍附导痰丸合血府逐瘀汤加减。

处方：苍术9g　香附6g　茯苓12g　陈皮6g　川芎9g　赤芍9g　姜半夏9g　桃仁9g　红花3g　当归12g　生地12g　胆南星9g　柴胡9g　枳壳9g　甘草6g

疗效：治疗初期3个月，月经基本40~60日一行，量、色正常，经间期出血已愈，内分泌LH/FSH比值恢复正常，基础体温呈不典型双相。继续给予中药治疗，经后期（卵泡期）滋肾填精，经间期（排卵期）活血通络，经前期（黄体期）温补肾阳、佐以滋阴，行经期（月经期）活血通经。治疗第4个月经周期基础体温呈双相，月经40天一行，规律4个月后自然怀孕。Lmp：2013年2月20日，期间曾出现阴道少量出血。王惠珍予保胎治疗后阴道出血止，胚胎发育良好，足月顺娩一男。

【按语】　多囊卵巢综合征患者，临床常见月经异常、不孕；而肥胖，多毛，痤疮是多囊常见症状及主要体征。由于体质的差异，地域不同，病有长短，证有轻重，邪有兼夹，临床上应详细了解病之起因、治疗经过，结合舌脉，辨证施治。本病以肾虚为本，兼有痰湿、血瘀、肝郁和痰瘀互结，冲任二脉不能相资，胞宫胞脉不能行月经和主胎孕而致月经失调及不孕症；痰湿瘀阻，脏腑冲任气血失调是其主要病机。

由于福建地处东南沿海地带，气候为温、热带的过度地带，为典型的亚热带湿润季风气候、气候暖热、雨量充沛,加之饮食喜酸、甜及冷饮习惯,故多湿盛。福州地区多囊卵巢综合征患者,以痰浊瘀阻、寒湿瘀阻、肝郁肾虚夹痰为多见。

多囊卵巢综合征患者以痰湿阻滞,脏腑冲任气血失调为其主要病机。肥胖显著者当责之脾肾,治遵仲景之训"病痰饮者,当以温药和之",以温药振奋阳气,开发腠理,通行水道,化瘀祛浊;"痤疮"乃汗出见湿,寒气薄之,液凝为皶,郁于皮毛而为痤疮。故痘多者当责之心肺肝,以疏达为主,切勿过用苦寒;多毛者,此乃由于气血不能下注于胞宫以蓄经、化经,而循经上行以养唇口,以及走于皮毛以充肤热肉渗皮肤,故全身多毛。当调其冲任气血,引血下行。肥胖者多合并糖代谢障碍;痤疮、多毛多合并高雄激素;临证当辨病与辨证相结合。

本病病情错综复杂,临床常见证型除痰湿内阻型,还有气滞血瘀夹痰型、肝郁肾虚夹痰型、寒湿瘀阻型等。尚需根据个体的差异,证之不同,谨守病机,各司其属,方不失中医之本。临证用药宜随证的变化,以及月经周期冲任、胞宫阴阳气血变化而加减。莫拘泥于一病一方,当病、证结合,中西互参,不能只辨西医的病,忘了中医的精髓,更不能有违中医辨证施治之思维而中药西用。

(刘琛 李素敏)

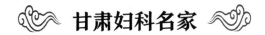

甘肃妇科名家

—— 丛春雨 ——

丛春雨,男,1941年3月生,吉林省扶余县人,教授、主任医师。17岁跟师学中医,1959年经高考入学长春中医学院(现长春中医药大学),1965年毕业为该校首届毕业生。响应党和国家号召,献身大西北,长期在兰州、白银工作。曾任甘肃中医学院(现甘肃中医药大学)院长、党委书记(1984—1995),现仍兼任甘肃省中医妇科专业委员会主任委员。2000—2005年任中华中医药学会妇科专业委员会副主任委员,2005年任该学会学术顾问。专业为中医妇科学;研究方向和范围为敦煌中医药学。

独撰《中医妇科学》《妇科证治歌括》《中医妇科临床经验选》《敦煌中医药精萃发微》《丛春雨中医妇科经验》等著作。担任主编或副主编编著了《敦煌中医药全书》《中医药学高级丛书——中医妇产科学》《中医证候诊断治疗学》《蒲辅周研究》《中医学导论》,以及全国高等医药院校教材(专科)《中医妇科学》等6部著作。发表论文150余篇。

《中医妇科学》专著,1990年获中国中医药文化博览会"神农杯"奖。《中医妇科临床经验选》获中国中医研究院(现中国中医科学院)第二届"医圣杯"国际中医药学术著作三等奖。主持的甘肃中医学院(现甘肃中医药大学)"敦煌中医药展馆"获甘肃省普通高等学校优秀教学成果一等奖、国家教育委员会普通高等学校优秀教学成果二等奖。《敦煌中医药全书》2001年被《中国文物报》评为"二十世纪最佳古籍整理图书"。《敦煌中医药精萃发微》2001年获中华中医药学会"康莱特杯"优秀学术著作二等奖。《中医药学高级丛书——中医妇产科学》获"康莱特杯"优秀学术著作一等奖。编著的《近现代二十五位中医名家妇科经验》2004年获中华中医药学会学术著作三等奖。

一、对不孕症的认识

不孕症可分为原发不孕与继发不孕、相对不孕与绝对不孕。夫妇任何一方有问题,都可造成不孕,其中女方原因包括营养不良、精神紧张、甲状腺或肾上腺疾患影响下丘脑 – 垂体 – 卵巢轴,或其本身功能原发不健全,卵巢发育不全或功能衰竭致排卵障碍;生殖道不通畅或严重的炎症干扰卵子和精子的结合;幼稚子宫,子宫内膜分泌功能不良,或粘连或炎症等影响受精卵的着床。此外,女性生殖道产生抗精子抗体等免疫因素及性生活失调等,也可导致不孕症。尚有 5%~10% 的不孕夫妇查不出任何明显的原因。本病是妇科常见病之一,发病率约占育龄期夫妇的 10%。

引起不孕的原因颇多,中医妇科学认为多因先天肾气不足,或情怀不畅,或饮食调摄失宜,或感受外邪,致冲任病变,胞宫不能摄精成孕。临床常见证候有肾阴虚证、肾阳虚证、肝郁证、宫寒证、痰湿证、血瘀证等。

【病因病机】

病理性不孕,多因肾虚、肝郁、血瘀和痰湿引起。它常常是因为多种妇科疾病未得到及时治疗而导致的结果。

1. **肾虚** 肾气不足,宫寒不孕,或精血不足,冲任脉虚,胞脉失养,不能摄精成孕。
2. **肝郁** 情志不畅,肝气郁结,气血不和,冲任不能相资以致不孕。
3. **痰湿** 形体肥胖,或恣食膏粱厚味,痰湿内生,气机不畅,胞脉受阻,导致不孕。
4. **血瘀** 经期、产后余血未净,或感受外邪,邪瘀交阻,胞脉不通而致不孕。

二、诊治思路

(一)辨证要点及治法

月经初潮推迟:经期一贯错后、量少,常有腰酸腿软者,多属肾虚证;胸闷烦躁,郁郁不乐者,多属肝郁证;形体肥胖,多属痰湿证;少腹作痛,经量偏少者,多属血瘀证。

本病治法,当分虚实。虚者宜温肾填精,补益冲任;实者宜疏肝解郁,使气血调和,月事有常则能摄精成孕。此外,还宜调情志,节房事,慎起居。

(二)分证论治

1. 肾虚证

(1)偏肾阳虚证

主要证候:婚久不孕,月经后期,量少色淡,面色晦暗,腰酸腿软,小便清长,大便不实。舌淡苔白,脉沉细或沉迟。

治法:补肾暖宫,调补冲任。

方药:加减毓麟珠(《景岳全书》)。

红人参 9g 白术 15g 茯苓 10g 白芍 10g 川芎 9g 炙甘草 9g 当归 10g 熟地黄 10g 菟丝子 30g 鹿角霜 15g 淫羊藿 15g 巴戟肉 15g

加减:临床上常在此方基础上加丹参、香附、紫河车温养肝肾,理气和血调经。如腰痛似折,小腹冷痛,脉沉迟者,酌加盐小茴香、补骨脂、仙茅、吴萸以温肾壮阳。

【典型案例】

王某,女,33岁,工人。初诊:1968 年 5 月 13 日。

主诉:婚后 2 年曾流产一胎,至此 7 年不孕。

现病史:自流产后性欲淡薄,小腹虚冷,腰膝无力,全身怕冷,手足冰冷,月经来时恶寒更甚,纳差,时有恶心,便溏;舌质淡,苔薄白。脉象沉缓,右脉细软,尺脉无力。

经孕产史:患者 17 岁月经初潮,周期为 30 天,行经为 5~6 天。孕 1 产 0 流 1。

妇科检查:子宫前倾、前屈,大小、活动均正常。

中医诊断:不孕症。西医诊断:继发不孕。

证属:寒客胞宫,肾阳虚惫,冲任失荣,下元亏损。

治法:补虚温经,暖宫散寒。

方药:土炒白术 30g　肉桂 6g　盐浸巴戟肉 30g　党参 9g　炒黑杜仲 9g　酒浸炒菟丝子 30g　炒山药 9g　炒芡实 9g　炮附子^{先煎} 1.5g　盐水炒补骨脂 6g　醋炒香附 9g

治疗经过:遵此方服 30 余剂,病情有所好转。

二诊:服药后经期恶寒感轻,便溏、泛恶已除,食纳增加,但仍感觉下腹发凉坠痛,腰酸痛,查舌质红,舌根微白苔,脉见滑缓。遂增加温暖下元之药:盐炒小茴香 9g、盐炒吴茱萸 9g、淫羊藿 15g、盐炒巴戟肉 15g、仙茅 9g、川续断 15g。再服汤药 30 余剂。

三诊:病情大有好转,查舌质红,脉见滑缓有力,知其正气康复,遂令患者用紫河车 30g、红人参 15g,共为细粉,每晚口服 1.5g,淡盐水送服。并嘱患者每次月经前服第一方 5 剂,每次经净后服第二方 5 剂,中间服其粉药,再连服 3 个月。于 1970 年 5 月随诊,其人已怀孕 4 个月,后足月顺产一男孩。总结此文时,该孩子已是中学生了。

【按语】　此例为继发不孕,脉证合参,系脾肾阳虚,冲任亏损。由于肾气虚寒,脾运乏权,真阳不足,胞宫失于温煦,致宫寒不孕。治法选傅山"温胞饮"以温肾暖土,升火助阳。在此基础上又酌加二仙(仙茅、仙灵脾)以助温宫之力,还用紫河车、人参之粉药,淡盐水送服,旨在甘咸温养,填补奇经,安神宁心,培补下元虚惫,皆为妙用血肉有情之品而独得其功。

（2）偏肾阴虚证

主要证候:婚后不孕,月经量少,色红无块,头晕失眠,心悸,腰膝酸软,手足心热,舌红苔少,脉沉细或细数。

治法:滋肾养血,调理冲任。

方药:益母菟丝养精种玉汤。

大熟地 10g　当归 9g　白芍 10g　山萸肉 10g　生地 12g　地骨皮 12g　川芎 9g　醋香附 9g　益母草 15g　黄柏 9g　知母 9g　菟丝子 30g

加减:若症见形体消瘦,五心烦热,午后潮热者,皆属阴虚火旺,可加丹皮、龟甲以清热降火,滋润填精。如兼有肝气郁结者,可酌加醋香附、郁金、佛手、台乌药、合欢皮等。

【典型病例】

刘某,女,27 岁,工人家属。初诊:1970 年 3 月 8 日。

主诉:婚后 5 年不孕。

现病史:近 3 年来月经提前 7 天左右,行经 7~10 天,血量时多时少,色红有块,经前头痛、头晕、伴有恶心,胸胁胀满,口干,便结,腰酸腿软,形体消瘦。舌质淡红,光剥无苔,脉弦细。

妇科检查:宫颈轻度糜烂,宫体后倾,略大稍硬。

中医诊断:不孕症。西医诊断:原发不孕。

证属:肝肾阴虚,相火妄动,热蕴血分,煎熬不孕。

治法:清热滋阴,凉血平肝。

方药:酒浸地骨皮 30g　牡丹皮 15g　生地黄 15g　玄参 15g　北沙参 15g　五味子 1.5g　知母 9g　合欢皮 4.5g　醋制香附 2.4g　盐浸炒黄柏 9g　此方连服 30 剂。

二诊:再诊其脉象见缓,但左关仍弦,尺弦细而有力,舌有薄苔,午后及前半夜自觉五心烦热症状大减,知其阴虚得解,但相火之贼邪仍未潜纳,遵前方加青橘核 9g、生牡蛎^{先煎}15g。令患者每月经前服 7 剂。

三诊:查舌质红,舌面有薄苔。知其阴虚内热得解,阴津得以复元,相火得除,嘱患者经净后改服下方。

酒蒸大熟地 30g　生地黄 15g　酒炒全当归 15g　酒炒白芍 15g　蒸熟山萸肉 15g　五味子 1.5g　神曲 6g

嘱病家凉水泡药 1 小时,再文火煎药至沸 40 分钟,连服 7 剂。

此二方连服 5 个月,至 1973 年 10 月随访,已足月顺产 1 女孩,1 岁有余,母女平安。

【按语】　此例禀赋不足,形体瘦削,经水先期,阴虚血热,遵《傅青主女科》骨蒸夜热不孕之例,先选用"清骨滋肾汤"加黄柏、知母、生牡蛎潜纳相火之贼邪,佐合欢皮、醋炒香附、青橘核疏肝解郁,芳香畅神。而月经之后又按傅山身瘦不孕之例选用"养精种玉汤"加生地、五味子大补肾水而平肝木之旺,不在补血而在填精,精血充足,则子宫易于容物,皆有子之道也。

2. 肝郁证

主要证候:多年不孕,经期先后不定,经来腹痛,行而不畅,量少色黯有血块,经前乳房胀痛,烦躁易怒,舌红苔薄,脉弦。

治法:疏肝解郁,调理冲任。

方药:甘麦开郁种玉汤。

当归 10g　白术 10g　白芍 15g　茯苓 10g　丹皮 12g　醋香附 12g　天花粉 9g　乌药 12g　柴胡 12g　合欢皮 9g　益母草 15g　浮小麦 30g　炙甘草 9g　大枣 3 枚

加减:如胸胁胀满者,可去白术,加青皮、玫瑰花。如乳胀有块者,加王不留行、橘叶、橘核、路路通。乳房胀痛有灼热感或触痛者,加川楝子、蒲公英。若梦多而睡眠不安者,加炒枣仁、夜交藤以益肝宁神。若气滞而夹瘀血者,可见小腹胀痛,经期或劳累后加重,痛时拒按,则宜温阳化气,活血行瘀,方用少腹逐瘀汤去干姜、肉桂,加丹参、香附、桂枝。

【典型案例】

关某,女,36 岁,工人,已婚。初诊:1996 年 7 月 6 日。

主诉:月经先后不定期 2 年多,乳汁自出半年多。

现病史:患者曾因人工流产而 3 年时间未再受孕,而这半年来乳汁自出,量少,乳白色,素日脘闷不舒,纳少便溏,白带多,腰困,怕冷、疲乏,月经量少,伴有经前乳胀,烦躁易怒,情绪激动等症。舌质红,苔薄腻。弦滑,尺脉不足。

经孕产史:初潮年龄不详,6 天/20~45 天。孕 1 产 0 流 1。

妇科检查:一般发育状况良好,乳房等大,柔软,挤压时有白色乳汁溢出、质稀。子宫大小正常,子宫颈有轻度糜烂。两侧附件(−)。

辅助检查:在兰州医学院附属第一医院做过蝶鞍部摄片,未见异常情况。乳房红外线热相图亦属正常。

中医诊断:不孕症。西医诊断:继发不孕,溢乳症。

证属:肝郁气滞,脾运失司,冲任不调,继发不孕。

治法:舒肝理气,运脾化湿,敛乳调冲,温宫促孕。

方药:炒山药30g　土炒白术30g　麸炒党参15g　盐炒黄柏15g　生薏苡仁30g　杭白芍15g　全当归15g　醋香附12g　麸炒乌药12g　醋柴胡12g　炒麦芽15g　炒五味子9g　盐菟丝子30g　鹿角霜15g　炙甘草9g　令患者连服15剂后再诊。

二诊:半月后再诊,白带少,腰酸轻,畏寒减,查腻苔消失,月经来潮,经量较前增多,乳胀轻,乳房不再溢乳,用力挤压后1~2滴,诊其脉见滑缓,弦而有力之象亦消失,知其运脾化湿、舒肝解郁奏效,烦躁之象好转。

遂拟新方:酒炒川芎9g　赤芍15g　当归尾15g　杭白芍15g　熟地黄15g　益母草30g　泽兰15g　醋香附12g　麸炒乌药12g　醋柴胡12g　盐炒菟丝子30g　枸杞子30g　淫羊藿30g　盐炒巴戟肉30g　炒麦芽30g　盐黄柏15g　生薏苡仁30g　通草0.5g

三诊:又服15剂后,再挤压双乳时,乳汁基本没有。查舌质红,少苔,脉见滑缓,患者精神明显好转,嘱其在两次月经中间服12剂,连服3个月,并告知患者每晚睡前口服"参车粉",淡盐水送服。早晚饭后半小时口服"四制香附丸"9g,淡米醋送服。前者温补宫阳治其本,修复损伤的子宫内膜;后者舒肝解郁治其标,乙癸同治,标本兼顾,以善其后。1年后患者告知已怀孕5个月,妊娠检查正常。

【按语】　本例为溢乳症、继发不孕。如果溢乳并伴有闭经,则称之为闭经溢乳综合征,临床较为少见,而单纯性溢乳者较为多见。本例溢乳而无闭经,仅见月经先后不定期,并见继发不孕,通过临床检查排除垂体、下丘脑或乳腺肿瘤的可能。本病在中医妇科学中属于"乳汁自出"范畴。《胎产心法》云:"肝经怒火上冲,故乳胀而自溢。"大都由肝经血热或肝脾郁怒或胃气不固所造成。本案为肝郁脾湿,冲任失调,故出现月经先后不定期,而胃气不固,则乳汁失约,发为溢乳。方中山药,白术、生苡仁温平淡渗,重用两许,以健脾土而扶冲和之气;香附、台乌、柴胡之清芳,以舒肝郁,开提乙木之气;炒麦芽、五味子固摄敛乳。之后在四物调经基础上又喜用盐菟丝子、淫羊藿、巴戟肉、"参车粉"(红人参、紫河车)等血肉有情之品填补奇经,温宫暖肾,恢复和促进卵巢排卵功能,修复子宫内膜,促进精卵结合,改善子宫内环境,以便使精卵结合体易于着床。因此1年后得以妊娠5个月之佳效。

3. 痰湿证

主要证候:婚后久不受孕,形体肥胖,经行后期,甚则闭经,带下量多,质黏稠。面色㿠白,胸脘痞闷,恶心泛呕,舌苔白腻,脉滑。

治法:燥湿化痰,理气调经。

方药:加味启宫丸(《经验方》)。

法制半夏9g　苍术15g　香附15g　神曲9g　茯苓10g　陈皮9g　川芎9g　赤芍9g　当归10g　炒枳实9g　远志9g　菖蒲9g　郁金9g　通草1.2g

随证加减:临床上多在此方基础上加海藻、昆布、川贝母以燥湿化痰,芳香化浊。如经量过多,可去川芎,酌加黄芪、续断益气固肾。若心悸者,加远志以宁其心。如月经后期或闭经者,可加温肾之品,如鹿角片、淫羊藿、杭巴戟等。

【典型案例】

张某,女,27岁,工人家属。初诊:1967年10月21日。

主诉:结婚12年不孕。

现病史:月经周期35~45天,量少色紫黑,间有血块,经前少腹疼痛,腰酸腿沉,素日白带多,黏稠腥味,形体矮胖,胸闷痰多,口黏而腻,不渴,头昏气短,婚后12年未孕。舌质淡红,白苔而腻。脉沉缓,右寸滑。丈夫健康。

经孕产史:15岁月经初潮,月经周期35~45天,行经5~7天。孕0产0。

妇科检查:外阴、阴道正常,宫颈中度糜烂,宫体前位,子宫发育小;输卵管通液试验:左侧输卵管通畅,右侧输卵管伞端通而不畅。

中医诊断:不孕症。西医诊断:原发不孕。

证属:痰湿壅阻,气郁不畅,寒凝胞宫,精卵不和。

治法:化湿涤痰,升清启宫。

方药:党参15g　土炒白术45g　茯苓12g　生黄芪24g　法半夏9g　薏苡仁30g　苍术9g　醋炒香附4.5g　柴胡4.5g　升麻2.4g　通草1.5g

二诊:令患者连服30余剂,再诊其脉象沉缓,滑象不见,问之口渴,而口中黏腻感大减,知其体内痰湿得化,气郁得舒,气机宣畅,病见好转。然右侧输卵管伞端通而不畅,故又重新拟方。

方药:酒炒川芎9g　赤芍10g　当归尾15g　熟地15g　益母草30g　泽兰15g　醋香附12g　麸炒乌药12g　醋川楝子12g　皂角刺15g　路路通15g　盐炒小茴香9g　炒吴茱萸9g　盐菟丝子30g　鹿角霜15g　炙甘草9g

此方每月在月经前后服用15剂,连续治疗半年,后经兰州医学院附属第一医院妇科输卵管通液检查:右侧输卵管伞端通畅。

三诊:查其脉见滑缓,舌无腻苔,体态转为正常,不再肥胖,阳气充足自可摄精,湿邪散除方能精卵结合,在升清降浊基础上,使用沈阳彭静山推崇的"启宫丸"缓缓收效。

方药:半夏90g　米泔浸苍术90g　童便浸炒香附90g　炒六神曲60g　茯苓60g　盐水炒陈皮60g　酒炒川芎30g

上药共为细粉,蜜为大丸,每丸重6g,黄酒送服,每日3丸,早、中、晚饭后各1丸。

另,口服紫河车粉(装入空心胶囊),每晚临睡前服3g,淡盐水送服,连服3个月。

追踪观察:1969年底足月分娩1男孩。

【按语】 输卵管阻塞不通,或通而不畅,或迂曲、上扬等多种表现,都可造成女性不孕,现门诊中较为多见,这也是中医妇科面临的新课题,从其病因而言多为炎症引起,或多次人工流产(包括药物流产)大都术后没有得到很好的治疗和休息,致使由急性炎症而转变为慢性炎症所造成,输卵管黏膜充血、水肿致瘢痕收缩,从而使管腔狭窄、不通。患者大都没有症状,常常在检查中发现。丛春雨在多年的临床中摸索总结出输卵管炎症期间,采用运脾化湿、舒肝通经之法,多选用傅山完带汤加味,重用红藤、败酱草、土茯苓等品,并服用"七制香附粉"。在其输卵管不通或通而不畅之时,多选用四物汤加活血化瘀、通经理气之品,如《韩氏医通》青囊丸(醋香附、台乌)、皂角刺、路路通、炮山甲等走窜通络之品,临床每每收到良好效果。

4. 血瘀证

主要证候:婚后不孕,月经后期量偏少,色紫黑,有血块,经血排泄不畅,少腹疼痛。舌质黯,有瘀点。脉沉细或细弦。

治法:活血化瘀,温经通络。

方药:益母少腹逐瘀汤。

盐小茴香 9g　干姜 9g　延胡索 9g　没药 6g　川芎 9g　赤芍 9g　肉桂 4.5g　生蒲黄 9g　五灵脂 9g　益母草 15~30g　醋香附 9g　乌药 9g

加减:如有肝郁气滞者,可加柴胡、广郁金、青皮以疏肝解郁。若月经量多,去川芎、赤芍,加炒荆芥穗;若腰痛加杜仲、川续断。

【典型病例】

张某,女,28 岁,已婚,自由职业。初诊:1990 年 9 月 15 日。

主诉:痛经渐进性加重 4 个月,未避孕而未孕 4 年。

现病史:患者 3 个月前因出差劳累后,突然出现剧烈小腹痛,并伴有腰酸和肛门坠胀,恶心呕吐。平素小腹胀痛,经前最著,伴有乳胀,肛门下坠感,经来量多,以小血块较多,经来小腹冷胀疼痛,腰酸背痛。舌质黯淡、边有瘀斑,舌面淡青,脉象弦紧、尺脉沉。

既往史:1986 年结婚不久出现痛经,呈逐渐加重态势,但疼痛仍可忍受。经孕产史:14 岁月经初潮,既往无痛经史。孕 0 产 0。

妇科检查:B 超检查示右侧附件可见 35mm × 32mm × 38mm 囊性包块,质软,边缘清晰。

中医诊断:不孕症,痛经。西医诊断:原发不孕,子宫内膜异位症。

证属:气滞血瘀,寒凝胞宫。

治法:理气化瘀,温经止痛。

方药:自拟异位止痛汤。

丹参 12g　当归尾 15g　乳香 9g　没药 9g　盐炒小茴香 9g　盐炒吴茱萸 9g　醋香附 12g　乌药 12g　炮姜 15g　酒延胡索 9g　炒五灵脂 15g　生蒲黄 15g　橘核 30g　荔枝核 30g　盐川楝子 12g　炙甘草 9g

并嘱患者用大粒食盐 90g、盐炒小茴香 90g、盐炒吴茱萸 90g 炒热,装布袋热敷小腹或肛门处,每日 1~2 次,每次 30 分钟,告诉患者小心、勿烫伤皮肤。

二诊:上方令患者月经前、月经期连服 15 剂,连续治疗 3 个月,患者小腹疼痛明显好转,肛门坠胀感消失,查舌质红,舌边瘀斑已都消退,脉见滑缓,弦紧之脉已无。针对气滞血瘀,宫寒不孕,遂改处方。

方药:丹参 15g　当归尾 15g　乳香 9g　没药 9g　盐小茴香 9g　盐炒吴茱萸 9g　炮姜 15g　醋香附 12g　乌药 12g　盐炒菟丝子 30g　淫羊藿 30g　盐浸巴戟肉 30g　盐黄柏 12g　炙甘草 9g　水煎服。

三诊:此方令患者在经后 12~19 天服用 8 剂,连续治疗 3 个月。月经前服"异位止痛粉"(醋浸香附 90g、盐酒浸延胡索 90g,共为细粉),每日 3 次,每次 4.5g,淡米醋送服。

1991 年 8 月 30 日复诊:经过半年多的治疗,近 3 个月无痛经,经量适中,无小血块。

妇科检查:B 超显示子宫正常大小,左侧附件(-),右侧附件略增粗,有轻微压痛,囊肿包块为 8.2mm × 9.5mm × 10.2mm。

嘱其月经前、月经期连续服用"异位止痛粉",以淡米醋送服。在月经后送服"参车粉",

即红人参 30g、紫河车 90g,共为细粉,每日 2 次,每次 4.5g,淡盐水送服。1 年后随访,已足月生一男孩。

【按语】　此例为子宫内膜异位于卵巢,形成"巧克力囊肿"。临床较为多见。而中医辨证为气滞血瘀,寒凝胞脉,恶血久积,不通则痛为其标;胞宫虚寒,寒湿不化,冲任虚衰,久不受孕(原发不孕)是其本。急则治其标以止其痛,自拟"异位止痛汤""异位止痛粉"理气化瘀,通经止痛,口服汤、粉药外,还令热敷,内外配合。然从本治疗必在于肾,肾系胞宫,温宫暖肾为其根,汤粉并用,缓缓收功,一年后足月生一男孩。在治疗中又分月经前、月经期、月经后三个阶段而采取不同的治疗方药。同病异治,因人制宜,因时制宜,中医学辨证施治的光辉原则尽显其中。

(三)外治法

中药外敷:透骨草 20g　三棱 15g　莪术 15g　赤芍 15g　丹皮 15g　昆布 15g　水蛭 10g　桂枝 10g　细辛 5g　连翘 15g　槟榔 12g

上药用盐拌潮,再撒半两黄酒,用布包蒸 40 分钟后外敷小腹部,外敷 40 分钟,每日 1 次,每剂药可用 5 次,用于输卵管阻塞性不孕。

(四)针灸疗法

1. 体针

治则:调理冲任。

主穴:关元、三阴交。

配穴:肝肾不足者,加肾俞、肝俞、照海、命门、足三里;宫寒者,加命门、归来;肝郁者,加肝俞、太冲、期门、内关;痰湿血瘀者,加中极、脾俞、胃俞、丰隆、血海。

手法:均用平补平泻法。

2. 灸法

取穴:关元或中极、神阙、气海。

方法:艾条灸,每穴 5~10 分钟,每日 1 次;或隔姜灸,中等艾炷 3~5 壮,隔日 1 次。神阙穴隔盐灸,中、大艾炷 3~5 壮,隔日 1 次。

3. 耳针

取穴:内分泌、肾、子宫、皮质下、卵巢。

方法:毫针刺法,中等刺激,每日 1 次,每次 2~3 穴。埋针,上穴选 2~3 穴,每周 1 次,双耳交替使用。耳穴贴近,每周 2 次,双耳交替使用。

(五)预防与调护

1. 调畅情志,忌恣食生冷、辛辣。

2. 婚后短期内不欲生育者,应采取有效的避孕措施,避免因反复人工流产导致继发不孕。

3. 注意经期卫生,经期应禁房事、避免游泳、盆浴及坐药,以防发生盆腔炎影响妊娠。

(六)食疗调养

肾虚不孕宜用温肾补气养血、调补冲任二脉之药膳。肝郁不孕宜用疏肝解郁、养血理脾之药膳。痰湿不孕宜用燥湿化痰、理气调经之药膳。血瘀不孕宜用活血化瘀、调经理气之药膳。

生殖细胞的营养成分主要是优质蛋白质、精氨酸、维生素和微量元素,因此不孕症患者宜采取如下饮食。

1. **进食优质蛋白与精氨酸** 瘦猪肉、猪脊髓、鱼、虾、牛羊肉等均含有优质蛋白;鳝、海参、墨鱼、蹄筋等均含有精氨酸。

2. **补充各种维生素** 各类蔬菜中含有大量维生素,如奶、番茄、玉米、萝卜、蛋等富含维生素 C、维生素 B_6、维生素 B_{12} 等多种维生素。

3. **增加矿物质食物摄入微量元素** 大多贝壳类食物如蛤、牡蛎、鲍鱼等含有微量元素锌、锰等。

4. **适当增加含有性激素的食品** 如羊肾、狗睾、鸡肝、动物鞭等,有提高性激素水平的功能。中医称之为"以脏补脏"血肉有情之品。

（七）辨证配膳

1. **泥鳅汤**

原料:泥鳅 250g 韭菜子 60g 补骨脂 15g

操作:将泥鳅放在清水中养 2 天后,杀死去内脏,洗净,备用。韭菜子、补骨脂用医用纱布袋包装;然后把泥鳅、纱布药袋一同放锅内,加盐、酒及适量水,文火炖至泥鳅熟透。去药袋,加味精、胡椒粉后,吃泥鳅并喝汤。

功能:补肾壮阳。适用于肾阳虚之不孕。

2. **枸杞黄精炖乳鸽**

原料:枸杞子 30g 黄精 30g 山药 30g 乳鸽 1 只

操作:将乳鸽去毛,剥洗干净,去内脏,备用。枸杞、黄精、山药,拣去杂质,用温水泡 10 分钟。然后把上述原料全部放入炖盅内,注入适量清水、葱段、姜块,隔水炖 2 小时,弃姜、葱,加盐、味精,即可吃乳鸽肉并饮汤。

功能:补肾养精。适用于肝肾阴虚,精血不足之不孕症。

3. **山药桂圆炖甲鱼**

原料:山药 30g 桂圆 30g 甲鱼 1 只(约 500g)

操作:先用滚水烫甲鱼,使其排尽尿液,再剥洗干净,去内脏。将甲鱼、山药、桂圆一并放入蒸碗内,加冰糖、水适量,隔水炖 2 小时,服食甲鱼、山药、桂圆及饮汤。

功能:滋阴补肾。适用于偏肾阴虚之不孕症。

4. **丹参当归炖乌鸡**

原料:乌骨鸡 1 只 丹参 30g 郁金 9g 川芎 9g 延胡索 9g 香附 9g 当归头 9g

操作:将乌骨鸡剥洗干净,去肠杂取肉,切成小块。同当归头、香附、郁金、川芎、延胡索入砂锅,加入姜汁、料酒调味,加水 3 碗,用文火炖 4 小时,即可饮汤食肉。

功能:活血化瘀,调经理气。适用于血瘀或肝郁之不孕症。

5. **橘核茴香粥**

原料:荔枝核 15g 小茴香 9g 橘核 15g 粳米 60g

操作:先将荔枝核、橘核、小茴香一起水煎,滤取药液备用,用药液同粳米煮粥。

功能:疏肝解郁,理气调经。适用于肝郁之不孕症。

❧ 广东妇科名家 ❧

—— 罗元恺 ——

罗元恺(1914—1995),男,汉族,原广州中医学院教授、副院长,学位委员会主席。第五、六、七届全国人大代表。首批获中医硕士、博士学位授予权的研究生导师;首批享受国务院政府特殊津贴的中医专家;国务院学位评定委员会第一届学科评议组成员;中华全国中医学会理事、中华全国中医学会第一届妇科分会副主任委员;中华医学会理事和广东省医学会副会长、广东省中医药学会副会长兼妇科专业委员会主任委员。岭南医学名家,以他为代表的岭南罗氏妇科在全国有较大影响。

罗元恺是全国著名中医教育家,从事中医医疗、教学 60 年,曾任广东中医药专门学校校长。1962 年获省政府授予的"广东省名老中医"称号。1977 年成为国内第一位中医教授。1978 年开始招收中医妇科学研究生。1991 年成为首批全国老中医药专家学术经验继承工作指导老师,且学术继承人张玉珍、罗颂平在 1994 年出师。

一、对不孕症的认识

罗元恺在诊治不孕症方面有独特见解并积累了丰富经验。1974 年发表于《新中医》的论文《调补肾阴肾阳对妇科病的运用》阐述了不孕症的诊疗,提出"补肾益气血以固冲任"的治法,以毓麟珠为代表方。1980 年出版的《罗元恺医著选》(广东科技出版社)收录了不孕症医案 5 例。他的论文《肾气·天癸·冲任的探讨及其与妇科的关系》在 1982 年太原召开的全国中医妇科学术大会上宣读,首次提出"肾气-天癸-冲任-子宫轴是妇女性周期调节的核心"。该文介绍了他以补肾健脾法治疗继发不孕的案例。

罗老 1983 年主编的《中医妇科学》5 版教材,对不孕症的定义系"女子结婚后夫妇同居二年以上,配偶生殖功能正常,未避孕而不受孕者"。在此之前的几版教材,时间界定均为3 年。

1990 年出版《罗元恺论医集》(人民卫生出版社),在《论肾与生殖》一文中对不孕症进行了更深入的论述,提出肾虚为男性和女性不孕育的主要因素,包括女性月经不调或不能按期排卵,男性的阳痿、早泄或精液不正常等;并指出有些不孕症患者可无自觉症状,主张要做女性排卵测定和男性精液检查。

二、诊治思路

对于女性不孕症,罗元恺提出主要有以下 5 个证型。

1. **肾虚**　包括肾阴虚和肾阳虚。

(1)肾阳虚:症见月经不调,或后期、或稀发,经质清稀淡薄,腰膝酸疼,腹冷阴寒,四肢不温,精神不振,怕冷畏寒,疲乏无力,面色晦暗,面颊、眼眶、额头或唇周黯黑斑,性欲淡漠,小便清长,夜尿多,大便溏。舌淡黯,苔白润,脉沉迟或沉细无力,尺脉尤弱。

(2)肾阴虚:症见月经量少或月经后期,经色鲜红,五心烦热,失眠多梦,口干或盗汗,形体消瘦,腰酸膝软,大便干结。舌嫩红,少苔或无苔,或光剥苔,脉细弱略数。

2. 气血虚弱　症见经候不调,经色淡而质薄,偏血虚则量少,偏气虚则量多。经后下腹隐痛,头晕目眩,心悸怔忡,体倦肢麻,面色萎黄或晦黄。舌淡,苔薄白,脉细弱。

3. 气滞血瘀　症见月经失调,痛经,盆腔疼痛,经色紫黯,血块多。舌黯红,或舌尖边有瘀点、瘀斑,或唇色紫黯瘀斑,脉沉弦。

4. 肝气郁结　症见月经先后无定期,经行不畅,经色黯红,有血块,少腹胀痛,或经前乳房胀痛,烦躁易怒,或抑郁寡欢,精神不宁,甚或恼怒欲哭。舌黯红,苔薄白,脉弦细。

5. 痰湿内阻　症见经行不畅,或月经稀发、闭经,带下增多,疲倦多汗,不耐寒凉,胸闷纳呆,大便溏薄。舌淡胖,苔白腻,脉沉滑。

三、治疗特色

罗元恺推崇张介宾的《景岳全书》,曾将《景岳全书·妇人规》二卷点注出版;对于景岳所创新方亦颇为赞赏,如毓麟珠、左归饮、左归丸、右归饮、右归丸等;尤其欣赏张介宾提出的"善补阳者,必于阴中求阳,则阳得阴助而生化无穷;善补阴者,必于阳中求阴,则阴得阳升而泉源不竭"。补肾之法,重在平衡阴阳。对于血瘀证之不孕,罗元恺善用王清任《医林改错》的3条逐瘀汤。并根据临证实践,创制了数条经验方。

1. 促排卵方

组成:菟丝子、制巴戟、淫羊藿、当归、党参、熟附子、熟地黄、枸杞子、炙甘草。

功效:补肾温阳,益气养血,调经助孕。

适应证:肾气虚、肾阳虚不孕,无排卵月经不调。

2. 滋肾育胎丸

组成:菟丝子、人参、党参、白术、熟地黄、阿胶、续断、桑寄生、杜仲、巴戟天、枸杞、鹿角霜、艾叶、制首乌、春砂仁。

用法:每次5g,每日3次。淡盐水或蜂蜜水送服。

功效:补肾固冲,健脾养血,助孕安胎。

适应证:肾虚、脾肾两虚不孕、滑胎、胎漏、胎动不安。

此方在1982年研发为中药新药。当时的二期临床研究包括胎漏、胎动不安、滑胎和不孕症。由于观察时间所限,不孕症的例数不足,故药物说明书仅写入习惯性流产与先兆流产。近年来,该药应用于IVF-ET中药辅助治疗,取得较好的疗效,已经在生殖医学国际学术会议上进行介绍,得到生殖医学专家的认同。

3. 补肾调经汤

组成:菟丝子、桑寄生、续断、党参、白术、熟地黄、枸杞子、黄精、制首乌、金樱子、鹿角霜。

功效:平补肾阴阳,益气养血,调经助孕。

适应证:肾虚月经不调、崩漏、不孕。

此为罗元恺治崩三方之第三方,用于崩漏止血后之调周,以恢复月经周期,促进排卵。

（一）原发不孕

【典型案例】

案1　刘某,女,30岁。1992年9月19日初诊。

主诉:患者结婚同居,未避孕3年,但未怀孕。

现病史：素月经规则，量中。近 1 年则经量减少，色黯，仅用半包卫生巾。经间期阴道少许下血，色鲜红，1~2 天自止。Lmp：1992 年 9 月 13 日。平时带下少，阴道干涩，少腹胀痛，性欲差。眼眶黯，形体瘦削，舌淡红，苔白，脉弦滑。

妇科检查未见异常。配偶精液正常。

中医诊断：不孕症，月经过少，经间期出血。西医诊断：原发不孕，月经不调。

证属：肝肾阴虚。

治法：滋养肝肾，调经助孕。

处方：生地黄 15g　山茱萸 12g　丹皮 12g　墨旱莲 15g　女贞子 15g　白芍 15g　怀山药 20g　丹参 20g　太子参 20g　桑寄生 25g　怀牛膝 15g　泽泻 15g　每日 1 剂，服 10 剂。

二诊：1992 年 10 月 10 日。上次经后未再出现经间期出血。诸症改善。舌尖红，苔微黄，脉细弱。

处方：桑寄生 25g　菟丝子 20g　怀山药 20g　珍珠母 20g　熟地黄 15g　太子参 15g　丹参 15g　山茱萸 12g　鸡血藤 30g　麦芽 40g　嘱每日 1 剂，每次经后服 14 剂。

三诊：1993 年 1 月 16 日。经治疗后已无经间期出血。Lmp：1992 年 12 月 24 日，量中。经后行输卵管通水术，有少许阻力，回流 5ml，提示输卵管通而不畅。舌淡红，苔白，脉细。拟活血通络，疏肝养血以助孕。

处方：丹参 20g　益母草 20g　赤芍 15g　郁金 15g　桃仁 15g　乌药 15g　丹皮 12g　枳壳 12g　川芎 10g　青皮 10g　麦芽 45g　每日 1 剂，服 7 剂。

四诊：1993 年 2 月 9 日。停经 40 余天，妊娠试验阳性，喜获妊娠。嘱注意休息，饮食清淡，慎养其胎。

案 2　胡某，女，31 岁。于 1976 年 11 月 20 日初诊。

主诉：患者结婚 6 年，同居不孕。

现病史：月经延后 10~15 天，经色淡红，量中等，有少许血块。Lmp：1976 年 11 月 18 日，未净。上次月经 10 月 5 日。近 3 年来腰酸痛楚（经照片未发现腰椎病变），常头晕，疲乏，怕冷，纳差，最近脱发较甚，睡眠欠佳。二便尚调。面青白虚浮，唇淡。舌淡黯略胖，苔白，脉沉细。

经孕产史：14 岁月经初潮，40~45 天一行。孕 0 产 0。

辅助检查：妇科检查未见异常。配偶精液正常。2 个月前在月经来潮 6 小时内取子宫内膜活检，病理报告为"分泌期子宫内膜，腺体分泌欠佳"。输卵管通水术提示"基本通畅"。

中医诊断：不孕症，月经后期。西医诊断：原发不孕，月经不调。

证属：脾肾阳虚。

治法：温肾健脾补血。

处方：菟丝子 25g　淫羊藿 12g　补骨脂 15g　川断 15g　党参 15g　白术 15g　当归 12g　制首乌 30g　每日 1 剂。

二诊：1977 年 1 月 29 日。本次月经逾期 13 天。仍觉腰痛，纳呆，守前法。

处方：菟丝子 25g　淫羊藿 10g　桑寄生 30g　狗脊 16g　党参 20g　白术 15g　茯苓 25g　陈皮 6g　当归 12g

三诊：1977 年 5 月 4 日。近 2 个月来腰痛减轻，睡眠、胃纳好转，舌淡黯，苔白微黄略腻，脉细弦。

处方：菟丝子20g　淫羊藿10g　仙茅10g　金樱子18g　党参15g　白术15g　云苓25g　神曲10g

四诊：1977年7月30日。服药后月经按时于本月20日来潮，量中等，腰痛减，但觉头晕，疲乏，健忘。守前法，稍佐以祛风。加炙甘草6g、当归12g、川芎6g、白芷10g。每日1剂。

五诊：1977年10月12日。前症渐见好转，但稍劳累则腰酸痛乏力，怕冷，胃纳一般，月经较前准。仍以温肾健脾养血为治。

处方：淫羊藿10g　仙茅10g　菟丝子25g　川断12g　黄精15g　首乌15g　鸡血藤30g　党参20g　白术20g　炙甘草6g　陈皮5g

六诊：1977年11月12日。服上方10余剂后头晕已除，腰痛不甚，胃纳转佳，月经依期，末次月经11月6日，4天干净。舌淡胖，苔白微黄，脉弦滑略缓。仍以温肾健脾治之。守上方加艾叶10g。

此后，按此方加减，每月经净后服8剂，症状缓解，月事以时下，至1978年3月怀孕，孕期正常。

案3　李某，女，29岁，1977年5月18日初诊。

主诉：患者婚后3年，同居未孕。

现病史：月经15岁初潮，周期或先或后，淋沥不畅，经行下腹剧痛，经量多，色黯，有血块，块下则痛减。痛甚时伴恶心呕吐，冷汗淋漓，头晕肢冷，不能坚持工作。经前数天则乳房胀痛，烦躁易怒。Lmp：1977年4月23日。舌黯红，苔薄白微黄，脉弦细略数。

妇科检查：外阴、阴道正常，宫颈光滑，子宫前倾屈，略小，质中，活动正常，双侧附件正常。

辅助检查：配偶精液检查正常。

中医诊断：不孕症，月经愆期，痛经。西医诊断：继发不孕，月经不调。

证属：气滞血瘀，兼肝郁肾虚。

治法：先予活血化瘀，行气止痛；继而疏肝补肾，调经助孕。

处方：蒲黄10g　五灵脂10g　益母草15g　山楂肉15g　白芍15g　丹参20g　乌药12g　每日1剂。

二诊：1978年1月11日。服药后痛经减轻。因公务外出，停治半年，痛经如故。上次月经12月20日来潮，持续11天方净，1月3日又见阴道下血，量多，有血块，5天净。现头晕，纳差，腰酸。舌淡红，苔薄白微黄，脉细弱略数，尺脉尤弱。此时正值经后，血海空虚，以补肾健脾为主，佐以行气活血。

处方：菟丝子12g　桑寄生25g　熟地黄20g　续断15g　党参15g　茯苓25g　山楂12g　香附10g　乌药10g　嘱每日1剂，服至经前1周。

三诊：1978年2月1日。月经将潮，下腹隐痛，乳房胀，舌淡红，脉弦细滑。经前气血壅盛，宜活血行气通经。

处方：蒲黄6g　五灵脂10g　艾叶10g　香附12g　乌药12g　当归12g　川芎6g　甘草6g　每日1剂，服4剂。

四诊：1978年2月5日。服药后月经来潮，痛经明显减轻，经量中等。来经2小时取子宫内膜检查，病理报告为"分泌期子宫内膜"。经后腰酸，小腹隐痛，胃纳一般，二便调。舌淡红,苔微黄,脉弦细。

因月经适净,胞脉、血海空虚,宜补肾填精,精充血旺,遂能摄精成孕。

处方:菟丝子 15g　黄精 25g　金樱子 30g　桑寄生 30g　女贞子 15g　白芍 15g　甘草 6g　益母草 12g　每日 1 剂,服 10 剂。

五诊:1978 年 3 月 18 日。停经 47 天,头晕纳差,恶心欲呕,胃脘胀满。舌淡黯,苔微黄,脉细滑略数。妊娠试验阳性。

脉证及辅助检查均证实早孕。治宜补肾安胎,和胃止呕。拟寿胎丸合二陈汤加减:

菟丝子 15g　续断 15g　桑寄生 20g　党参 15g　茯苓 25g　法半夏 10g　陈皮 6g

另生姜 6g,取汁入药液同服。每日 1 剂,服 4 剂。

其后妊娠反应渐解,孕期顺利,于 1978 年 11 月足月分娩,母子健康。

【按语】 不孕症病因复杂,证候不一,故医无定方。须随证随人,灵活施治。此 3 例均属原发不孕。案 1 合并有月经过少、经间期出血,为肝肾阴虚之证。阴虚阳亢,阴不维阳,阳气内动,热扰冲任。治法当以调经为先。首先用六味地黄丸合二至丸加减,养阴益精,虚火自平。经间期出血已止,则重在滋肾,用菟丝子、桑寄生、熟地黄等,佐以疏肝镇潜,用麦芽、珍珠母,以巩固疗效。调理 3 个月后,经候如常,进而调畅冲任,疏肝养血,使气血条达,而胎孕易成。

案 2 合并有月经后期,为脾肾阳虚之证。命门火衰则经迟,畏寒,脱发;脾阳不足则疲乏纳差,面色虚浮,唇舌淡白。治法以温补脾肾为主,调经助孕。用罗氏促排卵汤加减,以菟丝子、淫羊藿、补骨脂、仙茅等温补肾阳,当归、党参、白术、茯苓、炙甘草等健脾养血。经调则子嗣。

案 3 合并有痛经和月经先后不定,气滞血瘀为标,肝郁肾虚为本。治疗则应根据标本缓急,攻补兼施。经前血海满盈,气机怫郁,则血脉壅滞,当以行气活血为主,条达气机,使经脉流畅。以失笑散加味,配丹参、益母草或当归、川芎等活血行血,乌药、香附等行气疏肝,重在消除痛经以解决其标证。经后血海空虚,气血随经血下泄,治宜补肾填精,健脾养血。方则以菟丝子、桑寄生、续断等补肾气,熟地黄养肾阴,党参、云苓等健脾益气,佐香附、乌药等行气疏肝。在痛经改善后,更加入黄精、金樱子、女贞子等填补肾精,固本以助孕。这是按月经周期的不同阶段,顺应阴阳消长、气血盈亏的节律,攻补兼施,因势利导。

(二)继发不孕

【典型案例】 陈某,女,36 岁。1976 年 3 月 17 日初诊。

主诉:患者结婚 7 年余,尚未有子。

现病史:经量较多,周期正常,每次用卫生巾两三包,经色淡红,有小血块,Lmp:1976 年 2 月 25 日。神疲体倦,夜寐多梦,胃纳欠佳,下腹坠胀,腰骶酸痛。面色青白,上唇有黯斑,舌淡红,苔微黄略腻,脉细滑。

既往史:婚后连续堕胎 4 次,每次怀孕,两三个月后必应期而堕,虽经中西医安胎,终未奏效。末次堕胎迄今已四载,曾在各地医院诊治,夫妇双方各项检查未发现异常,但 4 年余仍未复孕。

中医诊断:不孕症,滑胎,月经过多。西医诊断:继发不孕,习惯性流产,月经不调。

证属:脾肾气虚,冲任不固。

治法：补肾健脾，调经助孕。

处方：菟丝子 30g　桑寄生 25g　熟地黄 25g　淫羊藿 10g　狗脊 10g　党参 20g　白术 15g　炙甘草 9g　每日 1 剂，水煎服。

二诊：1976 年 5 月 22 日。按上方加减，间中服药已 2 个月余，前症改善，现月经刚净，神疲、腰微酸、白带多、质稠，经后仍以补肾扶脾为主，使精血充足。

处方：菟丝子 25g　桑寄生 25g　淫羊藿 10g　党参 15g　白术 15g　枸杞子 15g　巴戟天 15g　山茱萸 12g　茯苓 20g　每天 1 剂。

三诊：1976 年 6 月 19 日。经量较前减半，但经后仍觉腰酸，下腹坠胀，尿频，失眠纳差，舌淡黯，苔薄白，脉细弦缓。治以滋肾宁神。

处方：菟丝子 25g　干地黄 25g　枸杞子 15g　金樱子 25g　夜交藤 30g　制首乌 25g　巴戟天 15g　山茱萸 12g　桂圆肉 15g　每天 1 剂。

四诊：1976 年 8 月 18 日。近 2 个月来经净后服上方 10 余剂，精神好转，已无腰酸腹坠感，经量正常。现经行第 4 天，舌黯红，苔薄黄，脉缓略弦。治宜补肾健脾摄血。

处方：熟地黄 20g　桑寄生 25g　制首乌 30g　山稔根 30g　墨旱莲 15g　女贞子 15g　党参 20g　白术 12g　鹿角霜 12g　每天 1 剂。

五诊：1976 年 9 月 29 日。停经 45 天，胃纳尚可，食后呕吐，神疲乏力，腰酸腹胀，矢气频，大便干结，3 天一行。舌黯苔薄白，脉细弦滑。妊娠试验阳性。喜知有孕，嘱注意休息，慎戒房事，用补肾健脾、益气安胎之法，拟寿胎丸加减，以防再次滑胎。

处方：菟丝子 25g　桑寄生 20g　川断 15g　桑椹 15g　党参 15g　茯苓 25g　陈皮 5g　3 剂，每天 1 剂。

六诊：1976 年 10 月 20 日。妊娠 2 个多月，纳差欲呕，身有微热，口干口苦，失眠多梦，腰酸腹胀坠，舌尖红，苔微黄，脉细滑尺弱。审其脉证，肾虚夹有胎热，宜在前法基础上佐以清热安胎，加北沙参 15g、黄芩 10g、白术 12g。3 剂，每天 1 剂。

其后以寿胎丸合四君子汤加减化裁。胎元终得巩固，妊娠顺利，于 1977 年 5 月中旬足月顺产一男婴，体重 3.5kg，母婴均健康。其后全家移居香港，再次妊娠并生育一男孩。

【按语】　此例为继发不孕，有滑胎病史，兼月经过多，三病虽异，其源则一，皆由肾气亏损。治法以补肾为主，针对其月经量多，冲任不固，平时以菟丝子、续断、党参、白术等补肾健脾，经期加用山稔根、鹿角霜、墨旱莲等固摄止血。经量恢复正常，则顺利怀孕，继而固冲安胎。调经、助孕、安胎，一以贯之。虽属高龄妇女，且有滑胎病史，仍孕育两胎，实属难得！

（罗颂平）

—— 李丽芸 ——

李丽芸，女，1934 年出生。广州中医药大学教授、主任医师，硕士研究生导师，广东省名中医，第二、三、五批全国老中医药专家学术经验继承工作指导老师。曾任广东省中医院妇科教研室主任，妇科主任。现为广东省中医院妇科学科带头人，广东中医妇科专业委员会顾问，曾任广东省中医药科技专家委员会常委、广东省中医药研究促进会理事、广东省中医医疗事故鉴定会妇科专业组组长。

李丽芸从医近 60 年,辛勤耕耘,积累了丰富的临床经验,尤其擅长中医、中西医结合疗法治疗月经病、不孕症,具有独到的疗效,以其精湛的医技、高尚的医德吸引了来自全国各地的患者,并被香港报章和患者们誉为"送子观音"! 李丽芸在调经种子领域具有独到学术见解,提出种子八要诀。2013 年被广东省中医院授予"杰出贡献奖",2016 年被评为"羊城好医生"。

李丽芸治学严谨,溯源创新,注重临床与科研的相互促进,紧密结合。先后主持省部级以上课题 5 项,研制出中药新药"复方毛冬青保留灌肠液"获得国家发明专利,获广东省中医药科技进步二等奖 2 项。主编《中医妇科临证证治》《妇科病效验秘方》《不孕症中西医结合治疗》等专著 3 部,参编医学专著 10 余部。

一、对不孕症的认识

女性不孕的原因复杂。子宫因素所致的不孕占女性不孕症的 30%~40%,主要是不良的宫腔环境影响受精卵着床,如子宫先天畸形(0.1%~1%)、巨大的肌壁间子宫肌瘤或黏膜下子宫肌瘤(1%~2.4%)、腺肌病可造成不孕或孕后流产;子宫内膜炎、内膜结核、内膜息肉、宫腔粘连、多次堕胎导致内膜菲薄者,都可引起受精卵着床障碍。

排卵障碍也是不孕的常见原因。多囊卵巢综合征(PCOS)的发病率在 5%~10%,占无排卵性不孕症患者的 30%~60%。卵巢早衰是指妇女在 40 岁以前发生高促性腺激素性闭经。文献报道,40 岁以前卵巢早衰的发生率为 1%,30 岁以前发生率为 1‰,原发性闭经患者中卵巢早衰患病率为 10%~28%,继发性闭经患者中卵巢早衰发生率为 4%~18%。

输卵管因素是不孕症最常见的因素,约占 1/3。输卵管炎(淋菌、结核菌、衣原体等)引起伞端闭锁或输卵管黏膜破坏时,导致输卵管不通或通而不畅,均可导致不孕。此外,输卵管发育不全、盆腔粘连也可致输卵管功能异常,最终阻碍精卵结合。

二、诊治思路

女性不孕首先要明确是否有排卵。要检查性激素和垂体激素。多囊卵巢综合征(PCOS)之无排卵往往有高雄激素或胰岛素抵抗。近年卵巢早衰发病率有逐年上升的趋势,继发性闭经患者尤其要注意 FSH、E_2 及 AMH 水平。

输卵管造影可以了解输卵管是否通畅。宫腔镜检查有助于明确子宫因素。子宫性不孕或有不良妊娠史的患者,一旦发现怀孕,应进行积极的保胎治疗,直至胎元稳固。

(一)子宫性不孕

临床表现:症状不一,表现多样。可见月经失调、带下异常等,如宫腔粘连常伴有周期性下腹疼痛、经量少甚或闭经;子宫肌瘤或子宫腺肌病常伴有月经过多、经期延长、色黯夹血块、经行腹痛,经前乳房胀痛等,舌质黯,舌下络脉迂曲,脉弦或涩;子宫内膜炎则可出现下腹痛、白带增多;因宫腔屡次操作所致子宫内膜菲薄者则经量明显减少,或发生生化妊娠;但也有临床症状不明显者。神疲乏力,少气懒言,面色萎黄,四肢不温,舌淡苔薄白,脉沉细或脉弱。

辅助检查:宫腔镜检查提示子宫畸形、宫腔粘连、内膜薄、子宫内膜息肉、子宫黏膜下肌瘤,诊刮提示子宫内膜病变。

1. 孕前治疗

证型：气血两虚。

治法：益气养血。

方药：毓麟珠（《景岳全书》）加减。

当归 15g　女贞子 20g　鸡血藤 30g　熟地黄 20g　白芍 15g　菟丝子 20g　黄芪 15g　党参 15g　茯苓 15g

加减：若腰膝酸软，加杜仲、川断补肾强腰；若失眠多梦、心悸，加柏子仁、酸枣仁、夜交藤养心安神；若第二性征发育不良，闭经，可加鹿角胶、紫河车等血肉有情之品。

2. 孕后治疗

证型：肾气亏虚。

治法：补益肝肾，健脾益气。

方药：寿胎丸（《医学衷中参西录》）加减。

桑寄生 15g　川断 15g　墨旱莲 15g　菟丝子 15g　白芍 10g　砂仁^{后下}5g　太子参 15g　熟地黄 20g

【典型案例】

钟某，女，38 岁，已婚，2016 年 12 月 16 日初诊。

主诉：未避孕未孕 6 年余，多次宫腔操作史。

刻下症：精神尚可，面色微黄，红润有泽，烦躁多梦易醒，纳一般，二便调。Lmp：2016 年 12 月 1 日，量少，色黯，血块（－），痛经（－），平素白带正常。舌淡黯，苔薄白，脉细弱。

经孕产史：患者 13 岁月经初潮，周期规律，28~30 天一潮，7 天净，量中，色黯，血块（＋），痛经（－），孕 4 产 0 流 4（2 次生化分别为 2010 年、2011 年，1 次 9 周胎停 2013 年，1 次 14 周羊水少 2014 年）。既往史：甲状腺功能减退病史 7 年；体外受精（IVF）史。

辅助检查：2015 年 11 月 17 日行宫腔镜检查，子宫内膜病理活检示：子宫内膜复杂性增生，伴重度不典型性，局部考虑已有癌变。鉴于患者较年轻，临床注意观察病灶范围，如果仅为息肉状，则考虑息肉内膜癌变，建议先激素治疗后再刮宫活检。

2016 年 6 月 2 日行宫腔镜检查，子宫内膜病理活检（M99331）示：分泌期样子宫内膜，局部腺体排列密集，个别腺体背靠背，呈局灶性复杂性增生，但腺上皮未见明显不典型增生，请结合临床。

2016 年 10 月 13 日子宫内膜病理活检（N11538）示：破碎子宫内膜组织，大部分为纤维素性渗出，其间见部分增殖期样子宫内膜。

中医诊断：不孕症。西医诊断：继发不孕，子宫内膜息肉癌变。

证属：气虚血瘀。

治法：益气补血，活血化瘀。

方药：当归 15g　女贞子 20g　鸡血藤 30g　丹参 20g　郁金 15g　熟地黄 20g　白芍 15g　菟丝子 20g　黄芪 15g　党参 15g　茯苓 15g　北沙参 15g　玉竹 15g　水煎内服，每日 1 剂，共 7 剂。

二诊：2016 年 12 月 30 日。Lmp：2016 年 12 月 27 日。服药后自觉烦躁症状减轻，胃纳可，但经量仍偏少，血块（＋），眠差难入睡。舌淡黯，苔薄白，脉弦细。

①守上方去沙参、玉竹，加夜交藤 20g。水煎内服，每日 1 剂，共 7 剂。加服二至益真胶

囊,每日 3 次,每次 3 粒。

②月经来潮前 1 周服用寿胎丸加减:

桑寄生 15g　川断 15g　墨旱莲 15g　菟丝子 15g　白芍 10g　砂仁^{后下}5g　太子参 15g 熟地黄 20g　山药 15g　黄芩 10g

嘱患者月经干净后守①方连服 7 天,月经来潮前守②方连服 7 天。治疗 3 个周期后, 2017 年 3 月 16 日复诊,Lmp 2017 年 2 月 27 日,3 月 12 日 B 超提示已排卵;3 月 13 日行 冷冻胚胎移植,现行黄体酮(雪诺酮)阴道给药,每日 1 次。守上方水煎内服,每日 1 剂,共 7 剂。孕宝口服液,每日 3 次,每次 1 支。

四诊:2017 年 3 月 23 日。胚胎移植第 11 天,查血 β-HCG 136.7mIU/ml,孕酮 84.06nmol/L, 诊断为早早孕。

方药:守②方去黄芩,加白术 10g。孕宝口服液同前,加地屈孕酮片,每日 2 次,每次 1 粒。雪诺酮阴道给药,3 日 1 次。

2017 年 3 月 26 日复查血 β-HCG 809mIU/ml。继续服地屈孕酮片,阴道塞黄体酮。

【按语】　此患者为子宫内膜病变合并多次宫腔操作史,久病伤肾,肾精匮乏,冲任气血 衰少,胞宫失于荣养,故不能摄精成孕。前方为毓麟珠加减,适用于气血两虚者;后方是寿胎 丸加减,适用于黄体期及黄体功能不足的早孕患者。

前方为毓麟珠加减,益气与养血并重。此患者病在心、肝、脾三脏。《灵枢·本神》云:"肝 藏血,血舍魂。"心肝血虚,心神失养,肝失濡养,故见烦躁多梦易醒,舌黯脉细。脾主运化而 化生气血,脾气虚,故面黄、经量减少。

方中党参与熟地黄相配,益气养血,共为君药。白术、茯苓健脾渗湿,助党参益气补脾; 当归、白芍、女贞子养血和营,助熟地滋养心肝,均为臣药。鸡血藤活血止血,丹参凉血活血, 郁金疏肝解郁,共奏活血行气之功,使地、归、芍补而不滞。

对于此类患者,应从以下三点论治:

(1)以温肾益精、调理冲任为治疗原则:受精卵着床障碍,多因土壤不够肥沃,此多以 肾虚为本,常常以冲脉不盛、任脉不通为主要临床表现,故用熟地黄、桑寄生、川断、菟丝子为 君,体现出周期用药以补肾为主的特点。

(2)补肾勿忘滋肝养肝:肝肾同源,肝郁常波及肾,影响冲任,且不孕症本身又加重患者 不良情绪,耗伤肝阴,故需滋养肝阴;肾藏精,精化血,而肝藏血,故肝主疏泄使月事以时下, 若精卵结合,则肝血随冲任而下聚养胎,遂原方用墨旱莲补肝血。

(3)补肾与健脾相结合:肾为先天之源,主藏精,是生命本源;脾为后天之本,主运化, 化生气血,二者相辅相成。《景岳全书》云:"血气之化由于水谷,水谷盛则血气亦盛,水谷衰 则血气亦衰,而水谷之海,又在阳明。"阳明者胃也,脾与胃相表里,故辅以健脾益气以利水 谷生化,遂原方以太子参、春砂仁健脾益气。综上所述,李丽芸提出黄体期及早孕安胎患者 须肝脾肾三脏同调。

(二)卵巢早衰性不孕

临床表现:婚久不孕,月经紊乱、闭经等,伴有围绝经期综合征表现,如面部潮红、多汗、 情绪波动、烦躁失眠、乏力、性欲低下等,舌淡苔白,脉弱或沉细;染色体异常引起原发性闭经 的患者可有第二性征发育不全,如乳房发育不全,内生殖器未发育,阴毛、腋毛稀少甚至缺如 等表现。

辅助检查:FSH>40mIU/ml,LH升高,E$_2$及AMH下降,BBT呈单相型、超声监测排卵异常等。

证型:肾精亏虚,气血不足。

治法:益肾调经,养血调冲。

方药:河车种玉丸加减(《景岳全书》)。

淫羊藿10g 紫河车^{先煎}5g 黄芪15g 巴戟天10g 当归10g 鹿角霜15g 牛膝15g 熟地黄20g 枸杞子15g 菟丝子20g 川芎5g 丹参15g

【典型案例】

陈某,女,25岁,已婚未育,2016年1月18日初诊。

主诉:闭经3年余,未避孕未孕2年余。

刻下症:21岁时月经停闭,需人工周期方有月经来潮(补佳乐+安宫黄体酮)。胃纳一般,睡眠可,二便调,舌淡,苔少,脉沉细。

经孕产史:患者13岁月经初潮,既往月经周期尚规律,30天一潮,7天净,量多,痛经(-)。Lmp:2015年12月24日,量中偏多,色黯,血块(-),痛经(-)。已婚未育,有生育要求。

既往史:高尿酸。

辅助检查:妇科检查示外阴正常,阴道通畅,宫颈光滑细小,宫体前位,稍小,活动可,双附件未及异常。2013年4月查性激素六项示FSH 58.04U/L,LH 22.65U/L。2015年5月查不孕不育抗体(-),性激素六项示FSH 82.25U/L,LH 45.78U/L,PRL 177.02mIU/ml,E$_2$ 46.36pmol/L,PRG 0.296nmol/L,T 1.80nmol/L。2016年1月18日查妇科B超提示子宫及双卵巢偏小,双卵巢见生长卵泡。甲状腺功能正常。

中医诊断:不孕症,闭经。西医诊断:原发不孕,卵巢早衰,闭经。

证属:肾虚。

治法:补益肝肾,养血调经。

方药:淫羊藿10g 紫河车^{先煎}5g 黄芪15g 巴戟天10g 当归10g 鹿角霜15g 牛膝15g 熟地黄20g 枸杞子15g 菟丝子20g 川芎5g 丹参15g 茯苓15g 水煎内服,每日1剂,共7剂。

二诊:2016年2月5日。服药后月经至今尚未来潮,近1个月全身皮肤时有风团样红丘疹,伴瘙痒,纳眠可,二便调。舌红,苔白干,脉细。

辅助检查:2016年1月18日衣原体(-),支原体UU(+),MH(-);查性激素六项示FSH 52.16U/L,LH 39.95U/L,PRL 121.4ng/L,E$_2$ 96.6pmol/L,PRG 1.71nmol/L,T 1.84nmol/L,INS 97.31pmol/ml;不孕四项:抗精子抗体20.7%,抗子宫内膜抗体(-),抗心磷脂抗体(-)。

方药:守上方加防风15g,原方茯苓加至20g。

口服多西环素治疗支原体,口服补佳乐(戊酸雌二醇),最后10天加服地屈孕酮,行第一次人工周期。盐酸小檗碱片,每日3次,每次1粒;参芪胶囊,每日3次,每次3粒。

三诊:2016年3月4日。今日月经来潮,风团瘙痒较前好转,胃胀闷反酸,二便调,纳眠可。舌质稍红,苔腻,脉细弦偏数。

方药:山楂15g 枳实15g 布渣叶15g 决明子20g 泽泻15g 当归15g 炒薏苡仁

20g　丹参 20g　茯苓 15g　青皮 10g　鸡血藤 20g　淫羊藿 15g　水煎内服,每日 1 剂,共 10 剂。

口服格华止(盐酸二甲双胍片)控制血糖,盐酸小檗碱制酸止痛,灵术颗粒健脾化湿,予补佳乐、地屈孕酮行第二个人工周期(月经第 5 天开始服补佳乐,月经第 17 天开始加服地屈孕酮),服法同前。

四诊:2016 年 4 月 26 日。Lmp:2016 年 3 月 20 日,5 天净,量中。现痛风发作 1 周,胃部不适,尤其晚饭后,胃纳欠佳,眠可,二便调。舌黯红,苔白厚腻,脉细。

方药:茯苓 15g　白术 10g　布渣叶 15g　厚朴 10g　苍术 10g　制天南星 10g　郁金 15g　丹参 15g　薏苡仁 15g　青皮 5g　法半夏 10g　当归 15g　水煎内服,每日 1 剂,共 7 剂。

予补佳乐、地屈孕酮同前,行第三个人工周期。

从 2016 年 1 月开始至 6 月以上方(启宫丸合苍附导痰丸加减)与首方(河车种玉丸)加减化裁并配合人工周期治疗 6 个月余,期间患者月经规律,24~28 天一潮,5~6 天净,诸症好转,2016 年 6 月停人工周期用药后患者月经 2 个月一潮,分别为 8 月 26 日与 10 月 26 日,BBT 单相或呈不典型双相,患者舌红苔黄,脉弦细,改用知柏地黄汤加减,后患者月经一月一潮,于 11 月 21 日月经来潮,量多,色黯,血块(±)痛经(-),腰痛(-),胃纳可,睡眠一般,二便调,FSH 40.56U/L,AMH 0.739ng/ml。守三诊健脾祛湿化痰方。

2017 年 1 月 6 日复诊:Lmp 2016 年 12 月 21 日,7 天净,量如前(共用卫生巾 13 片),色深,血块(-)。下腹坠胀感,腰酸;平素白带正常。现神疲乏力,欲睡,面色微黄,色红有泽,纳眠可。无口干口苦。二便调。舌淡苔白腻,脉细滑。予方药:

威灵仙 15g　茯苓 15g　络石藤 20g　白术 15g　泽泻 15g　厚朴 15g　忍冬藤 20g　夜交藤 20g

后予寿胎丸加减治疗 1 个月,2017 年 2 月 21 日复诊:Lmp 2017 年 1 月 19 日。BBT 双相,至今月经未潮,查血 β-HCG 226.44 IU/L,PRG 31.76nmol/L。诊断为早孕。

【按语】　该患者子宫与卵巢均偏小,性激素六项异常(FSH 82.25U/L,LH 45.78U/L,PRL 177.02mIU/ml,E_2 46.36pmol/L,PRG 0.296nmol/L,T 1.80nmol/L),AMH 0.739ng/ml,卵巢储备差,是典型的卵巢早衰患者,属先天不足,后天失养,肾阳亏虚,寒克胞宫,故而不孕。原方为河车种玉丸加减,温肾助阳,填精益髓,正符合此患者肾虚而致的卵巢早衰。除此之外,此方还可用于治疗肾精亏虚所致的卵泡发育不良、排卵障碍等不孕症。

李时珍的《本草纲目》中记载:"儿孕胎中,脐系于母,胎系母脊,受母之荫,父精母血,相合而成。虽后天之形,实得先天之气,显然非他金石草木之类所比。其滋补之功极重,久服耳聪目明,须发乌黑,延年益寿。"国人自古视"胎盘"为滋补上品,能从根本上医治和调节人体各器官的生理功能,故李丽芸以紫河车为君药,大补五脏气血;用淫羊藿、菟丝子、巴戟天、鹿角霜温补肾阳,再用熟地、枸杞子滋补肾阴,滋养阴血,共奏平补阴阳之效;佐以当归、丹参、川芎、黄芪,有益气补血、行气活血之功;用如此温补之品,恐相火炎上,故以牛膝引火下行。

(三)多囊卵巢综合征性不孕

临床表现:婚久不孕,月经错后,量少,色黯有块,甚或经闭不行。少腹胀痛,腰膝酸软,倦怠乏力,头晕耳鸣,面色晦暗或面部痤疮,舌质紫黯或有瘀斑瘀点,苔薄白,脉沉涩或沉弦。

辅助检查:血清雄激素过高,基础体温呈单相型,超声监测示卵巢多囊性改变,或雄三项、甲状腺功能、生化指标异常。

证型:脾虚肝郁,气滞痰瘀。

治法:疏肝健脾,行气化痰。

方药:苍附导痰丸(《叶氏女科证治》)合启宫丸(《医方集解》)加减。

茯苓 15g　白术 10g　布渣叶 15g　川朴 10g　苍术 10g　天南星 10g　郁金 15g　丹参 15g　薏苡仁 15g　青皮 5g

加减:若肾虚肝郁,症见烦躁易怒,两胁胀痛者,加柴胡、香附、郁金疏肝解郁,调经止痛;若经前乳胀者,加王不留行、通草活血通经;痰湿阻滞,排卵障碍者,加布渣叶、薏苡仁化痰祛湿。

【典型案例】

何某,女,42 岁,已婚,2016 年 6 月 19 日初诊。

主诉:多囊卵巢综合征(PCOS)病史,未避孕未孕 2 年余。

刻下症:现精神一般,胃纳、睡眠尚可,二便正常,偶有大便干结,舌质淡红,苔薄黄,脉沉细。平素月经周期 48~49 天,经前乳房胀痛(++)。Lmp:2016 年 5 月 21 日,量少,3 天干净。血块(−),痛经(−)。身高 160cm,体重 65kg,体型肥胖。

孕产史:孕 1 产 1(2002 年顺产 1 子)流 0。

辅助检查:2016 年 5 月 8 日查 AMH 3.06ng/ml;经阴道 B 超示子宫大小未见异常,双侧卵巢呈多囊性改变。

中医诊断:不孕症。西医诊断:继发不孕,多囊卵巢综合征。

证属:脾虚肝郁,气滞痰瘀。

治法:疏肝健脾,行气化痰。

方药:茯苓 15g　白术 10g　布渣叶 15g　川朴 10g　苍术 10g　天南星 10g　郁金 15g　丹参 15g　薏苡仁 15g　青皮 5g　水煎服,每日 1 剂。共 7 剂。

二诊:2016 年 6 月 30 日。服药后大便改善,现月经第 2 天,经前乳房胀痛(+),痛经(−),经色黯红,量可,血块(−)。舌质淡红,苔薄黄,脉沉细。

辅助检查:2016 年 6 月 30 日查性激素六项示 FSH 6.16U/L, LH 20.95U/L, PRL 121.4μg/L, E_2 83.5pmol/L, PRG 1.82nmol/L, T 1.90nmol/L。

守上方,茯苓加至 20g。水煎内服,每日 1 剂,共 7 剂。嘱其检测 BBT。

三诊:2016 年 7 月 10 日。服药后月经周期尚规律,32~40 天一潮。Lmp:2016 年 7 月 3 日。经前乳房胀痛(+),经色质量均正常,胃纳可,眠一般。舌质淡红,苔薄白,脉弦细。

守首诊方化裁治疗 6 个月余,月经周期尚规律,体重减轻至 59kg,排卵期 B 超监测排卵。2017 年 2 月 15 日 B 超:宫内早早孕,孕约 5⁻ 周(9mm×7mm×5mm),未见胚芽。

【按语】　多囊卵巢综合征是一种内分泌失调的疾病,表现具有多样性,患者可有肥胖、多毛、月经稀发、无排卵等症状,实验室检查方面,除了睾酮升高、LH/FSH 比例异常外,还常见胰岛素升高、胰岛素抵抗。这些因素均能引起肥胖,且肥胖又能使雄激素升高而加重肥胖,形成恶性循环。

古人云:"肥人多痰湿"。朱丹溪在《金匮钩玄·子嗣》中云:"肥盛妇人不能孕育者,以其身中脂膜闭塞子宫,而致经事不能行,可用导痰汤之类。"可见,肥人的月经失调及不孕症,其病机多为痰湿困阻胞宫。治法以祛湿化痰为主,辅以行气活血,故方用苍附导痰丸合启宫丸。方中有白术、茯苓、南星、布渣叶以运脾燥湿利湿;加薏苡仁,取其利水而不伤正,补脾而不滋腻;用郁金、青皮以解肝经之痰郁,又加丹参者,使经水得利。针对肥胖型多囊卵巢综合征患者,此方效果甚好。

(四)输卵管因素致不孕

临床表现:婚久不孕,月经正常或提前,痛经,平时伴有下腹坠痛等不适,白带异常,若为输卵管积水或囊肿,妇科检查时可在子宫一侧或两侧扪及增粗的输卵管,呈条索状,活动受限,可伴有轻度压痛。

辅助检查:输卵管通液术、子宫输卵管碘造影术、B超下输卵管过氧化氢液通液术提示单侧或双侧输卵管不通或通而不畅,腹腔镜检查提示输卵管积水或不通,或存在粘连等。

证型:脾虚湿盛,痰湿阻滞。

治法:健脾化湿,活血通络。

方药:健脾调经种子方(自拟经验方)加减。

路路通 15g　威灵仙 10g　丹参 15g　郁金 15g　当归 10g　忍冬藤 20g　茯苓 15g　毛冬青 15g　牛膝 15g　泽泻 15g　络石藤 15g

【典型案例】

陈某,女,32 岁,已婚,2016 年 3 月 8 日初诊。

主诉:未避孕未孕 2 年余。

刻下症:精神尚可,纳可,眠浅,口干,二便调。舌淡红,苔白腻,脉弦滑。

孕产史:患者 13 岁月经初潮,5 天 /27 天。IVF 术前用药后经量转少,24~25 天一潮,1~2 天净,量少;平素带下量多色白,易倦怠乏力。孕 0。Lmp:2016 年 2 月 28 日,2 天净;Pmp:2016 年 2 月 2 日,2 天净。

既往史:IVF 史,2014—2015 年取卵 5 次(每次平均取卵 5 个),皆未成功培养胚胎(1 胚解冻未成活)。

妇科检查:外阴正常,阴道通畅,宫颈轻炎,子宫平位,大小正常,质中,活动度可,双侧附件区未及异常。

辅助检查:2014 年外院造影示双侧输卵管通而不畅。2015 年 8 月外院查甲状腺功能正常,抗精子抗体(－),抗子宫内膜抗体(－)。2016 年 3 月 8 日我院查性激素六项示 FSH 6.0U/L, LH 10.14U/L, PRL 171.79mIU/L, E_2 1430.14pmol/L, PRG 2.17nmol/L, T 0.57nmol/L。不孕不育抗体无异常。

中医诊断:不孕症,月经过少。西医诊断:原发不孕,卵巢功能减退症,月经失调。

证属:脾肾阳虚,痰湿内阻。

治法:温补脾肾,活血通络。

方药:淫羊藿 10g　黄芪 15g　巴戟天 10g　当归 10g　鹿角霜 15g　牛膝 15g　菟丝子 20g　路路通 15g　威灵仙 10g　丹参 15g　郁金 15g　当归 10g　忍冬藤 20g　茯苓 15g　毛冬青 15g　牛膝 15g　泽泻 15g　络石藤 15g　水煎内服,每日 1 剂,共 7 剂。

中药包:桂枝 20g　吴茱萸 20g　当归 15g　川芎 20g　丹参 20g　艾叶 15g　中药热奄包,外敷腹部。

二诊：2016 年 4 月 19 日。Lmp：2016 年 3 月 25 日。服药后经量较前略有增加，带下量稍减，舌淡苔白，脉弦滑。

方药：月经干净后开始续服前方，加服二至益真胶囊，每日 3 次，每次 3 粒。

经前方药：桑寄生 15g　川断 15g　墨旱莲 15g　菟丝子 15g　白芍 10g　砂仁^{后下}5g　太子参 15g　熟地黄 20g　山药 15g　茯苓 15g　女贞子 20g　水煎内服，每日 1 剂，共 3 剂。守上方连服 3 个周期。

三诊：2016 年 8 月 8 日。患者服药后精神佳，带下正常，月经量增多，纳眠可，二便调。Lmp：2016 年 7 月 13 日。4 天净，量中，血块（－），痛经（－）。

辅助检查：BBT 高温相。外院查 AMH 0.32ng/ml。

方药：守首诊方药（启宫丸合苍附导痰丸合河车种玉丸加减）。

四诊：从 2016 年 8 月开始至 2017 年 1 月，予首诊方加减化裁并加服二至益真胶囊与仙芪益真胶囊以补益肝肾，月经干净后予毛冬青灌肠液保留灌肠，治疗期间患者月经规律，25~28 天一潮，4 天净，经量中等，诸症好转，纳眠可，二便调。

五诊：2017 年 1 月 19 日。Lmp：2016 年 12 月 16 日，4 天净。月经至今未潮，BBT 仍在高温相徘徊。目前精神清爽，面色微黄红润有泽，睡眠易醒，时有梦，纳可，大便干结，三日一行，小便调，舌淡苔白，脉滑有力。辅助检查：血 β-HCG 4191.5IU/L，PRG 95.89nmol/L。

六诊：2017 年 2 月 9 日。血 β-HCG 139 198.5IU/L，PRG 84.19nmol/L；B 超提示宫内活胎，如孕 8⁺ 周。

【按语】　输卵管积水多属脾虚湿盛、痰湿阻滞。本案处方多用藤类药，以发挥健脾化湿、利水通络之效；多用于输卵管阻塞及通而不畅者，或输卵管介入术及造口术后，临床表现多见带下量多、色黄、苔厚等痰湿下注之象。毛冬青保留灌肠则针对输卵管及盆腔炎性疾病，而输卵管积水本身即为输卵管炎性表现之一。

方中君药路路通、络石藤能祛风通络及利水；银花藤善于清热解毒，疏风通络；威灵仙性温善走，主入膀胱经，能祛风通络，消痰水，与茯苓、泽泻合用以加强利湿之功。输卵管所在之少腹又是肝经所过，调理肝经即调理输卵管也。络石藤及路路通皆入肝经，走经络，前者入气分，后者入血分，再加当归、郁金、丹参者，入肝经血分而疏通之，使肝血得养，肝气得疏。毛冬青是李丽芸于盆腔炎性疾病中较为常用的岭南中草药，性寒，味苦，功能清热解毒，活血通络，具有消炎之效。再加牛膝引诸药下行，恰到好处。辅以毛冬青灌肠综合治疗，使药物直接在肠黏膜吸收，迅速于局部发挥清热解毒之效。

患者有多次取卵史，结合病史及临床表现，考虑脾虚湿盛与肾阳不足并重，故拟健脾调经种子方合河车种玉丸加减，双管齐下。

（徐　珉　林慧娴）

── 欧阳惠卿 ──

欧阳惠卿，女，1939 年出生。广州中医药大学教授，博士研究生导师，首届全国名中医。1964 年毕业于广州中医学院（现广州中医药大学），留校工作至今，师从罗元恺。1993 年评为广东省名中医，是广州中医药大学妇科第二代学科带头人、第三批全国老中医药专家学术经验继承工作指导老师，博士后合作教授。2013 年国家中医药管理局批准设立"欧阳惠卿全国名老中医药专家传承工作室"。2015年成为广东省首批名中医传承导师。现为广东省中医药学会终身理事及妇科专业委员会顾问、中华中医药学会妇科分会委员会顾问,曾担任中华中医药学会妇科专业委员会副主任委员、广东省中医药学会妇科专业委员会主任委员。

欧阳惠卿从事崩漏、子宫内膜异位症和不孕症的基础和临床研究40余年,强调固本调周的重要性,较早期就运用补肾活血法与中药调周疗法相结合,关注心理,遵循岭南地域和人群体质特点,拟方治法灵活独到,顾及全面,倡导中医妇科的应用基础研究。对"中医妇科学"课程建设作出很大贡献,自20世纪70年代参与多版全国教材编写,主编"十五"规划教材《中医妇科学》(人民卫生出版社,2002年)并获奖。主编或参编《实用中医妇科学》等7部著作,发表论文多篇。

一、对不孕症的认识

欧阳惠卿认为女性不孕与肾－天癸－冲任－子宫生殖轴功能失调密切相关,主要与肾气不足、冲任气血失调有关。肾主生殖,主藏精气;天癸,源于先天,藏之于肾。肾气盛,天癸至,任通冲盛的条件下,女子月事以时下,氤氲之时,两性相合,便可媾成胎孕。在肾－天癸－冲任－子宫生殖轴理论中,肾起主导作用。先天禀赋不足,或房劳多产,或久病大病,"穷必及肾",均可损伤肾气,导致冲任虚衰,胞脉失于温煦,而不能摄精成孕。欧阳惠卿临证治疗不孕症,有肾虚症状的从肾论治,即便没有肾虚症状亦应兼顾到肾,只有精血充足才能摄精成孕。

二、诊治思路

欧阳惠卿辨治不孕症重点在肾,旁及肝、脾。肝藏血,女子以血为用,因此机体常处于阴血不足,气偏有余,气血相对不平衡状态。《素问·调经论》说:"血气不和,百病乃变化而生。"肝肾同源,精血相生,肝血不足,肾精失养,难成胎孕。另外,女性性格特点上多有思虑、忧郁,久难受孕者更甚,心理压力较大,更加影响肝的疏泄功能,致肝气郁结,气滞则血滞,久则影响气血对脏腑的濡养,亦将损伤肾气。脾为后天气血生化之源,肾气充盛,精血充足,均需要后天气血的充养,脾气健运则气血化生有源,脾失健运,不但影响气血化生,还反生痰湿,影响气血运行,致气血失和。

不孕症临床病因复杂,即使相同病因者,由于患者体质、所处的生活工作环境不同而临证表现亦各异,临床往往难以一证一方通治,因此,对于不孕症的治疗,欧阳惠卿注重在中医理论的基础上辨病辨证相结合,遵古而不泥古,重视现代医学的检查和诊断,辨病求因、辨证治本。且不孕症患者求子心切,越是病久思想负担越重,对医生的期望也较高,对此欧阳惠卿认为"心病还需心药医",经常通过介绍成功治愈的病例,提高患者治疗和检查的依从性,或用疏导法从心理上对患者进行开导,或转移患者高度紧张、专注于不孕之症的注意力,减轻其心理负担。正如《素问·移精变气论》所云:"古之治病,惟其移精变气。"欧阳惠卿认为,耐心的倾听、详尽的治疗方案解释,往往有助于增强患者治愈疾病的信心和消除心理障碍,对治疗有事半功倍的作用,临证不可忽视。

三、治疗特色

(一)气滞血瘀(盆腔炎性不孕)

临床表现:婚久不孕,或继发不孕,平素少腹胀痛或刺痛,经行不畅,经色紫黯夹血块,经前乳房胀痛,精神抑郁,心烦易怒,舌紫黯或有瘀斑瘀点,苔薄白,脉弦细。

辅助检查:子宫输卵管造影提示盆腔粘连,输卵管通而不畅。

治法:祛瘀止痛,理气调冲。

方药:祛瘀理气调冲汤。

当归15g　川芎10g　桃仁10g　枳壳15g　甘草6g　乌药15g　延胡索15g　山药20g
木香^后下6g　丹参15g　金刚藤15g　透骨消15g

加减:胃纳欠佳者,加麦芽、鸡内金等健脾消滞;心烦易怒者,加郁金、合欢花以疏肝清
心安神;小腹冷痛者,加小茴香、吴茱萸温经散寒止痛;带下量多、色黄者,加败酱草、薏苡仁、
白花蛇舌草清热除湿;腰膝酸软、畏寒者,加续断、杜仲、狗脊以补肾强腰温阳。

【典型案例】

李某,女,30岁,已婚。2015年5月28日初诊。

主诉:婚后同居未避孕未孕3年。

刻下症:往时月经规律,30天一至,经期4~5天,经量正常,无痛经,无性交痛。Lmp:
2015年5月25日。至今未净,经量正常,血块(+)。现有胁肋、少腹胀痛,口干,大便秘结,
两日一行。平日白带多。舌紫红,苔薄黄,脉细。

孕产史:孕0产0。

辅助检查:解脲脲原体阳性;子宫输卵管造影示双侧输卵管通而不畅,盆腔粘连;抗精
子抗体(AsAb)、子宫内膜抗体(EmAb)均阴性;性激素六项未见明显异常。丈夫精液检查
无异常。

中医诊断:不孕症,妇人腹痛。西医诊断:原发不孕,盆腔炎性疾病后遗症。

证属:气滞血瘀。

治法:祛瘀止痛,理气调冲。

方药:当归15g　川芎10g　桃仁10g　枳壳15g　益母草15g　生甘草6g　山药20g
乌药15g　木香^后下6g　金刚藤15g　透骨消15g　每日1剂,水煎服200ml,饭后1次温服。
服4剂。

月经干净以双柏散外敷双少腹。

二诊:2015年6月11日。Lmp:2015年5月25日,9天净,中等量,无痛经。BBT双相。
妇科检查:外阴阴道呈已婚状,宫颈光滑,宫体后倾三度,大小正常,受限活动,无明显触痛,
双附件增厚无压痛。舌红,苔薄白,脉沉细。

方药:柴胡15g　乌药10g　丹参15g　木香^后下6g　透骨消15g　金刚藤15g　桃仁10g
白芍10g　熟地黄15g　枸杞子15g　山药15g　甘草6g　每日1剂,水煎服200ml,饭后
1次温服。14剂。

月经干净以双柏散外敷双少腹,复方毛冬青灌肠液灌肠。

三诊:2015年7月13日。Lmp:2015年6月24日,5天净,经量如常。上周期BBT双
相,高温相11天。2~3天前,带下量多,拉丝状,无腹痛。7月9日监测排卵提示左卵巢优势
卵泡(16mm×12mm),7月11日B超提示左侧优势卵泡消失,子宫内膜厚9mm,子宫直肠
窝积液30mm×12mm。今晨有下腹胀,发生频度较前少,二便调,无腹痛,少许口干。舌红,
苔薄白,脉沉细。

方药：上方去丹参、透骨消、金刚藤，加郁金 15g、香附 10g、桑寄生 15g。每日 1 剂，水煎服 200ml，饭后 1 次温服。10 剂。

四诊：2015 年 8 月 9 日。Lmp：2015 年 7 月 26 日，经量正常。8 月 7 日监测卵泡未见优势及成熟卵泡，子宫内膜厚 8.8mm。现带下不多，前 2 天有下腹胀，无腹痛，无乳胀，大便偏干，每日一行，少许口干。舌淡红，苔薄白，脉细。

方药：续断 15g　菟丝子 20g　黄芩 15g　熟地黄 15g　白术 10g　山药 15g　白芍 15g　丹参 15g　茯苓 20g　枸杞 15g　杜仲 15g　甘草 6g　每日 1 剂，水煎服 200ml，饭后 1 次温服。8 剂。

五诊：2015 年 10 月 14 日。停经 53 天，Lmp 2015 年 8 月 22 日，恶心呕吐。10 月 9 日 B 超示宫内妊娠 6 周。

【按语】　盆腔炎性不孕多因输卵管腔粘连而致机械性阻塞，或盆腔粘连致输卵管迂曲，或影响输卵管的蠕动功能和伞端的拾卵功能。欧阳惠卿认为盆腔炎性不孕的主要病机在于瘀血阻滞，脉络不通，使两精不能相搏而致不孕；瘀血阻滞、气行不畅，治疗多以活血通络、理气调冲为主，辅以活血化瘀中药外敷或灌肠等外治法以促进改善盆腔内环境。此患者月经规律，BBT 双相，妇科检查子宫活动受限、双侧附件增厚，子宫输卵管造影提示双侧输卵管通而不畅，诊断考虑为盆腔炎性不孕。患者首诊时正处经期，故治疗以活血化瘀、理气调冲。方中当归、川芎、桃仁、益母草活血化瘀，枳壳、乌药、木香理气止痛；患者平素带下量多，与不孕日久肝郁不疏、肝木侮脾有关，故加山药健脾运湿，甘草调和诸药。经净后予以双柏散外敷少腹、复方毛冬青保留灌肠加强活血化瘀通络之效。盆腔炎性不孕者因盆腔炎性疾病后遗症而致，因其病程长，缠绵难愈，往往耗伤气血，多为虚实错杂之证，因此，欧阳惠卿治疗此类不孕，往往结合患者的月经周期，在排卵期或经前期，治以扶正祛邪。此案患者则施以补肾柔肝活血之法，或促进阴阳转化，或补肾助孕，避免一味攻伐误伤初结之胎元。

（二）肾虚肝郁（免疫性不孕）

临床表现：婚久不孕，或继发不孕，月经后期或先后不定期，经色淡黯，有血块，平素神疲乏力，腰膝酸软，时有少腹或双胁隐痛不适，面色晦暗，头晕目眩，舌淡黯，苔薄白，脉沉弦细。

辅助检查：抗精子抗体、抗心磷脂抗体、抗子宫内膜抗体、抗卵巢抗体、抗封闭抗体、抗核抗体、抗甲状腺球蛋白等 1 项或 1 项以上为阳性。

治法：补肾疏肝，养血调冲。

方药：补肾疏肝调冲汤。

菟丝子 15g　山茱萸 15g　白芍 15g　当归 10g　熟地黄 15g　覆盆子 15g　山药 15g　茯苓 15g　荆芥穗 15g　柴胡 15g

加减：月经后期者，经前加香附、泽兰、卷柏、川芎等行气活血；月经量少者，经后加枸杞子、紫河车、制何首乌等补肝肾、养精血；肝阴不足，虚火亢盛，心烦失眠者，去当归，加沙参、墨旱莲、郁金、丹皮、地骨皮等以滋阴清热，凉血安神；带下量多、神疲乏力、大便溏薄者，加党参、黄芪、白术等健脾益气化湿；带下量多，色黄质稠，口干，舌苔黄腻者，加龙胆、栀子以清肝泻火。

【典型案例】

苏某,女,25岁。2004年8月17日初诊。

主诉:婚后同居2年余未避孕而未受孕。

刻下症:既往月经规则,Lmp 2004年8月9日,经期持续5日干净,量中,无痛经。患者于2004年6月行腹腔镜检查术,术中见盆腔正常,子宫略小,双侧输卵管通畅。舌质淡红,苔薄白,脉弦细。

孕产史:孕0产0。

辅助检查:妇科检查示外阴阴道发育较差,宫颈光滑,宫体后倾,略小,活动好,双附件未见异常。女方抗精子抗体为105U/ml。其他相关检查未发现明显异常。

中医诊断:不孕症。西医诊断:原发不孕。

证属:肾虚肝郁。

治法:补肾疏肝养血。

处方:山药15g　柴胡15g　茯苓15g　菟丝子15g　覆盆子15g　山茱萸15g　当归10g　白芍15g　熟地黄15g　佛手10g　荆芥10g

二诊:2004年9月14日。Lmp:2004年9月11日,现未净,量中等,色深红,无痛经。复查夫妻双方抗精子抗体均为正常。患者舌质淡红,苔薄白,脉弦细。

治疗仍以养血补肾为主,守上方加用益母草15g以活血通经。

三诊:2004年9月28日。患者诉2004年9月24日一过性阴道少量出血,色淡红,双胁隐痛,舌质黯红,苔少,脉细。考虑为排卵期出血,治疗以补养肾阴肾阳为主。

处方:紫河车10g　淫羊藿10g　桑寄生15g　续断15g　菟丝子15g　鹿角霜10g　生地黄15g　甘草6g　莲须10g

四诊:2004年10月16日。患者基础体温双相,月经过期未至,诉纳差,恶心欲呕,舌质淡红,苔薄白,脉细滑。治疗上以健脾固肾养血为主。

处方:桑寄生15g　川续断15g　菟丝子15g　覆盆子15g　黄芩10g　莲须10g　熟地黄15g　柴胡15g　白芍15g　甘草6g　巴戟天10g　茯苓15g

五诊:2004年10月23日。患者基础体温高相超过16日,诉乏力,纳差,烦躁,乳胀,舌质红,苔薄,脉细滑。查尿妊娠试验阳性。

处方:桑寄生15g　续断15g　菟丝子15g　杜仲15g　茯苓15g　紫苏梗15g　太子参15g　女贞子15g　墨旱莲15g　熟地黄15g

患者于2004年11月13日查B超示宫内妊娠8周,活胎。

【按语】　抗精子抗体是引起免疫性不孕的最常见因素,与女性免疫反应个体差异有关,从中医角度来说,即与个体的禀赋有关,因此,欧阳惠卿认为免疫性不孕与肾虚关系密切,加之不孕之心理负担,故多肾虚肝郁之证,治疗上当以补肾疏肝为大法,常以定经汤为主方,结合患者临床症状与所处的月经周期阶段,辨证加减。本案患者首诊时处经后期,治以补肾养肝调冲之法,以当归、白芍、柴胡养血柔肝,熟地黄、山茱萸、菟丝子、覆盆子补肾中阴阳,山药、茯苓健脾运以滋后天气血生化之源,佛手理气行滞以免滋腻碍脾。患者治疗后抗精子抗体转阴,仍以补肾法为主导,结合月经周期的气血阴阳变化分期而治。

（三）肾虚血瘀（子宫内膜异位症性不孕）

临床表现：婚久不孕，或继发不孕，经期少腹、腰骶部不适或腰膝酸软，进行性加剧，经行不畅或少腹胀痛，量多色黯有块。平时腹痛，性欲低下，或抑郁少欢，腰膝疼痛，眩晕麻差，面色灰黯，舌黯，舌体瘀斑、瘀点，苔薄，脉细涩。

辅助检查：基础体温双相，但卵泡期长，高温相偏低。B超卵泡监测示卵泡不能按时发育成熟并排卵。

治法：补肾祛瘀，调经助孕。

方药：补肾祛瘀方。

补骨脂 20g　淫羊藿 15g　续断 15g　桃仁 10g　莪术 10g　益母草 30g　枳壳 10g　丹参 15g

加减：月经过多者加茜草根、海螵蛸、紫草；病久兼见气虚者加黄芪、白术以加强益气化瘀之功；癥瘕坚实者于卵泡期加土鳖虫、莪术、水蛭、蜈蚣等虫类药物以加强化瘀通络之力；经期延长，带下赤褐兼热象者酌加黄柏、败酱草等清热化瘀。

【典型案例】

汤某，女，33岁，已婚。2008年9月26日初诊。

主诉：经行腹痛5年，发现盆腔包块1个月。患者结婚3年，未避孕从未受孕。

刻下症：近5年经行腹痛，经后期较重，量偏多，色黯红、有血块，需服止痛药物。Lmp：2008年9月15日。

经孕产史：患者14岁初潮，34~37天一周期，经行8~9天。孕0产0。

辅助检查：8月B超发现双侧盆腔包块，左侧7cm×6cm×4cm，右侧5cm×4cm×3cm，考虑双侧卵巢巧克力囊肿。腹腔镜提示双侧卵巢巧克力囊肿，子宫直肠陷凹见多个紫蓝色小结节，双侧输卵管外观尚正常，并行美蓝通畅度试验提示双侧输卵管通畅。

中医诊断：不孕症，癥瘕。西医诊断：原发不孕，子宫内膜异位症术后。

处方：由于术后患者求子心切，拒绝西药后续治疗。

二诊：2008年11月15日。Lmp：2008年10月24日。经行腹痛，腰部坠痛，月经量少，有块，经前乳胀，大便溏，舌淡黯见瘀斑，苔薄白，脉沉细。

证属：肾虚血瘀。

治法：补肾化瘀散结。

方药：补肾化瘀方。

补骨脂 20g　淫羊藿 15g　续断 15g　桃仁 10g　莪术 10g　益母草 30g　枳壳 10g　丹参 15g　8剂，水煎分2次温服。

三诊：2008年11月23日。药后无特殊不适，口干，仍感腰酸，舌脉同前。月经将至，上方去桃仁，加失笑散，以加强祛瘀止痛。6剂，水煎分2次温服。

四诊：2008年12月5日。Lmp：2008年11月26日。痛经减轻，脉弦细，舌黯，苔薄黄。方用：

山药 20g　牡丹皮 12g　山楂 9g　补骨脂 15g　续断 15g　桃仁 10g　淫羊藿 15g　7剂，水煎分2次温服。

五至七诊：均按原方加减，仍会出现痛经，但已无需服用止痛药。

八诊：2009年7月9日。停经已45天，尿妊娠试验阳性。

【按语】　欧阳惠卿总结临床经验,借鉴古籍,认为凡瘀血停滞,壅塞胞脉,凝结成瘕,血瘀滞于下焦渐成癥瘕积聚,积于胞中,瘀血内阻,天癸、脏腑、气血、经络的功能不能正常发挥;胞脉瘀滞,冲任不调,肝气郁而不得通,两精不能相搏,发生不孕。或若瘀血凝结下焦,阳气无以施化,肾阳虚衰,温运通畅胞宫冲任乏力,也致不孕。气血瘀阻,胞宫疏泻失常,可表现为月经过多,经期延长,即所谓瘀血不去,精难纳入,难于受孕成胎。瘀血是疾病发展到一定阶段的病理产物,同时是一种新的致病因素,如"血不利则为水",瘀血停蓄日久,其中津液可化为痰水;而局部气滞,津液不能布化,也可成湿成痰。瘀积日久,气机阻滞,壅而化热;或气机瘀血阻于下焦,致腑气不通畅。欧阳惠卿认为这些因素愈发加重冲任气血之瘀阻,影响肾的精气化生及输布,从而使肾和冲任的病变加重,导致不孕发生。此为血瘀致肾虚冲任病变,进而发生不孕之机理。另一方面,子宫内膜异位症性不孕的发生,与司下焦少腹的肾与冲任的功能失常有关。欧阳惠卿认为肾与气血同源,肾精不足、水源缺乏则血少,肾阳虚则气弱,气弱血少则循环不畅发生血瘀;或肾阳虚血失温煦,肾阴虚内热灼血,均可致瘀。血瘀化精缺乏又加重血瘀。当经血逆流入腹腔时,因肾、冲任本身之虚弱和瘀滞,无力清除新成之瘀;或肾虚冲任瘀阻,与新生之瘀同为瘀滞而同气相求,胶结为病,导致瘀血的持续存在,瘀积日久,并结而成癥,使血行更为不利,瘀血更无可化之机,并使肾和冲任的病变加重,导致不孕及子宫内膜异位症的发生。

　　欧阳惠卿强调,本病特点是子宫内膜异位症与不孕合并存在,所以该病病机不离血瘀;但对子宫内膜异位症性不孕的治疗重点应在不孕而非子宫内膜异位症;子宫内膜异位症的发生和存在仅是导致不孕的可能机制之一,而肾和冲任病变也可能先于子宫内膜异位症存在,并因其本身异常而导致子宫内膜异位症和不孕发生。由此可见,肾和冲任病变是子宫内膜异位症性不孕的核心问题。本病夹虚者多,全实者少,而活血化瘀仅为治标之法,所以欧阳惠卿认为治疗上"必伏其所主,而先其所因",谨守病机,标本兼治,进行补肾化瘀,并以补肾为主。同时当审证求因,辨证论治,根据其病因、兼证等,分别予以温经散寒、清热利湿、疏肝理气、健脾益气、化痰散结、通腑行气等法。在病案中欧阳惠卿遵循子宫内膜异位症在本质上属"癥瘕"之见,本病及不孕的形成多历时较久,在治疗上应遵循薛己之"养正积自除"的原则,"治法宜固元气为主,佐以攻伐之剂","慎不可复伤元气",并认为治疗癥瘕需待以时日,"当以岁月求之,故欲速攻,投以峻剂,反致有误",即若一味但见不通予攻伐,则虽取效一时,却难免耗气伤精,阻碍生机,则肾之精气益虚,而难奏助孕之功。法取补肾温阳,阳气之温煦有助于冲任瘀滞之气血、痰涎、水湿的运化和消散,再辅以化瘀之品,则冲任之瘀渐图缓消,胞宫冲任之生机可徐徐回复,肾之经脉通畅又复得后天充养,则肾之精气渐充,任通冲盛,胞宫温暖,则生育之机指日可待。总之,子宫内膜异位症性不孕的病机不离肾虚血瘀。瘀血阻碍,脏腑气血不通,功能失调。而脏腑功能的异常又可以致瘀,正如肾气虚,任不通,冲不盛,最终致冲任阻滞。瘀为无用而有害之物,有瘀必清,否则阻碍新血之化机,而瘀血是一种病理产物,不能单独存在,所以在治疗上宜补肾化瘀。

(黄洁明)

—— 张玉珍 ——

张玉珍,女,1944年生于广东兴宁市。1963年考入广州中医学院(现广州中医药大学)医疗系本科,1969年毕业后留校工作至今。广州中医药大学第一附属医院妇科教授、主任中医师、博士研究生导师,享受国务院政府特殊津贴。全国著名妇科学家罗元恺学术继承人,第五批全国老中医药专家学术经验继承工作指导老师。已培养赵颖、廖慧慧为其学术继承人。

张玉珍从事中医妇科教学、医疗、科研工作48年,具有深厚的中医妇科理论和丰富的临床经验,获得多项省部级科研成果奖,培养30多位硕士、博士研究生。发表学术论文40多篇,主编和副主编10多部专著。尤其是2001年主编《新编中医妇科学》和连续主编普通高等教育"十五""十一五""十二五"国家级规划教材、全国高等中医药院校规划教材《中医妇科学》,并被评为"新世纪全国高等中医药优秀教材"。擅长以中医药为主治疗月经病、不孕不育、盆腔炎、多囊卵巢综合征、卵巢早衰等妇科疑难病证,能传承罗元恺的学术思想和临床经验,充分发挥中医药在调经、治带、种子、安胎中的特色与优势。2016年主编的《卵巢早衰的中医药防治》乃目前国内唯一一部有关卵巢早衰的中医著作。

一、对不孕症的认识

不孕症是一个相当复杂的疾病,除多种病因外,还有心理和社会因素。对于不孕症的诊治,张玉珍主张病证结合,即中医辨病与中医辨证结合、西医辨病与中医辨证结合。根据不孕的原因及病位,从排卵障碍性不孕、输卵管炎性不孕、免疫性不孕、子宫内膜异位症性不孕等分别进行论治。在明确病因后,对需要宫腹腔镜手术解决问题的,或需要采取辅助生育技术的,张玉珍与时俱进,积极安排并配合中医药治疗。

二、诊治思路

对于不孕症的临床诊治,张玉珍以中医理论为指导,抓住主诉,检查原因,分析病因,拟订计划。注意病证结合,突出辨证论治。肾藏精,主生殖,故调经种子重在补肾;妇女以血为本,故调经种子贵在养血;妇女以肝为重,肝郁可致不孕,不孕可致肝郁,故调经种子妙在疏肝。痰瘀互结,精卵受阻,祛瘀化痰,功在疏通。

对于排卵障碍性不孕,根据"肾为先天之本""肾藏精""肾主生殖""经水出诸肾",治疗多以补益肾气,平衡肾阴阳,调整肾－天癸－冲任－胞宫生殖轴以调经促排卵。常见的证型有脾肾阳虚、肝肾阴虚、肾虚血瘀、肾虚肝郁。目前临床要求生育二胎、年龄大、卵巢功能已下降者,参照卵巢功能储备不足诊治;尽快对夫妇重新评估生育能力,抓紧治疗。

输卵管炎症所致不孕,多因经期产后,余血未净,继而内伤外感,气血不调,瘀滞胞宫,不能摄精成孕。输卵管炎致阻塞不通,病位在下焦少腹,且输卵管为足厥阴肝经所过之处,故多是由于肝郁气滞血瘀,痰湿壅阻,而致经脉不通,输卵管阻塞,精卵不得融合,故而不孕。因此,张玉珍提出疏肝理气,化瘀通络兼清热的治疗原则,常配合中药灌肠。

免疫性不孕急性期为感染邪毒或湿热蕴结,邪毒或湿热与血相搏结,扰乱冲任;慢性期则久病及肾。故肾虚为本,热灼精血、瘀血内结是标。因此,张玉珍提出滋肾补肾、活血化瘀、凉血清热的治疗原则。

子宫内膜异位症以瘀血阻滞胞宫、冲任为基本病机。又肾主生殖,张玉珍认为子宫内膜异位症性不孕的病因病机离不开肾虚血瘀,且肾虚为本,血瘀为标,因此提出补肾活血的治疗原则。

三、治疗特色

(一)排卵障碍性不孕

临床表现:婚久不孕,月经或先或后,经量多少不一,或经来腹痛;或经期烦躁易怒,胸胁乳房胀痛,精神抑郁;腰膝酸软,倦怠乏力,头晕耳鸣,面色晦暗;舌黯红或舌边有瘀斑,脉弦细。

辅助检查:性激素六项异常、基础体温呈单相型或不典型双相、超声监测排卵异常,或甲功五项异常。

证属:肾虚肝郁。

治法:补肾疏肝,调经助孕。

方药:罗氏调经种子汤(《傅青主女科》定经汤加减化裁)。

菟丝子 20g　熟地 15g　当归 15g　白芍 15g　柴胡 10g　山药 20g　茯苓 20g　女贞子 15g　枸杞 15g　香附 10g

加减:若月经后期、量少,基础体温显示黄体功能不健者,经净后加龟甲、山萸肉以补肾益精;若形寒肢冷者,加巴戟天、淫羊藿以温肾助阳;若腰痛甚者,加杜仲、续断、桑寄生以补肾强腰膝;若烦躁易怒者,加郁金、合欢皮以疏肝解郁;若疲倦乏力,纳差者,加党参、白术以健脾益气。

【典型案例】

郭某,女,40 岁,已婚,2016 年 4 月 15 日初诊。

主诉:未避孕而未孕 7 年。

刻下症:平素月经周期 28 天,带血 6 天,量中偏少,色黯红,血块(+),痛经(-),腰酸(+),经前乳胀(++)。Lmp:2016 年 3 月 29 日。现形体消瘦,产后性欲减退明显,腰酸耳鸣,头晕目眩,有时心慌胸闷,纳一般,眠可,大便稀,小便可,舌淡胖、有齿印、瘀点,苔薄白,脉弦弱。

孕产史:孕 3 产 1 流 2,2008 年顺产 1 子伴产后大出血。产后 1 年未避孕至今未孕。

辅助检查:2016 年 1 月 11 日。性激素六项示 FSH 18.6mIU/ml,LH 3mIU/ml,E_2 35pg/ml,PRL 445mIU/L,P 0.2ng/ml,T 0.16ng/ml;甲功三项(-)。

中医诊断:不孕症,月经过少。西医诊断:继发不孕,卵巢功能减退。

证属:脾肾不足,肝郁血瘀证。

治法:补肾健脾,疏肝活血。

方药:滋癸益经汤(经验方)。

菟丝子 20g　黄芪 30g　当归 10g　枸杞子 15g　女贞子 15g　丹参 15g　熟党参 30g　玉竹 20g　陈皮 10g　炙甘草 10g　巴戟天 15g　柴胡 10g　20 剂,水煎服,每日 1 剂。

滋肾育胎丸,每次 5g,每日 3 次,口服。

遵上方加减 5~7 个月共服 54 剂,诸证悉好转。

二诊:2016 年 7 月 19 日。Lmp:2016 年 7 月 11 日。现经期前后感神疲乏力,关节酸胀,遇冷则甚,纳眠可,二便调。舌淡胖苔白,脉细缓。

7月18日,复查性激素三项示FSH 11.12mIU/ml,LH 2.39mIU/ml,E$_2$ 56.7pg/ml。AMH <0.05ng/ml;彩超示肌壁间肌瘤(9mm×7mm)。

方药:守上方去陈皮,加白芍15g、何首乌15g。20剂,水煎服,每日1剂。

滋肾育胎丸,每次5g,每日2次,口服;苁蓉益肾颗粒,每次1袋,每日2次,口服。

三诊:2016年9月13日。Lmp:2016年8月31日。经前头痛,易感头部闷胀,神疲乏力,手脚心热汗出。纳眠可,二便调。舌淡胖、有齿印、尖瘀点,苔黄,脉弦细。

方药:守上方去枸杞子、炙甘草,加酒黄精15g、佩兰10g。14剂,水煎服,每日1剂。

四诊:2016年9月30日。Lmp:2016年9月26日,量中。今日仍有少量流血,护垫可。头闷胀不适,右侧为主,身体疲乏,精神欠佳,记忆力下降,纳眠可,二便调。舌淡黯、有齿印,脉细弦。

方药:守上方去佩兰、酒黄精,加杜仲20g。20剂,水煎服,每日1剂。

滋肾育胎丸,每次5g,每日2次,口服;补中益气颗粒,每次1袋,每日2次,口服。

五诊:2017年5月4日。Lmp:2017年3月2日。4月22日晚开始出现阴道少量流血,色黯红,目前在住院安胎。现阴道仍有少许咖啡色分泌物,腹部隐痛,腰膝酸软,乏力疲倦,纳一般,恶心,眠可,夜尿2~3次,大便2次/d、质软,舌淡、有齿印,苔白腻,脉细滑。

2017年4月24日,血β-HCG 197 599mIU/ml,P 127.4nmol/L。2017年4月26日,彩超示宫内妊娠约8$^+$周,胚胎存活;子宫壁多发实性低回声团,考虑肌瘤可能性。

方药:菟丝子20g　桑寄生15g　续断15g　杜仲15g　熟党参30g　白术15g　酒萸肉15g　益智仁15g　覆盆子15g　阿胶10g　黄芪30g　化橘红10g

滋肾育胎丸,每次5g,每日2次,口服。

【按语】　卵巢功能减退是指女性在16~40岁间由于各种因素导致卵巢功能障碍而造成卵巢存留卵泡的数量减少或质量减退以致生育力下降的一种疾病。卵巢功能减退是一渐进性过程,可发展为卵巢早衰。

《素问·阴阳应象大论》云:"能知七损八益,则二者可调;不知用此,则早衰之节也。年四十而阴气自半也,起居衰矣。""经水不当绝而绝""年未老经水断"均是卵巢功能减退、卵巢早衰在月经方面的体现。《陈素庵妇科补解》认为"经水不当绝而绝"的病机是"非血虚即血滞"。《傅青主女科》认为"年未老经水断"的病机是由于"心肝脾之气郁"。

张玉珍从多年来的反复实践中感悟到,本病的病机本质是脾肾亏虚、肝郁血瘀,导致肾-天癸-冲任-胞宫轴的功能衰退,由此产生了重治气血精以滋养天癸、振衰起废的治疗思路以及"补肾健脾,疏肝活血"的治法,创制"滋癸益经汤"为基础方,随症加减贯穿整个治疗过程,肾肝脾三经同调,使精血得补,瘀血得化,水到渠成则经水自来,达到恢复肾-天癸-冲任-胞宫轴的调节功能,经调而子嗣。此类患者怀孕后容易流产,需及时安胎。

(二)输卵管炎性不孕

1. 临床表现　婚久不孕,月经或先或后,经量多少不一,或经行腹痛;或经前烦躁,胸胁乳房胀痛;精神抑郁,善太息;舌黯红或舌边有瘀斑,脉弦细。

辅助检查:超声提示盆腔积液或输卵管积水;输卵管造影提示输卵管阻塞或通而不畅。

证属:肝郁气滞,瘀血阻络。

治法:疏肝理气,活血通络。

方药:通管方(张玉珍经验方)。

柴胡 10g　赤芍 15g　白芍 15g　枳壳 15g　王不留行 20g　路路通 20g　丹参 15g　黄芪 30g　穿破石 20g　牛膝 20g　香附 10g　乌药 15g

加减:若胸胁乳房胀痛者,加郁金、丝瓜络以疏肝行气通络;若低热起伏者,加败酱草、忍冬藤以清热解毒,通络止痛;若积水者,加瞿麦、八月札以疏肝利水通络。

2. 临床表现　婚久不孕,经量多少不一,有块;或下腹隐痛;带下量多;疲倦乏力,食少纳呆;舌黯红,舌有瘀点或瘀斑,苔白,脉弦细涩。

辅助检查:超声提示盆腔积液,输卵管积水;输卵管造影提示输卵管阻塞或通而不畅。

证属:气虚或气滞血瘀,瘀热互结。

治法:补气或疏肝活血、行气通络兼清热祛毒。

方药:慢盆汤(张玉珍经验方)。

丹参 20g　毛冬青 30g　赤芍 20g　五指毛桃 30g　黄芪 30g　蒲公英 20g　白花蛇舌草 20g　野木瓜 20g　忍冬藤 15g　穿破石 15g　香附 10g　乌药 15g

加减:若炎症结块者,加桃仁、鸡内金、莪术以活血化瘀散结;若带下量多,加薏苡仁、土茯苓、白芷以利湿止带。

输卵管炎性不孕经子宫输卵管碘水造影明确输卵管阻塞部位,可考虑腹腔镜手术治疗,术后尽快结合中药以促进受孕。根据输卵管阻塞部位临床类型不同,处理原则如下:①输卵管周围粘连/扭曲:选择腹腔镜+中医;②输卵管伞端形态不良:选择腹腔镜+中医/IVF-ET;③输卵管伞端积水:选择腹腔镜+中医;④输卵管近端堵塞:选择宫腹腔镜+中医;⑤输卵管中段堵塞:选择 IVF-ET/开腹吻合+中医;⑥输卵管单侧堵塞:选择腹腔镜+中医;⑦输卵管阻塞不严重又年轻者,可选用通管方治疗。张玉珍对输卵管积水者,多不主张切除输卵管,认为分离粘连,处理积水后,尽快服中药疏肝理气,活血通络,恢复输卵管的功能,促其自然怀孕。

对输卵管炎性不孕患者腹腔镜术后,嘱其术后避孕 2 个月,一则有利于身体恢复,二则加强中药治疗预防再粘连。张玉珍常选用通管方(①方),认为主要作用于输卵管,起疏通作用;慢盆汤(②方),认为可作用于盆腔,缓解炎症内环境。临证时①方、②方可交替使用,根据患者恢复情况指导受孕。

【典型案例】

黄某,女,30 岁,已婚,2014 年 3 月 3 日初诊。

主诉:清宫术后,正常性生活未避孕未孕 5 年。

刻下症:平素月经周期 25~32 天,带血 6 天,量偏少,色黯红,血块(+),痛经(-),腰酸(-),经前乳胀(+)。Lmp:2014 年 2 月 25 日。平素怕冷,久坐易腰酸,小腹胀满,大便调,偶感尿不尽,眠差,纳可。舌淡黯,苔薄白,脉弦细。

孕产史:孕 1 流 1,2009 年 12 月因孕 40+ 天稽留流产行清宫术,一直至今 5 年余未避孕而未能怀孕。

辅助检查:2011 年 11 月 8 日,抗精子抗体、抗子宫内膜抗体、抗心磷脂抗体、抗卵巢抗体(-);2013 年 4 月 15 日,性激素六项(经期第 2 天)示 FSH 5.5IU/L,LH 7.7IU/L,

T 0.37μg/L,PRL 10.2ng/ml,P 0.7ng/ml。支原体、衣原体(－)。B超示子宫双附件未见异常,内膜厚约9mm。2014年3月6日,子宫输卵管造影示双侧输卵管炎,通而不畅。

中医诊断:不孕症。西医诊断:继发不孕。

证属:肝郁气滞,瘀血阻络。

治法:疏肝理气,活血通络。

方药:柴胡10g　赤芍15g　白芍15g　枳壳15g　王不留行20g　路路通20g　丹参15g　醋香附10g　黄芪30g　穿破石20g　盐牛膝20g　五指毛桃30g　14剂,水煎服,每日1剂。

逍遥丸,每次6g,每日3次,口服;益肾活血丸,每次12g,每日3次,口服。

二诊:2014年4月14日。Lmp:2014年2月25日。现停经48天,偶有下腹隐痛,呈阵发性,无阴道出血,无腰酸,无恶心呕吐,难入睡,易醒,纳可,二便调。舌黯红、边有齿印,苔薄白,脉滑。

辅助检查:尿妊娠试验(＋);B超示子宫大小正常,内膜厚约10mm,双附件未见包块;血β-HCG 1 457IU/L,P 39.72nmol/L。

患者既往不孕病史,建议安胎治疗,立补肾健脾安胎之法。

方药:盐菟丝子20g　桑寄生15g　续断15g　盐杜仲15g　熟党参20g　白术15g　酒萸肉15g　白芍15g　制何首乌20g　覆盆子15g　女贞子15g　阿胶^{烊化}9g　7剂,水煎服,每日1剂。

助孕丸,每次12g,每日3次,口服;多维元素胶囊,每次1粒,每日1次。

嘱1周后复查血β-HCG、孕酮。

【按语】　输卵管炎所致输卵管阻塞、或使输卵管与周围组织粘连变形是引起输卵管炎性不孕的主要原因之一。

朱丹溪曰:"阴阳交媾,胎孕乃凝,所藏之处,名曰子宫。"《石室秘录》云:"任督之间,倘有疝瘕之症,则精不能施,因外有所障也。"由此可知,古时医家已经认识到生殖系统某些部位(如输卵管)的堵塞可致不孕。

张玉珍认为输卵管为肝经所过,属于"胞脉""胞络"范畴。清宫术可直接损伤胞宫、胞脉、胞络,使气血失和,聚而不散而在局部形成瘀滞,终致胞脉闭阻不通,不能摄精成孕。"足厥阴肝脉过阴器,抵少腹",经过输卵管所在解剖部位。因此,张玉珍临床辨证时以肝郁气滞血瘀为主,经常选用通管方。通管方以四逆散加味,疏肝理气,活血通络,主要作用于输卵管。疼痛症状明显时与慢盆汤交替使用。慢盆汤补气或疏肝活血、行气通络兼清热祛毒,主要作用于盆腔。根据患者具体情况指导受孕。

(三)子宫内膜异位症性不孕

临床表现:婚久不孕,经行腹痛,月经量或多或少或经期淋漓难净;腰膝酸软,神疲体倦;头晕耳鸣,面色晦暗,性欲减退;盆腔内有痛性结节或包块;舌质淡黯,苔白,脉沉细或弦细。

辅助检查:CA125或抗子宫内膜抗体,其中1项或2项为阳性。输卵管造影示双输卵管通畅。

证属:肾虚血瘀。

治法:补肾活血。

方药:五子四物加减方(乃五子衍宗丸合四物汤加减化裁)。

菟丝子 20g　枸杞子 15g　覆盆子 15g　车前子 15g　五味子 10g　当归 10g　熟地黄 15g　续断 15g　丹参 15g　田七片 10g　香附 10g

加减：若腰膝酸软者，加杜仲、续断、桑寄生以补肾强腰膝；若经量多，腹痛有块者，加益母草、失笑散、血竭以化瘀止痛止血；若盆腔结节包块者，加桃仁、土鳖虫、没药化瘀消癥。

【典型案例】

戴某，女，29 岁，已婚，2013 年 11 月 19 日初诊。

主诉：未避孕 2 年未孕。

刻下症：现口淡，易胃胀打嗝，纳可，眠差，易醒，二便调。舌黯红，瘀点，裂纹，苔薄白，脉弦细。10 月 31 日在广州中医药大学第一附属医院妇科行腹腔镜下盆腔粘连松解术 + 右卵巢子宫内膜异位囊肿剔除术。

孕产史：已婚未孕。

辅助检查：CA125：35U/ml，EmAb（－）。

中医诊断：不孕症，痛经。西医诊断：原发不孕，右卵巢子宫内膜异位囊肿（手术后）。

证属：肾虚血瘀。

治法：补肾填精，活血化瘀。

方药：盐菟丝子 15g　覆盆子 15g　枸杞子 15g　茺蔚子 20g　当归 10g　白芍 15g　熟地黄 15g　丹参 15g　盐牛膝 30g　盐巴戟天 15g　鸡内金 15g　枳壳 10g　共 14 剂，水煎服，每日 1 剂。

散结镇痛胶囊，每次 4 粒，每日 3 次，口服。

嘱暂禁性生活。

二诊：2013 年 12 月 3 日。Lmp：2013 年 11 月 29 日，量中，色淡红，血块（±），经前乳胀（＋）。Pmp：2013 年 10 月 19 日。纳眠可，晨起有痰，量少，色白，二便调。舌黯红，苔黄略厚，脉弦细。孕 0，有孕求。12 月 2 日，性激素六项：FSH 7.97IU/L，LH 5.81IU/L，E_2 87.6pmol/L。

方药：盐菟丝子 15g　覆盆子 15g　枸杞子 15g　茺蔚子 15g　当归 10g　白芍 15g　熟地黄 15g　丹参 15g　盐牛膝 30g　盐巴戟天 15g　鸡内金 15g　枳壳 10g　共 14 剂，水煎服。每日 1 剂。

龟鹿补肾丸，每次 1 瓶，每日 2 次，口服；散结镇痛胶囊，每次 4 粒，每日 3 次，口服。

三诊：2013 年 12 月 29 日。Lmp：2013 年 11 月 29 日。现月经届期未至，纳可，多梦，大便日 1~2 次，质可。自觉乳胀明显。舌黯红，边尖红，苔厚略黄，脉滑。今日尿金属硫蛋白检测（＋）。考虑患者原为子宫内膜异位症合并不孕，故积极安胎治疗。治以滋肾健脾安胎。

方药：盐菟丝子 15g　续断 15g　桑寄生 15g　熟党参 20g　白术 15g　盐杜仲 15g　酒萸肉 15g　白芍 15g　制何首乌 20g　砂仁 6g　柏子仁 15g　女贞子 15g　共 7 剂，水煎服。每日 1 剂。

【按语】　对于子宫内膜异位症合并不孕的患者，在首选腹腔镜手术治疗后，术后及时用药，达到进一步促进异位内膜的萎缩、及时助孕显得尤为重要。在腹腔镜手术治疗卵巢子宫内膜异位症性不孕患者时，若手术剥除卵巢巧克力囊肿时，不可避免会损伤正常卵巢组织以致影响卵巢功能。目前对于子宫内膜异位症性不孕者手术后使用西药治疗，其长远的复发率、受孕率还存在争议。所以，如何使子宫内膜异位症性不孕患者术后尽快受孕，寻找一种有效、微创、经济、安全的治疗方案，是中西医妇科专家亟待解决的问题。

不少医家认为肾虚血瘀是子宫内膜异位症的主要病机,采用补肾活血法治疗子宫内膜异位症,能有效改善临床症状,提高生育质量,促进受孕。张玉珍主编的教材《中医妇科学·痛经·附:子宫内膜异位症》中指出:"子宫内膜异位症以瘀血阻滞胞宫、冲任为基本病机。"肾主生殖,与胞宫胞脉相系,子宫内膜异位症手术不可避免会损伤肾气,故张玉珍总结认为子宫内膜异位症性不孕患者术后病因病机离不开肾虚血瘀,且肾虚为本,血瘀为标。临床观察中发现,少部分子宫内膜异位症性不孕患者术后使用 GnRH-a 类药物,停药后患者发生卵巢早衰,不但达不到助孕目的,还给患者带来更严重的伤害。张玉珍运用补肾活血法自拟五子四物加减方治疗子宫内膜异位症性不孕患者,抓住术后用药时机,改善卵巢功能,促进患者尽快受孕,临床取得较好疗效。

（张玉珍　廖慧慧　赵　颖）

—— 司徒仪 ——

司徒仪,广东省中医院主任医师、妇科子宫内膜异位症专科学术带头人,广州中医药大学第二临床医学院教授,博士研究生导师,博士后导师合作者,第四批全国老中医药专家学术经验继承工作指导老师,全国中医妇科名师,从医 40 余载,在治疗妇科疑难病、尤其是不孕症方面积累了丰富的临床经验。

一、对不孕症的认识

（一）重视病因,强调辨证论治

《诸病源候论》专设《无子候》《月水不利无子候》《月水不通无子候》《子脏冷无子候》《带下无子候》《结积无子候》,明确指出不孕症是多种妇科疾病引起的结局。女性不孕的发病因素是多方面、复杂的。司徒仪治疗不孕症重视病因的探求,强调辨证论治,遣方用药,因人制宜。正如《景岳全书·妇人规》云:"种子之方,本无定轨,因人而药,各有所宜。"

（二）重视肾在生殖方面的主导作用

司徒仪重视肾在生殖方面的主导作用,认为妊娠与肾气和冲任二脉有密切关系。"男精壮,女经调,胞络通,真机时",肾气盛,天癸成熟,任通冲盛,才能摄精成孕。不孕症发生的主要机理是肾－天癸－冲任－胞宫生殖轴失调。西医学认为女性不孕的常见原因有免疫异常、排卵障碍(包括卵巢储备功能不足)、子宫内膜异位症、黄体功能不全、输卵管阻塞等。司徒仪治疗不孕症重视辨病与辨证相结合,对不孕不育患者夫妇进行系统检查,明确病因所致,有针对性地进行调治。

（三）强调种子必先调经

司徒仪强调种子必先调经,调经肝为先,舒肝经自调。调肝不先理气,非其治也。"女子以肝为先天""冲脉隶于肝",肾藏精,肝藏血,精血同源互生,是冲脉血海的物质基础;肝主疏泄,气机畅通,冲脉血海满之则溢,否则会瘀滞。司徒仪认为调经种子妙在疏肝,肝郁可致不孕,不孕亦可致肝郁。《景岳全书·妇人规·子嗣类》云:"产育由于气血,气血由于情怀,情怀不畅则冲任不充,冲任不充则胎孕不受。"如果患者肝气郁结,则会导致气血不畅,疏泄失常,难以受孕。因此,司徒仪在临床中重视心理疏导,对不孕症患者,在药物治疗的同时,还注意情志的调治。临床上有一部分原发不孕患者,各项检查均未发现异常,却久婚不孕,称之为心因性不孕症,多因盼子心切,往往思想负担重,焦虑不安;还有的患者屡更医药,意欲不达,往往悲观抑郁。司徒仪认为这些精神因素可影响排卵功能,干预胚胎着床,故情志不畅是导致不孕的主要因素。司徒仪接诊这一类病患,重视心理疏导,除辨证施药外,她常常与患者谈心,消除其急躁抑郁心理、树立其治愈信心,这亦是治病的一项重要的内容。盖舒畅情志,必然调畅气机,气行则血行,湿、痰、瘀、滞自消。

二、诊治思路

(一)调经助孕需顺应月经周期

妇女不孕,首重调经,经调然后子嗣。司徒仪认为调经助孕需顺应月经周期阴阳气血消长的生理特点,根据肾、肝、脾等脏腑及冲任、气血在周期中的作用,采用辨证与辨病结合施治。司徒仪认为受孕是一个复杂的过程,必须具备下列条件:肾中精气充盛,具备发育成熟的精卵,天癸至,癸水充盛,冲任通盛,月经应候,阴阳交媾,两精相搏,子宫摄受,温煦育麟。若卵泡不能发育成熟,或者成熟后不能排出,自然影响生育。临床表现为各类月经病症,如月经后期、月经量少、崩漏、闭经等。司徒仪认为其与经后期胞脉空虚、肾阴不足、癸水不充有关。司徒仪治疗时重视补肾养精血以奠定物质基础,从而促进卵泡发育成熟。常在经后初期应用桑寄生、菟丝子、生地黄、山萸肉、桑椹子、白芍、沙苑子、黄精等药以滋肾养血,且方中常常应用茯神、百合、石斛以滋阴安神,促进卵泡发育,协助受孕。到了经后末期,加入川断、补骨脂、沙苑子、覆盆子、肉苁蓉等温补肾阳之品以促进卵泡成熟,盖阳生阴长,互相促进之道也。排卵期多以调补肾阴、肾阳为主,并酌加活血破瘀之品,如皂角刺、丹参等药物以促进成熟卵泡排出。黄体期着重调补肾阴肾阳平衡,健脾养血,有胎益胎,无胎调经。经期子宫泻而不藏,气血以下行为顺,治以补肾活血、行气调经为法,酌加枳壳、益母草、郁金、酒川牛膝等引血下行。

(二)从"肾虚血瘀"论治子宫内膜异位症性不孕

研究显示,35%的不孕妇女患有子宫内膜异位症,且30%~50%的子宫内膜异位症患者伴有不孕。子宫内膜异位症所致不孕的病因复杂,如盆腔微环境改变影响精卵结合及运送、免疫功能异常导致抗子宫内膜抗体增加而破坏子宫内膜正常代谢及生理功能、卵巢功能异常导致排卵障碍和黄体形成不良、盆腔粘连影响受精卵输送等。司徒仪致力于研究子宫内膜异位症多年,对子宫内膜异位症病因病机有深入的研究,在中医诊治方面有其独特的经验及体会,尤其对于子宫内膜异位症性不孕有很好的诊治经验。子宫内膜异位症是异位的内膜有周期性的出血,蓄积于局部,并引起其周围组织纤维化,此为"离经之血",称蓄血或瘀血,其病位在下焦——胞宫、胞络。司徒仪认为子宫内膜异位症导致不孕的主要病因病机在于血瘀,瘀血阻滞胞宫、胞络,两精不能相合,不能摄精成孕。然肾为天癸之源,冲任之本,主藏精和生殖,肾气盛则天癸至;天癸能使任脉通,太冲脉盛,月事以时下,阴阳和而能有子。因此,司徒仪认为"肾虚血瘀"是子宫内膜异位症性不孕发生发展的病理基础,故补肾活血大法贯穿其中,并强调循月经周期、因时制宜来调治。经前及经期常常采用活血化瘀、止血止痛法以减轻痛经、改善月经量多症状,并改善患者盆腔血瘀状况;经后期至排卵期主要以补肾养阴,促进卵泡发育为主,结合子宫内膜异位症血瘀的病理实质,酌加活血化瘀之品以改善血瘀状况,利于卵泡的发育,一旦卵泡发育成熟,则加入破血利气通络之品以帮助卵泡排出;排卵后采用补肾健脾法以健黄体,调整肾阴肾阳平衡。

（三）重视卵巢储备功能不足在不孕症中的调治

卵巢储备功能不足是引起女性不孕的重要原因之一。肾藏精,主生殖。《素问·上古天真论》指出:"女子七岁,肾气盛,齿更发长;二七而天癸至,任脉通,太冲脉盛,月事以时下,故有子。"肾为天癸之源,冲任之本。司徒仪认为肾虚精亏血少,冲任不足是卵巢储备功能下降的主要病机,以补肾调冲为治疗大法。现代研究表明,补肾药物对幼龄大鼠生殖系统发育有促进作用,具有类性激素样的效应,可明显改善患者的内分泌,促进甾体激素的分泌,调节下丘脑-垂体-卵巢轴的功能,且作用机制之一是增强 cAMP 的作用而奏效。

排卵后黄体功能不全,分泌孕激素不足,或黄体过早退化,导致子宫内膜分泌反应不良而影响受精卵着床,亦是不孕的主因,其病因尚未完全明确。司徒仪认为多由先天禀赋不足、后天摄生不当(如刮宫过频、起居无常、情绪不稳等)所致,病因病机多属脾肾不足。肾为先天之本,生殖之源,脾为后天之本,气血生化之源,女子以血为用,经、孕、产、乳均与血相关。《景岳全书·妇人规》云:"故月经之本,所重在冲脉,所重在胃气,所重在心脾生化之源耳。"又云:"调之要,贵在补脾肾以资血之源,养肾气以安血之室。"黄体期是阴消阳长,肾阳渐旺阶段,如脾肾亏虚,冲任不固,阴转阳化迟缓,阴阳失衡,导致肾气-天癸-冲任-胞宫生殖轴功能紊乱,以致不孕。卵泡期是阴长阳弱期,宜补益肾阴,养血填精,为卵泡发育成熟准备良好的基础;排卵期是重阴转阳期,加入理气活血通络之品,以增加卵巢的血流量,促进卵泡排出;黄体期是阴消阳长期,重用温肾健脾助阳之中药,以促进阴阳转化,加强黄体功能。

三、治疗特色

（一）子宫内膜异位症致不孕

临床表现:婚久不孕,神疲体倦、头晕耳鸣,面色晦暗,性欲减退;经行腹痛,腰脊酸软;月经先后无定,经量或多或少;盆腔有结节包块。舌质黯淡,苔白,脉沉细。

辅助检查:超声、血清 CA125。

证属:肾虚血瘀。

治法:补肾活血。

方药:自拟补肾化瘀方。

菟丝子 20g　生地黄 15g　白芍 15g　盐山萸肉 15g　女贞子 15g　茯神 15g　百合 15g　石斛 15g　陈皮 5g　鸡血藤 15g　郁金 15g

加减:腰脊酸软,加桑寄生、续断、补骨脂、杜仲补肾壮腰。若经血量多,加炒蒲黄、茜草、益母草化瘀止血。腹痛甚,加五灵脂、三七化瘀止痛。盆腔结节包块,酌加三棱、莪术、桃仁化瘀消癥。

【典型案例】

曾某,女,28 岁,已婚,2015 年 7 月 4 日初诊。

主诉:发现盆腔包块 3 年,未避孕未孕 2 年。

现病史:患者已婚 2 年未避孕未孕,平素月经规律,28 天一潮,量中,7 天干净,经行下腹隐痛。Pmp:2015 年 5 月 26 日,量中,血块(+),下腹隐痛。Lmp:2015 年 6 月 21 日,量少,色黑,经行腹痛,疼痛分级(VAS)7,腰酸腰痛。刻下:易疲倦,面部色斑,舌质黯红,苔薄白,脉弦细涩。BBT 单相。

辅助检查：2015 年 6 月 24 日，性激素六项（D4）：FSH 9.35IU/L，LH 5.45IU/L，E_2 160.15pmol/L，PRL 338.27mIU/ml，T 1.11nmol/L，PRG 1.29nmol/L；CA125：40.97U/ml。丈夫精液常规正常。2015 年 6 月 30 日，子宫输卵管造影：双侧输卵管通畅。2015 年 7 月 4 日，B 超（D14）：左侧卵巢巧克力囊肿 38mm×30mm，右侧卵巢巧克力囊肿 21mm×18mm，右侧卵巢见成熟卵泡 20mm×18mm，内膜 8mm。尿 LH 阳性。

中医诊断：不孕症，癥瘕。西医诊断：原发不孕，巧克力囊肿。

证属：肾虚血瘀。

治法：补肾化瘀。

患者现处排卵前期，司徒仪以补肾行气活血之法促进成熟卵泡排出。

处方：菟丝子 15g　女贞子 15g　白芍 15g　茯神 15g　补骨脂 12g　党参 15g　沙苑子 12g　桑寄生 15g　生地黄 15g　枳壳 10g　盐山萸肉 15g　皂角刺 15g

水煎服，每日 1 剂。共 2 剂。

二诊：2015 年 7 月 6 日。服药 2 剂后，基础体温呈双相，排卵后以补肾健脾法以健黄体，调整肾阴肾阳平衡，有胎益胎，无胎调经。

处方：守上方，去补骨脂、沙苑子、枳壳、皂角刺，加山药 15g、茯苓 15g、续断 15g、墨旱莲 15g。水煎服，每日 1 剂。共 10 剂。

三诊：2015 年 7 月 19 日。月经来潮，经期下腹胀痛，故以活血化瘀、行气止痛法施治。

处方：白芍 15g　枳壳 12g　延胡索 15g　法半夏 12g　续断 15g　香附 15g　吴茱萸 3g　墨旱莲 15g　青皮 5g　乌药 15g　甘草 10g

水煎服，每日 1 剂。共 4 剂。

四诊：2015 年 7 月 26 日。上诊服药后痛经症状明显减轻，今日月经干净，舌质黯红，苔薄白，脉弦细。经后期以补肾养阴，促进卵泡发育为主，结合子宫内膜异位症血瘀的病理实质，酌加活血化瘀之品以改善血瘀状况，利于卵泡的发育。

处方：菟丝子 20g　生地黄 15g　白芍 15g　盐山萸肉 15g　女贞子 15g　茯神 15g　百合 15g　石斛 15g　陈皮 5g　鸡血藤 15g　郁金 15g

水煎服，每日 1 剂。共 5 剂。

五诊：2015 年 7 月 31 日。服药 5 剂后至经后末期，加入一定量的助阳药，如补骨脂、沙苑子等品，促进卵泡成熟。

处方：菟丝子 15g　女贞子 15g　白芍 15g　茯神 15g　百合 15g　补骨脂 12g　丹参 10g　沙苑子 12g　桑寄生 15g　生地黄 15g　青皮 5g　盐山萸肉 15g

3 剂，水煎服，每日 1 剂。

依上法调治 8 月余后，尿妊娠试验阳性，于 2017 年 1 月足月顺娩一健康女婴。

【按语】　中医认为肾主生殖，不孕症的主要病因病机为肾气不足，冲任气血失调，导致冲任胞宫阻滞，两精不能相合。《圣济总录·妇人无子》云："所以无子者，冲任不足，肾气虚寒故也。"本患者为子宫内膜异位症合并不孕。司徒仪认为"肾虚血瘀"是此病发生发展的病理基础，治疗上以补肾活血大法贯穿其中。补肾法中，以调补肾中阴阳平衡为主，并强调循月经周期调治。中医调周是根据"肾藏精""肾主生殖""冲为血海""任主胞胎"等中医理论，结合西医学月经周期卵巢功能变化的规律，模仿妇女月经周期，采用补肾法和活血调经法结合及交替治疗，来调整肾 – 冲任 – 胞宫之间功能的平衡，从而达到调经助孕的目的。经后期至排卵期主要以补肾养阴,促进卵泡发育为主,结合子宫内膜异位症血瘀的病理实质,酌加活血化瘀之品以改善血瘀状况,利于卵泡的发育,一旦卵泡发育成熟,则加入破血利气通络之品以帮助卵泡排出;排卵后采用补肾健脾法以健黄体,调整肾阴肾阳平衡。司徒仪补肾滋阴时,注重酌加温阳之品如补骨脂、沙苑子以阳中求阴,正所谓"善补阳者,必于阴中求阳,则阳得阴助而生化无穷;善补阴者,必于阳中求阴,则阴得阳生而泉源不竭"。

(二)卵巢储备功能不足致不孕

卵巢储备功能不足临床多见于高龄女性、卵巢囊肿及卵巢内膜异位囊肿患者经手术治疗后、内分泌失调性疾病。

临床表现:婚久不孕,月经错后,量少,色淡,质稀,心悸少寐,头晕耳鸣,失眠多梦,腰膝酸软,潮热盗汗,心烦易怒,舌淡,苔薄白,脉沉细弱。

辅助检查:基础 FSH 升高,FSH/LH>2.5,基础窦卵泡数≤6,AMH 下降。

证属:肾精亏虚,冲任不足。

治法:补益肾精,养血调冲。

方药:自拟补肾调冲汤。

山药 15g　熟地 20g　盐山萸肉 10g　枸杞子 10g　白芍 15g　黄精 20g　女贞子 20g　菟丝子 20g　补骨脂 15g　淫羊藿 10g　香附 15g　炙甘草 10g

加减:若患者素多忧郁,肝气不舒者,加青皮、香附疏肝理气;兼瘀血阻滞者,加当归、鸡血藤、丹参等养血活血。眠差,加酸枣仁、首乌藤、茯神以安神助眠。

【典型案例】

陈某,女,34 岁,已婚,2015 年 7 月 1 日初诊。

主诉:同居未避孕 4 年未孕。

病史:2008 年因双侧卵巢囊肿行腹腔镜下双侧卵巢囊肿剔除术,术后病检提示为巧克力囊肿。2010 年孕 3 个月时右侧卵巢囊肿破裂行腹腔镜下右卵巢囊肿剔除术,术后病检提示巧克力囊肿。2012 年 10 月 12 日患者再次因右侧卵巢囊肿急腹痛于我院行右侧卵巢囊肿剔除术＋输卵管病损切除术(左侧)＋盆腔粘连松解术,术后病理示左输卵管系膜囊肿,右卵巢子宫内膜异位症。既往月经规律,30 天一潮,5 天干净,量中。2012 年术后开始出现月经先后不定期,量少,最多一天用卫生巾 2~3 片,色黯红夹血块,经行下腹隐痛,腰酸,经前乳房胀痛。

刻下症:精神稍疲倦,面色萎黄,口唇色黯,自述平素乏力明显,畏寒,腰酸腰痛,舌质淡黯,苔薄白,脉沉细。Pmp:2015 年 5 月 31 日。Lmp:2015 年 6 月 27 日。

孕产史:反复 3 次 IVF 失败。3 次取卵,2 次未取到卵,1 次取卵 2 个,无胚胎移植。末次取卵时间为 2015 年 5 月 15 日,未取到卵。

辅助检查:2014 年 9 月 30 日,B 超:窦卵泡 3 个,FSH/LH>3.45,CA125:38.02U/ml。2015 年 5 月 4 日,B 超:左侧卵巢 21mm×12mm,内见 2 个窦卵泡,右侧卵巢 15mm×12mm,内见 2 个窦卵泡,双侧卵巢储备功能下降,左侧附件小囊。2015 年 5 月 14 日,性激素六项:LH 10.80IU/L,PRG 1.8nmol/L,E$_2$ 3 141.03pmol/L。2015 年 5 月 16 日,性激素六项:PRG 5.40nmol/L,E$_2$ 1 035.61pmol/L。

中医诊断:不孕症。西医诊断:继发不孕,卵巢储备功能不足。

证属:肝肾不足。

治法：滋补肝肾，调理冲任。

主方：山药 15g　熟地 20g　盐山萸肉 10g　枸杞子 10g　白芍 15g　黄精 20g　女贞子 20g　菟丝子 20g　补骨脂 15g　淫羊藿 10g　香附 15g　炙甘草 10g

水煎服，每日 1 剂，共 7 剂。

二诊：2015 年 7 月 8 日。诉 7 月 6 日开始少量阴道出血，至今未净，予上方去熟地、黄精、女贞子、香附，加党参 20g、白术 15g、金樱子 15g、仙鹤草 15g，加强益气收敛止血之功。

三诊：2015 年 7 月 22 日。患者已无阴道出血，寐差，未诉其他不适，予上方去收敛止血之金樱子、仙鹤草，加桑椹子 15g、首乌藤 15g，以补肾滋阴，养血安神。

四诊：2015 年 7 月 29 日。诉睡眠佳，舌质淡黯，苔薄白，脉弦细。用药上考虑此期为经前期，酌加枳壳、益母草、酒川牛膝行气活血。

调治半年左右，2016 年 2 月 25 日，患者月经过期未至，查血 β-HCG 1 969.3IU/L，孕酮 27.71nmol/L。

【按语】　患者多次手术剥除卵巢囊肿一定程度上丢失部分卵巢组织，致卵巢储备功能下降，后反复 IVF 失败，经过半年中医药调理后自然妊娠。

《素问·上古天真论》云："七七，任脉虚，太冲脉衰少，天癸竭，地道不通，故形坏而无子也。"冲脉衰少，则地道不通，月经停止，意味肾精衰竭，天癸耗尽，与卵巢早衰、卵巢储备功能不足病机相同。《傅青主女科》云："经水出诸肾。"肾气、肾精充足，冲脉之血充盛，血海满盈，下注胞宫，妇女才能行经、孕育。又如王冰注释《黄帝内经》治疗"卵巢早衰、卵巢储备功能不足"以"益肾理冲"为法。方中女贞子、枸杞子、菟丝子滋补肾阴肾气，淫羊藿、补骨脂补肾助阳、益精养肝，共为益肾治本；熟地、白芍、山萸肉滋阴养血柔肝，肝之得养得柔有序则冲脉得理；黄精、山药补气健脾，气能生血，气充血足，气行血行；香附疏肝理气，以动制静，动静结合，冲脉得理。全方共奏益肾养肝、调理冲脉之功，肾精旺、肾气足、肝血充、太冲脉盛，故能有子。

对于卵巢储备功能不足、卵巢早衰、卵巢低反应，表现为卵巢功能低下的一类疾病，司徒仪认为均与肾虚冲任气血不足、血海空虚关系密切，且多从肾、脾、肝论治此类患者。

（三）黄体功能不足致不孕

临床表现：婚久不孕，月经周期缩短，量少，色淡质稀，心悸少寐，头晕耳鸣，失眠多梦，腰膝酸软，舌淡，苔薄白，脉沉细弱。

辅助检查：BBT 双相，但高温相小于 11 日；子宫内膜活检显示分泌反应至少落后 2 日。

证属：肝肾不足。

治法：补益肝肾，养血填精。

方药：自拟助黄汤。

白芍 15g　茯苓 15g　生地黄 15g　黄精 15g　沙苑子 15g　鸡血藤 15g　盐山萸肉 15g　墨旱莲 15g　制何首乌 15g　茯神 15g　百合 15g　石斛 15g

【典型案例】

黄某，女，31 岁，已婚，2015 年 8 月 22 日初诊。

主诉：月经量少 1 年余，未避孕 1 年余未孕。

现病史：2014 年 6 月结婚，婚后至今未避孕未孕。既往月经正常，28 天左右一潮，经期

5 天左右,量中,2014 年 4 月人工流产术后月经量开始减少,相当于既往月经量的 1/3,3 天干净,周期缩短,24 天一潮。Pmp:2015 年 7 月 25 日。Lmp:2015 年 8 月 19 日,3 天干净,量少,护垫可,腹胀隐痛。

刻下症:时有腰背胀痛,头晕,口干,尿频,舌质淡黯,苔薄白,脉细。

辅助检查:2015 年 4 月 25 日,B 超示子宫双附件未见明显异常,内膜显示不清。2015 年 8 月 14 日,孕酮 7.29nmol/L;甲状腺功能正常。

中医诊断:不孕症,月经过少。西医诊断:继发不孕,黄体功能不足。

证属:肝肾不足。

治法:滋补肝肾,养血填精。

处方:白芍 15g 茯苓 15g 生地黄 15g 黄精 15g 沙苑子 15g 鸡血藤 15g 盐山萸肉 15g 墨旱莲 15g 制何首乌 15g 茯神 15g 百合 15g 石斛 15g

水煎服,每日 1 剂。

二诊:2015 年 8 月 31 日。BBT 单相,排卵期重阴转阳期,予上方加入疏肝理气、活血通络之青皮 5g、皂角刺 15g,以增加卵巢的血流量,促进卵泡排出,服法同前。

三诊:2015 年 9 月 3 日。BBT 双相,黄体期阴消阳长期,重用温肾助阳之中药,以促进阴阳转化,加强黄体功能。

方药:白芍 15g 茯苓 15g 生地黄 15g 黄精 15g 枸杞子 15g 沙苑子 15g 鸡血藤 15g 盐山萸肉 15g 续断 15g 补骨脂 12g 淫羊藿 12g 香附 15g

10 剂,水煎服,每日 1 剂。

四诊:2015 年 9 月 12 日。月经周期第 1 天,经期子宫泻而不藏,气血以下行为顺,治以补肾活血、行气通经为法。

处方:生地黄 15g 白芍 15g 当归 10g 川芎 10g 赤芍 15g 牡丹皮 15g 酒川牛膝 15g 黄精 15g 茺蔚子 15g 泽兰 15g 香附 15g

3 剂,水煎服,每日 1 剂。

依上法调治 4 月余后,2016 年 1 月 29 日,患者月经过期未至,自验尿妊娠试验阳性。

【按语】 中医认为肾藏精,主生殖。《女科正宗·广嗣总论》曰:"男精壮而女经调,有子之道也。"这说明男女双方肾气充盛是受孕的基本条件。不孕的主要病机是肾气不足,冲任气血失调,导致冲任胞宫阻滞,两精不能相合。患者既往堕胎损及肾气,肾藏生殖之精,肾虚则天癸不至,冲任不盛,生殖功能自必低下。此例患者人工流产后月经过少,黄体功能不足,经血不调而致不孕。妇女不孕,首重调经,经调然后子嗣。因此,司徒仪从补肾调经、促进卵泡发育助孕为切入点调治。经后期采用滋补肝肾、养血填精法以促进卵泡、内膜发育,上方以生地、山萸肉、白芍、黄精、鸡血藤等滋阴养血,茯神、百合、石斛以滋阴安神,促进卵泡发育,协助受孕。排卵期前多以调补肾阴、肾阳为主,并酌加行气破瘀之品,如皂角刺、青皮等药物以促进成熟卵泡排出。黄体期重用温补肾阳的药物,如续断、补骨脂、淫羊藿以调补肾阴肾阳,加强黄体功能。中医肾 – 天癸 – 冲任 – 胞宫的功能与西医学下丘脑 – 垂体 – 卵巢轴调控生殖功能有相似之处。目前研究认为,肾阴虚、阳虚分别与雌激素的含量有相关性,而补肾通过影响下丘脑 – 垂体 – 卵巢内分泌轴的各个环节,对女性生殖功能具调节作用。现代药理学研究发现,鹿茸、补骨脂、紫河车、锁阳、仙茅、淫羊藿、菟丝子、肉苁蓉、巴戟天等补肾药都表现性激素样作用,具有促进排卵、促黄体形成等作用,其中,鹿茸、紫河车、锁阳经放射性免疫测定本身即含有雌二醇、雌酮或促性腺激素等激素类物质；淫羊藿可提高雌激素水平，促进雌性动物子宫、卵巢发育，促进排卵。

（许明桃 程 思）

—— 王小云 ——

王小云，女，国医大师路志正学术经验继承人，广东省名中医，现任广州中医药大学第二临床医学院（广东省中医院）妇科学术带头人、主任导师、教授、主任医师，博士研究生导师，博士后合作导师，第五批全国老中医药专家学术经验继承工作指导老师；中国民族医药学会妇科专业委员会执行会长，世界中医药学会联合会妇科生殖内分泌妇科专业委员会副会长，中国中药协会女性生殖健康药物研究专业委员会副主任委员，中华中医药学会妇科专业委员会副主任委员，世界中医药学会联合会妇科专业委员会副会长，广东省中西医结合学会妇产科专业委员会主任委员，广东省中医药学会妇产科专业委员会副主任委员。

王小云从医 37 年，临证经验丰富，造诣颇深。荣获"全国首届杰出女中医师"、"全国首届中医药传承高徒奖"、全国"优秀科技工作者"、全国"郭春园式好医生"、"全国优秀中医健康信使"、广东省卫生系统"白求恩式医务工作者"、"广东省丁颖科技奖"等荣誉称号。承担国家、部省级、厅局级各级课题 59 项，荣获科技成果奖 14 项，出版学术专著 33 部，发表学术论文 127 篇（其中 SCI、EI、CA 收录 25 篇）。培养高、中级职称学术骨干和国内外博士、硕士过百人，为妇科培养了大批优秀的专业人才。

一、对不孕症的认识

不孕症属世界难题，成为影响人类健康和社会发展的医学问题，不利于家庭和谐、社会稳定。据统计，我国不孕症的发生率为 7%~10%，并且呈上升趋势。《圣济总录》记有"女子所以无子者，冲任不足，肾气虚寒也""肾主冲任，冲为血海，任主胞胎"，故肾虚是不孕症的重要原因。王小云认为不孕症的核心病机主要是肾虚为本，肝郁血瘀为标，引致冲任气血失调。由于脏腑经络之间的生克、制化、寒、湿、痰、瘀之间的相互影响及其转化，引起肾和冲任的病变，不能摄精成孕。《素问·六节藏象论》云："肾者主蛰，封藏之本，精之处也。"肾为先天之本，元气之根，主藏精气，既藏先天之精，又藏后天水谷之精。胎孕之形成，在于"两精相搏，合而成形"。《傅青主女科》云："夫妇人受妊，本于肾气之旺也，肾旺是以摄精。"亦云："精满则子宫易于摄精，血足则子宫易于容物。"可见肾的生理功能正常，所藏之精满溢、化血之源充足，胞宫得以濡养，易于摄精容物。反之，若肾虚或肾功能失调，则阻碍妊娠的生理过程。故肾虚为不孕症致病之本，补肾为治疗不孕症之根本大法。肝木为肾水之子，肝为"刚"脏，体阴而用阳，肝主疏泄功能的正常发挥有赖于阴血的濡养，肝气舒畅条达，络脉通畅，肝气入于肾，肾水满溢，肝藏之血也可正常疏泄，经量正常。肝之经脉与冲任二脉相联，肝血之余纳入冲脉，肝气疏泄有序，冲任气血和调，是月经按时来潮，孕育胎儿的重要条件。故后世医家提出了"肝为女子之先天""天癸既行之后从肝论治"的论点。《秘本种子金丹》云："产育由于血气，血气由于情怀，情怀不畅则冲任受伤，冲气受伤则胎孕不受。"若肝木郁结，络脉阻滞，肝失疏泄，肝气不入肾，肾水满而不宣，肝之血亦不得疏泄，则经量减少甚至停闭。可见情志与孕育有密切关系。素性抑郁，或忿怒过度，气滞血瘀，瘀阻冲任，气血运行受阻,种子艰难,不能摄精成孕。王小云认为,妇女历经孕产乳、数伤阴血的生理特点决定了更易阴血相对不足,"妇人之生,有余于气,不足于血,以其数脱血也",且现代工作压力增大、生活节奏打乱、环境污染等因素均可影响女性肝之疏泄,出现精神紧张、焦虑、抑郁等情绪疾病;不孕患者,病程多迁延日久,情怀怫郁,气机不畅,肝失疏泄,肾失封藏,久则引起肾虚肝郁,瘀血内阻,宿血积于胞中,新血不生,未能成孕,冲任受阻,血行不畅,胞宫失养,影响受孕。

二、诊治思路

《女科要旨》有"妇人无子皆由经水不调"之说。临床中不孕患者大多数都伴有月经失调。王小云在中医"天人相应""心身合一"整体观理论指导下,治疗不孕症的诊治思路是运用病证结合辨识思维,将不孕症中医证候特点、中医四诊资料、月经周期阴阳消长的规律、卵泡发育时序的变化特征及子宫内膜的消长规律等综合分析,抓住肾主生殖的根本,进行辨证论治。尤其在临证中,发挥中医综合疗法优势,收到满意的临床疗效。王小云治疗不孕症遵循"种子必先调经"的原则,运用调整月经周期节律疗法进行调经种子治疗,认为经后至排卵期前(卵泡期)是血海空虚之际,冲任、胞宫气血复常之时,应予滋肾养阴,佐以温肾补气,使肾阴充盛,在此基础上发挥肾阳功能,促使卵泡发育至成熟;经间期(排卵期)是阴阳转化时期,以排卵为第一要义,在阴精充盛基础上,当宜温肾、行气、活血,促进成熟卵泡破裂排卵;经前期(黄体期)肾阳渐旺,子宫内膜充血增厚,治宜温肾助阳,暖宫助孕,使黄体功能健全,为受精卵着床孕育提供有利条件;经行期(月经期)是重阳转化期,宜疏肝行气,活血调经,以排泄月经为顺。王小云治疗不孕症特别注意以下几个环节:①治病必求本:遣方用药独具匠心,指出调整肾精、恢复阴阳平衡是关键。②治标兼顾本:肾之阴阳失调势必累及多脏功能,从而出现本虚标实、虚实夹杂的复杂证候。针对肝郁、血瘀等标症特点,采用疏肝理气、活血调经治法,以行冲任之滞,通胞脉之血,治标兼顾本从而达到治疗不孕的目的。③心身须同治:临证必查患者心性、情志,遇性情怪僻易怒者,焦虑忧心者,不仅治以药石,还必劝以良言,开展情志疗法,诱导尽吐其情,找出病结所在;巧妙进行言语开导,顺从其意,因势利导,引导不良情感宣泄,常常收到事半功倍的效果。④补后天养先天:脾胃为后天之本,精气血生化之源,临证用药不忘补后天之法,健脾培土,补益气血,通过补后天养先天,促进冲脉血盛,以助妊娠。王小云指出,不孕症患者病程长、病因复杂多变,多为虚实夹杂,辨证分析一定要注意四诊合参,从患者个体的生活环境、生活方式、既往病史中寻找蛛丝马迹,发现疾病的"因-果"关系,化繁为简,方可辨证准确,一击即中。

三、治疗特色

(一)薄型子宫内膜性不孕

体外受精胚胎移植术(IVF-ET)迄今开展已30余年,在解决不孕不育问题中发挥了巨大作用,然而由于子宫内膜过薄导致的子宫内膜容受性改变,是辅助生殖技术中取消周期和胚胎种植失败的原因之一。临床对薄型子宫内膜的定义通常是指在黄体中期(排卵后6~10天)子宫内膜厚度<7mm,其主要临床特征为个体月经周期正常,但月经量过少(<30ml)。目前,用于薄型子宫内膜的治疗药物或方法有雌激素、阿司匹林、电刺激治疗等,但有时子宫内膜仍不能达到移植的标准,治疗上比较棘手。因此,修复受损的内膜,改变内膜形态及局

部的血流,达到改善子宫内膜的容受性,使内膜生长适合妊娠的需要,是不孕症患者急需解决的问题。

临床表现:婚久不孕,月经错后,量少,或闭经,色黯,夹杂血块。腰酸明显,舌质黯红,苔薄白,舌下络脉迂曲,脉沉细。

辅助检查:性激素六项正常,AMH 正常,基础体温呈双相型,经阴道 B 超监测提示排卵正常,卵泡成熟日子宫内膜≤7mm,输卵管造影提示双侧输卵管通畅,丈夫精液常规正常,甲状腺功能、生化全项指标正常。

证属:肾虚血瘀。

治法:补肾活血,调经种子。

方药:当归 10g　熟地 15g　黄精 15g　续断 15g　紫河车 15g　白芍 15g　香附 10g　合欢花 10g

加减:若肾虚肝郁,症见烦躁易怒、两胁胀痛、经前乳胀者,加青皮、柴胡、郁金疏肝理气,解郁调经;若经行下腹疼痛,痛有定处,加王不留行、通草等活血通经;排卵障碍者,加紫石英、鹿角霜等血肉有情之品。

【典型案例】

李某,女,38 岁,2014 年 10 月 27 日初诊。

主诉:婚后同居未避孕未孕 5 年,伴月经量少 1 年多。

刻下症:月经量少,色黯红。Lmp:2014 年 10 月 9 日,2 天干净,量少,有小血块。伴腰酸,情绪烦躁,易焦虑,睡眠欠佳,入睡困难,易惊醒,纳呆,大便偏烂,面色偏黄,双颊散在斑点,舌黯,舌底静脉迂曲,苔白厚腻,脉沉滑。

经孕产史:平素月经周期规律,月经量偏少。2013 年 11 月行 IVF 移植 2 个胚胎失败,2014 年 3 月行冷冻胚胎移植(FET)3 个胚胎失败。2014 年 8 月因子宫内膜菲薄取消 FET 周期。

辅助检查:2014 年 9 月 1 日 B 超(月经周期第 19 天)示子宫内膜厚度 5mm;2014 年 8 月 28 日 B 超(月经周期第 15 天)示子宫内膜厚度 4mm;2013 年 5 月输卵管造影提示右侧输卵管积液,左侧输卵管阻塞。

中医诊断:不孕症,月经过少。西医诊断:原发不孕,月经不调。

证属:肾虚肝郁夹瘀。

治法:滋肾疏肝,活血调经。

方药:熟地 10g　杜仲 15g　当归 10g　香附 10g　没药 10g　益母草 15g　茯苓 15g　厚朴 15g　车前子 15g

每日 1 剂,水煎服,每日 2 次,连服 7 剂。

二诊:2014 年 11 月 5 日。患者诉服中药后焦虑情绪改善,面色偏黄,近日胃纳欠佳,无痰,睡眠不安,心慌易惊,二便调,舌黯偏胖,舌底静脉迂曲,苔白稍厚,脉弦滑。

方药:白术 15g　五指毛桃 15g　香附 10g　当归 15g　肉苁蓉 15g　川芎 10g　菟丝子 25g　柏子仁 25g

每日 1 剂,水煎服,每日 2 次,连服 14 剂。

三诊:2014 年 11 月 24 日。Lmp:2014 年 11 月 11 日,3 天干净,经量较前增加,色黯红,夹有血块。现心情好转,胃纳可,睡眠欠佳,易惊醒,面部双颊斑点变淡,二便调,舌黯,舌底静脉迂曲,苔薄白,脉沉细。

方药:当归 25g　熟地 15g　川芎 10g　肉苁蓉 15g　白术 15g　菟丝子 30g　紫河车 10g　艾叶 15g　肉桂^{焗服}3g

每日 1 剂,水煎服,每日 2 次,连服 14 剂。

四诊:2014 年 12 月 13 日。Lmp:2014 年 12 月 9 日,4 天干净,经量中等,色黯红,夹有血块。现睡眠明显改善,纳可,二便调,舌黯,苔薄白,脉沉细。

方药:熟地 30g　当归 15g　川芎 10g　肉苁蓉 15g　小茴香 10g　肉桂^{焗服}3g　菟丝子 30g　紫河车 10g

每日 1 剂,水煎服,每日 2 次,连服 14 剂。

五诊:2015 年 1 月 5 日。Lmp:2015 年 1 月 3 日。现经期第 3 天,量色可。睡眠恢复正常,经前经期疲乏,舌淡红,苔薄白,脉滑细。

方药:白术 15g　党参 15g　炙黄芪 30g　肉桂^{焗服}5g　当归 10g　川芎 10g　黄精 30g　菟丝子 30g

每日 1 剂,水煎服,连服 14 剂。

六诊:2015 年 2 月 14 日。Lmp:2015 年 1 月 30 日,5 天干净,经量经色正常。纳眠好,面色红润有光泽,二便调,舌淡红,苔薄白,脉沉细。2015 年 2 月 9 日复查 B 超(月经周期第 11 天):子宫大小正常,内膜厚度为 8.5mm,右侧卵巢见发育卵泡(14mm×12mm)。2015 年 2 月 14 日查 B 超(月经周期第 16 天):子宫大小正常,内膜厚度为 9mm,右侧卵巢已排卵。继续中药调理。患者于 2015 年 3 月行 FET,并妊娠成功,顺产一男婴,发育正常。

【按语】 子宫内膜容受性降低(薄型子宫内膜性不孕)属疑难杂症,病程多缠绵多年,病机复杂,治疗棘手。尤其在 IVF 治疗中部分患者因子宫内膜菲薄,容受性不足而不能进行胚胎移植,给患者造成经济及精神方面的重大压力。王小云认为,肾虚、冲任血虚或受阻,不养胞宫是子宫内膜菲薄、容受性降低的核心病机,治疗重在增强子宫黏附能力,改善内膜容受性,使胚胎内膜同步增长,稳固胚胎着床。

王小云遣方用药独具匠心,治病必求本,认为调整肾精、使阴阳恢复平衡是关键。她擅用熟地、黄精、墨旱莲、女贞子以滋补肾气,滋阴填精,同时稍佐鹿角霜、巴戟天、菟丝子、肉苁蓉、紫河车等调补肾阳,使"善补阳者,必于阴中求阳,则阳得阴助而生化无穷。善补阴者,必于阳中求阴,则阴得阳升而泉源不竭"的阴阳互根互用学说得到进一步升华。她还根据"肝体阴而用阳""肝肾同源"的中医理论,善用桑椹子、当归、白芍、枸杞子等养肝柔肝,以助精血互化,肾精气生长,促进子宫内膜生长。同时,王小云强调,肾之阴阳失调势必累及多脏功能,从而出现本虚标实、虚实夹杂的复杂证候,针对肝郁、血瘀等标证的临床特点,酌情选用香附、郁金、柴胡、素馨花、广木香、台乌、枳壳、没药、川朴等中药疏肝理气,行冲任之滞;用丹参、赤芍、毛冬青、血竭、桃仁、丹皮、泽兰、益母草、当归、川芎、蒲黄、五灵脂等活血化瘀,通胞脉之血;如兼下腹冷痛、肢冷、月经血块、舌黯、舌底静脉迂曲怒张等寒凝血瘀证,加小茴香、干姜、肉桂、川椒、吴茱萸等温经散寒暖宫之品。此外,脾胃为后天之本、精气血生化之源,王小云临证用药常选用补脾健胃中药,如白术、茯苓、五爪龙、怀山药、黄芪、黄精、莲子、扁豆等健脾培土,补益气血,通过后天养先天,促进冲脉血盛,有利于子宫内膜生长。

本案例中,患者因子宫内膜菲薄,阻碍受精卵在母体内顺利着床、分化、发育成熟,行 IVF-ET 3 次均失败,对患者造成很大的精神压力。分析疾病发生的原因,可以做到有的放矢,故治疗本案例不孕症,当从调治薄型子宫内膜着手。王小云认为,此病机以脾肾不足为本,气郁、湿滞、血瘀为标。治病分缓急,患者初诊时标实之证明显,若急于补虚,重用温补滋腻之品,必当加重邪实之患,故疗当以祛邪为先。处方以当归、益母草活血化瘀;茯苓、车前子利水化湿;香附、没药行气活血。7 剂后患者焦虑症状好转,舌腻苔渐退,可见辨证用药之精准。

白术、五指毛桃健脾利湿;香附、当归、川芎行气养血活血,可使诸药补而不滞;熟地黄、菟丝子、肉苁蓉等补肾精益肾阳,以养先天;白术健脾益气,以补后天;又以紫河车促进阴精的生长,培补内膜,酌加肉桂温经暖宫,鼓动内膜的增长;因睡眠不好酌加柏子仁养心安神。治疗着重养虚祛瘀。七诊后,子宫内膜达 9mm(月经周期第 16 天),行 FET 后妊娠成功。

(二)卵巢早衰性不孕

临床表现:月经量少,周期错后,甚或经闭不行,婚久不孕或伴有潮热汗出,腰酸膝软,心烦失眠,健忘脱发,阴道干涩,性欲低下;舌质偏红,苔薄白,脉沉细数。

辅助检查:性激素六项异常、AMH 异常、基础体温可呈单相型、超声监测排卵异常。

证属:肝肾阴虚,冲任失调。

治法:滋养肝肾,调养冲任助孕。

方药:熟地 15g　山萸肉 15g　菟丝子 25g　巴戟天 15g　广木香^{后下}5g　当归 15g　百合 25g　白术 15g

加减:若肾虚肝郁,症见烦躁易怒,两胁胀痛者,加柴胡、郁金、白芍疏肝解郁,调经止痛;若咽喉干燥,眼睛干涩者,加百合、桔梗、麦冬等滋阴养精;若腰脊疼痛,夜尿频多,大便稀烂,加杜仲、续断、怀牛膝、金樱子等补肾强腰;若面色青白,四肢冰冷,小腹发凉,精神疲倦,加熟附子、肉苁蓉、肉桂、炮姜、吴茱萸等温肾养肝。

【典型案例】

张某,女,38 岁,已婚。2013 年 4 月 9 日初诊。

主诉:已婚同居未避孕 2 年余未孕,伴月经稀发量少。

刻下症:精神疲倦,形体偏瘦,情绪抑郁,腰酸头晕,纳可眠差,月经延后、经量减少,经期烦躁,眼睛干涩,阴道干燥,性欲减退,大便干结;舌淡红,苔薄偏干,脉弦细。

经孕产史:患者 15 岁月经初潮,经色、周期尚正常。2010 年结婚后,月经量渐少,2012 年下半年出现月经稀发。Lmp:2012 年 12 月。至今停经 4 个月未潮。

辅助检查:2012 年 11 月查血清性激素水平示 FSH 100.49IU/L,LH 41.31IU/L,E$_2$ 29pg/ml;2013 年复查性激素水平示 FSH 86.20IU/L,LH 29.36IU/L。2013 年 4 月 10 日经阴道 B 超检查示子宫、双卵巢均偏小。

中医诊断:不孕症,闭经。西医诊断:原发不孕,卵巢早衰。

证属:肝肾阴虚,精血亏虚。

治法:滋养肝肾,调经助孕。

方药:熟地 30g　百合 30g　枸杞子 25g　肉苁蓉 30g　紫河车 10g　当归 10g　香附 10g　白术 15g　酸枣仁 15g

每日 1 剂,水煎服,每日 2 次,连服 14 剂。

二诊:2013 年 4 月 26 日。药后月经仍未潮,但精神好转,腰酸、睡眠情况、眼睛干涩均有改善,阴道湿润,大便变软,舌淡红,苔薄白,脉细。

方药:上方去酸枣仁、香附,加淫羊藿10g。每日1剂,水煎服,每日2次,连服14剂。

三诊:2013年5月14日。服药后5月7日月经来潮,4天干净,量偏少,色红,无腹痛,舌淡红,苔薄白,脉沉细。

方药:继服上方。每日1剂,水煎服,每日2次,连服14剂。

四诊:2013年5月30日。无不适,舌淡红,苔薄白,脉细。

方药:守上方去百合,加紫石英15g、菟丝子30g。每日1剂,水煎服,每日2次,连服60剂。

五诊:2013年7月17日。患者近3个月月经按时来潮,之后原方调理。2013年10月复查性激素六项示FSH 15.10IU/L,LH 9.63IU/L。2014年3月顺产一男婴,母子健康。

【按语】 王小云认为卵巢早衰的发生与肾气-天癸-冲任-胞宫轴作用平衡失调密切相关,就脏腑而言,肾虚是导致卵巢早衰的根本,脏腑之间功能失调、气血运行不畅则是导致卵巢早衰的重要因素。肾为先天之本,元气之根,主藏精气,是人体生长、发育和生殖的根本。肾精为化血之源,直接为胞宫的行经、胎孕提供物质基础。肾气的旺盛、肾精的充足对天癸的成熟及其功能的发挥有着最为直接的影响,对月经的产生更起着主导和决定的作用。但先天禀赋不足,或房事不节,惊恐伤肾,或他病迁延日久,"穷必及肾",均可造成肾气不足,肾精亏虚,冲任失养,终致血海空虚,无血可下;另肝肾同源,肝主冲任,为藏血之脏,又主疏泄,藏血充足,气机条达,则任脉通利,所藏之血下注冲脉,才能使胞宫藏泻有序,蓄溢有度,月事正常。《万氏妇人科》认为:"忧愁思虑,恼怒怨恨,气郁血滞而经不行。"情志不舒,肝失疏泄,气机郁结,郁久化火,暗耗气血,气血不足,不能荣肾填精,滋润冲任,下养胞宫胞脉,渐至血海空虚,遂发本病;脾为后天,肾为先天,肾气肾精有赖于后天水谷之精的充养和培育。若饮食不节,思虑或劳累过度,损伤脾气,气血生化之源不足,日久可致肾气亏虚,冲任气血不充,血海不能满溢,月经停闭。王小云指出,脏腑的功能失调会导致卵巢早衰的发生,然其主要病位仍在肾;在卵巢早衰的临证诊治中,善于运用"养"与"疏"二法,即滋养与疏通并举,滋养以补源,疏通以行经,进行"个体化治疗"。

本案中患者月经量减少,后期渐致月经停闭,且形体消瘦,腰酸头晕,眼睛干涩,阴道干燥,性欲减退,脉细,为"血枯"经闭。治疗应以充养调经为主,重点调补肾阴阳,并肝肺脾三脏同调。王小云用熟地、枸杞子、紫河车以滋养肝肾,补肾益精,百合养金生水,充填冲任之精血,为君药;然阴虚火衰,故患者出现肢冷、少腹发凉、性欲减退等肾阳不足之象,选用肉苁蓉、淫羊藿温润之品温肾填精,且所选药物均温而不燥,养而不腻,为臣药,与滋阴的熟地、枸杞子、紫河车同用,以求达到阴阳双补、阴中求阳之意,促使月经按时来潮;当归补血养血,白术补后天以养先天,健脾生血,均为佐药;香附疏肝解郁,理气调经,使充盛中兼有流通之机,酸枣仁镇静安神,共为使药。经以上调理,患者月经按时来潮,受孕之期指日可待。

(三)多囊卵巢综合征性不孕

临床表现:婚久不孕,月经后期、量少,甚则停闭;带下量多,腰酸膝软,形体肥胖,面额痤疮,头晕胸闷,疲乏无力,眼眶黯滞,性欲不振;舌体胖大,色淡,苔厚腻,脉沉滑。

辅助检查:性激素六项异常、AMH异常、基础体温呈单相型、超声监测排卵异常,或雄三项、甲状腺功能、生化全项指标异常。

证属:肾虚夹湿。

治法:补肾利湿,调冲助孕。

方药:杜仲 25g　怀牛膝 15g　菟丝子 15g　陈皮 15g　法半夏 15g　茯苓 15g　川芎 10g　苍术 15g

加减:若痰湿化火,症见痰多口苦,心烦易怒,带下色黄,可加车前草、黄柏、生薏仁以清利湿热,调经助孕;身体困倦,大便稀烂者,加扁豆、白术、五指毛桃、厚朴等加强健脾行气以利湿;月经血块,面色黧滞,舌黯瘀斑,加当归、丹参、蒲黄、五灵脂等活血化瘀。

【典型案例】

李某,女,28 岁,已婚,2013 年 8 月 15 日初诊。

主诉:已婚 3 年,同居未避孕而未孕。

刻下症:月经延后反复 1 年,体倦头重,带下量多,色白质稠,面额痤疮,心烦失眠,口干眼涩,二便调,患者体形偏瘦,舌偏红,苔白厚,脉弦滑细。

经孕产史:平素月经周期正常,近年来来月经 2~6 个月一行,近半年均需激素治疗月经方可来潮。Lmp:2013 年 7 月 20 日。孕 0 产 0。

辅助检查:2013 年 7 月 23 日查性激素六项示 FSH 6.91mIU/L, LH 15.78mIU/L, PRL 11.47ng/dl, T 34.51ng/dl, P 0.56ng/dl, E_2 67.22pg/ml;空腹血糖 5.27nmol/L,餐后 2 小时血糖 7.53nmol/L;胰岛素 46.27pmol/L,餐后 2 小时胰岛素 1 148.68pmol/L;2013 年 8 月 10 日 B 超示子宫大小正常,子宫内膜厚 5mm,双侧卵巢多囊样改变,未见发育卵泡。

中医诊断:不孕症,月经后期。西医诊断:原发不孕,多囊卵巢综合征,胰岛素抵抗。

证属:肝肾阴虚,湿蕴冲任。

治法:滋养肝肾,利湿调冲。

方药:女贞子 15g　陈皮 10g　当归 10g　杜仲 15g　白术 15g　茯苓 15g　菟丝子 15g 法半夏 15g

每日 1 剂,水煎服,每日 1 次,连服 10 剂。

二诊:2013 年 8 月 26 日。月经未至,乳房胀痛,梦多,舌偏红,苔白稍厚,脉弦滑。

方药:女贞子 15g　熟地黄 15g　陈皮 15g　鸡血藤 30g　牛膝 30g　吴茱萸 5g　牡丹皮 10g　白术 15g

每日 1 剂,水煎服,每日 2 次,连服 7 剂。

三诊:2013 年 9 月 4 日。服药 3 剂,月经来潮,量中,质黏稠,色鲜红,血块少许,5 天干净。现疲倦烦躁,咽喉有痰,大便偏烂,舌淡红,苔白微腻,脉滑细。

方药:黄芪 10g　茯苓 15g　陈皮 10g　法半夏 10g　胆南星 6g　当归 10g　炒薏仁 15g 香附 10g

每日 1 剂,水煎服,每日 2 次,连服 10 剂。

四诊:2013 年 9 月 15 日。无特殊不适,二便可,舌淡红,苔薄白,脉滑细。B 超示子宫大小正常,子宫内膜厚 7mm,卵巢大小 13mm × 13mm × 15mm、14mm × 11mm × 13mm。

方药:淫羊藿 10g　巴戟天 15g　鹿角霜 10g　菟丝子 20g　当归 10g　川芎 5g　鸡血藤 15g　干姜 5g　肉桂^{焗服}3g

每日 1 剂,水煎服,每日 2 次,连服 5 剂。

五诊:2013 年 9 月 17 日。经阴道 B 超复查示子宫大小正常,子宫内膜厚 10mm,卵巢大小 18mm × 20mm × 21mm、19mm × 22mm × 23mm。指导患者近 2 日同房。

六诊:2013 年 9 月 19 日。经阴道 B 超检查示右卵巢所见考虑已排卵。

七诊:2013年10月8日。月经过期未潮,查孕酮86.9nmol/L,血β-HCG 165.16mIU/ml。无阴道出血,疲倦,口干,偶有下腹胀,梦多,二便调,舌黯红,苔少,脉滑细。

方药:杜仲15g　茯苓10g　白术15g　陈皮10g　熟地15g　女贞子15g　桑寄生15g　菟丝子15g

每日1剂,水煎服,每日2次,连服5剂。

10月15日复查孕酮90nmol/L,血β-HCG 10 000mIU/ml。疲倦,口干,腹胀好转,无其他不适,舌黯红,苔少,脉滑细。继续守前方安胎。11月1日B超示宫内活胎,孕7⁺周。2014年电话随访得知顺产一子,体健。

【按语】 女子经孕主要以肾气旺盛、冲任通盛、精血充沛为基础。肾藏精,为元阴元阳之所,主生殖,胞络系于肾。肝藏血,女子为阴柔之体,以血为本,主疏泄,足厥阴肝经与冲任脉互为沟通;冲为血海,任主胞宫,冲任二脉的通盛离不开肝的调节。肾为先天之本,脾为后天之本、气血生化之源,一方虚损则机体调节失常。肝肾同居下焦,肝肾同源,精血互生,肾虚则水不涵木,使肝疏泄失职,肝的疏泄功能失常,五脏六腑之精则不能藏之于肾,可致肾精不足,天癸亏乏,则可以影响冲任胞宫,出现月经变化或不孕。

女子阴柔,善感多思虑,并以血为本,以肝为先天。《临证指南医案》所说"肝气厥逆,冲任皆病",指出肝与冲任之联系。《临证指南医案》云:"血海者,即冲脉也,男子藏精,女子系胞,不孕、经不调,冲脉病也。"肝经与冲任胞宫紧密相连,冲任二脉的通盛离不开肝的调节,肝藏血司疏泄,方可冲任盛满,经期如常,胎孕有期。若肝血虚,冲任不足,或疏泄无力,气滞血瘀,致冲任二脉不能通盛,则经孕诸疾由此变生。女子多因情志致病,早在《万氏妇人科》中就有"忧愁思虑,恼怒怨恨,气郁血滞而经不行"。清代王孟英曾言:"七情之病,必从肝起。"肝体阴而用阳,若肝气郁结,疏泄失常,气机逆乱,破坏阴阳的动态平衡,使阴精失于润泽,阳气不能施化,则发生排卵障碍。肝郁日久,疏泄失常,郁而化热,则见面部痤疮。肝属木、脾属土,脾失健运,聚湿成痰,则形体肥胖。五脏相生相克,一脏生病常及于他脏,变生他症。

基于以上理论,王小云在以肾为本的基础上,亦重视肝藏血、调气机以及脾主运化理论,临证时采用病证结合,中西相参诊治思路,首辨脏腑,再辨虚、实、寒、热。治疗以益肾疏肝、活血调经为大法,肝肾同治,兼以调冲任。盖全身气机调畅,精血运行流畅,冲任气血条达,则月事有序,胎孕可成。

本案中患者平素月经2~6个月一行,近半年需激素催经。王小云认为排卵障碍性不孕患者出现闭经时间较长者,本虚标实,病情较为复杂,再结合患者体形偏瘦、口干等症状,月经第20天B超示子宫内膜厚5mm,属肝肾阴虚,故不能急投活血化瘀之品催经,临床上需要先滋肾养肝,生精养血,待气血充盛,冲任得养,月经方可来潮,若有经前期的症状如乳房胀痛、下腹隐痛、脉弦滑等,则适当活血行气通经。

月经期结合肾虚夹湿的症状行补肾健脾利湿之法,脾肾阳气充足,湿化则胞宫无阻,有利于阴阳转化;排卵期根据卵泡发育较缓慢的情况行温肾促排之法。王小云在患者治疗过程中以熟地、菟丝子、淫羊藿、巴戟天滋补肝肾、补血填精,补而不峻,温而不燥;当归补血活血,鸡血藤活血调经,为理血分之首药,丹皮疏肝理气,通调三焦,诸药相配,益肾养肝,化瘀通络,补中有行。川芎活血行气,川牛膝补血行气,活血调经,气味俱厚,走而不守,助活血之力。全方补中有疏,滋而不腻,活血而不伤身,共奏滋肾疏肝、活血调经助孕之功。

【典型案例】

梁某,女,26 岁,已婚,2012 年 3 月 9 日初诊。

主诉:婚后求子,同居未避孕 2 年未孕。

刻下症:月经 14 岁初潮,诉月经初潮开始月经后期,周期 1~12 个月一潮,经期 5~7 天,量偏少,色淡。Lmp:2012 年 2 月 10 日。7 天干净,量少,月经第 1~4 天量少,色黯,护垫即可,第 5~6 天 2 片卫生巾即可,质黏,色红,血块(+),无经前乳胀。Pmp:2011 年 12 月 2 日(服用地屈孕酮片),量中,色黯红,血块(+)。2011 年服达英半年,服激素治疗期间月经正常来潮,但停药后月经稀发。现面部痤疮,形体偏胖,肢体困倦,痰多,纳呆,睡眠可,二便调。舌黯,苔白腻,脉细滑。

辅助检查:2011 年 2 月 B 超检查示子宫偏小(3.8cm×2.8cm×3.3cm),左卵巢多囊性改变;查血清睾酮 2.9nmol/L。

中医诊断:不孕症,月经后期,月经过少。西医诊断:原发不孕,多囊卵巢综合征。

证属:肾虚夹痰湿。

治法:补肾化痰,调经助孕。

方药:续断 15g　陈皮 15g　法半夏 15g　茯苓 15g　制川芎 10g　白术 15g　炒枳壳 15g　当归 15g　怀牛膝 15g

每日 1 剂,水煎服,连服 14 剂。

二诊:2012 年 3 月 23 日。Lmp:2012 年 3 月 15 日。7 天净,量少,血块(+)。服中药后面部痤疮改善,困倦较前改善,纳眠一般,二便调。舌黯,苔白微腻,脉细滑。

方药:续断 15g　陈皮 15g　法半夏 15g　茯苓 15g　肉桂^{焗服}15g　神曲 15g　白术 15g　荷叶 30g

每日 1 剂,水煎服,连服 14 剂。

三诊:2012 年 4 月 14 日。Lmp:2012 年 4 月 11 日。未净,月经第 2~3 天量多,色黯红,血块(+),痛经(−),经前乳胀(−),腰酸(−)。现无明显不适,纳眠可,少许口干,小便调。舌偏黯,苔白,脉细滑。

方药:陈皮 15g　法半夏 15g　制香附 10g　制川芎 5g　茯苓 15g　怀牛膝 30g　炒枳壳 15g　当归 10g

每日 1 剂,水煎服,连服 14 剂。

后继续予补肾化痰方药治疗 3 个月后月经恢复正常,因停经 45 天,担心月经不正常前来复诊,检查妊娠试验阳性。B 超检查示宫内活胎。予补肾健脾、化痰安胎治疗 2 个月,产检正常,顺利分娩一女婴,发育正常。

【按语】　王小云认为月经的来潮和受孕都与“肾”的关系密切。《傅青主女科》曰:“经水出诸肾”“经水早断,似乎肾水衰涸”“肾气本虚,又何能盈满而化经水外泄”。《医学正传》曰:“经水全赖肾水施化,肾水既乏,则经水日以干涸。”多囊卵巢综合征在临床正是表现为月经稀发、闭经、不孕,肾虚是主要病机,治疗以补肾为主,兼调他脏。正如上述病案,以补肾理气、化痰调经为主。现代研究显示,补肾可以调节内分泌机制,提高卵巢对 LH 的反应,从而调节下丘脑 – 垂体 – 卵巢轴的功能,促进卵泡生长、发育、成熟和排出,恢复月经周期。《丹溪心法》曰:“若是肥盛妇人,禀受甚厚,恣于酒食之人,经水不调,不能成胎,谓之躯脂满溢,闭塞子宫。”多囊卵巢综合征患者的另一个临床表现就是体态偏胖,而肥胖的主要发病原因即为痰湿停聚。痰湿内停日久,阻滞经络,气血运行不畅导致痰湿瘀阻,故王小云指出痰湿、血瘀是其标,是加重肾气虚损的病理产物。在临床治疗时,要在肾虚基础之上,根据情况加健脾化痰祛湿及活血化瘀之药,进一步促进疗效。本病案亦为本虚标实之证,在中药调周的原则下,也酌加祛痰湿瘀标邪之药物,标本同治,提高疗效。

(四)免疫性不孕

临床表现:婚久不孕,月经量少或正常,色鲜红,腰酸,带下量多,倦怠乏力,食欲不振,口腔溃疡。舌红,苔黄厚,脉滑数。

辅助检查:优生四项(抗精子抗体、抗心磷脂抗体、抗卵巢抗体、抗子宫内膜抗体)1项或1项以上为阳性。

证属:脾肾两虚,湿热蕴结。

治法:健脾益肾,祛湿消瘀助孕。

方药:炙黄芪10g 白术10g 怀山药15g 黄精15g 女贞子10g 墨旱莲10g 川楝子10g 赤芍10g 地骨皮15g

加减:若腰痛甚者,加杜仲、续断以补肾强腰;若手足不温,形寒肢冷者,加巴戟天、熟附子以温肾助阳;若脘腹胀满者,加厚朴、枳实、焦三仙等以理气健脾助运;若带下黄稠,异味明显者,加忍冬藤、炒薏苡仁、白花蛇舌草、连翘等清热祛湿止带。

【典型案例】

杨某,女,28岁,已婚,2016年4月27日初诊。

主诉:稽留流产清宫后未避孕2年余未孕。

刻下症:平素腰酸,倦怠乏力,头晕健忘,食后腹胀,心情抑郁;月经周期正常,量多、色黯、夹血块;腹痛,经前乳胀,腰酸。Lmp:2016年4月20日。带下量多,伴异味。舌质淡黯,苔白厚,脉滑细。

孕产史:患者于2014年3月因妊娠2个月阴道出血、B超提示胚胎停育,于外院行清宫术。

辅助检查:血清性激素水平(月经第2天):FSH 6.42IU/L, LH 6.47IU/L, E_2 201.7pmol/L, T 0.97nmol/L, P 1.09nmol/L, PRL 227.3pmol/L;不孕不育抗体:抗精子抗体(AsAb)(+),抗子宫内膜抗体(AEmAb)(+)。其他相关检查未发现明显异常。

中医诊断:不孕症。西医诊断:免疫性不孕。

证属:脾肾两虚,湿瘀互结。

治法:补肾健脾,理气利湿,佐以化瘀。

方药:狗脊15g 巴戟天15g 黄芪15g 党参20g 当归10g 厚朴10g 车前子25g 炒薏苡仁15g

每日1剂,水煎服,每日1次,连服30剂。

二诊:5月30日。服药后自觉腰酸、倦怠乏力、腹胀减轻,带下量减,无异味,大便较前稍稀,偶有烦躁。舌质淡,苔薄黄,脉沉细。

方药:守上方去厚朴,加木香后下5g。每日1剂,水煎服,每日1次,连服21剂。

三诊:6月25日。Lmp:2016年6月21日,量中。现烦躁,便稀较前减轻。偶有胸闷气短,尿频。舌质淡,苔薄白,脉沉缓。6月25日查血清性激素水平(月经第4天):FSH 6.45IU/L, LH 6.21IU/L, E_2 206.7pmol/L, T 0.67nmol/L, P 1.29nmol/L, PRL 216.3pmol/L;不孕不

育抗体均正常；经阴道 B 超检查示子宫大小、双附件未见异常，左卵巢内见窦卵泡 7 个，右卵巢内可见窦卵泡 6 个。

方药：菟丝子 15g　女贞子 15g　墨旱莲 15g　制山萸肉 15g　山药 15g　白芍 15g　熟地黄 10g　香附 10g

每日 1 剂，水煎服，每日 1 次，连服 21 剂。

遵上方加减共服用 2 个周期后，诸症尽除。8 月 8 日门诊复查，尿妊娠试验（＋），查 P 87.69nmol/L，血 β-HCG 1 018IU/L。予保胎治疗，嘱密切观察腹痛及阴道流血情况。2017 年 4 月 1 日，剖宫产下一男婴，母子平安。

【按语】　王小云认为免疫性不孕符合中医学"正气存内，邪不可干"的理论，即当机体正气虚弱时，会为邪气致病带来可乘之机而发病；提出"脾肾正气不足，热毒蕴结胞脉"致免疫性不孕的病因病机。肾为先天之本，元气之根，是生殖功能的原动力、免疫功能的发源地；脾为后天之本，气血生化之源。先天与后天，相互资生、促进，为机体免疫提供物质基础，故脾肾功能正常与否，直接影响人体正气和免疫功能的强弱。基于以上理论，王小云认为免疫性不孕乃本虚标实、虚实夹杂之病，以脾肾亏虚为本，兼有热毒蕴结等标实之证，故提出"以扶正固本为主，兼以祛邪"的治疗大法，立"补脾益肾、清热解毒"的治疗原则，在具体治疗上"扶正"即重视补肾益脾，佐以疏肝，增强体质，从而提高机体的免疫力。"祛邪"即清热解毒，消除抗体。王小云认为对于免疫性不孕的治疗，首先应该根据发病的机理和特点重点考虑扶正祛邪，调节免疫功能，掌握好主次、标本缓急之间的关系，采取辨病与辨证相结合的方法进行治疗，给予有针对性的个体化治疗方案，不可拘泥于一方一药，要灵活加减化裁，方可收到良好的效果。特别强调免疫性不孕患者要彻底消除抗体后方可准备妊娠，且孕后调补也是很有必要性的，力求精血旺盛，胞脉通畅，才能收到孕而能实的效果。

本案治疗的主方与辨证论治相辅相成，扶正与祛邪亦相辅相成，即扶正的目的在于祛邪，邪去正自安。该病的发生是虚实相兼，祛邪应予以扶正之中，治疗前期首以祛邪为要，重用利湿解毒之车前子、炒薏苡仁等药物；后期当以扶正为主，减少清热解毒药物的剂量，免伤正气太过。现代研究也表明，免疫功能低下多与肾虚有关。因为，肾主骨生髓，骨髓是系统中枢免疫器官，是免疫活细胞产生和分化、成熟的场所，在免疫应答中起主要作用。因此，肾不仅主生殖，还可能与免疫有关。也有学者指出，"脾"是免疫体系中重要的物质基础，并从分子水平结合现代免疫系统的内容，对"脾"进行了相关性研究，结果表明脾与免疫系统息息相关。这为临床治疗免疫性疾病提供了理论依据。因此，在治疗上，充分考虑到脾肾、冲任与胞宫的关系，一方面强调补肾，同时不忘健脾益气，以扶助机体的正气，并佐以清热解毒之药，以治其标，达到消除抗体之目的。由此可见，免疫性不孕的发生发展与肝脾肾的关系之密切。

王小云遣方用药重视药物配伍，如女贞子、墨旱莲、菟丝子可补肾益气扶正，既能增强机体免疫功能，又可促进网状内皮系统的吞噬功能；山萸肉、熟地黄补血滋阴、益肾填髓，为补血调经之要药，对抗体形成细胞有明显的抑制作用；白芍能养血调经、平肝止痛、敛阴止汗、具有调整 T 细胞免疫功能的作用，使处于低下的细胞免疫功能恢复正常水平；山药益气养阴、补脾肺肾、固精止带，能增强机体的免疫功能；香附疏肝理气、调经止痛，善治肝郁气滞诸症，为疏肝理气解郁之要药，与柴胡相伍，疏肝理气、调经止痛，养血调经。

综观全方,诸药合用,补而不滞,滋而不腻,阴阳并补,气血双疗,冲任同调,扶正而不留邪,祛邪而不伤正,共奏益肾健脾固冲、利湿化瘀助孕之功。

(五)盆腔炎性不孕

盆腔炎性不孕多见于输卵管阻塞、子宫内膜炎、附件炎性包块等。

临床表现:婚久不孕,月经先期,量多,色红质黏。腰腹疼痛拒按,带下量多,色黄质黏稠,有臭味,口苦咽干,小便短黄,舌红,苔黄腻,脉弦滑而数。

辅助检查:超声提示盆腔积液,输卵管积水;盆腔炎性包块;输卵管超声或造影提示输卵管阻塞或通而不畅。

证属:湿热蕴结,损伤冲任。

治法:清热解毒,通络散结。

方药:白花蛇舌草25g　鱼腥草15g　忍冬藤30g　赤芍15g　延胡索15g　毛冬青25g　酒大黄10g　枳实10g

加减:若症见小腹胀痛者,加厚朴、乌药以宽中行气除痞;若输卵管积水者,加皂角刺、千斤拔以走下焦而利水;带下量多色黄者,加白头翁、炒薏苡仁清热利湿止带;癥瘕积聚者,加夏枯草、浙贝母、橘核消癥散结。

【典型案例】

王某,女,27岁,已婚。2013年12月31日初诊。

主诉:已婚同居,正常性生活未避孕1年余未孕。

刻下症:腰酸,时有小腹疼痛,带下量多,黏稠,有臭味。Lmp:2013年12月21日。7天干净,量中如常,月经色红,血块(+),痛经(+),腰酸(+)。舌黯红,苔白腻,脉滑数。

经孕产史:月经欠规律,周期32~45天,经期5~7天。孕0产0,有生育要求。

妇科检查:外阴正常,阴道通畅,白带量中,色白质稠,宫颈轻糜,举摆痛(-),子宫常大,质中,前位,活动可,压痛(+),双附件及骶韧带明显增粗,触痛(++)。

辅助检查:输卵管造影检查提示双侧输卵管通而不畅;输卵管炎。白带常规提示清洁度Ⅳ度。支原体、衣原体均正常。

中医诊断:不孕症,妇人腹痛。西医诊断:原发不孕,盆腔炎性疾病。

证属:肾虚化热,湿瘀互阻。

治法:养肾清热,祛湿化瘀。

方药:杜仲15g　泽泻15g　黄柏15g　虎杖15g　毛冬青30g　枳实15g　败酱草15g　土茯苓30g

每日1剂,水煎服,每日2次,连服14剂。

二诊:2014年2月15日。Lmp:2014年1月25日,5天净,量中。诉乏力体倦,带下量减,余症状缓解,纳眠可,二便调。妇科检查提示子宫压痛消失,双附件区轻压痛,较前改善。舌黯、苔白、脉细弱。

方药:苍术15g　续断15g　菟丝子10g　柴胡10g　五指毛桃20g　枳壳10g　粟米须15g　陈皮10g

每日1剂,水煎服,每日2次,连服14剂。

三诊:2014年3月1日。Lmp:2014年2月20日。诸症缓解。舌淡黯,苔白,脉细弱。

方药:拟前方基础上去狗脊、巴戟天,加白芍15g、王不留行15g、菟丝子30g。每日1剂,水煎服,每日2次,连服14剂。

四诊:2014年3月26日。Lmp:2014年3月15日,6天净。未诉特殊不适,舌淡黯、苔白,脉细弱。

方药:五指毛桃15g　熟党参15g　白术15g　茯苓15g　菟丝子15g　续断15g　王不留行15g　香附15g

每日1剂,水煎服,每日2次,连服14剂。

五诊:2014年5月2日。月经过期未潮,患者于当日测尿妊娠试验阳性。后患者于2014年在当地医院顺产1女,母女健康。

【按语】 输卵管阻塞或通而不畅,是引起女性不孕症的重要原因,约占不孕症的1/3。导致输卵管病变的主要因素,是由于生殖器官炎症,当致病菌累及输卵管时,造成输卵管肿胀、炎性渗出、管腔狭窄、粘连等。输卵管堵塞,无法正常运送卵子,因此发生不孕。

王小云针对岭南湿盛的地域特点,造成岭南人气阴两虚、虚不受补的特性,主张用药应性平效佳。临证中推崇温病学派"注重调护真阴,反对辛燥"的理论观点,唯有平衡阴阳、益气养阴,补而不燥,滋而不腻,固本培元,调摄冲任,方可奏效。依据脾肾不足为本、湿热阻滞为标的特点,采取急则治其标、缓则治其本的原则,或标本兼顾。她提出用药过程宜谨记:湿热为患,清热毋过苦寒,免伤正气,败胃伤中;利湿勿太峻猛,以防耗伤津液。此外,岭南人独特的气阴两虚的体质特点,阴虚日久损及阳,但用药慎大补,因大补之品性较热,常加重湿热,患者表现腹痛、乏力症状不减,反增外热表象如口疮等,虚不受补,进退维谷。

王小云从医数十载,临证经验丰富,形成了别具特色的岭南学术医派,善用南药,常能取得理想的疗效。如益气健脾所用五指毛桃,益气利湿、健脾补肺,益气而不生热,补气而不滋腻,扶正不碍邪,并有祛痰平喘、化湿行气功效,尤适宜岭南炎热多湿特点;又如对湿瘀互结者,喜用毛冬青与赤芍组成的药对,清热祛湿,活血化瘀,通络止痛。王小云强调岭南人具有"体虚但不受补"的临床特点,在治疗盆腔炎性不孕症时应坚持补虚祛邪的治疗原则,顺应阴阳,平补平泻,擅用南药,方能达到祛邪不伤正,病愈自孕。尤其在补肾助孕用药时应多选用"温而不燥"之巴戟天,而对于病程日久,瘀阻胞宫、胞络之证,常用路路通、王不留行、五灵脂等祛瘀通经,不似三棱、莪术破血之力太过,较丹皮之力强。

本案中患者首诊症状表现为盆腔炎性疾病,辨证为肾虚化热,湿瘀互阻,治疗以养肾清热、祛湿化瘀为法。本案例治疗过程中重用杜仲、泽泻养肾化湿,茯苓、苍术燥湿运脾,扶正祛邪;菟丝子滋补肾阴,佐以毛冬青、枳实行气活血;患者症状缓解,有生育要求,值排卵期,肾气充盛,是阴阳转化、阴极生阳、阳气发动、阴精施泄的种子时期,若交接合时则受孕。故方中续断补益肾气,巴戟天平补肾阳,助阴转阳,亦可有雌激素样作用促进卵泡生长;辅以陈皮行气燥湿,使全方补而不滞。患者月经方净,趁胞宫空虚加强祛邪之力,故在前期补肾健脾基础上加用王不留行、香附疏肝理气,顺应患者月经阴阳生长转化,助胞宫受孕;经潮祛邪为主,兼扶正以养胞宫,氤氲之时补肾助孕,暖宫摄精;经前平调气血,调经助孕,正盛邪除故能有子也。

（王小云）

—— 罗颂平 ——

罗颂平,教授,医学博士,博士研究生导师,广州中医药大学第一附属医院妇儿中心主任。自幼在父亲罗元恺的熏陶之下,博览群书,勤于临证,集家传、师承、院校教育的优势,访学耶鲁大学、芝加哥医学院,学贯中西,学识渊博,治学严谨,在中医药防治生殖障碍研究方面造诣深厚,获首届中国百名杰出青年中医金奖,多项省部级成果奖。勤于耕著,主编《中医妇科学》等教材、专著多部,主持多项国家自然科学基金,多次应邀赴港台、欧洲讲学。全国五一劳动奖章获得者,全国模范教师,全国中医药高等教育教学名师,全国中青年医学科技之星,全国有突出贡献的中青年专家,全国百名杰出女中医师,广东省"千百十工程"省级学术带头人培养对象,广东省高等学校教学名师,南粤优秀教师,广东省珠江学者特聘教授,浙江省钱江学者特聘教授,全国著名中医学家罗元恺的学术继承人,岭南罗氏妇科代表性传承人。中华中医药学会妇科分会主任委员;中国中医药研究促进会妇科流派分会常务副会长,中国医师协会整合医学医师分会整合医学生殖医学专业委员会副主任委员;广东省中医药学会常务理事兼妇科专业委员会主任委员;教育部重点学科中医妇科学学科带头人;岭南罗氏妇科流派传承工作室负责人。

一、对不孕症的认识

不孕症既是一个常见病,也往往是夫妇双方多种疾病的综合表现。对于不孕的界定,《周易》已有"妇三岁不孕"的记载,开始设定不孕的年限。唐代则有"全不产"和"断绪"之别,以区分原发和继发不孕。作为现代中医,首先要明确不孕之定义。目前,世界卫生组织(WHO)以夫妇尝试受孕1年未孕为期。但对于女性35岁以上者,亦有学者主张半年未孕就应该做夫妇双方系统诊查。这也是因人、因时制宜之变通。其次,需要中西合参,明晰不孕之因果。由于不孕症患者常无明显症状,判断不孕的原因,仅凭望闻问切还不够,按照国医大师邓铁涛的观点,要把四诊扩展为五诊——望闻问切查,需要参考现代辅助检查的结果。其三,不孕症的治疗应突出重点,选择比较合适的方案。尤其对于高龄、多因素并存的复杂性不孕,须充分考虑其生育需求的迫切性;综合分析夫妇双方的卵巢与睾丸储备能力;导致不孕或妊娠丢失的主要因素等,提出若干治疗方案供患者选择。《景岳全书》已提出:"种子之方,本无定轨,因人而药,各有所宜……去其所偏,则阴阳和而生化著矣。"

二、诊治思路

1. 辨析病因,分清虚实 男精壮,女经调,胞络通,有子之道也。精子、卵子正常,生殖道通畅,是孕育的基本条件。不孕症夫妇应尽量查找导致不孕的原因,有的放矢,且夫妇双方须同查同治。《格致余论·受胎论》云:"男不可为父,得阳道之亏者也;妇不可为母,得阴道之塞者也。"原发不孕的夫妇,男方必须检查精液,女方检查排卵情况,尤其是月经异常者,可通过基础体温配合B超监测;还需要检查输卵管是否通畅。继发不孕的夫妇,男方仍需行精液检查,女方可先查输卵管情况。对于输卵管阻塞、盆腔粘连的患者,建议其进行腹腔镜探查或接受辅助生育技术。对于排卵障碍者,须分辨虚实寒热以及病位所在,中医辨证论治,治法包括汤药、膏方、针灸等,亦可配合西药促排卵。虚以肾虚、脾虚、气血不足多见,实以肝郁、血瘀、痰湿多见,常有虚实兼夹,如肾脾不足、肾虚肝郁等。本病多以肾虚、冲任不足为本,肝郁、血瘀、痰湿为标。

2. 重视调经,心身同治　种子先调经,经调而后子嗣。排卵障碍常表现月经的异常,如多囊卵巢综合征可出现月经不调、闭经、崩漏等,卵巢功能不全则月经稀发、量少、闭经。而子宫内膜异位症、子宫腺肌病多有痛经、月经过多、经期延长等,盆腔炎性疾病可出现痛经、月经过多、经期延长等等。因此,助孕必先调经。《景岳全书·妇人规》指出:"调经之要,贵在补脾胃以资血之源,养肾气以安血之室,知斯二者,则尽善矣。"从而达到调理脏腑、气血、冲任,改善卵巢功能,改善内膜厚度与血流,提高着床率和妊娠成功率。

不孕患者因久不受孕,容易发生抑郁、焦虑。对于肝郁气滞、肝郁脾虚、肝郁肾虚、心脾两虚者,必须心身同治。不仅要耐心听其倾诉,还要循循善诱,使其打开心结,消除负面情绪,建立乐观心态,积极配合治疗。

3. 善用南药,针药配合　岭南人多气阴不足,多湿热。罗颂平常因地制宜,选用岭南药材进行治疗,如崩漏止血常用岗稔、地稔养血止血;湿热带下、盆腔炎性疾病及其后遗症常用毛冬青清热祛湿、活血化瘀;子宫肌瘤、子宫腺肌瘤、卵巢囊肿等常用橘核、荔枝核、风栗壳化瘀散结;化湿消食常用布渣叶;调中助运常用陈皮;疏肝解郁常用合欢花、素馨花;补肾温阳常用巴戟天。除了药物治疗,还可以根据病情配合针灸,在促排卵、改善内膜、减轻体重等方面有良好效果。

三、治疗特色

(一)肾虚

包括肾气虚、肾阴虚、肾阳虚证。

临床表现:婚后不孕,月经不调(先期、量少,或后期、先后无定期),甚或闭经、崩漏,经色淡黯,或鲜红,质稀。面色晦暗,腰膝酸软。舌淡黯,或略红,苔白,或少苔,脉细,尺弱。

常见兼夹证包括肾脾两虚、肾虚肝郁、心肾不交等。

辅助检查:性激素(FSH、LH、PRL、E_2、P、T);AMH;甲状腺功能;胰岛素;盆腔B超。

治法:补肾健脾,疏肝调经。

方药:归肾丸(《景岳全书》)加减。

熟地15g　山茱萸10g　山药15g　菟丝子20g　枸杞子15g　茯苓15g　当归10g　杜仲15g　白术15g　香附10g　陈皮5g

【典型案例】 *多囊卵巢综合征性不孕*

岑某,女,27岁。初诊日期:2013年10月8日。

主诉:月经衍后8年余,未避孕未孕3年余。

现病史:自诉近1年同房时阴道口疼痛不适,伴有少许阴道出血。间有胃脘痛,口干,易上火,纳眠一般,小便调,大便溏,一日2行,舌淡红,苔黄,脉细滑。

既往史:3年多前曾于外院被诊断为多囊卵巢综合征(PCOS),近1年口服炔雌醇环丙孕酮片(达英-35)及屈螺酮炔雌醇片(优思明),服药期间月经规律,此次经后未再继续服药。

经孕产史:13岁初潮,周期25~60天,以衍后为主,经期4~5天,经量偏少。孕0产0,有生育要求。Lmp:2013年9月28日,量少,色黯红。Pmp:2013年9月5日。

妇科检查:外阴正常,阴道通畅,分泌物量多,色白,质黏,宫颈光滑,抬举痛,子宫后倾,常大质中,活动一般,稍压痛,双附件未扪及包块。

辅助检查:2013年2月7日,性激素六项:E₂ 586pmol/L,P 18.9mmol/L,PRL 16.51ng/ml,T 2.93nmol/L;HbA1c 5.1%;空腹GLU 4.57mmol/L;INS 3.0mU/L;甲状腺功能、不孕不育抗体正常;非淋三组正常。2013年8月9日,FSH 8.53IU/L,LH 11.84mIU/ml。2013年3月1日,输卵管造影术:双侧输卵管通畅,未见盆腔粘连征。B超:子宫内膜(Em)厚0.7cm,双侧卵巢多囊样改变。7月30日,配偶精液:a+b=2%+14%,浓度38.8/ml,畸形率93%。

中医诊断:不孕症,月经后期。西医诊断:原发不孕,多囊卵巢综合征。

证属:脾肾不足,兼有肝郁。

治法:补肾健脾,疏肝解郁。

处方:党参15g　桑寄生20g　续断15g　山药15g　覆盆子15g　菟丝子20g　黄芪15g　白术15g　山茱萸15g　女贞子15g　柴胡10g　香附10g

每日1剂,水煎煮为250~300ml,饭后1次温服,共20剂。配合服用助孕丸。嘱监测BBT、B超测排卵。

二诊:2013年10月23日。Lmp:2013年9月28日,5天净,量少,色黯红。BBT未见升温,B超监测未见优势卵泡。诉近日咳嗽,咳痰,服前药,偶有胃脘疼痛,腹泻,纳眠可,小便调,舌淡红苔黄腻,脉细。诊断同前,证属脾肾不足,痰湿蕴肺证。治以补肾益脾,祛湿化痰,兼宣肺止咳。

处方:党参15g　桑寄生20g　续断15g　山药15g　菟丝子20g　白术15g　前胡10g　橘红5g　炒白扁豆15g　藿香10g　法半夏10g　柴胡10g

每日1剂,水煎煮为250~300ml,饭后1次温服,共10剂。配合服用助孕丸。

三诊:2013年11月6日。Lmp:2013年11月4日。现未净,量少,色鲜红,血块(-),痛经(±),腰酸(-),乳胀(-)。现咳嗽咳痰好转,纳可,眠欠佳,夜尿1次,大便溏,1日2~3行,舌红苔黄,脉弦。上周期BBT双相,高温12天。诊断同前,证属脾肾不足,痰湿内蕴证;治以补肾健脾,祛痰化湿。

处方:盐菟丝子15g　巴戟天15g　苍术15g　茯苓15g　炒白术15g　炒白扁豆15g　柴胡10g　当归10g　白芍15g　香附10g　丹参15g　鸡血藤30g

每日1剂,水煎煮为250~300ml,饭后1次温服,共14剂。

四诊:2013年11月20日。Lmp:2013年11月4日,5天净,量中,色红,血块(-),痛经(-),乳胀(-),间有下腹痛。近日腹泻,大便3~4次,稀便,口苦,多梦易醒,纳可,小便调,舌红边齿痕,苔黄厚,脉细。现周期第16天,BBT未升温,B超监测优势卵泡生长,现已成熟,右卵巢卵泡2.3cm×1.8cm×2.1cm,内膜1.0cm。证属脾肾不足,痰湿内蕴证;治以补肾健脾,祛湿化痰。

处方:党参15g　桑寄生20g　续断15g　山药15g　菟丝子20g　黄芪15g　炒白术15g　苍术15g　炒白扁豆15g　陈皮5g　黄芩10g　藿香10g

每日1剂,水煎煮为250~300ml,饭后1次温服。服用助孕丸。

五诊:2013年12月12日。Lmp:2013年11月4日。现停经38天,尿妊娠试验(+)。诉下腹痛,大便稀,3~4次/d,便后痛减,无恶心,纳可,眠差,舌淡苔黄,脉细滑。血β-HCG 2 929IU/L,P 54nmol/L。诊断早期妊娠,属脾肾不足,湿浊内蕴证。治以补肾健脾,祛湿化浊。

处方:守上方去黄芩、藿香,加覆盆子15g。每日1剂,水煎煮为250~300ml,饭后1次温服,共7剂。配合服用滋肾育胎丸及复合维生素片(爱乐维)。

2013年12月25日,彩超:宫内见16mm×16mm孕囊,胚芽长4mm,可见心管搏动,孕6周。患者于孕6周至13周间断多次出现少量阴道流血,诊断胎动不安,属脾肾两虚证,均以补肾健脾为基本治法进行安胎治疗,后无阴道流血,胎儿发育良好,于2014年8月9日顺产一健康男婴。

【按语】　患者月经后期,无排卵,血清睾酮偏高,B超提示卵巢呈多囊样改变,诊断为多囊卵巢综合征。配偶精液检查正常,输卵管检查通畅,考虑其不孕的原因为多囊卵巢综合征导致的排卵障碍。脾肾气虚,痰湿内蕴是本病的主要病因。肾虚冲任失养,水运失主,脾虚水湿不化,湿聚为痰,痰湿内盛,阻滞冲任,浸淫胞宫,致月经后期;阻滞精卵结合,则婚久不孕;水湿并走肠间,则腹泻便溏,湿浊上泛,则苔腻。治疗抓住脾肾不足为本,痰湿内蕴为标的特点,以补肾健脾、祛痰化湿为基本治法。以寿胎丸合四君子汤加减补肾益脾,菟丝子、桑寄生、续断、覆盆子等补益肾气,使肾气旺自能主水、养冲任,排卵前加用巴戟天以助温助肾阳,促发排卵;党参、黄芪、山药、白术益气健脾,脾气健自能运水化气血,补后天助先天;以苍术、炒白扁豆、陈皮、黄芩、藿香等祛湿化痰,除已生之痰湿,治疗中常以柴胡、香附疏肝解郁,配合白芍疏肝柔肝和肝用,使木不克土脾运健,冲任调畅,胞宫得养,则经调子嗣。孕后肾虚失系胎,脾虚失固胎,故出现反复阴道少量流血,通过补肾健脾以复系胎固胎之功,则胎元可安。

【典型案例】　卵巢早衰性不孕

向某,女,26岁。首诊时间:2010年12月29日。

主诉:月经衍期10年,未避孕未孕2年。

现病史:烦躁,夜寐多梦,四肢欠温,带下少,性欲淡漠,小便频,大便2~3日一行。舌红,苔白,边有齿印,脉细。

经孕产史:16岁月经初潮,周期欠规律,25~120$^+$天不等,经期2~7天,经量少,色黯红,无血块,无痛经。孕0产0。近年常用人工周期治疗。Lmp:2010年8月24日(人工周期)。

辅助检查:2010年12月30日查性激素六项示FSH 62.67IU/L,LH 17.33IU/L,E$_2$ 59pg/ml。

妇科检查:外阴正常,阴毛偏少,阴道通畅,分泌物少;宫颈光滑,偏小;宫体后倾,偏小,质中,活动可,无压痛;双附件未扪及包块,无压痛。

中医诊断:不孕症,闭经。西医诊断:原发不孕,卵巢早衰。

证属:肾阴不足型。

治法:补肾填精,益气活血。

处方:当归10g　川芎10g　香附10g　熟地黄15g　赤芍15g　丹参15g　路路通15g
牛膝15g　白扁豆15g　苍术15g　郁金15g　鸡血藤30g

每日1剂,水煎服,14剂。

中成药:胎宝胶囊、复方阿胶浆。

二诊:2011年1月12日。Lmp:2011年1月9日,量少,色黯红。舌红边有齿印,苔白,脉弦。治以补肾填精,养血活血。

处方:熟地黄15g　山萸肉15g　枸杞子15g　山药15g　杜仲15g　郁金15g　丹参

15g 菟丝子 20g 石菖蒲 10g 佛手 10g 广藿香 10g 鸡血藤 30g

膏方:党参 150g 黄芪 150g 菟丝子 300g 山萸肉 150g 白术 150g 山药 150g 云茯苓 120g 熟地黄 150g 白芍 150g 当归 100g 黄精 200g 淫羊藿 100g 鸡血藤 300g 何首乌 150g 续断 150g 杜仲 150g 狗脊 150g 桑寄生 200g 覆盆子 150g 石斛 100g 女贞子 150g 广藿香 100g 丹参 120g 香附 100g 肉苁蓉 200g 另加:阿胶 150g 西洋参 150g 红参 100g 蜂蜜 300g 黑枣 100g

三诊:2011 年 6 月 22 日。查性激素六项示 FSH 40.38IU/L,LH 11.77 IU/L,E_2<20pg/ml。烦躁稍减,睡眠好转,继续治疗,治法同前。

处方:守上方去广藿香、佛手,加淫羊藿 10g、女贞子 15g。

四诊:2011 年 11 月 15 日。月经仍不规律,经量少,但带下增加,舌质红,苔薄,脉细数。治以补肾填精,补气养血。

膏方:党参 150g 黄芪 150g 菟丝子 300g 山萸肉 150g 白术 150g 山药 150g 茯苓 120g 熟地黄 150g 白芍 150g 当归 100g 黄精 200g 淫羊藿 100g 鸡血藤 300g 何首乌 150g 续断 150g 杜仲 150g 狗脊 150g 桑寄生 200g 金樱子 150g 覆盆子 150g 石斛 100g 女贞子 150g 陈皮 60g 广藿香 100g 佛手 100g 丹参 120g 香附 100g 另加:阿胶 150g 鹿角霜 100g 西洋参 100g 红参 100g 饴糖 200g 蜂蜜 300g 黑枣 100g

五诊:2011 年 12 月 27 日。月经规律,月经量中,有血快,月经期 5 天,诉经前乳房胀痛,舌质红,边有齿痕,苔黄腻,脉弦细。治法同前。

处方:守上方去淫羊藿、女贞子,加制远志 10g、盐牛膝 10g。共 14 剂。

中成药:逍遥丸、龟鹿补肾丸。

守治法同前,继续服药治疗,2012 年 2 月 29 日(月经第 2 天)复查 FSH 16.89IU/L,LH 1.80IU/L,E_2 49pg/ml。2012 年 4 月 11 日复诊时已停经 40 天,自测尿 HCG(+),B 超提示宫内早孕约 5^+ 周。2012 年 11 月足月分娩一女婴。

产后月经自然来潮,但周期不规律,复查性激素示 FSH 大于 30IU/L,坚持服用中药汤剂和膏方治疗,1 年后 FSH 降至 20IU/L,于 2016 年再次自然妊娠,2017 年 4 月足月分娩一女婴。

【按语】 卵巢早衰的病机特点是肾精早亏,天癸早衰,冲任早虚。肾虚、脾虚、肝郁均可导致,但源头在肾,核心在天癸早衰。所以,补肾填精是治疗早发性卵巢功能不全(POI)的基础。"善补阳者,必于阴中求阳,则阳得阴助,而生化无穷;善补阴者,必于阳中求阴,则阴得阳升,而泉源不竭。"补肾须注意阴阳调和,阳中求阴,静中有动。常用归肾丸、左归丸为基本方。滋肾常用熟地黄、紫河车、山萸肉、黄精、制首乌、枸杞子,温肾常用菟丝子、鹿角胶、巴戟天、淫羊藿、续断、桑寄生等,务求阴平阳秘,元阴复,天癸健,冲任盛,卵巢功能得以恢复,经调子嗣。紫河车、鹿角胶等血肉有情之品,因容易滋腻,且药材贵重,常制成膏方,整体调节,并方便服用。常用人参、党参、黄芪、五指毛桃、白术益气健脾,陈皮、砂仁行气助运,补后天以助先天,且妇人以血为本,通过后天健运化生气血,保证气血充沛,"故月经之本,所重在冲脉,所重在胃气,所重在心脾生化之源耳"(《景岳全书·妇人规》),且血贵在流动灵运,常在补气行气的基础上配伍活血养血之品如鸡血藤、丹参、当归等以助调理气血,补气促血行,行气助血运,气血健旺,气血调畅,天癸有源,冲任通畅,胞宫充盈有度,振奋卵巢功能,则经调子嗣。

【典型案例】　希恩综合征性不孕

钟某,女,29岁。2010年6月30日就诊。

主诉:产后闭经3年,未避孕未孕2年。

患者既往月经周期规律,经量中。2007年顺产一子。因产后大出血,产后2年月经停闭不潮。予人工周期后,2009年开始月经复潮,每月一行,但量极少,点滴即净,停用激素则月经停闭。外院诊断为"希恩综合征"。Lmp:2010年6月15日(结合雌激素合黄体酮),量少,色黯红,血块(-),痛经(-),腰酸(+)。产后2年未避孕至今未孕。现症见:头晕,脱发,畏寒肢冷,胃纳尚可,夜寐多梦,二便调,带下量少,性欲淡漠,舌尖红、苔薄黄,脉沉细。

妇科检查:外阴(-),阴道畅,宫颈轻糜,子宫后位,质中常大,活动可,无压痛及抬举痛,双附件未触及压痛及增粗。4月10日(月经第3天)查卵泡刺激素(FSH)、黄体生成素(LH)、雌二醇(E_2)均偏低。4月22日(月经第15天)B超检查示子宫内膜(EN)厚0.32cm。

中医诊断:闭经,不孕症。西医诊断:希恩综合征,继发不孕。

证属:肾阴阳两虚。

治法:调补肾阴阳,补益冲任。

处方:熟地黄15g　枸杞子15g　山药15g　杜仲15g　郁金15g　丹参15g　牛膝15g　山茱萸12g　鸡血藤30g　菟丝子20g　黄精20g　石菖蒲10g

14剂,每天1剂,水煎服。配合口服中成药胎宝胶囊及复方阿胶浆治疗。

二诊:2010年7月29日。Lmp:2010年7月13日,4天净,量偏少,色、质如常。经期仍腰痛、头晕但自觉症状较前缓解,舌红略黯、苔黄厚,脉细。7月26日(月经第14天)B超示子宫内膜(EN)厚0.6cm,左卵泡(LOF)1.2cm×1.0cm。守上方治疗。

经上法治疗近4个月。

三诊:2010年11月27日。Lmp:2010年10月20日。现停经38天,近1周觉腰酸腰痛,无恶心呕吐,无腹痛及阴道出血,咳嗽,晨起痰多,色白偏黄,无发热,稍口干,无口苦,余无不适,舌黯红、苔微黄,脉细略滑。查血清人绒毛膜促性腺激素(血β-HCG)3 818.6mIU/ml,孕酮(P)29.8ng/ml。

诊断:停经查因:早孕?宫外孕?

证属:肾气不足,痰阻气机。

治法:补肾安胎,宣肺化痰。

处方:党参20g　桑寄生20g　菟丝子20g　续断15g　山药15g　杜仲15g　女贞子15g　桔梗10g　藿香10g　石斛10g　橘红10g　前胡10g　桔梗10g　陈皮(后下)6g

7剂,每天1剂,水煎服。配合口服中成药助孕丸补肾安胎、复方川贝枇杷止咳露止咳化痰。

四诊:2010年12月4日。腰酸、咳嗽症状基本缓解。复查血β-HCG及P均平稳上升,B超示宫内妊娠6^+周,孕囊1.4cm×1.2cm,可见胚芽(0.4cm)及心管搏动。继予寿胎丸加减补肾安胎治疗。2011年下半年分娩一健康婴儿。

【按语】　希恩综合征是由于产后大出血导致垂体梗死,出现低促性腺激素低雌激素性闭经、不孕。证属阴损及阳,阴阳两虚。治疗当滋阴助阳,扶阴以配阳,助阳以涵阴,使阴长阳生,精充血足,则冲任得养,胞宫得充,月经可潮,胎孕可成。用熟地黄、枸杞子、山茱萸、黄精等滋肾养阴血,菟丝子、杜仲温肾助阳气,丹参、鸡血藤养血活血,并以郁金疏肝解郁,配合胎宝胶囊补肾填精,复方阿胶浆滋阴养血,使肾阴阳充盛,天癸有源,任通冲盛,胞宫得养,则月经规律,而成胎孕。一旦受孕,则须积极安胎,以补肾健脾、养血安胎为大法。

(二)血瘀

包括气滞血瘀、寒凝血瘀以及肾虚血瘀、气虚血瘀等。

临床表现:婚后不孕,经行腹痛,或经间期腹痛,经色紫黯,有血块,甚则痛引腰骶,经前乳房胀痛,或经期小腹冷痛,手足不温。舌黯或有瘀点、瘀斑,苔白,脉弦或涩。

辅助检查:CA125,EmAb,超声检查,腹腔镜。

治法:活血化瘀,行气散结。

方药:罗氏内异方(罗元恺经验方)。

益母草、牡蛎、桃仁、延胡索、乌梅、乌药、川芎、山楂、丹参、蒲黄、五灵脂等。

【典型案例】 子宫内膜异位症性不孕

郭某,女,30岁。首诊:2009年1月21日。

主诉:经行腹痛10余年,流产后3年未避孕未孕。

现病史:平时月经量多,有血块,经期1~2天腹痛,经常腰痛,舌淡红,边齿痕,苔薄白,脉细。Lmp:2009年1月12日。

既往史:患者素有痛经,1998年手术剔除右侧卵巢囊肿,病理报告为"卵巢子宫内膜异位囊肿"。术后痛经稍减。2006年流产1次,其后痛经加重,妇科检查提示子宫后倾固定,子宫后壁扪及小结节,触痛,双附件增厚,压痛。2008年8月腹腔镜探查,行盆腔粘连松解+右卵巢打孔+内异病灶电灼+双侧输卵管整形+圆韧带悬吊术,术中用美蓝通液,示双侧输卵管通畅。

中医诊断:痛经,不孕症。西医诊断:子宫内膜异位症,继发不孕。

辨证:气滞血瘀,兼肾虚肝郁。

治法:行气活血,疏肝补肾。

处方:柴胡10g　白芍15g　菟丝子15g　熟地15g　杜仲15g　山茱萸12g　白术15g　茯苓15g　郁金15g　大腹皮10g　枳壳15g　厚朴10g　7剂

二诊:2009年3月3日。Lmp:2009年2月17日。B超示右卵泡(ROF)21mm×20mm,EN 12mm。现无不适,舌淡苔薄,脉沉细。

处方:党参15g　桑寄生20g　续断15g　怀山药15g　杜仲15g　覆盆子15g　菟丝子20g　黄芪15g　白术15g　丹参15g　三七10g　7剂

3—5月用西药克罗米芬(氯米芬)促排卵,并于6月怀孕,7月发现胚胎停止发育,行清宫术。继续中医周期治疗。

三诊:2009年9月3日。Lmp:2009年8月30日,未净,量如常。现量较少,经色鲜红,血块(+),经期1~2天腹胀明显,余无特殊不适,纳眠可,大便质硬,小便常,舌淡红、苔薄白,脉沉细。

处方:柴胡10g　白芍15g　菟丝子15g　熟地15g　杜仲15g　山茱萸12g　白术15g　茯苓15g　郁金15g　大腹皮10g　枳壳15g　川朴10g　7剂

四诊:2009年10月10日。Lmp:2009年9月24日,8天净,量较多,色鲜红,血块(+)。B超示ROF 19mm×18mm,EN 7.6mm。BBT未上升,带下较多,轻微咽痛,纳眠可,大便烂,不成形,小便常。舌边红点,苔薄白,脉细。

处方:党参 15g　桑寄生 20g　川断 15g　怀山药 15g　杜仲 15g　覆盆子 15g　菟丝子 15g　白术 15g　广藿香 10g　扁豆 15g　茯苓 15g　陈皮 5g　7 剂。

五诊:2009 年 12 月 30 日。Lmp:2009 年 10 月 25 日。停经 36 天。血 β-HCG 295IU/L。舌淡红苔白,脉细。证属脾肾不足,兼湿浊内蕴。

处方:守上方去扁豆、茯苓、陈皮,加北芪 15g、佩兰 10g、苏梗 10g。7 剂。

中药安胎至 12 周。足月剖宫产一女婴。

【按语】　子宫内膜异位症是导致痛经、不孕的常见原因,其病机以血瘀为主。瘀血阻滞冲任、胞中,不能摄精成孕。本例是子宫内膜异位症术后复发,再次手术后伴排卵异常,属虚实夹杂之证。治疗以活血化瘀为主,配合补肾疏肝,以柴胡、白芍、郁金疏肝行气,丹参、三七活血化瘀,菟丝子、桑寄生、续断、覆盆子、杜仲温肾助阳,熟地、山茱萸滋补肾阳,党参、黄芪、白术益气健脾,补后天以助先天,使气行血行,冲任通盛,则胎孕易成。

(朱　玲　罗颂平)

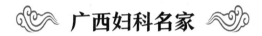

广西妇科名家

—— 班秀文 ——

班秀文(1920—2014),男,祖籍广西隆安县,1940 年毕业于广西省立医药研究所,从事中医妇科教学医疗科研工作 70 余年。1978 年晋升为广西中医学院(现广西中医药大学)副教授,1982 年晋升为广西中医学院第一批教授,1990 年成为第一批全国老中医药专家学术经验继承工作指导老师,2009 年获评为首届"国医大师"。班秀文擅长治疗内妇儿科疾病,以妇科为专。他治学严谨,学验俱丰,主张辨证审慎,用药精专,在妇科疾病的治疗上,崇尚肝肾之说,并强调"治血"的重要性。

班秀文医德高尚,以活人济世为怀,凡来求诊者,均一视同仁,平等对待,贴心安慰,深得患者爱戴。他深入研究中医理论,结合自己的临床与体会,著述立论,留于后人。集中反映班秀文的妇科学术理论和经验专著有《班秀文妇科医论医案选》《妇科奇难病论治》《班秀文学术经验辑要》,编著《中医基础理论》《中国妇科发展史》等教材。

一、对不孕症的认识

不孕有原发不孕和继发不孕之分,前者古称"全无子",班秀文认为多属元阳不足,禀赋本虚之体;后者古称"断绪",多属肝肾亏虚,冲任损伤之变。一般来说,凡属原发不孕或器质性病变引起的不孕,多难治;反之,继发不孕或功能性病变引起的不孕,治疗较为容易。

不孕症的原因有多种,病程长,虚实夹杂,常见的有输卵管阻塞、排卵障碍、子宫内膜异位症、免疫因素等。不孕症患者,多脉象平和,神色如常人,仅仅依靠四诊搜集的资料,运用八纲脏腑气血等辨证方法,并不能全面认识不孕症,对其致病因素及病位甚至无法了解。因此,班秀文治疗不孕症既辨证,又辨病。辨证与辨病相结合,病同证异之时,能把握病机,灵活化裁。

　　导致不孕症的病机有肾阳虚弱、肝肾两虚、气血两虚、痰湿壅阻、肝郁气滞等。但根据临床所见，以肝肾两虚和虚实夹杂者为多。肾藏精，主生殖，为先天之本；肝藏血，主升发，为女子之先天。肾藏精而主生殖，为阴阳气血之根源，肾气的强弱，直接与月经的通行藏泻及孕育有着密切的关系；肝藏血而主疏泄，体阴而用阳，肝气疏泄有度，则精血藏泻有期，经调而子嗣。肝肾同源，阴阳互根，因此调补肝肾，使阴阳气血调和，是孕育的关键。如无排卵者，多与肝虚不能升发、肾亏不能作强有关，治之当以调补肝肾为法；如患者多年不孕，盼子心切，常有肝郁，又要考虑疏肝理气。故在调补肝肾之时，应以平补阴阳为原则，使阴阳无偏颇。

二、诊治思路

　　班秀文认为种子贵先调经，调经不忘治带。临床上鲜有月经不调者能自然受孕。月经不调有月经先期、月经后期、月经先后不定期、月经量多或少、闭经或痛经等，而调经之法重点着眼在肝、脾、肾。再次，月经病和带下病都是妇女常见疾病，两者往往同时并见，带下异常也可以影响妇女的孕育。在调经种子的同时，也要考虑月经病和带下病的相互影响。若为经带同病者，不仅要治经，还要治带。不孕症辨证应分清虚实，虚者宜温补肝肾，调养冲任以培其根基，实者宜健脾祛湿，或疏肝理气，或活血化瘀。针对病情，有是证而用是药，但证多虚实夹杂，阴阳相兼，纯阴纯虚者少，故补养中要注意通行，行气活血中要注意扶正，或用攻而不峻、行而不破之品，以照顾到本病的特点。如在一派补养之中，适当加入温化通行之品，则疗效尤捷，盖气血以通行为贵故也。即使是实证，如湿瘀之患，胞脉不通，虽然祛湿化瘀之品在所必用，然病的关键在于冲任和胞宫，因而在祛湿通络之后，仍然离不了温养以善后。可见用药选方，既要有原则性，又要权宜多变。

三、治疗特色

（一）黄体功能不足性不孕

　　临床表现：婚久不孕，月经周期延长，或经期延长，经色黯淡，下腹隐痛，腰酸胀痛，舌质黯淡，苔薄白，脉沉缓。

　　辅助检查：基础体温的双相曲线不典型，黄体期孕激素低于正常。

　　证属：肝肾两虚，冲任不足。

　　治法：调补肝肾，补益冲任。

　　方药：补肾种玉汤。

　　菟丝子20g　覆盆子10g　枸杞子10g　熟地10g　赤芍10g　白芍10g　当归10g　党参15g　白术10g　仙茅10g　路路通10g　红花3g　甘草5g

　　加减：若气滞明显，症见烦躁易怒，少腹胀痛者，加柴胡、合欢花、素馨花、郁金，以疏肝解郁；偏肾阳虚者，加淫羊藿、巴戟天、蛇床子；偏气血亏虚者，加黄芪、首乌、黄精、鸡血藤。

【典型案例】

　　陈某，女，31岁，已婚，1990年6月21日初诊。

　　主诉：婚后未孕4年。

　　刻下症：月经周期尚正常，经期延长，8~12天，经色黯红，经量中等，有血块，经前腰酸，乳房胀痛,经行腰痛不减。平素带下量多,夜寐不安,纳便尚可。舌淡红,苔薄白,脉细弦。

经孕产史:15 岁月经初潮,8~12 天 /28~32 天。Lmp:1990 年 6 月 10 日。孕 0 产 0。

辅助检查:B 超检查示子宫稍小;诊断性刮宫提示子宫内膜分泌不良,考虑黄体功能不足。

中医诊断:不孕症。西医诊断:原发不孕,黄体功能不全。

证属:肝肾两虚,冲任不足。

治法:调养肝肾,补益冲任。

方药:当归 15g　白芍 10g　熟地 20g　山茱萸 6g　淫羊藿 15g　路路通 10g　红花 1g　大枣 10g　8 剂,水煎服,每日 1 剂。

二诊:1990 年 7 月 23 日。药已,经行正常,无腰胀痛,夜寐差,舌淡红,苔薄白,脉弦细。

方药:菟丝子 20g　枸杞子 10g　覆盆子 10g　当归 10g　赤芍 10g　熟地 15g　党参 15g　白术 10g　路路通 10g　仙茅 10g　红花 10g

调治 3 个月,上方增减共服 70 余剂,于 1990 年 11 月受孕,1991 年 8 月足月分娩一女婴。

【按语】　黄体功能不足者,多与肝虚不能升发、肾亏不能作强有关,治之当以调补肝肾为法,以平补阴阳为原则,使阴阳无偏颇。同时因气血以通行为贵,故在调补肝肾的同时,加用温化通行之药,则疗效尤捷,达到补益肝肾、气血调和的目的,故能成功受孕。

(二)无排卵性不孕

临床表现:婚久不孕,月经错后或经行先后不定,经期延长,量或多或少,色黯有块,甚或经闭不行。下腹隐痛,腰膝酸软,头晕耳鸣,面色晦暗,舌质黯淡,苔薄白,脉沉细。

辅助检查:性激素六项异常,基础体温呈单相型,超声监测排卵异常,或雄三项、甲状腺功能、生化指标异常。

证属:肝肾亏虚,冲任失调。

治法:补益肝肾,调经助孕。

方药:养血调经汤。

鸡血藤 20g　丹参 15g　当归 10g　川芎 6g　白芍 10g　熟地 15g　川断 10g　益母草 10g　炙甘草 6g

加减:因肾虚为主者,上方加桑寄生、杜仲,加强补肾之力;阴虚内热者,上方去川芎之辛温香燥,熟地改为生地,加地骨皮、知母;阴道出血量多者,上方去川芎之辛香行散,加用仙鹤草、血余炭等收敛止血。

【典型案例】

韦某,女,25 岁,已婚。初诊:1991 年 4 月 5 日。

主诉:月经紊乱并痛经 8 年,不孕 3 年。

刻下症:13 岁月经来潮,经行不规则,时有闭经。8 年前月经紊乱加重,经行血量多,行经时间 10 余日至 20 余日不等,曾行诊断性刮宫,诊断为"无排卵型功能失调性子宫出血"。3 年前结婚,婚后未避孕而不孕。现为经行第 5 天,痛经缓解,经量仍多,色鲜红,夹血块,头晕目眩,纳食二便尚可,舌边尖红,苔薄白,脉细。

经孕产史:13 岁月经初潮,8~20 天 /30~180 天。Lmp:4 月 1 日。孕 0 产 0。

辅助检查:诊断性刮宫提示子宫内膜单纯性增生。

中医诊断：不孕症，月经不调，痛经。西医诊断：原发不孕，功能失调性子宫出血。

证属：肝肾亏损，冲任不固。

治法：补益肝肾，养血调经。

方药：当归 10g　川芎 6g　白芍 10g　熟地 15g　鸡血藤 20g　丹参 15g　续断 10g　益母草 10g　炙甘草 6g　每日 1 剂，水煎服，连服 4 剂。

二诊：1991 年 4 月 9 日。服上方后，经行 8 天干净，现头晕，余无不适。仍宗前法，守上方予药 7 剂。

三诊：1991 年 4 月 16 日。药已，已无头晕，时觉少腹、小腹胀痛，舌淡红，苔薄白，脉略数。予疏肝养血，健脾益气。

方药：当归 10g　柴胡 6g　白芍 10g　茯苓 10g　白术 10g　黄精 15g　夜交藤 20g　小茴香 5g　香附 6g　炙甘草 6g　薄荷[后下]5g　每日 1 剂，水煎服，连服 7 剂。

四诊：1991 年 4 月 23 日。药已，无腹痛，但带下量少，基础体温呈单相。舌淡红，苔薄白，脉细。

方药：菟丝子 20g　覆盆子 10g　枸杞子 10g　茺蔚子 10g　淫羊藿 15g　仙茅 10g　当归 10g　党参 15g　鸡血藤 20g　苎麻根 10g　每日 1 剂，水煎服，连服 7 剂。

药后于 5 月 5 日经行，4 天即净，经行腹痛减轻，再如法用药 1 个月，6 月月经逾期不至，查尿 HCG 阳性，B 超诊断为早孕。

【按语】　经者血也，血足方可孕育胎元。患者肝肾亏损，阴血生化无源，故导致月经不调，冲任失养，生机不发，虽婚而不孕。治疗以调养肝肾治其本，补益肾气，疏肝养血并用，肝肾同治，以调理经候，月经正常，方能成功受孕。

（三）输卵管梗阻性不孕

输卵管阻塞导致不孕临床颇为常见，其证候虚实相兼，寒热错杂，治疗不易，从临床上观察，其病因主要有肝气郁结、血瘀、痰湿闭阻、气血亏虚，胞脉失养等。

临床表现：有人工流产、腹部手术等病史，婚久不孕，平素少腹，小腹或胀或痛，或经行疼痛，面部黧斑，舌边瘀点，脉沉涩。

辅助检查：B 超提示附件炎性包块，或造影提示输卵管阻塞。

证属：瘀血阻滞，胞脉不通。

治法：养血活血，软坚消瘀。

方药：养血通脉汤。

鸡血藤 20g　丹参 15g　桃仁 10g　红花 6g　当归 10g　川芎 6g　香附 6g　穿破石 20g　皂角刺 10g　路路通 10g　甘草 6g

加减：若带下量多，色黄稠者，加马鞭草、土茯苓；盆腔炎、附件炎致小腹疼痛者，加蒲黄、五灵脂；盆腔炎重而下腹有包块者，加忍冬藤、莪术；经前性急易怒、情绪波动较大者，加柴胡、白芍；肾虚腰痛者，加菟丝子、川断；胃脘不适者，去皂角刺，加白术；输卵管梗阻者，加炮山甲。

【典型案例】

周某，女，34 岁，职工。初诊：1990 年 8 月 21 日。

主诉：人工流产术后 6 年未孕。

刻下症：6 年前行人工流产手术，术后半年即不避孕，曾行"宫外孕"手术治疗，术中因左侧输卵管壶腹部妊娠行左侧输卵管切除术,探查发现右输卵管因长期炎症肿胀增粗。出院诊为:①左侧输卵管切除;②右侧输卵管硬化。术后月经规则,色量一般,经中除腰胀沉或小腹微痛外,余无特殊。表情抑郁,形体瘦弱,舌质淡,尖有瘀点,苔薄白,脉虚细弦。妇科检查:子宫正常大小,质中,右侧附件区增厚、压痛。

经孕产史:14 岁月经初潮,5~6 天 /30~33 天。Lmp:1990 年 8 月 11 日。孕 2 产 0 流 2,人工流产 1 次,异位妊娠 1 次。

中医诊断:不孕症,癥瘕。西医诊断:继发不孕,盆腔炎性疾病后遗症。

证属:血虚气滞,瘀阻胞脉。

治法:养血活血,化瘀通络。

方药:桃仁 10g　红花 6g　当归 10g　川芎 10g　赤芍 10g　鸡血藤 20g　丹参 15g　穿破石 20g　路路通 10g　皂角刺 10g　制香附 6g　7 剂,每日 1 剂,水煎服。同时嘱其辅以猪蹄甲煲食。

二诊:1990 年 10 月 26 日。守上方连服 10 余剂,药后自觉少腹胀,舌质淡,苔薄白,脉沉细。药至病所,效不更方,守方加辛窜通络之品。

方药:鸡血藤 20g　丹参 15g　当归 10g　红花 3g　赤芍 10g　川牛膝 10g　泽兰叶 10g　路路通 10g　甘松 10g　柴胡 6g　山甲粉^{冲服}5g　7 剂,每日 1 剂,水煎服。

三诊:1990 年 11 月 9 日。上方共服 14 剂,每于药后右下腹隐痛,发作数分钟后自行缓解,现仍隐隐作痛,舌淡红,苔薄白,脉细缓。此属辛窜之品,直达血分,正邪相搏。仍守化瘀通络之法,但防其走窜动血伤正,加用调理肝脾、益气扶正之品,以冀全功。

方药:当归 10g　白芍 10g　川芎 10g　茯苓 10g　泽泻 10g　白术 10g　路路通 10g　赤芍 10g　莪术 10g　黄芪 20g　穿破石 20g　山甲粉^{冲服}5g　7 剂,每日 1 剂,水煎服。

四诊:1990 年 12 月 21 日。经净已 11 天,上述两方交替服用,除腰胀外,余无不适。纳、便尚可,舌淡红,苔薄白,脉细。守上法加疏肝通络之品。

方药:柴胡 6g　当归 10g　赤芍 10g　白术 10g　茯苓 10g　路路通 10g　威灵仙 15g　透骨草 20g　泽兰 10g　莪术 10g　山甲粉^{冲服}5g　每日 1 剂,水煎服。

五诊:1991 年 1 月 23 日。用上述方剂加减出入,共服药 90 余剂,经净后行子宫输卵管碘油造影,发现右输卵管外形及内部结构已基本恢复正常,右输卵管通畅。继予补益肝肾,调理冲任法促孕。

方药:菟丝子 20g　覆盆子 10g　枸杞子 10g　党参 15g　白术 10g　当归 10g　赤芍 6g　熟地 15g　仙茅 6g　路路通 10g　7 剂,水煎服,每日 1 剂。

守上方与归芍地黄汤、巴戟天、川杜仲、菟丝子、枸杞子等加减出入,半年后怀孕。

【按语】　本案初为人工流产手术,肝肾损伤,邪毒乘虚而入,滞于下焦,与瘀血相搏,胞脉受阻,久积成癥。复因手术耗血伤阴,虚瘀夹杂。究其本乃肝肾虚损、肝郁气滞所致。舌尖瘀点,右下腹隐痛,脉虚细弦,为虚瘀夹杂之象。在治疗上采用攻补兼施之法,以桃红四物汤、逍遥散、当归芍药散加减,活血化瘀,调理气血。因其阴虚之体,故攻不宜过于峻猛,以免伤伐生机。鸡血藤、丹参、路路通、穿破石、透骨草、莪术、威灵仙等养血行血,辛散温通,化瘀消积而不伤正。山甲粉性专行散,善于走窜,能活血散瘀,通行经络,与上述诸药合用则能通瘀化积。待输卵管通畅后,改用补肝肾、调冲任以治本,使气血调和,冲任通盛,则能摄精成孕。

(黎　敏)

—— 陈慧侬 ——

陈慧侬,女,1940年2月出生,广东南海人,中共党员,广西中医药大学教授,主任医师,博士研究生导师。国医大师班秀文的学术继承人,首届全国名中医。1963年毕业于广西中医专科学校医疗专业,师从班秀文,从医50余年,在治疗月经病、带下病、妊娠病、盆腔炎、子宫内膜异位症、多囊卵巢综合征、子宫肌瘤、卵巢囊肿、不孕症、围绝经期综合征等方面积累了丰富的临床经验,尤其在治疗不孕不育疑难疾病方面,有很好的疗效,被誉为"送子观音"。主持及参与科研项目多项,出版著作3部,参与编写专业教材多部,撰写专业论文30余篇。

历任广西中医药学会常务理事,广西中医药学会妇科分会副主任委员、主任委员,中南五省区中医妇科委员会组长,第三批全国老中医药专家学术经验继承工作指导老师,第一批中医药传承博士后合作导师,2012年4月被评为首批"桂派中医大师"。2016年被广西中医药大学授予"40年教学楷模"。2017年评为全国名中医。

一、对不孕症的认识

近年来,不孕症的发生率呈逐年增长趋势。随着我国开放"二孩政策",不孕不育患者尤其是高龄不孕妇女的就诊率急剧增多,已成为影响人类生殖健康的问题之一。陈慧侬认为不孕症多为痼疾,久病必穷及肾;或情志不遂,肝气郁滞,气血不畅;或有人工流产、药物流产、宫腔镜或腹腔镜等手术史,手术损伤肾气和冲任气血,肾气亏虚,不能推动气血运行,容易引起冲任气血运行不畅,则血气不和成瘀,胞脉瘀阻,两精不能相合,导致无子。故往往病史较长,多有手术史,症状见痛经、月经失调、癥瘕、舌黯,或有瘀点瘀斑,脉弦者。

陈慧侬认为肾主生殖,女子以血为用,肾与血关系密切,肾藏精、精生血、血化精,肾与血相互资生、依存;反之,肾与血的病理变化必然导致"肾虚必血瘀,血瘀必肾虚"。陈慧侬经过长期的临床实践积累,提出肾虚血瘀是不孕症的核心病机,予以补肾活血法治疗不孕症取得较好疗效。女子以血为用,容易产生气常有余,阴常不足。由于阴血不足,气血运行迟缓,出现血瘀。或是经期产后余血未净,感受寒热湿邪,与余血浊液相互搏结形成瘀血;或是内伤七情,气机不畅,气滞血瘀;或是饮食不节,脾胃虚弱,不能化生气血和水湿,气血虚弱或水湿内停阻滞气机,出现血瘀;或是先天禀赋不足,多产房劳损伤肾气,肾气亏虚,不能推动气血运行,血流缓慢停滞在胞宫逐渐形成瘀血。而根据"久病必瘀""久病穷及肾",亦可导致肾虚血瘀证。因此,肾虚为因,血瘀为果,为肾虚血瘀的基本病理。陈慧侬根据异病同治的原理,运用补肾活血法治疗肾虚血瘀不孕症取得很好的疗效,可以促排卵、促进子宫发育、通畅输卵管及治疗免疫性不孕。补肾活血法是基于肾虚血瘀的病机而确立的治法,将补肾法与活血法有机结合,通过补肾促进活血,应用活血益于补肾,相互协同以改善肾虚血瘀的病理变化,使机体阴阳平衡,邪祛正存。

二、诊治思路

不孕症的诊治,应以中医理论为指导,善于借助现代医学技术手段以明确不孕症的发病原因,首先了解为原发不孕还是继发不孕,继而分清是女方因素还是男方因素,再明确女方不孕的原因(排卵障碍、输卵管因素、免疫性、子宫性)。而且注重辨病与辨证相结合,通过中医的四诊,结合患者的症状、舌象、脉象等,以"证"为核心进行辨证论治,病证结合,方药相应。

陈慧侬认为每一个疾病均有其核心病机和对应方药,在此基础上根据患者的证型灵活进行用药加减。如排卵障碍的核心病机是肾阴不足,常用左归丸加减补肾填精助卵泡发育;输卵管性不孕的核心病机是胞脉瘀阻,治疗用疏管汤以行气活血通络;子宫内膜异位症的核心病机是胞宫瘀阻,治疗用内异痛经灵以活血化瘀等;在此基础上结合患者的具体情况辨其寒、热、虚、实,临证随症加减,体现中医辨证论治的优势和特色。第三是根据胞宫的藏泻规律与肾的阴阳消长协调转化规律,结合月经周期的卵泡期、排卵期、黄体期、月经期的不同阶段依时用药,经后期滋肾养阴助卵发育,经间期温肾活血促排卵,经前期温肾壮阳健黄体,窗口期补肾活血利孕卵着床,调整脏腑气血阴阳及月经周期,治疗排卵障碍性不孕,疗效显著。

三、治疗特色

(一)免疫性不孕

临床表现:婚久不孕,月经量多,且颜色较黯,或有血块,白带发黄,或伴外阴瘙痒、盆腔炎症,或有精液过敏史,身重肢怠,面红目赤,口干而渴,喜冷食,小便发黄,大便臭秽,舌苔厚腻或黄腻,脉滑或数。

辅助检查:优生四项(抗精子抗体、抗心磷脂抗体、抗卵巢抗体、抗子宫内膜抗体)1项或1项以上为阳性。

证属:湿热瘀结。

治法:清热除湿,活血化瘀。

方药:清抗汤。

穿心莲15g　三七末^{冲服}1g　山药15g　黄柏10g　苍术10g　薏苡仁20g　赤芍10g
丹参10g　桃仁10g　茯苓12g　甘草5g

加减:若见痛经者,加鸡血藤、三棱;若肝郁化热者,加栀子、牡丹皮;若病程较长,兼肝肾阴虚,见手足心热、口干欲饮者,加生地、山茱萸、知母等。

【典型案例】

蒙某,女,31岁,于2013年11月13日初诊。

主诉:婚后未避孕未孕2年。

现病史:平素下腹胀痛,时觉带下量稍多,色黄,无臭气,月经周期规律27~30天,月经量中,经期5天干净,经色鲜红,质地稠,时有血块。舌红苔黄腻,脉细数。

孕产史:孕2产0流2。患者于2004年、2010年分别孕50天自然流产而行清宫术,自2010年至今未孕,于2011年患盆腔炎。

辅助检查:B超示子宫附件未见异常,监测见优势卵泡。子宫输卵管造影提示双侧输卵管通畅。血清AsAb及抗子宫内膜抗体(AEmAb)均阳性。

中医诊断:不孕症。西医诊断:继发不孕。

证属:湿热瘀阻。

治法:补肾滋阴,清热利湿。

处方:清抗汤加减。

方药：穿心莲 15g 　三七末^{冲服}1g 　山药 15g 　黄柏 10g 　苍术 10g 　薏苡仁 20g 　龟甲 10g 　生地 12g 　赤芍 10g 　丹参 10g 　桃仁 10g 　茯苓 12g 　甘草 5g

每日 1 剂，水煎服，连服半个月，采用避孕套避孕。

二诊：12 月 4 日。服药后无下腹胀痛，带下色白，量中，舌红苔薄黄，脉细。Lmp：2013 年 11 月 21 日。经行 5 天，周期 28 天。复查 AsAbg、EmAb 均为阴性。

方药：守上方去丹参、桃仁；加山萸肉 10g、续断 10g。嘱其下个月排卵期停用避孕套同房。

三诊：2014 年 1 月 25 日。停经 35 天经未行。Lmp：2013 年 12 月 20 日。现觉下腹隐痛，无阴道流血，舌红苔黄腻，脉细滑。查尿 β-HCG 阳性。考虑患者有 2 次自然流产史，予保阴煎合寿胎丸加减，补肾养阴，清热安胎。

方药：黄芩 10g 　黄柏 10g 　太子参 10g 　麦冬 10g 　五味子 5g 　白芍 15g 　生地黄 10g 　山药 15g 　续断 15g 　桑寄生 10g 　菟丝子 10g 　甘草 10g

治疗 2 周后，B 超示宫内见孕囊，继续守方出入安胎治疗至妊娠 3 个月，现患者已经足月顺产 1 女孩。

【按语】 患者自然流产后未避孕未孕 2 年，属于不孕症。多因先天肾气不足，肾虚封藏失职不能系胎，出现堕胎，更损伤肾气，胞脉胞络空虚，湿热之邪乘虚侵袭胞宫胞脉，冲任气血运行不畅，不能摄精成孕，故不孕。湿热下注，任脉不固，带脉失约，故带下色黄、量多；湿热瘀阻，冲任气血运行不畅，不通则痛，故经行下腹胀痛；舌红、苔黄腻、脉细，均为阴虚湿热下注冲任所致。故本病诊断为继发不孕，辨证为湿热瘀阻证。治法：滋阴补肾，清热利湿。方用清抗汤加减。方中穿心莲、黄柏、苍术清热燥湿，泻火解毒；茯苓、薏苡仁、山药健脾渗湿；三七、丹参、桃仁、赤芍活血化瘀；甘草调和诸药，使得患者湿热祛，肾阴渐长，冲任血海通畅，气血精液充盛，故有子。现代药理研究表明，清热解毒药有抗免疫作用；活血化瘀药有抗炎作用，能降低毛细血管的通透性、减少炎性渗出和促进吸收，改善血液流变。通过以上药物的共同作用，能抑菌抗炎，有类激素样免疫抑制作用，增强肾上腺皮质功能，调节自身免疫功能，提高转阴率及受孕率。

（二）排卵障碍性不孕

排卵障碍是女性不孕症的主要原因之一，占女性不孕的 25%~30%，主要表现为无排卵和黄体功能不全。多见于多囊卵巢综合征、高催乳素血症、卵巢储备功能下降、黄体功能不全。辅助检查：性激素六项异常，超声监测排卵异常，基础体温单相或双相体温异常。

1. **肾气虚证** 婚久不孕，月经不调或停闭，经量或多或少，色黯；头晕耳鸣，腰酸膝软，精神疲倦，小便清长；舌淡、苔薄，脉沉细，两尺尤甚。尤其适用于黄体功能不全、排卵功能障碍、多囊卵巢综合征等肾气亏虚及气血不足者。

治则：补肾益气，温养冲任。

方药：毓麟珠加减。

党参 15g 　白术 10g 　茯苓 15g 　当归 10g 　熟地黄 15g 　川芎 9g 　白芍 15g 　菟丝子 15g 　山茱萸 10g 　杜仲 10g 　鹿角霜 10g 　甘草 6g

2. **肾阴虚证** 婚久不孕，月经常提前，经量少或月经后期甚至停闭，经色较鲜红；或行经时间延长，甚则崩中或漏下不止；形体消瘦，头晕耳鸣，腰酸膝软，五心烦热，失眠多梦，眼花心悸，肌肤失润，阴中干涩；舌质稍红略干，苔少，脉细或细数。适用于排卵功能障碍、先天卵巢发育不良、多囊卵巢综合征、卵巢储备功能下降或卵巢早衰等女性属先天禀赋不足者。

治则：补肾填精。

方药：大补阴丸加减。

熟地黄 10g　醋龟甲 10g　知母 10g　黄柏 10g　枸杞子 10g　菟丝子 10g　女贞子 10g
墨旱莲 10g　山茱萸 10g　山药 10g　甘草 6g

3. **肾阳虚证**　婚久不孕，无排卵，月经迟发，或月经后期，或闭经，经色淡黯，性欲低下，小腹冷，带下量多，清稀如水，或子宫发育不良，头晕耳鸣，腰酸膝软，夜尿多，眼眶黯，面部黯斑，或环唇黯，舌质淡黯，苔白，脉沉细、尺弱。适用于黄体功能不全、排卵功能障碍、多囊卵巢综合征等肾阳亏虚者。

治则：温补肾阳。

方药：右归丸加减。

熟地黄 10g　山茱萸 10g　枸杞子 10g　山药 10g　菟丝子 10g　杜仲 10g　当归 10g
枸杞 10g　覆盆子 10g　巴戟天 10g　鹿角胶^{烊化}10g　甘草 6g

4. **肝郁证**　多年不孕，月经愆期，量多少不定，经前乳房胀痛，胸胁不舒，小腹胀痛，精神抑郁，或烦躁易怒，舌红，苔薄，脉弦。用于排卵功能障碍、高催乳素血症等属肝气郁结者。

治则：疏肝解郁。

方药：逍遥散或定经汤加减。

当归 10g　白芍 20g　茯苓 10g　白术 10g　柴胡 10g　菟丝子 10g　麦芽 20g　川楝子
10g　山萸肉 10g　甘草 6g

5. **痰湿型**　婚久不孕，形体肥胖，经行延后，甚或闭经，带下量多，色白质黏无臭，头晕心悸，胸闷泛恶，面色㿠白，苔白腻，脉滑。适用于排卵功能障碍、多囊卵巢综合征等痰湿内阻者。

治则：化痰燥湿，调经助孕。

方药：苍附导痰丸加减。

陈皮 6g　法半夏 10g　茯苓 15g　苍术 10g　香附 10g　枳壳 10g　南星 10g　当归 10g
川芎 10g　菟丝子 10g　甘草 6g

加减：若肝肾阴虚，症见口干欲饮，心烦失眠，加麦冬、石斛、生地养阴清热；若经行腹痛，加丹参、鸡血藤、蒲黄炭、五灵脂活血化瘀、调经止痛；若经前乳胀者，加川楝子、橘核疏肝理气；若排卵障碍者，加龟甲、紫河车、鹿角胶等血肉有情之品。

【典型案例】

案 1　苏某，女，34 岁，2014 年 5 月 30 日就诊。

主诉：月经周期推后，未避孕未孕 2 年。

现病史：患者近 2 年来月经周期推后，周期 37~45 天，月经量少，色黯红。Lmp：2014 年 5 月 30 日。现经行第 1 天，量少，色黯红，经前腹痛，夜梦多。舌淡红、边有齿印，苔薄白，脉沉弱。

既往史：1 年前曾在外院诊断为"多囊卵巢综合征"并服用达英 –35 治疗，现已经停药，月经周期 37~45 天，有生育要求，未避孕未孕 2 年。月经 14 岁初潮，2~3 天 /37~45 天，月经量少，痛经，孕 1 产 1 流 0，于 2009 年顺产 1 女婴。

辅助检查：性激素六项（2014 年 3 月 30 日）示 FSH 6.12IU/L，LH 13.5IU/L，PRL 13.82ng/ml，

E_2 17.09pg/ml，P 0.19ng/ml，T 0.6ng/ml。

中医诊断：不孕症，月经后期，痛经。西医诊断：继发不孕，多囊卵巢综合征。

辨证：脾肾阳虚。

治则：补肾益气，温养冲任。

方药：右归丸加减。

处方：当归10g　白芍20g　山茱萸10g　怀山10g　熟地20g　鹿角胶^{烊化}10g　黄芪20g　白术10g　菟丝子10g　陈皮5g　甘草10g　香附10g　续断10g　15剂，日1剂，水煎服。

二诊：2014年6月18日。月经周期第18天。Lmp：2014年5月30日。5天干净，量中等，经来推后。现无不适，舌淡红苔薄白，脉沉弱。继续予以补肾健脾益气调经治疗，在上方基础上去白芍，加茯苓10g、紫河车10g。15剂，日1剂，水煎服。

三诊：2014年7月14日。月经周期第15天。Lmp：2014年6月30日。经期5天干净，痛经，经量少，周期30天，大便溏烂，日行2~3次。舌淡红苔薄白，脉沉弱。经治疗，患者月经周期正常，继续守6月18日方治疗2个月。

四诊：2014年9月12日。月经周期第13天。Lmp：2014年8月30日。周期30天，痛经，夜寐差梦多，舌淡红、边有齿印，脉沉弱。复查性激素六项（2014年9月4日）正常。FSH 7.06IU/L，LH 5.4IU/L，PRL 16.85ng/ml，E_2 63.56pg/ml，P 0.13ng/ml，T 0.45ng/ml。今B超示子宫大小正常，内膜厚7mm，左卵泡0.9cm×0.8cm，右卵泡0.9cm×0.7cm。考虑卵泡不长。予以补肾填精壮阳助卵泡发育之右归丸加减。

处方：鹿角胶^{烊化}10g　紫河车10g　菟丝子20g　枸杞子10g　五味子5g　当归10g　白芍20g　淫羊藿10g　巴戟天10g　甘草10g　续断10g　15剂，日1剂，水煎服

在此基础上结合月经周期调周治疗，月经后期补肾填精，排卵后加用温肾壮阳治疗3个月。

2015年1月14日复诊：月经周期第17天。Lmp：2014年12月28日。周期29天，舌淡红、边有齿印，脉沉弱。B超予排卵监测：内膜8mm，左卵泡17mm×18mm，有优势卵泡排卵。考虑有成熟卵泡排出。予补肾安胎之寿胎丸加减治疗。

处方：菟丝子20g　当归10g　川芎10g　甘草10g　川断10g　山茱萸10g　桑寄生10g　阿胶^{烊化}10g　白术10g　15剂，日1剂，水煎服。

在此基础上治疗，于2015年7月1日复诊，停经41天。Lmp：5月20日。下腹隐痛10余天，无阴道流血，白带正常，纳寐可，偶有咳嗽，血β-HCG 2 362mIU/ml。舌淡红，苔薄白，脉细滑。予以补肾健脾，益气安胎之寿胎丸合四君子汤加减治疗。

处方：菟丝子10g　川断10g　杜仲10g　桑寄生10g　阿胶10g　白术10g　茯苓10g　生党参20g　当归10g　白芍10g　7剂，日1剂，水煎服。

【按语】　多囊卵巢综合征（PCOS）是生育年龄妇女常见的一种复杂的内分泌及代谢异常所致的疾病，以无排卵和高雄激素血症为特征，主要临床表现为月经周期不规律、不孕、多毛和（或）痤疮。该患者月经后期，未避孕未孕2年，而且经行痛经，属于"月经后期、痛经、不孕症"的范畴。舌淡、边有齿印，脉沉细，考虑为脾肾阳虚所致。先天肾气不足，肾虚精血亏少，脾虚不能运化水谷精微，气血化生匮乏，冲任亏虚，血海不能按时满溢，故月经后期、量少；肾虚，冲任虚衰，不能摄精成孕，故不孕；肾精不足，不能濡养胞宫冲任，故下腹隐痛；肾

阴不足,虚火上扰心神,故夜寐欠佳。故诊断为月经后期、痛经、不孕,辨证为脾肾阳虚,治以补肾健脾、养血调经,方选右归丸加减。方中萸肉、熟地、山药补肾养血填精,巴戟天、淫羊藿代替附子、肉桂,合鹿胶、紫河车温补肾阳,填精补髓;当归、白芍补血柔肝养阴,黄芪健脾益气,合怀山以补脾益气助脾胃运化,以资后天气血生化之源;香附、柴胡、陈皮行气活血通经,补中有行;甘草调和诸药。全方补养肝脾肾精血,使冲任气血冲盛,血海按时满溢,复查性激素恢复正常。因卵泡发育不良,在此基础上结合月经周期治疗,经后补肾养阴,排卵期补肾助阳,补中有行,补而不滞,填精益髓,冲任得固,故经治疗后,卵泡发育成熟,受精成孕。孕后补肾益气安胎,故肾气盛,气血旺,则胎自安。

案2 刘某,女,37岁,于2015年6月24日就诊。

主诉:经行腹痛2年,未避孕未孕1年。

现病史:患者自诉2年前开始出现经行腹痛,月经周期提前,周期24~25天,经量中等,有血块,经行下腹痛,以第1~2天痛甚,经期5~7天。Lmp:2015年6月15日。于2015年3月因"子宫内膜息肉"在宫腔镜下行宫内膜息肉摘除术。觉腰酸,口干,心烦失眠,纳寐欠佳,二便调,舌黯红,苔黄腻,脉细弱。孕0产0。

辅助检查:性激素FSH 19IU/L,余正常;丈夫精液分析正常。

中医诊断:不孕症,痛经。西医诊断:原发不孕,卵巢储备功能下降。

证属:肾阴虚夹湿热瘀结。

治法:养阴清热,活血化瘀。

方药:大补阴丸合三妙散加减。

龟甲10g 知母10g 黄柏10g 熟地黄10g 生地黄10g 苍术10g 薏苡仁10g 怀山10g 白术10g 川楝子10g 九香虫10g 五灵脂10g 共15剂,日1剂,水煎服。

二诊:2015年7月10日。于7月9日经行,现经行第2天,周期25天,经量中等,经色黯红,有血块,经行第1天下腹痛较前缓解,块出痛减,纳寐可,二便调。舌红苔黄腻,脉细弦。今查性激素六项示FSH 11.51IU/L,LH 5.49IU/L,PRL 11.92ng/ml,E₂ 20.18pg/ml,P 0.49ng/ml,T 0.19ng/ml。治疗后FSH已经降至基本正常,考虑经行期,经后补肾养阴,在上方基础上去五灵脂,加山茱萸10g、枸杞10g、地骨皮10g。共10剂,日1剂,水煎服。

三诊:2015年7月20日。月经周期第12天,无不适,舌红苔黄腻,脉细弦。考虑排卵期,在补肾养阴的大补阴丸基础上促卵泡发育,

方药:龟甲10g 知母10g 黄柏10g 熟地黄10g 山茱萸10g 怀山药10g 菟丝子10g 枸杞10g 生地黄10g 地骨皮10g 川楝子10g 墨旱莲10g 共15剂,日1剂,水煎服。

四诊:2015年8月5日。月经周期第26天,原月经周期25天,觉下腹坠胀,偶有腰酸,纳寐可,大便干,小便黄。舌红苔黄腻,脉细滑。尿HCG阳性。考虑血热所致胎动不安,予以补肾养阴、清热安胎的保阴煎加减。

处方:续断10g 桑寄生10g 菟丝子10g 白芍10g 阿胶^烊化10g 川楝子10g 黄柏10g 当归10g 茯苓10g 甘草10g 熟地黄10g 石斛10g 7剂,日1剂,水煎服。

【按语】 该患者因不孕、痛经就诊,FSH 19IU/L,属于卵巢储备功能下降。患者先天禀赋不足,肾气亏虚,精血不足,冲任血海亏虚以致阴虚血热,热迫血妄行则月经周期提前;肾虚不能濡养外府则腰酸;肾精不足,虚热内生,上扰心神出现失眠多梦;舌红为肾精亏虚的

表现。患者有痛经,有血块,舌黯红,脉弦,说明患者肾精亏虚,水不涵木,气滞血瘀,瘀阻冲任,不通则痛。而且患者舌红苔黄腻说明有湿热,为脾胃失于健运,不能运化水湿,郁而化热所致。故本病诊断为不孕症、痛经;辨证为肾阴虚夹湿热瘀结证;治法补肾养阴,清热祛湿,活血化瘀;处方选大补阴丸合三妙散加减。方中龟甲、熟地、生地滋肾养阴补血;黄柏、知母清热泻火;山药、白术健脾益气以资气血生化之源,并助脾健运祛湿;黄柏、薏苡仁、苍术清热祛湿;川楝子、九香虫、五灵脂理气止痛,活血化瘀;甘草调和诸药。并结合调周治疗,经后期补肾养阴,排卵期加菟丝子等补肾助阳,共奏补肾益精、清热祛湿之效,使肾阴充足,冲任气血充盛,故有子。孕后考虑阴虚血热损伤冲任,胎元不固导致胎动不安,故予补肾养阴、清热安胎的保阴煎治疗,使得湿热祛,肾气盛以系胎,冲任阴血充足以养胎则胎安。

(三)输卵管性不孕

输卵管阻塞性不孕的病位在肝经。形成输卵管阻塞的主要原因是气滞、湿热、寒凝、肾虚瘀血阻滞,胞脉闭阻不通。

临床表现:婚久不孕,下腹胀痛,性情抑郁,经前乳房胀痛,经行不畅,色黯有块,块下痛减。舌黯有瘀斑,脉弦或弦涩。

辅助检查:输卵管造影阻塞或通而不畅。

证属:瘀阻胞脉冲任。

治法:疏肝理气,活血化瘀。

方药:疏管汤。

炮山甲 10g　王不留行 10g　路路通 10g　皂角刺 10g　地龙 10g　川楝子 10g

加减:若肝气郁结见小腹胀痛者,加柴胡、枳壳、白芍、香附等疏肝理气;若寒凝血瘀见下腹冷痛者,加小茴香、肉桂、艾叶等以温阳散寒;如腰酸膝软、小便清长者,加淫羊藿、仙茅以温补肾阳;若湿热瘀结见带下量多色黄,口苦咽干,舌质红,苔黄腻,脉细弦或滑数,加两面针、白花蛇舌草、忍冬藤等清热解毒,加丹皮、延胡索、香附疏肝理气止痛。若气虚血瘀见经期或经后小腹坠胀隐痛、痛引腰骶,神疲乏力,食少纳呆,加黄芪、人参、白术、茯苓健脾益气;若肾虚血瘀见腰膝酸软,加续断、菟丝子、巴戟天、杜仲温肾助阳;若输卵管积水者,加泽泻、桂枝以温化水饮。

陈慧侬在口服中药的基础上,辅助中药保留灌肠,内外协同,以促进输卵管炎症的吸收,疏通输卵管。

方药:通络灌肠方。

十大功劳 20g　黄柏 20g　川楝子 10g　路路通 12g　皂角刺 20g　两面针 20g　地龙 10g

于月经干净后 3 天开始治疗,连续用药 12 天为 1 个疗程,连用 3 个周期。

【典型案例】

梁某,女,29 岁,2013 年 6 月 22 日初诊。

主诉:未避孕未孕 1 年。

现病史:患者 2011 年腹腔镜下行左侧输卵管妊娠物挤出术 + 输卵管系膜囊肿剔除术,术后未避孕未孕 1 年,时觉少腹隐痛,经前乳房胀痛,纳可,夜寐尚可,二便调。舌淡苔薄白,脉弦。

经孕产史:月经规则,周期 28~30 天,经期 3~5 天。Lmp:2013 年 6 月 10 日。孕 1 产 0。

2011 年腹腔镜下行左侧输卵管妊娠物挤出术＋输卵管系膜囊肿剔除术。

辅助检查：输卵管造影示双侧输卵管阻塞。

中医诊断：不孕症。西医诊断：继发不孕。

辨证：肝郁血瘀证。

治法：疏肝解郁，活血祛瘀。

处方：疏管汤加减。

方药：炮山甲 10g　王不留行 10g　水蛭 5g　川楝子 10g　延胡索 10g　两面针 10g　川断 10g　柴胡 10g　皂角刺 10g　麦冬 10g　14 剂，日 1 剂，水煎服。

二诊：2013 年 7 月 17 日。患者自述服药后下腹痛减轻，月经周期第 4 天，Lmp 7 月 14 日，量少，经已净，痛经不重，舌红苔少，脉弦。治疗在养血活血通络基础上加补肾养阴之品。

处方：

内服：鬼箭羽 10g　炮甲 10g　当归 10g　川芎 10g　山萸肉 10g　两面针 20g　蛇舌草 10g　王不留行 10g　黄柏 10g　龟甲 10g　12 剂，日 1 剂，水煎服。

灌肠：薏苡仁 20g　黄柏 20g　地龙 10g　三棱 10g　丹参 12g　赤芍 10g　两面针 20g　12 剂，日 1 剂，浓煎 100ml 保留灌肠 30 分钟。

在此基础上，守方加减治疗 2 个月。

2013 年 9 月 11 日复诊：停经 31 天，自测尿 HCG 阳性，下腹隐痛，无阴道流血。考虑患者现摄精成孕，治以补益肝肾，健脾安胎，方选寿胎丸合当归芍药散加减。

处方：当归身 5g　白芍 10g　菟丝子 10g　川断 10g　杜仲 10g　桑寄生 10g　阿胶^{烊化} 10g　白术 10g　茯苓 10g　泽泻 10g　太子参 10g　桑叶 10g　7 剂，日 1 剂，水煎服。

于 2014 年 5 月 10 日顺产一男婴，体重 3 200g。

【按语】　患者"未避孕未孕 1 年"，输卵管造影示双侧输卵管阻塞，西医诊断为输卵管堵塞性不孕症。根据患者有右侧输卵管妊娠手术史，手术损伤气血有瘀血内停，瘀血阻滞胞脉，胞脉气血不畅，不能摄精成孕而致不孕。由于患者经前乳房胀痛，舌淡苔薄白，考虑为肝气郁结，气机不畅所致。故本病中医诊断为不孕症，证属肝郁血瘀，治以疏肝解郁，活血祛瘀，方选疏管汤合逍遥散加减。方中炮山甲搜剔脉络，破血祛瘀；柴胡、川楝子、延胡索疏肝行气，调畅气血；王不留行、皂角刺通窍搜风，破坚宣滞；以水蛭代替地龙，水蛭善走血分，入血脉，活血通经；两面针活血化瘀，祛风通络；川断补肝肾，强筋骨，活血祛瘀；由于疏肝行气之品易耗伤阴液，加麦冬养阴生津。全方共奏疏肝解郁，活血祛瘀之效。二诊为经后期，血海空虚，结合调周法在活血通络基础上加补肾养阴之山萸肉、龟甲、黄柏等，活血化瘀之鬼箭羽；同时配合活血化瘀中药灌肠外治，使得气血条达，胞脉通畅，胞宫得养，摄精成孕。患者现摄精成孕，治以补益肝肾，健脾安胎，方选寿胎丸合当归芍药散加减。

（李卫红）

—— 陈慧珍 ——

陈慧珍，女，祖籍广西桂林永福县，1940 年 10 月出生，1963 年毕业于广西中医学院（现广西中医药大学）中医系，从事中医妇科教学、医疗、科研工作 50 余年。1992 年成为广西第一位中医女教授，2009 年被评为广西壮族自治区首届名老中医，2012 年被评为第五批全国老中医药专家学术经验继承工作指导老师。陈慧珍长期潜心于妇科疾病的研究,擅长治疗月经病、不孕症、妇科炎症等疾病。她医术精湛,医德高尚,在群众中享有盛誉,曾被《南宁晚报》誉为"崩漏克星";入编《中国当代名人志》《广西自然科学会英华录》等。

陈慧珍治学严谨,有深厚的中医妇科理论知识。在国内出版著作、教材 10 部(含独著、合著),发表论文 21 篇,其中《课堂教学的讲写问见》一文被评为广西高教学会优秀成果。《妇女体质分型及临床意义》等 4 篇论文获省级优秀论文奖,《论体质与月经病的发生发展》一文获中国西部经济文化创新、实践、发展学术研讨会特等奖。

一、对不孕症的认识

陈慧珍认为肾为先天之本,在后天之本脾胃的协同下,决定着人体脏腑、四肢百骸的正常生理和功能。《素问·上古天真论》曰:"女子七岁,肾气盛,齿更发长。二七而天癸至,任脉通,太冲脉盛,月事以时下,故有子……"肾气的盛衰与天癸的至与竭,直接关系到月经与妊娠。若先天肾气不足或房劳多产,或久病大病,导致肾的功能失常,冲任损伤,可致不孕症的发生。肾气充盛,精血充沛,任脉通,冲脉盛,月经正常,才具备了受孕的条件;肾阳虚,全身功能低下,温煦、气化及兴奋作用减弱,可致性冷淡、宫寒不孕。肾阴虚,肾所藏阴精不足,精不化血,冲任血虚,血海不能按时满而溢,可致月经后期、月经过少、不孕。此外,肝藏血,有余之血下注血海而成月经,肾藏精,精血同源,精与血之间存在相互资生和互相转换的关系;胃受纳腐熟水谷,脾主运化,水谷精微赖脾的运化功能传输至全身,精微物质通过脾之升清作用上输心肺,化为津液气血,营养全身,则气血的生化源源不息。脾与胃相表里,为气血生化之源。如若出现肝、脾的病变,导致肾的功能失常,也会引起不孕症的发生。

此外,陈慧珍认为输卵管不孕的患者,其主要发病原因除了瘀血阻滞冲任胞宫,不能摄精成孕之外,由于发病日久,必将导致正气的损伤,故此类患者多为气虚血瘀,除了予活血化瘀通络之外,还需要补气健脾,同时配合中药直肠点滴进行治疗,常用理冲汤加减治疗。

二、诊治思路

对于不孕症的治疗,陈慧珍辨证论治,以补肾为主。在补肾的基础上,陈慧珍认为要顺应月经的周期变化,不能打乱自然规律。尚有周期者,要维护;失去周期者,要力求恢复。依靠药物制造的"人工周期"既不能持久,又存在隐患。种子必先调经,顺应周期思想在调经治疗中尤其重要。在月经后,即卵泡期,正是天癸伏匿、血海空虚之时,也是积蓄实力、孕育萌芽之时,属于由冬向春的转化阶段,需等待卵泡发育,勿过早触发,常用女贞子、菟丝子、墨旱莲、阿胶、当归、何首乌、白芍等滋肾养血;至月经中期,即排卵期,此期天癸势盛,蓄势待发,常用淫羊藿、巴戟天、杜仲等兴发鼓动、行气活血;月经前期,即黄体期,此期血海满盈,属于正当隆夏,对肾气不足者,治以补肾固冲,常用菟丝子、覆盆子、枸杞子等治疗;进入月经期,天癸暂退,血海下泄,常用益母草、桃仁、川芎等通利化瘀药。陈慧珍认为,只有尊重周期,顺应规律,耐心守候,才能在四时的周期变化中通于"神明",以促孕成。

女性经、胎、产、乳等生理功能以阴血为基础,以血为用,故女性的阴血常处于亏耗不足的状态。此外,现代社会女性工作压力大、精神紧张、超负荷工作、反常规作息、高度用脑、节食减肥、偏嗜饮食等一系列常见状况在无形中更加重阴血的消耗。所以,陈慧珍认为无论在妇科临床的任何阶段,阴血不足都是客观事实,养护阴血是调经助孕的基础。

此外,心理调节也是治疗不孕症不能忽视的方法之一。由于现代工作、生活压力的增大,患病日久,精神紧张,盼子心切等,这些都是影响不孕症治疗的不利因素,因此,在坚持用药治疗的同时,应注意调整心态,放松心情,鼓励患者治疗的信心,给予一定的心理疏导,能显著提高疗效。

三、治疗特色

(一)排卵障碍性不孕

临床表现:婚久不孕,平素月经后期,或先后不定,经色黯,腰膝酸软,头晕耳鸣,夜尿频多。舌黯淡,苔薄白,脉沉细。

辅助检查:B超监测排卵提示卵泡发育不良;性激素六项异常;基础体温呈单相型。

证属:肾气亏虚,冲任不调。

治法:补肾益冲,调经助孕。

方药:益冲汤。

当归12g　白芍12g　山药18g　山茱萸12g　丹皮10g　茯苓10g　菟丝子18g　续断12g　枸杞子10g　郁金10g

加减:若偏肾阴虚者,症见咽干口燥、潮热、五心烦热者,加地骨皮、女贞子、石斛;若偏肾阳虚者,症见腰膝酸冷、四肢发凉、精神疲倦、浑身乏力者,加淫羊藿、紫石英、肉苁蓉;酌加血肉有情之品如鹿角胶、龟甲胶、紫河车等以补益肾精。

【典型案例】

邓某,女,28岁,已婚,2013年12月初诊。

主诉:欲孕未孕2年。

刻下症:2年前有生育要求,一直未避孕,未能受孕。平素月经欠规律,7天/(30±8)天,量中,色黯红,无腹痛,平素无特殊不适,纳寐可,二便正常。末次月经11月11日。舌质黯淡,苔薄白,脉细。

经孕产史:月经14岁初潮,7天/20~38天。Lmp:2013年11月11日。孕0产0。

既往史:曾因宫颈糜烂行宫颈LEEP手术治疗。

辅助检查:B超监测排卵提示发育欠佳;子宫输卵管造影示双侧输卵管通畅。配偶精液常规未见异常

中医诊断:不孕症。西医诊断:继发不孕。

证属:肾精亏虚,冲任失调。

治法:补肾养血,调补冲任。

方药:怀山药18g　续断12g　枸杞子10g　郁金10g　紫河车10g　7剂,水煎服,每日1剂。

二诊:12月22日。服上药后无特殊不适。于12月16日月经来潮,色量如常。舌质黯红,苔薄白,脉弦细。

方药:当归12g　白芍12g　柴胡8g　茯苓10g　白术10g　熟地黄12g　菟丝子18g　续断12g　川芎8g　郁金10g　鸡血藤15g　甘草3g　8剂,水煎服,每日1剂。

三诊:12月29日。B超测排卵提示卵泡发育欠佳,0.8cm×0.6cm。舌质暗淡,苔薄白,脉细。

方药:当归 12g　白芍 12g　川芎 8g　熟地黄 10g　淫羊藿 12g　续断 15g　菟丝子 20g　牛膝 10g　紫河车 10g　丹参 12g　郁金 10g　甘草 3g　10 剂,水煎服,每日 1 剂。

四诊:2014 年 1 月 12 日。无特殊不适,月经将来潮,自觉乳房胀痛,口干欲饮,舌质黯红,苔薄白,脉细。

方药:当归 12g　白芍 12g　川芎 8g　生地 10g　淫羊藿 10g　菟丝子 18g　续断 12g　覆盆子 10g　太子参 10g　枸杞子 10g　郁金 10g　甘草 3g　7 剂,水煎服,每日 1 剂。

2014 年 2 月 14 日复诊:患者自测尿妊娠试验提示阳性,B 超宫内早孕,无腹痛,无阴道流血等不适。舌质黯红,苔薄白,脉弦滑。

方药:以寿胎丸加减保胎治疗。

【按语】　本例患者为原发不孕,既往检查提示排卵欠佳。肾藏精,为先天之本,肾精充盛,冲任二脉通盛,女子才能排卵。因此,陈慧珍在整个治疗过程注重补肾,以益冲汤加减补益肾中精气,而且加用血肉有情之品紫河车以益精填髓,起到很好的补肾养血调冲任的作用,从而促进卵子的生长,方能正常受孕。

(二)输卵管梗阻性不孕

临床表现:婚久不孕,月经提前,量多,色淡红。下腹坠胀,隐痛不适,腰酸胀,带下量多,色白,纳差,大小便正常。舌质黯,苔薄白,脉弦细。

辅助检查:超声提示输卵管积水;盆腔炎性包块;输卵管造影阻塞或通而不畅。

证属:气虚血瘀。

治法:益气化瘀,活血通经。

方药:理冲汤(《医学衷中参西录》)。

党参 15g　山药 15g　黄芪 15g　白术 10g　知母 10g　天花粉 10g　鸡内金 10g　三棱 10g　莪术 10g　甘草 5g

加减:若症见小腹胀痛者,加香附、郁金以行气止痛;若输卵管积水者,加皂角刺、路路通以通经活络;带下量多者,加白花蛇舌草、土茯苓以清热利湿;腰酸甚者,加续断、杜仲以补肾强腰。

【典型案例】

宋某,女,32 岁,2013 年 10 月初诊。

主诉:未避孕未受孕 4 年。

刻下症:平素自觉乏力,四肢酸软,无腹胀腹痛等不适,月经周期、经期及经量正常,色黯红,经前及净后有腰酸,舌质淡,苔薄白,脉弦细。

经孕产史:既往月经周期规律。Lmp:2013 年 9 月 19 日。孕 1 产 0 流 1,5 年前曾人工流产 1 次。

辅助检查:输卵管造影示左侧输卵管通畅,右侧输卵管通而不畅。

中医诊断:不孕症。西医诊断:继发不孕。

证属:气虚血瘀,冲任阻滞。

治法:健脾益气,化瘀通络。

方药:党参 18g　黄芪 20g　鸡内金 10g　天花粉 10g　知母 10g　三棱 10g　莪术 10g　菟丝子 10g　牛膝 10g　皂角刺 10g　白花蛇舌草 20g　甘草 3g　7 剂,水煎服,每日 1 剂。

灌肠中药:党参 20g　黄芪 20g　白术 10g　怀山药 15g　三棱 15g　莪术 15g　皂角刺

20g　蒲黄 20g　7 剂,水煎外用灌肠,每日 1 剂。

二诊:2013 年 11 月 28 日。服药后乏力、四肢酸软及经期前后腰酸有所减轻,10 月 21 日月经来潮,经量一般,色黯红。舌质淡,苔薄白,脉细弦。

方药:党参 18g　黄芪 20g　鸡内金 10g　白术 10g　知母 10g　三棱 10g　莪术 10g　菟丝子 10g　牛膝 10g　路路通 10g　皂角刺 10g　白花蛇舌草 20g　甘草 3g　服法同前。同时继续配合中药灌肠治疗。

三诊:2014 年 1 月 12 日。患者现无明显腰酸,自觉乏力消失,舌质淡红,苔薄白,脉弦。

方药:守二诊方继续内服,并配合中药灌肠治疗。

以上方加减调治半年余,2014 年 5 月 26 日患者月经过期 6 天,自验尿妊娠试验阳性,测孕酮 20.31ng/ml,血 β-HCG 3 589.34IU/L。嘱其勿过劳,禁止性生活,调情志;复查血 β-HCG、孕酮,并中药保胎治疗。

【按语】　患者 5 年前人工流产后,气血亏虚,导致外邪侵袭,留滞于胞脉,瘀血阻滞,以致乏力、四肢酸软,胞脉不畅,故难以摄精成孕。以攻补兼施、扶正祛邪为治法,以理冲汤加减健脾益气、化瘀通络,并予皂角刺、牛膝、白花蛇舌草等化瘀通络,使胞脉恢复通畅,促其受孕。

(三)多囊卵巢综合征性不孕

多囊卵巢综合征所致的不孕,属排卵障碍中的一种,但陈慧珍认为多囊卵巢综合征有其特殊性。多囊卵巢综合征病程较长,病机虚实夹杂,其核心是肾虚痰瘀。肾藏精,主生殖而为作强之官,是元阴元阳之根,肾气盛,阳气充沛,火暖水温,才能天癸至,任脉通,太冲脉盛,月事以时下。若肾阳虚,命门火衰,冲任失于温煦,则胞宫寒凝血瘀;肾气虚不能化气行水,聚液则生痰,痰湿阻络,气机不畅;气滞血瘀,痰瘀互结,多因夹杂,可导致冲任不通,月事不能以时下,甚则闭经、不孕。

临床表现:婚久不孕,形体肥胖,经行后期,甚则闭经,腰酸背痛,膝软乏力,带下量多,色白质稀无臭,胸闷泛恶,舌黯淡或紫黯,边有瘀点、瘀斑,苔白腻,脉细滑。

辅助检查:性激素六项提示雄激素升高,LH/FSH>3,基础体温呈单相型,超声检测提示卵巢多囊样改变。

证属:肾虚痰湿。

治法:补肾化痰活血。

方药:二仙汤合二陈汤加减。

淫羊藿 15g　仙茅 12g　巴戟天 12g　当归 12g　法半夏 10g　胆南星 10g　陈皮 6g　丹参 12g　川牛膝 10g　紫河车 10g　茯苓 15g

加减:若形体肥胖,痰湿明显者,加苍术、夏枯草;若偏肾阳虚,症见畏寒肢冷,小便清长,性欲淡漠,加紫石英、肉桂;瘀血明显,症见经行腹痛,有血块者,加蒲黄、鸡血藤、赤芍;若肾虚肝郁者,加柴胡、郁金。

【典型案例】

兰某,女,34 岁,2011 年 4 月 20 日初诊。

主诉:婚后未孕 10 年。

刻下症:结婚 10 年,夫妻同居,性生活正常,迄今未孕。形体肥胖,现停经 70 余天,时觉腰酸腿软,平素纳食、夜寐、二便均如常。舌紫黯,苔薄白,脉沉。

经孕产史:14岁月经初潮,月经5天/50~100天,经量稍少。Lmp:2011年2月12日。孕0产0。

辅助检查:彩色阴超提示子宫正常大小,双侧多卵泡卵巢。性激素六项示 FSH 3.21mIU/ml, LH 12.57mIU/ml, T 0.61ng/ml。子宫输卵管造影示双侧输卵管通畅。

中医诊断:不孕症,月经后期。西医诊断:原发不孕,多囊卵巢综合征。

证属:肾气亏虚,痰湿壅盛。

治法:补肾健脾,化痰活血。

方药:淫羊藿10g　仙茅10g　巴戟天10g　菟丝子18g　紫河车10g　当归10g　川芎8g　法半夏10g　茯苓12g　陈皮15g　丹参15g　川牛膝15g　甘草3g　7剂,水煎至200ml,日1剂。

二诊:药后无不适,月经未潮,舌脉同上。继予上方7剂。

三诊:月经来潮,经量一般,4天经净。行经第1天小腹轻微胀痛,舌脉如前,守原方出入。

处方:淫羊藿10g　仙茅10g　巴戟天10g　菟丝子18g　紫河车10g　紫石英20g　当归12g　川芎8g　法半夏10g　胆南星10g　丹参15g　川牛膝15g　甘草3g　10剂,水煎至200ml,日1剂。

四诊:药已,无不适,月经按期来潮,继自行在院外药店照原方购药10剂煎服。舌常,脉沉,重取较前有力,现其形体肥胖现象较前有所减轻。效不更方,从此每次经净后服药5剂。

五诊:连续4个月,月经正常。现停经已50余天,略感体倦。查尿HCG阳性,血β-HCG 1 231.5mIU/ml,舌淡红,苔薄白,脉沉。予补肾扶脾安胎,寿胎丸合四君子汤化裁。

处方:桑寄生18g　川断18g　菟丝子18g　阿胶10g　川杜仲15g　党参15g　白术12g　白芍25g　枸杞子15g　怀山药15g　甘草3g　7剂,水煎至200ml,日1剂。

【按语】 本例患者长期月事不能以时下,其肾气亏虚可知,加之形体偏胖属痰湿体质,湿浊内停,影响冲任通盛,肾虚、痰湿、瘀血互为因果,致病情缠绵难愈。通过补肾健脾、化痰活血治疗,该患者从月经后期到月经规律,从不孕过渡到妊娠之治疗过程,体现了中医学补肾化痰活血之法治疗的优越性。

(班　胜)

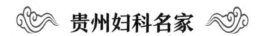

贵州妇科名家

—— 丁启后 ——

丁启后,男,1923—2005,贵阳中医学院(现贵州中医药大学)教授,著名中医妇科学专家、中药学专家、中医教育家,首批国家级名老中医,出身于有近300年历史的中医药世家,为黔贵丁氏妇科流派第九代传人。幼承家训,14岁辍学从医。1952年创办瓮安草塘联合医院,1954年毕业于贵州省中医进修班,1955年奉调贵州省中医研究所,1960年毕业于南京中医学院(现南京中医药大学)高级师资研究班,1965年奉调贵阳中医学院执教。师承擅长中医妇科及中药学研究的一代名医、原贵州省卫生厅副厅长、中医研究所所长、留日学者王聘贤先生多年,对中医妇科学、中药学造诣精深。曾任贵阳中医学院中药教研室主任,药学系副主任,贵州省中医药学会常务理事,贵州省第六届人大代表,第七届、第八届人大常委。整理恩师王聘贤遗著及妇科经验多部出版;指导传承人总结妇科经验参编多部著作;多次参与全国高等中医药院校教材编审。凭高尚的医德,求实的精神,精湛的医术,深得病家的尊重和爱戴。淡泊名利,为人师表,深受师生的尊敬和赞誉,在省内外享有盛名。

一、对不孕症的认识

丁启后认为,不孕症是从古至今关系到人类自身生殖健康的常见疾病、疑难疾病。在《周易》中就有"妇三岁不孕"的记载,首次对不孕病名及年限进行界定。唐代《备急千金要方·求子》首先提出"凡人无子,当为夫妻俱有五劳七伤、虚羸百病所致",并有"全不产"(原发不孕)、"断绪"(继发不孕)的概念。不孕有绝对性不孕和相对性不孕,中医治疗是针对不需手术的相对性不孕而言。丁启后认为,只有肾气旺,天癸至,冲任二脉通盛,生殖之精成熟,女精才能降至,随后阴阳和,两精相搏,故有子,生命由此开始。肾藏精,精化气,肾中精气的盛衰主宰着人体的生长、发育、生殖,有"肾主生殖""经水出诸肾"之说。不孕症的发病原因复杂,中医对不孕症的认识是深刻而丰富的。如《张氏医痛·妇人门》指出:"因瘀阻胞门,子宫不净,或经闭不通,成崩中不止,寒热体虚而不孕者。"《丹溪心法》曰:"禀受甚厚,恣于酒食之人,经水不调,不能成胎。"《傅青主女科》云:"且肥胖之妇,内肉必满,遮隔子宫,不能受精,此必然之势也。"可见,不孕的发生与气血亏虚,肝郁脾虚,瘀血痰湿阻滞冲任胞宫密切相关。如果禀赋不足或多产房劳或大病久病等致肾气亏虚,肾阳不足,肾精亏损,冲任虚衰,胞脉失养,引起月经失调,不能摄精成孕;又如素性抑郁,久不受孕,肝失条达;或六淫外伤致瘀滞冲任胞宫;再如素体脾肾阳虚或劳倦思虑过度,脾失健运或嗜食肥甘厚味,痰湿内生,躯脂满溢,遮隔子宫,均不能摄精成孕。基于以上认识,丁启后将不孕辨证主要分为肾亏阳虚、肝肾阴亏、肝郁血瘀、脾虚痰湿4个证型。

二、诊治思路

丁启后认为不孕症的治疗应从整体出发,在辨证基础上遵循"治病必求其本"的原则,采取"虚者补之""实者泻之""寒者热之""热者寒之"等治法。不孕症以卵巢因素和输卵管因素导致不孕者居多,卵巢因素不孕的多数表现月经不调,治疗的关键在于调经。调经使肾气充盛,阴阳平衡,气血调和,冲任功能正常,则胞宫藏泻有期,以备养胎。丁启后常用滋养肝肾,清心泻火;健脾益气,补肾养血;滋阴潜阳,活血疏肝;温肾助阳,健脾化痰等法调经助孕。对于盆腔炎性疾病后遗症、子宫内膜异位症或一些盆腔手术引起的输卵管梗阻性不孕症,多数月经正常,治疗以通利胞脉为主。瘀滞祛除,胞脉通畅,气血调和,冲任相资,胎孕有望。治疗中主要有3个特点,一是针对患者初诊时表现明显的症状先治疗;二是待初诊时症状明显改善后,针对输卵管粘连梗阻导致不孕的病因,辨病与辨证相结合,以活血化瘀、通利胞脉为主,根据病情内服加中药外敷或中药灌肠内外合治;三是经治疗后输卵管造影证明输卵管粘连梗阻体征改善,不急于试孕,常以补养肝肾、调冲助孕善后治疗1~2个月经周期后试孕,每获良效。强调"久不孕,必有瘀;久不孕,必治瘀"的观点,不孕症方药中少不了活血解郁之品。

丁启后指出不孕症病因应结合西医学明确诊断很重要,如单纯的中医疗效不好,辨证与辨病相结合,以提高临床疗效。药物治疗的同时特别强调对患者的心理疏导。选方用药,常是古方和经验方的灵活应用,辨证灵活,用方精当,治法多样。以上是丁启后治疗不孕症的基本思路与观点。

三、治疗特色

(一)排卵功能障碍性不孕

临床表现:婚久不孕,月经错后,量少,甚或经闭不行,或经期延长,或月经先后不定期,带下量少;伴见腰膝酸软,头晕耳鸣,倦怠乏力,面浮肢肿,经来乳房胸胁胀痛。舌黯红,脉沉细弦。

排卵功能障碍性不孕临床多见于卵巢功能低下、多囊卵巢综合征、高催乳素血症,以及甲状腺、肾上腺等内分泌失调性疾病。

辅助检查:女性性激素六项测定,基础体温测定,超声监测排卵,或甲状腺功能、肾上腺功能、胰岛素功能等测定。

证属:肝肾亏虚,肝郁气滞。

治法:补养肝肾,养血疏肝,调经助孕。

方药:补肾养血促排汤(丁启后经验方)。

熟地黄 15g　山茱萸 12g　山药 15g　枸杞子 15g　菟丝子 15g　当归 12g　川芎 12g　覆盆子 15g　阿胶珠 15g　白芍 12g　桑寄生 15g　川楝子 12g　香附 15g

加减:如畏寒肢冷,加鹿角霜、巴戟天、淫羊藿;手足心热,夜寐不安,加龟甲、酸枣仁、炙远志;月经量少推后,神疲乏力,面色无华,加紫河车、黄芪、党参;体胖不孕,加陈皮、法夏、胆南星、茯苓、桂枝;情绪抑郁,面长黯斑,加柴胡、丹参、桃仁。

【典型案例】

案1　周某,女,26 岁,已婚,农民。于 2001 年 6 月 15 日初诊。

主诉:婚后 3 年未避孕而未孕。

刻下症:有正常性生活 3 年未孕,月经周期常推后 10~15 天,偶 2 个月左右来潮,量偏少,经色淡黯,有小血块,经前常面浮肢肿,经来小腹冷隐胀痛,带下清稀无臭,神疲乏力,腰酸不适,胸闷不舒,口淡无味。舌胖淡黯红,苔白,脉沉细无力。Lmp:2001 年 6 月 8 日。

孕产史:无孕产史。

辅助检查:基础体温呈"单相型曲线",输卵管通畅试验"双侧输卵管通畅",配偶查生殖功能正常。

中医诊断:不孕症,月经后期。西医诊断:原发不孕,月经不调。

证属:脾肾阳虚,肝郁气滞。

治法:温肾助阳,养血益气,调经助孕。

方药:补肾养血促排汤加减。

炙黄芪 15g　熟地黄 15g　山药 12g　山茱萸 10g　菟丝子 15g　茯苓皮 15g　鹿角霜 15g　当归 12g　川芎 12g　枸杞 15g　阿胶珠 15g　香附 15g　巴戟天 15g　淫羊藿 15g

每日 1 剂,每日 3 次,每次 200ml,服至月经来潮停药,经净 3 日后按上方服药。告之少食生冷,坚持测基础体温,注意情绪调节,来 2 次月经后复诊(因患者地处边远)。

二诊:2001 年 8 月 30 日。述月经已来潮 2 次,经色转红,经量增多,月经周期 35~40

天,基础体温双相不典型,精神尚好,经前浮肿,腰酸不适,小腹冷痛等症状明显改善。上方去茯苓皮,加艾叶 10g。服药 2 个月经周期后复诊。

三诊:2002 年 11 月 2 日。月经来潮 2 次,周期 30~32 天,经量正常,基础体温双相,指导排卵期,告知可停药试孕。1 年后足月平产 1 男婴。

【按语】 患者因排卵功能障碍,月经不调不孕。中医认为先天肝肾亏虚,阳气不足,精血化源受损,血海不能按时满盈,加之久不孕,肝气不疏,冲任瘀滞,致经少后推,不能摄精成孕。方中熟地黄、山药、山萸肉、枸杞、菟丝子滋补肝肾,填精益髓;鹿角霜、巴戟天、淫羊藿温肾暖宫;阿胶、当归、川芎滋阴补血,活血调经;黄芪、茯苓皮健脾益气消肿;香附疏肝解郁。全方肝肾同养,温肾暖宫,气血双补,疏肝理气,调经助孕,使卵巢功能改善,排卵正常,月经如期而至,受孕得子。

案 2 邓某,女,27 岁,已婚,贵阳大营路居民,2003 年 6 月 5 日初诊。

主诉:婚后 2 年未避孕而未孕。

刻下症:4 年前药物流产后服长效避孕药避孕,服药后月经渐进性减少,半年停服。2 年未避孕而不孕。就诊时月经周期推后 7~10 天,经少明显,面长黧斑,潮热出汗,头晕耳鸣,睡眠不实,口苦咽干,心烦易怒,经前乳刺胀,大便不畅。舌黯红少苔,脉沉细弦。Lmp:2003 年 5 月 25 日。

孕产史:4 年前药物流产 1 次。

辅助检查:子宫输卵管碘油造影报告示双侧输卵管通畅;女性激素测定 E_2、P 略低于正常值;妇科检查、B 超均无特殊;配偶查生殖功能正常。

中医诊断:不孕症,月经过少,月经后期。西医诊断:继发不孕,月经不调。

证属:阴虚阳亢,肝郁血瘀。

治法:滋阴潜阳,活血疏肝,调经助孕。

方药:三甲复脉汤加味。

干地黄 15g 生白芍 15g 麦冬 15g 火麻仁 15g 生牡蛎^{先煎}20g 生鳖甲^{先煎}20g 生龟甲^{先煎}20g 川楝子 15g 郁金 12g 当归 12g 桃仁 12g 莲子心 10g 五味子 10g 阿胶珠 15g 炙甘草 6g

10 剂,水煎内服,每日 1 剂,每日 3 次,每次 200ml。少食辛辣之品,注意情绪调节,用药期间避孕套避孕。

二诊:2003 年 6 月 16 日。服药后潮热出汗,头晕耳鸣,口干心烦等症状有减轻。方不更张,服至月经来潮。月经 6 天前来潮(推后 7 天),3 天干净,经量稍增,经前乳胀疼痛,心烦易怒,头晕耳鸣等症状有明显改善。

方药:上方去桃仁、火麻仁、生牡蛎、郁金,加川芎 12g、枸杞 15g、菟丝子 15g、桑寄生 15g,养血补肾,调经助孕,服至月经来潮。

三诊:2003 年 8 月 10 日。月经 33 天来潮,经量增加。复查性激素六项,E_2、P 恢复正常。上方去莲子心,加覆盆子 15g。服至月经来潮停药,月经干净后可试孕,注意情志调节。

四诊:2003 年 11 月 28 日。Lmp:2003 年 10 月 8 日。停经 50 天,查尿 HCG(+),B 超示宫内早孕。

【按语】 患者因服长效避孕药卵巢功能受到抑制引起月经不调而不孕。长效避孕药主要含孕、雌激素,通过外源性甾体激素直接作用于下丘脑-垂体-卵巢性腺轴,抑制卵泡发育,抑制排卵,改变宫颈黏液和子宫内膜状态等阻止精子穿透和受精卵着床而达到避孕目的。药物进入人体后储存在脂肪组织内,以后缓慢释放抑制排卵,起长效避孕作用。中医认为服避孕药的过程中,外源性雌孕激素抑制了内源性雌孕激素的分泌及抑制排卵,必然会阻碍月经周期的阴阳生成与转化,久服会导致肾亏血虚。月经正常为天癸充盛的表现,天癸赖肾之养长。肾虚无以化天癸实冲任,精亏血少,致月经量少推后,加之日久不孕,气机郁滞不能摄精成孕。患者以潮热出汗,头晕耳鸣,心烦易怒,乳房刺痛等肝肾阴虚、阳亢肝郁为表现特点。丁启后用"三甲复脉汤"加味治疗获效。三甲复脉汤出自《温病条辨》,具滋阴潜阳的功用。在原方中加阿胶珠、当归助地黄、白芍滋阴养血;加川楝子、郁金、桃仁活血疏肝;加莲子心、五味子、炙甘草清心除烦。全方滋阴潜阳,活血疏肝,调经助孕。患者阴血滋生,血海满溢,冲任条达,经调得子。

(二)盆腔炎性疾病后遗症致不孕

临床表现:婚久不孕,或有孕育史,未避孕1年以上不孕,月经对月,色黯有块,或经期延长,带下色黄,量多异味,下腹及腰骶部疼痛,或肛门坠胀,常在劳累、性交、经期加重。舌黯红,脉沉细。

盆腔炎性疾病后遗症多见于急性盆腔炎未彻底治愈,或患者体质较差,病情迁延所致,也有无急性盆腔炎病史者。病情较顽固,当机体抵抗力差时,可急性发作。常发生于有人工流产、药物流产、多次宫腔手术及上宫内节育器者。

辅助检查:子宫输卵管碘油造影、输卵管通畅试验、B超、腹腔镜。

证属:气滞血瘀,冲任阻滞。

治法:活血通络,化瘀止痛,调肝助孕。

方药:活血化瘀通络汤(丁启后经验方)。

当归15g 川芎12g 桃仁10~15g 红花15g 赤芍15g 路路通15g 三棱15g 莪术15g 穿山甲粉^{吞服}10g 香附12g 川楝子12g 皂角刺15g

加减:如神软乏力,加黄芪、党参;情绪抑郁,加柴胡、郁金;腰腹冷痛,带下清稀,加桂枝、鹿角霜、白芷;腰腹热痛,带下黄臭,加蒲公英、黄柏、地丁;经来下腹刺痛,加生蒲黄、五灵脂、桂枝、吴茱萸;盆腔粘连或有炎性包块,加瓦楞壳、薏苡仁;如腰膝酸软,加巴戟天、桑寄生、怀牛膝。

灌肠方:盆炎清灌肠剂(丁启后经验方)。

三棱、莪术、丹参、败酱草、红藤、乌药、皂角刺(常用剂量),每日1次,保留灌肠。

【典型案例】

王某,女,29岁,已婚,教师,2003年5月10日初诊。

主诉:2年未避孕而未孕。

刻下症:2年多前药物流产清宫后常感神疲乏力,腰腹坠痛,劳累加重,带黄味臭,按"慢性盆腔炎"治疗,症状反复,有正常性生活2年未孕。就诊时神软乏力,腰腹胀痛,心烦易怒,口苦口干,带黄量多,有异味,月经周期正常,经黯红有块,经前乳房胀痛。舌黯红,苔黄腻,脉弦细。Lmp:2003年5月1日。

孕产史:2年前药物流产清宫。

辅助检查:2个月前做子宫输卵管碘油造影术报告双侧输卵管通而不畅。

中医诊断:不孕症,带下。西医诊断:继发不孕,盆腔炎性疾病后遗症。

证属：肝经湿热，气虚血瘀。

治法：清肝利湿，活血化瘀，健脾止带。

方药：龙胆泻肝汤加减。

龙胆 15g　山栀子 12g　木通 12g　车前子 12g　当归 12g　生地黄 15g　柴胡 10g　党参 15g　白术 12g　桃仁 12g　赤芍 15g　川楝子 15g　蒲公英 15g　生甘草 6g

水煎内服，每日 1 剂，每日 3 次，每次 200ml，2 周复诊，避孕套避孕。

二诊：2003 年 5 月 25 日。服药后带量减少，口苦心烦等症状明显减轻，仍有腰腹胀痛，上方服至经来。

三诊：2003 年 6 月 6 日。7 天前经来正常，经行乳房胀痛，腰腹疼痛症状减轻，带下正常。改服"活血化瘀通络汤"加味治疗。

处方：黄芪 15g　当归 15g　生地 15g　桃仁 12g　三棱 15g　莪术 15g　路路通 15g　丹参 15g　红花 10g　赤芍 12g　薏苡仁 15g　川芎 15g　川楝子 12g　穿山甲粉^{吞服}10g　皂角刺 15g　怀牛膝 12g

服法同前，加中药保留灌肠，治至经来，经期停药。

四诊：2003 年 7 月 5 日。月经来潮正常，其他症状改善明显。续按上方上法治疗 2 个月经周期，经净后做子宫输卵管碘油造影术。

五诊：2003 年 9 月 8 日。经净 4 日做子宫输卵管碘油造影报告"双侧输卵管通畅"。上方略出入再巩固治疗 1 个月经周期，可试孕。

2004 年 3 月 9 日患者告知，已孕 2 个多月。

【按语】　盆腔炎性疾病后遗症致输卵管粘连梗阻是继发不孕的最常见原因。中医认为该病可因经行产后，风寒湿热之邪或虫毒乘虚内侵，或七情内伤，或脏腑功能失调，寒热湿瘀内结，与冲任气血相搏，蕴积胞宫胞脉，耗伤气血，缠绵难愈所致。患者就诊时腰腹坠胀痛、心烦易怒、口苦口干、带黄量多等肝经湿热症状明显，丁启后以龙胆泻肝汤加减清肝利湿、健脾止带，肝经湿热症状改善后，用"活血化瘀通络汤"内服加中药灌肠治愈获孕。

（三）子宫内膜异位症致不孕

临床表现：婚久不孕，或有孕育史 1 年以上不孕；经前或经期小腹冷痛拒按，得热痛减，月经量多或推后量少，色黯有块；痛时面色青白，肢冷畏寒，恶心呕吐，大便稀溏或腹泻；慢性盆腔痛或性交痛；舌黯苔白，脉沉紧。

辅助检查：CA125 值测定、抗子宫内膜抗体（AEmAb）、B 超、腹腔镜检查、子宫输卵管碘油造影、磁共振成像（MRI）检查。

证属：寒凝血瘀，胞宫阻滞。

治疗：温经散寒，祛瘀止痛，暖宫助孕。

方药：少腹逐瘀汤（《医林改错》）。

炒小茴香 10g　官桂 10g　炒干姜 15g　延胡索 15g　没药 15g　川芎 15g　赤药 15g　炒五灵脂 15g　生蒲黄 15g　当归 15g

加减：经来痛甚，恶心或呕吐，加姜半夏、苏叶、陈皮；大便稀溏或腹泻，加砂仁、吴茱萸；神软乏力，加黄芪、党参；胸胁胀痛，加川楝子、柴胡、白芍、炙甘草；有巧克力囊肿，加薏苡仁、茯苓、海藻、昆布；子宫腺肌病，加瓦楞壳、穿山甲、皂角刺、鳖甲。

【典型案例】

王某,女,25 岁,已婚,农民,2003 年 6 月 28 日初诊。

主诉:婚后 2 年未避孕而未孕。

刻下症:月经周期正常,婚后 2 年不孕。痛经 6 年,进行性加重。Lmp:2003 年 6 月 20 日。经前 1~2 日及经来当日小腹胀绞痛明显,痛时恶心呕吐,手足发凉,有冷汗出,经黯有块,需服止痛药。平时腰骶冷痛不适,神疲乏力,经前乳房胀痛。舌黯有瘀点,苔白,脉沉迟。

孕产史:无孕育史。

辅助检查:妇科检查示子宫后位,大小正常,活动欠佳,后穹窿扪及黄豆大小硬结 3 个。输卵管通液术示双侧输卵管通而欠畅,配偶精液检查正常。

中医诊断:不孕症,痛经。西医诊断:原发不孕,子宫内膜异位症。

证属:寒凝血瘀,兼有气虚。

治法:温经散寒,祛瘀止痛,软坚散结。

方药:少腹逐瘀汤加减。

黄芪 15g　当归 15g　川芎 15g　干姜 10g　桃仁 15g　延胡索 15g　没药 10g　三棱 15g　莪术 15g　小茴香 10g　官桂 10g　赤芍 15g　穿山甲粉^{吞服}10g　甘草 6g

水煎温服,每日 1 剂,每日 3 次,每次 200ml,月经干净后服用,服至经前 1 周,并嘱用避孕套避孕,少食生冷。

二诊:2003 年 7 月 13 日。正值经前 1 周,上方去三棱、莪术、穿山甲、赤芍,加乌药 15g、川楝子 15g、白芍 15g、炙甘草 6g、生蒲黄 15g、五灵脂 15g。服至经来当日。

三诊:2003 年 7 月 27 日。月经 7 天前来潮,5 天干净,经来腹痛有减轻,未服止痛片,经色转红,血块减少,恶心呕吐,手足发凉等症状有改善。服初诊方至经前 1 周改服二诊方,服法同前,连服 2 个月经周期复诊。

四诊:2003 年 9 月 28 日。月经对月来潮 2 次,痛经明显好转,其余症状改善明显。正值经净 4 天,做子宫输卵管碘油造影报告"双侧输卵管通畅"。续按上法巩固治疗 2 个月经周期后停药试孕。

五诊:2004 年 3 月 10 日。Lmp:2004 年 1 月 18 日。已停经 50 天,查尿 HCG(+),B 超示宫内早孕。2004 年 10 月 16 日顺产 1 女婴。

【按语】　子宫内膜异位症是指具有活性的子宫内膜组织(腺体和间质)出现在子宫内膜以外部位而形成的一种常见妇科疾病。该病以形成内膜异位结节,持续加重的盆腔粘连、痛经、月经异常、不孕、慢性盆腔痛、性交疼痛等为主要临床表现。发病机制有多种说法,被普遍认可的是子宫内膜种植学说。该病属于中医妇科痛经、不孕、月经不调、癥瘕等范畴。中医认为本病多由外邪入侵、情志内伤、素体因素或手术损伤等原因,导致脏腑功能失调,气血瘀滞,痰湿内停,寒凝血瘀,痰瘀胶结于胞宫、胞脉、胞络日久而形成包块结节,不通则痛;痰瘀胶结于冲任胞宫,不能摄精成孕。本案例丁启后本着急则治标、缓则治本、标本兼治的原则,在经前经时以化瘀通络、温经止痛治标为主,月经干净后以活血化瘀、软坚散结而标本兼治,用少腹逐瘀汤分别在经前、经时、经后灵活加减治愈获孕。

(丁丽仙)

—— 何成瑶 ——

何成瑶,1962年毕业于贵阳医学院(现贵州医科大学),本是西医高校毕业,20世纪70年代参加了西学中高校正式办班学习,20世纪80年代初又于成都中医学院(现成都中医药大学)中医妇科进修,师从妇科名中医卓雨农的传人卓启墀、王渭川、王祚久老师,此后从医生涯中,对中医妇科进行了艰苦的实践探索,尤其在女性不孕不育症的中西医结合、以中医为主治疗中,形成了特色和优势。何成瑶长期从事妇科临床及教学工作,医风朴实,医德高尚,2008年、2012年、2017年分别获第四、五、六批全国老中医药专家学术经验继承工作指导老师,并于2017年获"全国名中医"光荣称号。专长以中西医结合、中医为主论治妇科常见病、多发病和疑难杂症等,效果良好,尤其是在论治妇女不孕不育症方面,特色鲜明,颇受推崇,慕名前来就诊的患者络绎不绝。何成瑶每月门诊量在600~800人次,其中不孕症患者占20%~30%,病例多,经验足,疗效好,在贵州省乃至外省妇科界形成了一定的知名度和社会影响力。

一、对不孕症的认识

何成瑶在长期的临床观察中总结,引起不孕不育原因复杂,较为多见的有四大病症:①排卵障碍性不孕,约占整个不孕不育症的40%,常见于排卵功能的障碍与不良,以多囊卵巢综合征和高催乳素血症多见;再者是黄体功能不健全。②输卵管慢性炎症及阻塞引起的不孕症,约占整个不孕不育症的20%~30%。③子宫内膜异位症所致的不孕症,约占整个不孕不育症的40%~50%。④免疫性不孕,约占整个不孕不育症的10%~20%。

以中医观点来看,女子不孕,除先天病理因素影响外,主要是后天脏腑功能失常,气血失调而致冲任病变,胞宫不能摄精成孕。常见病因有肾虚、肝郁、痰湿、血瘀、湿热、血虚。何成瑶经过多年的临床实践和探索,对慢性输卵管炎及阻塞性不孕的治疗形成了独到的见解。输卵管阻塞引起的不孕多由局部慢性炎症迁延所致,由于炎性渗出及组织粘连,使输卵管充血、水肿、积水、积脓、变性、卷曲而阻塞;或是因瘢痕形成,使管壁僵硬,影响其蠕动功能;还可能因为炎性浸润使管壁内膜纤毛运动受阻导致不孕。中医认为瘀积是导致本病的主要原因,如《妇人良方大全》所云"瘀久不消,则为积聚癥瘕",因瘀阻塞不通,其病理特点是"瘀、滞、湿、热、虚"。因此,何成瑶认为,内服中药以活血祛瘀、通络散结治疗输卵管阻塞,能改善输卵管和盆腔组织的血液循环,促进输卵管的炎性病灶吸收,分解粘连,修复增生结缔组织,疏通管腔,提高输卵管运送精子和受精卵的功能,并能改善输卵管内的受精环境。内服中药和外用灌肠联用,使局部与整体治疗相结合,药力直达病所,使气血流通,输卵管通畅而达到受孕的目的。在此基础上还可通过经净后行子宫输卵管通液术以达到机械性扩张作用,可减轻局部充血、水肿,抑制纤维组织形成及发展,达到松解或软化粘连的目的。何成瑶自拟妇科消炎方及妇科灌肠方协同作用,共行活血化瘀通络、祛痰化湿、温通经脉、疏肝理气的作用,不仅改善输卵管和盆腔局部的血液循环,调节合成代谢,吸收输卵管炎性病灶,促进输卵管运送卵子和受精卵的功能,还能改善输卵管受精环境,从而大大地提高了受孕概率。经过多年临床实践,疗效满意。

二、诊治思路

女性不孕不育症的诊治,采用中西医结合的技术手段进行诊断并不困难,且诊断准确率高,但在治疗上不论单纯采用中医或者西医都相对困难,而采用中西医结合,以中医治疗为主可以减小难度、营造特色、提高疗效和治愈率。中西医治疗疾病各有所长,西医诊断注重局部病变,治疗偏重共性,较少考虑个体差异,治疗规范化、程序化;中医诊断注重全身证候,治疗偏重个性,强调个体化的辨证施治;二者互相取长补短是今后中医的发展方向。因此,何成瑶坚持以多元化的治疗方式治疗女性不孕不育症。在疾病的诊治中始终把握整体观念,重视基础研究和女性生理特点,强调补肾的治疗理念,望、闻、问、切四诊相结合,在此基础上进行必要的临床相关检查,然后进行综合分析。在治疗中坚持求因治本,治标治本相结合,以治本为重;坚持中西医结合,以中医为主,强调辨证论治,主张辨证与辨病相结合,善于把握异病同治和同病异治。在治则模式上,有辨证辨病相结合,同病异治与异病同治相结合,重点突破与以点带面相结合,治已病与治未病相结合,月经周期中的四期治疗相结合等。在治疗模式上,有中药内服、灌肠、封包塌渍三联合,多病因的综合疗法、中药主治和生育辅助技术的中药辅助治疗相结合等。

何成瑶治疗不孕不育症的自拟创新方,如调经1号、2号方和消炎1号、2号方,以精简、平和、价廉的用药原则,不使用含毒药、动物药、矿物药,使患者能够愉快接受,坚持较长疗程,安全且治疗成本较低,综合效益较好;从医学角度指导患者适时怀孕或避孕,以免造成异位妊娠、流产等不良妊娠并避免药物可能对胎儿造成的不良影响。

三、治疗特色

(一)慢性输卵管炎及阻塞性不孕

包括各种原因所致输卵管发炎而引起输卵管黏膜充血、肿胀、渗出、粘连、闭塞;输卵管阻塞引起的不孕多由局部慢性炎症迁延所致。

临床表现:婚久不孕,下腹部多有坠胀不适,月经推后或正常,量多少不一,经色紫黯,多有血块,偶伴腹痛,经行腹痛或有加重。舌质紫黯或边有瘀点,苔薄白,脉弦或弦细涩。

辅助检查:妇科检查、妇科B超、输卵管通液术、输卵管造影术、宫腔镜、腹腔镜等。

证属:瘀滞胞宫。

治法:活血祛瘀,通络散结。

方药:妇科消炎1号方或妇科消炎2号方、妇科灌肠方(何成瑶自拟经验方)。

妇科消炎1号方:金银花15g 连翘15g 红藤15g 败酱草15g 牡丹皮10g 栀子10g 当归10g 赤芍12g 白芍12g 川芎10g 茯苓10g 泽泻12g 三棱10g 莪术10g 延胡索10g 川楝子10g 黄芪15g 党参15g 白术10g 桂枝6g 炙甘草6g

妇科消炎2号方:当归10g 川芎10g 牡丹皮10g 赤芍12g 白芍12g 红藤15g 败酱草15g 栀子10g 桃仁10g 牛膝12g 茯苓10g 通草10g 巴戟天12g 鹿角霜12g 柴胡10g 香附10g 山药12g 炙甘草6g

妇科灌肠方:蛇床子30g 苦参30g 紫花地丁30g 蒲公英30g 三棱30g 莪术30g 土茯苓30g 艾叶30g 小茴香20g 牡丹皮20g 赤芍20g 苍术20g 白芷20g 桂枝20g

【典型案例】

张某,女,29 岁,于 2010 年 2 月 2 日初诊。

主诉:婚后未避孕 2 年未孕。

刻下症:既往月经规律,13(4~5/28),量中,色黯红,有血块,经行腹痛。偶伴小腹坠痛,口干喜冷饮,纳眠可,二便如常。舌质红、边有瘀斑,苔薄黄,脉细弦数。

既往史:2⁺ 年前曾行人工流产术 1 次。1 年前于外院行腹腔镜检查术,示"盆腔广泛粘连,输卵管积水"。

辅助检查:妇科检查示外阴阴道阴性,宫颈Ⅰ度糜烂,子宫后位,常大,质中,欠活动,双侧附件增厚,无压痛。B 超示"子宫附件无异常"。输卵管造影(HSG)示"左侧输卵管积水,不完全性粘连"。

中医诊断:不孕症。西医诊断:不孕症,盆腔炎性疾病后遗症。

证属:湿热瘀阻。

治法:清热利湿,活血化瘀,通络止痛。

方药:妇科消炎 1 号方加蒲黄 10g、穿山甲 10g、巴戟天 15g、鹿角霜 15g。水煎服,每日 1 剂。

二诊:患者服药后经行腹痛较前减轻,大便稀溏,一日 3~4 次,疲倦乏力。在上方基础上加重用量,加黄芪 30g、炒白术 20g。并中药灌肠 1 个疗程。

三诊:患者自感腹痛明显减轻,大便一日 1 次,嘱继服上方。患者月经来潮,嘱其月经干净后继服前方 7 剂,并中药灌肠及输卵管通液治疗 3 次。如此治疗 3 个月后,复查 HSG 示"左侧输卵管通畅,轻度粘连"。嘱其可以做好试怀孕准备,后随诊其成功受孕并顺利分娩。

【按语】　患者诊断明确,婚后 2 年未孕,配偶生殖功能正常,患者月经期量基本正常,但有血块,且伴经行腹痛,加之其下腹坠痛,盆腔检查双侧附件压痛,据其症状、舌脉综合其病症属于不孕症、盆腔炎之湿热瘀阻型,湿热伏于冲任,气机受阻,经脉不畅,不能摄精成孕,湿热下注,则下腹疼痛,并于经行时加重,热灼脉道则瘀滞停留,故以妇科消炎 1 号方加减清热利湿,活血化瘀,通络止痛,取得较为满意的疗效。只有湿热之邪祛除,经脉通畅,方能够为孕育做好准备,最终取得了成功的一步。

(二)排卵障碍性不孕

包括无排卵及黄体功能不全,临床多见于卵巢功能低下、卵巢早衰、多囊卵巢综合征以及内分泌失调性疾病引起的不孕症。

临床表现:婚久不孕,月经推后甚则停经,量少,色黯有块。少腹胀痛,腰膝酸软,倦怠乏力,头晕耳鸣,面色晦暗或面部痤疮,舌质紫黯或有瘀斑瘀点,苔薄白,脉沉涩或沉弦。多为多囊卵巢综合征。

辅助检查:性激素六项、妇科 B 超、空腹胰岛素、AMH 等。

证属:肾气不足,冲任亏损。

治法:调经助孕,固肾安冲。

方药:妇科调经 1 号方或妇科调经 2 号方(何成瑶自拟经验方)。

妇科调经 1 号方:鹿角霜 12g　巴戟天 12g　枸杞 12g　杜仲 12g　菟丝子 15g　阿胶^{另包} 12g　熟地 10g　当归 10g　覆盆子 12g　党参 15g　白术 10g　黄芩 10g　苏梗 10g　砂仁 6g　大枣 6g　麦冬 12g　白芍 10g　五味子 10g　甘草 6g

妇科调经 2 号方：覆盆子 12g　车前子^{另包}12g　枸杞 12g　五味子 10g　菟丝子 15g　当归 10g　川芎 10g　牡丹皮 10g　白芍 12g　赤芍 12g　茯苓 10g　法夏 10g　牛膝 12g　桃仁 10g　山药 12g　山萸肉 12g　生熟地 10g　香附 10g　炙甘草 6g

【典型案例】

漆某，女，34 岁，于 2011 年 8 月 3 日初诊。

主诉：婚后 10 年未孕。

刻下症：既往月经规律，13（4~5/30）。Lmp：2011 年 7 月 8 日。量少，色黯红或黑，无血块，无经行腹痛，伴腰膝酸软，便溏，眠差，偶有下肢冰冷。舌淡紫，苔薄白，脉濡缓。

既往史：5 年前因"子宫肌瘤"行子宫肌瘤切除术；3 年前因"宫腔粘连"行 3 次宫腔镜手术。行 IVF-ET 失败 2 次。

辅助检查：性激素六项示 T 2.7nmol/L，FSH/LH>3.5。B 超未见明显异常。

中医诊断：不孕症，月经过少。西医诊断：原发不孕。

证属：肾虚血瘀。

治法：补肾活血，温通化瘀。

方药：妇科调经 1 号方加红藤 15g、败酱草 15g、酸枣仁 15g、法半夏 10g、蛇床子 15g、三棱 10g、莪术 10g、茯苓 10g、穿山甲 10g、柴胡 10g、三七粉 10g、柏子仁 15g、鸡血藤 15g。水煎服，每日 1 剂。

二诊：服药后自述此次月经来潮量较以往有所增多，余症同前。故前方去红藤、败酱草，加小茴香 10g、桂枝 10g，继服 7 剂。

三诊：诉下肢冰冷好转，效不更方，继服前方。后四诊上述症状较前明显减轻，准备下月行 IVF-ET。随诊闻之行 IVF-ET 成功受孕。

【按语】　此患者不孕症病史较长，合并器质性病变，经过多方的治疗效果难如人意，因此其选择辅助生殖技术，但仍然经历 2 次失败。本病的关键在于抓住其病机的本质为寒瘀交结于胞宫，孕卵不能顺利着床。故以改善子宫的容受性为主进行中医的辅助治疗，以调经 1 号方加减，以补肾活血、温通化瘀为治疗原则，基本改善其自觉症状，为其再次行 IVF-ET 打下了良好的基础，最终成功受孕。

（三）子宫内膜异位症性不孕

子宫内膜异位症是一种常见的合并有慢性盆腔疼痛症状的雌激素依赖性疾病，包括痛经、慢性盆腔疼痛、性交痛、排便痛等。其诊断标准是：育龄妇女有继发性痛经进行性加重和不孕史，盆腔检查时扪及盆腔内触痛性结节或子宫旁不活动的囊性包块等。其引起不孕的原因复杂，如盆腔微环境改变影响精卵结合及运送、免疫功能异常导致抗子宫内膜抗体增加而破坏子宫内膜正常代谢及生理功能、卵巢功能异常导致排卵障碍和黄体形成不良等。

临床表现：经行腹痛，疼痛拒按，量或多或少，色黯红，多有血块；盆腔多可触及结节或包块，舌质紫黯，苔白或薄黄，脉弦。痛甚者，可伴恶心、呕吐，甚则昏厥。

辅助检查：腹腔镜、妇科 B 超、妇科检查、血清 CA125 检测等。

证属：瘀阻胞宫，冲任失调。

治法：活血化瘀，调经止痛。

方药：妇科消炎 1 号方、妇科消炎 2 号方、妇科灌肠方（何成瑶自拟经验方）。具体方药同上。

【典型案例】

何某,女,27 岁,已婚,于 2010 年 3 月 9 日初诊。

主诉:经行腹痛 3 年,人工流产术后不孕 1 年。

刻下症:经量中等,色黯红,质稠,有血块,经行腹痛,痛剧难忍,需服止痛药方能缓解。恶寒怕冷,每服寒凉生冷之品则出现腹泻便溏等症,舌淡紫,苔薄白,脉弦细。

经孕产史及既往史:Lmp:2010 年 2 月 11 日。月经 5 天 /28~31 天,孕 3 产 0。曾于外院诊断为"子宫内膜异位症"。

辅助检查:妇科检查示外阴阴道阴性,宫颈肥大,子宫后位,常大,质中,活动欠佳,无压痛,双侧附件增厚无压痛。B 超示右侧附件有一巧克力囊肿约 2.7cm×3.1cm。

中医诊断:不孕症,痛经,癥瘕。西医诊断:继发不孕,子宫内膜异位症。

证属:寒凝血瘀。

治法:温经通络,散结止痛。

方药:妇科消炎 1 号方加炒蒲黄^{另包}12g、小茴香 10g、菟丝子 15g、白芷 10g、补骨脂 15g、穿山甲^{另包}10g。经前口服 7 剂,日 1 剂。

中药灌肠 1 个疗程。予妇科灌肠方浓煎 100ml 由直肠灌入,每日 1 次。药渣热敷下腹部。

二诊:自述此次月经来潮量较以往减少,腹痛稍减轻,故继服前方 7 剂,继续中药灌肠治疗。

三诊:患者此次就诊,述月经来潮腹痛明显减轻,血块较前减少,仍有腹泻,故在原方基础上加重炒白术用量,加薏苡仁 30g、吴茱萸 6g、鹿角霜 15g、巴戟天 15g。

2 个月后患者再次复诊,经行腹痛已不明显,继以丹莪妇康煎膏巩固疗效,定期复查。1 年后随诊,闻其喜得贵子。

【按语】　子宫内膜异位症的主要病机是瘀血阻滞,以活血化瘀为治疗大法。瘀血为有形之邪,但久病多虚,临床上虚实错杂多见,应根据月经的情况和包块的大小、部位,以及体质和舌脉辨别寒热虚实。治疗时还须结合月经周期不同阶段,经前以调气祛瘀为主,经期以活血祛瘀、理气止痛为主;经后以益气补肾、活血化瘀为主,注意辨证与辨病相结合,以痛经为主重在祛瘀止痛。此患者为已婚妇女,多次人工流产史,治疗时考虑多方面因素,瘀血阻滞冲任胞宫,不通则痛,除了温经止痛、化瘀散结之外,"肾为冲任之本",注意补肾益精气,调冲任,可以起到标本兼治的作用。故方中加菟丝子、补骨脂、鹿角霜、巴戟天等,起到补肾益精气,增强补肾活血之效。因为病程长,注意患者正气情况,配以扶正养正之品如黄芪、党参、白术等,以提高疗效。经过以上准确辨证治疗,患者冲任通盛,冲任相资,能够摄精成孕,最终妊娠得子。

（马卫东）

—— 丁丽仙 ——

丁丽仙出生于近 300 年历史的中医世家,第一批国家级名老中医丁启后学术继承人,丁氏妇科流派第 10 代传人,贵阳中医学院（现贵州中医药大学）教授,主任医师,硕士研究生导师,教学名师,贵州省名中医,全国中医妇科名师。第四届中华中医药学会中医妇科分会副主任委员,第五届中华中医药学会中医妇科分会学术顾问,中国中医药研究促进会妇科流派分会副会长,贵州省中医药学会中医妇科分会主任委员,中国民族医药学会妇科分会、国际传统与现代生殖医学协会、世界中医药学会联合会生殖专业委员会、中国民族卫生协会全国中医专家委员会、全国名医传承工作室学会、贵州省中医药学会等6个学会常务理事。省级精品课《中医妇科学》领衔人,丁启后名老中医及黔贵丁氏妇科流派传承工作室主持人。主编及参编专著10余部,发表学术论文60余篇;主持完成国家级和省厅级课题10余项。获国家专利局发明专利1项、省级科技成果三等奖4项、第二届中西医结合贡献奖及教学奖多项。

一、对不孕症的认识

丁丽仙认为不孕症是一个可由多疾病、多因素引起的极其复杂的病症,其发生的原因包括女方因素、男方因素及男女双方因素。女方因素主要有5类,如卵巢因素、输卵管因素、子宫因素、下生殖道因素、免疫因素,其中以卵巢因素和输卵管因素为最常见。中医认为其发病涵盖了肾虚、肝郁、脾虚、血瘀、痰湿,以肾虚为主,多脏相关。病机分虚、实两端,如肾虚脾虚,气血不足致冲任虚损;肝郁痰瘀致血海蓄溢失常,不能摄精成孕。中西医医学理论对不孕症有着不同的认识,在治疗中各显优势。因此,丁丽仙主张,必要时病证结合,中西互参,优势互补。丁丽仙对输卵管梗阻性不孕有较深的认识,提出如何避免腹腔镜诊治输卵管梗阻的盲目性、结核性输卵管梗阻是否都适合腹腔镜治疗、腹腔镜治疗后是否需后续治疗等问题。同时考虑到因手术分离粘连或打通的管腔是毛糙面,术后容易再次粘连,一般需后续治疗。丁丽仙常于术后用中药内服、外敷、灌肠,并在经净后行输卵管通液术治疗。

卵巢因素引起不孕,有排卵障碍、黄体功能不足、子宫内膜不规则脱落等原因,其中排卵障碍引起的不孕,占女性不孕的25%,是导致不孕的重要因素之一。常见疾病有高催乳素血症、多囊卵巢综合征、未破卵泡黄素化综合征、无排卵性功能失调性子宫出血、卵巢储备功能下降、卵巢早衰等。中医认为其不孕以肾虚为基本病机,并与肝主疏泄,肝藏血的功能失调密切相关,又与肝脾不调有联系。如先天或后天因素致肾气虚,肾阳不足,肾精血亏虚,冲任血海匮乏;或虚热内生,热扰冲任;或素体情志抑郁,加之久不孕,郁滞甚,致肝郁脾虚,痰湿瘀滞冲任胞宫等均不能摄精成孕。治疗以调经助孕为大法。

二、诊治思路

(一)明确病因诊断

对不孕症的诊治,丁丽仙强调,明确诊断是治疗不孕症的前提,根据病史,通过妇科检查及相关的现代医学辅助检查方法,包括配偶生殖功能检查等,进行病因诊断,才能有的放矢,提高疗效。

(二)辨证论治,结合病因,综合治疗

丁丽仙宗中医理论,辨证施治,病证结合,综合治疗。如输卵管因素所致不孕,以盆腔炎性疾病后遗症、子宫内膜异位症及盆腔手术等导致输卵管梗阻为常见。患者月经多正常,久不孕必有郁和瘀,实证为多。《素问·至真要大论》云"坚者削之""结者散之""留者攻之"。以通为主,活血祛瘀,通利气血,视为治疗输卵管梗阻性不孕症的常法。因瘀滞去,胞脉通,气血和,冲任调,胎孕成。丁丽仙主张内外合治,即中药内服加中药灌肠或外敷,如清代名医

吴尚先《理瀹骈文》所云："外治之理即内治之理,外治之药即内治之药,所异者法耳。"采用中药外敷下腹及灌肠,借药物的发散走窜及穿透力由腧穴透入肌肤,或经过经络的传递使药物直达病所,提高疗效。经上述方法治疗效果不显者,病证结合,中西合参,建议患者行腹腔镜手术或介入技术。术后予中药内外合治,并在月经干净后行输卵管通液术,连续3个月经周期,以巩固手术治疗效果,尽量避免输卵管重新粘连。后续治疗完成后,做子宫输卵管碘油造影确定输卵管通畅良好,方可试孕,旨在避免输卵管妊娠的发生。

再如排卵障碍性不孕或黄体功能不足者,临床常表现月经稀发,经量少,或闭经,或经血淋漓不净,月经先期,经期延长等,均以调经助孕为大法。《傅青主女科》曰:"经水出诸肾""经本于肾"。肾藏精,精化血,调经以补肾气、养精血为要。肾气盛,阴阳平,气血和,冲任调,胞宫蓄溢有度,藏泻有时。以丁氏妇科"促排卵助孕汤"滋肾养肝,养血疏肝,调经助孕。另可针刺子宫、足三里、三阴交、关元、中极等穴位促排卵调经。对中医药治疗效果不佳者,可采用中西医结合治疗。如排卵障碍者,加氯米芬等促排卵;高雄激素血症者,可用复方醋酸环丙孕酮片口服,对抗雄激素过多引起的症状及调月经周期;如多囊卵巢综合征合并胰岛素抵抗者,加服二甲双胍,以纠正胰岛素抵抗与高雄激素状态,改善卵巢的功能。中西医结合治疗效果判定,以临床症状改善情况,结合相关内分泌激素检测及超声检查等结果综合判定其疗效。

(三)重视心理疏导治疗

《景岳全书·妇人规》曰:"产育由于气血,气血由于情怀,情怀不畅则冲任不充,冲任不充则胎孕不受。"又《傅青主女科》云:"妇人有怀抱素恶,不能生子者,人以为天心厌之也,谁知是肝气郁结乎。"可见古人对情志影响孕育的重要性早有认识。丁丽仙强调,重视心理疏导治疗不孕症,与药物治疗同样重要,且情志因素还会影响治疗效果。

(四)强调患者性生活的指导

当今社会,虽获取信息途径多广,但仍有部分患者因性知识的缺乏而致不孕,所以,指导患者掌握性生活的科学知识和注意事项是必要的,如排卵期的掌握。

三、治疗特色

(一)输卵管梗阻性不孕

输卵管梗阻性不孕最多见于盆腔炎性疾病后遗症及子宫内膜异位症所致。

临床表现:婚久不孕,或曾有孕育史而久不孕,慢性腰腹疼痛反复发作,劳累、性交、经期加重;痛经,可呈渐进性加重;或月经不调,或带下量多,色黄异味。舌黯红或有瘀点、瘀斑,脉沉弦或沉涩。

辅助检查:超声提示盆腔炎性包块,输卵管积水;子宫增大,其内散在小蜂窝状无回声区,或卵巢囊性包块与周围特别是与子宫粘连,囊壁厚而粗糙,囊内有细小的絮状光点。子宫输卵管碘油造影示输卵管阻塞或通而不畅。

证属:瘀血内结,冲任阻滞。

治法:活血祛瘀,行气通络,养血助孕。

方药:活血通络助孕汤(《名医丁启后妇科经验》)。

黄芪15g　当归15g　川芎15g　桃仁15g　路路通15g　三棱15g　莪术15g　穿山甲粉^{吞服}10g　香附15g　枸杞15g　菟丝子15g　覆盆子15g　生地15g　红花10g　皂角刺

15g　怀牛膝 15g　川楝子 15g

加减:腰腹冷痛,加紫石英、小茴、艾叶,去生地以温肾暖宫;经来腹痛明显,去菟丝子、覆盆子、生地,加生蒲黄、五灵脂、桂枝、吴茱萸温经散寒,化瘀止痛;腰膝酸软,加桑寄生、巴戟天、杜仲补益肾气;带下色黄,量多,去牛膝、枸杞、菟丝子、覆盆子,加蒲公英、冬瓜仁、土茯苓清热除湿止带;神疲乏力,加党参、白术,助黄芪健脾补气。

灌肠方:盆炎清灌肠剂(丁氏妇科经验方)。

三棱、莪术、丹参、败酱草、红藤、乌药、皂角刺(常用剂量)。

加减:腰腹热痛,带黄有臭味,加蒲公英、地丁、黄柏,清热解毒,利湿止带;腰腹冷痛,带下清稀,加白芷、桂枝、乌药,温经散寒止痛;盆腔粘连或有炎性包块,加瓦楞壳、皂角刺,消癥散结;经来下腹刺痛,加生蒲黄、五灵脂、川芎、桃仁,化瘀止痛。

外敷法:活血消癥止痛散(丁氏妇科经验方)。

组成:桂枝、干姜、小茴、艾叶、当归、川芎、元胡、乳香、没药、三棱、莪术、赤芍、刘寄奴、乌药、苏木、路路通、丹参、赤芍、桃仁、红花、大血藤、土鳖虫(干品)。

用法:上药各 15~20g 打粉,用白酒和水调湿(酒 1 份,水 3 份),装入小布袋封口蒸热,以不烫伤皮肤为度,敷熨小腹部,1 日 1 次,1 次 1 小时,上药可重复用 10 天。

功用:温经散寒,通络止痛,逐瘀消癥。

【典型案例】

案 1　王某,女,28 岁,已婚,教师。2006 年 2 月 5 日初诊。

主诉:药物流产后 2$^+$ 年未避孕而未孕。

刻下症:2$^+$ 年前药物流产不全行清宫术,术后未孕。经前经期乳房小腹胀痛,经色黯有块,块下痛减,时值经前半月,心情抑郁,胸闷不舒,纳谷不香,食后腹胀,小腹坠胀不适,疲劳加重,大便不调,舌黯胖,苔薄黄,脉沉细弦。Lmp:2006 年 1 月 20 日。

孕产史:药物流产 1 次。

辅助检查:子宫输卵管造影示双侧输卵管走向迂曲,盆腔内碘油涂抹不多。性激素六项正常,男方生殖功能正常。

中医诊断:不孕症,妇人腹痛。西医诊断:继发不孕,盆腔炎性疾病后遗症。

证属:脾气不足,肝郁血瘀。

治法:健脾益气,疏肝理气,活血通络。

方药:活血通络助孕汤加减。

党参 15g　白术 15g　北柴胡 12g　当归 15g　白芍 15g　桃仁 12g　路路通 15g　皂角刺 15g　穿山甲粉^{吞服}6g　川芎 15g　川楝子 12g　香附 12g　砂仁^{后下}12g　莪术 12g　怀牛膝 12g　甘草 6g

每日 1 剂,水煎服,每日 3 次,每次 150~200ml,服药 2 周,月经干净后复诊。经期停药,避孕套避孕。

二诊:2006 年 2 月 25 日。月经 6 天前来潮,4 天干净,血块减少,腹痛减轻,乳房胀明显好转,饮食增加,上方续服至经来。

三诊:2006 年 3 月 24 日。月经正常来潮,患者脾虚肝郁症状改善。上方去党参、白术、砂仁、北柴胡、白芍、甘草,加黄芪 15g、三棱 15g、枸杞 15g、菟丝子 15g、覆盆子 15g、丹参 15g。用活血消癥止痛散湿热外敷下腹,每日 2~3 小时,续治 2 个月经周期。

四诊:2006 年 5 月 30 日。月经正常来潮 2 次,经量正常,末次月经干净 3~7 天做子宫输卵管碘油造影术报告双侧输卵管通畅。上法续治 1 个月经周期停药。随访,患者停治疗后 2 个月妊娠。

【按语】　本案例是因药物流产后引起盆腔炎性疾病后遗症导致输卵管梗阻性不孕。中医认为患者药物流产后因久不孕肝气不疏,肝脾不调,瘀滞冲任胞宫不能摄精成孕。应用"活血通络助孕汤"加减进治,待肝脾不调症状明显改善后,加用"活血消癥止痛散"外敷,内外合治收效。"活血通络助孕汤"中桃红四物汤活血化瘀,养血调经;路路通、三棱、莪术、穿山甲粉、皂角刺活血通络,软坚散结;北柴胡、香附、川楝子疏肝理气;黄芪、枸杞、菟丝子、覆盆子益气养血,滋补肝肾,调经助孕;怀牛膝壮腰补肾,引药下行。全方活血祛瘀,行气通络,养血助孕。

案 2　黄某,女 35 岁,已婚,公务员,2013 年 4 月 8 日初诊。

主诉:人工流产术后 5$^+$ 年未避孕未孕,伴痛经。

刻下症:因人工流产术后 5$^+$ 年不孕,痛经渐进性加重。1$^+$ 年前在外院行子宫输卵管造影示"双侧输卵管阻塞",行腹腔镜下扩通术及盆腔内异病灶电凝术,诊为"子宫内膜异位症",术后仍未孕。月经周期正常,色黯红有块,经行腹痛明显,经净痛止,情志抑郁。舌黯红有瘀点、瘀斑,脉弦涩。

孕产史:Lmp 2013 年 3 月 17 日。人工流产 1 次。

辅助检查:输卵管通液术示输卵管通而不畅。性激素六项正常,配偶生殖功能正常。

中医诊断:不孕症,痛经。西医诊断:继发不孕,子宫内膜异位症。

证属:血瘀肝郁,冲任阻滞。

治法:化瘀消癥,活血通络,调肝助孕。

方药:消癥散结通络方(《名医丁启后妇科经验》)。

丹参 15g　三棱 15g　莪术 15g　乳香 15g　没药 15g　桃仁 15g　乌药 15g　大贝 15g　鸡内金 15g　路路通 15g　穿山甲粉^{吞服}6g　皂角刺 10g　黄芪 15g　北柴胡 12g

7 剂,每日 1 剂,水煎内服,每日 3 次,每次 150~200ml,月经来潮干净后复诊。经期停服药,避孕套避孕。

"盆炎清灌肠剂"治疗,每日 1 次,保留灌肠;"活血消癥止痛散"湿热敷下腹部,每日 1 次,每次 2 小时。

二诊:2013 年 4 月 25 日。经 7 天前来潮,5 天干净,经来腹痛减轻,情绪好转。嘱经净后均行输卵管通液术 1 次待阴道流血干净,上方上法续治 2 个月经周期。

三诊:2013 年 6 月 28 日。月经正常来潮,临床症状改善,已治疗 3 个月经周期,经净 3 天做子宫输卵管造影示双侧输卵管通畅,盆腔内造影剂弥散好。嘱患者经来后试孕。

四诊:2014 年 3 月 15 日。患者停经 45 天来诊,妊娠试验阳性,B 超示宫内妊娠。随访,2014 年 11 月 8 日剖宫产一健康男婴。

【按语】　本案例是子宫内膜异位症导致输卵管梗阻性不孕,腹腔镜术后输卵管梗阻未完全改善仍不孕,应用"消癥散结通络方"内服进行后续治疗。方中三棱、莪术、路路通、穿山甲粉、皂角刺活血化瘀,软坚散结;丹参、桃仁活血化瘀,乳香、没药行气活血、散结止痛,以助前诸药活血化瘀、软坚散结;瘀久化热,加大贝、鸡内金清热化痰,散结消坚;北柴胡、乌药疏肝解郁,行气止痛;黄芪健脾益气,使祛邪不伤正。全方化瘀消癥,活血通络,调肝助孕。

另加中药外敷及灌肠,内外合治,使输卵管梗阻完全改善而获孕。

(二)卵巢功能障碍性不孕

排卵障碍性不孕,临床常见疾病如多囊卵巢综合征、卵巢储备功能降低、卵巢早衰、未破卵泡黄素化综合征等。

临床表现:婚久不孕,月经迟发,月经后期,经行量少,色黯淡,质清稀,或月经停闭;或经血淋漓不尽;或腰膝酸软,头晕耳鸣,夜尿多,面部黯斑,眼眶黯;带下量少,阴道干涩,五心烦热,心烦失眠,形体消瘦,脱发;或形体肥胖。舌淡黯,苔薄白,脉沉细无力,尺脉弱。

辅助检查:超声监测排卵障碍或排卵稀少,性激素六项异常。

证属:肝肾不足,精血亏虚。

治法:滋肾养肝,养血疏肝,调经助孕。

方药:促排卵助孕汤(《名医丁启后妇科经验》)。

熟地黄 15g　山茱萸 12g　山药 15g　枸杞子 15g　菟丝子 15g　当归 15g　川芎 15g　覆盆子 15g　阿胶 15g　香附 15g　川楝子 12g

加减:若畏寒肢冷者,加淫羊藿、巴戟天以温肾助阳;腰痛明显者,加续断、杜仲以补肾壮腰;若神疲倦怠者,加党参、白术以健脾助运;若胸闷泛恶、痰多湿重者,去阿胶,加茯苓、陈皮、法夏等健脾燥湿化痰;排卵障碍者,加鳖甲、皂角刺、路路通、桂枝软坚散结,温养通络。

【典型案例】

李某,女,24 岁,已婚,无业,2011 年 5 月 10 日初诊。

主诉:婚后不孕 3 年,停经 7[+] 个月。

刻下症:婚后 3 年不孕,月经 30~35 天 1 次,经量偏少。7[+] 个月前摔于滑冰场,数分钟后由他人扶起,后经闭,体重增加,形寒肢冷,神疲乏力,腰酸如折,眼眶黯黑,带下质稀,大便溏薄,素体偏胖。舌黯淡,苔白腻,脉沉细弱。Lmp:2010 年 9 月 20 日。

孕产史:无孕育史。

辅助检查:B 超提示双卵巢见数量多于 12 个的卵泡,直径小于 9mm,子宫内膜厚 4mm;性激素六项提示 FSH 6.08mIU/ml,LH 10.01mIU/ml,PRL 425.1μIU/ml,E_2 67.16pmol/L,P 4.15μg/L,T 3.34nmol/L。配偶生殖功能正常。

中医诊断:不孕症,闭经。西医诊断:原发不孕,多囊卵巢综合征。

证属:脾肾阳虚,痰湿内阻。

治法:温补脾肾,燥湿化痰,调经助孕。

由于患者病程长,病情重,采用中西医结合方法治疗。

第一阶段治疗:

(1)停经 7[+] 个月,子宫内膜 4mm,用人工周期疗法:戊酸雌二醇 1mg,每晚 1 次,连服 21 日,最后 10 天加服醋酸甲羟孕酮,每日 10mg。

(2)中药温补脾肾,燥湿化痰,活血调经治疗至月经来潮停药。拟"促排卵助孕汤"加减治疗。

巴戟天 15g　淫羊藿 15g　鹿角霜 15g　熟地黄 15g　山药 15g　山萸肉 12g　北柴胡 12g　陈皮 12g　茯苓 15g　法半夏 12g　当归 15g　川芎 15g　鸡血藤 15g　鳖甲[先煎] 15g　皂角刺 15g　香附 15g　川牛膝 12g　水煎服,日 1 剂,1 日 3 次,每次 200ml。

嘱患者少食生冷及肥甘厚味,加强锻炼,减轻体重,调畅情志。

人工周期停药 5 天，月经来潮，量可，5 天净。腰酸如折，形寒肢冷症状明显减轻，精神好转，经来第 5 天开始人工周期，共 3 个周期。

第二阶段治疗：

2012 年 8 月 16 日停西药人工周期，以上中药续治 3 个月，做基础体温测定。

2012 年 12 月 5 日诊：月经 30 天左右 1 行，量正常，临床症状改善。基础体温呈双相，经来 4 天查性激素六项正常，嘱停药试孕。

2013 年 6 月 2 日复诊：末次月经 2013 年 4 月 9 日，停经 54 天，尿 HCG 阳性，B 超示宫内妊娠。2014 年 1 月 18 日平产一健康女婴。

【按语】　本案例是多囊卵巢综合征所致不孕。患者素体偏胖，痰湿之体，痰湿阻滞冲任，致月经量少，久不能摄精成孕；后因久坐冰地感寒，寒凝血瘀，痰瘀阻滞冲任胞宫致闭经。治疗分两个阶段：先以西药人工周期加丁氏妇科"促排卵助孕汤"内服，月经正常来潮 3 次后停用西药，单服"促排卵助孕汤" 3 个月巩固疗效。该方巴戟天、淫羊藿、鹿角霜温肾益精；熟地、山药、山萸肉滋养肝肾，取"阴中求阳""阳中求阴"之意；北柴胡、香附、当归、川芎、鸡血藤疏肝理气，养血活血；陈皮、法夏、茯苓、山药健脾燥湿，行气化痰；鳖甲、皂角刺软坚散结，取其行之以消散，引之以出头穿破之意，刺激排卵；川牛膝活血通经。全方温补脾肾，燥湿化痰，调经助孕。本案例不孕症以中西医结合治愈获效。

（李　琼）

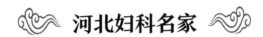

—— 田淑霄 ——

田淑霄（1936 年 9 月—2013 年 6 月），女，河北省蠡县人，河北中医学院教授、主任医师、博士研究生导师，第三、四、五批全国老中医药专家学术经验继承工作指导老师，享受国务院政府特殊津贴，河北省首届十二大名中医。

1962 年毕业于北京中医学院（现北京中医药大学），从事临床、教学、科研 50 余年，严格遵从中医理论辨证论治，妇科临床重视脾肾，融汇中西，形成了独特的诊疗特色：既不与西医对号入座，也不单纯中医辨证施治，而是在中医辨证基础上，结合西医解剖、生理、病理及理化检查，选用针对性强的中药加入处方中，疗效显著。著作有独著《田淑霄中医妇科五十六年求索录》，与老伴李士懋合著《脉学心悟》《相濡医集》等 10 部专著；参编《明医之路，道传薪火》（第二辑）等 8 部著作，编写教材 2 部；发表学术论文 66 篇；主持中药新药研发 2 项（软脉胶囊、痛经平舒乐胶囊）；主持省厅级科研课题多项，获省科技进步三等奖 2 项，省卫生厅科技进步一等奖 5 项。

一、对不孕症的认识

不孕症是指妇女在生育年龄，婚后配偶生殖功能正常，夫妻同居 1 年以上，未避孕而未孕者；或曾有过妊娠，而后又间隔 1 年以上，未避孕未再受孕者。前者为原发不孕，后者为继发不孕。

　　田淑霄认为不孕症不仅仅是一个独立疾病，而是多种疾病所共有的一个症状，或所致的一种后遗症或结果，其病因复杂，故治法多端。正如《景岳全书》说："种子之方本无定轨，因人而药，各有所宜，故凡寒者宜温，热者宜凉，滑者宜涩，虚者宜补，去其所偏，则阴阳和而生化著矣。"

二、诊治思路

　　因不孕症多由月经失调发展而来，故治疗上田淑霄以调理月经为先，主张调经种子，临床重视脾肾，融汇中西，形成了自己独特的治疗特点。如治疗输卵管阻塞性不孕，在中医辨证组方基础上，重用活血化瘀、化痰消脂、通经活络之品，并在其中选穿透力强的药物，如穿山甲、王不留行、皂角刺等，使其通开，常获满意疗效。

三、治疗特色

　　田淑霄治疗不孕症要求男女双方慎起居，节房事；掌握"氤氲"（排卵）期同房，以增加受孕机遇。嘱咐夫妻双方不可求子过于心切，过于心切反不易受孕。正如《沈氏女科辑要·求子》所说："子不可以强求也，求子之心愈切，而得愈难。"临床用药慎用大苦大寒或辛燥之品，以甘温咸润之剂为佳。

　　临床上将不孕症分为肾虚、血瘀、肝郁、痰湿等证型，治疗采用补益脏腑、填精养血、调理气血、养冲任调月经、化痰祛瘀等方法。针对不孕原因，结合西医检查，又分为输卵管阻塞性不孕、高催乳素血症不孕和免疫性不孕。

（一）肾虚不孕

　　临床表现：婚久不孕、月经后期，量少色淡或月经稀发，甚则闭经。面色晦暗，腰酸腿软，性欲低下，大便稀薄，小便清长，舌淡，脉沉尺无力。

　　治则：温肾助阳，养血益气。

　　方药：自拟补肾毓麟汤。

　　女贞子、覆盆子、五味子、山萸肉、紫河车、鹿角片、巴戟天、菟丝子、黄芪、炒白术、当归、生地、川芎、白芍、砂仁。

　　【典型案例】

　　李某，女，38岁，已婚。2008年11月3日初诊。

　　主诉：自述因有抗体，卵泡发育不好而不孕，于2008年5月行体外受精胚胎移植术失败，失败后仍用激素无效。不愿再行上述手术，而改中医治疗。

　　刻下症：结婚10年，1998年人工流产1次，1999年至2000年连续自然流产3次，以后未避孕未孕。月经周期正常，经血量少，色淡红，无血块，3天净，经期腰痛。素有头昏耳鸣，腰痛，累后或站时间长则腰痛如折已5年。近期B超检查示子宫内膜0.4cm，无优势卵泡。舌淡，苔薄白，脉细尺无力。

　　中医诊断：不孕症。西医诊断：继发不孕。

　　证属：肾虚血少。

　　治法：补肾养血。

　　方药：自拟补肾毓麟汤加减。

　　女贞子30g　覆盆子12g　菟丝子12g　五味子10g　巴戟天10g　紫河车10g　鹿茸^{另煎}

10g　紫石英^{先煎}30g　当归身15g　黄芪20g　熟地10g　砂仁8g

二诊：2009年2月27日。上方连服3个月余，头昏耳鸣腰痛均愈。月经过期未至，经检查，怀孕30多天，无明显不适，舌胖大，苔薄白，脉滑。因曾多次流产，要求保胎治疗。

黄芪15g　党参15g　桂圆肉20g　山萸肉20g　升麻6g　葛根12g　杜仲炭15g　桑寄生10g　炒白术12g　砂仁8g　鹿角胶^{烊化}20g　阿胶^{烊化}20g

以本方临证加减，连服到孕4个月，嘱停药观察，足月生一男婴。

【按语】　屡次流产，则伤肾。肾为生命之源，主生殖。《素问·上古天真论》曰："女子七岁，肾气盛，齿更发长；二七而天癸至，任脉通，太冲脉盛，月事以时下，故有子。"王冰注《黄帝内经》云："冲为血海，任主胞胎，二者相资，故能有子。"《傅青主女科》说："夫妇人受妊，本于肾气之旺也。"肾藏精，肾为精之府。《金匮真言论》说："夫精者，生之本也。"肾气盛，则精血旺，男女之精相合而始孕育，肾虚不能摄精故而不孕。治用自拟补肾毓麟汤加减，以补肾助孕。

（二）肝郁不孕

临床表现：婚后长期不孕，经前经期乳房胀痛，月经先后不定期，血量或多或少，夹有血块。情志抑郁，烦躁易怒，胸胁胀痛，舌黯，脉弦。

治法：疏肝理气。

方药：逍遥散或开郁种玉汤（《傅青主女科》）。

当归、白芍、白术、茯苓、丹皮、香附、天花粉。

【典型案例】

薛某，女，30岁，已婚。2002年9月2日初诊。

主诉：结婚2年未避孕未孕，经多方治疗无效。

刻下症：月经20天1次，血量多，色红，无血块，9~12天净。长年郁闷，常叹息，乳房胸胁胀满不舒，甚则胀痛，经前加重，经期小腹胀痛，胀甚于痛。舌红，苔薄黄，脉弦数。

辅助检查：子宫内膜囊性增生，卵泡发育不良，不排卵。

中医诊断：不孕症，月经先期，经期过长。西医诊断：原发不孕，月经不调。

证属：肝郁化热。

治法：疏肝解郁，理气清热。

方药：逍遥散加减。

当归15g　赤芍10g　白芍10g　柴胡8g　茯苓10g　炒白术10g　甘草6g　薄荷4g　丹皮15g　栀子10g　香附12g　橘叶10g　连服3个月。

二诊：2003年1月18日。近2个月月经已正常，乳房胸胁胀满明显减轻，经期小腹已不胀痛。11月22日监测卵泡，仍无优势卵泡。舌正常，苔薄白，脉弦。

方药：上方加女贞子30g、覆盆子12g、菟丝子12g、紫河车10g、鹿角片^{先煎}20g。30剂。

三诊：2003年2月22日。昨日监测卵泡，已有优势卵泡，子宫内膜也正常，嘱可以同房。舌正常，苔薄白，脉弦滑。

方药：覆盆子12g　女贞子20g　山萸肉20g　菟丝子12g　巴戟天10g　五味子10g　鹿角片^{先煎}30g　紫河车10g　黄芪15g　当归身15g　砂仁8g　30剂。

四诊：2003年5月17日。已孕50天，恶心呕吐，纳少，二便正常。舌正常，苔薄白，脉滑。保胎治疗，足月生一男婴。

【按语】　患者长期郁闷,致使肝气郁结,气机不畅,则乳房胸胁胀闷痛,经期小腹胀甚于痛,治用逍遥散加香附、橘叶疏肝理气、调经;丹皮、栀子清热。肾主生殖,无优势卵泡责于肾,故加补肾之品,有优势卵泡,乘氤氲之时,且用诸多补肾之品以助孕,故而成孕。因此,监测卵泡发育情况,掌握氤氲之时是非常必要的。

（三）痰湿不孕

临床表现:婚后多年不孕,月经后期,量少或闭经,带多,色白质稀如涕。形体肥胖,面色㿠白,头晕心悸,胸脘满闷,呕恶,倦怠无力。舌淡、苔白腻,脉滑。

治则:燥湿化痰,行气调经。

处方:自拟毓麟祛湿燥痰消脂汤。

半夏、茯苓、陈皮、甘草、黄芪、党参、白术、桂枝、益母草、泽兰、荷叶、泽泻、生山楂。

【典型案例】

王某,女,29岁。2010年10月23日初诊。

主诉:结婚3年,2年多未避孕未孕。

刻下症:近4年月经30~40天1次,经血量少,色黯红,有血块,10天净,Lmp:2010年10月16日。带多色白质稀,时有小腹痛已2年,大便溏、日2次,舌红,苔薄白,脉滑无力。身胖,体重110kg。14岁月经初潮,月经正常。

中医诊断:不孕症,经期过长。西医诊断:原发不孕,多囊卵巢综合征。

证属:脾虚生湿,痰浊内阻。

治法:健脾燥湿,化痰消脂。

方药:自拟毓麟祛湿燥痰消脂汤加减。

半夏6g　茯苓10g　陈皮8g　甘草6g　滑石15g　茵陈15g　苡仁30g　生山楂30g　泽泻15g　荷叶20g　白芥子15g　路路通20g　皂角刺15g　紫河车10g　鹿角片^{先煎}30g　连服2个月。

二诊:2011年1月1日。药后带减,色白质稀,大便正常,体重已减4kg,明显见瘦。12月30日,月经来潮,血量增多,色淡红,现未净。舌红,苔薄白,脉滑无力。正值经期,故予调经。

方药:当归15g　川芎10g　白芍10g　生地10g　丹参15g　牡丹皮15g　元胡15g　乌药15g　黄芪15g　党参15g　荷叶20g　益母草15g　五灵脂10g　蒲黄^{包煎}10g　生山楂30g　泽泻10g　7剂。

三诊:2011年1月8日。月经已过(7天净),虽未量体重,但日益见瘦,现无明显症状。舌红,苔薄白,脉滑。

方药:半夏6g　陈皮8g　茯苓10g　甘草6g　胆南星10g　白芥子15g　路路通20g　王不留行20g　炮山甲10g　皂角刺15g　紫河车10g　鹿角片^{先煎}30g　女贞子30g　覆盆子10g　荷叶20g　30剂。

四诊:2011年2月19日。Lmp:2010年12月30日。医院检查已怀孕。现小腹不适,饮食二便正常。舌红,苔薄白,脉滑。

方药:黄芪15g　党参15g　升麻6g　葛根12g　山萸肉20g　桂圆肉20g　鹿角胶^{烊化}20g　炒白术10g　菟丝子12g　砂仁8g　阿胶^{烊化}20g　黄芩10g　14剂。

【按语】　脾主运化,脾运化失职,则大便溏泻、水湿内停,聚而生湿生痰;湿邪下注,以致带下量多质稀。身体肥胖,膏脂丰厚,痰湿膏脂停于内,阻滞气机,冲任、胞脉气血不畅,因而月经初潮滞后,周期延长,经血量少,难以摄精成孕,以致不孕。气机不畅,血行受阻,瘀血而生,瘀血痰湿膏脂,壅塞于输卵管而致不通,不通焉能怀孕。治用黄芪、党参、茯苓、甘草、薏苡仁、滑石、茵陈、泽泻健脾益气,除湿止泻止带;陈皮、半夏、茯苓、甘草为二陈汤,加胆南星健脾燥湿化痰,理气和中;加白芥子豁痰利气,搜剔内外痰结;生山楂、荷叶、泽泻均有除膏脂之效;再加路路通、白芥子、王不留行、皂角刺等通经活络、通透之品,以利输卵管的疏通。肾为生殖之本,加紫河车、鹿角片、女贞子、覆盆子补肾助孕,经治而愈。

(四)瘀血不孕

临床表现:婚久不孕,月经后期,血量多少不一,色紫黯,夹有血块,崩漏,经行小腹刺痛,拒按,平时小腹痛或腰骶骨痛。舌黯或有瘀点、瘀斑、苔黄或白,脉涩、弦或无力。

证属:血瘀证。

治则:活血化瘀,调理冲任。

处方:少腹逐瘀汤(《医林改错》)。

小茴香、干姜、延胡索、没药、当归、川芎、赤芍、蒲黄、五灵脂、肉桂。

【典型案例】

李某,女,30 岁,已婚。2000 年 5 月 25 日初诊。

主诉:结婚 5 年未孕。

刻下症:月经后期,经血量少,色黯红,伴有脱落之子宫内膜,5 天净。经期小腹剧痛,喜暖喜按,素有畏寒肢冷。舌正常,苔薄白,脉沉迟无力。

辅助检查:B 超检查示子宫有 5.3cm×4.4cm 的肌瘤。

中医诊断:不孕症,痛经。西医诊断:原发不孕,痛经。

证属:冲任虚寒,瘀血阻滞。

治法:温经散寒,暖宫助孕。

方药:艾附暖宫丸(《仁斋直指方论》)合少腹逐瘀汤(《医林改错》)加减。

艾叶 10g　香附 12g　当归 10g　黄芪 15g　川芎 10g　白芍 10g　熟地 10g　肉桂 10g　桃仁 10g　红花 10g　干姜 4g　小茴香 8g　五灵脂 10g　蒲黄[包煎]10g　延胡索 15g　乌药 15g　14 剂。

二诊:2000 年 6 月 10 日。Lmp:2000 年 6 月 2 日。经血增多,色黯红,无血块,5 天净。经期腹痛明显减轻,畏寒肢冷愈。舌正常,苔薄白,脉无力。

方药:上方加紫石英 30g。20 剂。

三诊:2000 年 7 月 28 日。月经已过,妊娠试验阳性,诊为早孕,予以保胎治疗。足月生一健康男婴。

【按语】　畏寒肢冷,为阳虚有寒,寒邪凝滞,寒凝则血瘀,气机不畅,不通则痛。《素问·举痛论》曰:"寒气入经而稽迟,泣而不行,客于脉外则血少,客于脉中则气不通,故卒然而痛。"治用艾附暖宫丸合少腹逐瘀汤,温经散寒,活血止痛,暖宫助孕。

(五)输卵管阻塞性不孕

输卵管阻塞不孕是指因输卵管不通引起的不孕,占不孕症的 20%~40%。中医无输卵管之名,但在《景岳全书·妇人规·子嗣类·辨古》中,引朱丹溪云:"阴阳交媾,胎孕乃凝,所藏之处,名曰子宫,一系在下,上有两歧,中分为二,形如合钵,一达于左,一达于右。"田淑霄对上述的理解是,胎孕之处即是子宫,子宫的形状像合钵;子宫的一系在下,就是子宫颈;子宫上连两歧,一达于左,一达于右,左右两歧是两个输卵管。

田淑霄认为输卵管阻塞不通,是由于气机不畅,致使痰湿、瘀血、膏脂等积聚于输卵管中,阻塞管道,使男女生殖之精不能结合,导致不孕。田淑霄治疗本病在辨证的基础上,重用活血化瘀、化痰消脂、通经活络之品,多选用穿透力强的药物,重在使输卵管通畅,达到精卵结合受孕的目的。

【典型案例】

郭某,女,26岁,已婚。2010年9月8日初诊。

主诉:结婚2年未避孕未孕。

刻下症:月经20天左右1次,血量可,血色淡红,无血块,5天净。经前3~5天脘腹痛,恶心未吐,大便溏、日2次。经期第1~2天小腹稍痛,腰痛如折,已1年余。Lmp:2010年9月4日。舌胖大有齿痕,苔薄白,脉沉细无力,尺脉尤甚。

辅助检查:2009年5月输卵管造影显示输卵管左侧不通,右侧通而不畅,诊为输卵管阻塞性不孕,经治无效。

中医诊断:不孕症。西医诊断:原发不孕。

证属:脾肾两虚。

治法:健脾补肾,活血通络。

方药:圣愈汤加味。

黄芪20g　党参15g　当归15g　川芎12g　生地10g　白芍10g　桃仁10g　红花10g
女贞子30g　覆盆子12g　山萸肉20g　菟丝子12g　白芥子20g　路路通20g　王不留行20g　皂角刺15g　连服月余。

二诊:2010年11月6日。10月20日月经来潮,血量正常,色淡红,无血块,5天净,经前经期均无痛苦。舌胖有齿痕,苔薄白,脉无力,尺尤甚。10月10日去河北医科大学第二医院检查,输卵管造影示双输卵管均不通。

方药:上方加紫河车10g、鹿角片^{先煎}30g。以此方为基础,临证加减,连服3个多月,于2010年3月早孕。2012年2月11日追访,2011年4月9日剖宫产一男婴(重4.5kg)。

【按语】　该患经前脘腹痛,恶心、大便溏为脾虚;腰痛如折,尺脉无力为肾虚。脾虚气血化生不足,则经血色淡,脾不统血,故月经先期,用圣愈汤加补肾之品,脾肾同治,活血通络调经。《类证治裁》说:"经不准必不受孕。"《女科要旨》云:"妇人无子皆由经水不调。"又说:"种子之法即在调经之中。"故用桃红四物汤活血调经。

肾为先天之本,主封藏,能生精,男女之精相合,孕育而成;脾为后天之本,系气血化生之源。妇女以血为本。《景岳全书·妇人规》说:"妇人所重在血,血能构精,胎孕乃成。"本患脾肾虚,以致不孕。治用女贞子、覆盆子、五味子、山萸肉、菟丝子、紫河车、鹿角片补肾助孕,用黄芪、党参补脾,脾肾又能相资,即后天养先天,先天滋后天,脾肾盛则孕育成。本患不孕关键是输卵管不通,故方中加白芥子、路路通、王不留行、皂角刺、益母草、桃仁、红花等,以疏通输卵管;桃仁、红花活血化瘀,通血脉;益母草活血化瘀,性善走散。《景岳全书》说:"益母草……性滑而利。"王不留行苦泄宣通,活血通经,行而不住,走而不守,善通利血脉;白芥子温肺祛痰,长于祛皮里膜外之痰。朱震亨曰:"痰在胁下及皮里膜外,非白芥子不能达,辛温气锐,性善走散,能通经络,利气机,利水散结。"《名医别录》云白芥子"主除肾邪气,利九窍"。皂角刺辛散温通,性极锐利,走窜之力过强,能攻通血脉,直达病所;路路通行气止痛,活血通络,利水、消肿,具有通利之性,能通行十二经脉,《本草纲目》言"其性大能通十二经穴"。诸药合用,共奏通畅气机、活血化瘀、通经活络、祛痰散结之功,令输卵管通畅。

(六)高催乳素血症不孕

高催乳素血症系指由内外环境因素引起的,以催乳素水平升高(>25ng/ml),闭经、溢乳、无排卵、不孕等为特征的综合征。从病理改变上看,可分为肿瘤性高催乳素血症、产生型高催乳素血症、特发性高催乳素血症、医源性高催乳素血症。高催乳素血症是下丘脑-垂体轴失调所致的内分泌疾病,属中医的乳泣、闭经、不孕范畴。田淑霄在中医辨证的基础上,参考西医的病理及检验指标,加相应的中药治疗。

【典型案例】

白某,女,33 岁,已婚,教师。2008 年 7 月 23 日初诊。

主诉:结婚 6 年,近 4 年未避孕未孕。

刻下症:17 岁月经初潮,20~40 天 1 次,血量正常,色黯红,无血块,7 天净。Lmp:6 月25 日。经前乳房胀痛,有少量溢乳,色淡黄。平素腰酸腿软,经前经期加重。舌正常,苔薄白,脉弦数尺无力。

辅助检查:2008 年 5 月输卵管造影未见异常。6 月 28 日,化验催乳素 200μg/ml。CT 示脑垂体有 5mm 大的良性肿瘤。

中医诊断:不孕症。西医诊断:不孕症,高催乳素血症不孕。

证属:肾虚证。

治法:补肾活血调经。

方药:自拟补肾毓麟汤加减。

女贞子 30g　覆盆子 12g　五味子 10g　山萸肉 20g　巴戟天 10g　紫石英 30g　鹿角霜20g　当归 15g　川芎 10g　生地 10g　白芍 10g　桃仁 10g　红花 10g　益母草 15g　菟丝子 12g　黄芪 15g　党参 15g　7 剂。

二诊:2008 年 8 月 2 日。7 月 24 日河北医科大学第二医院查血清催乳素 100.00μg/ml。7 月 25 日月经来潮,经血量正常,色黯红,有血块,5 天净。挤压乳房有少量溢液,色淡黄。舌正常,苔薄白,脉弦滑。

当归 15g　赤芍 10g　白芍 10g　柴胡 8g　茯苓 10g　炒白术 10g　甘草 6g　夏枯草15g　青皮 8g　龙胆 6g　薄荷 4g　女贞子 30g　覆盆子 12g　五味子 10g　山萸肉 20g　紫石英 30g　菟丝子 12g　益母草 15g　半夏 6g　生姜 5 片　14 剂。

三诊:2008 年 9 月 6 日。8 月 30 日经河北医科大学第二医院 CT 检查:脑垂体微腺瘤5mm。血清催乳素 <25μg/ml,已属正常范围。乳头挤压无溢液已半月余。8 月 24 日月经来潮,血量正常,经血色淡红,无血块,5 天净。舌有齿痕,苔薄白,脉弦滑。

方药:桂枝 12g　丹皮 10g　茯苓 10g　赤芍 10g　桃仁 10g　昆布 20g　鳖甲^{先煎}15g生牡蛎^{先煎}30g　紫贝齿^{先煎}30g　海藻 15g　海蛤粉^{包煎}12g　浙贝母 10g　白芥子 15g

四诊:2008 年 11 月 1 日。上方连进月余。经检查已怀孕。2010 年其姐告知,足月生一健康男婴。

【按语】　乳头属肝经,乳房属胃经。胃主纳水谷,故称水谷之海。血由水谷精微所生,上化生为乳汁,下变为月水。胃主通降,以降为顺;肝为刚脏,主疏泄;疏泄太过,则肝气上逆,上逆之肝气挟胃气上逆,而致乳房胀痛,乳汁由乳头溢出。《王旭高医案》说:"乳房属胃,乳汁血之所化,无子而乳房膨胀,亦下乳汁,此非血之有余,乃不循其道以下归冲脉而为月水,反随肝气上入乳房变为乳汁。"治用龙胆、夏枯草、青皮泻上逆之肝气,抑制肝气疏泄太过;半夏、生姜降上逆之胃气;加逍遥散疏肝理气,使肝气顺,胃气平,则乳房胀痛、乳汁自溢自愈。

肾藏精,精生血,精血同源,是月经的物质基础。肾虚精血少,血海不能按时满溢,以致月经迟至、量少。肾为生命之源,肾虚精少,以致不孕。治用女贞子、覆盆子、五味子、山萸肉、巴戟天、紫石英、鹿角霜、菟丝子补肾助孕。

脑垂体瘤,属中医的癥,由痰瘀互结而成。治以活血化瘀,软坚散结,化痰消癥。用桂枝茯苓丸合桃红四物加益母草、赤芍活血化瘀,夏枯草、昆布、鳖甲、紫贝齿、海蛤粉、海藻、大贝母、白芥子等软坚散结,祛痰消癥。经治而愈,足月生一男婴。

(七)免疫性不孕

免疫性不孕是指患者排卵及生殖道功能正常,无致病因素,配偶精液常规检查在正常范围,但有抗生育免疫证据存在,是由于生殖系统抗原的自身免疫或同种免疫引起的。免疫性不孕的病因病理是十分复杂的,目前尚未完全清楚,是妇科的疑难病症之一。田淑霄根据《黄帝内经》中"正气存内,邪不可干""邪之所凑,其气必虚"的理论,认为本病的根本原因是正气不足所致,因此在辨证的基础上,加补虚扶正之品,补正气以增强免疫功能。

【典型案例】

杨某,女,28岁,已婚。2009年8月1日初诊。

主诉:结婚2年未避孕未孕。

刻下症:月经正常,无明显症状。舌正常,苔薄白,脉无力,尺尤甚。

辅助检查:2009年7月28日。石家庄市妇产医院检查:抗精子抗体、抗心磷脂抗体、抗核抗体、抗内膜抗体、抗卵巢抗体,均是弱阳性。

证属:肾虚证。

治法:补气养血,补肾助孕。

方药:圣愈汤加补肾之品。

当归15g　川芎10g　生地10g　白芍10g　黄芪15g　党参15g　女贞子20g　覆盆子16g　山萸肉20g　巴戟天10g　连服月余。

二诊:2009年9月5日。9月4日又去石家庄市妇产医院检查,检查结果:抗核抗体及抗内膜抗体均呈弱阳性,其他抗体均正常。舌胖大,苔薄白,脉细无力。

方药:女贞子30g　覆盆子12g　五味子10g　山萸肉20g　巴戟天10g　当归身15g　炒白术10g　紫河车10g　鹿角霜20g　黄芪15g　党参15g　砂仁8g　30剂。

三诊:2009年10月7日。今日又去石家庄市妇产医院检查,所有抗体均已正常。舌正常,苔薄白,脉无力。上方又服月余。

四诊:2009年12月12日。经检查已怀孕40多天,舌正常,苔薄白,脉无力。予保胎治疗。

【按语】　患者无明显症状,似乎难以辨证,但舌脉为辨证提供了可靠的依据。如舌胖大,脉细无力,尺脉尤甚。舌胖大为脾虚,细无力为气血不足,尺脉无力是肾虚,总之是一派虚象。经云:"邪之所凑,其气必虚。"正虚,所以抗体不正常而不孕。治用参芪术健脾补气,用四物汤补血,用女贞子、覆盆子、山萸肉、巴戟天、五味子、紫河车、鹿角霜等补肾助孕。经治而孕,足月生一女婴。

(吴中秋)

—— 高　慧 ——

高慧,女,1955年生于河北承德,1974年参加工作,1977年恢复高考后首届大学生,后考入天津中医药大学攻读硕士、博士研究生,进入山东中医药大学攻读博士后。硕士师从妇科主任吴高媛;博士师从院长韩冰,博士后师从院长乔明琦。2008年获评为河北省名中医,河北省卫生厅拨专款用于"高慧名中医工作室"建设。2012年获评为第五批全国老中医药专家学术经验继承工作指导老师。2014年被国家中医药管理局评为高慧全国名老中医传承工作室项目专家,并拨专款用于"高慧全国名老中医传承工作室"建设。历任河北省承德医学院附属医院教授、主任医师、硕士研究生导师、传承博导硕导、中医教研室主任、中医科主任、中医妇科研究所所长、国家中医重点专科(中医妇科)负责人和学术带头人、全国综合医院中医药工作示范单位中医科主任。中华中医药学会妇科分会常委,河北省中医药学会妇科委员会副主任委员,河北省中西医结合学会不孕不育委员会副主任委员。承德市专业技术终身拔尖人才。

从事中医临床工作40载,致力于中医妇产科医疗、教学、科研工作,取得了较好成绩。擅长中医药治疗妇科经、带、胎、产、杂病等,在不孕症的治疗方面有特色,每获佳效。其有关输卵管阻塞性不孕的研究成果获2010年河北省中医药科学技术一等奖,有关卵巢早衰的研究获中国中西医结合学会2012年科学技术三等奖;有关盆腔炎的研究获2000年河北省政府科技进步三等奖;有关经前期综合征的研究获2016年河北省政府科技进步三等奖。近年来共获国家级学会奖、省部级奖、厅市级科学技术奖10余项;发表论文80余篇,含SCI论文;著作11部,含国家规划教材、名老中医经验集;承担含国家自然科学基金在内的国家省厅市各级科研课题20余项。

一、临证特点

(一)分病种分型论治

女方因素:主要有输卵管阻塞性不孕、卵巢排卵障碍性不孕和其他不孕(以炎性不孕和子宫内膜异位症性不孕居多),要分而治之。如果女方同时患有输卵管阻塞性不孕和卵巢排卵障碍性不孕,治疗是有先后顺序的,要先治疗输卵管阻塞,待输卵管完全通畅后再治疗卵巢排卵障碍。如果顺序弄反,容易患宫外孕(异位妊娠),一定要让通畅的输卵管等着尚未排卵的卵巢。

男方因素:精液常规异常性不育为主。不孕不育一定要夫妇双方同时就诊,除外男方因素,就治疗女方,除外不了,就男女同治。

(二)医嘱要到位

在治疗输卵管阻塞时,要嘱咐患者:在输卵管未完全通畅之前,性生活要全程可靠避孕,避免宫外孕的发生。因为医生未治疗时,患者是输卵管堵塞性不孕;开始治疗后,但疗程还没结束时,输卵管可能是通了一部分,并没有完全通畅,即通而不畅,极易发生宫外孕。对于输卵管阻塞性不孕,医生治疗后可能出现3个结局:一是还不孕;二是宫内孕;三是宫外孕。我们要争取宫内孕,避免宫外孕;即使是治不好,还是不孕,也别出现宫外孕。所以,在整个疗程中,注意避孕的医嘱非常重要!

(三)分孕前孕后论治

对于有复发性流产、试管婴儿(辅助生殖)失败、妊娠高血压综合征(简称妊高征)等病史的不孕不育患者,一定要在孕前先调理土地(宫腔环境、盆腔环境、全身状态–整体状态和内分泌状态)和种子(卵子、精子),男女双方都要调理。根据病因证候分型论治。因为这些患者在既往的妊娠史中,都是无效妊娠,未能获得活婴,去胎术对患者的身心都是不小的打击,都需要时间、药物和自然等待来恢复。女方孕前调理至少6个月以上(男方根据精液常规情况调理1~3个月)再受孕,孕后第一时间中药保胎,即使没有流产症状也治未病,应用中药保胎,应用中药时间至少保胎至孕12周或直至分娩(服中药时间因人而异,因既往史而异)。

对有试管婴儿(辅助生殖)失败史的患者,还要分清是哪个阶段失败分而治之:对取卵失败者,重点补肾调冲,提高卵巢功能,争取在治疗后有优质卵子排出;对配受精卵失败者,重点男女双方补肾填精,培补精卵;对移植失败者,重点调整宫腔环境、盆腔环境和女方情志;对取卵、配受精卵、移植均不理想者,全方位调整。

(四)注重精神情绪调理

不孕不育症患者多有情志异常,来自公婆、娘家、自身和社会的压力缠身,对病史羞于启齿,对疗程满怀希望,对结局过度期盼,对不良结果难以接受。这些情志因素都可以加重不孕不育的证候,使治疗难度加大。医生要及时疏导,在处方中适当加入疏肝理气、调理情志的药物,可获良效。对焦虑和着急的患者,要耐心讲解,医生的谈话疗法也是一味良药。

(五)注重外治法

在口服中药的同时,可加用中药保留灌肠、中药外敷、中药离子导入等外治法,可使疗效提高,疗程缩短。

(六)中药配合针灸

在中药治疗的同时,配合针灸每获良效。所选穴位,下腹部,腹面脐下:任脉穴如中极、气海、关元、石门等穴位,子宫穴,加排针直刺;背面:督脉穴加八髎穴再加排针直刺;阳虚者可加艾灸。

二、辨证分型

高慧在对不孕不育症的临床研究中,将本病分为以下类型辨治。

1. **肾虚冲任失调证** 肾气虚,精血不足,则冲任二脉失调,胞宫胞脉失养,不能摄精成孕。可致不孕,或屡孕屡堕,或月经失调,或月经后期、量少、闭经。症见婚久不孕,或屡次流产,经期延后、月经量少或闭经,腰脊酸软,带下质清稀,畏寒,困倦乏力,舌淡黯,苔薄白,脉沉细或细弱。

2. **脾虚血少证** 脾气素虚,或饮食不节,或为保持身材而过度节食,劳倦忧思过度,脾气受损,运化水谷失职,气虚血少,不能摄精成孕。症见婚久不孕,或屡次流产,倦怠乏力,月经量少或闭经,色淡质稀,舌淡或胖,苔白,脉沉弱。

3. 肝郁气滞证　肝主疏泄,性喜条达,若不孕不育日久,情志不遂,七情伤肝,疏泄失常,胞宫冲任壅滞,则月事不调,难以成孕。症见婚久不孕,或屡次流产,月经先后无定期、月经量少、经闭,情志易愤怒或易抑郁,便结,乳房作胀疼痛或有结节,舌黯红、苔白或厚,脉弦滑。

4. 寒凝血瘀证　经期产后(流产后)血室正开之时,调摄失宜,感受风寒湿邪,或过食寒凉生冷,或多次流产清宫术,寒客冲任,致寒凝血瘀,瘀血阻滞冲任胞宫,胞脉胞络阻滞,输卵管阻塞,故两精不能相遇而不孕。症见婚久不孕,或流产后不孕,或自然流产清宫术后不孕,月经量少或闭经,色紫黯有瘀块,经行小腹冷痛拒按,得热痛减,面色苍白,肢冷畏寒,舌黯,苔白,脉沉紧。

三、用药特点

中药治疗,按不同证型设立主方并加减。方药如下:

1. 肾虚冲任失调证　以补肾调冲方为主方加减。

补骨脂 10g　菟丝子 10g　山茱萸 15g　山药 10g　当归 10g　川芎 10g　熟地 10g　紫河车 6g　淫羊藿 10g　黄精 10g　五味子 6g　炙甘草 6g

方中补骨脂、菟丝子、淫羊藿补益肾气,熟地、山茱萸滋肾养肝,紫河车填精益髓,当归、川芎养血调经,山药健脾。全方补肾健脾而调冲任,使冲任得调,经血如期,利于成孕。

2. 脾虚血少证　以八珍汤合四逆散加减。

熟地 15g　当归 10g　川芎 10g　白芍 10g　党参 10g　白术 15g　茯苓 10g　甘草 10g　柴胡 10g　枳实 10g　黄芪 10g　香附 10g

方中四君子汤健脾益气,四物汤养血调经,加四逆散防虚而生滞,不孕不育日久易情志不遂,加黄芪有当归补血汤之意。全方使脾气健运,气血得生,肝气得舒,月事以时,利于成孕。

3. 肝郁气滞证　以逍遥散为主方合血府逐瘀汤加减。

柴胡 10g　白术 15g　白芍 10g　茯苓 10g　当归 10g　甘草 10g　熟地 10g　赤芍 10g　川芎 10g　桃仁 10g　红花 10g　川牛膝 10g

方中逍遥散疏肝解郁健脾,血府逐瘀汤活血化瘀、理气行滞。全方疏肝理脾,使肝气得舒,脾气健旺,气滞瘀血得除,月经自调,自能成孕。

4. 寒凝血瘀证　以少腹逐瘀汤为主方合宫外孕二号方加减。

小茴香 10g　干姜 6g　延胡索 10g　肉桂 6g　当归 10g　川芎 10g　丹参 15g　赤芍 10g　桃仁 10g　三棱 10g　莪术 10g　蒲黄 10g

方中少腹逐瘀汤温经散寒除湿,宫外孕二号方化瘀消癥,蒲黄行滞散结。全方温经散寒,活血祛瘀,散结止痛,使胞宫得熙,胞脉胞络得通,寒湿得祛,经水自调,利于成孕。

注意:临证时,要学《傅青主女科》所言,补肾时,不忘疏肝健脾,在补肾方中加一二味疏肝健脾药;健脾时,不忘补肾疏肝,在健脾方中加一二味补肾疏肝药;疏肝时,不忘补肾健脾,在疏肝方中加一二味补肾健脾药。要时时注意:女性要重视肾气冲任,要肾肝脾同治。

在中西医结合治疗不孕不育症中,根据病情,可用中药配合孕酮(安宫黄体酮片或地屈孕酮片等）调经促孕，临床上能取得良好疗效。

四、治疗特色

（一）盆腔异物致不孕

【典型病例】

才某，女，36 岁，已婚，职员。入院时间 1999 年 3 月 18 日。

主诉：患者主因输卵管再通术（生育 2 个小孩后行结扎术，其中一孩意外身亡后，申请输卵管再通术）后 40 天入院。

现病史：该患者在行输卵管再通术时由于医疗事故在盆腹腔遗留手术纱布 1 块，于 1999 年 3 月 18 日在普外科行异物清除术手术治疗，术后在普外科住院治疗，因下腹痛和盆腹腔脓肿包块不见好转，请中医妇科会诊。时见持续下腹胀痛，无发热，少量白带，无阴道出血。会诊时，医生看到患者体态：双手托住小腹，不能直立，弯腰行走，非常痛苦。

辅助检查：超声提示子宫底部周围广泛粘连，右附件区液性病变；妇科检查示炎性粘连面积约 20cm×15cm，右、后穹隆饱满，触痛。炎症蔓延至子宫骶骨韧带处，使纤维组织增生，变硬，使子宫固定，宫颈旁组织也增厚变硬，向外呈扇形扩散，形成"冰冻骨盆"。因盆腹腔广泛粘连，疼痛明显，触摸时疼痛加剧。

中医诊断：不孕，癥瘕。西医诊断：盆腔脓肿，盆腔包块，冰冻骨盆。

证属：湿瘀阻滞冲任，日久成癥。

治法：利湿化瘀，消癥散结，通络止痛。

方药：四妙散合薏苡红藤败酱汤合宫外孕二号方加减。

苍术 10g　黄柏 10g　川牛膝 20g　薏苡仁 20g　败酱草 20g　鸡血藤 10g　五灵脂 10g　蒲黄 10g　乳香 10g　没药 10g　土茯苓 15g　皂角刺 10g　鳖甲 10g　莱菔子 10g　蒲公英 20g　苦参 10g　山药 10g　磨粉制成药面，1 次 5g，日 3 次，开水冲，晾温，口服。

灌肠方：丹参 10g　赤芍 10g　三棱 10g　莪术 10g　乳没各 10g　金银花 10g　连翘 15g　蒲公英 15g　穿山甲 10g　细辛 10g　皂角刺 10g　土茯苓 15g　7 剂，日 1 剂，水煎保留灌肠。

外敷方：大黄 10g　牡丹皮 10g　赤芍 10g　桃仁 10g　丹参 10g　三棱 10g　莪术 10g　败酱草 20g　金银花 10g　连翘 10g　威灵仙 10g　穿山甲 10g　昆布 10g　海藻 10g　土鳖虫 10g　白花蛇舌草 10g　皂角刺 10g　土茯苓 10g　磨粉制成药面，导入仪器，外敷导药，日 1 次。

连续治疗 18 个月余，二诊至十九诊症状变化和药物加减从略。治疗后盆腔脓肿和盆腔包块均消失，盆腹腔粘连好转，盆腔疼痛消失。

二十诊：2001 年 2 月 15 日。Lmp：2000 年 12 月 10 日。今日查 B 超提示宫腔内可见 43.8mm×34.6mm×50.3mm 妊娠囊回声，囊内可见胎心、胎芽，顶臀长 20.0mm。超声诊断：子宫增大明显，宫内早孕，单活胎。

整个疗程持续近 2 年，患者盆腹腔全部恢复正常，行走自如。

随访：妊娠经过良好，至妊娠足月分娩一健康男婴。产后经过良好。

【按语】　本例患者因盆腔遗留手术纱布，致盆腹腔巨大脓肿 - 巨大包块 - 广泛粘连 -

冰冻骨盆－不孕。虽经西药抗炎抗粘连，控制住弥漫性腹膜炎和脓毒败血症，但盆腹腔巨大包块和广泛粘连，西医无理想疗法。中药以清热解毒、利湿除脓、化瘀消癥、软坚散结为主加减治疗，最终脓肿和包块消失，粘连松解，再用中药抗炎通管促排卵则能成孕得子。说明中药在消脓肿、化包块、解粘连和通管促孕方面功不可没。

（二）输卵管阻塞致不孕

【典型案例】

才某，女，32岁，已婚，职员。2016年10月22日初诊。

主诉：要二胎试受孕9个月余未避孕未孕。

现病史：患者平时无腰腹痛，有手足冷，纳食尚可，夜寐尚可，二便调；舌淡黯，苔薄白，脉沉细。

经孕产史：既往月经规律，6天/30天，量中等，色红，无血块，痛经偶有，Lmp：2016年10月9日—10月15日。第1个小孩5岁（女孩），上环术5年，于2015年12月行取环术，术后至今未避孕未孕。

辅助检查：2016年10月18日在承德市妇幼保健院行子宫输卵管造影术，提示双侧输卵管阻塞（高慧阅读X线片：从双侧子宫角开始堵塞）。当地医院B超提示：子宫：轮廓清晰，大小约5.6cm×5.4cm×3.8cm，内膜线居中，内膜厚0.9cm，宫腔内可见1.0cm×0.6cm的偏强回声区。双侧附件区未见明显异常。诊断意见：宫内异常回声。性激素六项：FSH 7.14mIU/ml，LH 4.72mIU/ml，E_2 88.00pg/ml，P 0.20ng/ml，PRL 554.00ng/ml，T 1.22ng/ml。县医院丈夫精液常规：精子成活率65%，精子活动力良好。查尿妊娠试验阴性。

中医诊断：不孕症。西医诊断：继发不孕。

证属：肾虚血瘀，冲任脉络瘀阻。

治法：补肾化瘀，疏通冲任脉络。

方药：宫外孕二号方合薏苡红藤败酱汤为主加减。配合中药保留灌肠和针灸。

丹参15g　赤芍15g　桃仁10g　三棱10g　莪术10g　蒲黄10g　鳖甲15g　枳实10g　橘核15g　路路通15g　薏苡仁15g　败酱草15g　金银花10g　连翘10g　7剂，日1剂，水煎服。

灌肠方：肉桂20g　水蛭10g　败酱草15g　薏苡仁20g　细辛6g　红藤20g　金银花15g　连翘15g　丹参10g　赤芍10g　桃仁10g　土茯苓10g　皂角刺15g　夏枯草15g　7剂，3日1剂，水煎保留灌肠，每晚1次，每次灌肠中药液100ml。

中成药：止痛化癥片，血府逐瘀颗粒，丹黄祛瘀片，按说明书口服。

针灸：主穴：脐下任脉的穴位，如中极、气海、关元、石门，以中线向两侧各旁开1.5寸和旁开3寸，排针直刺；辅穴：双合谷、双足三里、双三阴交、双血海、中脘、下脘。每次行针40分钟，每周1次。

二诊：2016年10月29日。Lmp：2016年10月9日—10月15日。应用中药期间，大便正常，余无不适。舌质淡黯，苔薄白，中根部略厚，脉沉细。

方药：一诊处方口服，加血竭10g、金银花，连翘从10g增至15g。14剂，日1剂，水煎服。灌肠方，同前。

三诊：2016年11月12日。Lmp：2016年11月7日。就诊时正行经，尚未干净。自述本次月经下血顺畅,无血块,无痛经,应用中药期间大便正常,余无不适。舌黯红,苔薄白,脉沉细。

方药:血竭 12g　橘核 15g　乳香 10g　没药 10g　金银花 15g　连翘 15g　丹参 15g　赤芍 15g　桃仁 10g　三棱 10g　莪术 10g　蒲黄 10g　鳖甲 15g　路路通 15g　薏苡仁 15g　败酱草 15g　6 剂,日 1 剂,水煎服。

四诊至六诊症状变化和药物加减从略。

七诊:加服外敷药。

皂角刺 30g　蒲公英 30g　路路通 16g　威灵仙 20g　乳香 20g　没药 20g　红花 15g　赤芍 15g　穿山甲 5g　3 剂,6 日 1 剂,外敷子宫附件区体表投影处。

2017 年 4 月 14 日,患者本人打来电话,告知:宫内怀孕,3 个月左右,B 超提示双胎、活胎。

已嘱患者日后将孕期情况和分娩情况告知医生。

【按语】　本例患者输卵管阻塞,在子宫角处就堵塞,妇科检查还提示有附件炎(结核菌素试验为阴性),说明盆腔有炎症存在,输卵管阻塞为炎性阻塞的可能性大,因此治疗时应主要抗炎 - 清热解毒,兼顾抗粘连 - 活血化瘀,用中药口服和保留灌肠加以针灸(临床观察显示,针灸可缩短疗程),炎症消则输卵管通,得以受孕。

(三)妊高征死胎死产 2 次致不育

【典型案例】

李某,女,33 岁,2012 年 10 月 14 日初诊。

主诉:因妊高征死胎死产 2 次不能获得活婴,要求中药调理。

病史:婚后 6 年,曾 2 次妊娠,均未获得活婴,现无小孩。有 2 次妊高征病史,2 次死胎死产史。第一孕 2007 年 8 月,孕 6 个半月,因妊高征死胎在本院行引产术;第二孕 2011 年 1 月,孕 7 个半月,因妊高征胎盘早剥,于本院行剖宫产术,女婴,娩出即死亡。平时血压 110/70mmHg。妊娠时血压为 140/100mmHg,血压最高时 180~200/100~120mmHg。无子痫史,无带下病史,无阴痒史。现月经周期规律,偶有痛经。现用避孕套避孕,要求中药调理后再受孕。舌红苔白,脉沉细滑。

辅助检查:本院 B 超检查提示子宫体积增大为 30.9cm × 42.7cm × 57.7cm,右侧卵巢无回声,考虑卵泡,左卵巢未见异常;性激素六项示 LH 2.50mIU/ml,FSH 3.95mIU/ml,PRL 363.6ng/ml,E_2 218.1pg/ml;查尿妊娠试验阴性。

建议:治疗期间避孕,体质状态(易肝阳上亢的状态)没扭转之前不要受孕。

中医诊断:不育症,子晕。西医诊断:继发不孕。

证属:肝肾阴虚,肝阳上亢。

治法:滋补肝肾,平肝潜阳。

方药:杞菊地黄汤加减。

枸杞子 15g　菊花 15g　山茱萸 10g　山药 10g　熟地 10g　丹皮 10g　泽泻 10g　茯苓 10g　珍珠母 30g　磁石 30g　决明子 12g　白蒺藜 15g　白芍 10g　川芎 10g　当归 15g　黄精 10g　水煎服,7 剂,日 1 剂。

中成药:杞菊地黄丸、血府逐瘀颗粒。

二诊:2012 年 11 月 8 日。患者自诉月经量较之前减少,下腹痛较明显,饮食睡眠可,服本方后,大便较稀。舌淡红苔白,脉沉细。在上方基础上加薏苡仁 15g。水煎服,7 剂。

三诊至四诊从略。

五诊:2013 年 1 月 28 日。月经规律,纳可,寐可,二便调。血压 110/70mmHg。舌红苔白,脉沉细。

处方:在上方基础上加龙骨、牡蛎各 30g。

服中药至 2013 年 5 月,自行停药,解除避孕套避孕,试受孕,1 个月后妊娠。

六诊:2013 年 9 月 26 日。Lmp:2013 年 6 月 23 日。2013 年 9 月 24 日,本院 B 超提示宫内孕,单活胎,胎心率稍快、164 次 /min。舌红苔白,脉滑。

方药:枸杞子 15g　菊花 15g　山茱萸 10g　山药 10g　熟地 10g　牡丹皮 10g　泽泻 10g　茯苓 10g　珍珠母 30g　决明子 12g　白蒺藜 15g　白芍 10g　石斛 12g　菟丝子 10g　桑寄生 10g　川断 10g

七诊:2013 年 11 月 28 日。现孕 22 周。血压 110/70mmHg。舌红苔白,脉滑,纳可寐可,二便调。

方药:枸杞子 15g　菊花 15g　山茱萸 10g　山药 10g　熟地 10g　丹皮 10g　泽泻 10g　茯苓 10g　珍珠母 30g　决明子 12g　白芍 10g　黄精 10g　五味子 10g　菟丝子 10g　桑寄生 10g　川断 10g

随访:2014 年 3 月 25 日告知,孕期仍应用中药至孕 7 个月,血压一直在正常范围,足月分娩一女婴,活婴,母女平安。

【按语】 本例患者患有妊高征,死胎死产共 2 次均不能获得活婴。本次治疗先嘱患者避孕,把全身状况调整合适时(非肝阳上亢状态,非易高血压状态)再受孕。中药以滋肾育肝、养血柔肝、平肝潜阳为主立法,少佐镇肝息风。贵在守方,坚持服药 8 个月余,直至再受孕,仍用中药维持至孕 7 个月,血压一直在正常水平,顺利分娩,母女平安。本案重在:一是审因论治,辨证准确,认识到妊高征的中医病因是肝肾阴虚、肝阳上亢,而针对病机立法处方治疗,故效如桴鼓;二是坚持治疗(时间需长久),体质不扭转,坚决不受孕。一定要把肝阳上亢的体质扭转过来再受孕才能成功获得活婴。

(高 慧)

—— 杜惠兰 ——

杜惠兰(1960—),女,于 1982 年、1988 年、1993 年分别毕业于河北医学院、天津中医学院(现天津中医药大学)、成都中医学院(现成都中医药大学),获医学学士、硕士、博士学位,师从顾小痴、哈荔田和刘敏如。2000—2001 年在日本东京做访问学者。先后在石家庄铁路医院、天津中医药大学第一附属医院、河北医科大学、河北中医学院工作,任科室主任、系主任、院长、副校长等职,二级教授、主任医师、博士研究生导师。河北省名中医、国务院特殊津贴专家、教学名师和优秀教师。兼任国务院学位委员会第六届学科评议组成员;全国博士后管委会第七届专家组成员;教育部高等学校中西医结合类专业教学指导委员会委员;中国中西医结合学会常务理事,妇产科和生殖医学专业委员会副主任委员;中华中医药学会妇科分会副主任委员;世界中医药学会联合会妇科分会副会长;河北省中医药学会和中西医结合学会妇科分会主任委员等。国家中医药管理局和河北省重点学科带头人,主编《中西医结合妇产科学》《中医妇科学》教材4部。从事中医妇科医、教、研工作35年,主要致力于妇科疑难病及生殖内分泌疾病的研究。

一、病因病机认识

杜惠兰认为,卵子为生殖之精,在卵泡生长、发育过程中赖精血滋养,阳气煦濡,而排卵需阳气鼓动、气血调畅。肾藏精,主生殖,"经水出诸肾"。肾气虚则影响天癸的泌至和冲任的通盛;肾阴虚则精亏血少,冲任不盈,不能滋养精卵;肾阳虚不能鼓舞肾阴生化滋长、不能温煦推动促进卵子排出,均可造成不孕。女子以血为主,经、孕、产、乳数伤于血,易致肝血不足,肝失疏泄,气血失和,冲任不调,胞宫胞脉郁/瘀滞,阻碍卵母细胞的发育和正常排出,导致不孕。脾为后天之本,气血生化之源,脾运不健,气血失充,不能为精卵发育提供物质基础;或脾虚湿阻,冲任胞脉不畅,亦难受孕。此外,瘀血、痰饮等病理产物均可影响机体,导致阴阳气血失和,冲任胞脉受阻而不孕。

二、诊治思路

杜惠兰认为,不孕症不是一个独立的疾病,可由多种妇科疾病引起,临床诊治时,审因为先,一定要查明男女双方具体病因,再对因辨证立法论治。

卵巢功能障碍性不孕、免疫性不孕、原因不明性不孕均属于功能性不孕,中医辨证论治疗效较佳。卵巢功能障碍性不孕包括出血类月经病(崩漏、月经先期、月经过多、经期延长、经间期出血)和经闭类月经病(月经后期、月经过少、闭经),治疗大法是调经种子,可在辨证的基础上,结合辨周期论治。

器质性病变引起的不孕中,幼稚子宫责之于先天禀赋不足,治疗重在补肾填精,益气养血;输卵管阻塞者,多有瘀滞、湿阻,可运用中医药辨证论治,治疗时注意整体与局部相结合、辨证与辨病相结合,治疗方法可多样性,如口服中药、中药保留灌肠、腹部外敷、理疗等,治疗期间要嘱患者避孕,以防宫外孕的发生,输卵管通畅后再解除避孕措施;如果是子宫内膜异位症、多囊卵巢综合征、高催乳素血症、甲状腺功能低下导致的不孕,应辨病与辨证相结合治疗。

对于辅助生育技术(ART)失败的患者,要根据其失败的原因进行治疗。如为卵母细胞质量问题,可参照排卵障碍性不孕治疗,但要考虑控制性促排卵方案对精血的耗伤,以补肾填精养血为主;如为子宫内膜容受性低下,宫腔没有粘连者,以补肾填精为主,佐以理气、活血;宫腔粘连者,以活血化瘀、软坚散结为主,佐以益气养血;如发生卵巢过度刺激,则用中药利水泄浊,行气止痛;如为患者紧张、焦虑所致失败,可采用疏肝或补肾疏肝方法治疗。

三、治疗特色

(一)求子之道,调经为要

"由月经病导致的不孕,重点应在于调经!"杜惠兰认为月经正常是孕育的最基本前提条件。中医自古即有"调经种子"之说,如《女科要旨·种子》云:"妇人无子皆由经水不调。经水所以不调者,皆由内有七情之伤,外有六淫之感,或气血偏盛,阴阳相乘所致。种子之法即在调经之中。"朱丹溪谓:"求子之道,莫如调经。"据临证所见,不孕症患者多伴有经行违期、月水不利、经量失宜等月经不调之候。杜惠兰认为调经即补肾、调肝、健脾,调畅气血,调补冲任。具体治法如下。

1. **肾虚宫寒,温阳暖宫**　肾为先天之本。禀赋不足,或久病及肾,致使肾气虚惫,命门火衰,胞宫失于温养,宫寒不能摄精。如傅山所说:"夫寒冰之地,不生草木;重阴之渊,不长鱼龙。今胞宫既寒,何能受孕?"临证多见久婚不孕,月经延期,腰腿酸软,带下量多质稀,小腹冰凉,畏寒肢冷,情欲淡漠,夜尿频多等。杜惠兰凡遇此证,辄仿艾附暖宫丸、温胞饮之意,以温肾暖胞之品济之,如菟丝子、淫羊藿、仙茅、紫石英、覆盆子、补骨脂、肉桂、熟地等,如兼有肝郁者,辅以疏肝理气之品,防止阻塞气机。

【典型案例】

刘某,女,26岁,已婚。初诊:2015年10月12日。

主诉:结婚3年,"不良妊娠"2次,欲自然受孕。

现病史:平素畏寒肢冷,性急易怒,左侧少腹隐痛,纳寐可,二便调,带下量可,舌淡黯,苔薄白,脉沉细。

经孕产史:患者2014年孕3个月余因"胎停育"引产,2015年8月孕40天自然流产。月经7天/37~40天,量色可,经行第1天小腹、腰部不适。Lmp:2015年9月29日,情况同上。

辅助检查:性激素六项示血垂体催乳素798.40μIU/ml(102~496μIU/ml)。

中医诊断:不孕症。西医诊断:复发性流产,高催乳素血症。

证属:肾阳虚证兼肝郁。

治法:温肾暖宫,佐以疏肝。

方药:艾附暖宫丸加减。

艾叶10g　香附10g　熟地20g　当归10g　川芎10g　山药15g　淫羊藿10g　菟丝子15g　紫石英[先煎]15g　覆盆子12g　川楝子12g　柴胡10g　白芍10g　茯苓10g　炙甘草6g

二诊:2015年10月19日。药后诸症减轻,左少腹隐痛消失。上方去川楝子,加炒麦芽30g。

后以此方加减化裁,继续服用5个月余。

2016年4月16日复诊:诉月经停闭42天,腰部两侧时有疼痛,小腹隐隐作痛,晨起呕恶,纳呆,口干不喜饮,失眠,大便日2~3次。查血β-HCG>10 000U/L,P 29.29ng/ml。

处方:桑寄生20g　续断15g　菟丝子15g　砂仁[后下]6g　陈皮10g　炒杜仲20g　党参15g　炒白术10g　炙杷叶12g　竹茹10g　远志10g　沙参10g　苏梗6g　炙甘草6g

上方加减服药至孕3个月,诸症消失。后电话随访,孕39周顺产一女孩,母女体健。

【按语】　此肾阳虚损,宫寒不孕之证。下焦一片阴寒,怎可受孕?只有丽照当空,驱散阴寒,方可还胞宫一派冲和之景。杜惠兰采艾附暖宫丸加减以补为主,温肾暖脾,通盛冲任,专主于下焦,故使胞络得以温畅,小腹肝经所循亦得以温通,肝、肾、脾三脏和调,则司孕育,无恙而纳子。

2. **肾阴亏虚,补肾填精**　肾藏精,主生殖。肾气旺盛,肾精充实,肾阴滋养,气血调和,冲任通盛则氤氲有时,经调子嗣。如《傅青主女科》云:"经水出诸肾""夫妇人受妊,本于肾气之旺也"。若肾精不足,肾阴亏损,冲任失调,经血失和,则导致月经病、不孕症等,即"肾水既乏,则经水日以干涸"(《女科经纶》)。临证多见初潮较迟,月水量少,带下量少或无,腰酸膝软,耳鸣如蝉等。杜惠兰常以养精种玉汤合五子衍宗丸加减化裁,组成"补肾调经方"进行治疗。常用熟地、当归、白芍、山萸肉、枸杞子、女贞子、紫河车、石斛等补肾填精养血之品。

【典型案例】

付某,女,27岁。初诊:2015年7月9日。

主诉:结婚3年余,未避孕未孕。

现病史:经前2日腰酸痛、乳房胀感。带下量少或无,形体瘦弱,纳寐可,二便调。舌偏红体瘦,苔少,脉沉细弱。

经孕产史:月经16岁初潮,3~5天/28~30天,量少,色可,偶有血块。Lmp:6月25日,7天净,量色可。

辅助检查:B超监测卵泡发育到直径14~15mm即排卵。双侧输卵管通畅。

中医诊断:月经过少,不孕症。西医诊断:原发性不孕症。

证属:肾虚阴亏证。

治法:补肾填精,养血益冲。

方药:补肾调经方加减。

熟地20g 当归10g 白芍10g 山萸肉12g 枸杞子12g 香附10g 女贞子12g 墨旱莲12g 紫河车10g 淫羊藿10g 菟丝子12g 石斛10g 炙甘草6g

二诊:2015年7月16日。服药后带下量稍多,色质可。经前去山萸肉、石斛、墨旱莲,加柴胡、川芎、王不留行、桑寄生。以上方加减化裁服用2个月余,诉月经量增多。10月26日诉尿妊娠试验阳性。后电话随访,孕期正常,足月剖宫产1男婴。

【按语】 该患者月经16岁初潮,乃先天禀赋不足,肾虚精亏血少,冲任血海亏虚,故月经量少,带下量少或无,形体瘦弱。杜惠兰以自拟补肾调经方加减治疗后,随着精血渐复,冲任血海满盈,月经量逐渐增多,肾精下润,带下亦复正常,胞宫精血充盈而能纳子妊娠。

3. 肝郁气滞,疏达郁遏 肝为风木之脏,喜条达而恶抑郁。情志不遂,怫郁气机,则肝失条达,抑郁不伸,气血失和,导致冲任不能相资,阴阳不能相合,久婚而不得孕。临证多见情志不舒,性急易怒,月事不调,色量失宜,经前乳胀。杜惠兰治此每仿逍遥散之旨,善用香附、白芍、柴胡、合欢花、王不留行、枳壳等以条达气机,疏肝解郁。

【典型案例】

苏某,女,27岁,已婚。初诊:2012年11月5日。

主诉:婚后4年,未避孕未孕3年。

现病史:情志不舒,性急易怒,善太息,经前乳胀,纳差,夜寐不安,二便调。舌偏红,苔薄,脉弦细数。

经孕产史:15岁初潮,月经周期4天/28~30天,Lmp:2012年10月28日,量少,色可,有血块,4天经净。

辅助检查:性激素六项及子宫输卵管造影未见异常。

中医诊断:月经过少,不孕症。西医诊断:原发性不孕症。

证属:肝气郁滞证。

治法：疏肝解郁，养血调经。

方药：黑逍遥散加减。

熟地 20g　当归 15g　牡丹皮 10g　山萸肉 10g　茯苓 10g　山药 15g　炒白术 15g　鸡内金 10g　柴胡 10g　白芍 10g　香附 10g　合欢花 10g　炒枣仁 30g　夜交藤 30g　甘草 6g　7 剂，水煎服，每日 1 剂。

二诊：2012 年 11 月 12 日。药后性急易怒、寐差明显好转。药已中病，以上方加减，服用 40 余剂而孕。

【按语】　患者属于肝郁气滞、血行不畅、冲任失调之不孕。肝之疏泄不利，阻于胸胁则乳胀，横逆犯胃则纳差，困于血室则月经不调。故杜惠兰治此恒以疏肝理气为首务，但疏肝不忘养血，始终以"肝体阴而用阳"为虑，治病明清标与本，用药理乎阴与阳，始奏佳效。

4. **瘀遏胞宫，祛瘀散结**　血以运为贵，气以行为常。血运违和，气机失常，造成瘀血留着，阻遏胞宫，两精不能相搏，受孕难成。临证多见经行腹痛，血来涩少，或下膜、块。杜惠兰每根据患者临床表现，灵活运用少腹逐瘀汤（寒凝血瘀）、膈下逐瘀汤（气滞血瘀）、血府逐瘀汤（血瘀化热），选投蒲黄、没药、桃仁、红花、当归、川芎、莪术等活血化瘀、散结除积之品。

【典型案例】

徐某，女，25 岁，已婚。初诊：2013 年 9 月 19 日。

主诉：婚后 3 年，未避孕未孕 3 年。

现病史：经行小腹冷痛，得暖则减，血来涩少，偶下膜块，性急易怒。纳眠可，二便可。舌质紫黯有瘀点，脉沉弦。

经孕产史：13 岁初潮，月经周期 4~6 天 /28~34 天。Lmp：2013 年 9 月 8 日，带 5 天，量较少，色黯红，夹大血块。

中医诊断：痛经，不孕症。西医诊断：原发性痛经，原发性不孕症。

证属：寒凝血瘀证兼肝郁。

治法：温经散寒，活血调经，佐以疏肝。

方药：少腹逐瘀汤加减。

小茴香 10g　干姜 10g　蒲黄^{包煎} 12g　五灵脂 10g　熟地 20g　当归 10g　炒白术 10g　山药 15g　莪术 10g　川牛膝 15g　牡丹皮 10g　柴胡 15g　白芍 10g　香附 10g　制没药 10g　7 剂，水煎服，每日 1 剂。

二诊：2013 年 9 月 26 日。药后无明显不适，此方加减，服用近 2 个月，经行不再腹痛。11 月 25 日复诊，受孕。

【按语】　患者舌质紫黯有瘀点，月经伴下膜、块是典型的瘀血指征。"旧血不去，新血不生"，古人明言以示瘀血之害。杜惠兰吸前贤经验，采古今之方，衡病患所结，用温经散寒，活血化瘀，散结除积，佐以疏肝，治血不忘理气，相得益彰，多见显效。

5. **阴亏灼热，益阴凉血**　临证所见，宫寒不孕者固然居多，但因血分热盛，胞宫受灼而不孕者亦屡见不鲜。素体阳盛阴亏，虚热内生，或过食辛烈之品，灼阴伤血，亦难受孕。临证多见月经先期，或经期延长，经色鲜红，形体消瘦，消谷善饥。杜惠兰治疗此症，多宗养阴清热之法，用生地、白芍、沙参、地骨皮、黄芩、栀子、丹皮等清内热，养阴血。使阴阳调和，冲任谐资,则胎孕始受。

【典型案例】

宋某,女,23岁,已婚。初诊:2012年5月16日。

主诉:婚后2年,未避孕未孕2年。

现病史:平素性急易怒,面赤心烦,消谷善饥,寐可,二便可。舌红苔黄,脉细数。

经孕产史:13岁初潮,月经周期提前4天/23~25天。Lmp:5月8日,量少,色红,无血块,4天经净。

中医诊断:不孕症,月经量少。西医诊断:原发性不孕症。

证属:阴虚血热证兼肝郁。

治法:益阴清热,凉血调经,佐以疏肝。

方药:两地汤加减。

生熟地各20g 白芍10g 当归10g 山萸肉12g 麦冬10g 山药15g 丹皮10g 地骨皮10g 女贞子12g 栀子10g 黄芩10g 柴胡10g 香附10g 甘草6g 7剂,水煎服,每日1剂。

二诊:2012年5月23日。药后消谷善饥,面赤心烦明显好转。上方加减化裁服用2个月余,诉自测尿妊娠试验阳性。

【按语】 病患乃肝郁血热,阴分不足,血海不宁所致不孕。《女科经纶·嗣育》载:"妇人久无子者,冲任脉中伏热也。"傅山亦云:"子宫太热,亦难受孕。"患者月经量少、周期提前,病因重点为阴虚血热。杜惠兰明察其理,在清热凉血方中,加养阴疏肝之品,使冲任和调,气血依归,则受孕始可言及。

6. 痰湿壅塞,祛痰化瘀 脾肾素虚,水湿难化,湿聚成痰,痰阻冲任,壅塞胞宫,孕育难成。临证多见于多囊卵巢综合征,患者多表现为不同程度的月经不调、闭经、体胖、卵巢多囊性改变等。杜惠兰认为,痰湿之源在于脾肾,主张以补肾健脾、除湿祛痰立法,佐以化瘀。常用苍附导痰丸、肾气丸加减化裁,选投苍术、茯苓、泽泻、半夏、香附、薏苡仁、当归、川芎、益母草等。

【典型案例】

王某,女,27岁,已婚。初诊:2015年12月1日。

主诉:结婚3年,未避孕未孕1年半。

现病史:腰酸,畏寒,下肢沉重,形体丰满,纳寐可,二便调。舌淡胖边有齿痕,苔薄白腻,脉沉弱。

经孕产史:13岁初潮,月经4天/28~50天。Lmp:2015年11月16日,量少,色黯,有小血块,经行4天净。

辅助检查:性激素六项中睾酮升高,B超提示卵巢多囊样改变。

中医诊断:不孕症。西医诊断:原发性不孕症,多囊卵巢综合征。

证属:脾肾阳虚,痰湿内阻证。

治法:温肾健脾,燥湿祛痰。

方药:健固汤合苍附导痰汤加减。

党参15g 黄芪15g 茯苓10g 白术10g 巴戟天15g 薏苡仁15g 当归10g 紫石英^{先煎}20g 续断20g 覆盆子10g 桑寄生20g 怀牛膝15g 陈皮10g 制半夏10g 香附

10g　苍术 10g　7 剂,水煎服,每日 1 剂。并嘱患者增加运动,控制体重。

二诊:2016 年 1 月 5 日。药后腰酸、下肢沉重明显好转,药已中病,稍事加减,继服 60 余剂,尿妊娠试验弱阳性,血 β-HCG 184.2U/L,性激素六项示 P 24.96ng/ml。孕 64 天因剧烈呕吐入院治疗,予苏叶黄连汤合生脉饮加减。2017 年 2 月足月顺产一男婴,重 3.6kg,体健康。

【按语】　病患乃脾肾不足,痰湿阻塞所致不孕。《女科正宗》载:"有肥白妇人不能成胎者,或痰滞血海,子宫虚冷不能摄精。"杜惠兰析其病因,脾肾阳虚为本,气滞痰阻为标,故补肾健脾以治本,化痰祛湿以疗标,标本兼顾,两不相忘,共达助孕之功。

（二）带下为患,止带种子

若因带下病影响受孕者,当先治疗带下病,再根据病情加以调治。杜惠兰认为带下病是湿浊内停,任脉不固,带脉失约所致。湿浊蕴积于冲任胞宫而影响受孕。而带下病又分为炎性带下和非炎性带下,临证需辨病与辨证相结合,方能提高疗效。

1. **清热除湿止带**　临床常见带下色黄,黏稠,秽臭,或伴阴痒,舌质红,苔黄或厚,脉弦或滑数。妇科检查可有阴道炎或附件炎体征。治宜清热除湿解毒。杜惠兰常用自拟苍柏止带汤加减。

【典型案例】

李某,女,25 岁,已婚。初诊:2012 年 9 月 13 日。

主诉:婚后 2 年,未避孕未孕 2 年。

现病史:带下色黄,质黏稠,臭秽,伴阴痒,平时左少腹疼痛,近日腰骶酸痛。纳寐可,二便可。舌质红,苔黄腻,脉弦滑数。

经孕产史:13 岁初潮,月经周期 6~8 天 /29~30 天。Lmp:2012 年 9 月 8 日,量较多,色红,少量血块,经行 8 天净。

妇科检查:宫颈Ⅱ度糜烂,左附件区增厚压痛。

中医诊断:不孕症,带下病。西医诊断:原发不孕,盆腔炎性疾病后遗症。

证属:湿热蕴结证。

治法:清热燥湿止带。

方药:苍柏止带汤加减。

苍术 10g　白术 10g　黄柏 10g　茵陈 10g　土茯苓 30g　蒲公英 30g　川楝子 15g　黄连 10g　当归 15g　牡丹皮 10g　泽泻 15g　薏苡仁 30g　大青叶 30g　柴胡 10g　车前子[包煎] 12g　桑寄生 30g　7 剂,水煎服,每日 1 剂。

外洗方:苦参 30g　蛇床子 15g　百部 15g　白鲜皮 10g　川椒 6g　土茯苓 30g　3 剂,水煎,外洗,2 日 1 剂。

二诊:2012 年 9 月 20 日。药后阴痒消失,带下、腰酸等明显好转,上方去大青叶、黄连、柴胡,加王不留行、川芎。经期去车前子、泽泻、王不留行,加党参、益母草。10 月 7 日月经来潮,经量减少,7 天净。后以上方加减化裁,诸症消失,服用月余而受孕。

【按语】　此症乃湿热蕴结,气血不和所致。带下色黄,黏稠臭秽,伴阴痒,系湿热下注,虫毒侵袭所致。少腹疼痛为冲任气血不和之象。胞宫为湿热所困,自然无以化精成胎。杜惠兰用自拟苍柏止带汤加减,清热利湿止带,调和气血,使湿化热清,气机调畅,而复胞宫冲和之象,白带正常,进而喜孕。

2. 健脾燥湿止带　临床常见带下色白或淡黄,无臭味,面色萎黄,食少,便溏,四肢乏力。妇科检查常见阴道无明显充血,分泌物色白,质稀,或宫颈肥大。此宜健脾疏肝,升阳除湿,杜惠兰常用完带汤加减。

【典型案例】

刘某,女,29 岁,已婚。初诊:2012 年 10 月 8 日。

主诉:婚后 4 年,未避孕未孕 3 年。

现病史:带下色白,无臭味,如涕如唾,面色萎黄,食少,便溏、每日 3 次,四肢乏力。妇科检查:阴道无明显充血,分泌物色白,质稀。寐可,小便可。舌质淡胖,苔白腻,脉沉。

经孕产史:15 岁初潮,月经周期 4 天 /28~30 天。Lmp:2012 年 9 月 28 日,经行 4 天净,量较少,色淡红,无血块。

中医诊断:不孕症,带下病。西医诊断:原发不孕,阴道炎。

辨证:脾虚湿盛证。

治法:健脾利湿止带。

方药:完带汤加减。

苍术 10g　白术 10g　党参 15g　炒山药 15g　炙黄芪 15g　当归 15g　川芎 10g　柴胡 10g　白芍 10g　陈皮 10g　黑荆芥 6g　蒲公英 30g　芡实 10g　薏苡仁 15g　车前子^{包煎}12g　甘草 6g　7 剂,水煎服,每日 1 剂。

二诊:2012 年 10 月 15 日。药后带下量减少,乏力、便溏等好转。以上方加减化裁 2 个月余受孕。

【按语】《傅青主女科》开篇明训:"夫带下俱是湿症。"眉批注云:"凡带症多系脾湿,初病无热,但补脾土,兼理冲任之气,其病自愈;若湿久生热,必得清肾火,而湿始有去路。"对于带下为患,杜惠兰以治带重在治湿,治湿重在治脾为不二法门,采健脾燥湿止带之法,治疗脾虚失运、带脉失约之证。此例患者欲求受孕,而经量偏少,故加四物(去掉熟地之碍湿)以调经,标本兼顾,而能怀妊。

(三)免疫不孕,转阳入阴

中医古籍中无本病记载,杜惠兰认为,免疫性不孕主要是阴阳气血失衡所致。多因经行、产后,或人工流产堕胎后,房事不节,感受湿热之邪,或精浊内侵,内扰气血,冲任阻滞;或因肾虚冲任不充,胞脉失养,精不循常道,内扰气血而致不孕。临床常见阴虚瘀热证和肾虚瘀阻证。如因血型不合引起不孕育,则属于中医的"胎黄",常用自拟的抗溶冲剂(方)治疗。

【典型案例】

徐某,女,30 岁,已婚。初诊:2012 年 8 月 12 日。

主诉:婚后 6 年,未避孕未孕 3 年。

现病史:寐差心烦,纳可,二便调。

经孕产史:15 岁初潮,月经周期 6 天 /29~30 天。Lmp:7 月 21 日,带 6 天,量色可,无血块。舌质黯红,边尖瘀点,苔薄腻,脉沉弦。

辅助检查:抗精子抗体(+)、抗子宫内膜抗体(+)。性激素六项正常,男方检查未见异常。

中医诊断:不孕症。西医诊断:原发性不孕症。

证属:阴虚瘀热证。

治法:养阴清热,活血调经。

方药:知柏地黄汤加减。

知母 10g　黄柏 10g　熟地 20g　山药 15g　山萸肉 12g　赤芍 10g　丹皮 10g　当归 15g　桃仁 10g　三棱 10g　香附 10g　炒白术 10g　夜交藤 30g　远志 10g　茯苓 10g　泽泻 10g　甘草 6g　7 剂,水煎服,每日 1 剂。

二诊:2012 年 8 月 19 日。药后无明显不适,稍事加减,继服 30 余剂。诉两项抗体转阴,后闻讯受孕。

【按语】 此例免疫不孕,舌质黯红,边尖瘀点,体内有瘀有热;苔腻,体内湿停;又寐差心烦,乃虚火扰心。杜惠兰取知柏地黄丸之意加减,在调补肝肾的基础上,加用活血化瘀、理气行滞、利湿泄浊的中药,使虚热清、瘀滞消、湿浊泄,方奏孕育之功。

四、辅助疗法

杜惠兰认为,治疗不孕症,药物治疗是主要、必须的,但一些辅助疗法也必不可少。

(一)权夫妻关系,男女双调

杜惠兰认为,婚后不孕男女皆有原因,双方都要进行检查以明确病因,若非绝对单方因素造成者,宜男女双方同时用药治疗。如此可缩短疗程,并能增强夫妻双方治疗疾病的信心、积极度和协调度,增进夫妻关系,改善患者尤其是女性患者的心理状态,提高疗效。

(二)善情怀开导,身心同治

久婚不孕,盼子心切,意欲不遂,无不情怀郁勃。临证所见,久婚不孕者,多心理复杂,终日悲观失望。杜惠兰治疗此症,言行皆如《灵枢·师说》所言"告之以其败,语之以其善,导之以其所便,开之以其所苦"。对患者每循循善诱,嘱其"抒情畅怀,以助药力之不逮",同时做好其丈夫和双方老人的工作,解除患者心理压力。杜惠兰认为,这种情怀郁勃多属肝郁。通过劝慰开导的心理疗法,配合逍遥散等中药疏达肝气,常能取得事半功倍的治疗效果。

(三)重起居调摄,天人相应

《医学心悟》说:"子嗣者,极寻常事,而不得者,则极其艰难。皆由男女之际,调摄未得其方也。"女子不孕之起居调摄与治疗效果息息相关,即使治之得法,若不善调摄,亦无痊望。杜惠兰仿《寿世保元》"求嗣"之意,授以"积精、养血、乘时"之法,令独宿自养,待精血充盈,乘时交合,两精相搏,则胎孕可望。杜惠兰还强调饮食治疗的重要性。一是要纠正患者不良饮食偏嗜,二是要告知患者饮食禁忌,三是要指导患者饮食疗法,因人而异,辨证施食,以助药效。

(杜惠兰　刘签兴)

河南妇科名家

—— 门成福 ——

门成福,河南中医药大学教授,主任中医师,博士研究生导师,国家级名中医,全国名老中医带徒导师,国家人事部、卫生部、国家中医药管理局联合遴选的全国500名老中医之一。河南省中医事业终身成就奖获得者。幼年仰慕医圣仲景,乃从叔父学习岐黄之术,熟读医经,师承家传,尊古不泥古,灵活贯通,不断创新,从医60余年,积累了丰富的临床经验,擅长治疗各种原因所致的男女不育症及妇科疑难杂症;以精微的辨证施以论治,调经,止带,种嗣,保胎,救人无数。

一、对不孕症的认识

门成福认为不孕症不外乎先天发育不足,或后天失养而引起。原发不孕多由先天肾气不充,肝肾阴血不足,冲任亏虚,胞脉失养,不能摄精成孕;或阳虚不能温煦子宫,宫寒不能摄精成孕;或因情志不畅肝气郁结,疏泄失司,肝郁脾虚,冲任失调而致不孕;或因平素饮食不节,过食生冷,感受寒邪,寒客胞宫而不孕。继发不孕多由产后、人工流产术后或自然流产后,饮食起居不慎,复感外邪,损伤冲任,阻遏气机,或恣食肥甘厚味,痰湿、瘀血阻滞冲任,闭塞胞脉而不能摄精成孕。

门成福根据多年的临床经验将不孕症分为肾虚、肝郁、脾虚、痰湿、血瘀、寒客胞宫几种证型。而临床上原发不孕以肾虚、肝郁脾虚、寒客胞宫为多见,而继发不孕则以痰湿或气血瘀阻为多。

二、诊治思路

对于不孕症的诊治,门成福以中医基础理论为指导,以"整体审查、辨证论治"为主体,临证时方证相应,加减灵活,体现了遵古而不泥古、与时俱进的学术理念。门成福认为不孕症不外乎虚实两大类。原发不孕往往以先天肾气不足(发育不良)多见,治疗以补肾为主,使肾气盛、精血足,方能摄精成孕。继发不孕多以实证多见(盆腔炎、子宫内膜炎等),而子宫肌瘤、输卵管不通、输卵管积水及卵巢囊肿等,门成福指出皆属于中医学"癥"的范畴,且其因是新产或经期伤于风寒或感湿浊邪毒或情志内郁,致使脏腑失调,气血不和,血行受阻,日久成为本病。无论是气郁还是痰湿,均应疏理调畅,使气机通畅,冲任得养,则能受孕。

对于不孕症的治疗,门成福辨证重点在肾,因为肾是五脏中唯一的主体脏器。肾的盛衰与妇科疾病息息相关。因而在治疗时从肾论之,即使无肾虚证候,亦要兼顾到肾。肾与肝密切相关,肝肾同源,故临床治疗当肝肾同治。除此以外,同时需辨病与辨证结合,或辅以活血祛瘀,或辅以疏肝理气,或化痰祛瘀等,提高临床疗效。

三、治疗特色

（一）肾虚不孕

临床表现：婚久不孕，月经后期量少，色淡，质稀，初潮较迟，伴有腰腿酸软，性欲低下，面色晦暗，小便清长，大便不实，舌淡，苔薄白，脉沉细或沉涩。

辅助检查：超声检查、肾功能、性激素六项、优生四项（抗精子抗体、抗心磷脂抗体、抗卵巢抗体、抗子宫内膜抗体）。

证属：肾虚冲任失调。

治法：补肝肾调冲任。

方药：四二五合方。

当归、川芎、白芍、熟地、淫羊藿、仙茅、菟丝子、沙苑子、枸杞子、五味子、覆盆子、益母草、丹参。

加减：若大便溏，加白术、茯苓健脾燥湿止泻；若月经量少色淡，面色㿠白，加味四物汤加减；若肾精不足、冲任不固，加杜仲、川断、枸杞子补肝肾，益精血，固冲任；若眠差多梦，加酸枣仁、柏子仁、首乌藤养心安神；若纳差、脘痞、腹胀，加焦三仙；若经前乳房胀痛，加荔枝核、橘核理气止痛。

【典型案例】

乐某，女，25岁，2003年3月3日初诊。

主诉：自述结婚4年未避孕不孕。

刻下症：月经稀发10年，量少色淡，倦怠乏力，腰酸腿软，性欲淡漠，二便正常，舌淡，苔薄白，脉沉细。

证属：肾虚冲任失养。

治法：温养肾气，调理气血。

方药：加味四物汤合五子衍宗丸加减。

当归25g　川芎15g　白芍15g　熟地25g　丹参30g　川牛膝15g　柴胡15g　杜仲15g　枸杞子15g　菟丝子30g　覆盆子15g　淫羊藿25g　7剂，日1剂，水煎服。

二诊：2003年3月10日。服药后大便溏，其他无不适，舌淡，苔薄白，脉沉细。守上方加白术15g。7剂，日1剂，水煎服。

三诊：2003年3月20日。服药后大便正常，其他无不适，舌淡，苔薄白，脉沉细。守上方加三棱、莪术各15g。7剂，日1剂，水煎服。

四诊：2003年3月27日。服药后24日来月经，量少色淡，大便溏，其他无不适，舌淡，苔薄白，脉沉细。

加味四物汤加减：当归25g　川芎15g　白芍15g　熟地25g　丹参30g　益母草30g　川牛膝15g　杜仲15g　枸杞子15g　菟丝子30g　茯苓15g　鸡血藤25g　白术15g　7剂，日1剂，水煎服。

五诊：2003年4月7日。服药后痰多，其他无不适，舌淡，苔薄白，脉沉细。守上方加柴胡15g。7剂，日1剂，水煎服。

六诊：2003年4月14日。服药后，其他无不适，舌淡，苔薄白，脉沉细。守上方加黄芪30g、三棱15g、莪术15g。7剂，日1剂，水煎服。

七诊:2003 年 4 月 24 日。服药后,其他无不适,舌淡,苔薄白,脉沉细。守上方加香附 15g、覆盆子 15g。7 剂,日 1 剂,水煎服。

八诊:2003 年 5 月 8 日。服药后,月经未来,恶心,饮食欠佳,查尿妊娠试验(+),舌淡,苔薄白,脉沉细。寿胎丸加减。

桑寄生 25g　川断 25g　菟丝子 30g　阿胶珠^{烊化}15g　黄芩 15g　白术 15g　太子参 25g　陈皮 15g　砂仁^{后下}10g　苏梗 15g　麦冬 25g　竹茹 15g　7 剂,日 1 剂,水煎服。

九诊:2003 年 6 月 17 日。服药后,仍恶心不适,今日 B 超检查孕囊大小 32mm×22mm×40mm。舌红,苔薄白,脉沉滑。守上方加杜仲 15g、枸杞子 15g。15 剂,日 1 剂,水煎服。

【按语】 肾藏精,主生殖,肾气旺盛,精充血盈,任通冲盛,月经按时来潮,两精相搏,方能有子。若肾气虚弱,精血不足,冲任脉虚,温煦无权,则胞宫虚寒,不能摄精成孕。如《圣济总录》曰:“女子所以无子,系冲任不足,肾气虚寒故也。”或多产房劳,肝肾亏虚,大病久病耗气伤血,致肾阴虚,精血不足,胞脉失养,内热血枯,子宫干涩而不能摄精成孕。本证型在临床常表现为排卵功能差,或排卵后黄体功能不足;B 超检查可见生殖器宫发育欠佳。

(二)肝郁脾虚性不孕症

临床表现:婚后日久不孕,下腹部胀痛,经行腹痛加剧,月经先后无定期,量少或伴有血块,经期或经后腹痛,经前乳房胀痛,心烦郁闷,体倦乏力,纳差。舌黯红,苔薄白或薄,脉弦细或沉细。

辅助检查:甲状腺功能、优生四项、性激素六项。

证属:肝郁脾虚。

治法:疏肝理气,健脾养血。

方药:疏肝养血汤(自拟方)。

当归、川芎、白芍、路路通、川牛膝、香附、柴胡、茯苓、益母草、栀子、陈皮、甘草。

加减:若腹痛便溏,加芡实固肾涩精、补脾止泄,白术健脾益气止泻;若肝郁化热,可加丹皮、栀子清肝热,佐逍遥散或柴胡疏肝散疏肝解郁;若肾精不足、冲任不固,加杜仲、川断、枸杞子补肝肾,益精血,固冲任;若经前乳房胀痛,加荔枝核、橘核理气止痛;若眠差多梦,加酸枣仁、柏子仁、首乌藤养心安神。

【典型案例】

张某,女,27 岁,已婚,2009 年 1 月 11 日初诊。

主诉:患者未避孕不孕 3 年,月经后错,溢乳多年。

刻下症:月经后错无定期。Lmp:2009 年 1 月 3 日,质、量一般,6~8 天干净,有血块,白带可,乳房胀痛不可触碰。舌红苔薄白,脉沉细弦。

辅助检查:催乳素 96.8ng/ml。

证属:肝气郁结。

治法:疏肝解郁。

方药:逍遥散加减。

丹栀逍遥散加三棱 15g　莪术 15g　丹参 25g　川牛膝 15g　水蛭 15g　炒麦芽 100g　菟丝子 25g　鸡血藤 25g　香附 10g　酒军 12g　红花 15g　7 剂。

二诊:2009 年 1 月 18 日。服药后便溏,乳房胀痛稍减,溢乳量减少,无其他变化,舌脉同上。上方加茯苓 15g。7 剂。

三诊：2009 年 1 月 29 日。服前药，便溏缓解，乳胀大减，按压乳房有少量乳汁溢出，舌质淡红，苔薄白，脉缓沉。经将来潮，嘱初诊方去丹皮、栀子，加益母草 20g、茜草 20g 活血通经，7 剂。

四诊：2009 年 2 月 15 日。2 月 6 日月经来潮，量中，5 天净，血块少许，嘱继守初诊方去丹皮、栀子调治。如此调治 2 个月后，患者四诊时已受孕。

【按语】　本案患者肝郁气滞，疏泄失常，血海不能按时满溢，月经后延，甚则隔月而行，冲任不调，摄精失职，故多年不孕；肝气郁久化火，气血随冲气上逆为乳，故见乳房胀痛，溢乳；郁久必瘀，故见月经不畅，衍期而行，夹有血块。证属肝郁血瘀，治宜疏肝理气，回乳调经，方选丹栀逍遥散加减。丹栀逍遥散疏肝理气兼清郁热，三棱、莪术、丹参、川牛膝、水蛭、鸡血藤、香附、红花、酒军活血祛瘀，使瘀血散，肝气疏，疏泄有职，冲任通畅；炒麦芽健脾胃，回乳消胀。二诊时患者诉便溏、乳胀溢乳已减，守前方加茯苓，健脾渗湿。三诊时便溏缓解，乳胀、溢乳大减，舌脉之象改善，遂去原方中丹皮、栀子，正值经前期加益母草、茜草活血通经。四诊时月经来潮，5 天净，血块减少，提示月经顺畅，如此巩固，调治 2 个月即受孕成功。

（三）痰湿性不孕症

临床表现：婚久不孕，多见体胖痰湿之体，月经后期、稀发，量少，色淡，甚停闭不行，平素白带过多，色白质黏稠无臭；多伴腹胀，纳呆，便溏，肢体郁胀。舌淡苔白腻，脉濡滑或沉迟滑。

辅助检查：性激素六项、优生四项。

证属：痰湿凝滞。

治法：燥湿化痰，补气通络。

方药：苍附导痰汤合二陈汤加减。

苍术、香附、陈皮、南星、枳壳（麸炒）、川芎、滑石、白茯苓、神曲、陈皮、半夏。

加减：若痰湿瘀阻甚者，加丹参、益母草、水蛭活血调经、通络逐瘀；若月经量多，腹胀兼痰湿，四物汤加减；若痰多、脘痞、便溏，加白术、芡实、茯苓、冬瓜仁健脾燥湿利水；若经前乳房胀痛，加荔枝核、橘核理气止痛；若已妊娠，且伴腹痛，寿胎丸加减。

【典型案例】

王某，女，27 岁，2003 年 8 月 28 日初诊。

主诉：自述结婚 2 年未避孕不孕。

刻下症：月经经常后错，量少色淡，白带量多，质稀，性欲淡漠，头晕、心悸、胸闷泛恶，二便正常，舌淡，苔白腻，脉滑。

中医诊断：不孕症，月经后期。西医诊断：原发不孕，月经不调。

证属：痰湿阻络。

治法：燥湿化痰，理气调经。

方药：苍附导痰汤加减。

苍术 15g　香附 15g　陈皮 15g　半夏 15g　茯苓 15g　甘草 6g　胆南星 15g　枳壳 15g　三棱 15g　莪术 15g　土鳖虫 15g　川牛膝 15g　白芥子 15g　牵牛子 15g　薏苡仁 30g　柴胡 15g　木香 6g　7 剂，日 1 剂，水煎服。

二诊：2003 年 9 月 18 日。服药后，其他无不适，舌淡，苔白腻，脉滑。守上方加丹参 30g、益母草 30g、水蛭 15g。7 剂，日 1 剂，水煎服。

三诊：2003年9月29日。服药后9月23日来月经，量多，腹胀，其他无不适，舌淡，苔白腻，脉滑。四物汤加减。

当归25g　川芎15g　白芍15g　熟地25g　大黄10g　川牛膝15g　杜仲15g　菟丝子30g　金银花25g　薏苡仁30g　10剂，日1剂，水煎服。

四诊：2003年10月13日。服药后24日来月经，量少色淡，大便溏，其他无不适，舌淡，苔白腻，脉滑。守上方加柴胡15g、枳壳15g、三棱15g、莪术15g，大黄改为15g。10剂，日1剂，水煎服。

五诊：2003年10月27日。服药后痰多，其他无不适，舌淡，苔白腻，脉滑。守上方加白术15g、茯苓15g、冬瓜子30g。7剂，日1剂，水煎服。

六诊：2003年11月8日。服药后，月经仍未来，腹痛，自查尿妊娠试验（＋），舌淡，苔薄白，脉沉细。寿胎丸加减。

桑寄生25g　川断25g　菟丝子30g　阿胶珠15g　杜仲15g　枸杞子15g　黄芩15g　白术15g　陈皮15g　砂仁[后下]10g　苏梗25g　麦冬25g　姜竹茹15g　14剂，隔日1剂，水煎服。

【按语】　体形偏胖，禀赋脾虚湿盛，故见带下多，质稀；脾失健运，水湿内停，聚而为痰，痰湿阻滞经脉，冲任失调，可见月经后期量少；痰湿阻于肌肤，故肢体郁胀；痰湿内阻，清阳不升，浊阴不降，故头晕心悸，胸闷泛恶；舌淡苔白腻，脉滑为痰湿内阻之象。《万氏妇人科》云："惟彼肥硕者，膏脂充满，元室之户不开……为无子之病。"《医宗金鉴·妇科心法要诀》曰："女子不孕之故……因体盛痰多，脂膜壅塞胞中而不孕。"痰湿积聚亦可导致不孕。治宜燥湿化痰，补气通络。方选苍附导痰汤，健脾利湿化痰。《金匮要略·水气病脉证并治》云："血不利则为水。"故方中加三棱、莪术活血之品，有助于利水。

（四）血瘀性不孕

1. 瘀滞胞宫

临床表现：婚久不孕，月经推后或周期正常，经来腹痛，或进行性加剧，经量多少不一，经色紫黯，有血块，块下痛减，或经行不畅，淋漓难净，或经间期出血，或肛门坠胀不适。舌紫黯或有瘀斑、瘀点，脉弦或弦细涩。

辅助检查：子宫输卵管造影；性激素六项；优生四项。

证属：瘀滞胞宫证。

治法：活血化瘀，温经通络。

方药：少腹逐瘀汤加减或桂枝茯苓丸加减。

小茴香、干姜、延胡索、没药、当归、川芎、官桂、赤芍、蒲黄、五灵脂、桂枝、茯苓、芍药、桃仁、牡丹皮。

加减：若肾气虚，加菟丝子、枸杞子、杜仲滋补肝肾；若偏肾阴虚，左归丸加减；若肾阳虚，配右归丸；若经前乳房胀痛，加荔枝核、橘核理气止痛；若小腹胀痛，加乌药宽中行气除痞；若眠差多梦，加酸枣仁、柏子仁、首乌藤养心安神；若纳差、脘痞、腹胀，加焦三仙。

【典型案例】

朱某，女，36岁，2013年6月初诊。

主诉：2010年孕45天胚胎停育行清宫术后3年未避孕而不孕。

刻下症：月经周期规律，经量中等，色黯有血块，带下量偏多。

辅助检查：男方精液化验正常。内分泌检查正常。昨日行子宫输卵管碘油造影提示双侧输卵管伞端粘连，右侧输卵管上举，子宫大小形态正常。轻度腹痛，舌淡，苔薄黄，脉细数。

中医诊断：不孕症。西医诊断：继发不孕。

证属：外邪侵袭胞宫，湿热瘀阻。

治法：活血化瘀，通脉利水。

方药：桂枝茯苓丸加味。

桂枝 15g　茯苓 15g　丹皮 15g　赤芍 15g　白芍 15g　桃仁 15g　丹参 25g　三棱 15g　莪术 15g　卷柏 15g　刘寄奴 15g　穿山甲 10g　皂角刺 25g　乳香 6g　没药 6g　炒杜仲 15g　薏苡仁 25g　败酱草 25g　香附 15g　大腹皮 25g

二诊：服上药 15 剂后，月经昨晚来潮，量不多，色较前鲜红，轻微有腹痛下坠感，余无不适，舌淡，苔薄白，脉细数。拟活血调经利水之法。

桂枝 15g　茯苓 15g　丹皮 15g　赤芍 15g　桃仁 15g　丹参 25g　益母草 25g　三棱 25g　莪术 25g　枳壳 15g　川牛膝 15g　香附 15g　泽兰 25g　皂角刺 25g　土鳖虫 15g　卷柏 15g　刘寄奴 15g　5 剂。

三诊：服药后经量较前增多，无血块，自觉腹中舒适，不像以前经净后仍觉腹胀不适，大便稍溏，舌淡苔薄白，脉细。经净后，仍以化瘀通脉利水之法治疗。考虑既往有胚胎停育病史，故加菟丝子 25g、炒杜仲 15g 以补肾气。

桂枝 15g　茯苓 15g　丹皮 15g　赤芍 15g　桃仁 15g　丹参 25g　三棱 15g　莪术 15g　卷柏 15g　刘寄奴 15g　鳖甲 25g　皂角刺 25g　乳香 6g　没药 6g　炒杜仲 15g　菟丝子 25g　大腹皮 30g　15 剂。

四诊：来诊时诉本月白带在排卵期时偏多，呈透明状，伴有右侧下腹部隐痛不适，持续 1 天半左右，余无不适。舌淡，苔薄白，脉细。拟上方加冬瓜子 30g，以帮助利水。

病情稳定，守前法继续巩固治疗 2 个月余。

后随访，正常妊娠，次年足月顺产一女婴。

【按语】　输卵管炎性不孕为临床多见疾病，治疗颇为棘手。门成福认为"瘀"为本病病机，治疗宜以化瘀为主。方选桂枝茯苓丸加味，具体应用时仍需因个人病情诸法相参。本案患者为自然流产后湿热邪毒乘虚侵袭冲任与气血相搏结，致气血不畅，瘀血停滞，形成"湿""热""瘀"胶着之势，阻于胞宫脉络，故临床可见多年不孕；造影示双侧输卵管积水，瘀阻胞脉，不通则痛，故见少腹疼痛。经量不多有血块，带下量多，舌脉之象，皆为湿热瘀阻之象。治宜活血化瘀，通脉利水。方中桃仁、丹参、三棱、莪术、卷柏、刘寄奴、穿山甲、皂角刺、制乳没、香附理气活血化瘀，疏通胞脉；败酱草、丹皮、赤芍凉血散瘀，消热瘀胶结之热，使热除瘀散，胞脉通；薏苡仁、大腹皮、桂枝渗湿利水；杜仲补益肾气，肾气足，气帅血行，有助活血化瘀，同时杜仲能温肾助阳，促进水湿的消散。全方组方严密，利于化瘀，而不拘泥于单纯化瘀，理气、利湿、益气诸法相参，助于化瘀，使瘀散而不伤正。故患者二诊时已诉诸症悉减。月经按时来潮，稍加益母草、土鳖虫调经之品，使瘀滞随经水而下。三诊时为经净后原方加菟丝子补益肾气，使活血之品不伤正气，更能预培其损，补益自然殒堕对肾气的损伤，防止再次自然流产的发生。如此调理 3 个月，受孕成功。

2. 寒客胞宫

临床表现：婚久不孕，平素少腹冷痛，经期加重，月经后期量少，色黯，伴有血块，腰腿酸软,畏寒肢冷,舌淡,苔白,脉沉细。

辅助检查:超声检查、性激素六项、妇科检查等。

证属:寒凝血瘀。

治法:温经活血,调经种子。

方药:加味温经汤。

吴茱萸、麦冬、当归、芍药、川芎、人参、桂枝、阿胶、牡丹皮、炮姜、甘草、半夏、肉桂。

加减:若便溏,加白术、茯苓健脾燥湿止泻;若肾精不足、冲任不固,加杜仲、川断、枸杞子补肝肾,益精血,固冲任;若眠差多梦,加酸枣仁、柏子仁、首乌藤养心安神;若纳差、脘痞、腹胀,加焦三仙;若经前乳房胀痛,加荔枝核、橘核理气止痛。

【典型案例】

王某,女,32岁,2015年7月就诊。

主诉:婚后夫妇同居,性生活正常,未避孕不孕2年。

刻下症:平素月经规律,周期28~30天,经期腹痛明显,喜按,喜暖。Lmp:6月28日。舌略淡,苔白,脉沉细,现经净3天。

辅助检查:男方精液分析提示正常。

证属:寒滞胞脉,血瘀于下。

治法:温经散寒止痛。

方药:加味温经汤。

吴茱萸6g 当归10g 芍药15g 川芎10g 人参10g 桂枝15g 阿胶12g 牡丹皮12g 半夏12g 麦冬20g 丹参25g 香附15g 甘草6g 14剂,日1剂,水煎温服。

二诊:7月20日。服药后带下多,腹部隐隐作痛,遂给予少腹逐瘀汤提前温经止痛治疗。舌红苔白,脉细。

小茴香10g 炒干姜6g 延胡索15g 没药6g 当归12g 川芎15g 官桂6g 赤芍15g 蒲黄9g 炒五灵脂10g 三棱15g 莪术15g 丹参25g 香附25g 益母草30g 枣仁25g 10剂,日1剂,水煎温服。

三诊:7月29日。月经来潮,经量中等,色黯红,小腹隐痛不适,较前明显减轻。遂给予少腹逐瘀汤加减。

当归24g 川芎12g 延胡索15g 蒲黄15g 五灵脂15g 没药5g 官桂5g 小茴香5g 炮姜5g 7剂,日1剂,水煎服。

守此法调理3个月余,月经逾期未至,自测尿HCG阳性,2周后彩超提示宫内早孕,胚胎存活。

【按语】 该例不孕症为寒凝经脉,使气血运行不畅,胞宫经血流通受碍,不利于精卵结合受孕。寒湿之邪伤于下焦,客于胞中,色黯有块,小腹冷痛。本证常见于20~30岁的青年女性。门成福制定了治痛经三法——经前宜攻,经行宜通,经后宜补。故经后即用温经汤,温经通脉暖胞宫,继用少腹逐瘀汤加味。当归、川芎活血行瘀,延胡索、蒲黄、五灵脂、没药化瘀止痛,官桂、小茴香、炮姜温经散寒。辨证论治,分期运用,则经脉通畅,胞宫温暖得养,精卵结合后着床,受孕成功。

(门 波 宋艳丽)

—— 褚玉霞 ——

褚玉霞,教授、主任医师,硕士研究生导师,传承博士研究生导师,全国首批中医传承博士后导师。国家级名老中医,河南省首届名中医。第二批全国中医妇科名师。原河南中医药大学妇科教研室主任,兼河南中医药大学第二附属医院妇产科主任。中华中医药学会妇科专业委员会第二届、第三届副主任委员,第四届顾问;中国中医药研究促进会妇科流派分会副会长。现任河南省中医妇科委员会主任委员,河南省中医生殖医学委员会名誉主任委员,河南省药品评审专家,河南省医师协会理事,河南省保健品协会食疗与养生委员会副主任委员、常务理事。河南省中医院"名师传承研究室"终身导师,河南省中医院褚玉霞名中医工作室指导老师。全国卫生系统先进工作者。

从医执教近50年,潜心于妇科疾病的研究,研究方向为中医妇科血证、炎症及生殖内分泌疾病的防治。擅长中医妇科经带胎产及各种疑难杂症的治疗,尤其对不孕症、先兆流产与反复流产、异常子宫出血、痛经、闭经、子宫内膜异位症、多囊卵巢综合征、卵巢早衰、绝经综合征、异位妊娠非手术治疗、妇科炎症及肿瘤等疾病的研究造诣精深。

一、对不孕症的认识

不孕一词首见于《周易·九五爻辞》:"妇三岁不孕"。《素问·骨空论》云:"督脉者……此生病,从少腹上冲心而痛,不得前后,为冲疝。其女子不孕、癃、痔、遗溺、嗌干。"正式提出不孕的病名。中医对不孕的认识已有两千多年的历史,历代中医医籍中多设有"求嗣门""种子门""嗣育门",对不孕症单独加以论述,可见不孕症自古以来就备受关注。当下,不孕症的发病率仍居高不下,并有逐年增长的趋势,一直为生殖医学研究的热点、难点。

早在《黄帝内经》中即有女子"二七而天癸至,任脉通,太冲脉盛,月事以时下,故有子……七七,任脉虚,太冲脉衰少,天癸竭,地道不通,故形坏而无子也"的论述,明确了生长发育及生殖的生理机制,强调了肾在这一过程中的重要地位,至今奉为经典。现代中医妇科大师罗元恺提出了"肾－天癸－冲任－胞宫"生殖轴的理论,将生殖机制的主线更明晰地描绘出来,对诊治该病起到了重要的指导作用。

西医认为不孕症涉及排卵障碍、盆腔炎性病变、子宫内膜异位症、免疫功能异常等多种疾病,且随着助孕技术不断提高,取得许多突破,给以往不能治疗的患者带来了福音。但不孕症的研究仍有许多瓶颈和未知领域,如卵巢低反应、不明原因不孕等,随着生活方式的改变、环境的变迁,还会不断有新的问题出现,因此战胜这一疾病仍有很长的路要走。

褚玉霞垂询古人,融合现代,认为生殖功能是脏腑协调、气血充盛、经脉通畅的结果;若先天不足,或后天调摄不慎,或感受寒热湿邪,或七情过激,致脏腑失调,阴阳偏盛偏衰,气血不足、失和,经脉阻塞,则是不孕症发生的病理基础。脏腑、阴阳、气血紊乱不仅内生寒热湿邪,还可导致气滞、瘀血、痰浊之患,这些病理产物又可作为二级病因使病机复杂化,增加治疗难度。虽然病机种种,但其核心在肾,涉及心肝脾、气血及冲任,是以虚为主,兼夹痰湿、瘀血、寒热的本虚标实之证。

二、诊治思路

辨证求因、审因论治是中医诊治疾病的灵魂。褚玉霞强调,无论何病,必宗此法。褚玉霞根据数十年的临证经验认为不孕症多见肾虚、肾虚湿热、肾虚肝郁、肾虚痰湿、肾虚血瘀等证,故滋肾温肾、补肾化湿清热、补肾疏肝、补肾化痰除湿、补肾化瘀通络为其治疗不孕的常法。

女性生殖轴具有周期性变化的特性,每一周期各阶段具有阴阳、气血消长的不同变化。褚玉霞主张辨证的同时,还应结合每个阶段的特点,有所侧重,兼顾阴阳气血,顺应生理之势,即所谓的周期治疗。不孕症涉及多种疾病,每一疾病导致不孕的病机各有特点,如排卵障碍者多肾虚、痰瘀,盆腔炎性病变者多为湿热瘀结,高催乳素血症多肾虚肝郁,子宫内膜异位症者常肾虚血瘀,免疫性不孕则以肾虚湿瘀为主等等。因此,褚玉霞重视辨病辨证、宏观微观的结合。对于辅助生殖、输卵管介入、整形者,则以西医为主,中医相辅,提高受孕概率,强调中西汇通、个体化治疗。

三、治疗特色

(一)排卵障碍性不孕

排卵障碍性不孕多见于多囊卵巢综合征、高催乳素血症、未破卵泡黄素化综合征、早发性卵巢功能不全、席汉综合征等多种疾病。

临床表现:婚久不孕,月经频发、或稀发甚停闭,经量或多或少;头晕耳鸣,腰膝酸软,倦怠乏力;舌淡、苔薄,脉沉细。

辅助检查:性激素六项、甲状腺功能、胰岛素释放试验、血脂四项、基础体温、超声检测卵泡等异常。

证属:肾气虚弱,冲任不盈。

治法:滋肾温肾,调冲助孕。

方药:自拟二紫赞育方加减。

紫河车粉^{另冲}3g　紫石英30g　菟丝子30g　枸杞子15g　熟地黄24g　淫羊藿15g　丹参30g　香附15g　砂仁6g　川牛膝15g

加减:若形体消瘦、阴中干涩偏肾阴虚者,可选加女贞子、墨旱莲、山萸肉、制首乌、龟甲胶等;畏寒怕冷、性欲淡漠、小腹发凉、夜尿频多偏肾阳虚者,酌加巴戟天、仙茅、肉苁蓉、鹿角霜;五心烦热、潮热盗汗者,去淫羊藿,择加黄柏、知母、鳖甲、地骨皮、五味子等;若兼纳差、便溏、乏力偏脾虚者,去熟地黄,选加黄芪、党参、炒白术、炒山药、茯苓等;若兼有乳房胀痛、情志不畅等肝郁之症,酌加柴胡、郁金、白芍、枳壳、麦芽等;若兼心烦易怒,口苦,便干等肝郁而化热者,去淫羊藿,酌加丹皮、生栀子、龙胆、大黄等;若形体肥胖,胸闷泛恶,舌淡黯、苔白腻,脉沉滑,兼痰瘀者,合自拟橘黄汤(橘红15g　姜半夏10g　胆南星10g　天竺黄12g　苍术10g　香附15g　枳实12g　大贝10g　大腹皮30g　丹参30g　炙甘草5g)加减。

【典型案例】

案1　李某,女,28岁,已婚。2012年9月25日首诊。

主诉:未避孕2年未孕,停经6个月余。

刻下症：平素白带量少，性情烦躁，乏力，耳鸣，潮热盗汗，腰酸冷痛，腿软无力，纳食正常，睡眠不佳，小便频数，大便正常；舌苔薄白，脉沉细。

经孕产史：13 岁月经初潮，4~6 天/28~31 天，2011 年行药物流产术后即出现月经后错，渐至闭经。Lmp：2013 年 3 月初。孕 0 产 0 流 0。

辅助检查：尿 HCG 阴性。内分泌：FSH 54.56mIU/ml，LH 28.78mIU/ml，E_2 29.97ng/ml。

中医诊断：继发性闭经，继发不孕。西医诊断：继发性闭经，早发性卵巢功能不全。

证属：肾气虚弱，冲任失养，阴阳失调。

治法：补肾填精，益气养血，调和阴阳。

方药：紫石英 30g　紫河车粉^{冲}2g　炙百合 30g　熟地 20g　淫羊藿 15g　桂枝 10g　白芍 10g　枸杞子 20g　香附 15g　丹参 30g　砂仁 6g　川牛膝 15g　生姜、大枣引　30 剂，每日 1 剂，水煎服。

二诊：2012 年 10 月 30 日。自诉月经于 10 月 29 日来潮，量极少，色黯，下腹冷痛，腰酸困，余症消失，舌淡苔薄，脉弦细。治以活血化瘀，温经散寒之法。

处方：当归 15g　川芎 10g　赤芍 15g　桃仁 6g　红花 15g　香附 15g　丹参 30g　泽兰 15g　鸡血藤 30g　官桂 6g　乌药 12g　川牛膝 15g　5 剂，服法同前。告知当月经干净后继续服用 9 月 25 日方药。

三诊：2012 年 11 月 28 日。昨日月经来潮，量较以往明显增多，仍色黯，下腹疼痛、腰酸困仍存，带下正常，纳眠可，舌脉如前。守 10 月 30 日方加延胡索 15g。5 剂，服法同前。非经期方药不变，继续服用。

四诊：2013 年 1 月 15 日。诉月经至今未潮，现恶心，食欲不振，乳房稍有胀痛，舌淡红，苔薄白，脉滑细。遂查尿 HCG 示阳性，彩超示宫内早孕。嘱其注意休息，建议定期复诊。

【按语】　患者青年女性，内分泌检查示 FSH 增高，诊断为早发性卵巢功能不全，属于中医"闭经"范畴。该患者年方 28 岁，肾气已现衰败之象，天癸虚衰，冲任二脉失养，血海不充，故经水停闭；肾精亏虚，肾阴不足，不能上济于心，心火妄动，故心烦、潮热、盗汗等类似绝经期症状始现；肾阴亏虚，阴损及阳，久之导致肾阴阳俱虚而见腰膝冷痛、小便频数。褚玉霞认为该患者辨证应属肾阴阳双亏，究其根本应以肾阴虚为主，治以补肾填精之法，临证给予自拟二紫赞育方、百合地黄汤及桂枝汤加减。方中紫河车、紫石英为君药，行补肾填精之责。熟地、枸杞子滋肾养血、生精益髓，淫羊藿温补肾阳，三者合用共为臣。百合润肺益智，安五脏，主清心安神之功；生地滋养肾阴，生肾水上制心火，二药共奏养阴清热之效；香附、丹参活血理气调经，桂枝汤温经散寒，砂仁化气醒脾消诸药腻胃之忧，共为佐药。川牛膝引血下行为使。全方以补肾填精、理气调经、养阴清热为法，共行益肾填精、阴阳双补之效。经期给予活血化瘀、温经散寒之剂。如此周期序贯调理，经血得调，冲任得充，天癸重至，生殖有望，褚玉霞称"种子必先调经"即此意也。

案2　李某，女，28 岁，已婚。2012 年 10 月 22 日初诊。

主诉：月经稀发、或停闭 2 年余，未避孕未孕 1 年余。

刻下症：近 1 年体重明显增加，面部散在痤疮，腰部酸痛，纳眠尚可，二便正常；舌质淡红，舌体胖大，苔白腻，脉沉滑。

经孕产史：13岁月经初潮，既往月经正常，近2年月经稀发，甚至停闭(最长时间8个月)，用黄体酮治疗月经方来。Lmp：2012年8月13日，量少，色黯红，夹有少量血块，伴腹痛，喜暖喜按。孕0产0流0。

辅助检查：B超示双侧卵巢可见20个以上大小不等的卵泡，最大直径0.6cm。性激素六项示 E_2 45pg/ml，T 0.56ng/ml，PRL 25.2ng/ml，FSH 4.01mIU/ml，LH 7.3mIU/ml，P 0.5ng/ml；血 β-HCG 1.2mIU/ml。体重指数28。2012年6月子宫输卵管造影示双侧输卵管通畅。男方精液分析正常。

中医诊断：闭经，不孕症。西医诊断：不孕症，多囊卵巢综合征。

证属：肾虚气化失司，痰湿停聚，阻于胞宫、冲任。

治法：补肾温阳，豁痰化瘀。

方药：紫石英30g　淫羊藿15g　鹿角霜15g　苍术10g　陈皮15g　姜半夏10g　天竺黄12g　丹参30g　香附15g　茯苓15g　川芎10g　冬瓜皮60g　川牛膝15g　20剂，每日1剂，水煎服。嘱调整饮食结构，合理锻炼，减轻体重。

二诊：2012年11月16日。服药后月经于昨日来潮，量少，色黯，伴小腹隐痛，喜暖，舌脉同前。治以活血化瘀，温经散寒。

方药：当归15g　川芎10g　赤芍15g　红花15g　丹参30g　泽兰15g　桃仁6g　乌药12g　官桂6g　香附15g　延胡索15g　川牛膝15g　5剂。

经后予首次方加紫河车^{另冲}3g，服法同前。

诊治经过：依上方为主序贯用药5个月，患者月经基本规律，体重减轻12kg。于2013年4月3日复查B超提示可见一发育优势卵泡(15mm×11mm)，遂嘱患者排卵期同房。2013年5月6日复诊，停经43天，B超提示宫内早孕，嘱其注意休息，定期检查，不适随诊。后随访足月顺产一健康男婴。

【按语】经云"肾藏精""肾主生殖"，肾之精气充盛，阴阳平衡，则生殖能力强健。《素问·逆调论》曰："肾者水脏，主津液。"若肾虚，蒸腾气化作用失调，开合不利，水湿内停，日久聚而成痰；兼之饮食不节，喜食膏粱厚味，化生痰浊，阻碍气机，血行不畅，而致血瘀。痰瘀阻滞冲任、胞脉则经闭不行，无以成孕。如《女科切要》云："肥白妇人，经闭而不通者，必是湿痰与脂膜壅塞之故也。"《竹林寺女科秘传·求嗣上》亦曰："痰气盛者体必肥，肥则下体过胖，子宫缩入，难以受精。"治疗应补肾温阳，化痰除湿，祛瘀调经。方中紫石英、淫羊藿、鹿角霜温肾扶阳，以助气化，如明代赵献可《医贯》曰"肾为生痰之本，补肾之所以治痰之本也"；陈皮、姜半夏、茯苓健脾和中、行气化湿以绝生痰之源；苍术、天竺黄加强祛湿除痰之力，丹参、香附、川芎行气活血，痰瘀同治；冬瓜皮淡渗利湿，使湿邪从小便排出；川牛膝补肾活血，引血下行，使药达病所。经期活血化瘀、温经散寒，以少腹逐瘀汤增损。经周期治疗，患者体重明显减轻，月经正常，同时结合B超检查，了解卵泡发育情况，嘱其择"氤氲期"交会，促使受孕。

案3　杜某，女，29岁，已婚。2012年8月16日初诊。

主诉：未避孕2年未孕。

刻下症：腰酸，阴道干涩，时有乳胀，郁郁寡欢，纳眠可，二便正常，曾就诊外院予达英-35、中药治疗；舌淡黯，脉沉细。

经孕产史：月经14岁初潮，5~6天/30~60天。Lmp：8月10日，量少。痛经(-)，孕

5 产 0 流 5,人工流产 2 次,药物流产 3 次。

辅助检查:2012 年 5 月 13 日性激素六项示 E_2 34pg/ml,T 0.56ng/ml,PRL 20.3ng/ml,FSH 4.8mIU/ml,LH 15.5mIU/ml,P 0.3ng/ml。2012 年 6 月 27 日彩超示双侧卵巢多囊样改变,内膜回声稍欠均匀。6 月 22 日子宫输卵管造影示双侧输卵管通畅。男方相关检查未见异常。

中医诊断:不孕症。西医诊断:不孕症,多囊卵巢综合征。

证属:肾虚肝郁。

治法:滋肾温肾,疏肝理气,调养冲任。

药用:紫石英 30g 紫河车粉^{另冲}3g 菟丝子 30g 枸杞子 20g 丹参 30g 香附 15g 淫羊藿 15g 熟地 20g 砂仁 6g 青皮 12g 川牛膝 15g 柴胡 12g 石斛 20g 莲子心 6g 7 剂,每日 1 剂,水煎服。

二诊:2012 年 8 月 28 日。大便干,舌黯,脉沉细。8 月 27 日彩超示卵泡右 20mm×19mm,左 15mm×12mm。

方药:上方加白芥子 10g、当归 15g、肉苁蓉 30g。12 剂,服法同前。

三诊:2012 年 9 月 13 日。昨日月经来潮,量中,色黯,无明显不适,舌脉如前。

方药:经期给予少腹逐瘀颗粒,每次 1 包,每日 3 次,口服。经后予首次方加当归 15g、大贝 10g、肉苁蓉 30g。15 剂,服法同前。

四诊:2012 年 10 月 17 日。阴道少量出血 1 天,腰酸,余无不适,舌淡黯,脉滑细无力。血 β-HCG 1 300mIU/ml,P 20.3ng/ml。告知已受孕,至于是宫内早孕还是异位妊娠,有待进一步确诊。患者了解风险后强烈要求保胎。

方药:川断 30g 杜仲 20g 菟丝子 30g 太子参 15g 炒白术 10g 黄芩 12g 苏梗 15g 砂仁 6g 墨旱莲 30g 山茱萸 20g 阿胶^{烊化}20g 炙甘草 5g 7 剂,服法同前。

地屈孕酮 10mg,每日 2 次,口服。并同时检测 HCG、P。

后彩超提示宫内早孕,依次为基础方化裁,保胎至 12 周。于 2013 年 7 月 15 日剖宫产一男婴,母子平安。

【按语】 早在《黄帝内经》中就明确提出了肾主生殖的理论。《傅青主女科》亦云:"经水出诸肾""夫妇人受妊,本于肾气之旺也"。肾之精气充盛为月经、生育之本,肾之精气亏虚则为排卵障碍的关键。而"肝为女子之先天",肝血与肾精乙癸同源、精血互化;肝之疏泄与肾之封藏相辅相成,对冲任的充养、月经的节律、受孕的时机起着重要的调控作用。清代医家傅山云:"妇人有怀抱素恶不能生子者……谁知是肝气郁结乎。"张景岳在《景岳全书·妇人规·子嗣类》中曰:"情怀不畅则冲任不充,冲任不充则胎孕不受。"肾虚肝郁则冲任失养,胞脉不畅,不能摄精成孕。治疗重在滋补肾精,温养肾元,疏肝理气,调畅冲任。方中紫河车、紫石英温肾暖胞,养血填精,充养奇经;菟丝子、熟地黄、枸杞子、石斛温补肝肾,滋阴养血;淫羊藿扶肾壮阳,增肾中之火以助生化,如丹溪所云"天非此火不能生物,人非此火不能有生";丹参、香附、柴胡疏肝解郁,行气活血,养血调经,使"气行血行""静中有动";砂仁气味芳香,醒脾悦胃,化湿行气,以防补药滋腻;川牛膝活血通经,引血下行。总览全方,补中寓通,阴阳兼顾,气血同调,偏重治阳。褚玉霞认为肾为水火之脏,"静则藏,动则泄",治肾促排卵重于温阳,但宜水中补火,阴中求阳,才能使阴阳达到正常水平的平衡。治疗中曾加用当归、白芥子、大贝、肉苁蓉,以加强扶阳育阴、活血散结之力,以助育卵排卵之效。虽肾气始盛而孕,但胎元仍需肾气、精血的维系、濡养,故此类患者孕后易发生堕胎,因而,孕后及时保胎才不至于功亏一篑。褚玉霞用寿胎丸加减,以补肾养血安胎,使患者终能如愿得子。

(二)盆腔炎性不孕

多见于输卵管阻塞。

临床表现:婚久不孕,少腹疼痛,经行加重,或腰骶酸痛,带下量多,色黄兼有异味,月经黏腻、色黯有块,口苦咽干,小便黄赤,舌红、苔黄腻,脉弦滑。

辅助检查:超声可见附件包块,盆腔积液;输卵管造影可见输卵管阻塞,或通而不畅,输卵管积液等。宫颈分泌物培养衣原体、支原体阳性。

证属:湿热瘀结,胞脉阻滞。

治法:清热利湿,祛瘀通络,益气扶正。

方药:自拟消癥饮加减。

生薏苡仁 30g 茯苓 15g 败酱草 30g 连翘 20g 桃仁 6g 丹参 30g 赤芍 15g 桂枝 6g 黄芪 30g 川牛膝 15g 路路通 15g 皂角刺 15g 穿山甲粉[另冲]3g

加减:输卵管积水者,加车前子、泽泻、猪苓;经前乳房胀痛、急躁易怒者,加丹皮、栀子、柴胡、香附;下腹刺痛、舌黯有瘀点或瘀斑、脉沉涩瘀滞较甚者,加三棱、莪术、水蛭;小腹冷痛喜暖偏寒湿者,去败酱草、连翘,加乌药、小茴香、制附子、淫羊藿;若倦怠乏力、大便溏薄者,加党参、白术、山药;腰酸困疼痛者,加川断、杜仲、桑寄生等。

【典型案例】

海某,女,38 岁,已婚。2015 年 5 月 22 初诊。

主诉:未避孕未孕 1 年余。

刻下症:近 1 年余试孕无果,时少腹隐痛,白带量多、黄稠,纳眠可,二便如常;舌黯、苔腻微黄,脉沉细。

经孕产史:6 天 /30 天。Lmp:2015 年 5 月 17 日,量色可,有小血块。孕 1 产 1(2009 年剖宫产一健康女婴)。

辅助检查:2014 年 6 月输卵管造影示子宫形态大小尚可,边缘欠光滑,双侧输卵管炎,通而不畅,左侧输卵管伞端不全粘连。

中医诊断:不孕症。西医诊断:原发不孕,盆腔炎性疾病后遗症。

证属:湿热瘀结,胞脉闭阻。

治法:清热利湿,化瘀通络佐以扶正。

方药:生薏苡仁 30g 茯苓 15g 败酱草 30g 连翘 15g 桃仁 6g 丹皮 15g 赤芍 15g 香附 15g 桂枝 6g 黄芪 30g 川牛膝 15g 路路通 15g 皂角刺 10g 丹参 30g 延胡索 15g 穿山甲粉[另冲]3g 15 剂,每日 1 剂,水煎服。

莪术灌肠煎:莪术 30g 丹参 30g 红藤 30g 蒲公英 30g 黄柏 10g 香附 15g 川牛膝 15g 2 日 1 剂,每晚保留灌肠。

二诊:2015 年 6 月 12 日。服药后,腹痛消失,带下正常,5 月 17 月经来潮,持续 6 天,量色可,少许血块,伴腰酸。舌脉如前。

方药:上内服方去延胡索,加川断 30g。服法同前。灌肠方同前。嘱经后 3~5 天不同房行输卵管通液术。

三诊：2015年7月9日。Lmp：2015年6月18日，量色可，经前乳房胀痛。舌黯，苔薄白，脉沉弦。2015年6月29日患者于我院行通液术：通而不畅。内服方守上方加柴胡12g，服法同前。灌肠方同前。

8月22日患者于我院再次行输卵管通液术，提示双侧输卵管通畅。继续以内服方为主配合补肾调冲之调经助孕胶囊（我院院内制剂）治疗15天。Lmp：2015年9月11日。10月25日自测尿妊娠试验（+），彩超提示宫内早孕。

于2016年6月15日自然分娩一男婴，母子平安。

【按语】　本病多见于经期、产后胞脉空虚，摄生不慎或性生活不洁等感受湿浊热毒，或脏腑功能失调，湿热内生，蕴结下焦，气机不畅，瘀血阻滞，湿热瘀血互结冲任、胞宫，胞脉闭阻不通，精卵相隔，不得成孕。该病缠绵难愈，病程较长，久病伤正，正虚邪恋，形成湿、热、瘀、虚长期并存的病理基础。临证时虽有湿热瘀结、气滞血瘀、寒湿凝滞、气虚血瘀等证之分，但虚、瘀贯穿于每一证型。如《针灸甲乙经》载："女子绝子，衃血在内不下。"《石室秘录》亦云："任督之间，倘有疝瘕之症，则精不能施，因外有所障也。"指出瘀血内阻在该病发生中的重要性。本案患者时而腹痛、带下异常，结合舌脉系湿热内蕴、瘀血阻滞而致，但患者系38岁生育高龄，加之邪气长期乖张于下，其隐性的正虚不可不察，因而，在利湿清热、化瘀通络之时不忘扶正。选用褚玉霞的经验方"消癥饮"加减。方中败酱草、连翘清热解毒、化湿排脓；薏苡仁、茯苓健脾益气、利水渗湿，补消兼备，既可绝生湿之源，又可去已成之湿；丹参、桃仁、赤芍药养血活血，凉血解毒，化瘀散结；桂枝辛甘而温，温通血脉以行瘀滞，在大量寒凉药中加之，以防寒凉过甚，冰伏脉络；香附、路路通、皂角刺以通为用，行气通络；穿山甲味咸性微寒，入肝经血分，性善走窜，能行血分，可通上达下，搜剔经络，破瘀散结，张锡纯云其"走窜之性，无所不至，故能宣通脏腑，贯彻经络，透达空窍，凡血凝血聚为病皆能开之"；川牛膝补肾活血，引药下行直达病所；黄芪益气扶正，既可助行瘀滞，又防攻破之药物久用伤正。诸药相合，攻不伤正，补不留瘀，并配合清热化湿、祛瘀通络之剂保留灌肠，使药直达病所。同时结合输卵管通液，中西同用，内外并举，综合治之，随着胞脉的畅通，联合滋肾补肾、调养冲任之品，促使珠胎早结。

（三）免疫性不孕

临床表现：婚久不孕，头晕耳鸣，腰膝酸软，带下黄稠，或有月经紊乱，色黯有块，经行腹痛；舌黯红、苔黄腻，脉沉滑或弦滑。

辅助检查：抗精子抗体、抗子宫内膜抗体、抗卵巢抗体、抗心磷脂抗体、抗人绒毛膜促性腺激素抗体、抗透明带抗体等阳性。

证属：肾气亏虚，兼湿热蕴结、瘀血阻滞。

治法：补肾滋肾，佐以化瘀利湿、清热解毒。

方药：自拟补肾达平汤加减。

紫河车粉^{另冲}3g　紫石英30g　淫羊藿15g　熟地黄20g　菟丝子30g　枸杞子20g　黄芪30g　黄柏10g　金银花15g　赤芍药15g　丹参30g　香附15g　砂仁6g　川牛膝15g

加减：若口干烦热、形体消瘦偏阴虚火旺者，减淫羊藿、紫石英，加生地、知母、山茱萸等；若带下腥臭、小便黄赤、便干湿热偏盛者，减二紫、淫羊藿，加蒲公英、大黄、败酱草、红藤；若腹满便溏者，加党参、炒白术、茯苓、木香、炒薏苡仁。

【典型案例】

杨某,女,27岁,已婚。2013年7月18日初诊。

主诉:未避孕不孕2年。

刻下症:患者于2011年行人工流产术后,未避孕至今不孕。平素腰酸腰痛,口干口苦,纳眠可,二便正常;舌红有瘀点苔黄腻,脉沉细无力。

经孕产史:4~6天/25~28天。Lmp:7月12日,色红,量中等,夹少量血块。孕3产0,于2006年、2009年、2011年各人工流产1次。

辅助检查:女方查血清抗精子抗体及抗子宫内膜抗体均阳性。妇科检查、盆腔B超、内分泌六项检查未见明显异常;输卵管通畅试验显示双输卵管通畅;男方检查无异常。

中医诊断:不孕症。西医诊断:免疫性不孕。

证属:肾虚兼湿热瘀结。

治法:补肾滋肾,兼以活血化瘀、利湿清热。

方药:菟丝子30g　紫石英30g　淫羊藿20g　生熟地各20g　山茱萸20g　黄芪30g　知母12g　当归15g　丹参30g　赤芍15g　黄柏10g　金银花15g　香附15g　川牛膝15g　生甘草6g　30剂,每日1剂,水煎服。

肠溶阿司匹林片25mg,日2次,口服。

二诊:2013年8月25日。药后患者无不适。Lmp:8月15日,量色质可。舌苔薄有瘀点,脉沉细。复查血清抗精子抗体及抗子宫内膜抗体均阴性。上方减金银花、黄柏,加紫河车粉^{另冲}3g、巴戟天10g、枸杞子20g。15剂,服法同前。指导其在排卵期同房。

月经过期3天未至,尿妊娠试验(+),停经45天时B超提示宫内早孕。

随访:妊娠经过顺利,于2014年5月11日剖宫产一男婴,健康。

【按语】《黄帝内经》曰:"人始生,先成精。""精者,身之本也。""肾者主蛰,封藏之本,精之处也。""肾者,主水,受五脏六腑之精而藏之。"说明肾所藏之精是构成人体和维持人体生命活动的基本物质,其中所藏的生殖之精,有直接主持生殖的作用,故肾中精气的盛衰直接体现了机体抗病能力以及生殖功能的强弱。肾主骨、生髓。中医理论的髓包括了骨髓和脊髓。西医学认为骨髓是免疫系统的中枢免疫器官,在免疫应答及免疫调节过程中起重要作用,故褚玉霞认为肾虚是免疫性疾病发生的根本所在。该患者数次人为堕胎,不仅耗精血,伤肾气,而且易感湿热邪毒,邪气留恋冲任、胞宫,与血搏结,血行不畅,阻滞胞脉,则不能摄精成孕。补肾为主,兼以清热、利湿、解毒、活血为治疗免疫性不孕的关键。方中紫石英、淫羊藿、菟丝子补督脉、益肾阳,温养奇经;地黄、山茱萸、知母滋阴清热,养血填精;香附疏肝行气以助血行,当归、赤芍、丹参养血活血、化瘀清热;黄芪扶助正气,驱邪外出;黄柏、金银花清热燥湿,泻火解毒;川牛膝补肾活血,性善下行,引药直达病所;生甘草清热解毒,调和诸药。总览全方,寒热并进,补中寓通,恰中病机。待湿热瘀邪消除,去黄柏、金银花,加紫河车、巴戟天、枸杞子,增其补肾滋肾之力,以达助孕之功。

(孙 红)

—— 胡玉荃 ——

胡玉荃,主任医师、教授,1938 年出生,故居开封市,书香世家。1962 年毕业于河南中医学院(现河南中医药大学),留河南中医学院第一附属医院从事医、教、研工作。曾任河南中医学院第一附属医院妇科主任、教研室主任,河南省卫生系列高级职称评审委员、省计生委专家技术委员会委员、省医疗事故技术鉴定委员会委员等职务,是河南省中医妇科学会的主要创建者。1987 年荣获国家卫生部"全国创建卫生文明先进工作者"称号。2000 年退休后医院返聘继续从事医疗带教工作。2008 年被国家中医药管理局遴选为第四批全国老中医药专家学术经验继承工作指导老师。2016 年被聘为仲景书院仲景国医导师,2016 年底国家中医药管理局批准建立"胡玉荃全国名老中医药专家传承工作室"。

胡玉荃从事妇科临床、教研工作 50 多年,曾先后向郑颉云、吕承全、王寿亭、李雅言等名中医学习,20 世纪 70 年代后期在北京协和医院进修,师从一代名医林巧稚。胡玉荃善取诸家之长,具有深厚的中医理论基础、丰富的中医妇科临床经验和科学严谨的治学态度。擅治月经不调、习惯性流产、不孕症、妇科炎症等常见病;对妇科肿瘤、子宫内膜异位症、产后杂病等疑难病症亦有丰富的治疗经验。研制院内中成药制剂 6 个品种,治疗急慢性盆腔炎、炎性包块等效果显著。撰写著作 7 部,发表论文 50 余篇,获省、厅级科研成果奖各 1 项。由学术继承人翟凤霞、刘蔚霞主编,胡玉荃主审的《胡玉荃妇科临证精粹》一书备受医患欢迎。

一、对不孕症的认识

胡玉荃认为,不孕症并非一个独立的疾病,而是多种妇产科疾病影响下的一种后遗症和结局。因其严重影响了患者的心理健康和家庭的和睦稳定,故成为一项世界关注的人类自身生殖健康问题。

胡玉荃总结临床 50 余年经验,认为多囊卵巢综合征、各种流产、盆腔脏器术后感染、子宫内膜异位症等导致的不孕症占全部不孕的半数以上,近年来免疫因素、卵巢功能减退因素引起的不孕症也越来越受到重视。胡玉荃认为不孕的病因病机核心为寒、热、湿邪侵袭,七情所伤(以忧、怒、悲、恐影响较著),饮食不节,劳逸失常,房劳多产,跌仆创伤,医术不当等导致五脏亏损和冲任失常;病位主要在肾、脾、肝和冲任二脉。肾主生殖,先天之本,元气之根,主藏精气。《傅青主女科》谓:"经水出诸肾。"冲为血海,任主胞胎,冲任之本在肾,故肾中精气的盛衰为病因之首;肝主疏泄,喜条达恶抑郁,肝气舒则血脉流畅,经候如常,肝气郁则血脉失常,月事异常,不能妊胎。脾胃为后天之本,气血生化之源,"冲脉隶属阳明",脾(胃)水谷不充,则冲脉不盛,血海亦难满盈,月事不能以时而下,断其妊养之源,冲任二脉虚衰或瘀滞则月事不能以时下,不能孕育如常。

二、诊治思路

胡玉荃强调,妇人有"经、带、胎、产"的生理病理特点,辨证治疗时一定要注重女性不同生理阶段的特征,细观察,勿过限,巧用药。治不孕当以调经为首要,"经调而子嗣",且调经应遵循月经的周期性特点分阶段辨证治疗(即中药人工周期)。如经期以逐瘀调经为主,即使虚亦不能大补,即使经"崩"亦不能收涩过度,即使有寒亦勿过温热,即使有热亦勿过寒凉。经后宜补肾、健脾、益精;排卵期益肾、疏调肝气为主;排卵后治宜补肾养肝为主,万勿一方到底。胡玉荃还力倡"治未病",强调医者要预见将发将变之疾,并抓住有利时机提前预防和诊治。如盆腔感染、输卵管梗阻不通之不孕症,在行输卵管疏通术或宫腹腔镜手术之前,应事先中药辨证调理 1 个疗程,对提高手术成功率大有裨益,还能有效减少术后并发症和后遗症,术后仍应继续巩固治疗,有利于预防复发、提高术后妊娠率。

三、治疗特色

(一)炎症性不孕

临床表现:婚久不孕,腰腹疼痛拒按,或长期腰酸、腹胀,经期加重,带下量多,色黄质黏稠,有臭味,口苦咽干,小便短黄,舌质黯红,苔黄腻,脉濡滑或弦滑。

辅助检查:超声提示盆腔积液,输卵管积水或盆腔炎性包块;输卵管造影提示输卵管阻塞或通而不畅。

证属:湿热蕴结,冲任瘀阻。

治法及方药:

1. 经前及经期

通胞调经合剂(胡玉荃经验方,院内制剂):桃仁、土鳖虫、益母草、丹皮、黄芪、白花蛇舌草、巴戟天、重楼、白蔹、乌药、甘草等。

用法:每次 50ml,一日 2 次,温服。

2. 经后

(1)通胞消瘕合剂(胡玉荃经验方,院内制剂):党参、黄芪、杜仲、巴戟天、金银花、连翘、败酱草、炒苡仁、鳖甲、延胡索、甘草等。

用法:每次 50ml,一日 2 次,温服。

(2)通胞化瘀灌肠合剂(胡玉荃经验方,院内制剂):蜀羊泉、山慈菇、昆布、海藻、黄连、槐米、肉桂等。

用法:非经期应用,一般于经净第 5 天开始。每晚睡前 100ml,隔水加热后保留灌肠,连用 10~15 天。要求灌肠时取侧卧位,药液温度 37~40℃,一次性灌肠管插入直肠的深度 10~15cm,缓慢推注,保留至少 2 小时以上。

【典型案例】

殷某,女,34 岁,2010 年 3 月 10 日初诊。

主诉:10 年未避孕而未孕。小腹痛半年余,加重伴带下量多 1 个月。

病史:半年前劳累后常小腹疼痛,曾在当地诊所、市级医院多次检查,诊为"膀胱炎""盆腔炎"久治不愈。慢性胃炎病史 2 年。

刻下症:近 1 个月又因劳累症状加重,尤其经期痛甚,白带似清水样,量多不断,遂前来求诊。查舌质紫黯,苔黄,脉沉。

经孕产史:孕 2 产 1 流 1。Lmp:2010 年 2 月 24 日。

辅助检查:阴道超声示子宫 60mm×44mm×60mm,内膜厚 4.8mm,回声正常;宫颈后壁肌层可见一个液性暗区约 10mm×6mm;左卵巢 29mm×16mm,右卵巢 31mm×19mm,内回声正常;子宫直肠窝内见 10mm×17mm 液性暗区,透声好。

中医诊断:妇人腹痛,带下病,不孕症。西医诊断:慢性盆腔炎,继发不孕。

证属：虚瘀夹湿。

治法：健脾补肾，理气化瘀，除湿止带。

方药：通胞消瘕合剂。

二诊：2010年3月16日。服药后数日下腹痛局限于右小腹，房事后疼痛1次。现距经期8天，自觉腹痛明显减轻，舌质紫黯，苔薄黄，脉沉。继服上药，经期改服通胞调经合剂，连服5日后再接着口服通胞消瘕合剂。

三诊：2010年4月2日。Lmp：2010年3月24日，行经畅，无腹痛，5天净。现经净后4天白带较前明显减少，开始有透明带下。诉有时劳累后仍腹痛，舌脉同前。守上方案继用2个月，以巩固疗效。

四诊：2010年6月25日。近2个月月经带下正常，腹痛消失。Lmp：2010年5月22日。现月经错后3天未至，因未避孕，查尿妊娠试验（＋），嘱其停药观察。

五诊：2010年7月5日。现停经44天，阴道超声提示宫内早孕见胎心。嘱注意休息，禁房事，按时孕检。

【按语】　本例患者素体较弱，脾肾不足，又多年求子不得致肝气不舒，肝郁日久，血行不畅，加之劳累耗气，更无力行血而使胞脉瘀滞，不通则痛，故腹痛反复发作，且精卵难以相合；经期血聚胞宫，瘀滞更甚，且血失气亏，胞脉失养，故经期腹痛加重；脾失健运而生湿，肾失封藏则带脉不固，湿注任带致带下量多质稀。可见本病以瘀为主，兼有虚、湿，虚实夹杂，瘀久化热，湿郁生热，热不清则湿难去，瘀难化。故给予通胞系列经验方治疗，验方制剂既有益气补肾、理气化瘀消瘕之品，更有清热利湿止带之药。全方配伍精当，标本兼顾，补虚而不燥，理气不耗气，消瘕不破血，清热不滞血，利湿不伤阴，使瘀化血畅，湿利热清，脾健肾强，而痛消带止，两精成孕。

（二）排卵障碍性不孕

1. 多囊卵巢综合征

临床表现：婚久不孕，月经周期错后，甚至停闭不行，量少或渐至点滴即净，色红。多毛（体毛、阴毛旺盛），面部痤疮，体重增加，肥胖。舌质淡黯或胖大，边齿痕，脉沉或弦滑。

辅助检查：性激素结合超声，符合多囊卵巢综合征诊断标准。

证属：肾虚肝郁，脾虚痰阻。

治法：补肾疏肝活血，健脾化痰调经。

方药：熟地黄30g　山茱萸12g　菟丝子30g　杜仲12g　醋柴胡10g　香附15g　当归30g　川芎9g　赤芍12g　丹参15g　鸡血藤30g　山药30g　薏苡仁30g　茯苓15g　白术30g　车前子15g　陈皮12g　甘草6g

加减：经期加肉桂或桂枝、乌药温经暖宫通络；经后加女贞子、桑椹滋肾填精以利卵泡发育；近排卵期加巴戟天、淫羊藿、凌霄花促氤氲之状萌发和排卵；脾虚肥胖加党参、泽泻、苍术、玉米须健脾除湿。

【典型案例】

樊某，女，28岁，2009年8月19日初诊。

主诉：未避孕未孕4年，停经5个月。

刻下症：常腹胀不适，近日乳胀，纳食可，睡眠一般，大小便正常，形体略胖。舌体略胖，舌质淡黯，苔白，脉沉细。

经孕产史：自 12 岁月经初潮后即月经后错，最多 40 多天一行，近三四年月经 2~3 个月一行，量一般，4~5 天干净，体重增长较快。末次月经 2009 年 3 月 20 日，至今 5 个月未潮，已排除怀孕。孕 2 产 0 流 2。2005 年末次人工流产手术后，未避孕至今未孕，曾服中药治疗无效。

辅助检查：阴道 B 超示子宫前位，大小 45mm×37mm×44mm，内膜 5.9mm，回声均正常，左卵巢 31mm×16mm，右卵巢 32mm×23mm，内均见 10 余小卵泡，提示双侧卵巢多囊样改变，B 超监测多个周期均无排卵。

中医诊断：月经后期，不孕症。西医诊断：多囊卵巢综合征，继发不孕。

证属：肝肾虚损，脾虚血瘀。

治法：滋补肝肾，健脾活血，理气调经。

方药：当归 30g　熟地黄 30g　山茱萸 15g　女贞子 15g　桑椹 12g　菟丝子 30g　杜仲 12g　白术 15g　茯苓 15g　山药 30g　川芎 15g　赤芍 12g　益母草 30g　醋柴胡 10g　香附 10g　炙甘草 6g　10 剂，日 1 剂，水煎服。

二诊：2009 年 8 月 31 日。服药后于 8 月 28 日月经来潮，乳胀消失。现月经第 4 天，量少将净，仍觉胃脘小腹胀满不适。舌质淡黯，苔淡黄。

方药：守上方加广木香 10g，以理气消胀。10 剂，日 1 剂，水煎服。

三诊：2010 年 2 月 24 日。间隔近半年，再次来诊。诉服上药治疗后月经基本规律，均 40 多天一潮（分别于 2009 年 10 月 11 日、2009 年 11 月 28 日、2010 年 1 月 13 日各行经 1 次），现停经 42 天，连查尿妊娠试验 4 天均为（+），因平时月经周期较长，故暂不做 B 超。建议查血 β-HCG 和孕酮，并嘱注意休息，禁房事，口服叶酸 0.4mg、每天 1 次。

四诊：2010 年 3 月 2 日。停经 43 天，血 β-HCG 17 825.00mIU/ml，孕酮 14.80ng/ml。现停经 48 天，阴式彩超见孕囊 29mm×13mm，胎芽 6mm×3mm，见胎心，内膜厚 12.2mm，诊为"宫内早孕"。因孕酮值偏低，开始保胎治疗，嘱其动态复查。

2012 年 1 月 10 日随访，已足月顺产一女婴，现产后近 3 个月。

【按语】　本例为肝肾虚损，脾虚血瘀，冲任不畅。方中以四物汤养血柔肝，活血调经；菟丝子、桑椹、山茱萸、女贞子、杜仲益阴补阳，使阴阳双补，肾精肾气充足，精血有源；白术、茯苓、山药健脾养血祛湿以益经血，利胞脉；益母草活血化瘀调经；醋柴胡、香附疏肝理气，助其疏泄；甘草调和诸药。全方补养为主，通调为辅，补而不滞，养而不腻，行气而不伤血，活血而不破气，虚实兼顾，使肾精肝血充足，冲任通畅，经血得以循期而下，故效专力捷。

2. 卵巢功能低下性不孕

临床表现：月经周期后错，经期缩短，经量渐少甚或渐至月经停闭不行，或婚久不孕，40 岁前过早停经，或高龄备孕日久而不孕。可伴潮热汗出，阴道干涩，头晕，情绪波动，失眠及性欲减退等症状。

辅助检查：血清雌激素水平低下，血清卵泡刺激素超过 10mIU/ml，甚至大于 25mIU/ml 或 40mIU/ml；超声检查示子宫偏小，卵巢不同程度缩小。

证属：肝肾阴虚或脾肾亏虚，冲任失养。

治法：补肾健脾养肝，填补精血。

方药：补肾填精方。

当归 30g　川芎 10g　生地黄 30g　熟地 30g　山茱萸 20g　菟丝子 30g　女贞子 20g　山药 30g　白术 15g　茯苓 15g　丹参 20g　鸡血藤 30g　香附 10g　益母草 30g　紫河车 3g　黄精 30g　甘草 6g

加减：肝郁明显，加醋柴胡、木香、郁金以疏肝解郁；脾虚甚，加党参、陈皮、薏苡仁以健脾理气祛湿。

【典型案例】

刘某，女，39 岁，2013 年 5 月 18 日初诊。

主诉：未避孕 10 年未孕，停经 7 个月余。

刻下症：现忧虑眠差，纳食不香，有时心悸不适，易疲倦乏力，前阴干涩，大便经常干结。舌质淡黯，苔薄白，脉沉无力。

孕产史：孕 3 产 1 流 2。

辅助检查：阴道 B 超示子宫内膜厚 3mm，回声不均，左卵巢 28mm×20mm，右卵巢 29mm×18mm，AMH 0.6ng/ml，雌激素 20μg/ml。

中医诊断：不孕症，闭经。西医诊断：继发不孕，卵巢储备功能减退。

证属：肾亏精少，脾虚肝郁。

治法：补肾益精养血，健脾舒肝调经。

方药：生地黄 30g　熟地黄 30g　山茱萸 12g　菟丝子 30g　女贞子 20g　紫河车 3g　当归 30g　川芎 15g　丹参 20g　鸡血藤 30g　香附 15g　山药 30g　黄精 30g　甘松 12g　益母草 30g　刘寄奴 15g　柏子仁 15g　甘草 6g　日 1 剂，水煎服，连服 1 个月。

二诊：2013 年 6 月 20 日。治疗后心悸，倦怠乏力，情绪均明显好转，阴道分泌物增多，舌质淡黯，苔薄黄，脉沉细。阴道 B 超提示子宫内膜 7mm，盆腔积液已吸收。守上方去女贞子、益母草、刘寄奴、生地，加红花 10g、桃仁 12g、川牛膝 30g、茺蔚子 12g。日 1 剂，水煎服，连服 10~12 日停药。

三诊：2013 年 7 月 1 日。今日经潮，下血不畅伴腹痛，舌质淡黯，苔薄白，脉沉涩。予通胞调经合剂红糖水兑服，连服 5 日。

四诊：2013 年 7 月 9 日。行经 5 天净，腹胀明显减轻，轻微腹痛。舌质淡红，苔薄白，脉沉有力。守首方加巴戟天 12g。继服 15 日后停药观察。

五诊：2013 年 8 月 1 日。月经应时而下。①继服通胞调经合剂 5 日；②经后药仍守 7 月 9 日方，日 1 剂，水煎服。连服 15 日以巩固治疗。

六诊：2013 年 11 月 13 日。停止治疗近 3 个月，期间月经规律。末次月经 2013 年 10 月 2 日，现停经 42 天，阴道少量出血 1 周，恐再停经前病复发而来求医。舌质红，苔薄黄，脉滑数。B 超提示宫内孕双胎，血 β-HCG 10 920mIU/ml。

方药：验方安胎饮。

菟丝子 30g　黄芩炭 30g　白术炭 12g　白芍炭 12g　焦生地 20g　焦熟地 30g　藕节炭 30g　杜仲 12g　桑寄生 12g　川断 12g　阿胶珠 12g　砂仁 6g　甘草 6g　日 1 剂，水煎服，直到出血停止，继续巩固治疗至孕 2 个多月时方停药。

随访：2014 年 7 月 6 日剖宫娩男性双胎，现已 2 岁多，安康。

【按语】　肾为先天主生殖，脾为后天助孕育。肾虚则精血不足，脾虚则气血乏源；脾肾亏虚则天癸渐竭而难孕。胡玉荃以菟丝子、女贞子、山茱萸、紫河车补肾益精，当归、川芎、生熟地滋补阴精,配伍香附、丹参、鸡血藤、益母草、刘寄奴疏肝理气,养血活血,使"补中有行""补而不腻",又以黄精、山药、甘松健脾益肾开胃,兼顾"后天"以利于气血化生。因患者时有心悸,长期大便不正常,故加归心、肾、大肠经之柏子仁润肠通便、养心安神。全方滋补为主,活行为辅,使冲任充,血海盈,胞脉通,经调而子嗣。

值得一提的是,患者妊娠后有先兆流产症状,故继续安胎至孕2个月余停药。因高龄肾精不足,冲任虚少,胎孕虽成,仍不可大意。医者对此类高龄患者,助孕成功后仍需进一步固本保胎,防患于未然。

（三）子宫内膜异位症性不孕

临床表现:多发于30~40岁女性,继发性痛经进行性加重,非经期腹痛,性交痛等,或伴有盆腔包块,未避孕1年未能受孕。舌质黯,边有瘀点瘀斑,脉沉或涩。

妇科检查:子宫多后位,活动不良或固定,宫底韧带和后穹隆有触痛性结节,或可在附件区触及与子宫或阔韧带、盆腔相粘连的囊性肿块,活动度差,有触痛。

辅助检查:①腹腔镜是目前诊断子宫内膜异位症的最佳方法。②B超下可见盆腔圆形、椭圆形包块,可与周围组织粘连;子宫肌层回声不均,或探及不规则低回声,无明显包膜。③血清CA125值升高,可见于中、重度子宫内膜异位症患者。④子宫内膜抗体阳性。

证属:胞脉瘀阻。

治法:活血化瘀,散结消癥为主,佐以益气清热祛湿。

方药:蒲黄10g　五灵脂10g　鸡血藤30g　川牛膝30g　香附15g　乌药10g　广木香10g　牡丹皮12g　淫羊藿15g　炒薏苡仁30g　金银花30g　蒲公英30g　败酱草30g　黄芪15g　甘草6g

加减:肾气亏虚者,酌加巴戟天、沙苑子以温肾阳、补肾气;湿热重者,可加黄芩、黄柏、白花蛇舌草、白头翁等以清热利湿;瘀血重者,可适量添加当归、桃仁、红花、茜草等以活血化瘀;有包块者,酌情加土鳖虫、鳖甲等动物药以软坚化瘀消癥。

【典型案例】

罗某,女,34岁,2009年5月6日初诊。

主诉:流产后3年未避孕而未孕,经行腹痛2年,现再婚半年欲怀孕未孕。

刻下症:近2年无明显诱因每遇经期腹痛,且有渐进加剧趋势,甚则伴恶心、呕吐,纳眠可,二便正常。舌体略胖,舌质紫黯,边齿痕,苔白,脉弦细涩。

经孕产史:孕2产0流2,末次流产2003年,以后未孕。2006年离异,本次婚姻为再婚。末次月经:2009年4月9日。

辅助检查:2周前外院阴道B超提示子宫体积增大,肌层增厚不均,诊为"子宫腺肌病"。2004年因不孕曾做输卵管造影检查:左侧输卵管通而不畅,右侧输卵管不通。

中医诊断:不孕症,痛经,癥瘕。西医诊断:继发不孕,子宫腺肌病。

证属:血瘀气滞,胞脉不通。

治法:活血祛瘀,行气消癥,调理冲任。

方药:蒲黄10g　五灵脂10g　鸡血藤30g　茺蔚子12g　川牛膝30g　香附15g　乌药10g　广木香10g　小茴香10g　牡丹皮12g　淫羊藿15g　炒薏苡仁30g　金银花30g　蒲公英30g　败酱草30g　黄芪15g　甘草6g　8剂,每日1剂,水煎服。

二诊:2009年5月14日。月经提前3天于5月6日来潮,量色正常,夹少量血块,第1

天小腹胀痛,神疲乏力,腰酸痛,眠差多梦,6天经净,患者要求暂换中成药。故予散结镇痛胶囊2盒(每次2粒,每日3次,口服),消癥散结,化瘀定痛;鹿胎颗粒3盒(每次1包,每日2次,冲服),补气养血,温养冲任,使气血充足而畅行。

三诊:2009年6月5日。昨夜月经应期来潮,现尚未腹痛,经量、色正常。予:①通胞调经合剂5瓶,血府逐瘀胶囊2盒(每次6粒,每日2次,口服);②经后方在首方基础上去川牛膝,加生茜草12g以化瘀止血,防止经血排出不畅而留瘀。因经后血室空虚,故去川牛膝。

四诊:2009年7月8日。月经错后4天尚未来潮,自测尿HCG(+),因有子宫腺肌病病史,恐流产,故要求中药保胎,处以固肾养血安胎之经验方"安胎饮"。

菟丝子30g 川续断12g 黑杜仲12g 桑寄生12g 生地黄30g 熟地黄20g 桑椹12g 黑白芍15g 墨旱莲30g 炒黄芩30g 白术12g 砂仁6g 藕节炭30g 百合10g 甘草6g 8剂,每日1剂,水煎服。

五诊:2009年7月17日。停经43天,无明显不适。今日阴道B超示:①宫内早孕,孕囊21mm×15mm,胎芽3mm×2mm,有胎心;②子宫腺肌病。嘱定期检查,勿剧烈活动、禁房事。

随访:2010年3月10日生一子,康健。

【按语】 本例患者素性抑郁,又婚姻不顺,长期肝气郁结,郁则气滞,气滞日久则血亦瘀滞,血海气机不利,经血运行不畅,发为痛经。病程愈久,瘀滞愈甚,故痛经渐进加剧,重则伴恶心呕吐。气滞血瘀,日久不散,则结为癥瘕。冲任胞脉郁滞,则两精难合,婚后半年未孕。综上所述,本病为血瘀气滞、胞脉不通之证。失笑散活血祛瘀,鸡血藤、芫蔚子养血活血调经,使留滞之瘀得散;因接近经期,以川牛膝引血下行,香附疏肝解郁,气中血药"乃气病之总司,女科之主帅也",乌药行气散寒,木香行气止痛,三药共使久郁之气得行;小茴香温经止痛,淫羊藿温补冲任,黄芪益气行血,以扶正固本;血不利则易水液代谢失常,湿邪内生,故以炒薏苡仁健脾利湿;牡丹皮、金银花、蒲公英、败酱草清热祛瘀,以防其他药辛燥温热;甘草调和诸药。全方活血行气为主,温凉并用,祛邪而不伤正,使胞宫胞脉瘀滞得散,冲任调畅,痛经愈并成功受孕。

(翟凤霞 谷云鹏)

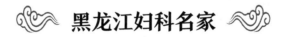

黑龙江妇科名家

—— 韩百灵 ——

韩百灵(1909—2010),男,汉族。龙江医派的主要奠基人之一,龙江中医妇科之创始人。原黑龙江中医药大学教授,学位委员会主任委员。先后担任哈尔滨市中医工会、市医联、省卫生协会、省中医学会妇科分会常务理事、监察部长、副主任委员、主任委员等职务。他为黑龙江中医事业的发展做出了积极的贡献,以他为代表的龙江韩氏妇科在全国亦有较大影响。

韩百灵是中华人民共和国成立初期黑龙江省四大名医之一,中华人民共和国成立后的第一批中医教授；在全国首获中医妇科硕士、博士学位授予权的研究生导师；首批全国老中医药专家学术经验继承工作指导老师；首批享受国务院政府特殊津贴的中医专家，国家教育部、国家中医药管理局重点学科"中医妇科学"学科的创始人，中华全国中医学会终身理事，全国中医妇科名师，全国卫生文明先进工作者，黑龙江中医药大学唯一一位功勋教授。1995年黑龙江省教育厅授予他"著名中医学家、教育学家"，2007年荣获"国医楷模"的荣誉称号。

一、对不孕症的认识

韩百灵临证80余载，对不孕症有独到建树，认为造成不孕症的原因与夫妻双方的体质、脏腑功能的强弱、气血的盛衰密切相关，除古代医家所说的"五不男"以外，女方因素多于男方。1980年出版的《百灵妇科》一书中指出，不孕症的病因病机较为复杂，但总不外乎脏腑、经络、冲任、气血病变而已，临床常见有肾虚、血虚、肝郁、痰湿、血瘀5种证型不孕，并列出验方、验案。1981年发表了不孕症辨证施治。2002年开展"电脑模拟韩百灵教授诊治妇女不孕症程序的研究"，此后在《中医临床家——韩百灵》《中医昆仑——韩百灵》《韩氏女科》等专著中均有详论，进一步明确指出女性不孕主要原因是脏腑功能失常，气血失调，冲任失和；其次是外感邪气，伏邪入里，传至血脉影响胞宫的生理功能。提出在脏腑之中尤以肾、肝、脾关系最为密切；冲任二脉与肝脾肾所属的经脉直接或间接相通，所以冲任二脉的生理功能可以通过肝脾肾三脏的功能反映出来。其病因多为先天禀赋不足，精气匮乏；情志不畅，气机郁阻；饮食失节，气血虚弱或痰湿阻滞。因为肾为藏精之所，系胞之脏，主生殖；肝为藏血之处，总司血海，主疏泄，是气机之枢纽，一者疏泄气机，二者疏泄精血、津液。肝血旺盛，气机调畅，冲任互资，是女子胎孕的重要保证。肝肾与血海、胞宫的功能联系和经络联系是最为直接、最为密切的，是其他脏腑所不具备的，尤其是妇女的经、孕、产、乳的生理活动皆根于此。韩百灵认为肾肝脾三脏的功能与冲任二脉的功能正常与否是影响孕育的主要原因。通过数十年的临证经验，韩百灵将实践上升到理论，创立了"肝肾学说"，并将其理论贯穿于临证，运用于不孕症的诊治过程之中。

二、诊治思路

（一）治疗不孕症，首重肝肾

韩百灵根据妇女特殊的生理、病理特点，提出妇人以肝肾为本，以精血为用。在治疗女性不孕症疾病过程中，经常从精血互生、乙癸同源理论出发进行辨析，同时考虑到整体与兼证之间的处理，并接受现代医学的检查方法。韩百灵认为肾虚不孕的发病机理主要是先天禀赋不足，脏腑坚脆，气血匮乏，无法生化肾精，或肾气不足使肾的闭藏失职，或肾中命火不足，温煦功能减弱而致胞宫寒冷，影响胎孕形成；亦可由后天房事不节，劳逸不当，大病久病，阴精暗耗，导致交而不孕。又可因肾精不足致肝血亏少，肝肾阴虚或血不养肝，肝失疏泄，气机郁结，表现为肾虚肝郁或肝郁气滞胞脉不畅不能摄精成孕。

从西医学角度出发，卵细胞的发育以肾精为基础，卵细胞的排出有赖于肾阳之鼓动，肾精不充、肾阳不足则会导致排卵功能发生障碍。韩百灵认为这一论点与中医学"肾藏精，主生殖"是完全一致的。基于上述理论认识，韩百灵提出养肾之阴，敛肝之阳，壮水之主，以制阳光的根本法则，创立了"育阴汤"用于肝肾阴虚引起的不孕不育。方中药物皆入肝肾两经,与肝肾学说相得益彰。临证中在该理论的指导下加减用药,均可收到满意的临床疗效。

(二)气血并重,调理奇经

韩百灵认为气血是孕育之根本,气以温煦,血以濡养。二者虽各有所用,但又必须相互依存,相互资生,完成营养全身各个组织器官而发挥其生理作用。冲脉、任脉、督脉、带脉皆属奇经,隶属肝肾,与女子胞的关系极为密切。它们共同参与维持女子的经、带、胎、产。冲为血海,任主胞胎,冲任二脉是参与人体生殖功能的重要经脉,这种密切而复杂的关系,不仅反映在生理方面,同时也反映在病理及辨证论治方面。气血充盛通畅与否,便可直接影响到女性的经孕产乳。因此,韩百灵在治疗女性不孕症过程中,时时考虑到气血,重视奇经调治,临证常以经验方"百灵调肝汤"加减化裁治疗因气血失调而引起的不孕症。

三、治疗特色

(一)肝郁不孕

发病机理:素性抑郁或性躁多怒,肝气郁结,疏泄失常,气血失调,冲任不能相资,以致不能摄精成孕。《景岳全书·妇人规》:"产育由于气血,气血由于情怀,情怀不畅则冲任不充,冲任不充则胎孕不受。"傅山所言的"嫉妒不孕"即指此型而言。

临床表现:婚久不孕,月经赶前错后不定期,量多少不定,经色紫黯,质黏稠;经期乳房或小腹胀痛。平素烦躁易怒,两胁胀痛,胸闷不舒,善太息;舌质红或黯红,苔白或薄黄,脉弦或弦涩。

治以:疏肝解郁,理血调经。

方药:百灵调肝汤(《百灵妇科》)。

当归、白芍、青皮、王不留行、通草、皂角刺、枳实、瓜蒌、川楝子、怀牛膝、甘草。

加减:肝郁甚者,加柴胡、香附、合欢皮等疏肝解郁,理气散结;肝郁化热者,加黄芩、赤芍、丹皮等以清热凉血;寒滞肝脉者,加小茴香、吴茱萸以温经散寒;气滞血瘀者,加桃仁、红花、丹参、益母草等活血化瘀,调经助孕。

【典型案例】

某日本专家,婚后数十年未孕,经国内外著名医生检查,未发现器质性疾病。1976年春,某日本专家来哈尔滨工业大学任教,想在中国找中医予以诊治。1976年夏季,哈尔滨工业大学相关人员持外事部门介绍信通过院方联系到韩百灵前去往诊。韩百灵望其形体不甚健康,面色黯滞,精神抑郁。问其现状无故多怒,胸胁胀满,经期乳房胀痛,血量涩少,色紫黯有块,小腹坠胀,经后乳痛腹胀减轻,手足干热,呃逆,喜食清淡而厌恶油腻,大便秘结,小便短赤;舌苔微黄,脉弦涩有力。

中医诊断:不孕症。西医诊断:原发不孕。

证属:肝气郁滞,脉络不畅,疏泄失常,胞脉受阻而不孕。

治法:调肝理气,通络助孕。

方药:当归15g　赤芍15g　川牛膝15g　川芎10g　王不留行15g　通草15g　川楝15g　皂角刺5g　瓜蒌15g　丹参15g　香附15g　嘱服3剂。

二诊:服药后无明显变化,脉象如前。考虑食欲不振,是由肝气乘脾,脾气不运之故,故守前方加白术15g、山药15g以扶脾气,助气血化生。再服3剂。

三诊：1 周后再诊，自诉经期胸闷乳痛减轻，食欲增进，但腰酸痛。仍以原处方减皂角刺、瓜蒌，加川断 15g、桑寄生 15g。以补肝肾，嘱其久服为佳。

这位日本专家于 1977 年返回日本东京。在 1978 年春，其丈夫来信告知，妇人回国后怀孕顺利产下一女孩，为纪念中国，借用松花江的"花"字，将女儿取名"大石花"，并对中国医生治好他夫人的多年不孕症表示衷心的感谢。

【按语】　此案属肝郁不孕。《灵枢·口问》说："悲哀愁忧则心动，心动则五脏六腑皆摇。"患者平素抑郁，性躁多怒，胸胁胀满，经期乳房胀痛，血量涩少，色紫黯有块，此为足厥阴肝经郁滞，脉络不畅，疏泄失常，脉络受阻；肝郁克脾，脾虚运化失职，化源不足，则气血虚弱，血海不充，冲任失调，故婚久不孕。韩百灵从整体观进行辨析，认为肝郁是引起不孕的主要核心，但与心、脾、肾亦紧密相关。以疏肝理气通络之法，用百灵调肝汤加减，旨在解肝气之郁，宣脾气之困，舒心肾之气，通任带之脉。百灵调肝汤，名为调肝，实为"调经种子"。调经必先疏肝，肝气条达，诸经通畅，冲任气血条达，则胎孕即成。

当今女性面临工作、学习、生活、家庭之压力，常常大于男性，极易引发紧张、焦虑、抑郁，长期过激的情绪变化，直接或间接影响肾气－天癸－冲任－胞宫轴的生理功能。《万氏妇人科》指出："忧愁思虑，恼怒怨恨，气郁血滞而经不行。"现代研究也证明，情志因素可经大脑皮质干扰下丘脑－垂体－卵巢轴的功能，导致激素分泌水平失调。因此，情志不舒，肝失疏泄，气机郁结，郁久化火，暗耗气血，气血不足，不能荣肾填精，滋润冲任，下养胞宫胞脉，而使肝失条达，影响中焦升降纳运之功，纳谷运化功能低下，精微不生，气血亏虚，胞宫胞脉失养，血海空虚，渐进气血失调而发不孕。所以，韩百灵认为调节情志，放松情怀，调和气血亦是求子之道。

（二）肾虚不孕

发病机理：房室不节，产多乳众，大病久病或情志内伤，损伤肾之阴血，精血匮乏则不能摄精成孕。

临床表现：婚久不孕，月经量少，色鲜红，潮热盗汗，头晕耳鸣，腰膝酸软，足跟痛，手足心热，面红颧赤，舌干红无苔或少苔，脉象弦细而数。

治则：滋肾养血，调补冲任。

方药：百灵育阴汤（《百灵妇科》）。

熟地黄、山药、川断、桑寄生、山茱萸、白芍、杜仲、怀牛膝、牡蛎、海螵蛸、菟丝子、龟甲、阿胶。

加减：五心烦热者，加地骨皮、丹皮；口干者，加沙参、麦冬。

偏于肾阳虚，证见形寒肢冷，小便清长，白带量多质稀味腥者，舌淡苔白，脉沉迟或沉弱。

治则：温肾扶阳，调冲助孕。

方药：益肾扶阳汤（《百灵妇科》）。

人参、熟地黄、山药、山茱萸、菟丝子、远志、五味子、炙甘草、附子、肉桂、补骨脂。

加减：性欲低下者，加淫羊藿、锁阳以温肾扶阳；宫寒者，加艾叶、吴茱萸、巴戟天、紫石英以暖宫散寒；带下量多者，加覆盆子、芡实。

【典型案例】

刘某，女，职员，2003 年 7 月 22 日初诊。

主诉：5 年前行 4 次人工流产术，近 3 年再欲怀孕，但一直未孕。现月经周期基本正常，量少,甚则点滴即止,月经过后头痛;平素腰酸腰痛,倦怠乏力,头晕,耳鸣,胸胁胀满,心烦易怒;舌红而干,脉弦细稍数。Lmp:2003 年 7 月 12 日。

中医诊断:不孕症,月经过少。西医诊断:继发不孕。

辨证:肾阴亏虚,水不涵木。

治法:滋补肝肾,养血调冲。

方药:熟地黄 15g　白芍 15g　当归 15g　川芎 10g　山茱萸 15g　枸杞子 15g　女贞子 15g　山药 15g　杜仲 15g　郁金 15g　香附 20g　怀牛膝 15g　狗脊 20g　龟甲 20g　水煎服,日 1 剂,忌食辛辣之品。

二诊:2003 年 8 月 2 日。服药后腰痛、倦怠、烦躁有所减轻,舌质偏红,脉弦细。考虑经期将近,守上方去狗脊,加丹参 20g、益母草 15g。

三诊:2003 年 8 月 13 日。现月经第 3 天,量较前增多,头痛未作,胸胁胀满,心烦易怒明显减轻。即以上方加减,连服数月,2 个月后,诸症悉除,月信如期。

四诊:2003 年 12 月 3 日。Lmp:2003 年 10 月 24 日。现月经过期 1 周余。尿妊娠试验(+),血 β–HCG 1 471.35mIU/ml。B 超示宫内早孕,可见胎囊、胎芽,未见心血管搏动。告知要坚持治疗,防止发生流产。给予补肾安胎治疗到妊娠 12 周。2004 年 8 月 6 日剖宫产下一女婴,母婴健康。

【按语】　韩百灵认为肾藏精,肝藏血,肝血必赖于肾精的滋养,肾精也必须不断得到肝血所化之精的补充,精血之间相互转化,相互资生,所以有精血同源、肝肾同源之说。因此,肾精亏损必导致肝血不足,肝血不足也可引起肾精亏损。《医宗必读·乙癸同源论》云:"东方之木,无虚不可补,补肾即所以补肝。"肝肾精血旺盛,下注冲、任,血海充盈,胎孕才能正常。此患由于多次行人工流产术,直接损伤肾气、胞脉,肾中精气虚损,冲任血亏,则无血可下,冲任血海不足,如何能够摄精受孕。即如傅山所言:"夫寒阴之地固不生物,而干旱之田岂能长养?"韩百灵认为,此种现象好比一块贫瘠土地,如何能够生长出好的庄稼。治疗这种疾病首当耕耘、改良土壤,应予以滋补肝肾,养血,调冲任,肥沃土壤。然必补肝肾之阴水,方用百灵育阴汤。方中四物汤以补血养血益阴;山茱萸、枸杞子、女贞子补肾填精;龟甲为血肉有情之品,以达到调整阴阳,补益气血、冲任的目的,精血充盈经孕方可正常。

(三)肾虚肝郁不孕

发病机理:多因女子青少年时先天肾气未充,精血匮乏,或早婚多产,阴精暗耗,或大病久病,精血不足,水不涵木或情志内伤,气机不畅,冲任阻滞所致。

临床表现:婚久不孕,月经后期,量少,色黯,或有血条血块;经前烦躁易怒,乳房胀痛,胸胁胀痛,善太息,平素头晕目眩,倦怠乏力,腰酸膝软,舌黯红,苔薄,脉弦细。

治法:补肾疏肝,调经助孕。

方药:补肾活血调冲汤(《韩百灵经验方》)加减。

熟地黄、山茱萸、山药、枸杞子、女贞子、菟丝子、当归、赤芍、香附、怀牛膝、鳖甲、甘草。

加减:若月经过少或后期者,加丹参、益母草;子宫发育不良或激素水平低下者,加紫河车、淫羊藿等;偏于肾阳虚,腰膝冷痛,四肢不温,小便清长,大便溏薄者,加巴戟天、紫石英、桂枝等;烦躁易怒,胸胁胀满,善太息者,加柴胡、郁金、枳实。

【典型案例】

王某,女,35 岁,已婚,1980 年夏初诊。

主诉：婚后 13 年未孕。经各大医院检查，确诊为排卵功能障碍。多处求医未效。经友人介绍前来求治。现月经周期赶前错后不定，经量少，色黯，有血条血块。平素腰痛，倦怠乏力，经常头晕，耳鸣，伴有烦躁易怒，胸胁胀满，经前半月余即乳房胀痛；舌质黯淡，边有瘀斑，脉沉弦而细。

诊断：不孕症。西医诊断：排卵障碍性不孕。

证属：肾虚肝郁，冲任失调所致。

治法：益肾疏肝，调理冲任。

方药：熟地黄 20g　山茱萸 15g　山药 15g　白芍 15g　川断 15g　桑寄生 15g　肉苁蓉 20g　菟丝子 15g　怀牛膝 15g　龟甲 20g　川芎 15g　香附 20g　丹参 20g　王不留行 15g
水煎服，每日 1 剂，早晚分服。

二诊：服药后腰痛大减，头晕耳鸣减轻，乳房微胀，舌质略黯，苔薄白，脉弦滑。守上方，再进 7 剂。

三诊：现月经来潮第 2 天，量较前增多，未见血块，经前烦躁消失，腰痛未作，舌质近正常、苔薄白，脉滑缓。

方药：上方去丹参、王不留行，加巴戟天 20g。再进 7 剂。

1981 年该患正常产下一男婴，阖家欢喜。

【按语】　本案患者西医诊断为"排卵障碍性不孕"。韩百灵认为此婚久不孕，当以肾虚肝郁为本。患者年仅三十有余，便常有腰痛，倦怠乏力，头晕，耳鸣，一派肾精不足之象。因肾水不足，水不涵木，肝失所养，再加之婚久不孕，严重影响心绪，故而表现出烦躁易怒、胸胁胀满等气机不利、肝失疏泄、肝气郁结之症，实属本虚标实之病。从肾主生殖的内涵理解，"排卵障碍"应责成于肾，如肾虚精亏，肝肾失常，影响卵巢的血液运行，导致卵母细胞的质量下降及卵子排出障碍，则引起不孕。治疗当以标本同治，采取益肾之虚，解肝之郁，使冲任、血海调畅，即可易于摄精成孕。这亦符合古人"种子必先调经"的理论。

（四）痰湿不孕

发病机理：素体肥胖，恣食厚味，痰湿内生或脾肾阳虚，水湿不运，聚而生湿，痰湿阻滞冲任胞脉，难以摄精成孕。

临床表现：婚久不孕，形体肥胖，月经后期，稀发，甚或经闭不行，经量少，色淡，质地黏稠，带下量多，色白质黏无臭，性欲淡漠，头晕心悸，胸闷泛恶，食少纳呆，大便溏泄。舌淡胖或有齿痕，苔白腻，脉滑。

治法：温肾健脾，除湿化痰，调经助孕。

方药：二陈汤（《太平惠民和剂局方》）加减。

茯苓、陈皮、姜半夏、甘草、苍术、薏苡仁、山药、胆南星、枳壳、生姜。

加减：偏肾阳虚者，加锁阳、鹿角霜、巴戟天以温肾助阳；脾气虚者，加人参、黄芪以益气固摄；腹泻便溏者，加扁豆、白术、补骨脂以健脾燥湿止泻；若精关不固而致精液下滑，带下如崩者，加覆盆子、沙苑子、山茱萸、金樱子以补肾固精止带。

【典型案例】

张某，女，36 岁，职员，1995 年 9 月 27 日初诊。

主诉：结婚 10 余年未孕，以往行经量少色淡，经期 2~3 天，1989 年曾出现停经 5 个月，经中西医治疗月经基本恢复正常。Lmp：1995 年 3 月 21 日。现停经半年余，近期感觉乳房、小腹胀痛,形体肥胖,3 个月体重增加 10kg,面部、背部痤疮。舌体胖大有齿痕,苔微腻,脉弦滑。

妇科检查:子宫大小正常,宫颈轻度糜烂。

中医诊断:闭经,不孕症。西医诊断:多囊卵巢综合征,原发不孕。

辨证:痰湿壅阻,胞脉受阻。

治法:理气化浊,宣通脉络。

方药:制南星 15g　姜半夏 10g　制附子 10g　陈皮 15g　全瓜蒌 15g　全当归 20g　丹参 25g　炒枳壳 15g　乌药 10g　通草 10g　7 剂,水煎服。

二诊:1995 年 10 月 17 日。药后腰酸腹痛如旧,经水仍未行。守上方加狗脊 20g、延胡索 15g。5 剂,用法同前;同时予益母膏同服。

三诊:1995 年 10 月 28 日。Lmp:1995 年 10 月 27 日,量少色淡,经行不畅,见紫色小血块,少腹冷痛。舌体齿痕减轻,苔薄白。予温通经络、通达气机之法。

方药:当归 20g　附子 20g　炒延胡索 15g　肉桂粉^{冲服}2g　桂枝 10g　炮姜 10g　茯苓 15g　干姜 10g　茺蔚子 15g　红花 15g　香附 15g　5 剂。用药后经量增多,色泽转鲜,5 日经净。

四诊:1995 年 11 月 5 日。经后头晕,面部痤疮减轻,体重下降 1.5kg。按上方加减变化调治 3 个月。并告知加强户外运动,少食油腻之品。

五诊:1996 年 2 月 29 日。近 2 个月经水基本按期来潮,时有胃脘不适,白带量较多,色白,舌淡黯,脉弦缓。

方药:姜半夏 10g　陈皮 15g　苍术 15g　全当归 20g　炒枳壳 15g　延胡索 15g　紫丹参 25g　金樱子 15g　香附 10g　通草 10g　淫羊藿 10g　15 剂。

六诊:1996 年 4 月 12 日。Lmp:1996 年 4 月 3 日,带血 6 天,无不适感。嘱其停服汤剂,改服中成药归脾丸和益母草膏调理 1~2 个月。

1996 年 6 月 10 日,月经过期 10 天,厌食,恶闻油腻,嗜卧。舌尖红赤,脉弦滑。尿妊娠试验阳性。告知慎房事,勿过劳。给予保胎丸(院内制剂)每日 3 次,每次 1 丸,温开水送服。

【按语】 该患婚久不孕,体态丰腴,经水不调,系由痰湿壅阻经脉,阻塞冲任所致。《万氏妇人科》云:"惟彼肥硕者,膏脂充满,元室之户不开;挟痰者,痰涎壅滞,血海之波不流。故有过期而经始行,或数月行一经,及为浊,为带,为经闭,为无子之病。"此病与西医学的多囊卵巢综合征(PCOS)临床症状颇为相似。韩百灵谨守病机,指出本病以脾肾气虚为本,痰湿停滞为标。然气虚不能行水,水湿停于肠胃,脾被湿困不能化生精气,反成湿浊遮蔽胞脉。治法首当温肾健脾,脾气旺盛,水湿才能得以运化,浊邪得化,气机条达,冲任通畅,则经血自调,胎孕可成。若不知其理,一味破瘀通经,必难取效。《丹溪心法》指出:"经不行者,非无血也,为痰所凝而不行也。若是肥盛妇人,禀受甚厚,恣于酒食之人,经水不调,不能成胎,谓之躯脂满溢,闭塞子宫,宜行湿燥痰。"临证时,韩百灵采取脾肾同治,豁痰除湿,运用二陈汤燥湿化痰,健脾和胃;苍术、胆南星助二陈汤健脾燥湿化痰之力;枳壳宽中理气。辨证精准,用药得当,方获佳效。

(韩延华　韩亚光)

—— 王秀霞 ——

王秀霞，女，博士研究生导师，第三、四批全国老中医药专家学术经验继承工作指导老师，黑龙江省名中医。现任世界中医药学会联合会生殖医学专业委员会名誉主席、黑龙江省中西结合妇科专业委员会副主任委员、黑龙江省女医师协会第一届理事、中西医结合妇产科专业委员会顾问。自黑龙江中医药大学附属第一医院暨黑龙江中医药大学第一临床医学院建院至今工作50余年，不论在教学、医疗、科研，还是在领导妇科工作等方面，均作出了相应成绩。

1975年以中医妇科专家身份代表中华医学会组织的医学代表团出访日本；1987年任中华中医药学会哈尔滨分会第二届妇儿专业副主任委员；1993年晋升主任医师、临床医学院教授；1985—1993年期间担任妇产科主任及妇产科教研室主任；1994年被评为黑龙江省名中医，同年接受中央电视台国际频道《中华医药》栏目个人专访，并进行名医家报道。1995—1996年被聘为黑龙江中医药大学中医妇科硕士、博士研究生导师。2010年被评为"百年风采女性"。

一、对不孕症的认识

不孕症是指育龄夫妇性生活正常，未避孕，在一定期限内从未妊娠，或妊娠后流产。不孕症病因复杂，总的来说，凡是精子、卵子的生长发育、运输、精卵结合、受精卵着床、生长、发育、成熟等任何一个环节出现问题，均可导致不孕症的发生。

王秀霞认为不孕症多与肾虚、肝郁、痰湿有关，尤与肾虚关系密切。肾为先天之本，主藏精气，是人体生长、发育、生殖的根本。女子发育到一定时期后，肾气旺盛，肾中真阴 - 天癸由先天之微少，而逐渐化生、充实，才能促成胞宫有经、孕、产、育的生理功能。同时肾精为化血之源，直接为胞宫的行经、孕胎提供物质基础。卵子是生殖的基础，藏于肾，其发育成熟与肾精充盛密切相关，卵子的正常排出有赖于肾阳鼓动，冲任气血调畅，其中任何一个环节出现问题，均会导致排卵功能障碍。肝主藏血，主疏泄，畅达气机，理血调经，若肝气不舒，情志不畅，以致冲任不能相资，肝郁克脾，脾伤不能通任脉而带、任、督脉失调，胎孕不受。元代朱丹溪《丹溪心法》云："肥盛妇人，禀受甚厚，恣于酒食之人，经水不调，不能成胎，谓之躯脂满溢，闭塞子宫，宜行湿燥痰。"首倡痰湿不孕。痰湿为阴邪，最易阻滞气机，损伤阳气，致生化功能不足，月事不调或致精髓不利，阻滞冲任及胞宫胞脉，影响"两神相搏"致冲任不通，不能成孕。

二、诊治思路

肾者，为先天之本，主藏精气，为人体生长、发育、生殖之根。《黄帝内经》言："女子七岁，肾气盛，齿更发长。二七而天癸至，任脉通，太冲脉盛，月事以时下，故有子。"故女子发育到一定时期后，肾气旺盛，肾中真阴 - 天癸由先天之微少，逐渐化生、充实才能促成胞宫有经、孕、产、育的生理功能。且中医学认为排卵前机体多处于阴偏盛、阳偏衰的状态，排卵后则反之，故排卵为阴阳转变的枢纽，以补肾阳为主的温胞饮促进机体由阴偏盛向阳偏盛的转化，故有促排卵之效。

肝主藏血,主疏泄,调畅气机,理血调经,若肝气不疏,情志不畅,以致冲任不能相资,肝郁克脾,脾伤不能通任脉而带、任、督脉失调,胎孕不受。故针对肝郁患者,以疏肝解郁、理血调经为主治疗,临床颇获疗效。

"百病多由痰作祟。"朱丹溪首倡痰湿不孕。痰湿型不孕患者多见胸满泛恶,头晕,或形体肥胖,苔白厚腻之征,以肥胖型 PCOS 多见。肥胖型 PCOS 不孕症病程短者,因脾运不健,湿聚脂凝,阻遏冲任,以至气血难荣胞宫,不能摄精成孕;故辨证以脾虚为主,"脾虚不运,寒湿内生,痰湿互结"为其根本病机。痰湿型 PCOS 不孕症病程较长者,多因病久及肾,脾肾阳虚日久则痰瘀内生,标实而本虚,或因促排卵治疗而损及卵巢功能,仅化痰散结不能达标本兼顾之功,多治以温补脾肾,豁痰除湿。

三、治疗特色

(一)肾虚型不孕

临床表现:婚久不孕,月经多后期,量少色淡,平素多腰酸、膝软,甚则腰痛如折,形寒肢冷,小便清长,夜尿多,不时白带量多,面色黯晦,舌淡苔白滑,脉沉细而迟。

辅助检查:性激素六项异常,基础体温呈单相型,超声监测排卵异常。

证属:肾虚型。

治法:补肾助阳,填精益髓。

方药:温胞饮(《傅青主女科》)加减。

巴戟天 15g 杜仲 15g 人参 10g 白术 20g 山药 20g 芡实 10g 菟丝子 15g 附子 5g 补骨脂 15g

加减:若肾虚血瘀,可酌加当归、丹参、川芎等活血调经;若肾阴阳两虚,可酌加女贞子、菟丝子、淫羊藿等滋补肾阴、益精填髓之品;若肾虚肝郁,则可加郁金、香附、柴胡等疏肝解郁。

【典型案例】

张某,女,30 岁,已婚,2013 年 8 月 20 日初诊。

主诉:婚后 5 年未避孕而未孕。

现病史:患者月经初潮 15 岁。Lmp:2013 年 8 月 2 日,量少,色淡伴有血块。3 年前曾因家事不和而心情不佳,此后月经量渐减,点滴即尽,色淡黯有块,痛经(+),伴腰酸腿软,头晕耳鸣,近 1 个月外阴瘙痒,带下量多,舌淡,舌边有瘀点,苔薄白,脉沉涩。

妇科检查:大小阴唇皮肤增生,肥厚,缺乏弹性。外阴皮肤局部出现色素减退,成点状多发或片状。

辅助检查:雌激素水平未见明显异常,双侧输卵管造影显示通畅。

中医诊断:不孕症,月经过少。西医诊断:原发不孕。

证属:肾虚血瘀,冲任失调。

治法:温肾活血,调补冲任。

方药:仙茅 15g 山茱萸 15g 枸杞子 20g 覆盆子 20g 巴戟天 15g 生杜仲 20g 淫羊藿 20g 益智仁 20g 鹿角霜 20g 土茯苓 15g 生地黄 15g 麦门冬 20g 丹参 20g 甘草 10g 郁金 20g 水煎服,日 1 剂,早晚饭后服用。

尤靖安(重组人干扰素 α2b 凝胶)平时外用,月经期停用,1 日 4 次,每次涂药后按摩患处 2~3 分钟以帮助药物吸收。

二诊：2013 年 9 月 1 日。用药后，腰酸耳鸣及外阴瘙痒症状缓解。舌淡，脉沉涩。

方药：守上方去生地黄、麦门冬、郁金，加鸡血藤 20g、补骨脂 20g、白头翁 15g。煎服法同前，平时外用尤靖安。

三诊：2013 年 9 月 18 日。患者自述腰膝酸软，头晕耳鸣明显减轻，外阴瘙痒明显好转，9 月 3 日月经来潮，月经量稍增多，血块明显减少，血下腹痛减轻，经前白带量多，舌淡，苔薄，脉沉涩。

方药：熟地黄 20g　白芍 15g　桑寄生 20g　郁金 15g　生杜仲 20g　山药 15g　淫羊藿 20g　山茱萸 15g　续断 15g　丹参 20g　阿胶 15g　甘草 10g　煎服法同前。

四诊：2013 年 10 月 2 日。患者自述近段时间偶有腰酸腹痛，10 月 1 日月经来潮，带下量减少，质地清稀，舌淡黯，脉沉滑。

方药：生地黄 20g　穿山甲 30g　何首乌 20g　夏枯草 20g　黄芩 15g　天门冬 20g　茵陈 15g　补骨脂 20g　生杜仲 20g　鸡血藤 20g　覆盆子 20g　通草 5g　煎服法同前。

五诊：2013 年 10 月 30 日。患者自述偶有腰酸腹痛，带下量明显减少，舌淡，苔白。

方药：当归 20g　丹参 20g　生地黄 15g　生杜仲 20g　香附 15g　巴戟天 15g　川芎 15g　山药 15g　山茱萸 15g　仙茅 20g　淫羊藿 20g　薏苡仁 30g　夏枯草 20g　覆盆子 20g　煎服法同前。

六诊：2013 年 11 月 11 日。Lmp：2013 年 10 月 1 日。自述近 2 日出现腰酸腹痛，阴道少量流血，色黯淡，头晕耳鸣，舌淡，苔白，脉沉细而滑。尿妊娠试验显示阳性。治以补肾益气，固冲安胎。方予寿胎丸加减。

黄芪 30g　川续断 20g　山茱萸 15g　菟丝子 50g　杜仲 20g　党参 20g　苍术 20g　麦门冬 15g　桔梗 15g　覆盆子 20g　生地黄 20g　墨旱莲 30g　黄芩 15g　阿胶 10g　甘草 10g　煎服法同前。

随诊 8 个月后，成功产下一健康男孩。

【按语】　王秀霞认为本案发病机制是肾精亏损，气虚血寒，瘀阻冲任。《景岳全书·妇人规》谓："种子之方，本无定轨，故凡寒者宜温，热者宜凉，滑者宜涩，虚者宜补，去其所偏，则阴阳和而生化著矣。""五脏之伤，穷必及肾，此源流之必然，即治疗之要着。"卵子为先天之精，从生长发育到成熟排卵与肾密切相关。肾气可化生为天癸，天癸又是化生月经的动力，冲任在天癸的作用下，广聚脏腑之血，化为经血。而肾精亏损，肾气不足，冲任气血亏虚，血海满溢不多，遂致月经后期，量少；瘀滞冲任，气血运行不畅，故月经量少，伴有血块。冲任气血不调，可致胞脉失于温煦或瘀阻胞脉，不能摄精成孕。故治疗上补肾为主，加以活血化瘀之品，气血通畅则可滋养肾精。方用淫羊藿、鹿角霜、巴戟天、覆盆子、益智仁、仙茅、山茱萸、生杜仲温肾助阳，肾阳旺盛，方可温煦其他脏腑，并改善全身的阳虚诸症；茯苓健脾渗湿，利水助其行血，补肾之中又协以升阳，除湿使清浊收分以助调理冲任之效；枸杞子有补肝肾、益精血之功。诸药共用，有调补冲任，益肾活血而摄精成孕之效。对于受孕成功的患者，王秀霞认为补肾为第一要务。因胞脉系于肾，肾主藏精而主生殖，肾气亏损，则胎元不固。补肾，为固胎之本，遂予寿胎丸加减。寿胎丸源于《医学衷中参西录》，其中黄芪、党参益气养血载胎；菟丝子补肾助阳而益精气；山茱萸滋阴补肾；川续断、生杜仲补肾强腰，安胎止痛；阿胶滋阴养血，止血安胎；苍术健脾燥湿；麦门冬清心除烦，"保神，定肺气，安五脏"；桔梗载药上行,为舟楫之品,升提安胎。诸药相合,固冲任,补肾益气安胎。坚持治疗的同时,还要调节情志,饮食有节,增加运动,方可得到更好的疗效。

(二)肝郁型不孕

临床表现:多年不孕,月经愆期,量多少不定,经前乳房胀痛,胸胁不舒,小腹胀痛,精神抑郁,或烦躁易怒,舌红,苔薄,脉弦。

辅助检查:性激素六项异常,超声监测排卵异常。

证属:肝郁型。

治法:疏肝解郁,理血调经。

方药:清肝解郁汤(《外科正宗》)加减。

当归20g　川芎10g　白芍30g　茯苓20g　柴胡10g　郁金10g　香附20g　苍术20g 川楝子15g　荔枝核15g　枳壳10g　莲子15g　贝母15g

加减:若肾虚肝郁,可酌加淫羊藿、仙茅等补肾填精;若肝郁血瘀,可酌加生地黄、益母草等活血通经;若肝郁脾虚,则可加白术、党参等健脾益气。

【典型案例】

车某,女,36岁,已婚,2014年3月9日初诊。

主诉:未避孕未怀孕6年。

现病史:既往月经不规律,14岁月经初潮,月经先后不定,20~45日一行,量时多时少,色鲜红,有血块,经前乳房胀痛较严重。患者初孕人工流产,再孕时因胚胎停育行人工流产术,胎停后未再孕。第一次怀孕42日后,发现甲状腺功能低下,担心影响胎儿发育,遂行人工流产术。再孕因胎停行人工流产术后组织送病理,胎盘绒毛测染色体核型检查,未见明显致病致畸基因。其后查父母染色体并无问题。平素急躁易怒,口苦,舌红,苔薄,脉弦。

中医诊断:不孕症,月经先后不定期。西医诊断:继发不孕。

证属:肝郁型。

治法:疏肝解郁,理血调经。

方药:当归15g　白芍20g　白术15g　茯苓15g　牡丹皮10g　天花粉10g　夏枯草 15g　郁金10g　川楝子10g　水煎服,日1剂,早晚饭后服用。

二诊:2014年6月18日。患者无明显口苦症状,于5月10日月经来潮,经前乳房胀痛减轻,月经血块减少,舌红,苔薄,脉弦。

方药:柴胡10g　郁金10g　香附20g　茯苓20g　苍术20g　川楝子15g　荔枝核15g 当归20g　枳壳10g　莲子15g　白芍30g　白术30g　泽泻15g　川芎10g　水煎服,日1 剂,早晚饭后服用。

依月经规律,并结合肝郁气滞病证,注重疏通气血。依此法,调整方药,连续服药5个月余。

三诊:2014年11月21日。患者症状明显改善,现停经60日,轻微腰酸,怀疑早孕,遂于医院测孕酮>60.00ng/ml,血β-HCG 164 697.49IU/L,盆腔超声示早孕(单活胎),妊娠约8⁺周。予患者寿胎丸加减口服。

方药:桔梗15g　麦冬15g　苍术20g　阿胶珠10g　黄芪30g　党参20g　山茱萸15g 菟丝子50g　生杜仲20g　续断20g　白术20g　甘草5g　水煎服,日1剂,早晚饭后服用。

【按语】　肝郁型继发不孕,多因肝主藏血,主疏泄,畅达气机,理气调经,若肝气不疏,情志不畅,以致冲任不能相资,肝郁克脾,脾伤不能通冲脉而带、任、督脉失调,胎孕不受。患者素性急躁易怒,盼子心切,情志不畅,肝气郁结,疏泄失常,血气不和,冲任不能相资,血海蓄溢失常,引起月经不调,进而导致不孕。肝失疏泄,血海失司,则月经愆期,经量多少不定。肝郁气滞,故经前乳房胀痛,胸胁不舒,少腹胀痛。舌红,苔薄,脉弦为肝郁之征。方中芍药敛肝止痛,白术、茯苓健脾益气;泽泻淡渗利湿,当归、川芎调肝养血。诸药合用,共奏肝脾两调、补虚渗湿之功。三诊,运用大量补肾安胎药及血肉有情之品,共奏补肾益气、固冲安胎之功。

(三)痰湿型不孕

临床表现:婚久不孕,形体肥胖,经行延后,甚或闭经,带下量多,色白质黏,头晕心悸,胸闷泛恶,面色㿠白,苔白腻,脉滑。

辅助检查:性激素六项及性激素三项异常,超声监测排卵异常。

证属:痰湿型。

治法:豁痰除湿,活血通经。

方药:苍附导痰汤(《叶氏女科证治》)加减。

苍术 20g　香附 15g　半夏 10g　胆南星 15g　鳖甲 10g　青皮 10g　川牛膝 15g　白芥子 10g

加减:若痰湿蕴脾,水湿泛溢肌肤,可酌加益母草、泽泻等活血利水;若兼血瘀阻络,可酌加丹参、鸡血藤等活血通络;若兼肾虚,则可加杜仲、川牛膝等补肾通经。

【典型案例】

高某,女,28岁,已婚,2010年7月9日初诊。

主诉:1年未避孕而未孕。

现病史:既往月经不规律,14岁月经初潮,月经延后,初时35日一行,近2年来近60日一行。婚后3年发生2次胚胎停育。形体肥胖,体重75kg,身高160cm,黑棘皮征(+)。平素头晕乏力,阴雨天加重,晨起时喉中偶有黏痰,舌淡胖,苔白腻,脉滑。

辅助检查:2010年6月查性激素六项示 LH 15.43mIU/ml,FSH 6.49mIU/ml,PRL 8.36ng/ml,E_2 74.95pg/ml,孕酮(PRGE)0.42ng/ml,睾酮(TSTO)139.51ng/ml。

中医诊断:不孕症,月经后期。西医诊断:继发不孕。

证属:痰湿阻滞。

治法:燥湿化痰,理气调经。

方药:苍术 20g　胆南星 15g　青皮 15g　清半夏 10g　炙远志 10g　鳖甲 15g　浙贝母 20g　川牛膝 20g　丹参 20g　白芥子 5g　水煎服,日1剂,早晚饭后服用。

二诊:2010年11月8日。患者自述头晕乏力,黏痰症状明显缓解,10月23日月经来潮。现患者处于经间期,以温阳滋阴、补肾益气、活血通络为主,以促进卵子排出;经前期多补肾温阳,滋阴益精,益气养血。

方药:当归 20g　川芎 20g　生地黄 15g　生杜仲 20g　丹参 20g　香附 15g　巴戟天 15g　山药 15g　山茱萸 10g　煎服法同前。

并嘱患者合理饮食,多吃青菜,少饮酒,规律休息,增加运动,调畅情志。依月经规律,调整方药,并结合患者痰湿体质,注重燥湿化痰理气调经。

依此法,服药5个月。

三诊：2011 年 5 月 1 日。Lmp：2011 年 3 月 20 日。近 1 周自觉恶心，厌食，自测尿妊娠试验阳性。遂以寿胎丸加减口服汤药保胎治疗。

方药：桔梗 15g　麦冬 15g　甘草 5g　阿胶珠 10g　黄芪 30g　党参 20g　山茱萸 15g　菟丝子 50g　生杜仲 20g　续断 20g　白术 20g　苍术 20g　煎服法同前。

【按语】 患者属肥胖之人，机体痰湿内盛，壅阻气机，闭阻冲任胞脉，不能摄精成孕，故婚久不孕，经行延后；痰湿中阻，清阳不升，则头晕；湿阻气机，故乏力；阴雨天，大自然之湿气助人身之湿气，故症状加重。舌淡胖，苔白腻，脉滑，为痰湿内盛之征。方中苍术、半夏、胆南星、白芥子燥湿化痰；鳖甲、浙贝母软坚散结、化痰通络；远志交通心肾，宁心安神；青皮、川牛膝、丹参行气活血。痰湿去则冲任、血海自无阻隔，而获通经之效。诸药合用，共奏燥湿化痰、理气调经之功。三诊发现患者妊娠后，即以寿胎丸加减安胎治疗。

（韩凤娟）

—— 韩延华 ——

韩延华，女，汉族，二级教授，黑龙江中医药大学博士研究生导师；附属第一医院名医工作室主任；黑龙江省名中医、首届龙江名医。出身于中医世家，集家传、师承、院校教育于一身，严谨治学，精研理论，勤于临证，中西并重，在女性生殖内分泌疾病方面颇有建树。从事医教研工作 40 余年，创立了"肝主冲任"的理论；主持国家及省部级课题 20 余项，获省部级成果奖多项；主编、参编著作 40 余部；发表学术论文 150 余篇；获国家级发明专利 1 项。多次应邀赴欧洲等地讲学。培养博士生、硕士生 120 余名。

韩延华是著名中医学家、妇科大家韩百灵的学术继承人，龙江韩氏妇科代表性传人。第五、第六批全国老中医药专家学术经验继承工作指导老师。国家中医药管理局中医流派传承工作室"龙江韩氏妇科流派"项目负责人。国家教育部及国家中医药管理局重点学科学术带头人。兼任中华全国中医药学会第五届理事、中医妇科分会副主任委员；世界中医药学会联合会生殖医学专业委员会副会长；中国中医药研究促进会中医流派分会副会长、中医妇科流派分会副会长、妇产科与辅助生殖分会副主任委员；中国中西医结合学会生殖医学专业委员会常务理事；国际妇产科联盟会员国家重大疑难疾病中西医临床协作试点项目"中西医结合不孕不育与辅助生殖技术"专家学术委员会委员；国际传统与现代生殖医学协会副主席。国务院政府特殊津贴获得者。

一、对不孕症的认识

韩延华认为不孕症既是一个独立性的疾病，又可能是某些疾病导致的一个结果。究其原因，十分复杂，从中医学角度来看，引起不孕的原因主要有肾虚、肝郁、肝肾阴虚、痰湿、血瘀等。随着医学的发展和对不孕症研究的日益深入，人们对排卵、免疫、感染等引起的不孕越来越重视，采取病证结合的方法诊治不孕症，将成为医学发展的必要趋势。

韩延华继承了韩百灵的学术衣钵，几十年致力于不孕症的研究，除了从传统医学肾、肝、脾、痰、瘀辨治不孕症外，还提出了免疫性不孕、感染性不孕的发病机理及治疗大法。她认为免疫性不孕主要是机体正气虚弱，防御外邪的屏障遭到破坏所致，与脾肾关系尤为密切。《黄帝内经》云："正气存内，邪不可干""邪之所凑，其气必虚"。中医学认为免疫功能低下多与脾肾两虚有关。现代研究证实,脾是机体最大的免疫器官,是细胞免疫和体液免疫的中心;肾主骨生髓,骨髓是造血器官,是免疫活化细胞产生和分化、成熟的场所,在免疫应答中起着主要作用。若免疫系统发生问题,就会引起免疫性不孕;若经产之时,余血未尽,阴阳交合或人工流产术、取环、上环等宫腔操作引起感染,使邪毒内侵,稽留日久,变为精邪,与血搏结,损伤冲任,客入胞宫就会引起感染性不孕;排卵功能障碍是引起女性不孕的重要原因之一。经云"肾藏精、主生殖",故医者多遵古训,从肾虚而论之。韩延华认为排卵功能障碍,主要责成于肾,但也不应忽视肝藏血、主疏泄对肾脏功能的支持与影响,临证中多从精血同源的理论出发,研究排卵障碍性不孕证候要素之间的关系及诊治方法。

二、诊治思路

韩延华在诊治不孕症时,除了运用中医的辨证分型之外,提倡借助现代医学的检查手段,查找病因,采取中西医结合的诊治方法,进行针对性的治疗,择其优势,扬其所长。

1. 重视种子必先调经　不孕症患者大多数伴有经水不调,基于《女科要旨》"妇人无子皆由经水不调"和"种子必先调经"的理论,在天人相应思想的指导下,按着月有圆缺的自然现象,根据月经周期阴阳消长规律,采取阶段性治疗。在月经后期(卵泡期),恰逢血海空虚,宜填补精血,为卵子的生长奠定物质基础。经间期(排卵期),是"重阴必阳"的阶段,宜温肾活血,兼以软坚散结,以促进卵巢血运,有助于排卵。经前期(黄体期),肾阳渐旺,为卵子着床提供良好的环境,宜益肾助阳。经行期(月经期),应注意调畅气机,气血兼顾。对于排卵功能障碍性不孕,宜补肾活血,调经助孕。

2. 病症结合审因论治　利用现代医学的诊断方法和对疾病的认识,发挥传统医药辨证施治的优势。针对免疫性不孕,提出扶正祛邪,消抗助孕。对于感染性不孕,清热解毒,通络散结。排卵障碍性不孕,以补肾为要,方证相应,灵活加减,体现了遵古而不泥古与时俱进的学术理念。

3. 从乙癸同源论治不孕　乙癸同源,肝藏血,肾藏精,精血互生。妇人经孕无不以精血为用。故治疗不孕首要考虑到精血、冲任。育阴灵,是韩百灵的验方,是治疗肝肾阴虚、精血匮乏的代表方剂。20世纪80年代韩延华即对韩百灵经验方进行实验研究;研究结果证实,该方药能够使实验大鼠子宫及卵巢重量增加、卵泡数目增多。临证应用此方加减治疗排卵障碍性不孕收到满意疗效。

三、治疗特色

(一)排卵障碍性不孕

临床表现:婚久不孕,月经错后,量少,色黯有块,甚或经闭不行。少腹疼痛,腰膝酸软,倦怠乏力,头晕耳鸣,面色晦暗,或有色素斑,肌肤甲错,舌质紫黯或有瘀斑瘀点,苔薄白,脉沉涩或沉弦。

辅助检查:性激素六项、雄三项、甲状腺功能、生化全项、基础体温测定、超声检查。

证属:肾虚,精亏血少,冲任失调。

治法:补肾活血,调经助孕。

方药:补肾活血调冲汤(《韩氏女科》)。

熟地黄 15g　山药 15g　枸杞子 15g　菟丝子 25g　巴戟天 15g　怀牛膝 15g　当归

15g　赤芍 15g　益母草 15g　丹参 20g　川芎 10g　鳖甲 20g　甘草 5g

加减：若肾虚肝郁，症见烦躁易怒，两胁胀痛者，加柴胡、香附、郁金疏肝解郁，调经止痛；若经前乳胀者，加王不留行、通草活血通经；排卵障碍者，加龟甲、紫河车等血肉有情之品。

【典型案例】

案 1　姜某，女，32 岁，2015 年 5 月 25 日初诊。

主诉：婚后 2 年余未避孕未孕。

刻下症：平素乳胀，时而厌食恶心，偶尔腰腹酸痛。近 2 年月经时有错后，舌质黯，苔薄白，脉沉细。形体肥胖，颈部重度黑棘皮，身高 160cm，体重 76kg。

经孕产史：既往月经周期规律。Lmp：2015 年 4 月 25 日。孕 0 产 0。

辅助检查：外院子宫输卵管造影、免疫检查、感染均未见明显异常。本院 B 超示子宫 37mm×32mm×26mm，内膜 8mm；性激素六项：孕酮 0.22ng/ml，睾酮 65.11ng/dl；性激素三项未见异常；糖耐量：空腹 11.09mmol/L，180 分钟 13.57mmol/L；血清胰岛素：空腹 40.40μIU/ml，180 分钟 54.8μIU/ml；甲状腺功能未见明显异常。

中医诊断：不孕症，月经后期。西医诊断：原发不孕，多囊卵巢综合征，2 型糖尿病。

证属：肾虚肝郁，冲任失调。

治法：补肾疏肝，活血调冲。

方药：补肾活血方（《韩氏女科》）加减。

（1）生地黄 20g　山茱萸 15g　杜仲 15g　菟丝子 25g　巴戟天 15g　枸杞子 15g　益母草 15g　丹参 20g　赤芍 15g　怀牛膝 15g　香附 15g　当归 15g　川芎 10g　紫河车粉^{冲服}5g　水煎服，每日 1 剂。

（2）盐酸二甲双胍，每次 1 片，一日 3 次，饭中服用，若出现严重的胃肠道反应减量，待耐受后再按前法服用，连服 3 个月。并嘱其运动减肥，勿过食肥甘厚腻之品。

二诊：2015 年 6 月 8 日。服药后腰酸、乳胀有所减轻，6 月 6 日月经来潮，经量不多，色黯红，质黏。舌质略黯，苔薄白，脉沉弦。

方药：生地黄 20g　山茱萸 15g　杜仲 15g　菟丝子 25g　巴戟天 15g　枸杞子 15g　赤芍 15g　怀牛膝 15g　香附 15g　当归 15g　紫河车粉^{冲服}5g　水煎服，每日 1 剂。

三诊：2015 年 6 月 22 日。患者现食欲正常，腰酸消失，颈部黑棘皮征明显减轻。舌质正常，苔薄白，脉弦缓。

方药：守 5 月 25 日方药续服，服法同前。

四诊：以上方加减化裁治疗 3 个月余，患者月经规律，诸症消失。2015 年 9 月 16 日复诊，体重降至 68kg。性激素六项：孕酮 0.70ng/ml，睾酮 43.20ng/dl；糖耐量：空腹 5.3mmol/L，180 分钟 6.41mmol/L；血清胰岛素：空腹 11.56μIU/ml，180 分钟 28.42μIU/ml。建议月经见血第 12 天检测超声排卵。中药改服中成药育阴丸。

2015 年 10 月 16 日复诊：月经错后 4 天，自验尿妊娠试验阳性，P 15.84ng/ml，血 β-HCG 1056.94IU/L。嘱其勿过劳，禁止性生活，调情志；注意复查血 β-HCG、孕酮；若出现腹痛、阴道出血及时就诊，并建议保胎治疗 3 个月余。

【按语】　该患婚久不孕，究其原因，证属肾虚肝郁所致，结合现代医学各项检查证明该患者有多囊卵巢综合征（PCOS）、胰岛素抵抗生殖内分泌疾病，有高雄激素血症临床表现。

因此,在中医辨证论治的基础上,结合盐酸二甲双胍,改善胰岛素抵抗,降低雄激素;中西药合用缩短疗程,疗效显著,以提高妊娠成功率。有文献报道,多囊卵巢综合征患者妊娠丢失率要高于正常妊娠妇女,故妊娠后予以保胎治疗,欲培其损,防止自然流产发生,是中医药治疗该病的优势之处。紫河车为血肉有情之品,现代药理研究表明,有激素样作用,可补充雌孕激素,以增强子宫内膜容受性,稳定子宫内环境。

对于 PCOS 导致的不孕患者,应注重身心治疗,在药物治疗的同时,还要注意调畅情志,减轻精神压力,特别是对肥胖型的患者,要增加体育运动,控制饮食,减轻体重,这对于 PCOS 的治疗起着重要的作用。

案2 魏某,女,37 岁,2015 年 12 月 7 日初诊。

主诉:婚后 4 年未避孕未孕,行 IVF-ET 提示卵泡发育不良。

刻下症:平素腰膝酸软,时而烘热汗出,月经错后,量少,色黯,有血块,偶有经前乳胀。舌质黯淡,苔薄白,脉沉细。

经孕产史:14 岁月经初潮,既往月经周期规律,近 2 年月经周期错后,2 个月左右一行。Lmp:2015 年 11 月 26 日。

辅助检查:性激素六项示 FSH 26.68mIU/ml,LH 7.35mIU/ml,FSH/LH>3.63,E_2 20pg/ml,P 0.29ng/ml。子宫输卵管造影、免疫、感染均未见明显异常。

中医诊断:不孕症,月经后期。西医诊断:原发不孕,卵巢早衰。

证属:肾虚,精血亏少。

治法:益肾填精,养血调冲。

方药:菟丝子 40g　巴戟天 15g　熟地黄 20g　白芍 15g　山茱萸 15g　山药 15g　杜仲 15g　枸杞子 15g　女贞子 15g　怀牛膝 15g　紫河车粉^{冲服}5g　丹参 15g　水煎服,每日 1 剂。

二诊:2015 年 12 月 30 日。患者月经推后 4 天未至,腰酸乏力、烘热汗出均有所好转,自觉下肢不温。舌质黯淡,苔薄白,脉沉细。

方药:熟地黄 20g　白芍 15g　菟丝子 40g　巴戟天 15g　山茱萸 15g　山药 15g　杜仲 15g　枸杞子 15g　女贞子 15g　怀牛膝 15g　紫河车粉^{冲服}5g　丹参 15g　益母草 15g　肉桂 10g　水煎服,每日 1 剂。

三诊:2016 年 1 月 16 日。服药后下肢已温,2016 年 1 月 5 日月经来潮,带血 5 天,月经量较前增多,色鲜红,少量血块。舌质略黯,苔薄白,脉沉缓。

方药:熟地黄 20g　白芍 15g　菟丝子 40g　巴戟天 15g　山茱萸 15g　山药 15g　杜仲 15g　枸杞子 15g　女贞子 15g　怀牛膝 15g　紫河车粉^{冲服}5g　丹参 15g　益母草 15g　水煎服,每日 1 剂。

四诊:2016 年 2 月 2 日。患者自觉症状消失,嘱其于月经见血第 2 天复查性激素六项。复查结果为 FSH 7.53mIU/ml,LH 6.28mIU/ml,E_2 42pg/ml,P 0.85ng/ml。

患者经过 6 个月余治疗,2016 年 7 月 11 日于外院行 IVF-ET 治疗后 20 天,P 14.15ng/ml,血 β-HCG 1 863.25IU/L,超声提示宫内可见妊娠囊。

2016 年 10 月 29 日来院行四维超声检查,提示妊娠 22 周。2017 年 2 月 26 日,剖宫产一健康女婴。

【按语】 该患者婚久不孕,结合现代医学各项检查证明为卵巢早衰。中医认为卵巢早衰与肾虚密切相关。肾藏精,主生殖。《傅青主女科》谓:"且经原非血也,乃天一之水,出自肾中。"笔者认为,肝肾同为先天之本、冲任之根,冲任二脉与肝肾之经脉息息相关,且"女子以肝为先天",肝主冲任,为藏血之脏,所藏之血一部分下注冲脉,正所谓"乙癸同源,母子相生";肝又主疏泄,调节一身之气机,肝气条达则任脉通利,而现代女性在社会生活中的压力较大,长期过激的情绪变化,可影响肾气－天癸－冲任－胞宫轴的功能,从而引起卵巢功能提前衰退。

韩延华认为肝肾功能失调,精血匮乏,与本病的发生密切相关。治疗上立补肾疏肝、调理冲任之大法。现代药理研究证明,菟丝子、巴戟天能补充体内雌孕激素水平,在改善卵巢早衰患者内分泌情况方面有显著疗效。对于卵巢早衰导致的不孕患者,在药物治疗的同时,亦应注重她们的心理疏导,还要注意调畅情志,减轻精神压力。再者,对于一些病情顽固或对中药吸收能力较差的患者,可考虑合并激素替代疗法,模拟人体月经周期中生理性激素水平,以期恢复正常的月经周期与排卵。

(二)免疫性不孕

临床表现:婚久不孕,平素头晕耳鸣,腰膝酸软,倦怠乏力,食欲不振,面色萎黄。舌淡,苔薄白,脉沉缓。

辅助检查:优生四项(抗精子抗体、抗心磷脂抗体、抗卵巢抗体、抗子宫内膜抗体)1项或1项以上阳性。

证属:脾肾两虚,湿热蕴结所致。

治法:扶正祛邪,消抗助孕。

方药:消抗灵Ⅰ号(《韩氏女科》)。

党参20g　黄芪20g　白术15g　熟地黄15g　山药15g　五味子10g　怀牛膝15g　金银花10g　连翘15g　垂盆草15g　甘草5g

加减:若腰痛甚者,加杜仲、续断、桑寄生以补肾强腰膝;若手足不温,形寒肢冷者,加巴戟天、淫羊藿以温肾助阳;若脘腹胀满者,加焦三仙、陈皮以健脾助运;若感染解脲支原体、沙眼衣原体者,加黄柏、白头翁、板蓝根等清热祛湿,杀虫止带。

【典型案例】

季某,女,42岁,已婚,2013年11月21日初诊。

主诉:婚后求子14年未孕。

刻下症:平素腰酸,倦怠乏力,头晕健忘,心情抑郁,小腹胀满;月经周期正常,带血4~7天、量少、色淡。舌质黯淡,苔薄白,脉沉细。

孕产史:患者于2013年4月、8月、11月分别行3次试管婴儿术,但均未成功。

辅助检查:不孕四项提示抗卵巢抗体阳性:1.439s/co。其他相关检查未发现明显异常。

中医诊断:不孕症。西医诊断:免疫性不孕。

证属:脾肾两虚,热毒蕴结。

治法:补肾健脾,佐以清热消抗。

方药:消抗灵Ⅰ号(《韩氏女科》)。

(1)党参20g　黄芪20g　垂盆草15g　熟地黄20g　山药20g　枸杞子15g　山茱萸15g　杜仲15g　白术15g　连翘15g　怀牛膝15g　当归20g　狗脊20g　乌药15g　生甘草10g　水煎服,每日1剂。

（2）阿司匹林口服,每日 1 片,连服 30 天停药。

二诊:12 月 14 日。服药后自觉腰酸、倦怠乏力、腹胀减轻,大便较前稍稀,偶有烦躁。舌质淡,苔薄白,脉沉细。

方药:守上方去狗脊、乌药,加苍术 15g、柴胡 10g。

三诊:2014 年 1 月 25 日。服药后,烦躁、便稀较前减轻。偶有胸闷气短,尿频。舌质淡,苔薄白,脉沉缓。

方药:上方去苍术,加益智仁 15g、覆盆子 15g。

服上方 50 剂,诸症尽除。复查不孕四项转为阴性。告知停药,建议择期再行 IVF-ET。

四诊:2014 年 7 月 30 日。患者在沈阳某院行 IVF-ET 20 天后,超声提示宫内可见妊娠囊,有少量腹水。西医给予口服地屈孕酮及肌内注射黄体酮 60mg/d。舌质淡,苔薄白,左脉弦滑,右脉沉缓。考虑患者高龄并有 3 次 IVF-ET 治疗失败,建议应接受保胎治疗,立补肾固冲安胎之法。

方药:黄芪 20g　菟丝子 15g　山茱萸 15g　川断 20g　桑寄生 20g　山药 15g　杜仲 20g　白芍 20g　牡蛎 15g　甘草 5g　阿胶^{烊化}10g　泽泻 15g

五诊:2014 年 9 月 25 日。复查超声结果:宫内单活胎,腹水消失。患者自觉恶心厌食。舌质淡红,苔薄白,脉弦滑。

方药:黄芪 20g　菟丝子 15g　山茱萸 15g　川断 20g　桑寄生 20g　山药 15g　杜仲 20g　白芍 20g　姜竹茹 15g　牡蛎 15g　阿胶^{烊化}10g

进药 30 剂,患者已无不适感,告知停药观察;并嘱其慎起居,调情志,禁止性生活,避免登高持重。2015 年 4 月 28 日,剖宫产下一男婴,母子平安。

【按语】　该患者婚久不孕,3 次 IVF-ET 治疗失败,经西医诊断为免疫性不孕。研究发现,一些原因不明的不孕症与免疫相关,西医药治疗本病疗程长,疗效不甚理想。韩延华认为免疫相关性疾病多与中医的正气不足有关,当机体正气虚弱,邪毒便乘虚而入,客入机体,瘀结冲任,损伤胞脉。《诸病源候论》中言:"然妇人挟疾无子,皆由劳伤血气,冷热不调,而受风寒,客于子宫,致使胞内生病……致阴阳之气不和……故无子也。"她认为女子不孕有内外两方面因素,内因是劳伤气血,当正气虚弱,邪气便有机可乘;外因是六淫邪气直中胞宫,致使胞宫功能失调。基于上述理论的认识,韩延华提出扶正祛邪的治疗大法,立补肾健脾、解毒消抗之法,自拟经验方消抗灵Ⅰ号治疗免疫性疾病。现代药理研究表明,方中以熟地黄、党参、黄芪、山药、山茱萸、杜仲补肾健脾,益气填精,提高机体免疫能力;金银花、连翘、垂盆草、甘草以清热解毒消抗,具有双向调节免疫功能和抗炎、抗菌、抗病毒的作用。

（三）盆腔炎性不孕

临床表现:婚久不孕,月经赶前,量多,色红质黏。腰腹疼痛拒按,带下量多,色黄质黏稠,有臭味,口苦咽干,小便短黄,舌红,苔黄腻,脉弦滑而数。

辅助检查:超声提示盆腔积液,输卵管积水;盆腔炎性包块;输卵管造影阻塞或通而不畅。

证属:伏邪伤及冲任。

治法:清热解毒,通络散结。

方药:韩氏妇炎汤(《韩氏女科》)。

三棱 10g　莪术 10g　川楝子 10g　白芍 15g　延胡索 15g　连翘 15g　土茯苓 15g　鱼

腥草 15g　丹参 20g　香附 15g　怀牛膝 15g　桂枝 10g　甘草 10g

加减：若症见小腹胀痛者，加乌药以宽中行气除痞；若输卵管积水者，加皂角刺、牵牛子以走下焦而利水；带下量多色黄者，加白头翁、芡实清热利湿止带；癥瘕积聚者，加夏枯草、浙贝母、橘核消癥散结。

【典型案例】

金某，女，28 岁，已婚，2015 年 10 月 27 日初诊。

主诉：婚后 3 年未避孕而未孕。

刻下症：腰酸，小腹疼痛，带下量多，色黄黏稠，有臭味。舌质正常，苔微黄而腻，脉弦滑。

经孕产史：14 岁月经初潮，月经周期规律，痛经（＋）。Lmp：10 月 16 日。

既往史：慢性盆腔炎病史。

辅助检查：外院子宫输卵管造影显示单侧输卵管显影，弥散不佳；盆腔超声提示子宫 46mm×31mm×37mm，内膜厚 0.65cm，回声不均匀，双侧附件增厚，盆腔积液 15mm×10mm，宫颈纳囊；性激素六项、不孕四项、病毒十项均未见异常。

男方精液常规、不孕四项均未发现异常。

中医诊断：不孕症，痛经。西医诊断：不孕症，痛经。

证属：伏邪蕴结。

治法：清热解毒，利湿止带，调经助孕。

方药：三棱 10g　莪术 10g　土茯苓 15g　金银花 10g　连翘 15g　延胡索 15g　川楝子 15g　丹参 20g　香附 15g　白芍 20g　怀牛膝 15g　鳖甲 20g　黄芪 25g　狗脊 15g　甘草 10g　水煎服，早晚分服。

二诊：2015 年 11 月 3 日。患者自述服药后腰痛减轻，带下量减少。舌质正常，苔微黄，脉滑缓。

辅助检查：月经第 17 天，超声提示内膜 13.3mm，左侧卵巢可见 22mm×23mm 优势卵泡。

方药：韩氏妇炎汤加减。

三棱 10g　莪术 10g　土茯苓 15g　金银花 10g　连翘 15g　延胡索 15g　川楝子 15g　丹参 20g　香附 15g　白芍 20g　怀牛膝 15g　鳖甲 20g　黄芪 25g　白头翁 15g　甘草 10g　服法同前。

11 月 6 日超声下监测排卵提示：左侧优势卵泡已排出，盆腔积液 11mm。

三诊：2015 年 11 月 15 日。患者诸症消失，继守上方加减。

先后共调治 3 个月左右。2016 年 3 月 12 日，患者月经过期未至，自测尿妊娠试验阳性。外院盆腔超声示宫内早孕 6⁺ 周。

于 2016 年 10 月 26 日，剖宫产下一女婴，体重 3 600g，母女平安。

【按语】　盆腔炎性不孕大多由于反复宫腔操作，包括人工流产、刮宫、取环、上环等因素，极易导致盆腔感染，引起输卵管管腔狭窄及变形扭曲，或宫腔炎症阻碍受精卵植入和胚胎着床而致不孕。该患者素有盆腔炎病史，未经系统治疗，病程迁延日久、缠绵难愈。带下黄稠臭秽，盖因感受湿热毒邪，与血相搏，结于下焦，胞脉血行不畅，即输卵管堵塞不畅，故难以摄精成孕。《诸病源候论·子脏冷无子候》指出："风冷之气乘其经血，结于子脏，子脏则冷，故无子。"韩延华认为盆腔炎性疾病的发病特点与伏邪的致病特点一致，其病变部位主要局限在女性生殖道及盆腔脏器,当伏邪力薄势轻,即伏而不发;待其力大势宏之时,便伺机而动,多累及输卵管、卵巢等脏器。

所用方药韩氏妇炎汤,据药理研究报道,方中活血化瘀药能控制炎症,并且能加速血液流动,改善微循环。清热解毒类药具有抗菌、抗病毒及增强机体免疫功能的作用。理气药与活血药配伍能增强活血祛瘀、行气止痛之力,体现了"结者散之"。在祛邪的同时配伍黄芪、芍药固护正气,以防过度使用攻伐药物伤其正气而加重病情,且提高机体抗病能力可明显缩短疗程,提高疗效,起到事半功倍的效果。本方临床应用十分广泛,是治疗盆腔慢性炎症、输卵管炎、子宫内膜异位症的有效方药,对助孕有良好效果。

(朱小琳　韩延华)

—— 于帮国 ——

于帮国,男,毕业于黑龙江中医学院(现黑龙江中医药大学)医疗专业,主任医师,黑龙江省名中医,第五批全国老中医药专家学术经验继承工作指导老师,黑龙江中医药大学、哈尔滨医科大学大庆校区兼职教授,省级重点学科带头人,龙江韩氏妇科二级工作站负责人,黑龙江省中医药学会妇科专业委员会副主任委员,黑龙江省中西医结合学会生殖专业委员会副主任委员,中华中医药学会养生康复委员会委员,省、市医疗事故鉴定专家组成员等。

多年来他坚持在治病、防病工作的第一线,现经他研制的"圣洁洗液""生化更春宝"等9个品种自制药,在院内批量生产,广泛应用于临床。他始终强调科研是医学发展的主动力,创新是科研水平提高的前提。近5年,由他负责的科研项目获得省中医管理局科技进步一等奖1项、二等奖1项,大庆市科技进步奖三等奖3项。

一、对不孕症的认识

于帮国认为人体是一个有机的整体,五脏均与妇女的经、孕相关联。尤其在不孕症诸多因素中,肾气与冲任二脉及胞宫的功能正常与否是至关重要的环节。其次与肝、脾关系也很密切,如近年来痰湿导致不孕明显增加。不孕症的病因很多,于帮国认为多由肾虚、肝郁、痰湿、血瘀所致。简而言之,因肾阳虚不能温煦子宫,宫寒不能摄精成孕;或因肾阴不足,冲任脉虚,胞脉失养不能成孕;或因肝郁气滞,疏泄失常,冲任不能相资,以致不孕;或因痰湿内阻,气机不畅,胞脉受阻不能摄精成孕。此外,亦可因经行产后,余血未净,感受六淫之邪;或伤于七情,或因合之非道,败精与余血浊液相搏结,致使宿血停滞,凝结成积,日久成癥,滞气碍血,经水失调,胞脉受阻,难以受孕,或素体气虚血运无力,气滞血瘀,稽留子门,子门闭塞,而致不能摄精成孕。

总之,不孕症的病因复杂多变,但其发病往往是一个慢性的过程;病性也有虚实之分,但大多虚实夹杂;其病位主要是在冲任、胞宫,与肾、肝、脾的功能失常、气血失调关系密切。

二、诊治思路

由于引起不孕症的病因病机复杂,于帮国根据自己的多年临床经验认为不孕症的治疗应着重从肾肝脾入手。因"经水出诸肾""肾主生殖",如禀赋不足、多产房劳、大病久病等均易致肾气亏损,肾精不足,冲任脉虚,从而致精血失调,孕育无能。肝藏血,主疏泄,调气机,体阴而用阳,且冲脉附于肝,与女子月经密切相关,若情志不畅,肝气郁结,气血失调,冲任不能相资也可致不孕。另外,月经的主要成分是血,脾为气血生化之源,脾之生化赖肾阳之温煦,若脾虚血少,或脾虚聚湿成痰,或脾肾阳虚,可致胞宫失于温养,或胞宫胞脉受阻而不孕,故在治疗不孕症时,除重治肾外,尚需调理肝脾,以达到肾精充足,肝气畅达,脾气健运,而达肾肝脾功能相互协调,共同作用于胞宫,尽快地完善其主月经和孕育之功能。

于帮国在发挥中医辨证论治的同时,积极借鉴现代医学的最新成果,认真探讨本病发生机理,对患者进行必要而系统的西医检查,以明确病因。针对具体病因采用中医辨证与西医辨病相结合。对于多囊卵巢综合征患者,表现为肥胖、多毛、双侧卵巢增大、卵巢包膜增厚而无排卵者,多为肾虚气化失调,津液在下聚结成痰而致,可在补肾的同时加化痰之品,且鼓励患者运动减肥,并给予心理疏导,使其经调、卵熟、管通,则孕育乃成。他认为月经稀发、闭经者,如激素水平偏低,卵巢功能低下者,应以补肾为主,且于补肾之剂中重用鹿角胶、紫河车等血肉有情之品大补元气,养血益精。又如经前期综合征,黄体功能不健者,以疏肝解郁、活血祛瘀为主。肝气条达,藏血有序,冲任充盈,注养胞宫,乃摄精成孕。高催乳素血症,常有闭经、溢乳、乳房胀痛,于帮国认为肝失疏泄,肝血不能下注胞宫为经血,反而上逆为乳,应肝肾同治,拟补肾疏肝之法。对于盆腔粘连输卵管通畅不良者,为肝郁所致,因肝经循行两少腹,谓经脉所过,疾病所生,故此种不孕症应从肝论治,以调理气血为治其本,宜用理气活血、温经通络之品。用药不能过于寒凉,而应用一些具有温养流动之性的当归、川芎、鸡血藤、鹿角霜等配以活血通络的黑附片、路路通、水蛭以利于温通经脉,有利于输卵管的通畅。总之要因人、因病、因证不同而区别对待。

遣方用药时,不仅辨证用药,还遵循中医的四气五味归经,并且充分利用现代药理研究成果,融古汇今,化裁新意。临证中常用以下药物,例如,紫河车味甘、微咸,气温,无毒,擅长补气血阴阳。紫河车为人之胞衣。缪仲淳曰:"儿孕胎中,脐系于胎,胞系母脊,真元所生。"可见,紫河车得先天之气且为血肉有情之品,可养后天之脏,非其他草木可比,故为治精气不足,子嗣难成之要药;卵巢功能低下、子宫内膜受损的患者尤为适宜,多以免煎剂入药,每方必用。又如,菟丝子辛甘,微温,补肾壮阳,固精缩尿,暖脾止泻,益精明目,乃补血之要品。菟丝子填精益髓,效能生血,又入脾胃经,暖脾助胃,补益后天,资化其源,故亦能生血。《本草求真》云:"菟丝子,温而不燥,补而不滞,得天地中和之气,故书称为补髓填精,止遗固泄……为补肝肾脾气要剂。"可见,菟丝子既能生血又能填精,为精血同补之药,阴阳双补,偏于补阳。药理研究证实,菟丝子有促排卵和促黄体功能的作用。知母配黄柏,知母苦寒泻热,善泻肾火,且质柔性润,有滋阴生津之效;黄柏专入下焦,清热泻火,善清下焦湿热。二药配用,专攻下焦,清泻肾火之力增强,兼利下焦湿热,利湿而不伤阴。

三、治疗特色

(一)肾虚证

1. 肾阳虚证

临床表现:婚久不孕,月经后期,量少色淡,或月经数月一潮,甚或闭止不行,面色晦暗,腰膝无力,少腹如扇,阴中不温,性欲冷漠,便溏溲清,带下清稀,舌淡苔白,脉沉细或沉迟。

辅助检查:超声示子宫发育不良,监测排卵异常;性激素六项示 FSH、LH 增高,雌二醇降低;基础体温呈单相,或虽双相而黄体功能不足。

证属:肾阳虚证

治法:温肾壮阳,调补冲任。

方药:二仙汤(《妇产科学》)加紫河车等。

仙茅 20g　淫羊藿 20g　巴戟天 20g　知母 10g　黄柏 10g　当归 15g　紫河车 10g　白术 20g　甘草 10g

临证加减:如腰痛如折,小腹冷痛,阴中不温,脉沉迟无力者,加鹿角霜、杜仲、续断;血瘀,加川芎、丹参、益母草;脾气虚,加黄芪、党参、白术;肾阳虚,加鹿茸、附片;肾阴虚,去知母、黄柏,加女贞子、墨旱莲。

【典型案例】

杨某,女,33 岁,单位创业集团,2015 年 7 月 8 日初诊。

主诉:计划妊娠 2 年未孕。

刻下症:自 2014 年无诱因月经错后 2~3 个月来潮 1 次,重时服用活血药物后月经来潮。Lmp:2015 年 6 月 18 日。淡粉色,极少量,仅擦拭可见,时有腰膝酸软,畏寒乏力,饮食、睡眠尚可,二便正常。形体适中,舌淡红,脉沉细,尺脉弱。

经孕产史:既往月经基本规律,月经 5 天 /25 天,量正常。2012 年人工流产史。

既往史:10 余年前因卵巢巨大囊肿行右侧卵巢切除术,2000 年行左侧卵巢囊肿剥离术,术后月经量明显减少。

辅助检查:彩超示子宫内膜 0.8cm。性激素六项示 LH 15.03mIU/ml, FSH 22.33mIU/ml, E_2 234pmol/L, P 0.52nmol/L, T 0.70nmol/L, PRL 210μIU/ml。

中医诊断:不孕症,闭经。西医诊断:继发不孕,卵巢储备功能减退。

证属:肾阳虚证。

治法:温肾壮阳,调补冲任。

方药:仙茅 20g　淫羊藿 20g　巴戟天 20g　知母 10g　黄柏 10g　当归 15g　山茱萸 20g　枸杞子 30g　紫河车 10g　甘草 10g　菟丝子 30g　每日 1 剂,2 次冲服。

嘱患者加强饮食调养,多食豆浆、蜂王浆等食物。

二诊:2015 年 7 月 22 日。Lmp:2015 年 7 月 17 日,量中,色鲜红。现仍腰酸乏力,舌淡红,脉沉细,尺脉弱。

方药:上方减菟丝子,加牡丹皮 15g、女贞子 30g、墨旱莲 30g、白芍 30g、熟地黄 20g、鹿角胶 10g。以助补肾养血填精。

三诊:2015 年 8 月 3 日。腰膝酸软稍减轻,乳房胀痛,心烦易怒,脉弦细。仍守上方加柴胡 15g。

四诊:2015 年 8 月 12 日。乳房胀痛、心烦易怒减轻,脉弦细。上方加香附 20g、益母草 30g。嘱其行经第 2~4 天查性激素六项。

五诊:2015 年 8 月 17 日。现月经第 5 天,经血已净,自觉腰膝酸软,倦怠乏力,饮食尚可,多梦易醒,二便正常。舌淡红,苔薄白,脉沉。性激素六项示 FSH 11.02mIU/ml。上方减香附、益母草,加白术(炒)20g、人参 20g、杜仲 20g。

六诊:2015 年 8 月 24 日。自诉腰膝酸软、倦怠乏力时轻时重,睡眠欠佳,饮食、二便常。舌质淡红,苔薄白,脉沉缓。该患又经上方稍作加减治疗 1 个月。

七诊:2015 年 11 月 25 日。自诉停经 55 天,咽干口燥,失眠多梦,偶有腰酸。P 63.8nmol/L。彩超示宫内早孕,可见胎芽、胎心。继续中药保胎。

2016 年 7 月顺产一女婴。

【按语】《景岳全书》指出:"五脏之阴气非此不能滋,五脏之阳气非此不能发。"说明肾气对人体各脏腑、组织、经络的濡养和温煦作用是十分重要的。该患者 2 次卵巢手术史损伤肾精,无精化血,血海不满,无血可下,致月经量少、后期,甚至闭经。妇女所重在血,血能构精受胎成孕,欲治其病,唯于阴分调之,使无亏欠乃可成胎,但水为造化之元,火为万物之先,阳为发育之首,要使生发之机畅达活跃,非生气之少火不足为动。治疗时以补肾益精、养血调经为主,经前、经期加用温经活血通经之品。方中仙茅、淫羊藿、巴戟天温补肾阳,三者均有温肾壮阳之功,巴戟温而不燥,尚有益精之效;淫羊藿温燥可补命门之火;仙茅最为燥烈,为补阳之峻剂。知母、黄柏滋肾养阴;枸杞子、山茱萸、白芍、女贞子、墨旱莲补益肝肾;当归、紫河车补肾益精,养血和血;白术、人参健脾益气。方中阴阳双补,肾气得冲,气血调和,冲任自调,月经如常,故受精成孕。

2. 肾阴虚证

临床表现:婚久不孕,或产后数年不复受娠,月经先期量少,色红无血块,或月经正常,但形体消瘦,腰膝酸软,头昏眼花,怔忡失眠,性情急躁,唇干舌燥,五心烦热,烘热多汗,午后低热,舌红,苔少,脉细数。

辅助检查:可见性激素六项 FSH、LH 增高;基础体温呈单相,或虽双相而黄体功能不足。

证属:肾阴不足。

治法:滋肾填精,养血调经。

方药:养精种玉汤(《傅青主妇科》)合二至丸(《医方集解》)。

熟地黄 20g　山茱萸 20g　当归 15g　白芍 20g　墨旱莲 30g　女贞子 30g

加减:如阴虚热象明显者,上方加黄精、桑椹子、盐黄柏、知母、牡丹皮;如有肾亏者,肾气不足可加黄芪、党参、山药、白术等补气;若烦热甚,则另加龟甲、鳖甲以清虚热;肾阳不足、寒凝胞宫者,可加肉桂、附子温中助阳;也可加补骨脂、肉苁蓉、覆盆子、菟丝子四药,阴阳兼补,补而不燥,益肾固精。

(二)肝郁证

临床表现:数年不孕,月经愆期,量多少无定,经前乳房、少腹作胀,经血行而不畅,色黯有块,神情抑郁,烦躁多怒,嗳气太息,舌质红,或正常,苔薄白,脉弦。

辅助检查:可有黄体功能不全或催乳素增高;或造影输卵管不通畅。

证属:肝郁证。

治法:舒肝解郁,理气调经。

方药:逍遥散(《太平惠民和剂局方》)。

柴胡 15g　白术 15g　茯苓 15g　当归 15g　白芍 20g　薄荷 10g　煨姜 10g　甘草 10g

临证加减:兼脾虚者,加陈皮、砂仁健脾理气;兼肝火者,加牡丹皮、栀子、黄芩、夏枯草、生地黄以凉血疏肝;兼瘀血及积块者,加穿山甲、皂角刺、山慈菇以活血软坚;而对于妇科的慢性炎症,用药不能过于寒凉,而应用当归、川芎、鸡血藤、鹿角霜等一些具有温养流动之性的药物,配以活血通络之品,如路路通、水蛭、蜈蚣等,以温通经脉,有利于输卵管的通畅。

【典型案例】

徐某,女,30岁,供电公司,2014年2月17日初诊。

主诉:婚后3年未避孕而未孕。

刻下症:月经规律,Lmp:2014年2月11日。经前乳房、小腹胀痛,经行不畅,色黯有块,烦躁易怒,有时腹泻,舌淡红,苔薄白,脉沉弦。

孕产史:2008年行人工流产1次。

辅助检查:输卵管造影示双侧输卵管阻塞;其他相关检查未见明显异常。

中医诊断:不孕症。西医诊断:双侧输卵管堵塞性不孕。

证属:肝郁型。

治则:舒肝解郁,理气调经。

方药:生当归15g　生白芍30g　柴胡15g　茯苓20g　炒白术25g　炙黄芪30g　水蛭10g　川芎15g　炒泽泻10g　大血藤30g　炙甘草10g　炙延胡索30g　木香10g　地丁25g　川楝子20g　路路通20g　鹿角霜20g　水煎服,每日1剂。

康妇炎胶囊,3粒,日3次,口服。

二诊:2014年2月24日。服药后烦躁易怒减轻,情绪改善,下肢畏寒。舌淡红,苔薄,脉沉弦。守上方加肉桂10g。

三诊:2014年3月12日。患者昨晚月经来潮,量少,色黯,小腹胀,舌淡红,苔薄,脉沉弦。上方加益母草30g。

四诊:2014年3月17日。患者经行5天,现无畏寒肢冷,偶有胸闷,舌淡红,苔薄,脉沉。上方减鹿角霜、益母草。水煎服,每日1剂。

五诊:2014年3月31日。患者3月21日在本院行超声下输卵管通液术,示右侧输卵管通而不畅,左侧输卵管不通。舌淡红,脉沉。上方加通草10g、穿山甲6g。水煎服,每日1剂。

遵上方加减又服药2个月经周期,行超声下输卵管通液术,示右侧输卵管通畅,左侧输卵管通而不畅。告知停中药治疗,监测排卵,右侧卵巢排卵时指导妊娠。并于2015年6月10日剖宫产下一男婴,母子平安。

【按语】　如今信息化的时代,随着生活、工作和学习节奏的加快,压力的增大,引发女性精神紧张及情志焦虑、抑郁等情绪波动。因为心情不畅导致肝失疏泄,肝气郁结,气机失调,则严重干扰"肾－天癸－冲任－胞宫"轴的功能,从而影响月经和受孕。同时输卵管阻塞是引起女性不孕症的主要原因之一,对于该病的治疗一直困扰着医生和患者。治疗较为棘手,输卵管再通术效果不理想,会反复粘连。于帮国临床应用逍遥散加味治疗多例类似患者,效果甚佳。方中当归、白芍活血养肝;柴胡、延胡索、木香、川楝子疏肝解郁理气;白术、茯苓健脾胃以资化源;加大血藤、地丁清热解毒以消除炎症;加穿山甲、路路通、通草行水活血,软坚散结,以疏通输卵管;重用水蛭,属虫类药飞灵走窜,可搜剔络中瘀血、化瘀消癥。全方共奏疏肝解郁、活血化瘀通络作用,既可以吸收炎性病灶,分离粘连,又使输卵管通畅,恢复正常的生理功能,从而达到调经助孕之效。本病治疗审证求因,辨证用药是关键,要辨证清晰,选方精良,按步骤治疗,方可取得良好效果。

（三）痰湿证

临床表现:多年不孕,形体丰腴,月经后期或闭经,带下量多,绵绵如涕,气短心悸,面色苍白,胸脘闷胀,倦怠乏力,舌体胖大,舌淡边有齿痕,苔白腻,脉沉滑。

辅助检查:可见多毛或有睾酮增高,LH/FSH 的比值失调。

证属:痰湿证。

治法:燥湿化痰,理气调经。

方剂:苍附导痰丸(《叶天士女科》)加味。

苍术 20g 香附 15g 陈皮 20g 茯苓 15g 半夏 10g 胆南星 10g 枳壳 10g 生姜 10g 甘草 10g

临证加减:如闭经不行,加当归、川芎;如经量过多,加黄芪、续断;如心悸甚者,加远志、石菖蒲;大便不爽,腹胀,减枳壳,加枳实、厚朴、莱菔子。

【典型案例】

贾某,女,28 岁,五厂二矿,工人。2014 年 4 月 28 日初诊。

主诉:结婚 3 年未避孕而未孕。

刻下症:5 年前患脑垂体瘤,目前溴隐亭 1 片、日 2 次口服。月经规律,量色、质、味无异常。Lmp:2014 年 4 月 14 日,经量偏多,有小血块。现体倦懒言,大便不爽。形体肥胖,舌淡胖,有齿痕,脉沉缓。

辅助检查:彩超示内膜厚 1.4cm,左卵巢卵泡 1.9cm×1.5cm。不孕不育抗体优生四项均阴性;凝血四项、催乳素均未见异常。

中医诊断:不孕症。西医诊断:原发不孕,脑垂体瘤。

证属:痰湿型。

治则:燥湿化痰,健脾通络。

方药:苍附导痰汤加减。

茯苓 20g 陈皮 15g 半夏 15g 甘草 15g 枳壳 15g 胆南星 15g 白术 20g 苍术 20g 香附 15g 神曲 20g 水蛭 10g 川芎 15g 桃仁 15g 蜈蚣 2 条 大腹皮 20g 水煎服,每日 1 剂。

二诊:2014 年 5 月 5 日。腰酸,头晕,小腹隐痛,带下量多,质稀无味,形体肥胖,舌淡胖,有齿痕,脉沉缓。上方减蜈蚣、穿山龙,加菟丝子 30g、炒麦芽 50g。

三诊:2014 年 5 月 12 日。月经已来潮 3 天,量多,色红,有血块,无腰酸腹痛。舌淡胖,脉沉缓。上方减桃仁、菟丝子,加仙茅 20g、巴戟天 20g、淫羊藿 20g、知母 10g、当归 15g、盐黄柏 15g。

四诊:2014 年 5 月 26 日。症无著变,舌淡胖,苔薄白,舌下络脉充盈,脉沉。复查彩超示双侧卵巢卵泡 10 余个,子宫内膜囊腺样增生,内膜厚 1.5 cm。上方减仙茅、巴戟天、淫羊藿、知母,加菟丝子 30g、水蛭 10g、桃仁 15g。

五诊:2014 年 6 月 9 日。偶觉乏力,晨起口干。Lmp:2014 年 6 月 1 日,量多,色红,有血块。舌淡胖,苔薄白,脉沉细。上方减菟丝子、水蛭、桃仁,加白术 20g、人参 20g、黄芩 15g、紫河车 10g。

六诊:2014 年 6 月 23 日。心情烦闷,困倦乏力,舌淡胖,苔薄白,脉弦。上方加川楝子 20g、柴胡 10g。

七诊:2014 年 7 月 7 日。停经 37 天,自觉食少纳呆,口渴不欲饮,体倦乏力。舌淡胖尖红,脉沉滑。P 98.76nmol/L;血 β-HCG 414.3mIU/ml,PRL 671mIU/L。血液分析、微量元素未见异常。改为寿胎丸加味保胎治疗。嘱溴隐亭 1 片、日 1 次口服,定期复查催乳素。

2015 年 3 月顺产一女婴,母婴正常。

【按语】《傅青主女科》曰:"妇人有身体肥胖,痰涎甚多,不能受孕者。"本医案中患者痰湿内盛,阻塞胞脉而不孕。痰湿不孕治疗较为棘手。痰湿为阴邪,故多以温散法治之,然痰湿既久又可化热,则宜清热化痰。脾阳不足,痰湿内盛以健脾化湿为治,然脾虚日久,肝郁气滞者则宜疏肝解郁,故临证切勿忘八纲辨证,虚实寒热须分清,遣方用药合理,方可取效。

苍附导痰汤能化痰散结,祛湿解郁;主治痰湿壅盛,脂膜阻塞,乃至经脉不通之不孕。苍附导痰汤证为虚实夹杂之疾,其证脾虚阳气不足为本,痰阻气滞为标。苍附导痰汤乃导痰汤加苍术、香附组成。方以二陈汤为基础,加白术、神曲、大腹皮意在健脾化湿,和胃化痰。脾健方可化痰湿,痰湿得化,气机畅达,则血脉调和。苍术燥湿醒脾,枳壳理气宽中,行滞消胀;香附疏肝解郁;菟丝子、水蛭、桃仁、蜈蚣活血祛瘀;南星辛烈,专走经络,协二陈除湿化痰,以通血脉,此乃辛开苦降、祛湿豁痰之良方,故可治疗痰湿不孕。

(四)血瘀证

临床表现:婚久不孕,下腹坠胀,经行腹痛如刺,或腹内素有瘀积,月经延后,或闭止不行,或淋漓不断,有血块,经血黯红,舌边尖有瘀点,舌下脉络粗大青紫,舌苔薄白,脉弦涩。

辅助检查:彩超多提示盆腔器质性病变,多见子宫肌瘤、输卵管不通、输卵管积水及卵巢囊肿、子宫内膜异位症。

证属:血瘀证。

治法:理气活血,祛瘀调经。

方药:桂枝茯苓丸加味(《金匮要略》)。

桂枝 15g　生姜 10g　水蛭末 5g　茯苓 15g　丹皮 15g　桃仁 15g　香附 15g　甘草 10g　枳壳 10g　赤芍 15g

加减:小腹痛甚发凉者,加延胡索、小茴香、肉桂、乳香、没药、乌药;体质壮实者,可酌加丹参、红花、益母草、川芎等;若腰膝酸软、耳鸣者,加川断、菟丝子、桑寄生、杜仲、炙首乌、熟地黄等;白带量多时,可加陈皮、白术、苍术、薏苡仁、山药、芡实、车前子。

【典型案例】

李某,女,39 岁,2013 年 12 月 18 日初诊。

主诉:计划二胎近 2 年,未避孕而未孕。

刻下症:既往月经规律,近 3 年伴有痛经,甚则难忍,逐年加重。Lmp:2013 年 11 月 29 日,7 天经净。近 2 个月每至月经中期则见阴道少量褐色分泌物,持续 3~4 天,自觉腰酸,无腹痛。舌黯红,舌下络脉充盈,苔薄白,脉沉涩。

孕产史:孕 3 产 1 流 2。

辅助检查:彩超示子宫增大,饱满,提示子宫腺肌病;其他相关检查未见明显异常。

中医诊断:不孕症,癥瘕,经间期出血。西医诊断:继发不孕,子宫腺肌病,排卵期出血。

证属:血瘀型。

治则:理气活血,消癥调经。

处方:桂枝 15g　茯苓 20g　牡丹皮 15g　桃仁 15g　赤芍 15g　炙黄芪 30g　水蛭 10g　甘草 10g　牡蛎 20g　芡实 20g　水煎服,每日 1 剂。

二诊:2014 年 1 月 8 日。Lmp:2013 年 12 月 24 日,无经间期出血,下腹部阵发性胀痛

3天。舌黯红,舌下络脉充盈,苔薄,脉沉涩。妇科检查:无宫颈举痛及摇摆痛,子宫饱满,压痛(-),左侧附件区增厚,压痛(+)。

辅助检查:彩超提示子宫腺肌病,子宫内膜增厚1.77cm,盆腔积液2.13cm×1.08cm。血液分析无异常。

处方:上方加莪术10g、生山楂20g、三棱10g、延胡索20g。

三诊:2014年1月16日。无经间期出血。舌黯红,舌下络脉充盈,苔薄,脉沉涩。效不更方。

四诊:2014年1月23日。自诉经行第3天,色黯有血块,经量较前稍少,仍下腹部疼痛,以胀坠为主,按之稍减。舌黯红,舌下络脉充盈,苔薄白,脉沉弦。性激素六项:FSH 7.31mIU/ml,LH 3.18mIU/ml,PRL 316mIU/L,E_2 209pmol/L,P 1.5nmol/L,T 1.0nmol/L。

处方:上方加鹿角霜20g。

五诊:2014年2月19日。自诉经前5天小腹坠痛,但可忍受,现经期第5天痛经明显。Lmp:2014年2月15日。舌黯红,舌下络脉充盈,脉沉细。

方药:上方减三棱、莪术,加白术20g、续断20g、鸡内金20g、鳖甲20g。水煎服,每日1剂。

六诊:2014年3月3日。患者无腹胀腹痛,舌黯红,舌下络脉充盈,脉沉。

处方:上方减黄芪、白术、续断、生山楂、鸡内金、鳖甲。水煎服,每日1剂。

遵上方加减又服药3个月无痛经及经间期出血发生。2015年5月因缺乳来院就诊,告知已剖宫产下一女婴,母女平安。

【按语】 于帮国认为子宫腺肌病是由于瘀血内阻所致,导致不孕。而瘀血阻滞,血不循经,遂致经间期出血。故活血化瘀、消癥散结是治疗的大法,贯穿始终。桂枝茯苓丸由桂枝、茯苓、牡丹皮、赤芍、桃仁组成。方中桂枝辛甘而温,温通血脉,以行瘀滞,是为君药。桃仁味苦甘平,活血祛瘀,尤善消癥散结,助君药以化瘀消癥,用之为臣。丹皮、赤芍味苦而微寒,既可活血散瘀,又能凉血以清瘀久所化之热,芍药缓急止痛;茯苓甘淡平,既可渗湿祛痰,以助消癥之功,又能健脾,扶助正气,共为佐药。牡蛎、芡实则可软坚,水蛭善清瘀血而不伤新血;黄芪、甘草固护正气。诸药配伍,共奏活血化瘀消癥之功效。现代药理学研究证实,桂枝有缓解血管平滑肌痉挛的作用。可见,调和气血就是通过桂枝扩张血管、调整血液循环的功能,以达消癥散结之功;通阳,即宣通阳气,因阴血有赖于阳气的推动功能得以运行,亦即活血化瘀的作用。本案因瘀久成癥,在疗程中以本方稍作加减,使其不伤正气,且能祛瘀消癥,经调而孕。

(倪 玲)

湖北妇科名家

刘云鹏

刘云鹏,湖北省荆州市中医院主任医师,湖北中医大师。1910年出生于湖北长阳一个五代世医之家,幼承庭训,20岁悬壶沙市,40年代即被誉为沙市八大名医之一。1956年刘云鹏创建沙市中医医院,任首任院长;1958 年创办沙市中医学校(现湖北省中医药高等专科学校前身),兼任校长。曾任湖北省中医药学会顾问委员会委员,湖北省中医药学会常务理事、顾问,湖北省中医药学会妇科分会副主任委员等职。第一批、第四批全国老中医药专家学术经验继承工作指导老师,享受国务院政府特殊津贴,并于 2007 年被中华中医药学会授予"中医妇科知名专家"称号。

一、对不孕症的认识

寒、湿、热等邪气侵袭人体,或情志失常造成气血阴阳失调和脏腑功能紊乱,二者或直接或间接损伤冲任导致胞宫、胞脉受损而致不孕。治疗不孕症当以脏腑为纲,气血阴阳为目。人体五脏中与妇产科疾病关系最密切的是肾、肝、脾三脏,所以,不孕的病机也应着重从肝、脾、肾三脏进行研究。女子以肝为先天,故女子不孕首先责之于肝。肝郁气滞,气不行津,津聚成痰,痰膈胞宫;气为血之帅,气滞无以行血,血瘀胞宫;气滞日久,郁而生热,湿邪外袭与热相结循肝经下注灼伤冲任。此类肝的功能失调均可损伤冲任而致胎孕不受。肾藏精,主生殖,因此女子不孕病位主要在肾;肾精为生殖活动的物质基础,肾精不足则卵泡不能成熟、胞宫发育不全;肾阳为生殖活动的动力,肾阳亏虚,命门火衰则胞宫失于温煦,生殖功能低下;肾阴由肾精所化,肾阴虚耗则冲任、胞宫失养。以上肾的虚损性病机均有碍冲任胞宫生发氤氲之气而不能受精成孕。脾为后天之本,与肝肾协同参与女性的生殖活动。肝脾同居中焦,肝木乘脾土则发为肝郁脾虚之候;肾为先天,脾为后天,二者生理上相互滋生,病理上相互影响。肾虚则无以温煦脾土,脾虚则无以滋养肾水,久而发为脾肾两虚之候。以上证候均有可能出现带下及月经的异常,继而不孕。

二、诊治思路

刘云鹏经过长期的临床实践,以辨病与辨证相结合为原则,以中医诊治为主体,以现代医学检查为辅助,总结出了系统的不孕症诊治思路。

1. 种子必先祛邪　肾藏精,主生殖,为先天之本。孕育为肾之功能,若肾受外邪之侵袭,则功能失常而不孕。祛邪是为肾的生殖排除障碍,若肾气旺盛,则功能正常而孕矣。现今女性人工流产史及不洁性生活史导致女性盆腔炎、输卵管不通的发病率不断上升,由此类病邪所引起的不孕症逐年增多。治疗此类不孕症当先治疗盆腔炎、输卵管不通,即种子必先祛邪。

2. 种子贵先调经　《素问·上古天真论》云:"二七而天癸至,任脉通,太冲脉盛,月事以时下,故有子。"此即说明月经正常才能孕育,这是最基本的条件。因此,对于不孕症的患者调理月经就显得尤为关键。即如《女科要旨》所言:"妇人无子皆由经水不调……种子之法即在调经之中。"临证时刘云鹏分三期进行调治,经前理气为主,经期活血为主,经后养血柔肝为主,并结合具体病证,综合诊治。

3. 种子不忘保胎　不孕症患者经过精心诊治后,多可受孕。然孕后仍可能出现多种妊娠疾病,轻者如胎漏、胎动不安,重者如堕胎、小产、滑胎等。如不积极诊治则胎殒母损。因此,刘云鹏认为妇人受孕并不是治疗不孕症的结束,孕后也应积极保胎使胎儿顺利娩出,如此方是孕育之全功。

三、治疗特色

(一)盆腔炎性不孕

1. 湿热瘀阻型

临床表现:婚后不孕,下腹痛拒按,带下量多色黄,舌红苔黄腻舌边有瘀点,脉滑数。妇科检查示子宫及(或)附件压痛。

治法:清热败毒,化瘀止痛。

方药:柴枳败酱汤。

柴胡 9g　枳实 9g　赤白芍各 15g　甘草 6g　丹参 15g　制香附 12g　酒大黄 9g　牛膝 12g　三棱 12g　莪术 12g　红藤 30g　败酱草 30g

加减:白带量多者,加蒲公英 30g、黄柏 9g,清热利湿;腰痛者,加乌药 9g,理气止痛。

2. 脾虚湿瘀型

临床表现:婚久不孕,下腹疼痛迁延不愈,痛连腰骶,带下清冷量多,舌黯淡边有齿痕,脉沉软。妇科检查示子宫及(或)附件压痛。

方药:除湿化瘀方。

白术 9g　茯苓 9g　当归 9g　泽泻 9g　甘草 6g　川芎 9g　柴胡 9g　枳实 9g　赤白芍各 15g　川楝子 15g　延胡索 15g

加减:腰酸怕冷者,加仙茅 9g、淫羊藿 15g,温肾壮阳;经前乳胀者,加柴胡 9g、郁金 9g,疏肝开郁。

(二)输卵管不通性不孕

1. 瘀血阻滞型

临床表现:婚后不孕,小腹疼痛拒按,月经量少色黯夹有血块,痛经。舌紫黯,脉弦涩。妇科检查示附件触及包块或压痛。子宫输卵管造影示输卵管不通畅。

治法:活血祛瘀,通络种子。

方药:通任种子汤。

桃仁 9g　红花 9g　当归 10g　川芎 9g　赤芍 15g　白芍 15g　制香附 12g　炙甘草 6g　丹参 20~30g　王不留行 15g　连翘 12g　络石藤 15g　小茴香 9g

加减:带下量多色黄者,加苍术 9g、黄柏 9g,燥湿止带;腹痛者,加川楝子 12g、延胡索 12g,理气止痛。

2. 寒湿瘀滞型

临床表现:婚后不孕,下腹疼痛遇寒加重,遇热则舒,舌黯苔白腻,脉弦滑。妇科检查示附件触及包块或压痛,子宫输卵管造影示输卵管不通畅。

治法:散寒除湿,化瘀通络。

方药:活络通管汤。

肉桂 6g　熟地黄 12g　茯苓 9g　牡丹皮 9g　苏木 9g　当归 9g　甘草 3g　通草 9g　天花粉 12g　沉香 6g　王不留行 15g　砂仁 9g　漏芦 10g　穿山甲 9g

加减:少腹胀,可加木香 9g、香附 12g 等,行气消滞;腰胀,加乌药 9g、牛膝 9g,理气活血止痛。

【典型案例】

余某,女,34岁,已婚。2004年10月18日初诊。

主诉:未避孕1年未孕。

现病史:2004年10月11日输卵管通畅检查示双输卵管不通,四肢乏力,精神、饮食可,舌红,苔灰黄,齿痕,脉沉软、70次/min。

孕产史:孕1产0流1,曾因过期流产于6月8日行清宫术。

中医诊断:不孕症。西医诊断:继发不孕。

证属:瘀血阻络型。

治法:活血化瘀,通络种子,佐以益肾养阴。

方药:通任种子汤加味。

桃仁9g　红花9g　当归9g　川芎9g　赤芍15g　白芍15g　小茴香9g　制香附10g　丹参20g　王不留行15g　连翘12g　炙甘草6g　络石藤15g　蒲公英30g　败酱草30g　菟丝子30g　枸杞子20g　太子参30g　21剂。

二诊:2004年11月8日。Lmp:2004年11月1日。现觉胃部不适,时泛清水,纳可,仍感四肢乏力,舌红,苔薄,脉搏76次/min。守上方加瓦楞子30g。14剂。

三诊:2004年12月6日。月经未潮,尿HCG(+),现四肢乏力,纳差,偶感头昏,睡眠可,精神欠佳,白带量少,舌红苔灰,齿痕,脉沉弦软、70次/min。

方药:香砂六君子汤加味。

党参9g　白术9g　茯苓9g　甘草6g　大枣12g　生姜12g　半夏9g　砂仁9g　木香9g　陈皮9g　山药30g　扁豆15g　白芍20g　14剂。

【按语】 该患者曾因不孕于我院门诊诊治数月,此次人工流产术后通液检查示双侧输卵管不通,其证当属瘀血阻络,治以活血化瘀、通络种子,佐以益肾养阴,方用通任种子汤加味。方中丹参、桃仁、红花、赤芍活血祛瘀,当归活血补血,川芎活血行气,香附理气,更增活血祛瘀之功;白芍补血敛阴,缓急止痛;连翘清热解毒散结;小茴香入肝经,理气止痛;王不留行、络石藤通络活血;炙甘草既能缓急止痛,又可清热解毒;诸药合用,共奏活血祛瘀、通络种子之功;加蒲公英、败酱草清热解毒,菟丝子、枸杞子、太子参益肾养阴。治疗月余后,患者查尿HCG(+)已受孕,此时早孕反应明显,考虑脾胃虚弱所致妊娠恶阻,治宜健胃和中、降逆止呕,方用香砂六君子汤加味治疗。方中党参、白术、茯苓、甘草、大枣健脾养胃,益气和中;生姜、半夏降逆止呕;砂仁、木香、陈皮理气和中;山药、扁豆、白芍补脾益阴安胎。全方补脾胃,降逆气,使呕吐得止,胎孕得安。

(三)排卵障碍性不孕

1.肾精亏虚型

临床表现:婚久不孕,腰膝酸软,眩晕耳鸣,月经量少或月经后期。舌淡苔白,脉沉弱、尺脉尤甚。排卵监测示未见优势卵泡。

治法:养血填精,调经种子。

方药:益五合方。

当归10g　川芎10g　熟地黄12g　白芍10g　丹参20g　白术9g　茺蔚子12g　香附10g　益母草15g　覆盆子10g　菟丝子20g　枸杞子20g　车前子10g　五味子9g

加减:腰酸怕冷者,加仙茅9g、淫羊藿15g,温补肾阳;纳差气短,大便不爽者,加党参

15g、黄芪 15g,健脾益气。

2. 肾虚血瘀型

临床表现:婚久不孕,神疲乏力,腰膝酸软,月经量少色黯或后期。舌淡黯,脉细弦。排卵监测示未见优势卵泡或卵泡过期未排。

治法:调补肝肾,活血通络。

方药:促排卵汤。

柴胡 9g　赤芍 15g　白芍 15g　泽兰 12g　鸡血藤 15g　益母草 15g　怀牛膝 12g　刘寄奴 10g　苏木 10g　蒲黄 10g　菟丝子 20g　覆盆子 10g　枸杞子 20g　女贞子 15g

加减:阴虚内热者,加青蒿 9g、地骨皮 12g、生地黄 12g,养阴清热;烦躁胸闷乳胀者,加青皮 9g、香附 12g、木香 9g、栀子 9g,清热理气。

3. 肾阳亏虚型

临床表现:婚久不孕,畏寒肢冷,下腹冷痛,性欲低下。舌淡苔薄白,脉沉弱两尺尤甚。排卵监测示未见优势卵泡或卵泡排除障碍。

治法:辛温壮阳,温脾暖肾。

方药:温胞饮。

党参 20g　炒白术 30g　巴戟天 20g　杜仲 12g　菟丝子 15g　补骨脂 9g　肉桂 6g　熟附片 9g　山药 15g　炒芡实 15g

加减:形寒肢冷,下腹痛甚者,加紫石英 20g、淫羊藿 15g、仙茅 15g,益肾壮阳;小便清长者,加益智仁 15g、乌药 9g、桑螵蛸 15g,温肾缩尿。

【典型案例】

丁某,女,28 岁,已婚。初诊:2006 年 3 月 3 日。

主诉:结婚 3 年未避孕未受孕。

现病史:平素月经正常,2005 年检查双侧输卵管通畅,B 超监测排卵正常,抗精子抗体阳性,抗子宫内膜抗体阴性。Lmp:2006 年 2 月 15 日。5 天净,舌红,苔薄,脉沉软、74 次 /min。

孕产史:孕 0 产 0。

中医诊断:不孕症。西医诊断:原发不孕。

证属:肾虚血瘀型。

治法:调补肝肾,活血通络。

方药:促排卵汤合玉屏风散。

柴胡 9g　赤芍 15g　白芍 15g　菟丝子 20g　覆盆子 10g　枸杞子 20g　女贞子 15g鸡血藤 15g　牛膝 10g　泽兰 10g　苏木 9g　蒲黄 9g　益母草 15g　刘寄奴 10g　黄芪 30g防风 9g　白术 9g　28 剂。

二诊:2006 年 3 月 31 日。Lmp:2006 年 3 月 19 日,5 天净,色量正常。舌红苔薄黄,脉沉软缓、68 次 /min。守上方 28 剂。

三诊:2006 年 4 月 28 日。Lmp:2006 年 4 月 24 日,4 天净,色量正常。舌红苔薄黄,脉沉软、72 次 /min。

方药:益五合方合玉屏风散。

当归 10g　川芎 10g　熟地黄 12g　白芍 10g　丹参 20g　白术 9g　茺蔚子 12g　香附10g　益母草 15g　覆盆子 10g　菟丝子 20g　枸杞子 20g　车前子 10g　五味子 9g　黄芪

30g　防风 9g　14 剂。

四诊：2006 年 5 月 12 日。2006 年 4 月 29 日复查抗精子抗体阴性,舌红苔薄黄,脉沉软、72 次 /min。

方药：守上方去防风,加淫羊藿 15g。14 剂。

五诊：2006 年 5 月 26 日。Lmp：2006 年 5 月 22 日。患者未诉特殊不适,舌红苔薄黄,脉沉软、72 次 /min。

方药：守上方加柴胡 9g、巴戟天 15g。14 剂。

六诊：2006 年 6 月 21 日。月经至今未至,患者未诉特殊不适,舌红苔薄黄,脉沉软、72 次 /min。

处方：守上方 14 剂。

七诊：2006 年 7 月 5 日。查尿妊娠试验阳性。

【按语】　患者结婚 3 年未避孕未受孕,免疫检查发现抗精子抗体为阳性,用促排卵汤合用玉屏风散治疗。玉屏风散由防风、黄芪、白术组成,《古今名医方论》言其"以防风之善驱风,得黄芪以固表,则外有所卫；得白术以固里,则内有所据,风邪去而不复来"。现代药理研究亦表明,玉屏风散具有调节免疫功能的作用,服药 60 剂,复查抗精子抗体转阴。益五合方和促排卵汤均能益肾活血促排卵,交替使用,任通冲盛而孕矣。

（黄缨　张家玮）

—— 黄绳武 ——

黄绳武,男,字武嗣,1915 年生,卒于 1989 年,湖北黄陂人。出生于世代业医之家,耳濡目染,影响所及,髫龄即读医书,1935 年以优异成绩毕业于湖北国医专科学校,毕业后留校任教,并担任国医医药校刊编辑,后 1938 年返乡悬壶,屡起沉疴,于是医名远播,治者踵趾相接。中华人民共和国成立后,先后供职于湖北中医进修学校、湖北中医学院（现湖北中医药大学）及其附属医院。曾任湖北中医学院诊断教研组组长、湖北中医学院附属医院内科总负责医生、妇科主任、副院长等职务,先后讲授过中医诊断学、中药学、中医内科学、内经、医古文、中医妇科学等课程。中国民主同盟盟员,曾当选为省人大代表、省政协委员、中华中医药学会湖北分会副理事长及中医妇科学会主任委员等职务。黄绳武从事临床和教学工作 50 余年,毕生以发掘中医学精髓为己任,广读历代中医典籍,精于《黄帝内经》,旁及金、元、明、清诸家之学。推崇《景岳全书·妇人规》《傅青主女科》的学术思想,深研景岳、青主专著,得其真诠,兼取历代医家之长,结合家传经验及个人临床实践所得,加以融会贯通,并开拓创新、自成风格,遂成一代名医,擅长内科、妇科,尤以妇科造诣深厚。曾先后主编《中医妇科学》（全国高等医药院校 4 版教材）、《中国医学百科全书·中医妇科学》,著有《傅青主女科评注》一书。

一、对不孕症的认识

黄绳武从事中医临床和教学工作 50 余年,毕生致力于发掘和传承中医学精髓；擅长内、外、妇、儿、皮肤等科疾病的诊治,尤以妇科造诣深厚。其对不孕症的诊治有自己独到的见解,主要体现在以下几个方面：

（一）不孕症辨证重点在肾

黄绳武认为，不孕症辨证重点在肾。根据《素问·上古天真论》"女子七岁，肾气盛，齿更发长；二七而天癸至，任脉通，太冲脉盛，月事以时下，故有子"的论述，认为肾是五脏中唯一主生殖的脏器，肾的盛衰与妇科病有着密切的关系，关乎生殖功能的强弱。肾藏精，精化气，肾中精气的盛衰主宰着人体的生长、发育与生殖。肾气盛，经调而能有子；肾虚则冲任不充，不能摄精成孕。因而治疗时从肾论治，即使无肾虚的证候，亦要兼顾肾。在治疗不孕症时，既重在保护精血，又处处顾护阳气（即氤氲之气），认为只有精血充足才能摄精成孕。保护氤氲之气，才有生生之机。常言"寒冰之地，不生草木；重阴之渊，不长鱼龙"，因而注重阳气（即生发之气）是治疗不孕症的关键。

（二）不孕症辨证重视肾的同时要兼顾肝脾

黄绳武认为，不孕症诸多因素中，肾为主导，然又不止于肾，与肝脾亦有关，其中与肝关系尤为密切。不孕患者往往久不受孕，多处求医不得，再加之社会、家庭因素，日久致肝气郁滞，气机不畅；抑或素性抑郁、多愁善感、忧郁寡欢，情志不畅，则气机运行受阻。《叶天士医案》在论治妇科病时云："奇经八脉固属扼要，其实最重调肝，因女子以肝为先天，阴性凝结，易于怫郁，则气滞血亦滞……"《景岳全书·妇人规·子嗣类》曰："产育由于气血，气血由于情怀，情怀不畅则冲任不充，冲任不充则胎孕不受。"《傅青主女科》中"嫉妒不孕"亦云："肝木不舒……腰脐之气不利，必不能通任脉而达带脉，则带脉之气亦塞矣……胞胎之门必闭。"故肝气郁结，经络气机不畅，冲任受阻，则胎孕难成。《金匮要略》云："夫治未病者，见肝之病，知肝传脾，当先实脾……"张锡纯亦指出："盖肝之系下连气海，兼有相火寄生其中……可借火生土，脾胃之饮食更赖之熟腐，肝脾者相助为理之脏也。"肝郁克脾土，脾伤则运化失司，脾失健运，可致气血生化乏源。气顺血和，肝之藏血功能正常，则任通冲盛，月事以时下，胎孕易成；反之，若脾虚气血生化乏源，肝血不足，则任虚冲衰，月事不调，难以摄精成孕。脾失健运亦可致水湿内停，湿聚成痰，痰湿内存，影响气机而成瘀，痰瘀互结，冲任不畅，不能摄精成孕。

二、诊治思路

黄绳武认为，不孕症辨证重点在肾，因而治疗时从肾论治，即使无肾虚的证候，亦要兼顾肾。黄绳武创导的"温润添精法"正是这种思想的具体体现。如子宫发育不良不孕患者，多是先天发育欠佳，肾气不足所致。妇女所重在血，血能构精受胎成孕。欲治其病，唯于阴分调之，使无亏欠乃可成胎。但水为造化之源，火为万物之先，阳为发育之首，要使生发之机畅达活跃，非少火以生气不足为动。经曰："形不足者，温之以气。"黄绳武拟"温润添精"之法，用八珍汤加枸杞子、菟丝子、川椒、香附、鹿角霜、紫河车、淫羊藿等，功能养精血，温阳气，肝脾肾三脏同补。如性欲减退，认为乃生理功能低下，加仙茅温补命门填精；如大便干结，则加肉苁蓉温阳通便。对于温肾阳之巴戟天、肉苁蓉、鹿角霜、艾叶等温不燥血、温而能润之品，每多酌情选用。

多囊卵巢综合征是导致不孕症的主要病因之一。黄绳武认为，多囊卵巢综合征患者一般病程较长，证候虚实夹杂，总以脾肾不足、肝郁、"痰""瘀"为主要病机。即使本病初起为实证，日久亦多为虚实夹杂。对于不孕症患者，临证时不论有无肾虚症状都均应兼顾肾，因为肾是五脏中唯一主生殖的脏器，只有氤氲之气健旺才有生身之机，只有精血充足才能摄精成孕。脏腑为气血生化之源，经本于阴血，益脏在于养血以充经，血者阴类，其运在阳，用药宜温通为主。遣方用药主张清热不宜过于苦寒，祛寒不宜过于辛热，慎用大辛大热、大苦大寒之药。临证时以补肾、健脾、化痰除湿、活血化瘀为主。补肾以鹿角霜、菟丝子、补骨脂、仙茅、淫羊藿、巴戟天、黄精等为主，健脾以党参、白术、陈皮、甘草等加减，化痰选用薏苡仁、浙贝母、胆南星、半夏、皂角刺、白芥子等；对于有生育要求，临床辅助检查提示卵巢增大，包膜增厚，排卵障碍者，必要时配以活血通经或软坚散结之品，如川牛膝、泽兰、鸡血藤、茺蔚子、益母草、鳖甲、鸡内金、桃仁、三棱、莪术等，以促排卵。

三、治疗特色

（一）多囊卵巢综合征所致不孕

临床表现：婚久不孕，多形体肥胖，月经后期、稀发、甚至闭经；带下量多，色白质黏无臭；头晕心悸，胸闷泛恶，面目虚浮；或腰酸，乏力，精神抑郁或烦躁易怒；舌胖淡，苔白腻或黄腻，脉滑。

辅助检查：超声检查提示双侧卵巢增大，呈多囊样改变；性激素六项异常。

证属：肾虚肝郁，痰湿阻滞。

治法：补肾疏肝，燥湿化痰。

方药：鹿角霜15g　菟丝子15g　香附12g　牡丹皮10g　栀子10g　茯苓15g　苍术15g　法半夏15g　枳实10g　鳖甲30g　浙贝母15g　薏苡仁15g

加减：腰痛者，加续断、杜仲、牛膝以补肾强腰；若卵巢增大，可酌加川牛膝、泽兰、鸡血藤、茺蔚子、益母草、鳖甲、鸡内金、桃仁、三棱、莪术等，以软坚散结、促排卵。

【典型案例】

王某，女，30岁。1982年4月9日初诊。

主诉：婚后5年未避孕未孕。

现病史：婚后曾在外院给予西药人工周期治疗3个月，停药后症状复前；亦曾间断服中药治疗，效不显。外院B超提示左右侧卵巢增大，多囊样变，诊断为多囊卵巢综合征，建议手术治疗以助孕。患者拒绝手术，遂来我院诊治。月经已3个月未行，形体肥胖，两眉浓黑，神情抑郁，诉多年不孕，家庭等压力较大，且前治疗不效，已觉病愈无望。现时感胸闷，烦躁易怒，腰背酸胀，口干喜冷饮，舌质红，苔薄黄腻，脉弦数。

经孕产史：月经13岁初潮，开始2年周期基本正常，经量中等。后随着体重日趋增加、肥胖，开始出现月经延长后，渐至月经稀发，2~3个月一行，4~5天干净，量减少。25岁结婚，其夫体健，孕0产0。

妇科检查：外阴已婚未产式，阴毛浓密，延及肛门；阴道通畅；宫颈轻度糜烂；宫体前位，常大；附件未及异常。

辅助检查：其夫外院查精液常规正常。外院B超提示左右侧卵巢增大，多囊样变。

中医诊断：不孕症，月经后期。西医诊断：原发不孕，多囊卵巢综合征。

辨证：肾虚肝郁，痰湿阻滞。

治法：益肾疏肝，化痰除湿。

处方：苍附导痰汤加减。

鹿角霜15g　菟丝子15g　香附12g　牡丹皮10g　栀子10g　茯苓15g　苍术15g　法

半夏 15g　枳实 10g　鳖甲 30g　浙贝母 15g　薏苡仁 15g　泽兰 10g　川牛膝 10g　鸡血藤 15g　益母草 12g　7 剂,日 1 剂,分 2 次温服。

二诊:1982 年 4 月 17 日。服药 3 剂后月经来潮,量较前增多,现已经净 2 日,仍觉口干,腰酸缓解,纳可,二便调,舌红,苔薄黄,脉弦滑。

治疗守前法,方药不变。10 剂,日 1 剂,分 2 次温服。

三诊:1982 年 4 月 28 日。已无口干、腰酸等症,无其他不适,舌红,苔薄黄,脉弦滑。治疗仍以益肾疏肝化痰为主。

方药:鹿角霜 15g　菟丝子 15g　茯苓 15g　苍术 15g　法半夏 15g　枳实 10g　鳖甲 30g　浙贝母 15g　薏苡仁 15g　泽兰 10g　川牛膝 10g　鸡血藤 15g　益母草 12g

四诊:1982 年 5 月 27 日。上药加减化裁,服药 20 余剂,月经 5 月 25 日来潮,经量不多,无不适,舌红,苔薄白,脉细弦。

继服上方加减。并嘱其控制饮食复加运动以减轻体重。

五诊:1982 年 9 月 4 日。服药 3 个月余,月经 30 余日一行,无特殊不适,情绪亦较前明显好转。舌正常,脉细。

在原方基础上,经间期酌加桃仁、丹参、鳖甲、牡蛎、鸡内金等,活血化瘀、软坚散结以促排卵。

六诊:1982 年 12 月 2 日。近 50 日未行经,查尿 HCG（＋）。

孕期曾因少量阴道流血给予中药安胎,于次年 7 月剖宫产一女。

【按语】　多囊卵巢综合征（PCOS）,中医文献古籍中无类似病名,主要表现为月经稀发,月经过少,甚至闭经,不孕,肥胖,多毛等,其证治散见于"月经过少""月经后期""闭经""不孕症"等病记载中。随着现代科学技术的发展,对 PCOS 的病因病理已有充分认识,但该病仍属于妇科疑难疾病。

黄绳武认为本病好发于肥胖之人,病因多以"痰湿"为要,病机总与脾肾功能失调、水液代谢障碍有关。《女科切要》云:"肥白妇人,经闭而不通者,必是痰湿与脂膜壅塞之故也。"肥盛之人,多由脾虚或肾虚,水液代谢失调,水饮内停,湿聚成痰,痰湿下注,阻滞经脉,冲任壅塞,胞脉闭阻,而致经少、经迟,甚至闭经;或痰阻冲任,脂膜壅塞,遮盖子宫,不能摄精成孕而致不孕。临证时根据具体情况,辨病与辨证相结合,以二陈汤或苍附导痰汤合健脾、补肾或疏肝方药治之。黄绳武认为本病属本虚标实之证,临证时需祛邪与补虚并用,最忌滥用破血通利之品,以伐生身之气。且痰湿乃黏腻重浊之阴邪,非温化不能除,正如《金匮要略》所云"病痰饮者,当以温药和之";再则,经本于血,血者阴类,其运在阳,故用药以温润为主,忌太过寒凉,更伤脾肾之阳。本例病证,初起为肾虚痰湿,日久并生他证,患者婚久欲孕不能,且来自家庭社会压力,致患者肝气不舒,郁久化热,遂见"口干",故投以丹皮、栀子,清血中郁热,至热平症消,治疗时应在补肾化痰的同时兼顾兼夹之肝郁证,否则,肝郁日久,肝木乘脾土可致脾虚,影响水液运化,从而加重痰湿之证。黄绳武治疗本例病证时,采用辨病与辨证相结合,患者有生育要求,B 超检查提示卵巢增大,包膜增厚,考虑到患者多有排卵障碍,先求因以治本,待症状改善后,酌加桃仁、丹参、鳖甲、牡蛎、鸡内金等,活血化瘀、软坚散结以促排卵。

（二）子宫发育不良不孕

临床表现:婚久不孕,初潮迟,月经稀发、月经后期或经量少,经色淡黯;头晕耳鸣,腰膝酸软,或小腹冷,带下量多,清稀,或眼眶黯;舌淡黯,苔薄白,脉沉细尺弱。

辅助检查:超声检查提示子宫偏小;性激素六项异常。

证属:肾虚,精亏血少。

治法:温肾添精,调经助孕。

方药:温润添精方。

党参 12g　白术 15g　当归 10g　熟地黄 20g　枸杞子 15g　菟丝子 15g　鹿角霜 15g 龟甲 20g　淫羊藿 10g　川椒 4.5g　香附 10g　白芍 12g

【典型案例】

栾某,女,24 岁,1983 年 9 月 11 日初诊。

主诉:婚后近 3 年未避孕未孕。

刻下症:以往月经周期、量、色均正常,唯夏季月经常推后。近几个月来月经推后 10 余天,量少,色红,有小血块,无腹痛,经期 1 天头面浮肿,见红后浮肿消失。素头昏、纳差,较一般人怕冷,带下正常,二便尚可。舌质淡,苔薄白,脉沉细、两尺弱。

妇科检查:外阴已婚未产式;阴道通畅;宫颈光滑;宫体前位,如核桃大小;附件未及异常。

辅助检查:本院 B 超提示子宫偏小。

中医诊断:不孕症,月经后期。西医诊断:原发不孕。

证属:肾虚,精亏血少。

治法:温肾添精,调经助孕。

方药:党参 12g　白术 15g　当归 10g　熟地黄 20g　枸杞子 15g　菟丝子 15g　鹿角霜 15g　龟甲 20g　淫羊藿 10g　川椒 4.5g　香附 10g　白芍 12g　日 1 剂,水煎服,分 2 次温服。

二诊:1983 年 10 月 6 日。服上药近 20 剂,一般感觉尚好,上次月经 9 月 22 日来潮,推后近 1 周,这次月经还未潮,现怕冷感明显减轻,舌质淡红,苔薄白,脉细。继服上方加紫河车 30g。

三诊:1983 年 12 月 12 日。Lmp:1983 年 10 月 25 日。现停经 48 天,无不适。唯晨起稍感恶心,嗜睡。

妇科检查:宫颈着色,子宫近鸭蛋大,质软,妊娠试验(+),停止服药。随访,1984 年 7 月顺产一胖男婴。

【按语】　中医认为肾主生殖,其受孕机理主要是:肾气盛,经血充沛,任通冲盛,月经如期,两精相搏,方能受孕。由此可见,不孕发生机理,关键在肾虚。或肾阳不足,命门火衰,造成宫寒不孕;或肾阴不足,精亏血少,不能摄精成孕。《济阴纲目·求子篇》曰:"妇人之不孕……当求源而治之,至于大要则当审男女之尺脉。"尺脉主肾,因此,治不孕症都应从肾着手或兼顾肾。观患者两尺脉弱为先天肾气不足。子宫发育不良,黄绳武认为亦是先天肾气不足所致。从辨证看,月经后期量少,无腹痛之苦,并非瘀血所致,乃精亏血少之象,病在肝肾。经行浮肿、纳差乃脾虚,血之化源不足。又素畏寒怕冷,下肢尤甚,可见肾阳不足,命门火衰。傅山云:"夫寒冰之地,不生草木;重阴之渊,不长鱼龙。今胞胎既寒,何能受孕?"可见病在肝肾,以肾为主,虚在经血;以阴阳论之,又以阳虚为主。拟温润添精之法,以毓麟珠加减。方中用熟地黄、枸杞子、菟丝子补肾养精,其中熟地黄大补精血,枸杞子甘平体柔多汁,平补精血,菟丝子辛平,润养之中兼具通调之性,阴中有阳,守而能走,既补肾阳又益肾精,枸杞子、菟丝子二药同用具有温润添精之功;用鹿角霜、龟甲养任督,其中鹿角霜咸温通督脉之气舍,补督脉即补一身之阳,龟甲咸平,得阴气最足,峻补阴血,善补任脉,补任脉即补一身之阴,龟鹿相配,一阴一阳均为血肉有情之品,正为经之所云"精不足者,补之以味"是也;因阳虚为主,又加淫羊藿温肾助阳。如有性欲淡漠,小腹冷痛,又非巴戟天力所能及,而应加肉桂、鹿茸等直补命门真火,但必须掌握分寸,非必要不可妄投。肉桂虽补真火,毕竟是大辛大热之品,恐有伤精耗血之弊,故在此不用,而加少许川椒温督脉。督脉起于胞中,少少与之助生少火。丹溪曰:"天非此火不能生物,人非此火不能有生,然贵乎适中。"所谓"少火生气,壮火食气"是也。在补肾精的同时注意养肝血,以四物汤去川芎易以香附。香附亦辛窜之药,妙在香附入肝经走下焦直达胞宫,有暖胞之功,历来被列为妇科要药;又虚损之证虽宜培补,但最易壅滞,补阵中加一味香附宣畅气机,以散其壅,通其滞,促其生化,使补而能生。又加党参、白术健脾益气补后天以养先天,妙在补脾不用甘草,因补后天是为直达下焦补先天之肾,而甘草直达中焦。后再加紫河车,因其甘咸温无毒,禀受精血结孕之余液,得母之气血居多,故能从其类以补之,峻补营血;黄绳武认为人胞本人之气血所生,故能以人补人,以胞补胞,用此精血所化之物,以补精血所亏之证,则精血足而诸症除。综观全方,重在养精血,温肾益气,俟阳回阴升,有如春风化雨,万物资生,即所谓"天地氤氲,万物化醇",故毓麟可期。

(徐 昕)

—— 徐升阳 ——

徐升阳(1929—2019),男,汉族,主任医师,湖北浠水人,中国共产党党员。原武汉市中医医院妇科主任,湖北中医学院(现湖北中医药大学)兼职教授,曾任湖北省中西医结合学会常务理事、妇产科专业委员会副主任委员,武汉中西医结合学会、武汉性健康研究会副理事长,第二批全国老中医药专家学术经验继承工作指导老师。先后在佳木斯医学院附属医院、武汉市第一医院、武汉市中医医院工作,1962—1964年曾师承曾少达老前辈,20世纪70年代参与黄寿人老中医的医案整理工作。至今从事妇产科临床工作60余年。长于月经病、男女不孕不育、产后病的治疗。主要出版专著有《妇科析症举例》《月经前后诸症》《徐升阳妇科医著选编》《徐升阳医案医话集》,合著有《黄寿人医镜》《实用中西医结合妇产科学》。2007年1月由国家卫生部、人事部、国家中医药管理局确定为全国老中医药专家学术经验继承工作指导老师,2011年1月湖北省人力资源和社会保障厅、湖北省卫生厅授予"湖北中医大师"荣誉称号。

一、对不孕症的认识

中医认为肾虚、肝郁、血瘀和痰湿是导致不孕的主要病因和病机。徐升阳基于几十年临床实践,认为不孕症基本上未超出这四大证,但大多数不是单一出现,兼证者常见,在病证结合上有自己的认识。徐升阳曾对140例不孕症治疗分析,通过双合诊、基础体温测定、子宫内膜活检、输卵管造影、B超检查,发现肾虚证中子宫发育不良、无排卵占多数,肝郁气滞证中则多为黄体功能不良、附件炎。子宫内膜诊刮报告腺体分泌不良者,肝郁证占(62/98),其次为肾虚(18/98),内膜呈增生期图像者多为肾虚证。基础体温提示黄体功能不健者亦以肝郁证居多(46/68),其次为肾虚。单相型体温则多为肾虚证,慢性盆腔炎及输卵管不通者临床表现有血瘀证候,有的还兼见湿热,与手术创伤有关,如多次刮宫,数伤肾气,且术后留瘀。据此,徐升阳提出了"补肾能促进卵泡的发育和排卵,调肝能改善黄体功能"的学术观点,亦根据以上资料分析,自创调经助孕方治疗肾虚不孕取得良好疗效。

二、诊治思路

对于不孕症的治疗,徐升阳采取辨证与辨病相结合,并结合西医学理论,按月经周期不同阶段特点用药及辨证施治,临床取得确切疗效。归纳施治要点如下:肾主生殖,不孕症应属肾病,治疗上以补肾为主。至于补阴或补阳,则应视患者证候是偏热还是偏寒而定。偏热的滋肾阴,偏寒的温肾阳,中性状态者平补,又应按阴阳互根原则,用药兼顾,不可偏于一端。在辨证用药基础上,经后新的周期开始,应根据上述精神抓好补肾环节。肝郁证补足肾水则肝得养而条达。痰湿证补肾助阳,水谷得运则杜生痰之源。排卵前,用温肾化瘀法以助排卵。兼血瘀、患慢性炎症、输卵管不通者,应在主方中加化瘀药,但黄体期应慎用。凡不孕者,月经一旦届时未至,是不可轻易投活血化瘀药的,以免误伤早期胎元,这时以养血调气补肾立法,既不干扰月经,又利于胎元,只是在基础体温单相,确定非孕时方可破血。据此,徐升阳提出了"补肾能促进卵泡的发育和排卵,调肝能改善黄体功能"的学术观点。近10余年以来对辨证治疗IVF-ET(体外受精胚胎移植术)失败患者,再次移植成功及中药调理后自然妊娠案例,分析其西医病理和中医病机,又提出以下学术观点:病理生理上"精足则能成形,土丰则能育胚,瘀化则能管通,肝调则能心舒",治疗上当"补肾气以实先天生殖之精,荣中土以厚育胚之基,理冲任以畅两精相融之道,调肝气以解久积之郁"。

三、治疗特色

肾虚证取四物汤加补肾药,常用补肾药有菟丝子、仙茅、淫羊藿、肉苁蓉、巴戟天、覆盆子、锁阳、补骨脂、萸肉、枸杞、女贞、首乌、墨旱莲等。证型偏热的以补阴为主,偏寒的以补阳为主,中性状态患者平补阴阳。热甚者四物中以丹皮易川芎,酌加骨皮、知母、黄柏等。寒甚者入肉桂、附片、紫石英、鹿角胶等。子宫发育不良、无排卵者,即使无肾虚临床见证,也应按肾虚治疗以补先天。肾虚最佳用药时机应为经后期,因补充肾气以便促进卵泡发育及排卵。排卵后的经前期,可在补肾基础上随症加减。无排卵者应于周期第10~12天用补肾活血法促进排卵,可选桃仁、红花、丹参、泽兰、牛膝、益母草等。寒甚者可加细辛、桂枝,但夏季此类药又应慎用。

肝郁证取四物汤加疏肝通络药,常用柴胡、郁金、枳壳、香附、川楝子、路路通、橘叶、青皮、绿萼梅、合欢皮等。因肝郁气滞病理常兼精血不足,故尚应加枸杞、女贞、萸肉、巴戟、首乌、菟丝子等。如肝郁化热,则加丹皮、栀子。肝郁气滞证最佳用药时机是排卵后的经前期。因黄体功能不良者常见肝郁气滞证,其症状每于经前发作,用药时间要在症状发作前3~5天。肝郁证在经后又当肝肾同补,使肝得肾滋而还其条达之性,一般用滋肾药,个别偏寒证才在经后用温肾养血法。炎症患者常表现肝郁气滞证,这时又当辨病而加入清热解毒药物,选用红藤、蒲公英、土茯苓、野菊花、败酱草等,用量可达30g。输卵管不通者,加路路通、穿山甲、丹参、细辛、桂枝、鹿角片等。

痰湿证在不孕症中居少数,取四物汤加祛痰启宫药治疗,常用半夏、橘红、枳壳、胆星等。本症施治中尚应选加温阳理脾之品,如选补骨脂、菟丝子、仙茅、淫羊藿、白术、茯苓、苍术等。因痰湿内滞往往是阳虚失运,水谷不化生精液所致,温肾理脾是治本之法。本证用药时机亦在经后开始,排卵后至经前可随症加减。小子宫应加紫石英、鹿胶,无排卵者亦于排卵前投温肾化瘀药。炎性不孕及输卵管不通者临床十分常见,虽多属肝郁气滞证,但亦见于其他证中。辨病加药已于前述。

(一)肾虚不孕

【典型案例】

王某,女,28岁。2006年12月1日初诊。

主诉:婚后2年未避孕未孕。

刻下症:一向月经稀少,渐至半年一行,无结核史。末次行经用人工周期于2006年11月19日来潮,量少,色黯,6天净,此后未再服药。症见形寒,腰酸,纳少,便调,寐可,舌淡,脉细。

辅助检查:外院内分泌检查、B超检查诊断为卵巢性闭经,子宫发育不良。

中医诊断:不孕症,闭经。西医诊断:原发不孕,继发性闭经。

证属:先天肾气不足,不能摄精成孕。

治法:温肾养血调经。

方药:当归10g 白芍15g 川芎6g 熟地黄12g 香附10g 菟丝子15g 仙茅15g 附片10g 龟甲15g 鹿角片10g 紫河车15g 茺蔚子10g 淫羊藿15g 炙甘草5g 共7剂,每日1剂,口服。

二诊:2006年12月8日。进7剂后不觉寒冷,反而便干,面生痤疮,脉细数,舌正常。方中温热太过,有伤阴分。辨证郁热内生,当滋肾养血,佐清郁热。

方药:当归10g 白芍15g 牡丹皮10g 熟地黄12g 香附10g 菟丝子15g 女贞子15g 肉苁蓉15g 龟甲15g 金银花15g 川黄连6g 紫花地丁15g 生甘草5g 共14剂,每日1剂,口服。

三诊:2006年12月29日。方进14剂,经水于12月25日来潮,量增,4天净,基础体温双相,面痤尽消,脉细,舌淡黯。阴阳双补为治。

方药:当归10g 白芍15g 川芎8g 熟地黄12g 香附10g 丹参15g 菟丝子15g 仙茅15g 龟甲15g 鹿角胶10g 山茱萸15g 炙甘草5g 共7剂,每日1剂,口服。

四诊:2007年10月26日。方进7剂后加紫河车、茺蔚子进14剂。2007年2月5日经潮后受孕,因出血安胎无效,于4月21日清宫,此后停药观察,按时行经4次。Lmp:2007年9月21日。因过期未至,基础体温单相而来诊,症见腰膝酸软,形寒,舌淡,脉沉细,B超监测双卵巢未见优势卵泡。证属肾阳不足,精血两亏;补阳为主,佐养阴血为治。

方药:守上方去丹参,加枸杞子15g、巴戟天15g、肉苁蓉15g、紫河车15g、茺蔚子10g。

五诊:2007年12月28日。四诊方略予增减进21剂,卵泡监测于12月8日出现排卵,并同房,后经水过期未行,脉细滑数,纳可,便调,妊娠试验阳性。以扶气养血、固肾育胎为法,予泰山磐石散合寿胎丸加减。

方药:黄芪15g 太子参15g 白术12g 桑寄生15g 菟丝子15g 阿胶15g 广木香6g 川断15g 砂仁6g 苏梗15g 黄芩12g 炙甘草6g

上方先后 40 余剂,于 2008 年 2 月 26 日行 B 超提示宫内单胎存活。于 2008 年 8 月 24 日产一健康男婴,重 3.7kg,身长 50cm。

【按语】　先天肾虚证常为阴阳两虚,只是在病理上有所侧重而已,用药当阴阳双补,不可过偏。本案首诊辛热阳药较多,7 剂后竟生内热(便干、面生痤疮),故次诊去附子、鹿角片,入金银花、川连、地丁佐清内火,三诊热证得解,继以加阴阳双补之品,经调而孕,但不幸流产,以后一度月经正常,然又出现排卵障碍,显示阳虚精血不足,守阴阳双补,补阳为主之法施治,而再次妊娠。孕期追踪观察,情况良好。经云:"谨察阴阳所在而调之,以平为期。"盖以平为期,则阴生阳长,生机可复。

(二)多囊卵巢综合征性不孕

【典型案例】

余某,女,26 岁,2005 年 7 月 19 日初诊。

主诉:婚后 2 年未避孕未孕。

刻下症:既往月经初潮以来,月经一向稀发,量时多时少,有时呈漏证、日久不净,有时闭经数月,曾用人工周期治疗及单用黄体酮催经月经可来潮。平素腰痛,入冬形寒,夏季不怕热,面额唇周易生痤疮。今年 6 月 12 日自动行经,经量偏多,1 周方净,末次月经按时于 7 月 12 日,血量少,次日即净,但基础体温单相。舌淡红,苔薄,脉滑。

孕产史:孕 0 产 0。

辅助检查:性激素六项示 FSH 7.8U/L,LH 17.1U/L,PRL 7.7ng/ml,E_2 60pg/ml,P 0.7nmol/L。B 超检查提示卵巢呈多囊样改变,双侧可见多个小卵泡(>12 个)。

中医诊断:不孕症。西医诊断:原发不孕。

证属:阳虚血少,热郁肌肤。

治法:温肾养血调经,佐清郁热。

方药:当归 10g　白芍 12g　川芎 6g　熟地黄 12g　香附 10g　肉桂 5g　熟附子 10g　菟丝子 15g　巴戟天 15g　紫河车 10g　川牛膝 10g　川黄连 5g　金银花 15g　紫花地丁 15g

二诊:2005 年 8 月 23 日。上方进 7 剂,基础体温上升,乳胁作胀,去肉桂、附子、巴戟天,加郁金、延胡索、枳壳,进 7 剂。2005 年 8 月 13 日经潮,基础体温双相,量偏少。来诊时痤疮减而未尽,带下少,略黄,脉细而数,改用滋肾清热法。

方药:知母 10g　黄精 15g　麦冬 15g　龟甲 15g　虎杖 15g　石菖蒲 10g　香附 10g　金银花 15g　川黄连 6g　紫花地丁 15g　马鞭草 12g　丹参 15g　菟丝子 15g　紫河车 10g　桃仁 10g　川牛膝 10g

三诊:2005 年 9 月 10 日。次方进 14 剂,现已届经前,基础体温未升。考虑素体阳虚,虽用温热药,并未增添内火,尽管带下略黄,但量并不多,亦不腥臭,湿聚而现本色,脉细而数,不作热证论。仍以首方加减,以温药促排卵。

方药:当归 10g　白芍 12g　川芎 6g　熟地黄 12g　香附 10g　肉桂 5g　熟附子 10g　菟丝子 15g　龟甲 15g　紫河车 10g　茺蔚子 10g　炙甘草 5g　淫羊藿 15g

四诊:2005 年 10 月 15 日。上方进 7 剂,出现排卵体温,去桂、附,入麦冬、郁金,进 8 剂。来诊时脉滑,妊娠试验阳性,投安胎方 14 剂后再未复诊。其他病友称 2006 年 5—6 月间剖宫产一婴儿。

【按语】　多囊卵巢综合征大多有月经稀发、量少、闭经、不孕、肥胖、多毛等症,中医辨证属痰湿证范畴。朱丹溪有"躯脂满溢""闭塞子宫"致不孕之说(《丹溪心法·子嗣》)。痰脂聚集,是由于阳虚水不化津所致,故治疗上既要化湿祛痰,又要扶阳助运。痰湿久聚,阻滞经脉又现气滞血瘀病变,这也是经少不孕的病机。因而本病治疗上当补肾祛痰化瘀并举。体内气血痰湿久留,可生内热,热郁肌肤可致痤疮。

本病治疗,在补肾基础上兼以祛痰化瘀,已成一般共识。补肾可用淫羊藿、仙茅、菟丝子、巴戟天、紫河车、山茱萸、龟甲、枸杞子等分证调燮阴阳。祛痰用皂角、胆南星、半夏、橘红等;石菖蒲芳香窜走,化痰、开闭塞,亦可选用。化瘀药有马鞭草、虎杖、桃仁、红花等。

(三)输卵管病变不孕

【典型案例】

祝某,女,32 岁。2007 年 11 月 26 日初诊。

主诉:婚后 3 年未避孕而未孕。

刻下症:2007 年 5 月以后未再避孕。月经 30 天一行,5 天干净,经血色黯有块。Lmp:2007 年 11 月 13 日,经来少腹痛,左胁下胀气。来诊时处于排卵期,白带量少,色透明,伴腰酸、纳可、便调,脉弦细,舌边黯。

孕产史:孕 1 产 0 流 1,2006 年婚后药物流产 1 胎。

辅助检查:造影示子宫正常偏右,左输卵管各部均显示黏膜模糊不清,右输卵管通畅,扭曲上举;内分泌检查正常,白带化验正常,卵泡监测提示无优势卵泡或卵泡发育不良。于 11 月 23 日(月经第 10 天)B 超检查:内膜厚 0.4cm,C$^+$ 型,两卵巢均呈蜂窝状。

中医诊断:不孕症。西医诊断:继发不孕。

证属:肾虚夹瘀,肝脉不畅。

治法:补肾化瘀,调肝通络。

方药:当归 10g　白芍 15g　川芎 6g　生地黄 12g　香附 10g　丹参 15g　菟丝子 15g　肉苁蓉 15g　龟甲 15g　紫河车 10g　茺蔚子 10g　路路通 6g　皂角刺 6g　甘草 5g　7 剂,1 日 1 剂,口服。

二诊:2007 年 12 月 2 日。首诊方进 7 剂后因便溏去茺蔚子、苁蓉,加白术、茯苓,7 剂。

三诊:2007 年 12 月 10 日。基础体温未升(36.3℃左右),腰已不痛,面生痤疮,脉细弦而数,舌边黯。此乃瘀而生热,上达阳明;上方加减,佐清郁热。

方药:当归 10g　白芍 15g　川芎 5g　生地黄 12g　香附 10g　菟丝子 15g　龟甲 15g　紫河车 10g　石菖蒲 6g　肉苁蓉 15g　金银花 15g　川黄连 5g　紫花地丁 15g　甘草 5g

四诊:2007 年 12 月 17 日。月经于 12 月 12 日来潮,4 天净,量中等,经前乳胀未作,腰痛、面部痤疮亦消,脉细弦,舌正常。此次为无排卵月经。经后温肾养血以补先天,佐化瘀滞。

方药:当归 10g　白芍 15g　川芎 6g　生地黄 12g　香附 10g　丹参 15g　菟丝子 15g　巴戟天 15g　龟甲 15g　甘草 5g

五诊:2008 年 5 月 12 日。守上方加减,经后卵泡期入穿山甲、路路通、皂角刺,排卵期入紫河车、石菖蒲,排卵后入紫河车、桑寄生、广木香,治疗 5 个月,卵泡期服药 7~10 剂,排卵期服药 7 剂,黄体期服药 7~10 剂不等,服药期间做卵泡监测及基础体温测量,共行经 4 次(10/1,6/2,9/3,6/4)均有排卵,经量中等,血色由黯转红,血块由少而消失,腰不痛,面部痤疮未生,有时经期腹痛,今因经水过期未行,检查血 β-HCG 345.06mIU/ml,提示已妊娠。脉细滑尺弱,以扶气养血、补肾育胞为治。

方药:当归 10g　白芍 15g　川芎 5g　生地黄 12g　太子参 15g　黄芩 12g　白术 12g　桑寄生 15g　广木香 6g　川断 15g　大枣 6 枚　紫河车 10g　炙甘草 5g

【按语】 输卵管粘连,致通而不畅,用穿山甲、路路通、鹿角片、皂角刺、水蛭、桂枝等有效,但宜于卵泡期及排卵期使用,黄体期特别是黄体期后期,不宜使用,因此类化瘀通络之品,有损胎元,对求孕者不宜。在卵泡期及排卵初期还可以配合中药保留灌肠,改善盆腔环境,促进局部炎症吸收,提高受孕率。

(李红梅　徐琳　贺漪)

—— 毛美蓉 ——

毛美蓉(1937—1997),女,江苏武进人,教授,主任医师,1964 年毕业于湖北中医学院(现湖北中医药大学),留校任教。曾任湖北省中医药学会妇科委员会主任委员,中华中医药学会湖北分会理事,中南地区中医妇科学会委员会副主任委员,湖北省新药评审委员,国家自然科学基金委员会评审委员,全国高等医药院校教材《中医妇科学》3~5 版的主编或编委,1980 年参加由卫生部组织编撰《中国医学百科全书·中医妇科分卷》的工作,任学术秘书,以及《中医问答题库·中医妇科手册》《中医妇科学·教学参与》等,1995 年被评为"湖北省享受政府专项津贴专家",1997 年被评为"全国中医药学术经验继承工作导师"。

一、对不孕症的认识

毛美蓉从事中医事业近 30 余年,潜心钻研中医经典著作,继承历代妇科各家学说,在治疗月经病、不孕症方面具有较深的学术造诣,尤其擅用中医药治疗多囊卵巢综合征及子宫内膜异位症所致的不孕症。她认为不孕症的病机虽复杂,但总结归纳起来,不外乎与肾肝脾脏腑功能失调、冲任二脉气血失和有关,并认为肾虚是本,气、痰、瘀互结于体内,或寒化或热化或寒热错杂。

《黄帝内经》曰:"女子七岁,肾气盛……二七而天癸至,任脉通,太冲脉盛,月事以时下……"傅山曰:"经本于肾。"由此可见,肾气盛是女性生长发育的重要物质,是月经来潮的先决条件。而肾主生殖,藏精,故肾虚者则阴精不足,生殖功能低下,月经不能按期而致则月经失调,不能摄精成孕。《景岳全书·妇人规》云:"产育由于气血,气血由于情怀,情怀不畅则冲任不充,冲任不充则胎孕不受。"素性忧郁,情怀不畅,肝气郁结,致疏泄失常,无以摄精成孕。可见,肝气郁结、疏泄不畅,则气滞血瘀,瘀阻冲任胞脉,胞宫失养,从而影响受孕。同时,肝失疏泄,可横逆犯脾胃,则运化失司,湿聚成痰;或肝气郁滞化火犯肺,则肺之郁上蒸颜面;而肝肾同源,精血互补,所以肝失疏泄、郁久化火,灼伤肝阴,进而可损伤肾阴、肾阳。又痰之本水也,源于肾;痰之动湿也,主于脾。肾主水液,脾主运化,若肾脾功能失调,水液代谢失常,水湿内停,湿聚成痰,痰湿阻络,气血瘀阻,瘀阻冲任胞脉,或冲任气血不足,胞宫失养,不能摄精成孕。故肾虚是不孕症之根本,与肝、脾密切相关,气、痰、瘀互结是导致本病常见的病理因素。

二、诊治思路

对于不孕症的诊治,毛美蓉以中医理论为指导,分型论治,从肾肝脾着手,调理气血,平衡阴阳,并强调以补肾为主,注重健脾调肝,兼以化湿、化痰、化瘀。毛美蓉认为不孕症患者常兼有多痰、多湿、多瘀的特点,故临床治疗本病多从肾虚痰湿、脾虚痰湿、肝气郁结或肝经湿热以及瘀阻胞宫进行辨证论治,尤其重视痰瘀互结这一证型,在临证时喜用浙贝、薏苡仁、三七、丹参、柴胡、香附、党参、法夏等,并随证加减。若瘀阻胞宫,用桃红四物汤合小陷胸汤加味以活血化瘀,化痰通络;若肝郁脾虚,用逍遥散加味以疏肝健脾;若肝经湿热,用丹栀逍遥散加味清热利湿,疏肝调经;若为脾虚痰湿,用苍附导痰丸加减,以燥湿化痰、行滞调经;若肾阳虚,用右归丸补肾温阳,养血填精助孕;若兼肾阴虚,则予以知柏地黄丸滋阴降火;经水调,精卵相资,故能成功受孕。疗效显著的"散结镇痛胶囊"就是毛美蓉的经验方。

三、治疗特色

(一)肾虚痰湿型

临床表现:婚久不孕,月经不调或停闭,经量或多或少,色黯,头晕耳鸣,小腹或有冷感,腰酸膝软,精神疲倦,小便清长;带下量多或甚少,舌质淡黯,苔白腻,脉沉细。

治法:补肾活血,祛痰调经。

方药:右归丸加减。

熟地黄 15g　肉桂 10g　山药 15g　山茱萸 15g　菟丝子 15g　枸杞子 15g　当归 15g　杜仲 15g　五味子 15g　丹参 15g　王不留行 15g　茯苓 15g　白术 15g　薏苡仁 15g

加减:若腰痛者,加川断、桑寄生以补肾强腰膝;若畏寒肢冷,加巴戟天、肉苁蓉温肾助阳;若经行腹痛,加乌药、延胡索行气止痛;若腹胀,加陈皮、枳实以行气消胀;若失眠者,加夜交藤、酸枣仁养心安神;若肾阴虚者,常用六味地黄丸加减。

【典型案例】

吕某,女,34岁,已婚,1995年8月24日初诊。

主诉:未避孕2年余未孕。

刻下证:患者自10年前开始无明显诱因出现月经稀发,2~3个月一行,轻微痛经,尚可忍受,喜温喜按。Lmp:1995年8月17日。Pmp:1995年6月5日。平素四肢怕冷,腰部酸软冷痛,带下量多,纳可,二便调,察其体胖,舌质淡黯,苔白腻,脉沉细。

孕产史:孕0产0。

辅助检查:BBT单相;1994年1月当地医院性激素六项示FSH 5.42mIU/ml,LH 20.02mIU/ml,E_2 17pg/ml,T 0.56ng/ml。1994年5月、6月、7月、8月卵泡监测均提示未见优势卵泡生长。

中医诊断:不孕症,月经后期。西医诊断:原发不孕,多囊卵巢综合征。

证属:肾虚痰湿型。

治法:补肾养血,化痰填精助孕。

方药:熟地黄 15g　山药 15g　山茱萸 15g　枸杞 15g　菟丝子 15g　当归 20g　杜仲 10g　桂枝 10g　鹿角胶 12g　川芎 10g　白芍 15g　巴戟天 10g　党参 15g　夜交藤 12g　紫石英 10g　石楠叶 10g　浙贝母 10g　陈皮 10g　茯苓 15g　苍术 10g　7剂,每日1剂,水煎 2 次,取药汁约 200ml,分次温服。

二诊:1995 年 8 月 30 日。做卵泡监测未见优势卵泡,纳可,二便调,舌质淡红,苔白,脉沉细。

处方:守上方加香附 12g、枳壳 10g。15 剂,水煎服。

三诊:1995 年 9 月 28 日。Lmp:1995 年 9 月 27 日,量中等。痛经较前明显缓解,纳眠可,怕冷,腰痛好转。查性激素六项示 FSH 6.4mIU/ml,LH 5.38mIU/ml,E_2 28pg/ml。

处方:守 8 月 24 日方加黄芪 15g、橘络 10g。10 剂,服法同上。

四诊:1995 年 10 月 13 日。第 17 天做卵泡监测,内膜 1.0cm,右侧卵巢可见 1.8cm×1.2cm 的卵泡,纳可,二便调。

处方:守上方加紫河车 5g、三七粉 5g。2 剂,服法同上,粉剂另包冲服。

五诊:1995 年 10 月 15 日。第 19 天卵泡监测内膜 1.4cm,右侧卵巢 2.0cm×1.7cm 的卵泡。纳可,二便调。

处方:当归 15g　川芎 15g　熟地黄 15g　桃仁 10g　红花 10g　羌活 10g　巴戟天 10g　皂角刺 15g　鹿角霜 10g　红藤 15g　桂枝 10g　5 剂,服法同前。

六诊:1995 年 11 月 1 日。现停经 36 天,乳房胀不适,纳可,二便调。舌质淡红,苔薄白,脉滑。查血 β–HCG 476.07mIU/ml,P 26.95ng/ml。予中药补肾固胎方以保胎。7 剂,服法同上。

后补肾安胎 3 个月余,于 1996 年 6 月 30 日产一女婴。

【按语】　月经产生的机理,主要是女子生长发育到一定阶段,肾气盛,天癸至,任脉通,太冲脉盛,月事方能以时下。如《医学正传》云:"月经全借肾水施化,肾水既乏,则经血日益干涸。"肾气虚,精血不足,则天癸延迟不至,冲任不通,月经至期不行或量少,甚则停闭,亦不能摄精成孕;肾虚夹有痰湿,则带下量多;痰湿壅滞,则形体肥胖;腰为肾之府,肾阳虚弱、冲任虚寒,则见腰膝酸软、冷痛。予以"右归丸"补肾温阳,养血填精助孕;加川芎、白芍、党参与右归丸中的当归、熟地黄、山药以补养气血;加巴戟天、紫石英、石楠叶以加强温阳暖宫之功;加贝母、苍术、陈皮、茯苓化痰健脾。全方补肾温阳,养血填精,使精血充足,血海按时满盈,月事以时下,故有子。

(二)肝郁脾虚型

临床表现:婚久不孕,月经或先或后,经量多少不一,或经来腹痛,或经前烦躁易怒,胸胁乳房胀痛,精神抑郁,善太息,纳差,或腹胀,舌黯红,或舌边有瘀斑,脉弦细。

治法:舒肝健脾,祛瘀化痰。

方药:逍遥散加减。

柴胡 10g　当归 15g　白芍 15g　白术 15g　茯苓 15g　炙甘草 6g　丹参 15g　王不留行 15g

加减:若胁肋胀痛,加香附、枳壳以行气宽胸;若月经量少色黯,加三棱、莪术行气活血;若痛经者,加延胡索、乌药以行气活血止痛;若面部痤疮,加丹皮、栀子以清热凉血;若腹部胀满、食欲欠佳,加陈皮、山楂、神曲以健脾消食。

【典型案例】

张某,女,29 岁,已婚,1994 年 6 月 2 日初诊。

主诉:婚后 3 年未避孕未孕,月经稀发 10 余年。

刻下症:平素精神抑郁,烦躁易怒,乳房胀痛,经前尤甚,患者自初潮 15 岁开始月经稀发,4 天/40 天~4 个月,量少,经期 3 天,用药后月经方潮。Lmp:1994 年 4 月 10 日,量少色黯夹血块。痛经(+),BBT 单相。形体偏胖,多毛,面部痤疮明显,舌质黯红夹有瘀点,苔腻,脉沉涩。

孕产史:孕 0 产 0。

辅助检查:1993 年 12 月性激素六项示 LH/FSH>3;B 超示双侧卵巢可见多个小卵泡,每个切面大于 12 个,呈多囊样改变。1994 年 3 月复查性激素六项示 LH/FSH>3;B 超提示双侧卵巢呈多囊样改变。

中医诊断:不孕症,月经后期。西医诊断:原发不孕,多囊卵巢综合征。

治法:疏肝健脾,祛瘀化痰。

证属:肝郁脾虚型。

方药:陈皮 15g　法半夏 15g　茯苓 15g　苍术 12g　香附 12g　胆南星 12g　当归 12g　川芎 12g　白芍 12g　益母草 15g　丹参 12g　红花 12g　柴胡 10g　浙贝母 20g　枳实 20g　白术 15g　薏苡仁 20g　10 剂,水煎服,每日 2 次,每次 150ml。

二诊:1994 年 6 月 12 日。服上药后无明显不适,舌质黯红、苔腻,脉沉涩。治宗原法,守上方去红花,加仙茅 12g、淫羊藿 12g。继服 1 个月。

三诊:1994 年 7 月 12 日。月经于 7 月 5 日来潮,色稍转红,量较前稍增多,面部痤疮好转,舌质红稍黯、苔微腻,脉细。治宗原法,守上方加巴戟天 12g。继服 3 个月。

四诊:1994 年 10 月 12 日。月经 40~50 天一行,经色转红,量增加,无明显血块,舌质红稍黯、苔薄,脉细。治宗原法,继服上方。

五诊:1994 年 12 月 30 日。来诊已孕。

后随访,于 1995 年 9 月产下一男婴。

【按语】　中医学认为,月经的正常与否,受脏腑、气血、经络的调节,同时人体的精神、情志等亦直接影响着月经的期、量、色、质。如《傅青主女科·调经》云:"妇人有经来断续,或前或后无定期,人以为气血之虚也,谁知是肝气之郁结乎!……治法宜舒肝之郁……"肝气郁结,肝失疏泄,肝木克脾土,脾虚生痰,痰湿阻滞,气血不畅,痰瘀互结。方中柴胡、白芍、当归、香附、枳实、川芎疏肝理气活血,陈皮、苍术、茯苓、白术、法半夏健脾除湿化痰,益母草、红花、丹参活血化瘀。

（三）气滞血瘀型

临床表现:婚久不孕,月经周期正常或推迟,经行前后或月经期腹痛,月经量正常或偏少,色黯有血块,块下痛减,伴肛门坠胀,双乳胀痛,舌质黯红,苔白腻,脉沉弦细。

治法:行气活血,化痰散结。

方药:血府逐瘀汤加减。

桃仁 10g　红花 10g　当归 15g　生地黄 15g　牛膝 15g　川芎 10g　桔梗 10g　赤芍 15g　枳壳 12g　甘草 10g　柴胡 10g

加减:若痛经者,加乌药、延胡索、白芷以行气活血止痛;若小腹凉、畏寒者,加桂枝、吴茱萸以温阳散寒;若经量少、血块多,加三棱、莪术以破血行气化瘀;若腰痛者,加川断、桑寄生以补肾强腰;若兼痰湿者,加茯苓、浙贝、薏苡仁以化痰除湿。

【典型案例】

黄某,女,30 岁,已婚,1996 年 6 月 12 日初诊。

主诉：2 年未避孕而未孕，痛经多年。

刻下症：经行时有小血块，腰腹疼痛，以右侧小腹明显，喜温按，肛门坠，伴双乳胀痛，平素时腹痛，饮食可，二便调。Lmp：1996 年 6 月 6 日，经量中，有血块，色淡黯。形体偏瘦，面色黄稍黯，舌质黯红、边尖有瘀点，苔薄白，脉沉弦细。

月经史：14 岁初潮，月经基本正常，27~30 天，经期 5~7 天。

孕产史：孕 2 产 0 流 2，人工流产 1 次，药物流产 1 次。

辅助检查：1995 年 12 月 2 日 B 超示右侧附件可见 3.3cm×4.5cm 大小的液性暗区，巧克力囊肿可能。

中医诊断：不孕症，痛经。西医诊断：继发不孕，巧克力囊肿。

证属：气滞血瘀，痰阻胞脉型。

治法：行气活血，化痰散结。

方药：当归 10g　川芎 10g　三棱 10g　莪术 10g　赤芍 15g　柴胡 10g　枳壳 10g　香附 15g　夏枯草 10g　薏苡仁 20g　白芥子 10g　桃仁 15g　红花 15g　浙贝母 15g　益母草 15g　血竭粉 另包冲服 5g　穿山甲粉 另包冲服 3g　土鳖虫粉 另包冲服 10g　15 剂，每日 1 剂，水煎 2 次，取药汁约 200ml，分次温服。

二诊：1996 年 6 月 30 日。服药后无明显不适，脉沉弦细，舌质黯红，边尖有瘀点同前，苔薄白。前方继服 15 剂。

三诊：1996 年 7 月 27 日。昨日复查 B 超示右附件囊肿减小至 2.3cm×3.2cm。现无明显不适，舌质黯红减轻，瘀点似乎有变淡，苔薄白。前方继服 10 剂。如经期月经量不多可继续服药，如经血增多则经期暂停。

四诊：1996 年 8 月 18 日。Lmp：1996 年 8 月 12 日，血量中等，仅第 1 天腰与腹稍酸胀，血块比以前减少，血色变红，乳胀比以前明显为轻。舌质红，苔薄白，脉象较前和缓有力。前方加香附 10g、延胡索 10g。继服 10 剂。

之后又诊 4 次，均以前方为主进行治疗。10 月 25 日复查 B 超示右侧囊肿基本消失。12 月 10 日又查 B 超亦未再见囊肿。

1997 年 3 月随访，患者已孕 49 天。

【按语】　巧克力囊肿虽是囊肿却与普通囊肿不一样，它是生于卵巢的子宫内膜异位症，易随月经的来潮而渐加剧。其临床表现一般不明显，大多数因其他疾病检查时发现，特别是 B 超检查时发现。毛美蓉在治疗本病时主张重用破瘀药，特别是破瘀动物药，如血竭、土鳖、穿山甲，在此基础上再辨证用药，如兼气滞用香附、延胡索，兼痰湿用法夏、浙贝，兼阳虚用桂枝、肉桂、附片，每获良效。本例患者从临床表现看有气滞血瘀表现，故在治疗时当归、川芎、三棱、莪术、桃仁、红花、血竭粉、土鳖粉等活血化瘀，益母草、柴胡、枳壳、香附等行气，夏枯草、薏苡仁、白芥子化痰消瘀，延胡索活血行气，共同达到行气活血、化痰散结的治疗作用。囊肿消除后，患者自然怀孕，可见除种子先调经外，种子也应先治疗其他疾患，如盆腔炎、内膜异位等。

（四）脾肾不足，冲任虚寒

临床表现：婚久不孕，月经规则或推迟，月经量正常或偏少，痛经，喜温按，色黯红有块，小腹冷，经期腰酸甚，经前乳胀，舌紫黯、边有齿印，苔薄白，脉沉细。

治法：温肾健脾，调理冲任。

方药：温经汤（《金匮要略》）加减。

吴茱萸 6g　当归 15g　芍药 15g　川芎 10g　党参 15g　桂枝 10g　牡丹皮 15g　生姜 10g　甘草 10g　法半夏 12g

加减：若痛经者，加延胡索、乌药以行气止痛；若腰痛者，加川断、桑寄生以补肾强腰；若肾阳虚者，加淫羊藿、巴戟天、肉苁蓉以温补肾阳；若纳差者，加山楂、神曲以健脾开胃；若失眠者，加夜交藤、酸枣仁以养心安神。

【典型案例】

刘某，女，26 岁，已婚，1995 年 9 月 8 日。

主诉：未避孕 2 年未孕。

刻下症：患者平素月经尚规律，30 天一行，5 天干净，量中等，有痛经，喜温按，色黯红有块，可忍受。Lmp：1995 年 8 月 6 日，量色如前，有痛经。平素自觉小腹冷，经期腰酸甚，经前乳胀，纳可，二便调，夜寐安，舌紫黯、边有齿印，苔薄白，脉沉细。

孕产史：孕 0 产 0。

辅助检查：1994 年 12 月内分泌检查正常。

中医诊断：不孕症。西医诊断：原发不孕。

证属：脾肾不足，冲任虚寒。

治法：温肾健脾，调理冲任。

方药：当归 15g　川芎 10g　法半夏 12g　小茴香 10g　桂枝 10g　吴茱萸 6g　炒白芍 15g　干姜 15g　党参 15g　牡丹皮 15g　甘草 10g　杜仲 10g　菟丝子 10g　五味子 10g　川断 15g　桑寄生 15g　香附 12g　枳壳 12g　10 剂，每日 1 剂，水煎 2 次，取药汁约 200ml，分次温服。同时配合针灸治疗。

二诊：1995 年 9 月 19 日。Lmp：1995 年 9 月 9 日，痛经较前明显好转。小腹转暖，纳可，二便调，夜寐安，舌淡黯、边有齿印，苔薄白，脉沉细。

方药：守上方加黄精 15g、桑椹子 12g、丹参 12g、覆盆子 10g、淫羊藿 10g。10 剂，每日 1 剂，水煎 2 次，口服。针灸如前，经期停用。

三诊：1995 年 9 月 26 日。药后小腹转暖，纳可，二便调，夜寐安，舌淡黯，苔薄白，脉沉细。

方药：调经暖宫方加菟丝子 10g、五味子 10g、川断 15g、桑寄生 12g、淫羊藿 10g、覆盆子 10g。10 剂，每日 1 剂，水煎 2 次，口服。针灸如前，经期停用。

四诊：1995 年 10 月 18 日。Lmp：1995 年 10 月 15 日，量中等，痛经较前明显好转，4 天干净。目前无不适，舌淡红，苔薄白，脉沉细。

方药：调经暖宫方加香附 12g、枳壳 12g、菟丝子 10g、五味子 10g、乌药 10g、延胡索 10g、巴戟天 10g、覆盆子 10g。10 剂，每日 1 剂，水煎 2 次，口服。针灸如前，经期停用。

五诊：1995 年 10 月 30 日。药后无何不适，舌脉同前。守 9 月 26 日方加乌药 10g、薏苡仁 20g、女贞子 10g。15 剂。

1995 年 11 月 24 日随访，患者已孕 40 天。

【按语】　本案患者月经至而未至时，用试纸自测呈阳性，不敢相信是真的，急忙到医院查血以确诊。结合患者症状及体征，中医证属脾肾不足，冲任虚寒，胞脉不利。如《傅青主女科》言："夫寒冰之地，不生草木；重阴之渊，不长鱼龙。"以自拟调经暖宫方辨证施治，党参、法夏、枳壳、香附理气健脾化痰，桂枝、小茴香、吴茱萸、干姜暖宫祛寒通络，当归、川芎、白芍、枸杞、五味子养血滋肾,川断、菟丝子温补肾阳,以"阴中求阳",治疗 1 个月余,患者小腹渐转暖,脾肾得补,冲任得调,气顺血和,故不久即受孕怀胎。这是典型的宫寒致痛经不孕。

（张迎春 薛婷婷）

—— 姜惠中 ——

姜惠中,女,汉族,祖籍福建闽侯,1940 年 10 月出生,教授、主任医师,硕士研究生导师,从事中医及中西医结合临床、科研及教学工作 50 余载。在妇产科经、带、胎、产、疑难杂病等方面有着丰富的临证经验和独到的见解,形成了自己较为系统的学术观点和医疗体系,是湖北省中医院妇产科的学科创始人和学科带头人之一,在妇产科领域做出了创造性的成就与贡献,在业内享有盛誉。

姜惠中曾任中华中医药学会妇科分会常务理事,世界中医药学会联合会妇科专业委员会常务理事,国家新药评审专家。1988 年卫生部授予"优秀援外医疗队员"奖励。2002 年被湖北省卫生厅授予"湖北省知名中医"。2010 年被湖北省卫生厅授予"湖北中医名师"。她是国家中医药管理局确定的第三、第五批全国老中医药专家学术经验继承工作指导老师。2012 年国家中医药管理局确定了全国名老中医药专家传承工作建设项目专家,其中姜惠中作为"十二五"名老中医传承研究项目专家,入选全国名老中医药专家传承工作室建设项目。

一、对不孕症的认识

姜惠中早年毕业于湖北医科大学,有着深厚的西医学功底,思维清晰,治学严谨,加之又系统学习中医 3 年,掌握了中医学辨证论治、治病救人的根本,可谓学贯中西,博古通今。在临床运用时,较之传统的中医及西医学者而言,她宜中宜西,中西医结合,对疾病认识自成体系,有着自己独到的见解。姜惠中认为中医理论体系的基本观点是整体恒动,辨证论治。中医学认为人是一个有机的整体,人与自然环境、社会环境息息相关,相辅相成,而疾病过程是一个不断运动变化的过程。现代社会日新月异,人们的生活方式和疾病谱也在不断变化之中,正因为如此,临床诊疗因循古制但不能袭古。循古是指辨证论治的根本不能丢,将望、闻、问、切所收集的资料、症状和体征,在中医理论指导下,通过分析比较,辨证后指导处方用药。不袭古是指不沿袭旧治。例如对于不孕症的治疗过去妇女多以房劳多产伤肾、产后失于调养为主,治疗以补肾为要务;姜惠中提出,现代妇女因反复流产感染,导致余邪病毒内侵,瘀滞胞宫居多,胞宫、胞脉阻滞不通导致不孕。如单纯补肾恐难奏效,故以补肾为本,还要重用通络祛瘀之品,标本兼顾。

二、诊治思路

对于不孕症的治疗,姜惠中提出"肾虚为本,瘀滞胞宫为标",而肾虚又分肾气、肾阴、肾阳虚证,其中肾气虚,以八珍汤化裁,以补血气,又加入菟丝子、杜仲温养肝肾、调补冲任,鹿角霜温肾助阳,诸药合用,既能温补先天之肾气以生精,又能培补后天脾胃以生血,先后天同补,使精血充足。若遇患者子宫发育不良,加入血肉有情之品如紫河车、鹿角胶及丹参、茺蔚子补肾活血,通补奇经以助子宫发育;若性欲淡漠者,选加淫羊藿、肉苁蓉温肾填精。对于盆腔感染,瘀滞胞宫者,多选用逐瘀荡胞、调经助孕之法,药用乳香、没药、三棱、莪术、赤芍、五灵脂、蒲黄活血祛瘀,佐以官桂、小茴香温通经脉,还可配合虫性药物如九香虫、僵蚕搜风通络、直达病所。同时针对瘀滞日久,单一疗法难以奏效,还可配合中药外敷、灌肠、针灸等疗法以改善盆腔瘀滞,促进怀孕。对于婚久不孕,肝经郁结的患者,除了药物治疗,更要注意心理调节,减轻患者心理负担,开散郁结,取得患者本人和家属的积极配合,争取早日助孕成功。对于形体肥胖,痰湿中阻的患者,在治疗的同时,还要注重饮食调节,节食减重,有利于恢复正常的内分泌功能。

三、治疗特色

(一)排卵障碍性不孕

排卵障碍性不孕临床多见于多囊卵巢综合征、卵巢功能低下、内分泌失调性疾病。

临床表现:月经稀发,或月经后期,量少,色黯有块,甚或经闭不行,或婚久不孕。伴腰膝酸软,倦怠乏力,头晕耳鸣,面色晦暗或面部痤疮,或形体肥胖,舌质紫黯或有瘀斑瘀点,苔薄白,脉沉涩或沉弦。多为多囊卵巢综合征。

辅助检查:性激素六项异常(T升高,或LH/FSH>2.5),基础体温呈单相型,超声监测提示多囊卵巢(PCO)或排卵异常,或甲状腺功能、空腹血糖或胰岛素异常。

证属:肾虚血瘀,冲任失调。

治法:补肾祛瘀通络,调经助孕。

方药:紫石英20g 熟地黄15g 山药15g 枸杞子15g 白术15g 菟丝子25g 巴戟天15g 仙茅15g 当归15g 赤芍15g 丹参20g 鹿角霜20g 炙甘草6g

加减:若肾虚肝郁,症见烦躁易怒,两胁胀痛,经前乳胀者,加柴胡、郁金、香附、川楝子疏肝解郁,调经止痛;排卵障碍者,可加三棱、路路通、皂角刺、王不留行、橘络活血通络;若形体肥胖者,酌加荷叶、山楂、茯苓、陈皮消食化痰。

【典型案例】

邓某,女,29岁,职员,2015年7月8日初诊。

主诉:婚后2年未避孕未孕。

刻下症:患者形体肥胖,平素怕冷,口干不欲饮,大便略溏,夜尿频多,神疲乏力,饮食睡眠尚可,月经50余日一行,量少,色黯,无痛经。Lmp:6月25日。舌质淡黯,脉细。3个月前,曾在外院行2次克罗米芬及HMG(尿促性素)、HCG促排治疗,因患者出现卵巢过度刺激综合征(OHSS)而中止。现患者来我院希望中药调理治疗。

经孕产史:多囊卵巢综合征病史5年,月经45~60日1次,结婚2年未避孕未孕,爱人精液检查均正常,曾间断用达英-35及二甲双胍、黄体酮、中药治疗。

辅助检查:曾行输卵管造影、性激素六项测定,未提示异常;空腹血糖7.0mmol/L,甘油三酯稍高于正常;甲状腺功能、肝肾功能、胰岛功能正常。

中医诊断:不孕症,月经后期。西医诊断:不孕症,多囊卵巢综合征。

证属:脾肾阳虚证。

治法:健脾益肾调经。

方药:紫石英20g 山药10g 黄芪20g 熟地黄20g 石斛10g 女贞子20g 桑寄生10g 金银花10g 太子参20g 菟丝子20g 砂仁10g 仙茅15g 续断10g 巴戟天10g

白术 10g　益智仁 10g　荷叶 10g　10 剂,并嘱其测 BBT。格华止,每次 1 片,一日 3 次,饭中服用,若出现严重胃肠道反应则减量。并嘱其运动减肥,勿过食肥甘厚腻之品。

二诊:2015 年 9 月 10 日。患者服药后自觉畏寒好转,大小便正常,中间因工作原因月余未就诊,BBT 检查呈单相。目前正值月经第 6 天,自行在家里口服克罗米芬(氯米芬)2 天。嘱患者继续口服克罗米芬 3 天,此后 B 超监测卵泡。予中药 5 剂:

石斛 10g　桂枝 6g　鹿角霜 20g　淫羊藿 10g　太子参 15g　杜仲 10g　菟丝子 20g 补骨脂 10g　仙茅 15g　覆盆子 20g　续断 10g　羌活 10g　紫石英 15g　日 1 剂,水煎服。

三诊:2015 年 9 月 17 日。月经第 13 日后患者复诊,告知优势卵泡大小为 1.8cm×1.6cm,内膜 0.6cm。予补肾活血中药 3 剂:

三棱 10g　路路通 10g　石斛 10g　皂角刺 10g　桂枝 6g　淫羊藿 10g　太子参 15g 杜仲 10g　橘叶 10g　菟丝子 20g　续断 10g　紫石英 15g　每日 1 剂,水煎 2 次。嘱患者自行监测排卵试纸,适时同房。

四诊:2015 年 9 月 21 日。患者复诊,自述无明显不适感觉。B 超复查示优势卵泡直径缩小,内膜 1.0cm,陶氏腔出现积液 0.7cm,证明排卵成功。中间有 2 次同房史。停用补佳乐,予中药:

熟地黄 20g　山药 10g　石斛 10g　女贞子 20g　桑寄生 10g　白术 10g　太子参 20g 鹿角霜 15g　菟丝子 20g　砂仁 10g　淫羊藿 15g　续断 10g　肉苁蓉 10g　10 剂。

并予益玛欣(黄体酮胶囊)100mg,每日 2 次,口服;嘱监测 BBT。

2015 年 10 月 16 日患者月经过期,自验尿妊娠试验阳性,P 12.35ng/ml,血 β–HCG 2 314.20IU/ml。嘱其勿过劳,禁止性生活,调情志;复查血 β–HCG 及孕酮,中西医结合保胎治疗。

【按语】　中医学认为肾藏精,主生殖。因此,本病的发生多以肾的功能失调为本,以瘀血阻滞、痰浊中阻为标,治疗上以补肾调整脏腑功能为主,标实者在治本的基础上,或祛瘀或化痰。中医药治疗 PCOS 的作用在于逆转患者生殖内分泌紊乱状态,调经助孕。西医学的"排卵期"相当于中医学所说的"的候"或"氤氲之时",是重阴转阳,阴盛阳动之际,正是种子的时候。此时用补肾阳配以活血通络之药,以动运静,促发排卵,使肾中阴阳顺利转化,可种子育胎。可见中医学已经认识到"排卵期"在怀孕中的重要性。因患者有 OHSS 病史,此例患者用补肾活血中药替代 HCG,顺利排卵,并避免了 OHSS 的发生。当然,患者因求子心切,不遵医嘱,自行服用促排药,其风险不言而喻。毕竟怀孕是一个复杂的生理过程,尤其对于多囊的患者,即便有排卵,也不一定能妊娠。对于多囊的患者,该病为代谢综合征,同时合并有其他内分泌的异常如糖、脂代谢等自身疾病,容易导致流产甚至胎死腹中,故妊娠后的保胎是至关重要的。

(二)盆腔炎性不孕——宫腔粘连

盆腔炎性不孕多见于输卵管阻塞、子宫内膜炎、卵巢炎性包块等。随着年轻女性人工流产、药物流产等宫腔操作增多,宫腔粘连已成为临床常见病之一。人工流产、药物流产,尤其术后并发炎症是宫腔粘连的主要原因,而宫腔粘连是不孕、流产、早产的主要原因。宫腔镜下宫腔粘连分离术是治疗粘连的方法,手术后根据粘连的不同程度,粘连易复发或加重、再次妊娠率低,因此宫腔粘连的治疗是临床工作的一大难题。

临床表现:流产术后,月经量少,甚或经闭不行;伴腰膝酸软,少腹隐痛或刺痛,经色淡黯,夹有血块;面色黯淡,倦怠乏力,肛门坠胀感,不孕或孕胎易堕。舌质淡黯或有瘀斑,苔少,脉沉细或细涩。

辅助检查:超声提示宫腔内膜线不规则,或内膜菲薄,回声紊乱或有液性暗区;宫腔镜检见宫腔内粘连影像。

证属:脾肾亏虚,血瘀络壅。

治法:健脾益肾,活血通络。

方药:黄芪20g　党参15g　菟丝子15g　续断15g　紫河车10g　熟地黄15g　枸杞子15g　牛膝15g　当归15g　丹参12g　刘寄奴10g　木槿花10g　地龙15g　络石藤15g　路路通15g

加减:若症见小腹胀痛者,加乌药、香附、川楝子以行气宽中除胀满;带下量多色黄者,加薏苡仁、蒲公英、芡实清热利湿止带;癥瘕积聚者,加三棱、莪术、水蛭、夏枯草、浙贝母、橘核等软坚散结。

【典型案例】

王某,女,28岁,无业人员,2015年11月23日初诊。

主诉:人工流产术后闭经9个月。

刻下症:患者平素月经规律,12岁初潮,4~7天/28~30天,量中,痛经(-)。9个月前因孕60余天胚胎停育行无痛人工流产1次,术后月经至今未复潮,曾行克龄蒙(戊酸雌二醇)周期治疗,后有周期性下腹疼痛,但仍没有月经来潮。伴腰膝酸软,面色晦暗,舌紫黯、有瘀点,脉沉涩。

孕产史:既往人工流产2次,药物流产1次,且因药物流产不尽后行清宫术。人工流产后有同房史,避孕套避孕。

辅助检查:血HCG阴性。B超检查示子宫常大,内膜厚约0.5cm,有部分内膜中断。宫腔镜检查提示宫颈管内口膜状粘连,封闭颈口,于B超引导下分离粘连,进入宫腔,见子宫右侧壁致密肌性粘连,子宫后壁中下段内膜部分缺失,色苍白,内膜薄,双侧输卵管开口可见,并于宫腔镜下行宫腔粘连松解。

证属:肾虚血瘀证。

治则:补肾填精,祛瘀通经。

方药:熟地黄20g　菟丝子20g　杜仲20g　枸杞15g　黄精15g　当归15g　山茱萸12g　鹿角霜15g　赤芍10g　白芍10g　紫河车20g　覆盆子15g　黄芪20g　白术10g　丹参15g　牛膝12g　甘草6g　10剂,日1剂,水煎服。

二诊:2015年12月3日。服药后,时觉有腰酸、下腹下坠感,月经未来潮。

方药:熟地黄20g　菟丝子20g　紫河车20g　杜仲20g　当归20g　赤芍10g　白芍10g　覆盆子15g　黄芪20g　白术15g　丹参20g　益母草20g　牛膝12g　刘寄奴20g　泽兰15g　水蛭15g　路路通15g　鸡血藤10g　7剂,日1剂,水煎服。

三诊:2015年12月10日。服药第6天月经来潮,经量不多,色黯红,有血块,有腰酸、偶有下腹隐痛不适。现月经基本干净,舌质淡,苔薄白,脉沉细。

方药:黄芪20g　熟地黄20g　山药20g　石斛20g　女贞子20g　桑寄生10g　太子参20g　北沙参10g　菟丝子20g　砂仁10g　仙茅15g　续断10g　巴戟天10g　白术10g　10剂,日1剂,水煎服。

并予克龄蒙,连用 21 天,周期治疗。

四诊:2015 年 12 月 24 日。偶有下腹刺痛,伴腰酸,舌红,苔薄黄,余未诉特殊不适,阴道彩超提示宫腔未见明显粘连,内膜厚约 0.7cm。

方药:川牛膝 10g　路路通 10g　泽兰 10g　皂角刺 10g　丹参 15g　薏苡仁 20g　月季花 10g　茺蔚子 10g　王不留行 10g　黄芪 10g　山药 10g　香附 10g　桔梗 10g　当归 10g　菟丝子 20g　10 剂,日 1 剂,水煎服。

五诊:2016 年 1 月 11 日。月经来潮 1 次,量中,色黯红,偶有腰酸,口干,余无特殊不适。舌质淡,苔薄白,脉细。月经干净后再次宫腔镜复查示宫颈管无明显异常,宫腔形态大体正常,子宫内膜中厚,双侧输卵管开口可见。

方药:黄芪 20g　熟地黄 20g　山药 20g　石斛 20g　女贞子 20g　桑寄生 10g　太子参 20g　北沙参 10g　菟丝子 20g　砂仁 10g　仙茅 15g　续断 10g　巴戟天 10g　白术 10g　10 剂,日 1 剂,水煎服。

六诊:2016 年 2 月 11 日。诉月经未来潮,问患者未避孕,查血 β-HCG 阳性。

后随访,当年 10 月 25 日剖宫产一活男婴。

【按语】　人工流产术使冲任、胞宫直接受损,导致冲任、胞脉瘀滞,耗伤肾之元气精血。由此可见,肾阴亏虚、血瘀气滞、冲任失调为本病的主要病机。治疗采用标本同治,以活血补肾为基本治法。本例患者为人工流产术后,继发性闭经。结合病史,患者有多次宫腔手术操作史,因堕胎伤肾,肾主生殖,经水出诸肾,肾亏血虚,血海满溢不足,且宫腔手术损伤脉络,营血外溢,瘀滞胞宫,致使冲任气血运行不畅,气滞血瘀而致经少、经闭。其主要病机为肾虚瘀阻胞宫,经血不得按时而下。患者临床表现多虚实夹杂。本例治疗初期,以补肾填精为主,佐以化瘀通络,使血海充盈,方有血可下。待血海充盈以后,予活血祛瘀通经。如果治疗之初只是一味活血,如血海不足,则无血可下。此等患者,一是加强对计划生育的宣教工作,告知频繁流产对生殖功能危害极大;二是应尽早治疗,若迁延日久,疾病重伤血络,则无力回天。

(三)其他原因不孕

当前辅助生殖医学正值热门,对于成功率低者,可配合进行 IVF-ET 的中药辅助治疗。如在准备接受 IVF-ET 前 2~3 个月,通过中医辨证论治,调理患者健康状况,治疗可能影响成功率的相关疾病,有利于患者的身心准备;在接受 IVF-ET 期间,根据治疗实施方案和步骤,分别采用对应的中药辅助治疗,以减轻治疗的副作用及不良反应,如减少卵巢过度刺激综合征的症状、提高子宫内膜的容受性等。通过对诸多患者的跟踪治疗,取得了较好效果,提高了助孕成功率。

临床表现:月经先后不定期,量少,色淡或色黯有块,伴腰膝酸软,倦怠乏力,头晕耳鸣,舌淡,苔薄白,脉细或沉弦。

辅助检查:或有输卵管因素,或排卵障碍等需要做辅助生殖等。

证属:肾虚精亏,冲任失调。

治法:补肾益精,调经助孕。

方药:黄芪 25g　当归 20g　紫石英 20g　熟地黄 20g　山药 20g　石斛 10g　杜仲 20g　桑寄生 20g　太子参 20g　菟丝子 20g　续断 20g　砂仁 6g　白术 10g　白芍 10g

【典型案例】

郭某,女,28 岁,无业,2015 年 5 月 11 日初诊。

主诉:试管婴儿失败后,要求孕前调理。未避孕未孕 2 年。

刻下症:患者既往月经规律,5~6 天 /26~35 天,量中,色淡,无痛经。Lmp:2015 年 4 月 28 日。患者曾因双侧输卵管阻塞行试管婴儿 2 次均失败,诉检查子宫内膜偏薄。现要求中药调理,诉自觉现月经量较前明显减少,色黯,伴腰酸乏力,食欲不佳,舌淡苔薄白,脉细弱。

孕产史:既往人工流产 1 次。

辅助检查:外院检查提示双侧输卵管阻塞,余未提示特殊异常。

中医诊断:不孕症,月经量少。西医诊断:继发不孕,盆腔炎性疾病。

证属:肾虚证。

治则:补肾养血调经。

方药:黄芪 25g　当归 20g　熟地黄 20g　山药 20g　石斛 10g　白芍 20g　桑寄生 20g 太子参 20g　菟丝子 20g　杜仲 20g　砂仁 6g　白术 10g　7 剂,日 1 剂,水煎服。

二诊:2015 年 5 月 20 日。患者服药后自诉腰酸、乏力感消失,食欲可。予:

黄芪 25g　当归 20g　赤芍 10g　山药 15g　石斛 15g　巴戟天 20g　桑寄生 20g　杜仲 20g　牛膝 20g　鸡血藤 20g　茺蔚子 12g　甘草 6g　7 剂,日 1 剂,水煎服。

三诊:2015 年 5 月 26 日。服药第 5 天月经来潮,量较前增多,色黯红,夹小血块,未诉特殊不适。嘱其服完余下 2 剂药,自月经第 5 天开始服用下方:

黄芪 25g　当归 20g　紫石英 20g　熟地黄 20g　山药 20g　石斛 10g　仙茅 20g　桑寄生 20g　太子参 20g　菟丝子 20g　续断 20g　砂仁 6g　白术 10g　10 剂,日 1 剂,水煎服。嘱患者 B 超监测内膜。

四诊:2015 年 6 月 8 日。B 超监测内膜 1.0cm,余未诉特殊不适。予:

黄芪 25g　当归 20g　赤芍 10g　山药 15g　巴戟天 20g　桑寄生 20g　杜仲 20g　牛膝 20g　鸡血藤 20g　茺蔚子 12g　香附 10g　甘草 6g　7 剂,日 1 剂,水煎服。

五诊:月经如期来潮,量中,色红,精神体力尚可,余无特殊不适。

该患者经过上述治疗 4 个月余,2015 年 11 月 12 日于外院治疗后,测血 β-HCG 8 356.25IU/L,超声提示宫内可见妊娠囊。

【按语】　试管婴儿失败后的患者,下次移植需要一段时间休息调理。因为试管婴儿施行过程中大量促排药物的使用,会干扰患者的内分泌功能,部分患者会出现月经紊乱,主要表现为月经期、量及伴随症状的变化。从中医学上讲,经水出诸肾,肾为天癸之源,冲任之本,气血之根,月经的变化莫不与肾相关,故治疗以补肾为主,且治疗中辅以益气养血,以后天补先天,使天癸得充,气血和调,月经得以恢复正常,为下次再移植做好准备。调理月经也要顺应月经周期中阴阳气血的变化规律。经期血室正开,宜和血调气,或引血归经,且过寒过热、大辛大散之剂宜慎,以免滞血或动血;经后血海空虚,宜予调补,即经后勿滥攻;经前血海充盈,宜予疏导,即经前勿滥补。

(邓阿黎)

—— 黄光英 ——

黄光英,女,医学博士,主任医师,二级教授,博士研究生导师,享受国务院政府特殊津贴,湖北中医大师,全国先进科技工作者。1970 年毕业于武汉医学院(现华中科技大学同济医学院),1971年湖北中医学院(现湖北中医药大学)西学中,1972年西学中毕业至今在同济医院工作。1988年起先后担任同济医院党委副书记(1990年1月赴德国学习2年,获博士学位)、书记、书记兼院长,同济医科大学党委书记、华中科技大学常务副校长。现任华中科技大学学术委员会副主任、同济医学院学术委员会主任、中西医结合研究所所长;兼任中国中西医结合学会副会长,中国民族医药学会妇科专业委员会副会长,湖北省中西医结合学会理事长;湖北省老年保健协会会长,《中西医结合研究》杂志主编。曾兼任湖北省妇联副主席,湖北省政府参事。

先后承担国家自然科学基金重点、面上项目,科技部"973",教育部等11项课题。先后获中国中西医结合学会科技进步一等奖1项,湖北省科技进步二等奖2项、三等奖3项;发表论文250余篇,其中SCI收录38篇。主编和副主编著作7部。

一、对不孕症的认识

黄光英将不孕症中医病因病机归纳为气虚(阳虚)、血虚(阴虚)、气滞血瘀、痰湿内蕴,其脏腑表现主要为肾亏、肝郁、脾虚。女性正常生理是肾主生殖,肝藏血,脾为气血生化之源。女性生殖与肾肝脾三脏有关。《景岳全书·妇人规》云:"女人以血为主,血旺则经调。"《女科折衷纂要》指出:"血之资根在于肾,血气滋生赖于脾,血之藏纳归于肝,三者并重,乃先天之体耳。"《素问·上古天真论》云:"二七而天癸至,任脉通,太冲脉盛,月事以时下,故有子……七七,任脉虚,太冲脉衰少,天癸竭,地道不通,故形坏而无子也。"病理情况下,肾气不足,肾气虚衰,生殖能力受限;脏腑功能受损,穷极必肾,亦损伤生殖功能。其次,肝藏血,并主疏泄气机,且女子以肝为先天,即女子当气血调畅而已矣。然而,女子经血数脱,常致肝血不足。《类证治裁·调经论治》曰:"盖女善郁,木失条畅,枝叶萎悴,肝不藏血,经之所由不调也。"因此,临床常见血少而气多,肝血不足,肝气郁结,与月经周期、生殖功能直接相关。同时,肝肾之间生理上相互联系。《石室秘录》云:"肝为木脏,木生于水,其源从癸。"指出了"肝肾同源,精血互生"的关系。病理上,肝肾之间也互相影响,女性多郁,尤其是不孕症患者,因为"欲而不得",故常有郁、思、忧。《傅青主女科》指出:"谁知是肝气之郁结乎。夫经水出诸肾,而肝为肾之子,肝郁则肾亦郁矣。"肝郁则肾郁,肾郁则肾气不达,肝血不足则肾精不足,月经不调,则孕育难成。最后,脾为后天之本,气血生化之源,脾的运化功能不足,直接会引起肝血不足、肾精不足,自然会影响生殖功能。因此,本病治疗以补肾、养肝、健脾为法则。

体外受精胚胎移植术(IVF-ET)已成为西医学治疗不孕症的主要手段,但胚胎着床障碍是辅助生殖技术的瓶颈,同时常伴有卵巢过度刺激的副作用。黄光英从子宫内膜容受性方面着手,提出当从"胞宫主胎孕"进行辨治,认为该类患者多系肾虚,肾气虚导致胞脉、胞络空虚,无力摄精成孕;肾阴亏虚,津枯血燥,血液黏滞,不能循经畅行而成瘀滞;肾阳不足,温煦失司,阴寒内盛,寒则气收,血不畅行,致瘀血形成。瘀血则阻碍肾中精气化生和肾中阴阳平衡,进一步加重肾虚。针对IVF-ET患者肾精不足、气血两亏、血瘀内生的临床特点,黄光英提出将补肾、益气、活血法则联合运用于胚胎移植前及着床前,明显提高了妊娠成功率,并进行大量的实验研究,从孕激素受体、胞饮突、相关炎性因子等相关方面进行了详细论述。

二、诊治思路

黄光英对于不孕症的诊治，强调西医诊断，中医辨证，辨病与辨证相结合，进行中西医结合治疗；提倡充分借助现代医学各种先进检查方法以明确病因，治疗则以中医理论为指导，辨证论治，结合运用中药人工周期进行调经种子，择期选用针刺促排卵；并针对病因，灵活运用西药如雌孕激素、HCG、二甲双胍等。但对药物治疗无效者，如输卵管堵塞性不孕等，强调及时运用辅助生殖技术，以免贻误病情。

《女科要旨》云："妇人无子皆由经水不调。"不孕者大多数伴有月经不调，有的月经量少，有的月经前后无定期，有的闭经，故种子必先调经，而调经是中医的优势。一般根据月经的不同时期采用不同方法，分为经后期（卵泡期）、经间期（排卵期）、经前期（黄体期）、经期（月经期）4 期，然后根据不同的病采用不同方法。卵泡期血海空虚，应以填补精血、滋补肾阴促进卵泡生长发育成熟；排卵期由阴转阳阶段，卵泡成熟，应益气温阳、活血化瘀促进排卵；黄体期应温补肾阳兼益气；月经期应益气活血化瘀，排除瘀血，促进子宫内膜剥离，为下一次着床创造良好子宫微环境。该法通过调节"下丘脑 – 垂体 – 卵巢轴"的功能，恢复"肾 – 冲任 – 天癸 – 胞宫"间的平衡，促进月经恢复及排卵。针对行体外受精胚胎移植术的患者，于胚胎移植前予以补肾益气活血方补肾填精、健脾益气；着床前予以自拟着床方以固冲安胎，提高子宫内膜容受性。其次，根据不同的疾病采用不同方法辨证论治。如多囊卵巢综合征分型大部分为痰湿肾虚型，经后期健脾化痰为主，经前期化痰温肾为主，经期活血化瘀为主；卵巢早衰以肾虚为主，经后期以滋补肾阴为主，经前期阴阳兼顾加活血药。

三、治疗特色

（一）多囊卵巢综合征

临床表现：月经后期，形体稍胖，四肢多毛，面部痤疮，腰膝酸软，冬季怕冷，舌体胖淡，边有齿痕，苔白稍腻，脉细滑。

辅助检查：B 超示双侧卵巢增大，呈多囊样改变，可见多于 12 个卵泡。性激素检查示雄激素增高。OGTT+IRT：胰岛素抵抗。

证属：脾肾两虚，痰湿血瘀。

治法：温补脾肾，化痰活血。

方药：二陈汤合二仙汤加减。

党参 15g　白术 15g　茯苓 10g　法半夏 10g　陈皮 10g　淫羊藿 15g　鹿角胶 15g　当归 10g　川牛膝 10g　益母草 12g　泽兰 10g　炙甘草 6g

加减：若腰痛甚者，加杜仲、续断、桑寄生以补肾强腰膝；若手足不温、形寒肢冷者，加巴戟天、紫石英以温肾助阳；痤疮，加野菊花、连翘；若脘腹胀满者，加焦三仙以健脾助运；失眠，加夜交藤、合欢皮。

【典型案例】

徐某，女，28 岁，已婚，2013 年 4 月 27 日初诊。

主诉：月经后期，婚后 4 年未避孕未孕。

刻下症：形体肥胖，四肢多毛，面部痤疮，平素怕冷，乏力易疲劳，腰膝酸软，小便正常，大便稀溏，舌淡红苔白腻，脉沉滑。

经带胎产史：平素月经周期（13 岁）40 天~3 个月/次，血量中等，血色深红，有少量血块，时有腹痛。曾用达英-35 治疗半年，停药后又还原。Lmp：2013 年 3 月 9 日。至今未潮。

辅助检查：B 超示双侧呈多囊样改变，可见 >12 个卵泡，子宫内膜 0.7mm。

中医诊断：不孕症，月经后期。西医诊断：原发不孕，多囊卵巢综合征。

证属：脾肾亏虚，痰瘀阻滞。

治法：补肾健脾，活血调经。

方药：党参 15g　白术 15g　茯苓 10g　法半夏 10g　陈皮 10g　当归 12g　川芎 9g　熟地黄 15g　白芍 15g　益母草 15g　川牛膝 10g　桃仁 9g　红花 6g　香附 9g　淫羊藿 12g　仙茅 12g　甘草 6g　7 剂，每日 1 剂，分早晚 2 次服。

二诊：2013 年 5 月 15 日。服药后月经于 5 月 7 日来潮，血量中等，小血块，不痛，其余症状同前，舌淡红苔白腻，脉沉滑。复查激素水平正常，血糖正常，胰岛素均高。

方药：党参 15g　茯苓 12g　炒白术 10g　法半夏 10g　山药 20g　薏苡仁 15g　杜仲 12g　菟丝子 20g　茺蔚子 12g　覆盆子 12g　当归 10g　皂角刺 15g　瓦楞子 12g　丹参 15g　炙甘草 6g

以上方为基础，月经后期加女贞子 15g、墨旱莲 15g；月经前期加鹿角胶 15g、淫羊藿 15g；月经期第 1~4 天加桃仁 10g、红花 10g、益母草 15g。治疗 3 个月经周期，治疗期间注意避孕。另，二甲双胍 500mg，每日 2 次，饭后服，连服 3 个月，并嘱患者控制饮食，加强运动。

三诊：2013 年 9 月 4 日。BBT 呈典型双相，维持 14 天，嘱其 B 超监测排卵后指导同房。并开着床方 6 剂：

黄芪 20g　续断 15g　菟丝子 15g　桑寄生 15g　杜仲 15g　当归 10g　丹参 12g　川芎 10g　炙甘草 10g

于同房后第 4 天开始服用，每日 1 剂，分 2 次口服。

2 周后检查血 β-HCG 阳性，2 个月后 B 超提示早孕。8 个月后生产一男婴，母子平安。

【按语】 多囊卵巢综合征好发于肥胖之人，病因多以"痰湿"为主，病机为脾肾功能失调、水液代谢障碍。《女科切要》云："肥白妇人，经闭而不通者，必是痰湿与脂膜壅塞之故也。"肥盛之人，多由脾虚或肾虚，水液代谢失调，水饮内停，湿聚成痰，痰湿下注，阻滞经脉，冲任壅塞，胞脉闭阻，而致经少、经迟，甚至闭经；或痰阻冲任，脂膜壅塞，遮盖子宫，不能摄精成孕而致不孕。采用辨病与辨证相结合，以二陈汤健脾化痰，二仙汤补肾加活血调经。方中法半夏燥湿化痰，陈皮理气燥湿，茯苓健脾利湿，脾喜燥恶湿，痰湿除则脾自能健；加党参健脾益气，治生痰之源，脾气健运，湿无所聚，痰无由生；脾肾不足，冲任失于温养，血海不充，故见月经稀发，量少。腰为肾之府，肾精不足，命门火衰，故腰部酸胀；肾阳虚弱，脾土不旺，则大便稀溏。初诊治以补肾健脾、活血调经，使月经来潮，经后加滋补肾阴之品，月经前期加二仙汤等温肾，故 3 个月后月经正常并排卵，加补肾益气活血之品，改善子宫微环境以促着床。

（二）卵巢早衰

临床表现：月经后期或闭经，口干盗汗，阴道干涩，性欲下降，腰膝酸软，冬天怕冷，心胸烦躁，失眠多梦，舌淡少苔，脉细。

辅助检查：性激素全套提示 FSH、LH 均增加，E_2 降低。B 超提示双侧卵巢偏小。

证属：肝肾阴虚。

治法：补益肝肾。

方药：左归丸加味。

熟地黄 20g　山茱萸 15g　女贞子 20g　山药 15g　紫河车 10g　桑寄生 15g　杜仲 15g　续断 15g

【典型案例】

夏某，女，32 岁。就诊日期 2015 年 5 月 25 日。

主诉：月经后期 2 年，停经 2 个月余，婚后 2 年未避孕未受孕。

刻下症：腰膝酸软，头晕耳鸣，夜眠差，夜间时有潮热盗汗及手足心热，口干，阴道干涩。平素易怒，纳可，小便可，大便干结。舌淡红，苔薄白，脉沉细。

经孕产史：平素月经（13 岁）7 天 /20~45 天，色黯红，量少，少许血块，无痛经。孕 0 产 0。Lmp：2015 年 3 月 9 日，7 天干净。至今未潮。

辅助检查：性激素六项示 FSH 68.62mIU/ml，LH 52.16mIU/ml，PRL 17.15ng/ml，E_2 33pg/ml，T 0.37ng/ml；AMH 0.05ng/ml，抑制素 B（INHB）53.20pg/ml。子宫附件彩超示子宫切面形态正常，内径 3.8cm×2.6cm×3.2cm，内膜厚 0.7cm，左、右侧附件区分别可见大小约 1.9cm×0.9cm、1.9cm×1.0cm 卵巢样回声，前者内可见 3 个卵泡样回声。右侧附件区分别可见大小约 1.5cm×0.7cm 类圆形无回声区，边界清，壁薄，囊壁未见明显血流信号。陶氏腔可见前后径 1.3cm 无回声区。

中医诊断：不孕症，月经后期。西医诊断：原发不孕，卵巢早衰。

证属：肾虚肝郁。

治法：补肾疏肝，调养冲任。

方药：熟地黄 20g　菟丝子 20g　肉苁蓉 15g　覆盆子 15g　当归 12g　山茱萸 15g　女贞子 20g　山药 20g　桑寄生 15g　杜仲 15g　续断 12g　枸杞子 15g　鸡血藤 20g　制何首乌 20g　酸枣仁 20g　香附 10g　白芍 12g　紫河车粉^{另包冲服}10g　7 剂，每日 1 剂，分 2 次服。

二诊：2015 年 6 月 1 日。服药后腰膝酸软、头晕耳鸣明显减轻，夜眠安，二便可。仍有盗汗，手足心热，月经仍未潮。舌质红，苔薄白，脉细数。

方药：上方去鸡血藤、制何首乌、山药，加知母 10g、黄柏 10g、丹参 20g、红花 10g。

三诊：2015 年 6 月 10 日。服药后 5 天后月经来潮，量少，色红，3 天干净，潮热盗汗明显减轻。舌质红，苔薄白，脉细。

方药：

1）熟地黄 20g　山茱萸 15g　枸杞子 15g　菟丝子 20g　丹参 15g　陈皮 10g　炒白芍 15g　山药 20g　女贞子 15g　墨旱莲 15g　当归 10g　麸炒白术 10g　炙甘草 10g　紫河车粉^{另包冲服}10g

2）月经期方药：黄芪 20g　当归 15g　川芎 10g　泽兰 10g　丹参 15g　益母草 15g　桃仁 10g　红花 10g　炮姜 5g　附子 10g　川牛膝 15g　炙甘草 10g　4 剂。

以上方加减化裁治疗 3 个月，患者月经规律，诸症消失。复查性激素六项基本正常；B 超示左卵巢探及数个小卵泡，最大卵泡约 1.4cm×1.2cm，右附件区 1.5cm×0.6cm 无回声区，边界清，壁薄，囊壁未见明显血流信号。B 超监测排卵指导同房，予 6 剂着床方，后复查 B 超提示早孕。

【按语】 本病例早期月经稀发，后期至闭经，卵泡刺激素、黄体生成素上升，雌激素下降，西医诊断为卵巢早衰。症见腰膝酸软，头晕耳鸣，阴道干涩，失眠多梦。肾精亏虚，冲任不调,血海蓄溢失常,故月经先后不定期。阴虚火旺,手足心热,潮热盗汗,平素易怒,取知柏地黄汤加减滋肾清热。方用熟地黄、山药、山茱萸、女贞子、墨旱莲、枸杞、菟丝子、淫羊藿,紫河车等补肾气、调冲任,知母、黄柏滋阴清火,辅以当归、白芍、香附、丹参、鸡血藤疏肝活血,并配以党参、茯苓、甘草健脾益气,以助生化之源,使气血充沛,统摄有度。月经期,用当归、川芎、鸡血藤、桃仁、红花、益母草等活血调经,使经行顺畅。终使肾气旺盛,冲任调和,月事以时下,故能有子。

(三)着床障碍不孕

临床表现:久婚不孕,月经周期、经量均正常,IVF-ET 数次均未成功,腰膝酸软,经色时黯,有小血块,腰膝酸软,冬天怕冷,失眠多梦,舌淡苔薄白,脉细弦。

辅助检查:B 超、性激素六项均正常;抗精子抗体、抗心磷脂抗体、抗卵巢抗体、抗子宫内膜抗体及免疫功能检查正常;输卵管造影提示双侧输卵管不通或正常;男方精液检查正常。

证属:肾虚血瘀。

治法:补肾益气,活血化瘀。

方药:自拟着床方。

黄芪 20g　党参 15g　当归 15g　川芎 9g　丹参 12g　桑寄生 15g　菟丝子 20g　杜仲 15g　续断 15g　炙甘草 10g

【典型案例】

彭某,36 岁,2015 年 3 月 5 日初诊。

主诉:结婚 12 年未孕。

刻下症:腰膝酸软,冬天怕冷,失眠多梦,有时乏力,舌淡红、边有齿印,苔薄白,脉弦细。

经带胎产史:平素月经周期经量均正常,经色时黯,有小血块。Lmp:2015 年 2 月 15 日。曾行单精子卵细胞质内注射 2 次未成功,IVF-ET 3 次亦未成功。

辅助检查:B 超、激素六项均正常;抗精子抗体、抗心磷脂抗体、抗卵巢抗体、抗子宫内膜抗体及免疫功能检查正常;输卵管造影提示双侧输卵管不通;男方精液检查正常。

中医诊断:不孕症。西医诊断:原发不孕。

证属:脾肾亏损。

治法:补肾益气,养血活血。

方药:黄芪 20g　党参 15g　当归 15g　川芎 9g　丹参 12g　桑寄生 15g　菟丝子 20g　杜仲 15g　续断 15g　夜交藤 30g　合欢皮 15g　炙甘草 10g　10 剂,分 2 次口服。

二诊:2015 年 3 月 15 日。患者 2 天前月经来潮,血量中等,小血块,色黯红,舌淡红,脉细弦。治以活血化瘀:

生化汤加减 3 剂:黄芪 20g　当归 15g　川芎 9g　桃仁 10g　红花 10g　炮姜 10g　益母草 15g　香附 10g　炙甘草 10g

补肾养血促卵泡生长汤 9 剂(月经 6~14 天):熟地黄 20g　山茱萸 15g　女贞子 20g　山药 15g　墨旱莲 15g　当归 15g　白芍 15g　党参 15g　茯苓 12g　白术 10g　陈皮 10g　夜交藤 30g　合欢皮 15g　炙甘草 10g

三诊:2015 年 3 月 28 日。患者服生化汤加减后月经色红,无血块;服补肾养血促卵泡生长汤后睡眠转好,脉舌如前,余无不适。治以补肾益气:

黄芪 20g　党参 15g　熟地黄 15g　当归 15g　川芎 9g　白芍 15g　淫羊藿 15g　鹿角

胶 15g　菟丝子 20g　续断 15g　炙甘草 10g　14 剂(月经 15~28 天)。

四诊:2015 年 4 月 12 日。患者诸症均消,无特殊不适。续月经期及月经后期方。

五诊:2015 年 4 月 30 日。准备 5 月 1 日移植,无特殊不适,脉舌同前。自拟着床方 5 剂(移植日开始服)。

5 月 14 日查血 β-HCG 阳性,6 月 20 日查 B 超示早孕。

【按语】　着床障碍不孕,大多数为子宫内膜容受性相关疾病,当从"胞宫主胎孕"进行辨治。"肾藏精,主生殖,系胞络",不孕症患者多系肾虚所致。肾气虚则导致胞脉、胞络空虚,无力摄精成孕;肾阴亏虚,津枯血燥,血液黏滞,不能循经畅行而成瘀滞;肾阳不足,温煦失司,阴寒内盛,寒则气收,血不畅行,致瘀血形成。瘀血则阻碍肾中精气化生和肾中阴阳平衡,可加重肾虚。针对 IVF-ET 患者肾虚,肾精不足,气血两亏,血瘀内生的特点,以桑寄生、菟丝子补肾,黄芪益气,当归、丹参等活血,在胚胎移植后着床前使用,可显著改善子宫内膜容受性。

(王琪　龚萍)

—— 梅乾茵 ——

梅乾茵,女,生于 1948 年 1 月,主任医师、教授,硕士研究生导师,祖籍湖北黄陂,其父生前为湖北省中医院妇产科主任,幼年时即多受熏陶。由于历史原因,梅乾茵年轻时曾在工厂工作过一段时间,1977 年恢复高考后以优异成绩考入当时的湖北中医学院(现湖北中医药大学),1982 年毕业后在湖北省中医院妇产科从事妇科临床、科研及教学至今,曾被中医泰斗邓铁涛称为"铁杆中医"。曾跟师于国家级著名中医专家黄绳武 10 余年,悉心学习、传承恩师之高尚医德及精湛医术,潜心钻研,具有丰富的中医妇科临床经验。撰写《黄绳武妇科经验集》一书,并参加过多种版本全国高等中医院校教材《中医妇科学》的编写,分别任副主编、编委,曾任中华中医药学会妇产科分会委员、副主任委员等职务。主持、参与省部级课题多项,在不同刊物上公开发表论文多篇。梅乾茵从医 30 余年,曾担任湖北省中医院中医妇科主任多年,对妇产科常见病、多发病及疑难杂症的诊治有很深的造诣,特别对中医中药治疗女性不孕症有独到见解。

一、对不孕症的认识

梅乾茵认为,不孕症是妇产科、生殖科及内分泌科共同关注的世界性疑难病症。女性不孕不仅仅是一个独立的疾病,也是许多妇产科、内分泌科疾病的一种结局或后遗症,如月经病、带下病、癥瘕等均可能导致女性不孕。由于生活节奏快、压力大,女性内分泌失调性疾病呈上升趋势;流产率上升,流产后相关后遗症如生殖器、盆腔炎症亦呈上升趋势。这些因素均可能导致女性不孕。

梅乾茵认为,导致不孕症的病因病机复杂,但归纳起来不外乎虚和瘀。虚者,多从肾论之。《济阴纲目·求子篇》曰:"妇人之不孕……当求源而治之,至于大要则当审男女之尺脉。"尺脉候肾,因此治疗女性不孕症应从肾着手或兼顾肾。肾藏精,肾中精气的盛衰主宰着人体的生长、发育与生殖。肾气盛,天癸至,则经调而能有子。肾虚,或肾阳不足,命门火衰,阳虚气弱,则生化失期,有碍子宫发育,或不能触发氤氲乐育之气,致令不能摄精成孕。

《傅青主女科》亦云:"夫寒冰之地,不生草木;重阴之渊,不长鱼龙。今胞胎既寒,何能受孕?"或肾阴亏虚,精亏血少,精血同源,肾精亏虚,血亦不足,肝失所藏,则相火偏盛,即水亏不能涵木,木火易动,火炽则水受其灼,致水愈亏而火更无所制,致肝肾精血不足,制火无权,水亏火盛,氤氲之生气渐灭,不能摄精成孕。瘀者,多为瘀血、痰湿、湿热为患,或因情志不遂,肝气郁结,气机不畅,血行受阻甚或迟滞不行而发为瘀血内停;或经期产后摄生不慎,邪与血结而致瘀血存内;或素体脾肾阳虚,或劳倦或思虑或饮食不节伤脾、或肝木犯脾或肾阳虚不能温煦脾阳均可致脾虚而健运失司,脾虚不能运化水湿,肾阳虚则不能化气行水,从而导致水湿内停,湿聚成痰而致痰湿内阻;或经期产后摄生不慎,湿热之邪乘虚而入,或人工流产、诊刮术、计划生育手术时湿热之邪直犯胞中。瘀血、痰湿、湿热等阻滞冲任、胞宫,使胞脉、胞络不通,不能摄精成孕。

二、诊治思路

(一)不孕症诊治以肾为主导,以肝为先天

梅乾茵认为不孕症诊治应重视肝肾,以肾为主导,以肝为先天。《素问·上古天真论》曰:"女子七岁,肾气盛……二七而天癸至,任脉通,太冲脉盛,月事以时下,故有子……七七,任脉虚,太冲脉衰少,天癸竭,地道不通,故形坏而无子也。"肾藏精,精化气,肾中精气的盛衰主宰着人体的生长、发育与生殖。肾气盛,天癸方能至,任通冲盛,经调而能有子;随着肾气的虚衰,天癸竭止,任虚冲衰,经绝而丧失生育能力。肝者,魂之处,血之藏。女子属阴,以血为用,因其经、孕、产、乳等生理活动都要耗血伤血,故女子"有余于气,不足于血"。若肝之藏血功能正常,则任通冲盛,胎孕易成;若肝不藏血,肝血不足,则冲任血少,不能摄精成孕而致不孕。肝之另一主要生理功能为主疏泄,肝之疏泄功能正常,则气机通畅,气顺血和,冲任相资,经调而胎孕易成;若肝之疏泄功能异常,则肝气郁结,致气机不畅,冲任不能相资,不能摄精成孕。《景岳全书·妇人规》曰:"产育由于气血,气血由于情怀,情怀不畅则冲任不充,冲任不充则胎孕不受。"故梅乾茵主张临床治疗不孕症要重视补肾。本病一般病程较长,即使疾病初起无肾虚证,日久必"穷及必肾",即古人所云"久病必肾",只有精充血足,生发之气旺盛,才能摄精成孕。同时,不孕症治疗亦应重视疏肝气、养肝血,使气顺血和,则胎孕易成。

(二)助孕必先调经

梅乾茵认为,不孕症多同时伴月经不调;或肾气不足、精亏血少,或肝郁气滞、经脉不畅,或脾失健运、气血不足,均可导致月经不调。《女科正宗·广嗣总论》云:"男精壮而女经调,有子之道也。"只有气顺血和,经候如常,方为有子之道。《万氏妇人科》亦云:"女子无子多因经候不调……若不调其经候而与之治,徒用力于无用之地。"即古人所云"求子之法,必先调经"。故梅乾茵治疗不孕症重视调经,调经即调理脏腑、调理气血、调理冲任,使脏腑功能健旺,气血条达,任通冲盛,则胎孕易成。同时,对于月经不调不孕症患者来说,经调后可以缓解肝郁,从而增强患者治愈疾病的信心。

三、治疗特色

(一)输卵管炎性阻塞致不孕

临床表现:婚久不孕,或有宫腔操作史(如人工流产、诊刮、上环取环等),月经提前,经

量或多或少,或经期延长,经色黯;一侧或双侧少腹隐痛,或疼痛拒按,带下量多,色黄,质黏稠,有异味,或口苦咽干,便干尿黄;舌红,苔黄腻,脉弦数或滑数。

辅助检查:超声检查提示子宫大小正常,盆腔积液,或输卵管积水;输卵管造影显示双侧输卵管阻塞或通而不畅;性激素六项多正常。

证属:湿热瘀结,冲任受损。

治法:清利湿热,祛瘀通络助孕。

方药:当归 10g　川芎 10g　鸡血藤 10g　赤芍 12g　丹参 10g　生薏苡仁 15g　茯苓 15g　穿山甲 10g　路路通 10g　丝瓜络 10g　鹿角霜 15g

加减:如病久肝气郁结,经前乳胀、双侧少腹隐痛,可酌加柴胡 6g、香附 12g、川楝子 10g,疏肝解郁,行气止痛;如附件包块,可加浙贝母 15g、三棱 10g、莪术 10g,活血祛瘀,消癥散结;带下量多,色黄,腹痛拒按者,加败酱草 15g、蒲公英 15g、黄柏 10g,以清热解毒、利湿止带。

【典型案例】

李某,女,30 岁,2012 年 10 月 11 日初诊。

主诉:婚后 3 年余未避孕未孕。

刻下症:平素时感双侧少腹隐痛,劳累后加重,经前乳胀,经行腹痛伴有下坠感,月经提前 4~5 天一行,经量少,色黯红,带下量多,色黄,质黏稠,有异味,口苦咽干,易烦躁,大便干,小便黄;舌红,苔黄腻,脉弦数。

既往史:有慢性盆腔炎病史,曾予经期抗炎治疗。

经孕产史:13 岁初潮,周期 25~26 天,经期 5~7 天,量少,色黯红。末次月经:2012 年 10 月 1 日。适龄结婚,配偶体健,曾人工流产 3 次,近 3 年余未避孕,曾到多家医院就诊未孕。

妇科检查:外阴已婚式;阴道通畅,见多量淡黄色黏稠分泌物,有异味;宫颈肥大,见数个纳囊;子宫前位,大小正常,活动可,压痛(±);双侧附件增粗,压痛(+)。

辅助检查:外院查性激素六项正常;子宫输卵管造影示左侧输卵管未显影,右侧输卵管伞端梗阻;本院 B 超示子宫附件未见明显占位性病变,陶氏腔积液。其夫精液常规在正常范围。

中医诊断:不孕症,妇人腹痛。西医诊断:继发不孕,慢性盆腔炎。

证属:肝郁气滞,湿热瘀结,冲任受损。

治法:疏肝行滞,清热解毒。

方药:柴胡 6g　当归 10g　赤芍 12g　丹参 10g　白术 15g　生薏苡仁 15g　川楝子 10g　败酱草 15g　蒲公英 15g　黄柏 10g　知母 10g　甘草 6g　水煎服,日 1 剂,分 2 次服。

二诊:2012 年 10 月 18 日。诉少腹疼痛好转,带下量减少,口苦咽干减轻,唯服药后大便次数增多、不成形,舌淡红,苔白腻,脉弦数。

继服上方加炒扁豆 12g。同时给予本院自制中药制剂"消癥散"湿热外敷双侧少腹,日 1 次。

三诊:2012 年 11 月 8 日。诉服上药后大便正常。Lmp:2012 年 10 月 26 日,经行下腹坠痛明显减轻,经量较前增多,色红,无血块。自诉对病情多有忧虑,故情绪不佳,仍经前轻度乳胀,经净后仍时有少腹隐痛,舌淡红,苔薄白,脉弦细。遂给予疏肝解郁,清利湿热,祛瘀通络助孕。方药调整后如下:

柴胡 6g　当归 10g　川芎 10g　鸡血藤 10g　赤芍 12g　丹参 10g　生薏苡仁 15g　茯

苓 15g　穿山甲 10g　路路通 10g　丝瓜络 10g　川楝子 10g　延胡索 10g　鹿角霜 15g　白芍 12g　甘草 6g　煎服法同前。

继续给予本院自制中药制剂"消癥散"湿热外敷双侧少腹，日 1 次。

四诊：2012 年 12 月 6 日。Lmp：2012 年 11 月 22 日，经前无乳胀，经量中等，色红。诸症消失，效不更方，继守前方加减，继续"消癥散"湿热外敷，经期停药。

患者继续坚持上述内服及外敷治疗 2 个月余。2013 年 3 月 21 日再次复诊，诉月经逾期未至，近 1 周余感头昏、乏力、晨起恶心，自查尿妊娠试验阳性，给予固肾安胎中药调理。1 周后复诊，B 超示宫内早孕，胚胎存活。

患者于 2013 年 11 月中旬剖宫产一子，母子平安。

【按语】　由于宫腔操作（如人工流产、诊刮、上环取环等）、摄生不慎等导致的输卵管炎性阻塞不孕，近年来有上升趋势，成为导致不孕症的主要原因之一。虽然输卵管炎性阻塞不孕的主要病因是湿热瘀阻，胞脉不通，多治以清热解毒，活血通络助孕，但梅乾茵认为，本病病因除注重湿热瘀阻外，还与肝关系密切。《叶天士医案》在论治妇科病时云："奇经八脉固属扼要，其实最重调肝，因女子以肝为先天，阴性凝结，易于怫郁，则气滞血亦滞……"患者婚久未孕，多处就医，求子不得，再加之亲属甚至周围人言，日久必情志不畅，肝气郁滞，气滞则血瘀，瘀血与湿热互结，阻塞冲任，致冲任不畅、胞脉不通，遂致不孕。梅乾茵认为，本病治疗时，用药不能过于寒凉，因为寒能凝血，寒凉之品可以清热解毒，但过于寒凉不利于化瘀，而应用一些具有温养流动之性的当归、川芎、鸡血藤、鹿角霜等，再配以活血通络之品，如穿山甲、路路通、丝瓜络等，以温通经脉。

本例患者早年曾人工流产 3 次，突然终止妊娠，机体脏腑、气血、阴阳平衡紊乱，势必损伤正气，正气不足，如摄生不慎，湿性重着易趋下位，故易感受湿热邪毒而致病。再则患者常年多处求医，肝气怫郁在所难免，故临证时除有经期下腹坠痛、带下量多、色黄、质黏稠、有异味、口苦咽干、大便干、小便黄等湿热蕴结之症外，还表现为肝经所过之处不适，如经前乳胀、双侧少腹隐痛等；肝之志在怒，故平素易烦躁。诊治此等不孕症，除清利湿热外，必合以疏肝理气，使肝气顺，经络通，气顺血和，则可病去而受孕有期。方中柴胡、川楝子疏肝理气；当归、白芍养血柔肝；白芍配甘草，既可酸甘化阴，又可缓急止腹痛；赤芍活血通络，清泻肝经血分伏火；丹参养血活血又兼有解毒之功；白术健脾。方中妙在用生薏苡仁、败酱草、蒲公英、黄柏、知母、甘草等清利下焦湿热，清热不尽用苦寒之品以免伤正，利湿不专用利尿之剂以防伤阴。生薏苡仁味甘淡、性微寒，性寒清热，味淡利湿，甘能入脾补脾，升少降多，故善利下焦湿热；败酱草苦辛凉、蒲公英苦甘寒，功擅清热解毒；生甘草清热解毒泻火；黄柏、知母泻肾火，无伤正之过而有坚阴之功。纵观全方，疏肝气中寓养肝血，使肝气通而不破散；清利湿热不专用苦寒之品，而是清中有利，利中有补，使邪去而正不伤。上方治疗近 1 个月后，患者湿热之征已渐减，遂在原方基础上去苦寒之败酱草、蒲公英、黄柏、知母等，加用具有温养流动之性的当归、川芎、鸡血藤、鹿角霜等，再配以活血通络之品，如穿山甲、路路通、丝瓜络等，以温通经脉。同时给予本院自制"消癥散"外敷以活血化瘀、消癥散结，内外合治，事半功倍，故疗效甚佳。

（二）子宫发育不良不孕

临床表现：婚久不孕，月经迟发，后期或经量少，经色淡黯，性欲冷淡；头晕耳鸣，腰膝酸软，或经行便溏，或小腹冷，带下量多，清稀；眼眶黯、面部黯斑，或环唇黯；舌淡黯，苔薄白，脉沉细尺弱。

辅助检查:超声检查提示子宫偏小,性激素六项异常。

证属:肾气不足,冲任虚衰。

治法:温肾填精,调补冲任。

方药:育宫方。

当归 10g　熟地黄 15g　白芍 15g　川芎 9g　菟丝子 12g　枸杞子 12g　鹿角霜 15g　山药 15g　川断 12g　川椒 4.5g　丹参 10g　茺蔚子 15g　紫河车^{另包冲服}3g

加减:若性欲冷淡,酌加淫羊藿、仙茅、巴戟天等以温肾助阳,增强性功能。

【典型案例】

张某,女,28 岁,2013 年 9 月 10 日初诊。

主诉:婚后 4 年余未孕。

刻下症:16 岁初潮,月经 33~35 天一行,经量偏少,经行 3~4 天干净,经色黯红,每经行第一二天小腹正中胀痛,无经行大便溏泄。Lmp:2013 年 9 月 3 日。眼眶黯,白带正常,平素时有腰酸,易烦躁,两目干涩,多梦,纳差,口不干,大便干,小便黄赤;舌淡黯,苔薄黄,脉弦细。曾间断服中药 1 年半,均无明显疗效。

既往史:既往无特殊病史。

经孕产史:16 岁初潮,周期 33~35 天,经期 3~4 天,量少,色黯红。末次月经:2013 年 9 月 1 日。24 岁结婚,配偶体健,性生活正常,孕 0 产 0。

妇科检查:外阴已婚式;阴道通畅;宫颈光滑;子宫前位,稍小于正常,活动可;双侧附件未及明显异常。

辅助检查:性激素六项正常;子宫输卵管造影示双侧输卵管通畅;本院 B 超示子宫 32cm×29cm×26cm;其夫外院精液常规检查正常。

中医诊断:不孕症。西医诊断:原发不孕。

证属:肝肾不足,气血不调,兼有伏火。

治法:养肝肾,调气血,兼清热泻火。

方药:当归 10g　熟地黄 15g　白芍 15g　川芎 9g　菟丝子 12g　枸杞子 12g　山药 15g　川断 12g　牡丹皮 10g　泽泻 10g　丹参 10g　茺蔚子 15g　紫河车^{另包冲服}3g　水煎服,日 1 剂,分 2 次服。

二诊:2013 年 10 月 5 日。服上方 20 余剂,诉服上方后心中烦躁减轻,大便正常,小便淡黄,今日月经来潮,量不多,色黯红,经前乳胀,今日仍感下腹正中隐痛,舌淡红,苔薄白,脉细滑。予和血调经方,方药如下:

当归 10g　川芎 10g　赤芍 10g　丹参 10g　益母草 15g　茺蔚子 15g　泽兰 10g　香附 12g　柴胡 6g　甘草 6g　5 剂,水煎服,日 1 剂,分 2 次服。

三诊:2013 年 10 月 12 日。诉服药后经色较前红,量无明显增加,现仍偶有腰酸、心烦,无其他不适,舌淡红,苔薄白,脉细。治疗仍以滋补肝肾、调理气血为主,以 9 月 10 日方去泽泻,加香附 12g。调整后方药如下:

当归 10g　熟地黄 15g　白芍 15g　川芎 9g　菟丝子 12g　枸杞子 12g　山药 15g　川断 12g　牡丹皮 10g　香附 12g　丹参 10g　茺蔚子 15g　紫河车^{另包冲服}3g　水煎服,日 1 剂,分 2 次服。

四诊：2013 年 11 月 19 日。Lmp：2013 年 11 月 9 日。诉经期乳胀消失，经行已无腹痛，经量较前有所增加，食纳、睡眠可，大小便正常，舌淡红，苔薄白，脉细。效不更方，继服前方。

五诊：2014 年 1 月 18 日。诉服药后已无不适，精力较前好，食欲、睡眠好，二便正常。Lmp：2014 年 1 月 13 日。近 2 次月经量较前明显增多，经期无乳胀、腰酸腹痛等不适，舌淡红，苔薄白，脉细。继服前方。

六诊：2014 年 2 月 22 日。诉春节前期间未服药，已停药近 20 天。Lmp：2014 年 1 月 13 日。现月经逾期约 10 日，稍感乏力，无其他不适，舌淡红，苔薄白，脉细滑。

查尿妊娠试验阳性。孕早期间断服用中药保胎，2014 年 10 月底剖宫产一女，母女平安。

【按语】　古人云"种子必先调经"，将调经与种子并列。患者痛经伴不孕，痛经之因，在于冲任二脉气血运行不畅，以致经血滞于胞中致痛；不孕之由，亦由肾气亏虚、冲任不足所致。《素问·上古天真论》云："……二七而天癸至，任脉通，太冲脉盛，月事以时下，故有子……"若冲任不足何能有子？可见痛经不孕总源于冲任之病，而冲任由肝肾所主，肝肾之变，冲任应之，冲任损伤，亦可损及肝肾；肾主精，肝藏血，肾气盛，则冲任通盛，乃有受孕之望；肝血足则气血调和，痛经何以发生？结合患者月经量少，经色黯，痛经，子宫发育欠佳，两目干涩，乃肝肾不足，气血不调之征。故从肝肾论治，补肝肾、调气血。用枸杞子、菟丝子温润填精，四物汤调气血。方中当归、川芎行气血，熟地黄、白芍养精血；紫河车、丹参、茺蔚子补肾活血、通补奇经以助子宫发育；山药健脾，川断补肾强腰。妙在加牡丹皮、泽泻两味苦寒之品。痛经本应温通，使气血畅行，受孕亦应，氤氲之气，万物化育，缘何加苦寒之味？乃因患者心烦、便结、尿赤、舌红、苔黄，有热象存在，故加牡丹皮凉血，泻血分伏火；凡治病总宜使邪有出路，宜下之者，不泄之不得下也，故用泽泻利尿，使热从小便而解。此辨证用药关键在于掌握攻补分寸和温凉药物的剂量。药者原为补偏而设，不可太过，更不可顾及一点，不计其余。如一见痛经不孕，一味温通壅补，必致热势更甚；亦不能一见有热有火，就一味清热泻火，必致痛经更甚。妙在二者兼顾，恰如其分，以温通补肾为主，佐以清热泻火，既不至温通滋补致热，又不至清热太过而碍病。可见梅乾茵用药思考精细，其化裁配伍之妙即在于此。

（徐　昕）

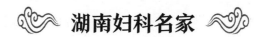

湖南妇科名家

—— 杨秉秀 ——

杨秉秀，女，1936 年生于湖南省邵东县。1962 年毕业于广州中医学院（现广州中医药大学）首届六年制本科，毕业后分至北京市中医医院妇科工作；1963 年调至湖南省中医研究所工作；1977 年调至湖南中医药大学第一附属医院妇产科从事医、教、研工作至今。曾任妇科教研室副主任、硕士研究生导师。现为湖南中医药大学第一附属医院主任医师、首届医院名中医。2006 年被评为第二批湖南省名中医，2008 年被评为第四批全国老中医药专家学术经验继承工作指导老师，中医师承博士研究生导师；2011 年被评为全国名老中医药专家传承工作室指导老师,第三批全国优秀中医临床人才指导老师。曾任湖南省中医药学会妇科专业委员,被香港国际医学院聘为客座教授。

杨秉秀勤求古训、博采众长、精勤慎思,笃行实践,在大学及临床工作中,曾亲受多位中医学家及名老中医如罗元恺、邓铁涛、刘奉五、柴松岩、王志敏、李聪甫、刘炳凡、欧阳琦的学术影响,逐渐形成病证合参、重视调理脏腑,注重整体、阶段、内外治疗及体质因素的诊治特点。擅长治疗不孕症、生殖内分泌疾病、子宫内膜异位症、多囊卵巢综合征、卵巢早衰、复发性流产、绝经期综合征、妇科肿瘤、外阴疾病、痤疮、乳腺疾病、黄褐斑等,尤其对男女不育不孕的诊治有较深造诣。

一、对不孕症的认识

杨秉秀认为不孕症是妇科难治疾病之一,常表现病因复杂、多脏腑受累、多病邪致病、虚实夹杂的病机特点,治疗难度较大。病因方面涉及脏腑虚弱、饮食房劳、情志因素、感受外邪等,从而导致脏腑功能失调,尤其是肾、脾、肝三脏功能不足、损伤,以致精气血生化不足,津液、气血运行受阻,痰湿、瘀血病邪内生,阻滞下焦、冲任,血海功能失常而致病;病证常表现为虚实夹杂之证。西医学认为女性不孕症病因与排卵障碍、盆腔炎症、免疫因素、子宫内膜异位症、子宫内膜病变等因素有关。杨秉秀擅于借鉴西医检测方法以明确诊断,治疗时着重在于中医辨病辨证的结合,更强调辨证论治的重要性,强调四诊完备、辨证准确、论治有法。

据统计,排卵障碍占女性不孕症因素的 25%~35%,且许多疾病可导致排卵障碍而引起不孕症,其卵泡发育不良或排出障碍是病理关键。《素问·上古天真论》指出:"二七而天癸至,任脉通,太冲脉盛,月事以时下,故有子。"《傅青主女科》云:"夫妇人受妊,本于肾气之旺也。"罗元恺提出肾气 – 天癸 – 冲任 – 子宫轴的概念。杨秉秀强调肾的主宰作用,认为排卵障碍多与肾气盛衰有关,肾气的盛衰影响着天癸的至竭、冲任二脉的盛衰,月经正常潮止,从而决定了是否能摄精成孕;排卵障碍主因是肾气不足、肾阳虚衰、肾阴亏虚所致,可累及肝、脾之脏,气血生化或运行失常,冲任、血海空虚或瘀阻,胞宫失养或瘀滞,不能摄精成孕。

慢性输卵管炎是盆腔炎性不孕的主要病因,常由于急、慢性盆腔炎等疾病所致,输卵管梗阻、积水导致不孕症的发生,是妇女不孕症常见病因之一。输卵管阻塞属中医"血瘀证"范畴,杨秉秀认为本病多由于盆腔炎症迁延日久未愈,正气受损,湿邪留恋,气机不畅,血行涩滞,瘀血内生,瘀血阻滞冲任、胞宫、胞脉,肝经气滞,胞脉、胞络不通,不能摄精成孕。

二、诊治思路

杨秉秀擅长运用中医理论辨治不孕症,并结合西医理化检查,明确诊断,注重辨病与辨证结合,辨证论治,结合月经周期性变化阶段性治疗。

杨秉秀诊治不孕症时总以治病求本、标本兼治、扶正祛邪为原则,常以补益肾气、滋肾温肾、调理冲任、健脾益气、疏肝养血、理气化瘀等法,结合月经周期阶段治疗。论治排卵障碍性不孕时,总结了促卵泡汤、促排卵助孕方、促黄体汤、桃红四物汤加减进行中药序贯调周治疗。卵泡期补益肾气、养血调经;排卵期以补肾调冲助孕;黄体期补肾助阳、温养冲任;经前及行经期以活血养血通经为法治疗。论治盆腔炎导致的输卵管阻塞性不孕时,常以健脾益气、疏肝行气、活血化瘀、散结通络、清热利湿等法治疗。体现了注重脏腑、气血调治,标本兼顾、补虚泻实、阶段治疗的诊治特点。

三、治疗特色

（一）排卵障碍性不孕

排卵障碍性不孕临床多见于卵泡发育不良、排卵障碍、早发性卵巢功能不全、卵巢早衰、多囊卵巢综合征、高催乳素血症等疾病。

临床表现：婚久不孕，月经错后，量正常或少，色黯有块，腰膝酸软，神疲乏力，头晕耳鸣，面色晦暗，舌质黯，或有瘀点瘀斑，苔薄白，脉沉细或弦涩。

辅助检查：超声监测卵泡发育或排卵异常，基础体温呈单相，或性激素六项、甲状腺功能、生化常规指标异常，男方精液正常。

证属：肾气虚证。

治法：卵泡期补益肾气，养血调经；排卵期补肾调冲助孕；黄体期补肾助阳，温养冲任；经前及行经期活血养血通经。

方药：促卵泡汤、促排卵助孕方、促黄体汤、桃红四物汤加味周期序贯治疗。

促卵泡汤：熟地黄 10g　菟丝子 10g　枸杞子 10g　车前子 10g　巴戟天 15g　淫羊藿 10g　当归 10g　白芍 10g　石斛 10g　山药 15g

促排卵助孕方：柴胡 10g　砂仁 5g　白芍 15g　茺蔚子 15g　紫河车 3g　菟丝子 15g　甘草 5g

促黄体汤：黄芪 15g　党参 15g　丹参 10g　制首乌 10g　山药 15g　枸杞子 10g　阿胶^{烊化} 6g　女贞子 10g　墨旱莲 10g　淫羊藿 10g　鹿角霜 10g　巴戟天 10g　佛手 10g　乌药 10g　鸡血藤 15g　甘草 5g

桃红四物汤加味：桃仁 10g　红花 5g　当归 10g　白芍 10g　川芎 10g　熟地黄 10g　香附 10g　泽兰 10g　牛膝 10g

加减：肾阴虚者，酌加熟地黄、制首乌、女贞子、墨旱莲、黄精、石斛等滋补肾阴；肾阳虚者，酌加补骨脂、续断、肉苁蓉、巴戟天等温补肾阳。

【典型案例】

案 1　李某，31 岁，已婚。2014 年 1 月 4 日初诊。

主诉：婚后未避孕未孕 3 年。

刻下症：常感神疲乏力，腰酸膝软，月经周期一贯延后。舌淡黯，苔薄白，脉细。

经孕产史：15 岁初潮，月经周期 30~90⁺ 天，持续 6~7 天，量中等，色淡黯，有血块，无痛经。Lmp：2013 年 12 月 23 日。

辅助检查：妇科检查正常；B 超提示子宫双侧附件未见明显异常，子宫内膜 4mm。子宫输卵管碘油造影术示双侧输卵管通畅，排卵监测提示卵泡发育不良。男方精液检查正常。

中医诊断：不孕症，月经后期。西医诊断：原发不孕，排卵障碍。

证属：肾气虚证。

治法：补肾助阳，温养冲任。

方药：促黄体汤去巴戟天，加茯苓 10g。14 剂，水煎服。

嘱基础体温测定（BBT）。嘱避孕。

二诊：2014 年 1 月 28 日。神疲乏力减轻，仍感腰酸痛，月经未潮，现已停经 36 天。BBT 双相，高温相 6 天。复查妇科 B 超示子宫内膜厚 8mm。尿妊娠试验阴性。处方以桃红四物汤加益母草 10g、甘草 6g,活血养血通经。7 剂,水煎服。

三诊:2014 年 2 月 6 日。诸症减轻,月经于 2014 年 2 月 4 日来潮,量少,色黯红,无块,脉细滑。此次月经周期 43 天。予促卵泡汤以补益肾气、养血调经。10 剂,水煎服。

四诊:2014 年 2 月 17 日。诸症减轻,脉细。BBT 低温相。改促排卵助孕方以补肾调冲助孕。7 剂,水煎服。

五诊:2014 年 2 月 25 日。感腰酸,余症减轻,脉细。BBT 双相,高相体温 1 天,改促黄体汤,守初诊方 10 剂,水煎服。

六诊:2014 年 3 月 7 日。腰酸减轻,月经未潮,脉细略滑。BBT 双相。改四物汤加味以养血活血调经。

处方:当归 15g　熟地黄 10g　川芎 10g　白芍 10g　益母草 15g　泽兰 10g　牛膝 10g 香附 10g　甘草 6g　7 剂,水煎服。

七诊:2014 年 3 月 12 日。腰酸明显减轻,余症消失,月经于 3 月 10 日来潮,量中等,色黯红,无瘀血块,脉细滑。此次月经周期 35 天。仍宗补肾养血之法,改促卵泡汤,守三诊方 7 剂。

此后以促黄体汤、桃红四物汤加味、促卵泡汤、促排卵助孕方序贯中药调周治疗 4 个月经周期,月经逐渐恢复正常,之后排卵监测,择时同房试孕而受孕。

【按语】　本案属中医"不孕症、月经后期"范畴。肾藏精,主生殖。患者缘于先天禀赋不足,肾气虚弱,精亏血少,冲任虚衰,不能摄精成孕,故婚久不孕。肾气虚弱、冲任虚衰是本案的病机关键。杨秉秀根据月经周期规律,制订中药序贯调周法,卵泡期肾阴增长,阴中有阳,长养卵泡,故以促卵泡汤补益肾气、养血调经;排卵期肾中阴精充盛转阳,胞宫外启,排出卵子,可摄精受孕,故以促排卵助孕方以补肾调冲助孕;黄体期肾阳增长、充盛,阳中有阴,为受精卵着床创造良好的条件,故以促黄体汤加减补肾助阳、温养冲任;行经期重阳则开,血海满溢,故以桃红四物汤类以活血养血通经。方法缜密,注意阶段用药,经数月治疗,月经正常,择时受孕而获效。

案 2　张某,女,33 岁,已婚。2000 年 4 月 20 日初诊。

主诉:婚后同居未避孕未孕 8 年余。

刻下症:平素腰膝酸软,形寒肢冷,性欲淡漠,情绪不畅。舌淡胖,苔薄白,脉沉细。

经孕产史:14 岁初潮,月经周期 40~50⁺ 天,持续 6 天,量少,色黯红,无块。Lmp:2000 年 4 月 3 日。

辅助检查:子宫输卵管通液试验示双侧输卵管通畅;基础体温测定呈单相体温;男方精液检查正常。

中医诊断:不孕症,月经后期。西医诊断:原发不孕,排卵障碍。

证属:肾阳亏虚证。

治法:补肾助阳,温养冲任。

方药:促黄体汤加减。

处方:黄芪 15g　党参 15g　山药 15g　阿胶ᵇᵏ 6g　菟丝子 15g　熟地黄 15g　制首乌 10g　鹿角霜 10g　淫羊藿 10g　巴戟天 10g　仙茅 10g　续断 10g　补骨脂 15g　佛手 10g 合欢皮 15g　甘草 5g　10 剂,水煎服。

嘱基础体温测定(BBT)。嘱避孕。

二诊：2000年5月2日。心情好转，腰膝酸软，形寒肢冷症状减轻。BBT测定呈双相，高温相2天，呈锯齿状。此乃肾气足，髓海得以濡养，仍宗温肾助阳之法，守上方去续断，加砂仁6g。再进7剂。

三诊：2000年5月10日。诸症减轻，心情舒畅。妇科B超示子宫大小正常，子宫内膜10mm。BBT测定呈双相，高相10天，锯齿状。此乃月经前期，冲任气血充盛，血海满溢，改桃红四物汤加味活血调经促月经来潮。

处方：桃仁12g　红花6g　当归15g　熟地黄15g　川芎10g　赤芍10g　丹参10g　香附10g　川牛膝10g　益母草15g　甘草5g　5剂，水煎服。

四诊：2000年5月16日。月经于5月12日来潮，量较前稍多，颜色较前转红。腰膝酸软、形寒肢冷减轻。改促卵泡方加紫河车5g、合欢皮15g以补肾养血，调养冲任。5剂，水煎服。定坤丹6丸，每次半丸，每日2次。

五诊：2000年5月22日。腰酸腿软、形寒肢冷改善，性欲好转。BBT呈低相体温。月经第11天，排卵之时在即，改促排卵助孕方加减以补肾调冲助孕。

处方：柴胡10g　当归10g　桃仁10g　红花5g　川芎10g　紫河车6g　香附15g　羌活10g　川牛膝10g　合欢皮15g　菟丝子15g　茺蔚子15g　5剂，水煎服。

六诊：2000年5月28日。诸症减轻，BBT开始呈双相，高温相呈爬升式上升，并持续2天。此乃肾气渐充，冲任气血充盛之象。此时仍宗补肾助阳、温养冲任之法。守促黄体汤，仍进一诊方7剂，水煎服。

七诊：2000年6月6日。BBT高相持续11天，月经将至，此时冲任血海按时满溢，改桃红四物汤加味活血调经。守三诊方5剂。

八诊：2000年6月11日。月经于6月8日来潮，经色较前红，量较前稍多，无块。现未干净，无明显腰膝酸软及形寒肢冷，心情舒畅。此乃肾气渐充，冲任气血充盛之象。此时仍宗以补肾调冲助孕之法，改促卵泡方，守四诊方7剂，水煎服。

依上法再调治2个月经周期，BBT呈现典型双相，嘱择时同房试孕。患者于2000年10月26日复诊，停经40天，嗜睡，脉弦而滑。BBT高相21天，尿妊娠试验阳性，妇科B超提示宫内早孕。

【按语】　本案属中医"不孕症"范畴。肾藏精，主生殖，肾阳亏虚，命门火衰，胞宫失煦，气血失和是本病的病机关键。杨秉秀认为治疗排卵障碍性不孕当遵循月经周期阴阳演变的规律，以补肾阴—补肾活血—补肾阳—活血调经为其立法公式。卵泡成熟期胞宫血海空虚，藏精气而不泻，治疗应着重补肾之阴精，长养卵泡、子宫内膜。排卵期肾中阴精转化为阳，卵子成熟排出，可摄精受孕，用药在补肾基础上加上疏肝及活血药，如柴胡、当归、桃仁、牛膝、香附、合欢皮之类，促进卵子排出；紫河车为血肉有情之品，补益精血，长养卵泡；以羌活取其理气通络，促进输卵管通畅，利于卵子顺利排出之意。黄体期在肾阴充盛的基础上加温肾助阳的巴戟天、仙茅、续断、补骨脂、淫羊藿、鹿角霜及党参、黄芪、山药、熟地黄、制首乌、阿胶以补益脾肾、填精养血，使肾气充盛，为孕卵着床创造良好条件，故能奏效。

（二）盆腔炎性不孕

盆腔炎性不孕多见于输卵管炎性阻塞性不孕。

临床表现：婚久不孕，少腹胀痛或隐痛，或腰胀痛，月经量正常或少，色黯有块，白带色黄，或量多，或黏稠，或抑郁、烦躁，舌质黯，或有瘀点瘀斑，苔薄黄或黄腻，脉弦或弦涩、弦滑。或有流产等宫腔手术史。

辅助检查：输卵管通液或子宫输卵管造影术提示输卵管一侧或双侧不通或通而不畅，性激素六项、甲状腺功能、生化常规、超声监测排卵、男方精液正常。

证属：气滞血瘀证。

治则：健脾益气，疏肝行气，活血化瘀，散结通络。

方药：输通汤。

太子参 15g　黄芪 15g　丹参 15g　赤芍 10g　桃仁 10g　荔枝核 15g　王不留行 10g　穿山甲 5g　路路通 10g　川楝子 6g　皂角刺 10g　刘寄奴 15g

加减：肝气郁结者，加柴胡、郁金、香附等；肾虚腰痛者，加杜仲、续断、桑寄生等；兼有热毒者，加大血藤、败酱草、黄芩、白芷、金银花等；兼有寒湿者，加桂枝、干姜、乌药、艾叶等；兼有瘀血阻滞者，加三棱、莪术、水蛭、地龙、红花等；有输卵管积水者，加白芥子、白芷、茯苓、泽泻、车前子等。

【典型案例】

杨某，女，27 岁，已婚。2010 年 9 月 7 日初诊。

主诉：人工流产术后未避孕未孕 4 年。

刻下症：少腹隐痛，白带色黄、量多、质稠，纳可，抑郁，寐不安，二便调。舌黯，苔薄黄，脉弦涩。

经孕产史：13 岁初潮，月经周期 28~30 天，持续 7 天，量中等，色黯红，有瘀血块。Lmp：2010 年 8 月 31 日，量较前减少，伴下腹胀痛。2006 年 4 月在外院行人工流产术，此后夫妻同居未避孕未孕。2009 年 7 月在外院行 IVF-ET 失败。

妇科检查：外阴正常，阴道通畅；宫颈肥大，光滑；子宫后位，大小正常，活动度尚可；双侧附件增厚，轻触痛。

辅助检查：2009 年子宫输卵管造影示双侧输卵管梗阻；白带常规示 WBC（++）/HP，洁度Ⅲ度。妇科彩超示子宫肌层内管状暗区，考虑肌层静脉曲张；子宫双侧管状暗区，考虑盆腔静脉曲张；子宫直肠凹积液。男方精液正常。

中医诊断：不孕症，妇人腹痛。西医诊断：继发不孕，盆腔炎性疾病后遗症，双侧输卵管不通。

证属：气滞血瘀，湿热下注证。

治法：理气祛瘀，散结通络，佐以清热利湿。

方药：输通汤加大血藤 15g、败酱草 10g。14 剂，水煎服。

煎服及外用法：①内服：水煎，每日 1 剂，第一煎、第三煎均文火水煎 40 分钟，取汁 150ml 左右，分早晚温服；②中药保留灌肠：第二煎为文火水煎 40 分钟，取浓煎 100ml 药液，药液温度在 37℃左右时，保留灌肠，至少保留药液 2 小时以上；③药渣趁热布包外敷与小腹两侧 30 分钟（布包上可加热水袋保药温）。

嘱患者避孕，节房事。

二诊：2010 年 9 月 21 日。诸症减轻。舌淡黯，苔黄，脉弦滑。支原体培养结果为阳性。方已见效，宗理气祛瘀、散结通络、清热利湿之法。

中药：守上方加虎杖 10g、金银花 10g。再进 14 剂。煎服、外用法同前。经期停中药保留灌肠及中药外敷。

西药:根据药敏结果选择强力霉素 0.2g 配 500ml 0.9% 氯化钠注射液静脉滴注,每日 1 次,共 7 天;保妇康栓 1 粒,阴道上药,每日 1 次,连用 2 周。

三诊:2010 年 10 月 4 日。月经于 9 月 29 日来潮,量中,夹少量瘀血块,偶感下腹胀痛,现未干净。舌淡黯,苔薄黄,脉弦滑。守二诊方加益母草 15g 以活血调经。煎服、外用法相同,经净后仍中药保留灌肠及中药外敷。

因患者在外地,故嘱守上方治疗 3 个月经周期,经期仍停中药保留灌肠及中药外敷;嘱 3 个月经周期后,月经干净即来院复查白带常规及支原体培养,避孕。

四诊:2011 年 1 月 4 日。诸症显著减轻,月经于 2010 年 12 月 28 日来潮,量中等,色黯红,无瘀血块,现月经干净第 1 天。复查妇科 B 超子宫肌层内管状暗区,考虑肌层静脉曲张。复查白带常规正常,并支原体培养。嘱避房事,3 日后复诊。

五诊:2011 年 1 月 7 日。偶有下腹坠胀,余症消失,舌淡黯,苔薄白,脉弦。支原体培养阴性。今日为月经干净第 5 天,行 B 超下双氧水子宫输卵管通液术提示双侧输卵管均可见气泡通过,提示双侧输卵管通畅。以妇炎 1 号方加减以益气养血,解毒祛瘀。

处方:黄芪 15g　太子参 15g　当归 10g　丹参 15g　赤芍 10g　大血藤 15g　败酱草 10g　黄芩 10g　白芷 10g　益母草 15g　甘草 6g　7 剂,水煎服。

配合口服阿莫西林克拉维酸钾 3 天。嘱禁房事 1 个月,下次月经第 5 天来院复诊。

六诊:2011 年 1 月 29 日。无恙,月经于 1 月 25 日来潮,量中等,色黯红,无血块,现为月经第 5 天,月经未净,量极少,舌淡黯,苔薄白,脉弦滑。促排卵助孕方以疏肝行气、补肾养胞以助摄精成孕。7 剂,水煎服。嘱月经第 10 天始排卵监测,择时同房试孕。

七诊:2012 年 3 月 7 日。停经 42 天,恶心不适,自测尿妊娠试验阳性,妇科 B 超宫内妊娠 40$^+$ 天,活胎。诊断为早孕。

【按语】 本案属中医"不孕症"范畴。《医宗金鉴·妇科心法要诀》曰:"因宿血积于胞中,新血不能成孕,或因胞寒胞热不能摄精成孕,或因体盛痰多,脂膜壅塞胞中而不孕,皆当细审其因,按证调治,自能有子也。"杨秉秀认为输卵管阻塞性不孕的根本病机是正气不足,湿邪留恋,气滞血瘀,胞脉、胞络不通,不能摄精成孕,以输通汤治之。方中以生黄芪、太子参益气养血;丹参、赤芍、桃仁、刘寄奴以活血化瘀;穿山甲、王不留行、柴胡、荔枝核、川楝子、合欢皮以疏肝行气、散结通络;大血藤、败酱草、皂角刺清热解毒、活血消肿。全方攻补皆施,气血兼顾,相辅相成,祛瘀而不伤正,扶正而不留瘀。待胞脉通畅后,再予促排卵助孕方以疏肝解郁、补肾养血促排卵,并排卵监测,指导同房后受孕。

(乔江)

—— 谢剑南 ——

谢剑南(1918—2017),女,湖南新邵县人,第三批全国老中医药专家学术经验继承工作指导老师,湖南省首批名老中医,湖南中医药大学第二附属医院教授、主任医师,中西医妇科硕士研究生导师。从事中西医结合妇科临床和教学工作 70 余年,在专业性学术刊物上发表论文 20 多篇,善治各种妇科疾病,尤善诊治不孕不育和习惯性流产,人称"送子观音"。谢剑南博采古今,融汇中西,不断总结创新,形成了自己独特的学术观点,认为妇女之病多为气血不和所致,血瘀是核心病机,善用活血化瘀法治疗妇科疾病,在临床中自创了许多经验方,如"通管方""痛经方"及"盆炎方"等，临床疗效确切。

谢剑南年近 40 岁才涉中医，师承著名老中医欧阳奇、李新华等，孜孜不倦，博览群书，精读古典，中西汇通。在诊治上，不仅四诊合参，还借助现代医药和诊疗设备，为广大不孕患者带来福音，赢得社会一致好评。

一、对不孕症的认识

谢剑南认为导致不孕症的因素诸多，病情复杂多变。中医学认为，主要是脏腑功能失调，尤以脾、肾关系最为密切。肾藏精，主生殖，为先天之本；脾司运化，为后天之本，气血生化之源。肾脏功能失调，肾气虚衰，肾阳亏虚，肾阴耗损；或脾虚健运失司，水湿内停，湿聚成痰，痰阻气机，痰瘀互结，均不能摄精成孕。故治疗上多以调理脾肾为主。西医学认为不孕的主要原因有盆腔因素（输卵管因素、卵巢因素、子宫因素）、男方因素、免疫因素及不明原因性不孕。临床上谢剑南将中医理论与西医学相结合，中西医结合治疗不孕症，疗效确切。

经过近 60 年的临床实践和积极创新，谢剑南对输卵管炎性不孕和排卵障碍性不孕的治疗有其独到见解。《黄帝内经》云"结者散之""留者攻之"。谢剑南认为输卵管阻塞属中医学"胞脉阻塞"范畴，脾虚运化失职，水湿不化，郁而发热，湿热下注于冲任、胞宫，阻滞气机，冲任气血运行失畅而致血瘀，阻塞胞脉，影响摄精而不成孕；若机体先天肾气不足，房劳多产，多次行人工流产或宫腔内操作，损伤肾气，气虚运血无力，血行不畅而致血瘀，瘀阻冲任，亦不成孕，故对输卵管炎性不孕辨证以血瘀证居多，治疗以活血化瘀，通经活络为主。从西医学角度看，频繁人工流产或宫腔操作、房事不洁、经期产后疏于保养，机体抵抗力下降，致病菌沿生殖道上行感染，迁延不愈，日久引起输卵管炎性改变；淋病奈瑟菌、解脲支原体及沙眼衣原体等致病菌的感染，引起输卵管黏膜充血、肿胀，管腔变小，伞端闭锁，输卵管扭曲、变形，蠕动功能破坏，精卵结合及受精卵的输送受阻，从而导致不孕。排卵功能障碍是引起女性不孕的重要因素之一。古人云："种子必先调经。"谢剑南认为女子月经的正常来潮和受孕皆离不开肾 – 天癸 – 冲任 – 胞宫轴的正常运转，而以肾为主导，因"肾藏精，主生殖"，多以肾虚而论之。治疗上根据月经周期制定"补肾养血，活血化瘀，补肾固冲，补肾通经"之法行中药人工周期治疗，并适时配合西药促排卵、助孕治疗，取得了满意疗效。

二、诊治思路

谢剑南对于不孕症的临床诊治，以中医基础理论为本，因人、因时、因地制宜，辨证论治，借助西医学的诊疗手段，明确病因，中西医结合，病证结合，以肾为主，兼顾脾脏，重视气血。

不孕症与排卵功能障碍、输卵管堵塞、盆腔炎症、盆腔肿瘤、生殖器官畸形及内分泌异常等因素密切相关。谢剑南在诊治不孕症的过程中，先借助西医学手段明确病因，主张对因治疗，以图治本，疗效速成。谢剑南尤擅长治疗输卵管炎性不孕及排卵功能障碍性不孕。对于输卵管炎性不孕，谢剑南以活血化瘀、通经活络之通管方加减；现代药理研究发现，此方能促进输卵管蠕动，促使盆腔粘连松解，使精卵结合而妊娠。对于排卵功能障碍性不孕症，根据月经周期的不同，卵泡期治以滋肾补肾，促进卵泡发育；排卵期治以补肾养血，活血化瘀，促进成熟卵泡的排出；黄体期补肾固冲任以维持黄体功能；行经期活血理气调经，因势利导，使瘀血去，新血生。肾藏精，主生殖，既为天癸、冲任之本，又为气血、五脏之根，而且"胞络者,系于肾",故不孕症当以补肾为主;因脾为后天之本,主运化,是肾所藏精气之来源,是气血生化之源,故辨证中当兼顾脾。谢剑南认为不孕症临床上即使无证可辨,也可从辨病的角度归于肾虚脾亏。如治疗排卵功能障碍性不孕症之"促卵泡汤""促黄体汤"均以补肾健脾为主。同时女子以气血为本,女子的经、带、胎、产以气血为用,因而谢剑南非常重视女子的气血,常用的治疗方法是补益气血和活血化瘀。

三、治疗特色

(一)输卵管炎性不孕

临床表现:婚久不孕,长期反复下腹痛、腰骶痛。白带黄稠,量多有异味。月经不调,可出现尿频、尿急症状,或有腹泻,可有低热,易感疲劳,周身不适,失眠,劳累、性交后及经期前后症状加重。但有不少患者除不孕外,并无任何自觉症状。舌黯,或有瘀点瘀斑,苔白,脉涩。

辅助检查:宫颈分泌物培养、白带常规、血常规或 B 超异常;子宫输卵管造影异常;腹腔镜可见输卵管周围粘连。

证属:邪与血结,瘀阻胞脉。

治法:活血化瘀,通经活络。

方药:自拟通管方口服,配合红藤败酱散保留灌肠、消癥散外敷。

1. **通管方** 当归15g 赤芍15g 丹参15g 泽兰15g 香附10g 穿山甲粉^{冲服}7g 三七粉^{冲服}6g 薤白10g 乳香10g 没药10g 茺蔚子10g 王不留行10g 路路通10g 穿破石20g 甘草5g

加减:若大便溏,加党参、炒白术,以健脾止泻;若神疲乏力、睡眠欠佳者,加黄芪、酸枣仁、首乌藤、炙远志、珍珠母,以益气养心安神;若经前少腹及乳房胀痛、心烦易怒,加炒枳壳、柴胡、玫瑰花,以疏肝理气、行气止痛;若形体肥胖、带下量多、色白质黏无臭者,加荷叶、苍术、法半夏、陈皮,以健脾燥湿、行气化痰;若腰酸痛不适者,加杜仲、狗脊,以补肝肾、强腰膝;卵巢功能减退者,加紫河车、菟丝子,以滋补肾精;夜尿频多者,加桑螵蛸、金樱子、益智仁,以缩尿。

2. **红藤败酱散** 蒲公英30g 土茯苓30g 鸡血藤30g 厚朴10g 败酱草30g 虎杖30g 大血藤30g 白花蛇舌草30g

煎水100ml,保留灌肠,1 天 1 次,连用 10 天为 1 个疗程。

3. **消癥散** 千年健6g 血竭6g 白芷6g 独活6g 红花6g 花椒6g 皂角刺12g 桑寄生12g 续断12g 当归12g 乳香10g 没药10g 艾叶250g 透骨草250g 香加皮12g

蒸热敷于下腹部,1 天 1 次,连用 10 天为 1 个疗程。

【典型案例】

案 1 李某,女,29 岁,已婚。2002 年 6 月 4 日初诊。

主诉:人工流产术后正常性生活未避孕未孕 4 年。

刻下症:经前少腹疼痛,伴腰酸痛,偶有肛门坠胀感,无放射痛。白带量中,色白,有异味,无外阴瘙痒。精神一般,无口干口苦。食纳少,夜寐安。小便调,大便稀溏。舌质黯红,苔薄白,脉细涩。

月经史：既往月经规律，14 岁初潮，5~7 天 /30~35 天，量中，色黯红，有少量血块，有痛经可耐受。Lmp：2002 年 5 月 16 日。

婚育史：1998 年结婚，孕 2 产 0 流 2，丈夫体健，丈夫精液常规正常。

专科检查：外阴已婚型；阴道畅，内可见中等量白色分泌物，宫颈光滑；宫体前位，大小正常，质中，活动度可，无压痛，双侧附件明显增厚，有压痛。

辅助检查：2002 年 5 月 26 日外院行子宫输卵管造影示左侧输卵管堵塞，右侧输卵管通而不畅。盆腔超声提示子宫 48mm×38mm×33mm，内膜厚 7mm，回声均匀，子宫直肠窝可见深约 18mm 积液；性激素六项、甲状腺功能、TORCH、AsAb、EmAb、抗卵巢抗体（AOA）、抗心磷脂抗体（ACA）均未见异常。男方生殖无障碍。

中医诊断：不孕症，妇人腹痛。西医诊断：继发不孕，盆腔炎性疾病后遗症。

证属：邪与血结，瘀阻胞脉。

治法：活血化瘀，通经活络。

方药：通管方去乳香、没药，加杜仲 10g、狗脊 10g、党参 15g、白术 15g、茯苓 15g。10 剂，日 1 剂，水煎服，分早晚 2 次温服；其中穿山甲粉和三七粉兑蜂蜜或豆浆顿服。

配合红藤败酱散保留灌肠、消癥散外敷综合治疗。

二诊：2002 年 6 月 24 日。患者诉 Lmp 2002 年 6 月 15 日，量中等，色黯红，有少量血块，经前少腹疼痛明显改善，腰痛减轻，白带量减少，无异味，无外阴瘙痒。纳寐可，二便调。舌质黯红，苔薄白，脉细涩。

方药：前方去党参、白术、茯苓，加蒲黄 10g、五灵脂 10g。20 剂，水煎服，日 1 剂，分早晚 2 次温服。

配合灌肠、外敷综合治疗。

三诊：2002 年 8 月 23 日。患者诉 Lmp 2002 年 8 月 14 日，量中等，色红，无血块，经前少腹轻微疼痛，无腰痛。白带量中，无异味，无外阴瘙痒。纳寐可，二便调。舌质黯红，苔薄白，脉细涩。

方药：原方去失笑散，20 剂，水煎服，日 1 剂，分早晚 2 次温服。

配合灌肠、外敷综合治疗。患者月经干净第 3 天。行 B 超下输卵管通液术，有少许阻力，有轻微反流。继续接受上述方案治疗。

四诊：2002 年 9 月 26 日。患者诉 Lmp 2002 年 9 月 14 日。月经第 13 天，无下腹疼痛，无腰酸痛，纳寐可，夜寐安，二便调。妇科彩超示内膜厚 8mm，右侧卵巢可见 19mm×18mm 优势卵泡。

方药：守方继进 14 剂，水煎服，日 1 剂，分早晚 2 次温服。

配合灌肠、外敷综合治疗。嘱患者今、明两天各同房 1 次。

2002 年 9 月 28 日，妇科彩超示内膜厚 9mm，双侧附件未见明显异常，盆腔积液 12mm。考虑右侧卵泡已排，嘱患者月经逾期未至自测尿妊娠试验。

五诊：2002 年 10 月 19 日。停经 35 天，自测尿妊娠试验阳性。感乏力，晨起恶心，无呕吐，食纳可，寐安，二便调。舌质黯红，苔薄白，脉细滑。

辅助检查：血 β-HCG 1 739.40mIU/ml，P 38.30ng/ml。2003 年 8 月随访，平安产一男婴。

【按语】　谢剑南治疗输卵管阻塞性不孕，以活血化瘀、通经活络之通管方加减为主。本例患者因人工流产术后未避孕未孕 4 年，子宫输卵管造影提示一侧堵塞，一侧通而不畅，结合患者症状、体征及舌脉象,辨证为血瘀证。治疗上予中药内服外用,化瘀通络,双管齐下。方中穿山甲气腥而窜,走窜之性贯彻经络;穿破石破血消癥,两药共为君。茺蔚子活血调经,三七祛瘀止痛,当归养血活血,丹参活血祛瘀;四药共为臣,加强行气导滞、活血化瘀之作用。王不留行活血通经,香附疏肝理气,薤白通阳散结、行气活血,路路通利水通经,赤芍清热凉血、散瘀止痛,泽兰活血祛瘀行水,杜仲、狗脊补肝肾、强腰膝,党参、白术、茯苓健脾养胃,共为佐。甘草为使,调和诸药。其中穿山甲、三七研粉嘱患者单独调蜂蜜吞服,一则取蜂蜜和缓甘甜之性味来缓和穿山甲之腥味,防止患者反胃;二则穿山甲、三七单独吞服有利于其活血通络之效直达病所,疗效速成。二诊,患者大便已正常,月经仍有少量血块,故去四君子,予失笑散活血化瘀、散结止痛。三诊检验服药效果,仅有少许阻力与反流,可见输卵管功能渐趋恢复。四诊效不更方,监测卵泡,指导同房。五诊大功告成。现代药理研究发现,活血化瘀中药可促进肠蠕动,加速腹腔渗液吸收,抑制结缔组织增生,具有一定的抗炎、预防粘连形成的作用。中药灌肠使中药通过盆腔静脉丛直接吸收,快速作用于病灶,增加了药物浓度及作用时间,能提高疗效;中药外敷借助药气及热力作用促进盆腔血液循环,直达病所,促进盆腔炎症吸收。

(二)排卵障碍性不孕

排卵障碍性不孕主要见于多囊卵巢综合征、卵巢功能减退、卵巢早衰、无排卵性功能失调性子宫出血等疾病中。

临床表现:常病发于青春期,渐现月经稀发、闭经,或月经频发、淋漓不净。临床特征为月经紊乱、不孕、多毛、肥胖、痤疮、双侧卵巢持续增大,雄激素过多、持续无排卵。舌质紫黯或有瘀斑瘀点,苔薄白,脉沉涩或沉弦。多见于多囊卵巢综合征。

辅助检查:BBT 测定呈单相型;B 超异常;血清睾酮、脱氢表雄酮、硫酸脱氢表雄酮升高,性激素水平 LH/FSH>2~3,$E_1/E_2>1$,尿 17-酮皮质类固醇正常或轻度升高。部分患者血清 PRL 或空腹血糖、胰岛素升高。

若月经稀发,月经量少,甚至闭经、不孕,伴潮热汗出、情志抑郁、性欲下降、阴道干涩、头晕失眠、倦怠乏力、腰腿酸软、脱发,舌质淡红或黯红,苔薄白,脉细,多见于卵巢功能减退或卵巢早衰。

辅助检查:E_2 降低,FSH、LH 上升。

1. 卵泡期

证属:阴精不足,血海空虚。

治法:滋肾补肾。

方药:促卵泡汤。

当归 15g　山药 10g　菟丝子 15g　何首乌 15g　肉苁蓉 10g　熟地黄 10g　枸杞子 15g　女贞子 15g　墨旱莲 15g

2. 排卵期

证属:阴精不足,阴阳失调。

治法:补肾养血,活血化瘀。

方药:促排卵汤。

当归 15g　赤芍 10g　泽兰 10g　丹参 10g　香附 10g　桃仁 10g　红花 10g　鸡血藤 15g　茺蔚子 10g　菟丝子 15g　续断 10g

3. 黄体期

证属：肾虚,冲任失调。

治法：补肾固冲任。

方药：促黄体汤。

柴胡 6g　当归 10g　白芍 10g　续断 15g　菟丝子 15g　何首乌 15g　熟地黄 10g　枸杞子 15g　墨旱莲 10g

加减：气虚体质,加党参、黄芪、白术,健脾益气;若口干者,加葛根、玄参、麦冬,滋阴生津;若情绪焦虑、心烦易怒,加柴胡、牡丹皮、栀子,疏肝解郁;夜寐差,加炙远志、酸枣仁、夜交藤,安神;肥胖多痰者,加薏苡仁、竹茹、陈皮、法半夏、香附、茯苓,健脾祛湿。

【典型案例】

案 1　刘某,女,27 岁,2008 年 8 月 10 日初诊。

主诉：月经紊乱 3 年,未避孕未孕 2 年,停经 41 天。

刻下症：下腹无胀痛,感觉腰膝酸软。精神欠佳,无口干口苦,身体偏瘦,面部痤疮。夜寐安,大便偏稀,小便调。舌质黯红,苔薄白,脉沉涩。

月经史：既往月经规律,13 岁初潮,6~7 天 /29~31 天,量中等,色黯红,无血块,无痛经。3 年前因工作、生活压力较大,经常熬夜后月经紊乱,5~7 天 /45~60 天。Lmp:2008 年 7 月 1 日。

孕产史：2006 年结婚,孕 0。

专科检查：外阴已婚型,阴毛浓密;阴道畅,内见少量乳白色分泌物;宫颈光滑;子宫前位,大小活动度可。双附件无异常。

辅助检查：血 β-HCG<0.05mIU/ml;妇科彩超示子宫大小 52mm×41mm×40mm,子宫内膜厚约 8mm,双侧卵巢大小 42mm×31mm×30mm(左)、40mm×36mm×27mm(右),双侧卵巢多囊样改变。空腹血糖 5.3mmol/L,胰岛素 26.7mmol/L;性激素六项示 FSH 5.32IU/L,LH 15.52IU/L,T 2.55ng/ml,PRL 22.24ng/ml,E_2 31ng/ml。2008 年 4 月外院行妇科 B 超下通水示双侧输卵管通畅。丈夫精液常规正常。

中医诊断：不孕症,月经后期。西医诊断：原发不孕,多囊卵巢综合征。

证属：肾虚血瘀证。

治法：补肾活血,化瘀通经。

方药：枸杞子 10g　菟丝子 15g　女贞子 15g　墨旱莲 15g　黄精 10g　狗脊 10g　益母草 30g　柴胡 6g　当归 10g　川芎 6g　白术 10g　红花 10g　赤芍 10g　丹参 10g　路路通 10g　甘草 6g　7 剂,日 1 剂,水煎服,分早晚 2 次温服。

患者血清胰岛素偏高,故加服二甲双胍 1 片 / 次,1 次 /d,以改善胰岛素抵抗。

二诊：2008 年 8 月 20 日。患者诉上药服至第 7 剂,月经来潮,Lmp 2008 年 8 月 17 日,量中等,色黯红,无痛经。今为月经第 4 天,下腹无胀痛,稍感腰膝酸软,精神一般,无口干、口苦,夜寐安,二便调。舌质黯红,苔薄白,脉沉细。

治法：滋肾益阴养血。

方药：熟地黄 15g　何首乌 15g　菟丝子 15g　枸杞子 10g　墨旱莲 15g　女贞子 15g　肉苁蓉 10g　淫羊藿 15g　当归 10g　山药 10g　甘草 6g　杜仲 10g　续断 10g　7 剂,日 1 剂,水煎服,分早晚 2 次温服。

三诊：2008年8月27日。患者诉腰酸痛减轻，精神好转，今为月经第11天，余无特殊不适，舌质黯红，苔薄白，脉沉细。

治法：补肾养血，活血化瘀。

方药：促排卵汤加杜仲10g、甘草6g。5剂，日1剂，水煎服，分早晚2次温服。

四诊：2008年9月2日。患者诉近日白带量多，如蛋清样，无异味，无外阴瘙痒，无腰酸痛，自测排卵试纸阳性，余无特殊不适，舌质黯红，苔薄白，脉细。患者临床表现有排卵迹象。

方药：促黄体汤10剂，日1剂，水煎服，分早晚2次温服。

以上方药治疗3个疗程后，患者月经规律来潮，复查妇科彩超示子宫大小48mm×43mm×41mm，双侧卵巢大小40mm×30mm×28mm（左）、40mm×36mm×27mm（右），双侧附件未见明显异常。复查性激素六项示FSH 5.67IU/L，LH 4.53IU/L，T 1.50ng/ml，PRL 20.18ng/ml，E_2 52ng/ml，空腹血糖5.1mmol/L，胰岛素16.7mmol/L。建议患者于月经第12天行监测卵泡，并指导同房。

2009年1月15日，停经39天，患者自测尿妊娠阳性。查血β-HCG 7 998.20IU/L，P 41ng/ml。

【按语】　本例患者根据月经周期延迟，面部痤疮，阴毛浓密，结合其盆腔彩超结果及LH/FSH>2，诊断为多囊卵巢综合征；根据患者症状、体征及舌脉象，辨证为肾虚血瘀证。谢剑南根据中药人工周期，以补肾为根本，兼顾肝、脾，灵活化裁，病证结合，兼辨体质，用药平和，滋而不腻，温而不燥，通而不破。本例为年轻有生育要求的患者，谢剑南在此基础上予人工周期调经促排卵，予促卵泡汤以补肾气、调冲任，促进卵泡发育；促排卵汤活血化瘀、补肾，使成熟的卵子突破卵巢表面而排出；促黄体汤补肾温阳，促进黄体功能，促使孕激素分泌增加。上述三方均以补肾为原则，在排卵前加以活血，治病求本，终获全功。近年相关研究表明，补肾药能调节下丘脑-垂体-卵巢轴之间的平衡，具有促性腺激素作用，同时补肾养血的中药有促卵泡生长的功能，当卵泡发育成熟时，加用活血化瘀药可促进卵泡排出，补肾调冲则可改善黄体功能，促进着床，从而提高妊娠成功率。

案2　王某，女，34岁。2001年10月11日初诊。

主诉：未避孕未孕3年，月经紊乱2年余，停经40天。

刻下症：停经40天，腰酸痛，无腹痛腹胀。白带量少，无异味，无外阴瘙痒，性欲减退，同房干涩。肢体乏力，精神欠佳，口干无口苦。食纳差，夜寐多梦，二便调。舌淡红，苔薄白，脉沉细。

月经史：既往月经规律，14岁初潮，5~7天/28~32天，量中等，色黯红，无血块，偶有痛经，可耐受。2年前因家中变故忧思过度，饮食、作息不规律，其后月经紊乱，4~5天/50~90天。Lmp：2001年9月2日，经量较既往减少1/3，色黯红，无血块，有痛经，可耐受。

孕产史：1995年结婚，孕2产0，1995年8月因胎儿畸形于孕4个月余引产。1998年10月药物流产1次，此后性生活正常未避孕未孕。丈夫体健，精液常规正常。

专科检查：外阴已婚型，阴道畅，内见少量乳白色分泌物；宫颈光滑，大小质地可；子宫前位，大小活动度可。双附件未扪及明显异常。

辅助检查：尿妊娠试验阴性；性激素六项示FSH 104.20mIU/ml，LH 43.42m IU/ml，T 8.73ng/ml，PRL 13.7ng/ml，E_2 26pg/ml；妇科彩超示子宫大小42mm×40mm×35mm，子宫内膜厚约6mm，双侧附件区未见明显异常。2000年6月外院行妇科B超下通水示双侧输卵管通畅。

中医诊断：不孕症，月经后期。西医诊断：继发不孕，卵巢早衰。

证属：肾阴虚证。

治法：滋肾益阴，活血调经。

方药：当归 15g　川芎 10g　白芍 10g　熟地黄 10g　墨旱莲 30g　泽兰 10g　香附 10g　续断 15g　菟丝子 15g　甘草 5g　6 剂，日 1 剂，水煎服，分早晚 2 次温服。

同时配合维生素 E，每次 0.1g，每日 2 次，口服；就诊当天开始口服黄体酮胶囊，每次 100mg，每日 2 次，共 5 天。

二诊：2001 年 10 月 23 日。Lmp：2001 年 10 月 20 日。患者诉月经第 4 天，量少，腰酸痛减轻，精神好转，口干无口苦，食纳差，夜寐多梦，小便调，大便干结，1 天 1 次。舌淡红，苔薄白，脉沉细。

治法：滋肾益阴养血。

方药：当归 10g　山药 10g　熟地黄 15g　肉苁蓉 10g　何首乌 15g　菟丝子 15g　枸杞子 15g　续断 10g　葛根 30g　柴胡 10g　栀子 10g　牡丹皮 10g　甘草 5g　7 剂，日 1 剂，水煎服，分早晚 2 次温服。

同时配合雌孕激素行人工周期治疗，10 月 24 日开始口服己烯雌酚 0.5mg，每日 1 次，连服 21 天；11 月 8 日开始加服黄体酮胶囊每次 100mg，每日 2 次，连服 5 天。

三诊：2001 年 11 月 3 日。月经周期第 15 天，患者自诉无腰酸痛，白带量增多，色白，如蛋清样，无异味，无外阴瘙痒，精神可，无口干口苦，食纳可，夜寐多梦，二便调。舌淡红，苔薄白，脉沉细。

治法：补肾养血，活血化瘀。

方药：促排卵汤加女贞子 10g、淫羊藿 10g、甘草 6g。10 剂，日 1 剂，水煎服，分早晚 2 次温服。

四诊：2001 年 11 月 22 日。Lmp：2001 年 11 月 18 日。患者诉月经第 5 天，经量较前明显增多，色黯红，无血块，无痛经，怕冷，余无不适，舌淡红，苔薄白，脉沉细。

治法：滋肾养阴，阳中求阴。

方药：当归 10g　山药 10g　熟地黄 15g　何首乌 15g　菟丝子 15g　仙茅 15g　淫羊藿 10g　甘草 5g　7 剂，日 1 剂，水煎服，分早晚 2 次温服。

同时配合雌孕激素行人工周期治疗。

以上中西医结合治疗 3 个疗程后，患者月经规律来潮，经量中等，色黯红，无血块，无痛经。复查性激素六项示 FSH 12.67mIU/ml，LH 8.53mIU/ml，T 1.50ng/ml，PRL 20.18ng/ml，E_2 46ng/ml。

五诊：2002 年 3 月 26 日。Lmp：2002 年 3 月 23 日，量中等，色黯红，无痛经。今为月经第 4 天，夜尿频多，3~4 次 / 夜，怕冷，精神可，食纳可，大便调。舌淡红，苔薄白，脉沉细。

治法：补肾益阴养血。

方药：当归 10g　山药 10g　熟地黄 15g　何首乌 15g　菟丝子 15g　枸杞子 15g　续断 10g　仙茅 15g　淫羊藿 10g　益智仁 10g　甘草 5g　7 剂，日 1 剂，水煎服，分早晚 2 次温服。

于 2002 年 3 月 27 日口服枸橼酸氯米芬胶囊 2 粒，每日 1 次，连服 5 天；配合维生素 E

0.1g,口服,每日 2 次。于 2002 年 4 月 4 日 B 超监测卵泡示子宫内膜厚 9mm,左侧卵巢可见 21mm×19mm 优势卵泡,遂当日予 HCG 5000U 肌内注射,嘱患者同房;4 月 6 日再次行 B 超监测卵泡示内膜厚 10mm,双侧附件未见明显异常,盆腔积液 11mm。考虑左侧卵泡已排,嘱患者开始口服黄体酮胶囊每次 100mg,每日 2 次,连服 10 天,黄体酮胶囊停药后 5~7 天月经未来潮则来医院就诊。

六诊:2002 年 4 月 28 日。Lmp:2002 年 3 月 23 日。停经 37 天,自测尿妊娠试验阳性,口干,精神差,恶心,食纳差,夜寐多梦,二便调。血 β-HCG 1 543.50mIU/ml,P 40.30ng/ml。嘱定期行产前筛查。

【按语】《傅青主女科》云:"经水出诸肾。"肾之阴精不足,精血亏少,天癸不充,经血生化乏源,血海空虚,胞宫失养,经水渐断,因此,肾阴虚是卵巢早衰的关键病机。"久病入络为瘀",患者病史长达 3 年,精血亏虚,而血为气之母,气血不足,运血无力,久而致瘀,故治疗上,既要补肾养阴,又要活血调经。患者子宫内膜仅 6mm,单靠中药恐月经不能来潮,故先行黄体酮撤退试验,月经来潮后中西医结合治疗,在行雌孕激素序贯疗法促月经规律来潮的同时,配合中药滋肾养阴、活血化瘀以治其本。谢剑南根据月经周期的 4 个不同时期及患者的需求进行"辨疾病–辨时期"的辨治思维。卵泡期用滋肾补肾的治则,使阴水、精气渐复至盛,为排卵奠定基础,因"壮火食气""少火生气",故在滋阴补肾药中佐以菟丝子、肉苁蓉等补阳药以阳中求阴,使阴精生化无穷。排卵期是阴阳转换之时,加助阳药及活血化瘀之品以促进排卵,治疗上应补肾养血,活血化瘀,因势利导,促进排卵。黄体期阴血由生至化,机体由阴转阳,阳气逐渐增长,血海逐渐充盈,子宫内膜处于分泌中、晚期,为受精卵的着床做准备,因而此期应以补肾固冲任为主。因患者有生育要求,卵巢功能减退,存在排卵障碍,谢剑南遂选用治疗女性无排卵性不孕的传统一线药物——枸橼酸氯米芬,此促排卵药物适用于体内有一定雌激素水平者,待有成熟卵泡时配合绒促性素肌内注射促进卵泡排出,提高受孕率,卵泡排出后予黄体酮胶囊口服维持黄体功能,若未受孕亦可促进月经来潮。谢剑南临床上通过合理的中西医结合治疗,使患者能尽快妊娠。

(匡继林)

—— 陈淑琼 ——

陈淑琼,女,出生于 1955 年,湖南华容县人。湖南省妇幼保健院中医妇科主任医师,科主任,博士研究生导师,湖南省名中医,第五批全国老中医药专家学术经验继承工作指导老师,国家中医药管理局"十一五""十二五"重点专科(中医妇科)带头人,中华医学会中西医结合分会委员,中华中医药学会妇科分会常务委员,湖南省中医药学会常务理事,湖南省中医药学会妇科专业委员会主任委员,湖南省女医师协会理事,湖南省医学会医疗事故鉴定库专家,湖南省食品安全专家委员会委员,湖南省卫生厅高级职称评审专家。2012 年 8 月,经湖南省卫生厅审批为知名专家,2012 年 9 月被医院推荐为湖湘名医,2014 年被评为湖南省第三批名中医。

从事中医妇科工作近 40 年,主攻不孕症、先兆流产、盆腔炎性疾病、月经病、产后病等,积累了丰富的临床经验,创立的"四联疗法"治疗"不孕症""盆腔炎""输卵管炎"有效率达 80% 以上,成为中医妇科的特色疗法之一。她把自己几十年来积累的治疗先兆流产、习惯性流产的临床经验方制成"胎乐颗粒"治疗先兆流产,有效率达90%以上,成为科室主要收治病种之一,在省内外享有较高声誉。

一、对不孕症的认识

陈淑琼认为临证中不孕症从西医的角度多分为三大类,第一类是排卵障碍型不孕,临床多见为多囊卵巢综合征、卵泡黄素华、卵巢早衰、高催乳素血症及各类内分泌异常导致的卵巢排卵障碍;第二类是盆腔炎性疾病导致的不孕,包括因反复宫腔镜操作导致的子宫内膜炎、子宫内膜异位症,生殖道的支原体、衣原体感染,盆腔炎症反复发作侵蚀输卵管,导致输卵管阻塞不通、盆腔血瘀而造成年久不孕;第三类是免疫性不孕,常借助实验室检测如封闭抗体阴性,抗心磷脂抗体、抗精子抗体阳性等指标来判断患者免疫异常状态。另外,辅助生殖技术面对的不孕患者,往往合并以上3种不孕因素中的多种因素。陈淑琼中西合参,积极跟进辅助生殖的最新研究进展,从IVF-ET患者选择的治疗方案、步骤、药物,针对性地拟定、实施中医参与治疗的方案,根据女性生理周期阴阳消长的特点,选择不同的方药以促排卵、促内膜生长、改善盆腔血运、调节免疫功能等对症处理,从而提高IVF-ET患者的成功率,增加活产率。

陈淑琼认为,从中医学角度来说,妊娠是一个阴阳调和的自然过程,只有男女双方阴阳平衡,才能受孕成功。中医辨证的要义旨在调和男女阴阳,助其受孕。陈淑琼认为不孕既是病因,又可能是各类疾病导致的结果。中医学理论阐释不孕症的病因主要是脏腑功能失调,与肾、肝、脾关系密切。陈淑琼在理论和实践中十分重视"肾"对于女性不孕症的重要作用,强调补肾为主,调经助孕。《素问·上古天真论》曰:"女子二七而天癸至,任脉通,太冲脉盛,月事以时下,故有子……七七任脉虚,太冲脉衰少,天癸竭,地道不通,故形坏而无子也。"这反映了肾气、冲任在女性生长发育和生殖方面的重要作用,是中医生殖的经典基础理论。若肾气不足,天癸不充,冲任不盛,精血不生,则年久不孕;若肾阳虚,不能化气行下焦水湿,致使痰湿内停,壅滞冲任胞宫,导致胞宫寒冷,难以怀子受孕;若肾阴虚,则精血匮乏,冲任血少,致阴虚内热,虚火扰动胞宫,无法摄精受孕。

临床不孕症除肾虚、冲任失调的基本病机外,还应着重考虑肝、脾的相互作用及对肾及生殖功能的影响。肝主藏血,主疏泄,体阴而用阳,既能藏储有形之血,又可疏泄无形之气。而女性生殖生理是以气血为基本物质,肝作为气血调节的枢纽,与女子的月经和生殖密切相关。临床上月经紊乱、痛经的不孕患者可运用逍遥散加味以疏肝健脾。脾为后天之本,气血生化之源,若脾虚血少、聚湿生痰,则致使冲任气血不足,失于濡养而年久不孕。

二、诊治思路

对于不孕症的诊治,陈淑琼研究中医经典,熟谙中医妇科各流派的学术思想,掌握中医妇科近现代中西医研究进展动态,一直坚持临床实践,组方用药严谨精当,善于治疗多因素导致的不孕症中出现的月经不调、盆腔炎性疾病、子宫内膜异位症、卵巢早衰等。其临证理念为四诊合参、审因论治、辨证求因、病证结合、中西结合、融会贯通;尤其对排卵障碍性不孕的诊治有丰富的临床经验,并形成了独特的辨治观点。运用其验方"促卵增膜汤"治疗排卵障碍性不孕,取得了显著的临床疗效,并通过监测患者治疗前后子宫内膜厚度、容积、类型及子宫动脉血流情况,检测血清中雌孕激素、血清白血病抑制因子(LIF)及血管内皮生长因子

（VEGF）的水平变化,客观评价其对子宫内膜容受性的影响,为论治排卵障碍性不孕提供新的思路。

陈淑琼以中医理论为指导,以辨证论治为核心,借助各项辅助检查,明确病因,根据女性生理周期阴阳消长的规律,有针对性地进行治疗。陈淑琼注重临证中对肾气虚、肾阳虚、肾阴虚辨证的准确性,将补肾作为治疗不孕症的重中之重,辨证时谨守阴阳而调之,并有所侧重,随证加减,博采众长。陈淑琼认为临证中少见单一的肾气虚、肾阳虚、肾阴虚的不孕患者,往往因为年久不孕,多方求治,部分患者因用药不当造成机体紊乱,常见肾气虚合并肾阳虚,或肾阴阳两虚导致不孕,故临床用药不应拘泥于古方,而应实事求是,辨证施治,随证加减,方能疗效显著,为患者减轻病痛。对于肾气虚、肾阳虚为主的不孕症患者,治疗宜用温肾助阳、暖宫调经为主,但应掌握阴阳消长规律,阴中求阳,切不可大量使用补阳之品,以免损伤肾阴,过犹不及。主方以《傅青主女科》温胞饮加减,选用二仙汤中的淫羊藿、仙茅,加菟丝子、巴戟天、补骨脂、肉苁蓉、覆盆子、熟地黄、党参、山药、鸡血藤、黄芪,同时组方中佐以活血之品,以通血脉而达到暖宫助孕的功效。对于肾阴虚主导的不孕症患者,如《傅青主女科》中所言"精满则子宫易于摄精,血足则子宫易于容物,皆有子之道也",临床选用养精种玉汤加减,药用熟地黄、百合、黄精、当归、白芍、首乌、桑椹子、牛膝、桑寄生、续断等,使精血充盈,冲任得以滋养,下焦气血通畅,从而成功受孕。

对于盆腔炎性不孕,陈淑琼临床多用内服中药汤剂、外敷包藤药、中药保留灌肠、红外线照射等疗法治疗,内外兼治,直达病所,改善盆腔炎性不孕患者盆腔血运,提高妊娠率及活产率。对于月经稀发、身体瘦弱或虚胖的不孕患者,辨证为脾虚,使用四君子汤或补中益气汤加味,从补养脾胃开始,使患者气血生化有源,改善患者体质。临床实践证明,此法对于免疫性不孕亦有良好疗效。

三、治疗特色

（一）排卵障碍性不孕

排卵障碍性不孕临床多见于卵巢功能低下、未破卵泡黄素化综合征（LUFS）、卵巢早衰、多囊卵巢综合征、内分泌失调性疾病等。

临床表现:婚久不孕,形体肥胖、多毛、月经先后不定期,量时多时少,色黯有块,或经闭不行。少腹胀痛,腰膝酸软,倦怠乏力,头晕耳鸣,面色晦暗或面部痤疮,舌质紫黯或有瘀斑瘀点,苔薄白,脉沉涩或沉弦。多为多囊卵巢综合征、LUFS。

若婚久不孕,月经量少,后期,甚或经闭不行,伴有潮热汗出,心烦失眠,阴道干涩,性欲低下,脱发,舌质淡红,苔薄白,脉沉细。多见于卵巢功能低下或卵巢早衰。

辅助检查:性激素检查异常（LH、FSH、E_2、P、PRL、T、INS、AMH）,甲状腺功能、糖耐量、血糖、血脂等。超声监测排卵异常（经前内膜薄、排卵障碍、不排卵、卵子数量少、卵巢小）。

证属:肾虚血瘀,精亏血少,冲任失调。

治法:补肾祛瘀,填补肾精,调经助孕。

方药:促卵增膜汤加减。

菟丝子 15g　淫羊藿 15g　仙茅 15g　茺蔚子 15g　鹿角霜 10g　大血藤 15g　白术 12g　熟地黄 15g　百合 15g　续断 15g　川牛膝 12g　覆盆子 15g　柴胡 10g　桑寄生 15g　紫河

车 10g　甘草 6g

本方嘱患者在月经第 5 天开始服用。根据患者就诊的不同时机有所加减，当停经时间较长，B 超提示内膜 >8mm，在前方中常加用川芎、当归等药物，促进月经来潮，停经超过 2 个月常加用黄体酮软胶囊口服 5~7 天促进月经来潮。卵泡期或 B 超提示子宫内膜 <5mm，治疗更侧重温补脾肾之气，加巴戟天、肉苁蓉、补骨脂、杜仲等，时加用少量填补肾精之品，以求阴中求阳之效，如黄精、枸杞子、桑椹子等。排卵期适当加用软坚散结、活血通络之品，如丹参、浙贝母、赤芍等，增加促进卵巢的血液循环，从而有助于卵泡排出。对于肥胖的 PCOS 患者，加用二陈汤中的药物，如苍术、半夏、制南星等健脾祛湿之品。对于卵巢早衰的患者，应酌情多加滋养肾阴之品，如山茱萸、黄精等。

【典型案例】

案 1　王某，女，30 岁，2016 年 5 月 20 日初诊。

主诉：婚后 4 年余未避孕而未孕。

刻下症：平素乳胀，形体肥胖，多毛，颈部、腹股沟处皮肤暗，偶感腰腹酸痛。月经初潮至今月经周期紊乱，时前时后，近 2 年规律服用中药及达英 –35 后月经尚能规律来潮，周期 35~40 天。查舌质黯，苔白腻，脉沉涩。纳差，寐可，二便调。身高 155cm，体重 70kg，BMI 29.14。

经孕产史：既往月经周期后期，3~5 天 /35~40 天。Lmp：2016 年 4 月 15 日。月经量少，色黯夹块，经行腰酸乳胀，无痛经。孕 0 产 0。

辅助检查：超声提示子宫 32mm×35mm×28mm，内膜 0.85cm；4 月 16 日查性激素水平示 FSH 4.54IU/L，LH 12.56IU/L，P 0.21nmol/L，T 2.56nmol/L，INS 56.48mU/L，E_2 45.2pmol/L，PRL 326.40mIU/L；血清胰岛素：空腹 28.56μIU/ml，糖耐量：空腹 5.19mmol/L，60 分钟 13.57mmol/L，180 分钟 10.52mmol/L；甲功能三项正常；子宫输卵管造影、抗心磷脂抗体三项、抗精子抗体、抗子宫内膜抗体、男方精液均未见明显异常。

中医诊断：不孕症，月经后期。西医诊断：原发不孕，多囊卵巢综合征（高胰岛素抵抗型）。

证属：肾虚血瘀，痰湿内停，冲任失调。

治法：补肾祛瘀，健脾祛湿，活血调冲。

方药：促卵增膜汤合二陈汤加减。

处方：菟丝子 15g　淫羊藿 15g　仙茅 15g　半夏 12g　苍术 15g　大血藤 15g　白术 12g　茯苓 10g　续断 15g　川牛膝 12g　川芎 10g　柴胡 10g　桑寄生 15g　当归 15g　丹参 15g　甘草 6g　7 剂，水煎服，日 1 剂，早晚温服。

盐酸二甲双胍，每次 0.5g，一日 3 次，饭中服用，连服 3 个月，定期检测空腹及餐后血糖。并嘱患者运动饮食控制减肥，3 个月内目标减重 5kg，勿食肥甘厚腻及生冷之品。

二诊：2016 年 5 月 28 日。诉 5 月 26 日月经来潮，量中，色黯红，质黏夹块，经行腰酸、乳房胀痛，舌质黯，苔白，脉沉弦。守上方去川芎、丹参，加枸杞子 15g、黄精 12g、桑椹子 15g、杜仲 15g，服法同前，连服 10 剂。

三诊：2016 年 6 月 8 日。患者现食欲好转，腰酸症状较前好转，带下量稍多，色白质清稀，无异味及瘙痒。夜寐安，二便调。空腹血糖 5.1~6.0mmol/L，餐后 1 小时血糖 8.1~10.2mmol/L，餐后 2 小时血糖 7.0~10.2mmol/L。患者近期严格糖尿病饮食，积极运动，体重减轻 2kg。嘱继续服用二甲双胍，定期检测血糖。查舌质黯，苔薄白，脉弦缓。

方药:滋肾健脾汤合二陈汤加减。

处方:菟丝子15g　党参15g　仙茅15g　半夏12g　苍术15g　大血藤15g　白术12g　茯苓15g　续断15g　川牛膝12g　黄芪12g　黄精12g　柴胡10g　桑寄生15g　百合12g　甘草6g　10剂,水煎服,日1剂,早晚温服。

四诊:以上方加减化裁治疗4个月余,患者近期月经周期规律(30~35天),诸症缓解。2016年10月16日复诊,体重降至61kg。Lmp:2016年10月9日。月经量较前稍增多,色黯红,无血块,无腰酸腹痛等不适,纳寐可,二便调。

辅助检查:10月12日复查性激素六项示FSH 5.04IU/L,LH 9.56IU/L,P 1.01nmol/L,T 1.56nmol/L,INS 42.48mU/L,E_2 89.2pmol/L,PRL 352.40mIU/L。糖耐量:空腹5.0mmol/L,60分钟8.11mmol/L,180分钟7.51mmol/L。血清胰岛素:空腹11.56μIU/ml。10月24日复查B超提示子宫大小正常(内膜0.8cm),右侧卵巢可见1.7cm×1.6cm优势卵泡。

经过近半年的治疗,患者血糖控制稳定,体重控制理想,月经周期恢复正常,激素水平基本恢复正常,卵巢恢复正常排卵。中药改服中成药定坤丹,门诊定期监测排卵,指导同房试孕。

五诊:2016年12月20日。患者停经38天门诊就诊,自验尿妊娠试验阳性,P 54.68nmol/L,血β-HCG 1 258.74IU/L。嘱其勿过劳,禁止性生活,调情志;复查血β-HCG、E_2、P。随访至孕24周,四维彩超提示胎儿发育正常。

【按语】　滋肾健脾汤为陈淑琼经验方,以促卵增膜汤为基础加减化裁而来,加重健脾益气药物的使用,在经间期着重调养脾肾功能,改善患者痰湿体质,从根本上解决多囊卵巢综合征患者BMI过高的问题。盐酸二甲双胍控制血糖,改善患者内分泌及代谢紊乱的病理状态。

本案例治疗的成功之处在于陈淑琼遵古不泥,中西结合,控制患者饮食、体重及血糖,多方面同时治疗,疗效显著。使用促卵增膜汤时应当注意在卵泡期使用,不能违背患者的月经规律用药,否则适得其反。

案2　张某,女,36岁。2016年3月7日初诊。

主诉:引产术后2年,未避孕未孕1⁺年。

刻下症:平素腰膝酸软,时而烘热汗出,心烦易怒,月经后期,量少,色黯,带下量少,性欲降低,脱发,盗汗,纳食减少,夜寐梦多,大便稍干,小便调。舌质黯淡,苔薄白,脉弦细。

经孕产史:14岁月经初潮,既往月经周期规律,引产后近2年月经周期后期,3天/1~5个月。Lmp:2016年3月2日,月经量少。孕4产2流2。

辅助检查:B超提示卵巢偏小、卵泡发育不良。AMH 1.2ng/ml,性激素水平:FSH 47.2IU/L,LH 11.56IU/L,P 0.01nmol/L,T 0.56nmol/L,INS 12.48mU/L,E_2 29.2pmol/L,PRL 652.40mIU/L。子宫输卵管造影、免疫因素、宫腔镜检查均未见明显异常。男方精液检查提示弱精症。

中医诊断:不孕症,月经后期,月经量少。西医诊断:原发不孕,卵巢早衰。

证属:肾精亏虚,冲任不调。

治法:益肾填精,养血调冲。

方药:滋肾健脾汤加减。

处方:菟丝子15g　鸡血藤15g　仙茅15g　黄芪12g　山茱萸15g　杜仲15g　白芍12g　茯苓15g　续断15g　怀牛膝12g　首乌15g　黄精12g　郁金10g　桑寄生15g　酸枣仁12g　枸杞子15g　紫河车粉⁽冲服⁾5g　甘草6g　15剂,水煎服,每日1剂,早晚温服。

配合坤泰胶囊,3粒,每日3次,口服以滋阴清热、安神除烦,同时嘱男方服用生精胶囊,3粒,每日3次,提高精子活力。

二诊:2016年5月3日。患者诉月经未至,停经2个月,现感腰酸乏力、烘热汗出、夜寐多梦症状较前均有所改善,现带下涩少,性欲减退,乳房胀痛。舌质黯淡,苔薄白,脉弦数。B超提示子宫大小正常,内膜0.7cm,右侧卵巢小肿块(疑黄体)。B超提示卵巢已排卵,内膜尚薄,效不更方,继续沿用前方去枸杞子、首乌,加巴戟天、淫羊藿、川芎、当归促进阴阳转化、活血调经,处方7剂,水煎服。嘱月经来潮第1天复诊。

三诊:2016年5月9日。服药后6天月经来潮。Lmp:2016年5月8日。现月经第2天,量较前增多,色鲜红,无血块,质稠,经行腰酸、下腹冷痛,感下肢乏力。纳寐尚可,二便调。舌质略黯,苔薄白,脉细滑。嘱患者服完上方,待月经干净后服下方。嘱患者6月初复诊。

方药:促卵增膜汤合六味地黄汤加减。

处方:菟丝子15g　仙茅15g　山茱萸12g　黄精12g　覆盆子15g　大血藤15g　白术12g　熟地黄15g　续断15g　川牛膝12g　紫河车10g　合欢皮12g　酸枣仁15g　桑寄生15g　当归15g　山药15g　甘草6g　15剂,水煎服,日1剂,早晚温服。

四诊:2016年6月15日。诉自觉症状明显缓解。Lmp:2016年6月10日。月经量中,色黯红,经期无腹痛腰酸等不适。现经净第1天,纳寐尚可,二便调。

患者经过上述治疗半年余,2017年2月20日复诊,自诉停经50⁺天,超声提示宫内妊娠40多天。患者于门诊随诊,定期保胎治疗。4月四维超声检查,提示妊娠13周,胎儿发育正常。

【按语】 卵巢功能低下的患者应该顺应阴阳消长的变化,补肾填精,调整月经周期,促进内膜生长及卵泡的发育。切不可操之过急。此外,高龄妇女求子,应注重男女同治,男方精液异常时应对症用药,受孕概率将大大提高。

(二)盆腔炎性不孕

盆腔炎性不孕临床多见于输卵管阻塞、子宫内膜炎、卵巢炎性包块等。

临床表现:婚久不孕,月经提前或推后,量多,色红质黏。腰腹疼痛拒按,带下量多,色黄质黏稠,有臭味,口苦咽干,小便短黄,舌红,苔黄腻,脉弦滑而数。

辅助检查:超声可见盆腔积液、输卵管积水、盆腔炎性包块;子宫输卵管造影(HSG)示输卵管阻塞或通而不畅。

证属:湿热瘀结,冲任受损。

治法:清热利湿,化瘀通络。

方药:自拟苡仁败酱散加减。

薏苡仁20g　败酱草15g　金银花12g　蒲公英12g　枳壳10g　黄柏12g　川牛膝12g　赤芍15g　延胡索15g　牡丹皮12g　苍术12g　土茯苓15g　山药20g　甘草6g

加减:若症见小腹冷、胀痛者,加佛手、乌药,以温中行气除瘕;若合并输卵管积水者,加路路通、皂角刺、大腹皮、车前子,以走下焦而利水;合并盆腔包块,加夏枯草、浙贝母、三棱、莪术,以活血化瘀、消癥散结。

【典型案例】

廖某,女,31岁,2016年6月21日初诊。

主诉:婚后3年,未避孕而未孕。

刻下症:腰酸,小腹疼痛,带下量多,色黄黏稠,舌质正常,苔黄而腻,脉弦滑。

经孕产史:14 岁月经初潮,月经周期规律。Lmp:2016 年 6 月 16 日,月经色质量正常,痛经。孕 1 流 1。

既往史:慢性盆腔炎病史,生殖道支原体感染,2015 年 7 月因"急性阑尾炎"行腹腔镜下阑尾切除术,术中见输卵管积水、伞端粘连。

辅助检查:输卵管造影示双侧输卵管通而不畅,伞端粘连,盆腔弥散不佳;外院 B 超提示子宫大小正常,内膜厚 0.65cm,回声不均匀,双侧附件增厚,盆腔积液 25mm×10mm;性激素六项、免疫因素等未见异常。男方精液及性功能正常。

中医诊断:不孕症,妇人腹痛。西医诊断:继发不孕,盆腔炎性疾病后遗症。

证属:湿热瘀结,冲任受损。

治法:清热利湿,利湿止带。

方药:

(1)苡仁败酱散去延胡索、牡丹皮,加路路通 15g、皂角刺 15g、车前子 12g、浙贝母 15g。10 剂,水煎服,日 1 剂,早晚温服。

(2)中药灌肠方:丹参 15g　大血藤 20g　败酱草 15g　蒲公英 15g　赤芍 15g　延胡索 15g　三棱 15g　莪术 15g

10 剂,水浓煎,每日灌肠 1~2 次,非经期使用。

(3)藤药包外敷:千年健 6g　独活 6g　血竭 6g　白芷 6g　羌活 6g　花椒 6g　红花 6g　防风 12g　桑寄生 12g　乳香 12g　当归 12g　续断 12g　没药 12g　赤芍 12g　香加皮 12g　艾叶 25g　大血藤 20g　藤药袋 1 个

水蒸热后外敷下腹及腰背部,每日 1~2 次。藤药可反复加热使用。

(4)红外线、TDP 治疗仪器照射下腹部,每次 15 分钟,每日 1 次,促进盆腔血液血环,改善血运。

二诊:2016 年 7 月 14 日。Lmp:2016 年 7 月 14 日。月经色质量正常,经行下腹隐痛,腰酸。患者自述中药综合治疗后腹痛、腰痛稍有减轻,带下量减少。舌质正常,苔微黄,脉弦滑。

患者既往有支原体感染,经期予阿奇霉素 0.5g 加 5% 葡萄糖注射液 250ml 静脉滴注,每日 1 次,对症抗炎治疗(经期连续使用 5 天)。

7 月 28 日超声提示内膜 1.1cm,右侧卵巢可见 20mm×21mm 优势卵泡。

三诊:2016 年 8 月 19 日。患者诸症明显缓解,经期不适症状消失,继守上述四联疗法综合治疗。

先后调治 4 个月,患者不适症状基本消失。2017 年 3 月 22 日,患者停经 40+ 天,自测尿妊娠试验阳性,B 超提示宫内妊娠 40 天左右。

2017 年 5 月行四维彩超提示宫内妊娠 12 周,胎儿发育正常。

【按语】　输卵管阻塞或通而不畅,是引起女性不孕症的重要原因,因盆腔居于下焦,口服药物难达病所,故采用四联疗法(中药内服、藤药外敷、中药灌肠、红外线、TDP 照射)内外兼治,可以有效缩短疗程,提高疗效。但临床使用时应注意,嘱患者治疗期间严格避孕。对于双侧输卵管完全阻塞不通的患者,恐中药保守治疗效果不佳,为避免耽误患者最佳妊娠年龄,应建议辅助生殖咨询。

(三)免疫性不孕

临床表现:婚久不孕或反复流产,平素头晕耳鸣,腰膝酸软,倦怠乏力,食欲不振,面色萎黄。舌淡,苔薄黄,脉沉细弦。

辅助检查:抗精子抗体、抗心磷脂抗体、抗子宫内膜抗体等 1 项或多项为阳性,或封闭抗体阴性。

证属:脾肾两虚,阴虚内热。

治法:滋肾健脾,养阴清热。

方药:滋肾健脾汤合知柏地黄汤加减。

党参 15g　黄芪 15g　熟地黄 12g　菟丝子 15g　山药 15g　泽泻 15g　白术 12g　茯苓 15g　续断 15g　牛膝 12g　首乌 15g　黄精 12g　山茱萸 15g　桑寄生 15g　百合 12g　白芍 12g　知母 12g　黄柏 12g　甘草 6g

加减:若腰膝酸软者,加杜仲、肉苁蓉、补骨脂,以补肾强腰膝;若脘腹胀满者,加焦三仙、陈皮,以健脾助运;若感染解脲支原体、沙眼衣原体者,加金银花、贯众、败酱草等,清热祛湿,杀虫止带。

【典型案例】

蒋某,女,32 岁,已婚。2016 年 10 月 21 日初诊。

主诉:连续自然流产 3 次,未避孕未孕 1 年。

刻下症:月经 6~7 天 /24~26 天,量多、色黯红,质稠。Lmp:2016 年 10 月 14 日。平素腰酸,倦怠乏力,头晕健忘,耳鸣,烦躁易怒,盗汗多梦,纳呆,小腹胀满。大便时溏时结、小便调。舌质红,苔薄黄,脉细数。

孕产史:孕 3 流 3。分别于 2014 年 8 月、2015 年 4 月、2016 年 1 月 3 次孕 40^{+} 天自然流产。

辅助检查:查性激素水平、不孕四项均正常。宫腔镜检查正常。男方精液及性功能正常。封闭抗体阴性。D- 二聚体 2.0μg/ml。

中医诊断:不孕症,滑胎。西医诊断:继发不孕(免疫性),复发性流产。

证属:脾肾两虚,阴虚内热。

治法:补肾健脾,佐以养阴清热。

方药:滋肾健脾汤合知柏地黄汤去泽泻、首乌,加厚朴 10g、黄芩 5g、陈皮 10g。15 剂,水煎服,日 1 剂,早晚温服(每个月经周期月经干净后服用)。

阿司匹林口服,每日 50mg,经期停药。

二诊:2016 年 11 月 20 日。Lmp:2016 年 11 月 10 日。月经量较前稍减少,色黯红,质稠,经行烦躁、盗汗,感腰酸、乏力、腹胀症状较前减轻,大便正常。舌质淡,苔薄白,脉弦细。

方药:守上方去厚朴、黄芩,加五味子 10g、郁金 12g。

三诊:2017 年 2 月 25 日。自诉服药后诸症较前减轻。经期仍感腰酸、头晕、耳鸣,舌质红,苔薄白,脉弦数。

方药:上方去黄柏,加益智仁 15g、杜仲 12g、枸杞子 15g。

遵上方加减共服用 40 剂,诸症尽除。患者查 HSG 提示双侧输卵管通而不畅,建议行 IVF-ET 术,复查凝血五项正常,停服阿司匹林。

四诊:2017 年 4 月 25 日。患者行 IVF-ET,嘱移植当天开始服用阿司匹林 50mg、泼尼松 5mg,每日 1 次。补充雌孕激素。术后 14 天提示 HCG 升高,术后 24 天超声提示宫内妊娠 40 多天活胎,舌质红,苔薄白,脉弦滑。中药寿胎丸加减治疗,病情稳定;予口服地屈孕酮及肌内注射黄体酮 40mg/d。

【按语】　免疫性不孕临床多见于复发性流产的患者,以反复相同时间段流产为临床主诉就诊。治疗免疫性不孕时应注意,患者病史复杂,常常多方求医诊治,应在排除一切免疫因素以外的不孕因素时,方能按照免疫性不孕进行治疗,若兼有其他因素所致不孕,应及时检查诊断,以免贻误病情。

（唐　密）

—— 郑　纯 ——

郑纯,女,1953年生于湖南长沙,1977年毕业于湖南中医学院（现湖南中医药大学）,随后从师于刘炳凡。湖南省中医药研究院附属医院主任医师,硕士研究生导师。2012年获评第五批全国老中医药专家学术经验继承工作指导老师。从事中医临床工作近40载,一直致力于中医妇产科教学、医疗、科研工作,并取得较好成绩。擅长中医药治疗妇科经、带、胎、产及疑难疾病等,在不孕症的治疗方面很有特色,临证思路新颖独特,辨证施治得法。其自行研制的中药痛经停在临床中取得显著疗效,研究成果《痛经停颗粒治疗寒凝血瘀型原发性痛经的临床与实验研究》获湖南省中医药科技进步三等奖,《刘炳凡学术思想研究》获湖南省科委科技进步三等奖、湖南省中医药科技进步二等奖、《补肾调肝活血方对女性卵巢早衰的实验与临床研究》获湖南省中医药科技进步三等奖。发表医学论文30余篇,参加多部专著的编著工作。

一、对不孕症的认识

郑纯认为不孕症病因复杂多变,致病因素可单一出现,亦可多元复合出现,且其发病往往是一个慢性过程。不孕的病机有虚实之分,但大多虚实夹杂,主要是冲任、胞宫、肾、肝、心、脾的功能失调,气血失调。肾为先天之本,五脏六腑之根,藏真阴而寓元阳,是人体生长发育和生殖的根本,故肾虚是导致不孕的根本原因。然而五脏相通,肝郁、痰湿、血瘀、血虚等因素均能影响肾功能,造成内分泌功能调节紊乱、月经失调而不孕。肾阳虚衰、宫寒不孕是肾虚不孕的一个主要类型,肾阳不足,命门火衰,不能化气行水,寒湿流于胞宫以致宫寒不孕。肾阴虚者,阴血不足,精血同源,故生化无源,难以摄精受孕。随着现代社会环境的改变,生活工作压力的增加,肝郁气滞型不孕症患者也日益增多,过度紧张、焦虑、抑郁对下丘脑－垂体－卵巢轴（肾－天癸－冲任－胞宫轴）产生负影响,从而抑制排卵,导致不孕。而肥胖者常痰湿阻滞,脾土受损,亦可影响生殖功能。因情志不畅、气滞血瘀或内有宿血阻滞胞中,导致胞脉受阻引起不孕。在不孕症中,情志因素显得尤为重要。喜乐过度,可致心神受伤;悲忧太过,则致心气暗耗。脾肾阳虚,火不温土,脾虚失运,生化不足,可致月经不调,带下日久而致不孕的患者,通过温肾培脾,脾气得振,中土可容,生化旋转有权,则经调带止,方可种子成胎。

二、诊治思路

对于本病的治疗,郑纯认为主要以补肾为主,辨证予行气疏肝、燥湿化痰、活血化瘀、调理心脾等治疗。肾藏精,主生殖,为先天之本,调节着"肾－天癸－冲任－胞宫"生殖轴的生理功能。肾气充盛,则开阖有节,天癸始能泌至,促进冲任二脉通盛及生殖之精的成熟,两精相搏,方能受精妊娠。若肾气虚衰,精血不足,则天癸乏源,冲任血海空虚,不能涵养胞宫,影响生殖功能。由于肾在女性生理病理中的特殊作用,补肾法成为妇科调经种子的治本之法。因不孕症涉及家庭社会因素,很多不孕症患者承受着巨大的心理压力,故常表现为肝郁症状,如忧心忡忡、心烦易躁、失眠多梦等。患者长期的紧张、恐惧、焦虑、忧愁思虑引起大脑皮质功能紊乱,影响性腺轴调节功能而致月经不调等,进而致不孕。这种情况下向患者做好心理疏导工作,同时配合疏肝行气解郁中药进行调理,嘱咐患者放松心情,放下包袱,在心态平和的情况下而怀孕。

三、治疗特色

(一)肾虚冲任失养型不孕

临床特点:婚久不孕,月经错后,量少色淡,头晕耳鸣,腰酸腿软,眼花心悸,舌红,苔少,脉细或细数。

治法:滋肾养阴,调补冲任。

方药:左归饮合二至丸加减。

熟地黄 15g　牡丹皮 10g　山药 10g　山茱萸 10g　茯苓 10g　石斛 10g　女贞子 10g　墨旱莲 10g　枸杞子 10g　白芍 10g　当归 10g　补骨脂 10g　巴戟天 10g　桑椹子 10g　菟丝子 10g　阿胶^{烊化}10g　紫河车 10g

【典型案例】

案1　蔡某,女,27 岁,职员,2009 年 11 月 2 日初诊。

主诉:结婚 1 年余未避孕未孕。

刻下症:2008 年 10 月开始出现月经不正常,36~38 天来潮 1 次,7~20 天干净,量不多,色黯红,伴腹痛,有血块,未避孕一直未受孕。曾服炔雌醇环丙孕酮片(达英-35)3 个月。纳寐一般,大小便调,舌质淡,苔薄白,脉细。

经孕产史:既往体健,孕 1 流 1。Lmp:2009 年 10 月 30 日。

辅助检查:B 超示多囊卵巢。

中医诊断:不孕症。西医诊断:继发不孕,多囊卵巢综合征。

证属:肾阴不足,冲任失养。

治法:滋肾养阴,调补冲任。

方药:熟地黄 15g　牡丹皮 15g　山茱萸 15g　山药 15g　枸杞子 10g　白芍 15g　桑椹子 15g　紫河车 10g　阿胶^{烊化}10g　女贞子 15g　菟丝子 15g　当归 12g　麦芽 10g　砂仁 10g　7 剂,水煎服,每日 1 剂。

二诊:2009 年 11 月 9 日。服药后无特殊不适,纳寐可,大小便调,舌质淡红,苔薄白,脉弦缓。治以滋肾养阴,调补冲任。上方加墨旱莲 15g。7 剂,水煎服。

三诊:2009 年 11 月 29 日。Lmp:2009 年 10 月 20 日。现已停经 39 天,查尿 HCG(+),查 B 超示宫内见孕囊 15mm×18mm。偶腰酸,纳寐可,大小便调,舌质淡红,苔薄白,脉滑。

证属:肾虚。

治法:补肾安胎。

方药:寿胎丸加减。

菟丝子 15g　续断 15g　杜仲 15g　砂仁 6g　黄芩 6g　白术 15g　阿胶^{烊化}10g　白芍 15g　女贞子 15g　墨旱莲 15g　枸杞子 15g　党参 15g　7 剂,水煎服,日 1 剂,分 2 次服。

【按语】 多囊卵巢主要特征为卵泡发育障碍与内分泌系统的紊乱,临床表现为月经后期、闭经、崩漏、不孕。其中医病机主要是肾－天癸－冲任－胞宫轴功能失调,形成虚、痰、瘀、热,往往有虚实错杂、痰瘀互结的情况。郑纯认为多囊卵巢虽临床表现多样,但其根本原因在于肾阴肾阳偏盛偏虚而失去平衡协调的作用,临床施治首先应循天癸所至之期,以及子宫藏泻的规律,攻补兼施使肾阴与肾阳平衡,精血充盈,冲任通盛,则月经按期来潮。女子以血为本,以血为用,由于经、孕、产、乳屡伤于血,故使妇女处于阴常不足的状态。郑纯治疗不孕症重滋肾养阴。本案患者初诊因肾阴不足,则卵泡发育迟缓或无优势卵泡的形成,以滋肾养阴治疗后,肾阴渐升,后则阴中求阳,使肾阳渐长,肾阳足则促进整个机体代谢能力及下丘脑－垂体－卵巢轴功能正常,进而促进排卵而成孕。

案2 盛某,女,27岁,2013年10月9日初诊。

主诉:月经推后伴经量少,未避孕而未孕1年余。

刻下症:月经逐渐减少并推后,3~4天/30~90天,用护垫即可,白带不多,无痛经,经前乳胀,疲乏无力,面色无华,舌淡红,苔薄白,脉弦细。

经孕产史:既往体健,孕1产1。Lmp:2013年10月1日。

辅助检查:B超示双侧卵巢声像所示切面大于10个直径2~9mm大小卵泡。性激素示 E_2、P均低。

中医诊断:不孕症,月经后期。西医诊断:继发不孕,多囊卵巢综合征。

证属:肾虚精亏,气血不足。

治法:补肾养血,填精助孕。

方药:熟地黄15g 牡丹皮10g 山药15g 枸杞子15g 白芍15g 菟丝子10g 女贞子10g 墨旱莲10g 阿胶^{烊化}10g 紫河车10g 山茱萸10g 当归10g 补骨脂10g 桑椹子10g 黄芪20g 巴戟天10g 10剂,水煎服,每日1剂。

二诊:2013年10月22日。服药后自觉精神状态好转,面有血色,无不适,此值月经前期,舌淡红,苔薄白,脉弦细。治以温经活血调经。

方药:当归15g 赤芍10g 川芎10g 益母草30g 泽兰10g 肉桂5g 巴戟天10g 川牛膝10g 红花10g 丹参15g 桃仁10g 凌霄花10g 三棱10g 莪术10g 水蛭5g 7剂,水煎服,每日1剂。

三诊:2013年11月17日。Lmp:2013年11月9日。月经量较前增多,服药后无不适,舌淡红,苔薄白,脉细弦。按上述中药周期服法继续服2个月。

四诊:2014年3月10日。Lmp:2014年1月10日。现停经2个月,阴道少量流血1天,色淡红,伴腰酸,无腹痛。舌淡红,苔薄白,脉滑细。B超示宫内早孕7周,活胚。查血 β-HCG 20 514mIU/ml,P 18ng/ml。均正常,嘱绝对卧床休息,治以补肾安胎。

方药:菟丝子15g 桑寄生15g 续断15g 阿胶^{烊化}10g 杜仲15g 党参10g 白术10g 荆芥炭10g 山茱萸10g 地榆炭10g 山药15g 7剂,水煎服,每日1剂。

【按语】 患者初潮后,即开始月经不调,经中医调理结婚2年后受孕。产后月经仍不调,经量少,周期推后,未避孕1年未孕,激素检查雌激素、孕激素低下,B超符合多囊卵巢的诊断。患者素体禀赋虚弱,先天肾气不足,冲任亏损,血海不能按时满盈,肾气不充,冲任亏虚,肾精不充,卵泡成熟缺乏物质基础,肾气为卵泡排出的内在动力,肾精肾气为生殖之本。肾虚精亏,难以摄精成孕。治宜补肾养血,填精助孕。采用中药人工周期法,经后滋阴补肾填精,于补肾阴的左归丸中加入血肉有情之品如阿胶、紫河车;经中期用药注意肾中阳气,促进卵泡成熟而排出;经前期活血调经。经过2~3个月经周期调理,患者肾精充足,月经量增多,自有成熟卵泡排出,而能自然受孕。

(二)肝郁气滞型不孕

临床表现:多年不孕,月经先后不定,量时多时少,经前乳胀,胸胁不舒,少腹胀痛,精神抑郁或烦躁易怒,舌淡或黯,苔薄,脉弦。

治法:行气疏肝解郁,理血调经助孕。

方药:柴胡疏肝散加减。

柴胡 10g　郁金 10g　香附 10g　白芍 10g　枳壳 10g　当归 10g　川芎 10g　陈皮 10g　丹参 15g　白术 10g　茯苓 10g　薄荷 10g　合欢皮 10g　甘草 5g

【典型案例】

案1　陈某,女,32岁,2012年10月25日初诊。

主诉:二次胚胎停育清宫术后1年余未避孕而未孕。

刻下症:清宫术后月经按月来潮,周期6~7天/29~30天,量中等,有血块,偶伴经行腹痛。Lmp:2012年10月8日,量一般,色黯红,无明显腹痛腹胀,夹少许血块。胸部胀不适,忧郁,纳寐可,大小便调。舌质黯红,苔薄白,脉弦。

孕产史:孕2流2。分别于2010年4月、2011年8月妊娠后胚胎停育行清宫术。

辅助检查:B超示子宫肌瘤,监测排卵未见排卵。性激素检查示催乳素增高。白带常规未见明显异常。妇科检查无异常。

中医诊断:不孕症。西医诊断:继发不孕。

证属:肝郁气滞血瘀。

治法:行气疏肝,解郁调经。

方药:柴胡 10g　白芍 10g　当归 10g　川芎 10g　枳壳 10g　丹参 10g　香附 10g　小茴香 5g　薄荷 10g　延胡索 10g　益母草 30g　川楝子 10g　肉桂 3g　巴戟天 10g　补骨脂 10g　7剂,水煎服,每日1剂。

二诊:2012年11月1日。月经尚未来潮,小腹隐痛不适,乳胀乳痛减轻。纳寐可,大小便调。舌质淡红,苔薄白,脉弦细。治以行气活血,化瘀通经。

方药:桃仁 10g　红花 10g　当归 15g　白芍 12g　川芎 10g　丹参 15g　三棱 10g　莪术 10g　泽兰 10g　川牛膝 15g　全蝎 6g　凌霄花 15g　益母草 30g　卷柏 15g　肉桂 6g　巴戟天 10g　7剂,水煎服,每日1剂。

配合中成药痛经停颗粒,每次1包,一天3次。

三诊:2012年11月19日。Lmp:2012年11月8日。月经干净后在外院行宫腔镜检查,未见宫颈粘连。月经量少,色黯红,无腹痛,纳寐可,大小便调。舌质淡红,苔薄白,脉弦细。月经第12天测排卵15mm×12mm。

辨证:肾虚血瘀。

治法:滋肾养阴调经。

方药:熟地黄 15g　牡丹皮 10g　山茱萸 15g　山药 15g　当归 10g　枸杞子 15g　桑椹子 10g　白芍 15g　女贞子 15g　墨旱莲 15g　菟丝子 15g　玉竹 10g　补骨脂 15g　巴戟天 10g　石斛 10g　4剂,水煎服,每日1剂。

四诊：2013 年 3 月 10 日。停经 42 天。Lmp：2013 年 1 月 8 日。有恶心呕吐等早孕反应，无腹痛腹胀，纳寐可，大小便调。舌质淡红，苔薄白，脉滑细。B 超示宫内早孕。2013 年 11 月顺产 1 男婴。

【按语】《丹溪心法》云："求子之道，莫先调经。"《景岳全书·妇人规》云："经候不调，病皆在肾经。"排卵功能障碍的根本原因是肾精亏虚，卵子难以发育成熟，而肾阳亏虚，肝气郁结，冲任瘀滞，不能疏泄卵子正常排出，因此，在治疗上，应以补肾疏肝活血为原则。本案患者因 2 次胚胎停育后精神紧张，致催乳素升高，有排卵障碍，故治疗先宜疏肝解郁、活血化瘀治标为主，再以滋肾养阴、调补冲任治本促进卵泡发育排出，故能有子。

案 2　宋某，女，30 岁。2014 年 9 月 5 日初诊。

主诉：下腹疼痛 4 年，未避孕未孕 3 年。

刻下症：下腹及腰疼痛，呈胀痛或刺痛，经前乳胀，月经推后，行经痛甚，经量多，色黯夹血块，舌黯淡、边有瘀斑，苔薄，脉沉涩。

经孕产史：患者曾于 4 年前人工流产，此后间有下腹疼痛，间予西医抗炎，并配合中药治疗。近 3 年因未避孕未孕，多方就医，外院诊为慢性盆腔炎。因久不受孕，加之工作压力大，情绪忧郁，易惊恐，月经 30~35 日来潮 1 次，量少，色黯红，有血块。既往体健，孕 1 流 1。Lmp：2014 年 8 月 22 日。

辅助检查：妇科检查示外阴（–）；阴道畅；分泌物量中等，色白；宫颈轻糜；宫体前位，大小质正常，轻压痛；双附件增粗，轻压痛。B 超示输卵管增粗，盆腔积液。曾行输卵管通液术示双侧通而不畅。

中医诊断：不孕症。西医诊断：继发不孕。

证属：肝郁气滞血瘀。

治法：活血通络，理气止痛。

方药：柴胡 10g　当归 10g　赤芍 10g　川芎 10g　茯苓 10g　丹参 10g　枳壳 10g　桃仁 10g　红花 10g　香附 10g　乌药 10g　小茴香 10g　党参 15g　延胡索 10g　川楝子 10g　全蝎 3g　大血藤 15g　7 剂，水煎服，日 1 剂，分 2 次服。

外敷方：银花藤 30g　大血藤 30g　鸡血藤 30g　安痛藤 30g　透骨草 15g　蒲公英 15g　连翘 15g　败酱草 15g　乳香 10g　没药 10g　香附 15g　7 剂，隔水蒸透趁热外敷小腹部，日 1 剂，分 2 次外敷。

西药：依培养结果选用敏感抗生素多西环素 0.1g，静脉滴注，每天 1 次，连用 1 周，并嘱调畅情志，缓解压力。

灌肠方：大血藤 15g　淡竹叶 15g　鱼腥草 15g　败酱草 15g　蒲公英 15g　金银花 15g　连翘 15g　野菊花 15g　三棱 10g　莪术 10g　延胡索 10g　7 剂，日 1 剂，水煎 100ml 灌肠。

二诊：2014 年 9 月 15 日。患者诉小腹胀痛减轻，现为经前期，乳胀，纳可，二便尚调，舌黯淡、边有瘀斑，苔薄，脉沉涩。治以行气活血，祛瘀通经。

方药：柴胡 10g　当归 10g　赤芍 10g　川芎 10g　茯苓 10g　丹参 10g　枳壳 10g　桃仁 10g　红花 10g　香附 10g　乌药 10g　小茴香 10g　党参 15g　莪术 10g　鸡血藤 15g　水蛭 5g　川牛膝 10g　7 剂，水煎服，每日 1 剂，分 2 次温服。外敷、灌肠法同初诊。

三诊：2014 年 10 月 1 日。患者诉小腹胀痛明显减轻，经前乳胀明显好转，9 月 20 日月经如期来潮，量多夹块，6 天干净，伴腰酸、疲乏，舌黯淡、少许瘀斑，苔薄，脉沉细。治以补益脾肾,调理气血。

方药:熟地黄 15g　山药 15g　山茱萸 10g　枸杞子 10g　杜仲 15g　菟丝子 10g　当归 10g　白芍 15g　川芎 10g　党参 15g　覆盆子 10g　茯苓 10g　枳壳 10g　牡丹皮 10g　10 剂,水煎服,每日 1 剂,分 2 次温服。

四诊:2014 年 11 月 8 日。就诊诉无腹部疼痛,月经超过半月未来潮,仍乳胀,尿妊娠试验示(+),B 超示宫内孕囊 7 周,可见原始血管搏动。嘱注意休息,保持情绪舒畅。

【按语】　患者因为情志不遂、压力增大,导致肝气郁结,加之湿热之邪外袭,滞留冲任胞宫,气机不畅,瘀血内停,脉络不通,故腹痛乳胀、月经不调、不孕,治疗重在疏肝行气活血,化瘀通络,用药以"通"为要。上方丹参、当归、赤芍、川芎、桃仁、红花活血化瘀,柴胡、茯苓、枳壳、香附、乌药、小茴香疏肝理气,党参益气,延胡索、川楝子行气活血止痛,经后期予补脾肾、调气血以促进冲任调和、通盛,配合外敷、灌肠药清热解毒、活血通络止痛,内外合用,以共同达到行气血、通经络、止腹痛、疗不孕之效。

(三)痰湿阻滞型不孕

临床表现:婚久不孕,形体肥胖,经行延后,甚或闭经,带下量多,色白质黏,胸闷泛恶,面色㿠白,舌淡胖苔白腻,脉滑。

治法:燥湿化痰,理气调经助孕。

方药:苍附导痰丸加减。

苍术 10g　香附 10g　陈皮 10g　胆南星 10g　枳壳 10g　半夏 10g　川芎 10g　滑石 10g　茯苓 10g　神曲 10g

【典型案例】

陈某,女,26 岁。2011 年 3 月 1 日初诊。

主诉:月经量少、周期延后 3 年,结婚 2 年未避孕未孕。

刻下症:头晕,疲劳无力,面部痤疮明显,多毛,小便可,大便黏,面色㿠白,舌淡胖,苔白腻,脉滑。

经孕产史:患者 12 岁月经初潮,初潮后月经规律,5~7 天 /30 天,量中等,色黯红,无血块,无痛经。3 年前无明显诱因出现月经量少、周期延后,2~3 天 /40~90 天,量少,每天使用 1~2 片卫生巾,或用护垫即可,色黑,无血块,有痛经。孕 0。Lmp:2011 年 1 月 26 日,量少,色黯红,腹痛,夹少许血块。

辅助检查:B 超示双侧卵巢囊性增大,可见 15 个以上大小不等的卵泡,最大直径 6mm;基础体温呈单相;性激素六项示 T 343pmol/L,FSH 2.5IU/L,LH 24IU/L,E_2 136pmol/L;尿妊娠试验阴性。

中医诊断:不孕症。西医诊断:原发不孕,多囊卵巢综合征。

证属:脾虚痰阻冲任。

治法:健脾利湿,活血通经。

方药:党参 15g　白术 15g　怀山药 15g　茯苓 15g　泽泻 15g　车前子 15g　丹参 15g　苍术 15g　香附 10g　法半夏 10g　陈皮 10g　竹茹 10g　胆南星 10g　7 剂,水煎服,每日 1 剂。

二诊:2011 年 3 月 9 日。月经未来潮,头晕好转,面部痤疮减少,小腹隐痛,双乳胀感,苔薄白,脉滑。治以健脾利湿,活血通经。

方药:黄芪 15g　白芍 15g　当归 10g　川芎 10g　苍术 10g　香附 10g　茯苓 10g　半

夏 10g　桃仁 10g　红花 10g　路路通 10g　怀牛膝 10g　甘草 6g　7 剂,水煎服,每日 1 剂。

三诊:2011 年 3 月 25 日。Lmp:2011 年 3 月 18 日。经量稍有增多,无小腹痛、乳胀,苔薄白,脉滑。现月经干净 3 天,头晕、疲劳无力好转,白带一般,质较黏稠,大便尚调,小便可,舌淡红,苔白,脉弦滑。治以益气健脾,燥湿化痰。

方药:黄芪 15g　党参 15g　白术 15g　茯苓 15g　怀山药 15g　苍术 15g　香附 10g半夏 10g　陈皮 10g　竹茹 15g　胆南星 10g　车前子 15g　泽泻 10g　甘草 5g　7 剂,水煎服,每日 1 剂。

四诊:2011 年 4 月 5 日。患者诉服上药后头晕明显减轻,疲劳无力好转,全身轻松感,白带较前减少,质较稀,大便调,小便正常,舌淡红,苔白,脉弦滑。治以益气健脾,活血通络促卵泡排出。上方加当归 12g、川芎 10g、丹参 20g。7 剂,水煎服。

五诊:2011 年 4 月 12 日。患者诉体重减轻约 2kg,面部痤疮好转,多毛、口干好转,头晕、疲劳无力明显好转,白带量较前减少,质不黏稠,大小便调,舌淡红,苔薄白,脉弦。考虑患者经前期。治以益气健脾,活血调经。

方药:黄芪 15g　党参 15g　白术 10g　赤芍 10g　当归 10g　川芎 10g　苍术 10g　香附 10g　茯苓 10g　半夏 10g　桃仁 10g　红花 10g　路路通 10g　怀牛膝 10g　泽兰 10g泽泻 10g　丹参 10g　车前子 10g　甘草 5g　7 剂,水煎服,日 1 剂,分 2 次服。

六诊:2011 年 4 月 22 日。月经来潮第 2 天,经量较前增多,色黯红,无明显血块,无小腹痛及乳胀,头晕乏力好转,无明显头晕,大便尚调,小便可,舌质淡红,苔薄白,脉滑。嘱患者月经干净后 3 天开始服药。按中药人工周期调理:经后以健脾补气促卵泡发育为主,经间期以健脾渗湿促卵泡成熟为主,经前期以健脾利湿化痰、促卵泡排出活血调经为主。并嘱患者加强体育锻炼,控制体重,继续服药 2 个月,月经基本按时来潮,周期 35~37 天,基础体温测定见双相趋势。

七诊:2011 年 8 月 14 日。停经 53 天,查尿 HCG 阳性,血 β-HCG 8 645mIU/ml,P 36.86ng/ml,E_2 426pg/ml,B 超提示宫内早孕,可见胎心搏动。

【按语】 本案为多囊卵巢综合征,根据其症状、舌脉,证属脾虚痰湿,治以健脾利湿化痰、活血调经。患者脾虚失运,水液代谢异常,水湿内停,聚积成痰。痰湿互结,阻塞胞宫,不能经行受孕。方中党参、白术、怀山药健脾益气,茯苓、泽泻、车前子健脾利水渗湿,杜绝生痰之源,丹参入任脉,苍术、香附开郁利湿,法半夏、陈皮、竹茹、胆南星化痰祛湿,桃仁、红花活血化瘀调经。本病案按周期进行调治,促进患者排卵功能恢复,进而成功受孕。

（四）湿热瘀阻型不孕

临床特点:婚久不孕,经行后期量少,色紫有块,腹痛,带下量多,色黄,舌紫黯,或舌边有瘀点瘀斑,脉弦涩。

治则:活血化瘀,清热利湿。

方药:自拟盆炎方。

黄芪 15g　党参 15g　白术 10g　赤芍 10g　丹参 30g　桃仁 10g　红花 10g　鸡血藤 15g　大血藤 15g　三棱 10g　莪术 10g　川楝子 10g　延胡索 10g　败酱草 15g　忍冬藤 15g　全蝎 5g

【典型案例】

刘某,女,40 岁,2009 年 4 月 2 日初诊。

主诉:取环术后未避孕未孕 2 年。

刻下症:小腹隐痛,平时精神一般,纳食,夜寐尚佳,舌质黯,苔薄白,脉弦涩。

经孕产史:患者自诉 2 年前因儿子溺水身亡有生育要求取环,取环后未采取避孕措施,夫妻性生活正常,平时月经规律,25~26 天一行,5~6 天干净,量不多,色红,有血块,小腹隐痛,平时白带量多,色不黄,无外阴瘙痒及异味。孕 3 产 1 流 2 存 0。Lmp:2009 年 3 月 29 日,量多,色黯红,有血块,下腹痛。

辅助检查:妇科检查示外阴发育正常,阴道内可见中等量黄色分泌物,有异味,宫颈轻度糜烂,宫体前位,大小质正常,无压痛,双附件稍增厚,深压痛。输卵管造影示左侧输卵管部分性通畅并轻度积水,右侧输卵管基本正常;支原体检查阳性。

中医诊断:不孕症,妇人腹痛。西医诊断:继发不孕,盆腔炎性疾病后遗症。

证属:湿热瘀阻。

治法:活血化瘀,清热利湿。

方药:黄芪 15g　赤芍 10g　丹参 30g　土茯苓 15g　桃仁 10g　三棱 10g　莪术 10g　败酱草 15g　紫花地丁 10g　当归 12g　全蝎 5g　大血藤 15g　路路通 10g　地龙 10g　忍冬藤 10g　鸡矢藤 10g　14 剂,水煎服,每日 1 剂,分 2 次温服。

中药外敷腹部:大血藤 50g　鸡血藤 50g　鸡矢藤 50g　丹参 50g　乳香 15g　没药 15g　蒲公英 50g　金刚藤 50g　败酱草 50g　紫花地丁 50g　透骨草 50g　忍冬藤 50g　蒲黄 50g　14 剂,隔水蒸透趁热外敷小腹部,日 1 剂,分 2 次外敷。

西医予以抗支原体感染 1 个疗程。

二诊:2009 年 4 月 20 日。患者经前,双乳胀不适,心烦,纳寐尚可,大小便调。舌质黯红,苔薄白,脉弦。治以行气疏肝,解郁通经。

方药:柴胡 10g　白芍 10g　当归 10g　川芎 10g　枳壳 10g　丹参 10g　香附 10g　小茴香 5g　薄荷 10g　延胡索 10g　川楝子 10g　全蝎 5g　郁金 10g　大血藤 15g　7 剂,水煎服,每日 1 剂,分 2 次温服。

三诊:2009 年 4 月 30 日。月经 4 月 21 来潮,量不多,色黯红,有血块,小腹疼痛较前次月经稍减轻,精神一般,纳一般,大小便调。舌质黯红,苔薄白,脉弦细。

治法:活血化瘀,清热利湿。

方药:黄芪 15g　赤芍 10g　丹参 30g　土茯苓 15g　贝母 15g　山慈菇 15g　桃仁 10g　红花 10g　三棱 10g　莪术 10g　败酱草 15g　紫花地丁 10g　大血藤 15g　全蝎 5g　路路通 10g　薏苡仁 15g　石见穿 20g　鸡矢藤 20g　14 剂,水煎服,日 1 剂,分 2 次服。

中药外敷腹部:4 月 2 日外敷方加藿蒿 50g、地龙 10g,14 剂。复查支原体阴性。

四诊:2009 年 5 月 25 日。Lmp:2009 年 5 月 18 日,4 天干净,量不多,色黯红,有少量血块,无明显小腹疼痛,精神一般。纳一般,大小便调。舌质黯红,苔薄白,脉弦细。今日患者月经干净第 4 天,行输卵管通水术,无明显阻力,液体无反流,提示输卵管通畅。

治法:滋肾养阴,调补冲任。

方药:熟地黄 15g　牡丹皮 10g　山药 10g　制首乌 10g　菟丝子 15g　杜仲 10g　紫河车 10g　山茱萸 10g　枸杞子 10g　女贞子 10g　当归 12g　川芎 10g　五味子 10g　仙茅 10g　淫羊藿 10g　7 剂,水煎服,日 1 剂,分 2 次服。

五诊:2009 年 6 月 22 日。月经 6 月 11 日来潮,4 天干净,量不多,色黯红,有少量血块,无明显小腹疼痛,精神一般,纳一般,大小便调。舌质黯红,苔薄白,脉弦细。测排卵示右侧附件区见 18mm×16mm 大小液暗区,考虑优势卵泡。予中药促排卵和绒促性素促排卵。

中药:熟地黄 15g 牡丹皮 15g 枸杞子 15g 桑椹子 10g 紫河车 10g 阿胶^{烊化}10g 女贞子 15g 墨旱莲 15g 茺蔚子 10g 菟丝子 10g 当归 12g 巴戟天 10g 紫石英 10g 覆盆子 15g 7剂,水煎服,日1剂,分2次服。

西药:绒促性素 5 000U 肌内注射。

六诊:2009 年 7 月 23 日。停经 43 天,查尿妊娠试验阳性,B 超示宫内早孕。

【按语】 本病案患者因慢性盆腔炎输卵管积水阻塞引起不孕。慢性盆腔炎病情较顽固,难以迅速治愈。盆腔炎多为逆行感染,致病菌大多为细菌,但由于细菌耐药现象不断增加,单纯应用西药治疗本病收效往往欠佳,而采用中西医结合治疗,可使炎症逐渐消退。配合药包局部热敷,多联疗法,其效果更明显。本案患者盆腔炎性疾病所致输卵管不通,通过中西医结合治疗抓住时机使其受孕。

(丁正香)

吉林妇科名家

—— 杨宗孟 ——

杨宗孟(1927—2011),女,江西省泰和人,中国共产党党员。长春中医药大学妇科终身教授;博士研究生导师;国务院政府特殊津贴获得者;全国 500 名名老中医之一;第一、第二、第三、第四批全国老中医药专家学术经验继承工作指导老师;吉林英才奖章获得者。曾任吉林省中医药学会妇科专业委员会名誉主任委员,中华中医药学会妇科专业委员会、吉林省中医药学会及长春市中医学会理事,吉林省中医妇科专业委员会主任委员,长春市人大代表,受聘为中国名医疑难病研究所特约研究员。她的名字及业绩被收录在《华夏女名人录》《中国高级医师咨询辞典》《中国实用科技成果大辞典》《中国当代中西名医大辞典》等书中。1984 年研制出治疗月经不调、不孕症的新药"女宝",畅销全国各地及东南亚各国,成为妇科临床常用药品之一,因此获得吉林省科技进步三等奖,于 1986 年获长春市发明与革新奖,并于 1987 年获得第 36 届国际尤里卡银奖。其研制的长春毓麟丹、康乐宁等中成药成为院内制剂,仍应用于临床。

一、对不孕症的认识

杨宗孟依据"阴阳五行""分经养胎"等理论基础,根据自己多年的临床实践经验和丰富的理论及马志的影响,进行不孕不育的研究,创造性地提出"妇女疾患皆赖肾虚",尤其不孕不育症"肾中阴阳失调"为病机关键,创立了"诸证皆从肾治"的治疗原则,并予以"调整肾中阴阳"兼顾"健脾益气,养血疏肝"的具体治疗方法。月经正常是女子受孕的先决条件。《素问·上古天真论》明确指出:"女子七岁,肾气盛,齿更发长;二七而天癸至,任脉通,太冲脉盛,月事以时下,故有子。"杨宗孟认为,女性不孕主要与肾虚有关。虽临证也有肝郁、血瘀、痰湿等证,但总以肾虚为本。"肾主生殖"理论是中医藏象学说对人体生殖功能生理病理的基本认识。血是月经的物质基础,也是孕育必备的条件之一,肾所主宰的月经正常,方可有机会孕育,故"种子先调经"是治疗不孕的大法之一。不孕症是临床疑难病证,以肾虚为本,累及肝脾、气血,故临证可见肾虚、肝郁、痰湿、血瘀,使冲任、胞宫功能失调。杨宗孟注重肾的状态、功能,认为是治疗妇科疾病的基础,故补肾为大法,兼顾他脏。根据五行生克关系、脏腑之间的相互影响,在补肾、调肾的同时,又重视肝和脾的功能。肾和脾为先后天之本,肝和肾又同居下焦、乙癸同源,女子的生理特点经、带、胎、产、乳又决定了女性体质为"血不足,气有余",气即指肝气偏旺,故治疗时应注意疏肝养肝。

二、诊治思路

杨宗孟指出,治疗不孕症应"种子调经,重在补肾,补虚与祛瘀相结合"。万全在《万氏妇人科》中指出:"女子无子,多因经候不调……此调经为女子种子紧要也。"故杨宗孟强调,种子之法,莫先调经;调经之法,必先补肾。杨宗孟遵"天人合一""人身一小天地"的原理,按太极阴阳运转规律,将月经周期划分为月经后期、氤氲期、月经前期、行经期四期。治疗用药,杨宗孟在补肾的基础上,根据月经周期的生理改变分别予以不同的治疗,以调整"肾 – 天癸 – 冲任 – 胞宫"之间的动态平衡,改善神经内分泌调节功能,诱发排卵或健全黄体,名为中药人工周期,从而达到调经种子的目的。尤善将"十月分经养胎法"与临床实际相结合,应用该理论治疗早期妊娠流产(不育症)取得满意疗效;首创中药保留灌肠加灸疗神阙穴治疗带下病及输卵管不全梗阻引起的不孕症,疗效显著。

三、治疗特色

(一)免疫性不孕
【典型案例】

王某,女,29岁,已婚,营业员,2004年11月13日初诊。

主诉:婚后3年未孕,月经停闭3个月。

刻下症:患者既往月经尚正常。3年前结婚后同居未避孕至今未孕,配偶生殖功能检查未见明显异常。近1年月经周期错后,经量较前减少,经期尚可。末次月经2004年8月7日,至今未潮。无明显自觉症。舌质红绛,苔少,脉沉弦细无力。形体中等,面色潮红,自动体位,查体合作。

辅助检查:妇科检查未见异常。实验室检查(-),免疫性检查(-),抗卵巢抗体(+)。B超提示子宫前位,大小为5.7cm×4.0cm×3.5cm,子宫内膜回声清晰厚0.7cm,左侧卵巢大小3.3cm×2.6cm,右侧卵巢大小3.0cm×2.3cm。

中医诊断:不孕症(肝肾阴虚证),月经后期。西医诊断:原发不孕,月经不调。

证属:肝肾阴虚,精血亏少,不能摄精成孕。

治法:滋养肝肾,调经种子。

方药:柏子仁15g 卷柏15g 牛膝15g 车前子15g 续断15g 泽兰叶15g 熟地黄25g 当归15g 生地黄25g 枸杞子25g 沙参25g 麦冬25g 桑枝30g 白芍15g 鸡血藤50g 甘草10g 6剂,水煎服。

同时给予黄体酮引经。20mg/次,1次/d,肌内注射,连续5天。进行BBT监测。

二诊:2004年12月2日。停孕酮后,月经于11月21日来潮,量少,色鲜红,无明显腰腹痛,持续6天净。现净后5天,无性交,带下不多。舌质红,苔薄,脉弦滑细。

方药:守前法,上方继服 6 剂。

进行输卵管通水术:注入药液 20ml,无阻力,无反流。

三诊:2004 年 12 月 8 日。服药后无明显不适。现为月经周期的 18 天,为经前期。舌质红,少苔,脉沉弦细。BBT 无明显上升。

方药:于上方去沙参、麦冬,加仙茅 15g、淫羊藿 15g,阴中补阳,再服 6 剂。

四诊:2004 年 12 月 18 日。月经周期第 28 天,月经尚未来潮,自觉乳房胀痛,小腹坠胀。舌红,少苔,脉弦滑细。BBT 上升 7 天。

方药:柏子仁 15g　卷柏 15g　牛膝 15g　车前 15g　泽兰叶 15g　熟地黄 25g　当归 15g　桑枝 30g　淫羊藿 15g　桃仁 15g　莪术 15g　鸡血藤 50g　甘草 10g　再服 6 剂停药,等待月经来潮。

五诊:2004 年 12 月 28 日。月经于 12 月 26 日自行来潮,周期 35 天,经量较前增多,色黯红,质稍稠,持续今日未净,伴腹痛轻微。余无不适症状。考虑月经延后来迟,但未用孕激素能够自行来潮,量、色、质均可。按上法继续治疗。

4 个月后,抗卵巢抗体转阴性,月经病愈。追踪随诊,患者 10 个月后妊娠。

【按语】　本证患者为抗卵巢抗体阳性。引起抗卵巢抗体阳性的原因是多方的、复杂的。抗卵巢抗体的产生可影响卵巢功能和卵泡的发育,导致卵巢早衰、卵泡发育不良、月经不调,甚至不排卵产生抗生育效应而导致不孕。抗卵巢抗体阳性属自身免疫性疾病,无论何种原因引起抗卵巢抗体阳性,均可使卵巢组织遭到破坏,失去正常的生理功能。临床上常表现为无排卵月经。西医治疗本证常采用人工周期,或抑制免疫功能,或诱发排卵等。杨宗孟采用中医辨证治疗该病,以脾肾阳虚或肝肾阴虚为主。本证患者为肝肾阴虚,精血不足,胞宫不能按时满盈,至期无血可下,舌脉为阴虚血热之征。故杨宗孟采用柏子仁丸合一贯煎为主方加减,滋肾养肝,按照胞宫的藏泻规律行中药人工周期治疗,收到较好疗效。方中生地黄、熟地黄滋养肾阴,清解血热;麦冬、沙参养阴清热;枸杞子、续断滋肝补肾;柏子仁养心安神;卷柏、泽兰叶活血通经;当归、白芍补血养血;桑枝祛风通络,药理研究证实其对淋巴细胞转化率低下的患者,有一定治疗作用;牛膝、车前子补肾活血渗利,引血下行;鸡血藤养血活血;甘草调和诸药。全方合用,共奏滋养肝肾、补血调经之功。本证患者治疗 4 个月后,抗卵巢抗体转阴,虽未能近期受孕,但月经恢复正常是孕育的基础,而且中药治疗抗卵巢抗体阳性是改善卵巢功能的又一有效方法,值得进一步探究。

(二)排卵障碍性不孕

【典型案例】

史某,女,26 岁,已婚,幼师。1995 年 3 月 6 日初诊。

主诉:月经不调 1 年余,结婚 1 年余未孕。

刻下症:月经初潮 15 岁,周期 16~20 天,经期 7 天,量多,色深红,血块(±),痛经(+),近 1 年来上述诸症尤显。1994 年 2 月结婚,婚后同居未避孕至今未孕。3 月 4 日来潮,周期 16 天,量多,色红,有小血块,伴小腹痛,腰痛,现来潮 3 天未净;平素带下量多、色黄、质黏有味,食纳可,睡眠多梦,二便和。舌红尖赤,苔薄白,脉滑略数。

辅助检查:妇科检查示外阴已婚未产型,阴道畅,分泌物血性如月经样,少量;宫颈Ⅲ度糜烂,肥大;宫体前位,稍小,质硬,活动差;附件(-)。血常规:血红蛋白 9g/L。凝血功能正常。B 超示子宫前位,大小为 7.3cm×5.4cm×4.1cm,内膜厚 6.3cm,左侧卵巢大小为

3.6cm×2.9cm×2.6cm,右侧卵巢大小为 3.7cm×2.9cm×2.5cm。

中医诊断:不孕症(肝肾阴虚证),崩漏。西医诊断:原发不孕,功能失调性子宫出血(简称功血),继发性贫血,慢性宫颈炎(Ⅲ度糜烂)。

证属:肝肾阴虚,冲任失调。

治法:滋养肝肾,养血调经,摄精助孕。

方药:女贞子 50g　墨旱莲 25g　黄芩 15g　荆芥穗 15g　茜草 10g　白芍 25g　乌梅 15g　地榆 50g　生地黄 25g　侧柏叶 20g　甘草 10g　4 剂,水煎服。

给予维生素 C、维生素 B_1、维生素 E,常规口服;建议口服硫酸亚铁片。监测 BBT。

二诊:1995 年 3 月 24 日。月经 3 月 4 日来潮,持续不净,服上方后于 3 月 10 日阴道流血干净,净后 10 天后 3 月 21 日再次来潮,量不多,色黑红,无块,经行不畅,伴小腹痛甚。舌淡红,苔薄白,脉沉弦细无力。

方药:膈下逐瘀汤加味。

桃仁 10g　延胡索 10g　牡丹皮 10g　五灵脂 10g　川芎 10g　肉桂 10g　赤芍 10g　益母草 25g　艾叶炭 10g　鸡血藤 25g　甘草 10g　6 剂,水煎服。

三诊:1995 年 4 月 3 日。服药后阴道流血量减少,但未净,色深红,质黏稠;昨日腹痛,今日痛缓。舌红尖赤,苔少薄白,脉沉弦细略滑。

方药:原方 4 剂水煎服。

黄体酮,20mg,日 1 次,肌内注射,连用 5 天。

四诊:1995 年 4 月 9 日。阴道流血量减少,黄体酮撤退后 2 天,阴道流血未见增多。舌淡红,苔薄白,脉弦滑较细。

方药:当归 25g　川芎 10g　牛膝 15g　肉桂 10g　益母草 50g　赤芍 15g　香附 15g　乌药 15g　2 剂,水煎服。

复方新诺明,0.5mg×30 片,2 片,日 2 次,口服。

五诊:1995 年 5 月 20 日。黄体酮停药 5 天后阴道流血量增多,色鲜红,血块(+),腹痛轻微,持续 6 天净。净后于 5 月 15 日经血再次来潮,量中等,持续至今已 5 天尚未净,色黑红,无块,经前 2 天小腹胀痛甚剧,两乳胀痛,经行痛缓,BBT 无排卵迹象。舌红尖赤,苔少薄黄,脉弦滑较细无力。

方药:女贞子 50g　墨旱莲 25g　黄芩 15g　荆芥穗 15g　当归 15g　白芍 25g　生地黄 25g　山药 25g　乌梅 15g　地榆 50g　甘草 10g　6 剂,水煎服。

同时结合西药乙烯雌酚 1mg,日 1 次,睡前服,从今晚开始连服 21 天,服至第 17 天时加用黄体酮,用法同前。

口服维生素 C、维生素 E、维生素 B_1、维生素 B_6,按说明书服用。

嘱其月经干净后 3~7 天,前来行宫颈烧烙术治疗。夫妇双方检查支原体和性激素六项。

1995 年 5 月 31 日检查结果:抗精子抗体:血清(−)、宫颈黏液(−);解脲支原体:尿道(−)、白带(−)、宫颈(−)。月经周期 15 天,性激素六项:FSH 20.3IU/L,LH 23.3IU/L,LH/FSH>1.14,PRL 5.0mIU/L,E_2 62.1pmol/L,P 3.1nmol/L,T 96.5nmol/L。

1995 年 6 月 5 日。患者于 5 月 22 日经净,并于 5 月 26 日行宫颈糜烂烧烙术,术后阴道水样分泌物量多;现处于月经周期第 20 天,BBT 无排卵迹象。宫颈烧烙术后,第一次前来复查上药。

六诊:1995 年 7 月 7 日。Lmp:1995 年 5 月 15 日。现处于周期第 53 天,尚未来潮,查看 BBT 无明显排卵迹象。近 3~4 天时感小腹坠痛,发胀,腰酸痛,两乳胀疼,口干渴,喜冷饮,带下中时夹血色。舌红尖赤,苔薄白,脉弦滑较大无力。

辅助检查:妇科检查示宫颈表面炭化结痂已脱落,创面愈合良好;余未见异常。复查超声示子宫前位,大小为 7.0cm×5.3cm×4.0cm,内膜厚 11.3cm,左侧卵巢大小为 3.5cm×2.9cm×2.5cm,右侧卵巢大小为 3.5cm×3.0cm×2.4cm。

方药:当归 15g 川芎 10g 香附 15g 郁金 15g 香橼 15g 麦芽 50g 白芍 25g 牛膝 15g 车前子 15g 肉桂 10g 益母草 50g 白术 15g 茯苓 25g 甘草 10g 4 剂,水煎服。

黄体酮 20mg×5 支,20mg,1 次 /d,肌内注射。

七诊:1995 年 9 月 27 日。患者中断治疗约 2 个月,月经自然来潮 2 次,周期仍大于 35 天。末次月经 8 月 25 日。现为月经周期第 28 天,查看 BBT 上升 5 天,无明显不适。舌质红,苔薄,脉弦滑细。

给予女宝 3 盒,3 粒每次,每日 3 次,口服。

告知月经来潮前来行诊刮术。

八诊:1995 年 10 月 12 日。月经于 10 月 5 日来潮,来潮后 3 小时在常规消毒下行诊刮术。诊刮术后经血量减少,持续至今尚未净,质稀如水,宫内膜病理报告为子宫内膜分泌反应差。舌淡红,苔薄白,脉弦滑较细无力。复查血常规:血红蛋白 11.6g/L。

方药:女贞子 50g 墨旱莲 25g 黄芩 15g 熟地黄 25g 菟丝子 20g 白芍 25g 枸杞子 15g 五味子 15g 生地黄 25g 茺蔚子 15g 香附 10g 鸡血藤 25g 甘草 10g 6 剂,水煎服。

九诊:1995 年 10 月 25 日。月经 10 月 5 日来潮后,经量不多,持续 8 天方净。现为月经周期第 20 天,查看 BBT 有排卵迹象,体温上升 3 天,但幅度不高。患者无明显自觉症状。舌质淡红,苔薄,脉弦滑而细。

方药:女贞子 50g 墨旱莲 25g 牡丹皮 10g 熟地黄 25g 当归 15g 白芍 25g 枸杞子 15g 淫羊藿 15g 巴戟天 15g 紫石英 15g 益母草 15g 川牛膝 15g 香附 10g 鸡血藤 25g 甘草 10g 6 剂,水煎服。

十诊:1996 年 5 月 14 日。患者同法中药调理 3 个月经周期,月经恢复正常,停药备孕。末次月经 3 月 30 日,行后至今未行,两乳胀痛 1 周,伴恶心,不欲食,小腹胀痛,择食厌食,尿频,大便和。舌红,苔少薄白,脉弦滑较细和缓。

辅助检查:B 超示子宫增大,宫腔内可探及胎囊 19×17mm³,胎芽(−)。患者恐怕流产,要求保胎治疗。

方药:当归 15g 白芍 25g 熟地黄 25g 山药 20g 白术 15g 黄芩 15g 菟丝子 20g 桑寄生 25g 川断 15g 姜半夏 10g 陈皮 10g 甘草 10g 4 剂,水煎服。

【按语】 不孕症是妇科常见疑难杂病,排卵障碍亦是女性不孕最常见的两大原因之一。排卵障碍包括功血、多囊卵巢综合征等无排卵疾病,亦有有排卵但排出之卵子质量低下或功能不足,难以精卵结合而成孕,或孕后发生胎停育及流产而致不孕。而崩漏相当于无排卵功血,出现周期紊乱、经量或多或少、经期长短不一等症状,月事不调,故无子。

杨宗孟治疗排卵障碍性不孕,常以中药人工周期为主,调经恢复自主排卵以恢复生殖功能,正如《万氏妇人科》所云"女子无子,多因经候不调……此调经为女子种子紧要也"。该患者为排卵障碍同时合并宫颈重度炎症,初诊正属经血非时而下,以"塞流"止血为主;二诊病情复发,未至经期又非时而下,且伴痛经,故急则治标,以膈下逐瘀汤为主加减;三诊、四诊时考虑患者月经紊乱严重,反复出血,故孕酮撤退出血,重建月经周期,同时配合中药引血下行,使胞宫内容物彻底清除,达到"药物刮宫"的目的,并予抗生素预防治疗子宫内膜炎等感染性疾患;五诊时为使月经周期规律以治疗宫颈炎症,予雌激素控制月经周期,同时给予中药人工周期滋补肝肾、养血调经,调理卵巢功能以助恢复排卵;七诊考虑患者子宫内膜增生厚度已达行经标准,基础体温又无排卵迹象,若待自行来潮,恐其量多且难以自行停止,故再予孕酮引经,同时予中药理气活血通经。患者经过中药调理3个月,月经恢复正常试孕,十诊时确定已受孕,但患者有小腹胀痛,唯恐流产要求保胎治疗,故给予补肾养血,理气安胎治疗,经追踪患者足月分娩。

(三)盆腔炎性不孕

【典型案例】

齐某,女,30岁,工人,已婚。2007年12月20日初诊。

主诉:未避孕2年未孕,腰酸腹痛反复发作1年。

刻下症:小腹胀痛,腰酸,带下量多,色黄,质黏稠,胸闷纳呆,二便和,睡眠佳。舌质红,苔黄白而腻,脉弦滑。

月经史:患者既往月经正常。Lmp:2007年12月10日,持续5天净。现净后5天。

孕产史:2003年5月结婚,2004年10月孕50天因口服感冒药行人工流产术,术后带环避孕至2005年11月,后取环计划妊娠,至今未孕。

辅助检查:妇科检查示外阴已婚已产型;阴道畅;宫颈光滑;宫体后位,常大常硬,活动受限,压痛(+);左侧附件未触及,右侧附件触及条索状增厚,压痛(+),分泌物量多,色黄,质黏稠。B超检查示子宫后位,大小为6.9cm×4.4cm×3.5cm,内膜线回声欠规则、厚0.4cm,子宫直肠陷凹见液性暗区,最深直径3.2cm。2个月前曾在我院行输卵管通水术,结果欠通畅。

中医诊断:妇人腹痛,不孕症(湿热瘀结证)。西医诊断:慢性盆腔炎,继发不孕。

证属:湿热下注,瘀阻胞脉、冲任。

治法:清热利湿,活血止痛,化瘀助孕。

(1)方药:丹参25g　丹皮15g　赤芍15g　知母10g　黄柏10g　三棱15g　莪术15g　败酱草25g　薏苡仁25g　牛膝15g　车前子15g　蜈蚣2条　土鳖虫10g　鸡血藤50g
6剂,水煎灌肠。连续2周。

(2)神阙穴敷药:三虫散,盐水调敷。

(3)配合TDP治疗仪灸疗神阙穴。

(4)盆腔炎丸,6粒,日3次,口服。

二诊:2008年1月17日。月经于2008年1月8日来潮,量色可,有血块,伴经行腹痛,持续5天净。现净后4天,自述腰酸腹痛较前减轻,带下量减少,余症明显好转。舌质黯红,苔黄白,脉弦滑略细。

治疗:①继续上法治疗1个月经周期;②口服药暂停治疗。

三诊:2008年2月15日。2008年2月7日月经来潮,量色正常,经行腹痛较前减轻,经血持续5天净。现净后3天。已经无明显腰腹痛,分泌物少量,白黏。舌质淡红,苔薄,脉弦。行B超检查显示子宫后位,6.8cm×4.3cm×3.5cm大小,内膜厚约0.3cm,子宫直肠陷凹见液性暗区深1.2cm×0.7cm。

治疗：①行通水术。在常规无菌消毒下注入药液 20ml，稍有阻力，无反流。②抗生素预防感染。③继用前法治疗。

四诊：2008 年 3 月 20 日。月经于 3 月 10 日来潮，量色正常。无明显不适。经期 6 天。现净后 4 天。无性交，带下不多。舌质淡红，苔薄，脉弦滑。

治疗：①再次行输卵管通水术，结果通畅；②嘱患者停止中药内服及外治，准备孕育。

患者治疗 3 个月经周期，诸症消失。于 2008 年 7 月因停经来诊，查尿妊娠试验（＋），B 超显示宫腔内见一妊囊。2009 年 3 月孕足月分娩一男婴。

【按语】　中医古籍并无盆腔炎的病名，但根据其发病特点可归属于"癥瘕""妇人腹痛""不孕""带下""热入血室"等病证范畴。如《金匮要略·妇人杂病脉证并治》说："妇人腹中诸疾痛，当归芍药散主之。"该病临床证型复杂，常见的有湿热瘀结、寒湿凝滞、气滞血瘀、湿毒壅盛等，尤以湿热瘀结最为多见。常因经行、产后调摄不当、房事不洁或体虚感染外邪，湿热蕴于胞宫胞络，日久则邪与血结，阻碍气机，冲任气血运行不畅，瘀阻胞脉，不通则痛，发为本病，甚则日渐而成癥瘕。《景岳全书·妇人规》曰："瘀血留滞作癥，唯妇人有之，其证则或由经期，或由产后，凡内伤生冷，或外受风寒，或恚怒伤肝，气逆而血留……总由血动之时，余血未净，而一有所逆，则留滞日积，而渐以成癥矣。"湿热下注，则带下量多，色黄，质黏稠；湿热瘀结内伤，则胸闷纳呆。

不孕症是妇科常见疑难杂病，输卵管阻塞是女性不孕最常见的两大原因之一，输卵管炎症是导致输卵管不通的主要病因。而慢性盆腔炎因其病程迁延，病原体毒力不强，甚至难以检测出病原体，因此慢性盆腔炎的治疗是一个较为棘手的问题。现代医学抗生素治疗有一定疗效，但长期使用可产生耐药性且副作用大，且抗生素对控制盆腔炎急性期敏感细菌感染较为有效，对于慢性盆腔炎症，由于组织增生、粘连，局部循环障碍，难于渗入局部发挥作用，从而对消除炎症浸润之纤维组织和结缔组织效果较差，且抗生素不具备缓解粘连及止痛作用。中医药治疗慢性盆腔炎有独特的优势与良好的治疗效果，但由于慢性盆腔炎往往病程长，耗伤正气，缠绵难愈，长期口服药物治疗则患者难以接受和坚持。

杨宗孟治疗输卵管性不孕，常以消炎通管为主，以恢复输卵管的生殖功能，既有全身用药，亦常常采用输卵管通水，保留通液等治疗。选用庆大霉素等抗生素，以及蛋白溶解酶、地塞米松等药物加入注射用水，通过双腔管注入宫腔以疏通输卵管的粘连、闭塞。在中医药治疗的基础上，杨宗孟创立中药保留灌肠加灸疗神阙穴法治疗，使药效能渗透直肠壁直达盆腔病灶，局部药液浓度增高，作用部位集中，同时加入灸疗的温热刺激，使"血得热则行"，促进血液循环，改善组织营养，降低毛细血管通透性，减少炎症渗出，有利于抑制结缔组织增生和促进包块吸收，解除局部组织粘连，达到治疗目的。

对于湿热瘀阻证，杨宗孟常选用张锡纯活络效灵丹加减。丹参、丹皮、赤芍等凉血活血，逐瘀止痛；败酱、薏苡仁、知母、黄柏等清热利湿，泻火解毒；三棱、莪术、蜈蚣、土鳖虫等活血化瘀，软坚散结；牛膝"走而能补，性善下行"；鸡血藤活血养血。诸药相配伍，能清热利湿，活血祛瘀，消痈止痛。现代药理研究显示，清热利湿类药配伍解毒化瘀类药对慢性增殖性炎症有明显抑菌作用，并能改善微循环，降低炎症区毛细血管通透性，减少炎症渗出，抑制结缔组织增生，加强炎性物的软化吸收，并有明显的解热镇痛作用，从而使临床症状和体征得到明显改善。

（凌　霞）

—— 董克勤 ——

董克勤,女,1940 年生于吉林省长春市,1965 年毕业于长春中医学院(现长春中医药大学),主任医师,博士研究生导师,国家名中医,吉林省名中医。2010 年被国家中医药管理局确定为首批全国名老中医药专家传承工作室建设项目专家。第五批全国老中医药专家学术经验继承工作指导老师。历任吉林省暨长春市中医学会妇科专业委员会副主任委员;吉林省妇联三届执行委员;省新药评审委员;历任全国中西医结合妇科学会理事;全国中医药学会中医药临床疗效评价委员会委员;国家中医药科技进步奖评委。董克勤业医 50 余载,潜心从事中医妇科的临床、科研、教学工作。曾研制"妇炎康""潮安""治糜灵栓""坤净栓"等多项科研成果,对中医妇科临床积累了丰富的经验,尤其在女性不孕症的治疗方面很有特色,临证思路清晰,辨证施治得法。

一、对不孕症的认识

中医古籍《素问》提到:"女子七岁,肾气盛……二七而天癸至,任脉通,太冲脉盛,月事以时下,故有子。""天癸"源自先天肾气,由后天脾胃调养,是促使女性发育的一种物质,因此必须要有充足的肾气,方能有正常的月事与良好的生殖能力。父母的精血实际上是怀孕的根本,怀孕必须建立在"阳精溢泻而不竭,阴血时下而不愆"的基础上,指的就是男子之精需源源不断,女子月经须按时而下;而《周易》提到"男女胥悦,阴阳交通",则是指情绪需要放松且愉悦;这些条件同时满足,阴阳交媾,精血和凝而能顺利受孕。

不孕症病因:朱震亨曰:"人之育胎,阳精之施也,阴血能摄之,精成其子,血成其胞,胎孕乃成。"不孕原因,仍不外虚实两端,虚者有肾虚、血虚、脾虚,实者有肝郁、血热和痰湿等,但总以肾气虚、气血不足,不能摄精成孕者为多。

二、诊治思路

对于不孕症的诊治,董克勤认为,受孕的基本条件应具备肾中精气旺盛,天癸充盛,冲任通盛,阴阳交媾,两精相搏,子宫摄受,温煦育麟。朱震亨曰:"妇人久无子者,冲任脉中伏热也。夫不孕由于血少,血少则热,其原必起于真阴不足。"胎之源于男女之精凝结而成,女精之要者为肾精,"经血源于肾""肾主生殖""肾荫胎"。董克勤治疗不孕的基本思路,尊"种子必先调经,经调自能成孕"医训,"种子之法,即在调经之中"(《女科要旨》),针对各种原因所致的不孕都有不同的中医治疗方法。

排卵障碍及黄体功能不全,这种原因引起的不孕,多继发于反复流产之后。临床症状多表现为肾虚,有月经稀发、闭经、月经周期缩短等月经不调表现。对此,可采用中药人工周期疗法。目前,各家医院采用中药人工周期疗法的原则与药物选择原则虽不尽相同,但多结合月经周期中不同时期的阴阳转化、消长规律,遵循滋肾养血、活血化瘀、补肾的原则。

输卵管阻塞原因引起的不孕,多继发于盆腔炎、子宫内膜异位症、盆腔手术后,临床表现为腹痛、白带过多、痛经等,在治疗之前,应做子宫输卵管碘油造影术,以了解子宫、输卵管形态及输卵管堵塞位置、程度。对这种情况,中医多采用综合疗法,口服桂枝茯苓胶囊、血府逐瘀胶囊,结合中药灌肠、离子导入、宫腔注药等方法,一般需治疗 3~6 个月经周期。

免疫性不孕,如月经周期、排卵、黄体功能、输卵管检查均正常,男方精液常规亦无异常,仍不能受孕者,需考虑是否存在免疫因素。近年来以中医药为主,治疗免疫性不孕的研究逐渐增多,主要方法是根据症状辨证治疗,采用补肾活血、补肾利湿、化湿解毒等药物。半年内,同房时应使用避孕套。

三、诊治特色

对于不孕症的治疗,董克勤认为"求子之道,首先调经"是重要法则。辨证重点在肾,肾的盛衰与不孕症有着密切的关系。只有肾中精血充足才能摄精成孕,保护氤氲之气,才有生身之机。临床结合中西医生理观点,以月经周期疗法配合基础体温表,正确辨证用药,疗效更为显著。

一般分为经后期、排卵期、经前期、经行期4个阶段。月经后期血海空虚,肾精渐长,治以滋肾,又因精血同源,兼以养肝健脾补血,调补肾阴以促内膜生长为主。方选左归丸。排卵期又称"氤氲期""的候",卵泡渐趋成熟,肾中阴阳转化,胞宫气血变化急聚之时,故滋肾阴佐以活血通络之品,以候气血调畅,百脉既济,以助肾阳蒸腾,生"乐育之气",方选归肾丸合五子衍宗丸。经前期肾中阳盛阴泌,水荫木旺,肝气疏泄以使经水如候。此期应温肾助阳以助肝气条达,方选右归丸合寿胎丸。经行期血以通畅下行为顺,治宜和血调经,因势利导,仍需滋肾益肾,以防血下伤阴,方选桃红四物汤加减。

本病治疗还需针对诸症当从寒、热、虚、实辨证立法。虚者补益气血,温补肝肾,以养冲任;实者以化痰除湿,疏肝解郁,化瘀破结;寒者宜温经散寒;湿热者以清热利湿。"治病必求其本",总以病除气血畅通,阴阳调和,月经正常,方能摄精受孕。除此之外,尚需情志舒畅,房事有节,起居劳逸,且必须安定患者情绪,使其对治疗充满信心。

【典型案例】

案1 马某,女,35岁。初诊:2011年9月23日。

主诉:结婚4年,人工流产1次,而后未采取避孕措施,未受孕。

刻下症:本次月经持续5天干净,量少,色淡红,伴小腹坠痛及腰酸腿软、发凉,双膝冷痛,手足不温,大便溏泄。舌质淡红,苔薄白,脉沉弱。

月经史:患者平素月经规律,15岁初潮,5天/30天。Lmp:2011年9月4日。

中医诊断:不孕症。西医诊断:继发不孕。

证属:肾阳亏虚。

治法:温补肾阳,暖宫填冲。

方药:淫羊藿15g 仙茅25g 巴戟天15g 山茱萸20g 枸杞子25g 当归15g 白芍25g 川芎10g 山药25g 附子15g 熟地黄25g 甘草10g 6剂,水煎服。

二诊:2011年9月30日。服中药6剂后,患者腰酸腿软、双膝冷痛,手足不温、便溏等症状缓解,上方继服6剂。

三诊:2011年10月12日。Lmp:2011年10月3日。月经量明显增多,色鲜红,仍觉小腹坠痛及腰酸痛,双膝冷痛及手足不温、便溏症状消失。上方去附子、山药,加香附15g以活血行气止痛,杜仲15g、牛膝10g以强健腰膝。再投10剂。

四诊:2011年11月10日。服药后患者诸症消失。Lmp:2011年11月3日,量正常,稍感小腹坠痛,无腰酸等症。给予补肾调经之中药。

方药:当归 15g 白芍 25g 山药 25g 女贞子 15g 枸杞子 20g 元肉 15g 山茱萸 20g 熟地黄 25g 菟丝子 20g 覆盆子 15g 桑椹子 10g 甘草 10g 6 剂,水煎服。

五诊:2012 年 1 月 21 日。Lmp:2011 年 12 月 3 日。患者已停经 49 天,验尿妊娠试验(+)。彩超示子宫稍大,宫内可见胎囊大小约 3.5cm×1.6cm,可见胎芽,胎心(+)。提示早孕。嘱患者注意休息,饮食富于营养,避免劳累及剧烈运动。于 2012 年 8 月 8 日剖宫产一健康男婴。

【按语】 肾阳不足,命门火衰,不能化气行水,寒湿滞于冲任,湿壅胞脉不能摄精成孕。方中淫羊藿、仙茅、巴戟天温补肾阳,暖宫益冲;山茱萸温肾固精,枸杞子益肾和阴,使阳得阴化而化生。方药相互为用,以建奇功。

案 2 刘某,女,21 岁。初诊:2010 年 3 月 7 日。

主诉:结婚 3 年未避孕而未孕。

刻下症:本次月经持续 7 天干净,月经量少,色红,质黏,伴少腹坠痛,面色潮红,头晕目眩,腰酸腿软,夜间盗汗,小便短少,大便干。舌质红,苔少,脉弦细。

月经史:患者平素月经规律,14 岁初潮,7 天 /28~35 天。Lmp:2010 年 2 月 28 日。

辅助检查:2010 年 3 月 7 日子宫附件彩超示子宫前位,4.2cm×4.0cm×3.3cm,内膜厚0.7cm,右侧卵巢 3.2cm×2.3cm 大小,左侧卵巢 2.8cm×2.2cm 大小,内见多个无回声区,最大的 0.7cm×0.5cm。2010 年 1 月 13 日妇科内分泌六项结果回报 P 偏低,E_2 偏低。

中医诊断:不孕症。西医诊断:原发不孕。

证属:肾阴亏虚。

治法:滋补肾阴,填补精血。

方药:熟地黄 25g 山药 25g 山茱萸 20g 枸杞子 25g 牛膝 10g 菟丝子 20g 女贞子 15g 墨旱莲 15g 鹿角胶烊化 10g 龟甲胶烊化 10g 益母草 30g 甘草 10g 共 10 剂,水煎服。

二诊:2010 年 4 月 15 日。患者月经于 2010 年 3 月 30 日,量不多,色鲜红。面色潮红、头晕目眩、腰酸腿软等症状缓解,夜间盗汗消失,二便正常。继续给予上方 10 剂水煎服。同时嘱患者服维生素 B_6、维生素 E 与中药同服。

三诊:2010 年 5 月 9 日。患者月经于 2010 年 5 月 2 日来潮,量较前增多,其他不适症状消失。嘱患者服用调经促孕丸 3 个月,维生素 B_6、维生素 E 继续服用。

四诊:2010 年 9 月 12 日。Lmp:2010 年 8 月 2 日。现月经过期 10 天,尿妊娠试验阳性。子宫附件彩超提示宫内可见一妊娠囊直径 2.3cm 大小,未见胎心及胎芽。预产期 2011 年 5月 9 日。于 2011 年 5 月 4 日顺产一女婴。

【按语】 肾阴不足,精血亏损,胞失滋润,甚或阴虚火旺,血海蕴热,冲任失调,以致不能摄精成孕。方中熟地黄滋补阴血、补益肾精;山茱萸益肾固精;山药健脾益气;女贞子、墨旱莲、枸杞子、菟丝子滋补肾精,化生精血;龟甲胶滋补精髓,助熟地黄滋阴;鹿角胶补阳,阳能化阴;牛膝益肝肾,强筋骨,壮腰膝;益母草活血化瘀通经。若阴亏甚者,加龟甲、鳖甲,以滋补肾阴;若精血亏者,加桑椹子、玉竹、何首乌以滋补阴血;若五心烦热者,加地骨皮、银柴胡以退虚热;若盗汗者,加五味子敛阴止汗。

案 3 刘某,女,25 岁。初诊:2010 年 10 月 21 日。

主诉:结婚 3 年未避孕而未孕。

刻下症:本次月经持续 6 天干净,月经量少,色黯红,形体肥胖,倦怠乏力,精神抑郁,肢体困重,胸中烦闷。舌质淡,苔白厚腻,脉弦滑。

月经史:患者平素月经不规律,13 岁初潮,7 天 /30 天 ~ 半年。Lmp:2010 年 10 月 8 日。

中医诊断:不孕症。西医诊断:原发不孕。

证属:肝郁脾虚,痰湿内停。

治法:疏肝理脾,燥湿化痰。

方药:柴胡 7.5g 白芍 25g 茯苓 25g 白术 15g 半夏 10g 胆南星 3g 陈皮 15g 党参 25g 山药 25g 黄芪 30g 石菖蒲 10g 甘草 10g 共 5 剂,水煎服。

二诊:2010 年 10 月 28 日。服中药后,困倦乏力症状缓解。2010 年 10 月 22 日子宫附件彩超提示子宫前位,4.3cm×3.8cm×3.4cm,内膜厚 7mm,双侧附件未见异常。继续给予上方 10 剂,水煎服。

三诊:2010 年 12 月 5 日。患者服中药后月经于 2010 年 11 月 24 日来潮,量中等,胸中烦闷、肢体困重症状消失。给予逍遥丸及调经促孕丸,日 2 次口服,维生素 E 口服。连服 3 个月。

四诊:2011 年 3 月 13 日。患者服药后月经按月规律来潮,诸症消失,心情转好。继续给予调经促孕丸调理。

五诊:2011 年 7 月 2 日。Lmp:2011 年 4 月 10 日。现停经近 3 个月,尿妊娠试验阳性。子宫附件彩超提示子宫增大,宫内可见一胎儿,双顶径(BPD)2.8cm,冠 – 臀长(CRL)3.8cm,胎心阳性,脊柱连续,颅骨发育完整。前壁胎盘。推算预产期为 2011 年 1 月 17 日。于 2011 年 1 月 16 日剖宫产一健康男婴。

【按语】《景岳全书》云:"痰之化无不在脾,而痰之本无不在肾。"脾肾素虚,水湿难化,聚湿成痰,痰阻冲任,脂膜壅塞,遮隔子宫,不能摄精成孕。痰湿内阻,气机不畅,则经行推后或停闭;痰湿下注则带多质稠;痰湿之体多体肥而面色㿠白;痰湿中阻,故呕恶胸闷;痰湿上蒙清阳则头晕、心悸。苔白腻,脉滑,均为痰湿内阻之征。董克勤常用启宫丸或苍附导痰丸加减,以活血化瘀、燥湿利水。

案 4 梁某,女,37 岁。初诊:2009 年 8 月 24 日。

主诉:近 8 年未避孕而未孕。

刻下症:月经量少 1 年,色淡,无腰酸腹痛,不伴有头痛。伴心烦易怒,乳房及胸胁胀痛,但未挤出乳汁。舌质淡红,苔薄黄,脉弦细无力。

月经史:14 岁初潮,3~14 天 /20~60 天。Lmp:2009 年 8 月 20 日。

孕产史:孕 1 产 0 流 1,2001 年曾行无痛人工流产 1 次。

辅助检查:2008 年曾检查 PRL 高达 2 000mIU/L,服溴隐亭 8 个月后 PRL 降至 400mIU/L(70mIU/L< 正常值 <566mIU/L),2008 年 12 月磁共振检查示空蝶鞍及垂体正常。

中医诊断:不孕症,月经量少,月经先后不定期。西医诊断:继发不孕,月经不调。

证属:肾虚肝郁。

治法:补肾疏肝,调经促孕。

方药:瓜蒌 25g 石斛 25g 牛膝 15g 当归 15g 白芍 25g 山药 25g 丹皮 15g 山茱萸 20g 茯苓 25g 柴胡 15g 白术 15g 香附 15g 郁金 15g 益母草 30g 甘草 10g 共 10 剂,水煎服。

二诊:2009 年 9 月 20 日。Lmp:2009 年 9 月 18 日,经量明显增多,色红。轻微的腰酸腹痛,心烦易怒症状缓解,乳房及胸胁胀痛减轻。上方继服 10 剂,水煎服。

三诊:2009 年 10 月 24 日。Lmp:2009 年 10 月 20 日,月经量正常,色黯红。无腰酸腹痛。2009 年 10 月 23 日复查 PRL 245.88mIU/L(70~566mIU/L)。继续上方 10 剂,水煎服。

四诊:2009 年 11 月 22 日。Lmp:2009 年 11 月 20 日。月经量色质均正常,无不适症状。给予中药补肾调经,促排卵治疗。

方药:当归 15g 白芍 25g 川芎 10g 山药 25g 熟地黄 25g 女贞子 25g 枸杞子 25g 覆盆子 15g 菟丝子 20g 淫羊藿 25g 阿胶^{烊化}15g 甘草 10g 6 剂,水煎服。

五诊:2010 年 2 月 26 日。Lmp:2009 年 12 月 23 日,量色质无异常。尿妊娠试验阳性。彩超提示宫内早孕。于 2010 年 9 月 28 日剖宫产一健康男婴。

【按语】 本案属继发不孕,并伴有月经过少,为肾虚肝郁之证。一方面因精血亏损,血海不盈,则经量减少,另一方面又因阴分不足,阳气内动,经候不调,则难以摄精成孕。肝主疏泄,性喜条达。若妇女情志不遂,忧思过度,情绪紧张,肝失疏泄,致肝气郁结,气机不畅,疏泄失常,气血不调,冲任失和,胞宫不能摄精成孕。治宜疏肝解郁,调理冲任。董克勤用逍遥散加减。方中柴胡疏肝解郁;当归、白芍养血柔肝;白术、茯苓健脾去湿,使运化有权,气血有源;炙甘草益气补中,缓肝之急。如此配伍,既补肝体,又助肝用,气血兼顾。

案 5 何某,女,30 岁。初诊:2009 年 8 月 1 日。

主诉:间断性闭经 1 年。

刻下症:自 2008 年清宫术后,近 1 年未避孕而未孕并逐渐发胖,体重增加,曾服补佳乐及黄体酮行人工周期疗法 3 个月,服药期间月经来潮,停药后再次闭止不行。患者头晕乏力,偶有自汗出,小腹坠痛,形体肥胖,浓眉,小胡须,大喉结。面色萎黄,舌质淡,苔薄白,脉细弱。

孕产史:孕 1 产 0 流 1,2008 年 8 月因早孕行药物流产术及清宫术。

辅助检查:阴道彩超示子宫前位,4.1cm×4.0cm×3.1cm,内膜厚 0.5cm,双侧附件未见明显异常。性激素六项示 T 6.2mIU/ml(1~2.50mIU/ml)。

中医诊断:不孕症,闭经。西医诊断:继发不孕,闭经。

证属:气血两虚。

治法:补气养血,调经促孕。

方药:党参 25g 白术 15g 黄芪 25g 山药 20g 紫河车^{研粉冲服}10g 阿胶^{烊化}10g 鹿角胶^{烊化}10g 熟地黄 25g 香附 15g 山茱萸 20g 白芍 25g 益母草 25g 当归 15g 红花 5g 甘草 10g 10 剂,水煎服。

二诊:2009 年 8 月 15 日。Lmp:2009 年 8 月 12 日,量中等,色正常,伴小腹疼痛。舌质红,苔薄黄,脉细。上方继服 10 剂,水煎服。

三诊:2009 年 9 月 13 日。Lmp:2009 年 9 月 11 日,量多,色鲜红。经期小腹痛。舌脉同前。继服上方 10 剂,水煎服。

四诊:2009 年 11 月 12 日。Lmp:2009 年 11 月 9 日,量色质正常。2009 年 11 月 8 日复查妇科内分泌六项激素,T 值正常。给予患者 8 月 1 日方 10 剂,水煎服。如此再调整 3 个月。

六诊:2010 年 5 月 3 日。Lmp:2010 年 3 月 18 日。现停经 45 天,尿妊娠试验(+),

已孕。

【按语】 本案属继发不孕伴闭经，为气血两虚之证。盖妇女经、孕、产、乳的生理活动，均以血为用，使机体处于血常不足、气常有余的状态。如《灵枢·五音五味》所说："今妇人之生，有余于气，不足于血，以其数脱血也。"由于气为血之帅，血为气之母，所以要注意养血益气。若素体虚弱或久病，失血伤营，或脾胃虚弱，化源不足，均能导致营血不足，冲任空虚，胞脉失养，以致不能受精成孕。董克勤常用养精种玉汤（熟地黄、白芍、当归、山茱萸）加黄芪、党参以益气养血，或加紫河车、阿胶、鹿角胶等以补肾填精。

（金 影）

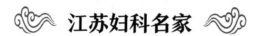

江苏妇科名家

—— 姚寓晨 ——

姚寓晨，1920年8月生，江苏省南通市人。1942年毕业于上海中国医学院，后师从上海名家万公溥。从事中医临床、科研、教学60余年。曾任《中医杂志》特约编审，江苏省中医妇科委员会副主任委员，南京中医药大学妇科研究生答辩委员会主席，南通市中医院主任中医师。为卫生部、人事部、国家中医药管理局确定的首批全国500名老中医之一。享受国务院政府特殊津贴。

姚寓晨擅长中医妇科，熟谙经典著作，深究现代医学基础理论，探索前贤诸家学说，针对社会环境、地理气候等地理特点，结合自己的理解和实践，逐步形成源《内经》、宗仲景、法景岳、效傅山的学术思想和"论治先后天不忘心脾肾，探求内外因不忘痰瘀滞"的诊治规律，并强调怡情悦性、重视心身医学是预防疾病的重要关键。

"妇友冲剂"治疗慢性盆腔炎、"泌感合剂"治疗肾盂肾炎及妇科炎症等课题，分别获得江苏省科技进步二等奖、南通市科技进步三等奖。中央电视台国际频道《中华医药》栏目曾多次播放。

著有《姚寓晨妇科证治选萃》一书，由人民军医出版社出版。

一、对不孕症的认识

姚寓晨认为不孕症的诊治首先需要区分器质性与功能性的病变性质，综合考虑遗传家族史及体质、心理因素，把西医学的"三定"原则"定性、定量、定位"与中医学的"二定"原则"定时、定向"有机结合起来，在明确复杂病因的基础上，抓主要核心病机。这里的"定时"要考虑不孕症不同年龄阶段的生理，不宜一味机械强调不孕治肾治肝，应结合年龄划分，充分认识高龄需生育女性的心理生理特点，注重心肾相交，先后天同调。而"定时"尚需考虑不同月经周期阶段阴阳消长的转化，不同季节阴阳起伏的动态变迁，充分尊重自然规律，因人、因时、因地制宜，用自然辩证法的哲学思维，掌握人、自然、环境的时空变化。这里的"定向"是指在整体观念指导下的辨证施治，强调不同病因、不同病机、不同心理状态的"证"的动态调节，这种五脏相关的生理空间结构与心理、社会环境的"三维模式"是中医妇科学灵活运用心身医学理论对不孕症具体病种的充分渗透，它整合了中医"形神合一"

与"天人相应"的经典理论,且在不孕症治疗实践中修正、完善。只有在方法论上宏观地多角度、多层次认识不孕症的复杂性,才能在微观上动态地把握不孕症的诊治特点,使西医的"三定"与中医的"二定"原则有机结合,进而形成新的思路、新的观点、新的方法,切实提高不孕症的治疗效果。在不孕症的动物实验研究方面,不宜机械套用西医学的观点,片面强调数据,牵强附会地解释中医不孕症临床诊治机制,特别是尚未建立公认的动物实验"证"的模型时,忽视中医诊治环节的核心因素"证"的问题,较易出现偏离中医"证"的特点的实验结论,这是年轻学者有关中医不孕症的动物实验课题设计时应该重视的问题。总之,不忘寻根,不忘初心,回归本原,回归临床,培养科学正确的思维方式,进而提出符合临床实际的创新观点是我们中医人对不孕症诊治应有的基本态度。

二、诊治思路

妇科不孕症治疗专方是在中医妇科理论指导下辨证立法、临床反复实践的结晶。为了使处理因素坚持标准化和相对稳定的原则,妇科不孕症专病专证的复方药物组成要基本固定,研究用中药的剂型、剂量、给药途径、疗效等均应相对稳定,研究观察过程中、视病情需要,若需辨证加减药物,则应以设计所定的辨证加减标准为加减药物的依据,辨证加减药物的原则和条件要相对稳定。在临床实践中我们应注意把握不孕症的特殊性与普遍性的规律,在大量复杂的个性化临床病例中,探索总结出带有普遍指导意义的证型特点与用药规律,进而创新性筛选出相对高效、精简的方药,是老、中、青三代中医人需要共同努力的方向。就临床而言,在西医理论检查明确病因后中医传统的四诊显得尤为重要,年轻中医切不可偏废和忽视,特别是舌诊的动态变化尤当明辨。舌是内脏的一面镜子,自然光线下的舌面与舌底的微观变化,常能较客观即时反映患者阴阳的盛衰、气血的畅阻,进而可综合病情针对性提供"证"的精准诊断的治疗依据。这是中医最具"个性化"的核心要素,是不孕症辨证提高疗效的重要环节。

总之,不孕症的诊治思路还是应注意整体与局部的关系,共性与个性的主次,静态与动态的变化,定时与定向的调整,方能在不孕症的临床实践中不断创新、不断发展。

三、治疗特色

(一)盆腔炎性疾病后遗症不孕

临床表现:反复发作的盆腔炎疾病,婚久不孕、下腹坠痛,喜暖拒按,劳累及性生活后加重,带下量多质稠或偏黄,月经先后不定,色黯红、质稠有块,舌淡苔薄白,舌下静脉或有瘀紫,脉沉缓。

辅助检查:B超提示输卵管积水、盆腔炎性包块、盆腔积液,超声下输卵管造影或通液试验、X线输卵管造影提示有病变者。

证属:气虚寒瘀,冲任阻滞。

治法:益气化瘀,温经散寒。

方药:妇友冲剂(《姚寓晨妇科证治选萃》)

黄芪30g　桂枝12g　菟丝子10g　红花12g　水蛭6g　三棱10g　吴茱萸6g　昆布20g　皂角刺12g　苡仁20g

加减:腰酸甚者,加金狗脊、怀牛膝,以强肾温阳;寒凝甚者,加熟附子、艾叶,以温经祛寒;兼夹热者,加熟大黄、败酱草,以清化瘀浊。

上述药物均可用免煎中药配方颗粒开水冲服,经期暂停;亦可同时用上述药物饮片浸泡1小时后水煎浓缩成200ml于月经结束后每晚灌肠;均连用20天为1个疗程。

【典型案例】

张某,女,34岁,已婚,2012年10月14日初诊。

主诉:反复人工流产后不孕3年。

刻下症:平素畏寒肢乏,下肢酸坠伴有刺痛,劳累及性生活后或月经结束后加重,四肢不温,月经后期经色紫黯有块。舌质黯衬紫、舌体胖淡、舌下静脉迂曲,苔薄白,脉沉细。

孕产史:婚后2次早期妊娠均因意外服禁忌药及突发病毒性感冒而人工流产终止妊娠,现继发不孕3年。

辅助检查:本院输卵管造影显示少量造影剂进入盆腔,左侧输卵管部分不全阻塞,右侧输卵管伞部与周围组织部分粘连。月经结束后4天阴道B超提示子宫大小51mm×43mm×38mm,子宫内膜双厚12mm,回声不均匀,双侧输卵管部分弯曲增粗,盆腔积液30mm。性激素系列、甲状腺系列、TORCH检查均未见异常。男方生育指标正常。

中医诊断:不孕症。西医诊断:继发不孕,盆腔炎性疾病后遗症。

证属:气虚寒凝,冲任虚损。

治法:益气化瘀,温经调冲。

方药:水蛭6g 三棱10g 熟附子6g 桂枝6g 皂角刺12g 昆布20g 生黄芪30g 红花12g 生苡仁20g 菟丝子20g

内服,上述均用免煎中药配方颗粒,热水每日分2次饭后冲服,连服20天。

外治:用上述药物饮片浸泡1小时后浓煎成每剂200ml,每晚睡前排空大便后灌肠,水煎剂药温40℃,插管深度15cm左右,保留灌肠10~18小时为佳,可用一次性灌肠袋,由患者自行控制滴速在家使用。20天为1个疗程,经期暂停。月经干净5~7天用丹红注射液30ml行输卵管通液术,隔日再行1次,阻力较大,有部分外溢。嘱禁性生活半月。

二诊:2012年11月6日。时值经期第2天,量多有血块,伴下腹坠痛,腰酸较著,形寒体倦。舌淡衬紫,脉沉缓。治予益气化瘀固冲。

方药:生黄芪30g 生蒲黄20g 马齿苋30g 煅花蕊石30g 三七3g 金狗脊20g 炮姜炭10g 菟丝子10g

上述中药免煎配方颗粒热水饭后冲服,5剂。待血止后4天再按照上述内服外治二法,并据证微调4个月经周期后复查子宫输卵管,用2%过氧化氢溶液超声造影注射造影剂后,气泡回声自左侧宫角流向伞端并可追踪观察到左侧输卵管伞端有气泡溢出,提示左侧输卵管通畅,继续用中药内服观察治疗1个月经周期后嘱其每日测基础体温,并于排卵期监测到左侧卵巢排卵指导性生活。后因停经41天本院测血β-HCG 3 560.8IU/L,1周后B超探查宫内见孕囊并见原始心管搏动,于2014年3月26日自然分娩一男婴,母子均健。

【按语】 盆腔炎性疾病后遗症,瘀、寒、虚为其主要病机,由于病程迁绵,临证应注意由于大多早期过多应用清热解毒之品,证型常易出现寒化倾向,其病位在冲任、子宫,瘀血作为核心病理,可以因寒而瘀、气滞而瘀或久虚致瘀,故"不通则痛"与"不荣则痛"造成疾病缠绵不愈。

本病治疗抓住"瘀血"核心病机,以水蛭、皂角刺、三棱破瘀散结,直达病所;黄芪、附子、桂枝益气温阳,扶正祛寒;更以昆布、苡仁软坚化湿,利水导滞。在给药途径上,用外治法灌肠,使中药透过直肠黏膜而被吸收,直接进入大循环,从而避免"肝首过效应"。据研究,直肠给药治疗盆腔炎性后遗症是口服给药生物利用度的 12 倍,而丹红注射液直接行输卵管通液术更能有效地改善输卵管的局部病变,中药整体与局部综合治疗盆腔炎性疾病后遗症所致的不孕有广阔的应用前景。

(二)多囊卵巢综合征

临床表现:闭经、多毛、痤疮、不孕、肥胖或见口干心烦,便秘内热,头发易脱,舌黯红,脉沉细。或见腰酸乏力,畏寒便溏,头发油腻,舌淡胖苔腻,脉细缓。

辅助检查:血雄性激素升高、高胰岛素血症;B 超一侧或双侧卵巢多囊改变。

证属:肾虚痰阻,冲任瘀滞。

治法:补肾化痰,理气化瘀。

方药:妇灵 1 号冲剂(《姚寓晨妇科证治选萃》)

山萸肉 20g　巴戟天 20g　石菖蒲 12g　熟大黄 6g　皂角刺 12g　三棱 20g　香附 20g　苍术 10g　丹参 10g

加减:阳虚甚,加仙茅、肉桂,温阳暖宫;阴虚甚,加鳖甲、生地,滋阴降火。

【典型案例】

曹某,女,32 岁,2011 年 2 月 22 日初诊。

主诉:婚后 5 年月经紊乱伴不孕。

刻下症:形体较胖,面部痤疮,胡须较重,口干而黏,腹胀便结,月经后期量少色黯红有血块,性情急躁,颈部可见黑色素沉着现象,乳胀腰酸,喜食甘肥,入夜胫肿,舌质黯红,舌下静脉迂曲,苔白黄腻,脉沉细。曾服用西医激素类药物 2~3 年,并做试管婴儿有卵巢过度刺激史且未成功,要求用中药调理恢复卵巢功能。

经孕产史:15 岁月经初潮,月经周期先后不定,以后期为主。2010 年 5 月至 2010 年 10 月 2 次试管婴儿治疗均未成功。Lmp:2011 年 1 月 3 日。

辅助检查:月经第 3 天测性激素示 FSH 12.75mIU/ml, LH 36.2mIU/ml, E_2 60pg/ml, T 1.35ng/ml, PRL 30.2ng/ml, P 1.2ng/ml。B 超提示双侧卵巢中见 13~15 个 4~8mm 小卵泡,子宫大小 40mm×32mm×28mm,子宫内膜双厚 7mm。

中医诊断:不孕症,月经后期。西医诊断:原发不孕,多囊卵巢综合征。

证属:肾虚痰阻,瘀血内停。

治法:补肾化痰,祛瘀泄热,调经助孕。

方药:炙鳖甲 60g　生地 20g　山萸肉 12g　石菖蒲 12g　皂角刺 12g　苍术 10g　熟大黄 12g　丹参 20g　香附 10g　三棱 10g　丹皮 12g

上述免煎配方颗粒,每日 1 剂,分 2 次用热水冲服,连用 20 天为 1 个疗程,经期量少照服,量多暂停,并嘱其每天快速运动半小时以上,忌食甘肥之品。

二诊:2011 年 3 月 15 日。服药后患者痤疮明显减轻,月经 3 月 14 日来潮,色黯红,量较少,有紫血块,口干而黏已减,大便自感通畅,苔薄黄,舌偏红,脉沉弦。

正值经期,守上方去鳖甲,加炒赤芍 12g、茺蔚子 10g,服法同前,连服 15 天。

三诊:2011 年 4 月 4 日。患者经上法治疗后月经量色改善,面部痤疮经后已转轻,前法已见效机,嘱其原法进退,重在化瘀消痰,滋肾降火。

　　方药：生地 20g　玄参 20g　丹皮 12g　鳖甲 60g　皂角刺 12g　石菖蒲 12g　熟大黄 12g　山萸肉 12g　丹参 20g　生白芍 10g　苍术 12g　莪术 10g

　　以上方加减化裁治疗 6 个月并坚持每天快速运动 1 小时，颈部黑棘皮征消失，月经基本恢复正常，B 超提示左侧卵巢成熟卵泡，血 T 测定 2 次均小于 0.60ng/ml，基础体温监测有排卵但黄体功能欠佳，察舌质偏红，脉细弦，加六味地黄软胶囊每日 2 次，每次 3 粒与中药配合治疗 2 个月，再次复查双侧卵巢多囊改变已消失，并见优势卵泡，建议月经中期超声监测卵泡并适时性生活。

　　2012 年 5 月 15 日测血 β-HCG 2 036.5IU/L，P 20.5ng/ml，B 超提示宫内早孕，建议服用固肾安胎丸，每日 2 次，每次 6g，至怀孕 3 个月。2012 年 10 月 30 日超声探查妊娠 23 周，胎儿发育正常。

　　【按语】　多囊卵巢综合征是育龄期妇女最常见的内分泌和代谢性疾病，以排卵障碍、高雄激素血症及多囊卵巢为特征。其核心病机属肾虚为本，痰瘀交阻为标，肾虚气化失司，痰壅经脉，瘀血内停，月经不调而致不孕。本例患者益肾填精，重用炙鳖甲，寓补于通，生地滋肾养阴，调养先天，重用熟大黄以通腑泄浊，化瘀降火，更以皂角刺涤痰软坚，三棱破瘀消积，石菖蒲宣窍化痰。对多囊卵巢不孕的治疗应注意疗程问题，守法守方动态微调治疗 6 个月较妥，同时嘱其调整心态，每天坚持有氧耗能运动，确认怀孕后坚持中药保胎至少 3 个月，应为治疗成功不可忽视的环节。

（姚石安）

—— 夏桂成 ——

　　夏桂成，江苏省江阴人，南京中医药大学中医妇科学教授，江苏省中医院妇科主任中医师，博士研究生导师，享受国务院政府特殊津贴，全国师承工作指导老师。荣获第二届中国"医师奖"、"全国卫生系统先进个人"、2012 年全国"白求恩奖章"、第二届"国医大师"。

一、对排卵障碍性不孕的认识

　　夏桂成认为，排卵障碍性不孕的最主要原因在于肾阴不足，癸水不充，不能滋养精（卵），从而形成排卵障碍。癸水是一种肉眼看不到的精微物质，与肾阴共同涵养精卵，使精卵发育成熟，同时又能涵养子宫内膜，使血海不断充盈，所以说血、阴、水三者有所不足，均将影响精卵的发育。血、阴、水三者有所不足，有先天、后天的因素。若阴水不足较甚，不能顺应月经周期的演变，无法使精卵发育，则无卵可排；若阴虚较轻，能顺应月经周期演变，亦能使卵泡发育，但质量较差，排卵时出现障碍。另外，也有阴虚阳弱，或由脾虚致阳弱者，若有阳弱，则阴虚更不能复，亦不能助长精卵发育。临床上一般以阴虚所致者为主，正如《石室秘录》所云"肾水（包括癸水）亏者，子宫燥涸，禾苗无雨露之濡，亦成萎亏"。临床上常可兼夹心肝气郁或郁火、气滞血瘀、痰脂浊湿、脾胃虚弱，其中尤以心肝气郁为多见。

二、诊治思路

　　夏桂成认为，治疗排卵障碍性不孕必须解决两大难题：一是提高肾阴癸水水平，奠定物质基础，促进卵泡发育成熟，具备成熟卵子；二是促发排卵，达到使卵子能够顺利从卵巢中排出的目的。

奠定卵泡发育基础:补肾养阴可奠定物质基础,促进卵泡发育和尽早成熟。因此,夏桂成一般情况下选用归芍地黄汤(丸)为主方,在经后初期应用此方,于血中补阴,奠定癸水滋长的基础,有了充足的癸水,就能奠定卵泡发育的基础。但在补阴提高癸水水平时,要采用动态补阴的方法,顺应阴长运动规律,不断地在补阴药中加入少量的、中等的,甚至与补阴药等量的补阳药物。一方面这是提高补阴的效果,顺应癸水滋长提高的需要;另一方面亦为阴长运动中的动态需要而用。因为补肾助阳的药物,不仅有着阳生阴长互相促进的作用,而且亦为动态的变化着想,阳者主动,阴长的活动也有赖于阳,故在阴长过程中必须要加入助阳之品。一般来说,阴长期处于低水平时,用阴药补阴即可,少数人由于体禀有阳虚的一面,所以尽管在经后早期,仍然要加少量温和的助阳药,如菟丝子、覆盆子等。阴长运动到了中期,阴长的水平必须达到中等水平,补阴的同时,必须加入一定量的助阳药,如川断、菟丝子、肉苁蓉或紫河车,或锁阳、巴戟天,或党参、黄芪等,选3~4味,以不断提高肾阴"癸水"水平,促进卵泡发育成熟,同时亦对子宫内膜有滋养作用,为受孕做好准备。在临床实际中,阴虚、癸水不充者,常常有较多的兼夹因素,以心肝气郁,或气郁化火为多见,这样不仅影响阴长水平的提高,而且亦将影响排卵时的气血活动,所以必须重视在补阴养血的同时,兼用疏肝解郁的方法,或者先予解郁,郁得舒解后,再予滋阴养血,同时要进行心理疏导。兼气滞血瘀者,主要是血瘀的问题,在应用滋阴养血的前提下,佐用行气化瘀的方法。夏桂成临床上常用归芍地黄汤合七制香附丸。

促发排卵:必须通过气血的显著活动,也即活血化瘀的方法,推动卵巢活动,排出卵子,所以促排卵也是治疗排卵功能障碍最为重要的一环。夏桂成选用的排卵汤,方中所用均是活血化瘀的药物,如当归、赤芍、川芎、桃仁、红花、泽兰等。在促排卵的治疗中,夏桂成认为最完备的方法,是以中药补肾为主,奠定卵泡成熟的基础,然后结合西药促排卵,一般可用氯米芬,或再结合HCG治法,可显著提高受孕率。

三、治疗特色

1. 一般辨证

(1)肾气虚弱证

证候:婚久不孕,月经不调或停闭,经量或多或少,色黯,头晕耳鸣,腰膝酸软,精神疲倦,小便清长,舌淡,苔薄,脉沉细,尺弱。

分析:肾气不足,冲任虚衰,不能摄精成孕,故婚久不孕;肾气虚衰,冲任失调,血海失司,故月经失调;腰为肾之府,肾主骨,肾虚腰府失养,故腰膝酸软;小便清长,脉沉细,尺弱,均为肾气虚之象。

治法:补肾益气,温养冲任。

方药:毓麟珠。

党参12g 白术10g 茯苓10g 炙甘草3g 当归10g 川芎10g 白芍10g 熟地黄10g 菟丝子12g 杜仲12g 鹿角霜12g

分析:方中四物汤补血;四君子汤健脾益气;菟丝子、杜仲、鹿角霜温养肝肾,调补冲任,补阴益精。全方既温养先天肾气以生精,又培补后天脾胃以生血,使精血充足,冲任有养,胎孕易成。

加减：若子宫发育不良，应积极早治，加入血肉有情之品，如紫河车10g、鹿角片（或鹿茸）10g、桃仁10g、丹参10g、茺蔚子10g；若性欲淡漠者，加淫羊藿10g、仙茅10g、肉苁蓉10g。

（2）肾阴虚证

证候：婚久不孕，月经先期量少或量多，色红血块，形体消瘦，腰酸，头目眩晕，耳鸣，五心烦热，舌红少苔，脉细数。

分析：肾阴不足，冲任失养，胞宫干涩，难以摄胎成孕，或阴血火旺，血海太热，不能摄精成孕；肾阴不足，精血亏少或阴虚火旺，故月经先期量少或后期量多，色红；阴液不足，肢体失荣，故形体消瘦；肾阴不足，髓海失养，故头目晕眩，耳鸣；腰府失养，故腰酸；虚火内扰，故五心烦热；舌红少苔，脉细数，均为肾阴不足之象。

治法：滋阴养血，调冲益精。

方药：养精种玉汤合清骨滋肾汤（《傅青主女科》）。

当归10g　白芍10g　熟地黄10g　山萸肉10g　牡丹皮10g　沙参10g　五味子10g　黄柏10g　白术10g　石斛10g　龟甲10g

分析：方中当归、白芍滋养肝血，熟地黄、山萸肉补益肾精，黄柏清肾中虚火，牡丹皮清肝火，沙参滋阴壮水，五味子敛阴，龟甲滋肾填精，白术、石斛健脾以滋其化源。两方合用，具有清火滋水、养阴填精之功。

服法：经后期水煎服，每日1剂，分2次服。

加减：临证可加龟甲10~15g、知母10g、紫河车10g、何首乌10g、肉苁蓉10g、菟丝子10g。

（3）肾阳虚证

证候：婚久不孕，月经后期量少，色淡或月经稀发，甚则闭经，面色晦暗，腰酸腿软，性欲淡漠，大便不实，小便清长，舌淡苔白，脉沉细。

分析：肾阳虚弱，冲任失于温养，血海不充，故婚久不孕，月经后期量少，色淡，或月经稀发，闭经；腰为肾府，肾阳不足，命门火衰，故面色晦暗，腰酸腿软，性欲淡漠；肾阳虚弱，火不暖土或不能温化膀胱，故大便不实，小便清长；舌淡苔白，脉沉细，均为肾阳不足之象。

基本治法：温肾养血益气，调补冲任。

方药运用：温肾丸。

熟地黄10g　山萸肉10g　巴戟天10g　当归10g　菟丝子10g　鹿茸8g　益智仁10g　生地黄10g　杜仲10g　茯神10g　山药15g　远志12g　续断12g　蛇床子6g

分析：方中生熟地黄、山萸肉、山药、当归滋补肝肾，养血调经，益阴摄阳，使"阳得阴助而生化无穷"；鹿茸、巴戟天、菟丝子、蛇床子温肾壮阳，填精补髓，使"阴得阳生而泉源不竭"；杜仲、续断补肝肾，强腰膝；益智仁、茯神健脾涩精。全方共奏温肾助阳，益精养血种子之功。

加减：若子宫发育不良，应积极早治，加入血肉有情之品，如紫河车10g、鹿角片（或鹿茸）10g、桃仁10g、丹参10g、茺蔚子10g；性欲淡漠者，加淫羊藿10g、仙茅10g、石楠藤10g、肉苁蓉10g。

（4）肝郁证

证候：婚久不孕，经前双乳小腹胀痛，月经周期先后不定，经血夹块，情志抑郁不畅，或急躁易怒,胸胁胀满,舌质黯红,脉弦。

分析:肝气郁结,气血不和,冲任失调,故胞宫不能摄精成孕;经前气机不畅,故双乳小腹胀痛,周期先后不定,经来夹块;肝郁气滞,或郁而化火,故胸胁胀满,急躁易怒;舌质黯红,脉弦,均为肝郁之象。

治法:疏肝解郁,养血理脾。

方药:开郁种玉汤加味。

当归 10g　白芍 10g　白术 10g　茯苓 12g　牡丹皮 12g　香附 12g　天花粉 8g　香附 10g　青皮 6g　柴胡 6g　红花 6g　郁金 12g　川楝子 6g　丹参 10g　川芎 10g　泽兰 10g　延胡索 10g

分析:方中当归、白芍养血柔肝,白术、茯苓健脾培土,牡丹皮凉血活血,香附理气解郁调经,天花粉清热生津,香附、青皮、柴胡、郁金、川楝子调气行滞解郁,丹参、川芎、红花、泽兰活血调经,延胡索行气活血止痛,以发挥行气调经种玉之功。

加减:乳胀有结块者,加王不留行 10g、路路通 10g、橘核 10g;乳房胀痛灼热者,加炒川楝子 6g、蒲公英 12g;梦多寐差者,加炒枣仁 12g、夜交藤 12g。

（5）痰湿证

证候:婚久不孕,经行后期,月经量少或闭经,带下量多质稠,形体肥胖,头晕心悸,胸闷呕恶,苔白腻,脉滑。

分析:痰湿阻滞冲任胞宫,故不能摄精成孕,经行后期,月经量少或闭经;痰湿积于带脉,故带多质稠;痰湿泛溢肌膜,故肥胖;痰湿中阻,故呕恶胸闷;痰湿上蒙清阳,故头晕心悸;苔白腻,脉滑,均为痰湿内阻之象。

治法:燥湿化痰,调理冲任。

方药:启宫丸合补中益气丸加减。

制半夏 10g　苍术 10g　香附 10g　神曲 10g　茯苓 10g　陈皮 10g　党参 12g　黄芪 12g　当归 10g　白术 10g　川芎 6g　升麻 6g　柴胡 6g　甘草 3g

分析:方中半夏、陈皮、苍术、茯苓运脾燥湿化痰;神曲消积化滞;香附、川芎行气活血,调理冲任;党参、黄芪、甘草益气健脾;升麻、柴胡升阳化湿;当归、白术健脾养血,陈皮、茯苓燥湿化痰。全方共奏益气升阳,化痰和血,调经种子之功。

加减:呕恶胸满甚者,加厚朴 6g、枳壳 10g、竹茹 10g;心悸甚者,加远志 10g;痰湿内盛,胸闷气短者,加瓜蒌 10g、南星 10g、石菖蒲 10g;经量过多者,黄芪加量,加续断 10g;月经后期或经闭者,加鹿角胶 10g、淫羊藿 10g、巴戟天 10g;痰瘀互结成癥者,加昆布 15g、海藻 10g、菖蒲 10g、三棱 10g、莪术 10g。

（6）血瘀证

证候:婚久不孕,月经后期,经量多少不一,色紫夹块,经行腹痛,小腹作痛不舒或腰骶骨疼痛拒按,舌黯或紫,脉涩。

分析:瘀血内阻胞宫冲任,故经行后期;经脉阻滞,故经行量少;瘀血阻于脉外,新血不得归经,故经行量多,色紫夹块;瘀血内阻,不通则痛,故经行腰痛,腹痛拒按;舌紫,脉涩,均为瘀血之象。

治法:活血化瘀,调理冲任。

方药:少腹逐瘀汤加减。

当归 10g　赤芍 10g　红花 9g　桃仁 9g　五灵脂 12g　小茴香 6g　制香附 6g　枳壳 6g　丹参 10g　牛膝 10g　桂枝 5g　薏苡仁 15g

分析:方中当归、赤芍、红花、桃仁、五灵脂、丹参活血化瘀,制香附、小茴香、枳壳理气行滞,桂枝温通,牛膝、薏苡仁引血下行。全方共奏行气活血,温经散寒,调理冲任之功。

加减:血瘀较为严重,但身体壮健者,可以朴硝荡胞汤治之,药用朴硝、牡丹皮、当归、桃仁、厚朴、桔梗、人参、赤芍、茯苓、桂心、牛膝、虻虫、桂皮、附片等;下焦久瘀,湿热交阻者,加二妙散、败酱草、红藤等。

（7）湿热证

证候:继发不孕,月经先期,或经期延长,淋漓不断,赤白带下,腰膝酸痛,少腹坠痛,或低热起伏,舌红,苔黄腻,脉弦数。

分析:湿热互结,湿阻气机,热伏冲任,胞宫被灼,不能摄精成孕,故继发不孕;冲任阻滞,热迫血行,则经期延长,淋漓不断;湿热下注,则赤白带下,少腹坠痛;湿热黏滞,故低热起伏;带脉被扰,故腰膝酸痛;舌质红,舌黄腻,脉弦数,皆为湿热之象。

治法:清热燥湿,活血调经。

方药:四妙丸加味。

苍术 9g　牛膝 9g　黄柏 9g　薏苡仁 9g　泽泻 9g　红藤 15~30g　败酱草 15~30g　茯苓 9g　艾叶 9g　制香附 6g　车前草 6g

分析:方中苍术、黄柏、薏苡仁、牛膝、败酱草、红藤清利下焦湿热,泽泻、茯苓、车前草淡渗利湿,艾叶、香附温通下元,理气调经。全方共奏清热燥湿,活血调经之功。

加减:湿热而兼有瘀血者,加当归、赤芍、延胡索、苏木等;瘀血较为明显者,合桂枝茯苓丸治之;湿热偏于热者,用龙胆泻肝汤;经行腹痛者,加香附 12g、泽兰 12g、地鳖虫 6g;带下腥臭者,加败酱草 12g、蒲公英 12g、椿根皮 12g、土茯苓 12g。

（8）血虚证

证候:婚后无子,月经后期,量少色淡,面色萎黄,皮肤不润,形体瘦弱,头晕目眩,大便干结,舌淡苔薄,脉细弱。

分析:素体虚弱或久病失血,以致冲任血虚,胞宫失养,故不能摄精成孕;营血不足,冲脉空虚,故经行后期,量少色淡;血虚不能上荣于面,故面色萎黄,头昏目眩;全身失于营养,则形体瘦弱,皮肤不润;舌淡苔薄,脉细弱,亦为血虚之象。

治法:养血滋肾调经。

方药:加味四物汤。

当归 10g　川芎 10g　白芍 10g　生地黄 10g　阿胶 10g　白术 10g　茯苓 10g　橘红 6g　甘草 3g　续断 15g　香附 10g

分析:方中四物加阿胶养血调经,白术、茯苓、甘草、橘红健脾、益生化之源,续断补肾,香附调气。

加减:气血两虚者,加党参 15g、山药 15g;血虚未复,营阴不足者,合两地汤,药用玄参、麦冬、阿胶^{烊化}、地骨皮、龟甲、枸杞子。

2. 调整月经周期疗法　夏桂成从中医整体观念出发,掌握月经周期中阴阳转化 4 个时期的规律,注意年、月、日时相阴阳对其的影响,顺应女性生理特点而制定分期分时调经法。具体来说,就是根据子宫的藏泻与肾中阴阳消长协调的转化规律,结合月经周期卵泡期、排卵期、黄体期、月经期不同阶段依时服药,调整月经周期,治疗由生殖内分泌功能紊乱所导致的月经失调性不孕,同时本着阴阳互根的理论,阴中求阳,阳中求阴,月经后期以补阴为主,经间期补阴助阳、调理气血,经前期以补阳为主、佐以理气,行经期以调血为安。《女科要旨·种子》谓:"种子之法即在于调经之中。" 通过调经使患者建立起正常月经周期,为受孕创造条件。

经后期:为月经周期第7~14天,经行之后血海空虚,冲任不足,需依赖经后期阴血的恢复。此时,肾之阴阳转化以阴长为主,阴长促进精卵的发育、子宫内膜的增殖。肾阴癸水有滋养精卵、增殖内膜、润泽生殖道的作用,是排卵前冲任气血胞宫精气由阴转阳以及周期演变的物质基础。对排卵障碍性不孕、此期促进卵泡充分发育成熟,及时受孕成胎,是治疗的关键所在。精卵的产生和发育成熟是阴阳消长转化的产物,经本于肾,经水出于肾,女子以血为本,调治当以滋阴养血为主,使天癸盛,冲任充,卵泡发育成熟,为排卵做好准备。经后肾之阴长又有3个阶段,即初、中、末期。经后初期,是阴长开始阶段,带下很少,此期滋阴养血方取归芍地黄汤(炒当归、白芍、怀山药、山萸肉、熟地黄、牡丹皮、茯苓、泽泻、川断、寄生、怀牛膝);经后中期与初期相连,阴长达中等水平,开始出现一定量的带下,此期宜滋阴养血,佐以助阳,方取归芍地黄汤合菟蓉散,即在上方基础上加肉苁蓉、菟丝子;经后末期是排卵的前期,是阴长运动较高时期,阴长水平已接近重阳的准备时期,有较多的带下或夹有少量锦丝状白带,此期宜滋阴养血,补肾助阳,阴阳平调,方取补天五子种玉丹(当归、白芍、怀山药、山萸肉、熟地黄、紫河车、杜仲、五味子、枸杞子、菟丝子、川断、茯苓、五灵脂)。在服药过程中还必须注意脾胃的运化,若脾胃薄弱,大便易溏,纳差,腹胀,不宜服用,当健脾滋阴,方用参苓白术散,待脾胃运化正常,再继续服用。另外,还需结合辨病选药,若抗精子抗体阳性,在上方中加入清火之品如白花蛇舌草、苎麻根等。

排卵期:月经周期第14天左右,肾中阴阳气血增长达到一定程度,阴血充,阳气盛,雌激素分泌形成高峰,脑垂体分泌大量黄体生成素,锦丝状白带增多,卵泡成熟破裂,基础体温持续上升,内膜增厚为受精卵着床提供有利条件,是肾中阴阳协调转化时期,阴精得以充实,并在肾气作用下,进行转化,当以补肾助阳,佐调气血以促排卵,方取补肾促排卵汤(当归、赤白芍、怀山药、山萸肉、牡丹皮、茯苓、川断、菟丝子、五灵脂、鹿角片、红花)。

经前期:为排卵后至月经来潮,是黄体成熟和退化阶段。此期阳长阴消,冲任气血盈满,阳气渐长,肝气易于循经上扰,常伴有乳房胀痛、胸闷烦躁等肝郁症状,为使肾中阴阳平衡,宜阴阳平补,气血双调,治宜补肾助阳,养血理气疏肝,方取毓麟珠合越鞠丸(当归、赤白芍、怀山药、山萸肉、牡丹皮、茯苓、川断、菟丝子、紫石英、五灵脂、制苍术、制香附)。患者若基础体温缓慢上升,畏寒肢冷,腰酸,情绪抑郁悲观,属于阳虚的表现,宜补肾助阳,暖宫促孕,方取助孕汤(当归、赤芍、白芍、怀山药、山萸肉、牡丹皮、茯苓、川断、菟丝子、紫石英、五灵脂、柴胡、紫河车)。注意此期不宜过用辛温香燥之品,对不孕症患者更应慎重。肾属阴主水,宜静宜藏,阳气充沛,黄体健全,子宫方能固摄成孕。

月经期:若未能受孕,经血下注冲脉,子宫泄而行经,表面看起来是排泄经血,实质是阳消阴长,治宜疏肝调经。调经是指运用一些活血化瘀的药物来排除应泄的陈旧性经血,避免其留瘀为患,影响此期阴阳消长转化。但不可一味攻伐,也不可滥用滋腻之品,方取越鞠丸合五味调经散(制苍术、制香附、丹参、赤芍、生山楂、牡丹皮、茯苓、川断、益母草、五灵脂、泽兰叶、川牛膝)。

【典型案例】

王某,女,2005 年 6 月 4 日初诊。

主诉:结婚 2 年,夫妻同居未避孕未孕。

刻诊:月经周期第 12 天,乳头溢液,量少色清,口干,心烦易怒,腰酸,带下量少,舌红苔薄腻,脉细弦。Lmp:2005 年 5 月 24 日,量少,色红,有血块,腹不痛。

辅助检查:曾在南京军区总医院查性激素六项示雄激素、催乳素均偏高,尿 17–羟皮质类固醇、17–羟皮质类固酮未见异常。B 超监测排卵示卵泡发育不良。

中医诊断:不孕症。西医诊断:原发不孕,高催乳素血症。

证属:肝肾亏虚,肝经郁火,冲任失滋。

治法:滋养肝肾,疏肝健脾。

方选:二至地黄丸合越鞠丸加减。

处方:女贞子 10g　墨旱莲 10g　山药 10g　山萸肉 10g　牡蛎 10g　牡丹皮 10g　茯苓 10g　川断 10g　菟丝子 10g　苍术 9g　香附 9g　广陈皮 6g

服上方 7 剂后,乳房胀痛有所好转,口干亦有好转。

继以补肾调周为治疗大法恢复排卵,并配合疏肝理气以降低患者的催乳素。排卵期以补肾促排卵汤加减;经前期患者易出现便溏,治以健脾补肾,疏肝和胃,方选健固汤合越鞠二陈汤加减;经期则以理气活血调经为法,方选越鞠丸合五味调经散加减。

经 2 个周期的调治后,患者未再出现乳头溢液,腰酸状况亦有所好转。2005 年 8 月 8 日复诊,基础体温高温相达 19 天,尿妊娠试验(+),遂转入补肾养血,和胃安胎,以收全功。

【按语】 卵巢功能与机体的内环境有较为密切的关系。体内阴阳平衡,气血充沛,脏腑功能协调,卵巢才能排出健康的卵子。本案属肝肾亏虚,肝经郁火,冲任失滋,故经后期以滋养肝肾、疏肝健脾为法,方选二至地黄丸合越鞠丸加减,再以补肾调周配合疏肝理气,降低患者的催乳素,使其排卵功能恢复而受孕。排卵功能障碍性不孕症需要解决两大难题:一是提高肾阴癸水水平,促进卵泡发育,使之具有趋向发育成熟的优势卵泡,为排卵奠定基础;二是通过活血化瘀使心肝调节功能趋于排卵的兴奋状态,从而达到顺利地排卵。经后期是奠基阶段,也是卵泡发育时期,故又称为经后卵泡期。夏桂成的体会是,提高肾阴癸水的水平,促进卵胞发育,滋阴养血,是这一时期的重要措施。一般用归芍地黄汤或养精种玉汤、左归丸、左归饮等。夏桂成认为,"静能生水""阴静阳动"。阴者,静也,静能使肾阴癸水升高,动则走泄,有动于中必耗其精,故从理论上补阴必须要静。肾者,内寄相火,其系上属于心,心者,君火也,相火随之而动,则阴水必耗矣。静者,心静也。前人指出:"欲补肾者先宁心,心宁则肾自(实)。" 在滋阴治疗中突出三点:一是血中补阴,即在补血的基础上补阴,用四物汤加六味地黄丸加减;二是补阴药选镇静沉降者,所谓 "精不足者补之以味,熟地、龟甲之属是也";三是宁心,心静才能保持肾静,静才能达藏,藏则固。从月经的周期及生殖节律来看,阴阳均处在不断的运动中。没有阴阳转化的运动,就不可能达到月经周期的演变;没有月经周期的演变,就不可能出现生殖节律。经后期的阴长运动是绝对的,所以静者,不是绝对的静,而是一种极其缓慢的运动。首先,随着月经周期的后移,经后中期出现一定的带下,其阴长运动就明显起来,因而在这一时期加入一定量的助阳药可推进月经周期的演变。其次是生化,阳生阴长,阴阳在动态过程中相互生化,故张景岳有阳中求阴、阴中求阳之说。此外,女性的性功能、性欲提高需要癸水之阴,亦要得到阳的帮助,因而常在归芍地黄汤中加川断、菟丝子、肉苁蓉或锁阳、紫河车,甚至淫羊藿、巴戟天中的 1~2 味。

(谈 勇)

—— 高淑华 ——

高淑华(1928—),江苏镇江人,教授,中西医结合主任医师,第二批全国老中医药专家学术经验继承工作指导老师。江苏省名中医,南京市名中西医结合专家。享受国务院政府特殊津贴。曾任江苏省中医药学会妇科专业委员会副主任委员、江苏省中西医结合学会理事、南京市中华医学会中医妇科专业组副主任委员等职。曾参编《妇产科学》1 部。科研成果曾获南京市卫生局科技成果二等奖、南京市卫生局科技成果三等奖,获得华东五省一市学术交流优秀论文奖等。擅长中西医结合治疗不孕症、盆腔炎、围绝经期综合征、子宫肌瘤、功能失调性子宫出血等。

一、对不孕症的认识

不孕症的因素颇多,高淑华认为与肾关系至为密切。肾气充盛,天癸成熟,任通冲盛,月事以时下,则受孕有望。中医肾主生殖概括了脑、天癸、冲任、胞宫间功能的控制和调节,与西医学的中枢神经系统通过下丘脑、垂体和卵巢间的生殖功能调节有相应之处。若先天肾气不足,胞宫虚冷,或房劳多产伤肾,精血不足,冲任脉虚,抑或阴虚火旺,血海蕴热,皆不能摄精成孕。而"经水出诸肾",肾亏精少,必致月经失调。此即相当于西医学的排卵功能障碍之不孕,主要有无排卵和黄体不健两种,前者为下丘脑 – 垂体 – 卵巢轴功能失调,后者为黄体分泌孕酮不足或过早萎缩,包括多囊卵巢综合征、功能性子宫出血、高催乳素血症、未破卵泡黄素化综合征、甲状腺功能失调、肾上腺皮质功能失调、卵巢早衰等。其次,情志抑郁,肝气郁结,疏泄失常,致气血不和,冲任不能相资,则无以受孕。再者,经行产后调摄失宜,湿热之邪入侵,与冲任气血相搏,阻滞胞脉,两精不能相合,则相当于西医学的输卵管梗阻性不孕。或因余瘀留阻,冲任受损,胞脉不畅,聚久成癥,此即西医学子宫内膜异位症或子宫肌瘤所致不孕。综上可知,不孕症的主要病机是肾虚,兼肝郁、湿热与瘀血。

二、诊治思路

1. 补肾调经为治疗之首要 高淑华强调补肾应遵循阴中求阳,阳中求阴的配伍原则,忌一味阴柔滋腻或纯用辛热温燥之品。调经主张按周期分期治疗:经后期,血海空虚,阴血不足,卵泡处于发育阶段,治以滋阴益肾,少佐助阳,二至丸合左归丸主之。经间期,血海充盈,阴精盛而化阳,治以温阳通络,行气活血促排卵汤主之(紫石英 20g,当归 10g,赤芍 10g,白芍 10g,丹参 10g,香附 10g,鹿角片 10g,枸杞子 10g,茺蔚子 10g,桃仁 10g,淫羊藿 10g,川芎 6g)。经前期,治以阴阳平补,以补阳为主,兼调气血以暖宫待孕,毓麟珠汤主之。通过补肾调周,使肾气旺盛,精血充足,阴阳协调,建立正常月经周期而达受孕之目的。但不拘泥于一方一药,对湿热为患的慢性盆腔炎症,以清热利湿、行气活血为主,兼以养血调经;瘀血阻滞成癥,则侧重于活血化瘀,软坚散结,消癥通络,辅以益肾调冲,可望胎孕自成。

2. 疏肝与心理疏导 不孕患者求子心切,情绪焦虑,而精神因素会严重干扰下丘脑 –

垂体－卵巢轴的功能,影响排卵,故高淑华认为不孕不仅责之肾不作强,而且与肝不升发有关,因而在补肾调经的基础上,佐以疏肝理气及心理疏导,调和气血,调动机体能动性,是治疗不孕症的重要一环。

3. 探病究源,审病求因 充分运用中西医结合诊疗手段,辨明病因与病机,辨证的同时结合辨病,确可增强疗效。如排卵障碍不孕,补肾调周为法,再根据检查情况,相应采取促排卵、促黄体、促子宫发育及降低催乳素等措施;输卵管梗阻性不孕大多以清利活化剂治疗为主,急性感染明显者适当配服抗生素;子宫内膜异位症、子宫肌瘤则在辨证基础上加破瘀消癥之品,且多配合假孕、假绝经疗法,达治愈局部病灶,促进生育的目的。

同时重视辅助检查在治疗中的重要作用。不孕症的系统检查项目有基础体温(BBT)、宫颈黏液、B超等10余项。高淑华治疗虽据病证而立法处方,但无论何类型不孕,诊治过程中均配合BBT、宫颈黏液及B超监测排卵检查,可较准确地预测排卵,同时通过解释受孕机制,使患者把握最佳时机,指导其受孕,尤其是无明显原因的不孕,采用此法,常有"立竿见影"之效。

三、治疗特色

(一)排卵障碍性不孕

临床表现:婚久未孕,初潮较迟,月经后期,量少色淡,甚则月经稀发不行,腰膝酸软,小腹冷痛,带下清稀,性欲淡漠,舌淡苔薄,脉沉细。(肾精亏虚证)

月经先期,量少色红质稠,形体消瘦,心悸失眠,腰膝酸软,舌红苔薄,脉细数。(肾阴虚证)

月经先后无定期,量时多时少,色黯有块,乳胀胸闷,苔薄,脉细弦。(肾虚肝郁证)

辅助检查:BBT、宫颈黏液、B超监测排卵检查、性激素检查、甲状腺功能、输卵管碘油造影等。

治法:肾精亏虚者,补肾填精,温养冲任。

方药:仙茅、淫羊藿、鹿角片、巴戟天、菟丝子、枸杞子、当归、熟地黄、白芍、川断、香附。

肾阴虚者,滋阴益肾。

方药:女贞子、旱莲、白芍、龟甲、枸杞、菟丝子、当归、熟地黄;夹肝郁者,药用柴胡、郁金、陈皮、牡丹皮、茯苓、川楝子等。

每于月经中期予促排卵汤。无排卵伴高催乳素血症,予溴隐亭1.25~2.5mg,每日1次,可用1~3个月;甲状腺功能低下者,甲状腺素片0.04g,每日1次,连服3个月。各法治疗的同时,配合辅助检查,指导受孕。

【典型案例】

张某,女,26岁,2014年7月10日初诊。

主诉:未避孕3年未孕。

病史:自2009年始,常需服用黄体酮后月经方能来潮,偶有经前乳胀乳痛。2013年10—12月曾连续3个月服用"达英-35",期间月经规律来潮。现自觉情志抑郁,纳可,睡眠欠佳,二便可,舌淡黯、苔稍黄腻,脉弦细。

月经史:14岁月经初潮,5~7天/40~90天,量中等,色黯红,无血块,无痛经。Lmp:2014年7月3日,5天净,量中等,色鲜红,有血块伴经前乳房胀痛。

孕产史:孕 1 产 0 流 1,2011 年人工流产 1 次。

体格检查:患者形体偏瘦,身高 160cm,体重 49kg,体重指数(BMI)19.1,体毛旺盛,脐周毛发浓密,唇周可见细小胡须,近期体重未见明显增加。

辅助检查:既往多次 B 超示双侧卵巢多囊样改变,子宫未见明显异常。2014 年 4 月输卵管造影提示双侧输卵管通畅。2014 年 1 月月经第 3 天查性激素六项示 FSH 7.6IU/L,LH 3.5IU/L,T 3.2nmol/L。2014 年 3 月查男方精液常规及形态学均无明显异常。

妇科检查:外阴已婚式,阴毛生长浓密,延伸至肛门;阴道畅;宫颈光滑;子宫及附件区未触及明显异常。

中医诊断:不孕症,月经后期。西医诊断:继发不孕,多囊卵巢综合征,月经失调。

证属:肾虚肝郁,痰瘀互结。

治法:补肾疏肝,活血化痰。

方药:二陈汤加减。

法半夏 10g　茯苓 10g　泽兰 10g　浙贝母 10g　川断 10g　石菖蒲 10g　赤芍 10g　白芍 10g　牡丹皮 10g　丹参 10g　陈皮 6g　甘草 6g　黄芪 20g

10 剂,水煎服,每天 2 次口服。并嘱自行监测基础体温。

二诊:2014 年 7 月 20 日。患者诉睡眠明显改善,纳可,二便正常,舌淡黯、苔薄白,脉弦细,BBT 呈单相。患者痰湿症状明显改善,此次以补肾为主,辅以疏肝健脾。

方药:金匮肾气丸加减。

生地 10g　山萸肉 10g　丹皮 10g　丹参 10g　山药 10g　茯苓 10g　泽泻 10g　合欢皮 10g　广郁金 10g　白术 10g　白芍 10g　桂枝 6g　陈皮 6g　竹茹 6g　甘草 6g

7 剂,水煎服,服法同前。嘱患者若内热较盛,可晨服淡盐水,晚服蜂蜜水,或泡服菊花水。

三诊:2014 年 9 月 9 日。Lmp:2014 年 9 月 1 日,5 天净,量中等。舌淡黯、苔薄白,脉弦细,余无不适。考虑患者服上方后月经来潮,未诉特殊不适,现患者处于经后期,予益肾填精。

方药:肾气丸加减。

当归 10g　熟地黄 10g　山药 10g　山萸肉 10g　泽泻 10g　牡丹皮 10g　丹参 10g　赤芍 10g　白芍 10g　茯苓 10g　炙鳖甲[先煎]12g　木香 6g　砂仁[后下]6g　甘草 6g

7 剂,水煎服,每日 2 次。

四诊:2014 年 9 月 29 日。患者诉双乳作胀,晨起口干,余无不适。查尿妊娠试验阴性。结合患者症状,目前处于经前期。

方药:柏子仁丸加减。

柏子仁 10g　熟地黄 10g　赤芍 10g　牡丹皮 10g　丹参 10g　卷柏 10g　路路通 10g　茯苓 10g　广郁金 10g　益母草 15g　鸡血藤 15g　木香 6g　甘草 6g

7 剂,水煎服,每日 2 次。嘱患者经净后复诊。

继续坚持规律服药 3 个月经周期,期间月经按期来潮。2015 年 1 月 23 日因月经过期 7 天复诊,查血 β-HCG 1 431mIU/ml,P 33.2nmol/L。后予补肾安胎治疗,定期复查妇科 B 超及孕三项,直至胚胎成型。后定期产检直至生产。

【按语】 患者因"正常性生活未避孕未孕 3 年"就诊,平素月经后期,首诊时月经刚净,痰湿症状较为明显,予二陈汤加减以治其标。二诊时患者症状明显好转,痰湿消,则治本为主,患者表现为月经稀发、婚久不孕、情志抑郁、经前乳房胀痛、舌淡黯、脉弦细,高淑华辨其病为"多囊卵巢综合征合并继发不孕",辨证为肾虚肝郁,予金匮肾气丸为主方,同时兼顾肝脾,辅以疏肝健脾之法,并嘱患者监测基础体温。三诊患者服药后已月经来潮,且未诉明显内热症状及其他特殊不适,继予肾气丸加减。四诊患者逢月经前期,经前症状较为明显,此时冲任之血下聚胞宫,宜顺其势施以活血之法,稍稍通其血脉进行疏导,方以柏子仁丸为主方加减。随后患者规律经前、经后用药3个月,已建立正常月经周期,最终成功受孕。

(二)高催乳素血症性不孕

高催乳素血症(HPL)是多种原因导致垂体催乳素(PRL)分泌增加而产生的一种疾病。正常妇女基础血清PRL<1.37nmol/L,如果基础血清PRL>1.37nmol/L,或妊娠早期>3.64nmol/L,称为高催乳素血症。高催乳素血症是不孕症的常见病因。

临床表现:婚久不孕,月经后期,或月经量少,溢乳,经前乳房胀痛或刺痛,舌黯红,苔薄白,脉细沉或细弦。

辅助检查:基础血清PRL>1.37nmol/L,或妊娠早期>3.64nmol/L,可诊断为高催乳素血症。垂体MRI排除垂体微腺瘤等垂体肿瘤。乳腺B超排除乳腺导管病变。

治疗方法:若为垂体肿瘤,建议神经外科手术治疗。若垂体MRI未见异常,予溴隐亭或中药治疗。中医方面,高淑华认为其主要病机为肝郁为主,肝郁及肾,肝肾精血亏虚,气血逆乱,血不寻常道,下注血海为月经,而随肝经上逆乳房为乳汁,血海空虚,胞宫失养,无法摄精成孕,遂成不孕。

【典型案例】

房某,女,30岁,2013年7月11日初诊。

主诉:未避孕3年未孕。

刻下:闭经5个月余,双侧乳房少量泌乳,色乳白。烦躁易怒,夜寐差。纳可,二便调。舌质黯红,舌尖芒刺,苔薄白,脉细弦。基础体温(BBT)单相。曾服用溴隐亭治疗半年有效,但不明显。

月经史:患者13岁月经初潮,平素月经后期,5~7天/30~70天,量中等,色黯红,无血块,无痛经,经前乳胀乳痛,两胁窜痛。Lmp:2013年2月2日。

孕产史:孕0产0流0。

辅助检查:尿妊娠试验阴性。妇科B超未见明显异常。甲状腺功能正常。2012年11月查性激素六项示FSH 2.0U/L, LH 2.5U/L, E_2 120pmol/L, PRL 14.6nmol/L。2013年1月复查性激素六项示PRL 15.0nmol/L。2012年5月垂体磁共振未见异常。

中医诊断:不孕症,月经后期。西医诊断:原发不孕,高催乳素血症。

治疗:疏肝补肾,佐以化瘀调经。

方药:柴胡疏肝散合四物汤加减。

柴胡10g 当归10g 川芎10g 熟地黄10g 牡丹皮10g 丹参10g 广郁金10g 川楝子10g 路路通10g 青皮10g 陈皮10g 鸡血藤15g 肉苁蓉15g 淫羊藿15g 生麦芽30g 甘草6g 7剂,水煎服,每日2次。

二诊:2013年7月18日。患者泌乳症状减轻,挤压双侧乳房仍可见少量淡黄色分泌物溢出。月经仍未潮。BBT单相,纳可,二便调。舌质红,苔黄腻,诊脉弦细。予以益肾疏肝,利湿祛瘀法。

方药:柴胡疏肝散合柏子仁丸加减。

柴胡 10g　赤芍 10g　白芍 10g　当归 10g　柏子仁 10g　路路通 10g　续断 10g　黄芩 10g　丝瓜络 10g　茯苓 10g　广郁金 10g　鸡血藤 15g　甘草 6g　14 剂,水煎服,每日 2 次。

三诊:2013 年 8 月 11 日。Lmp:2013 年 8 月 9 日。适值经期,经量中等,有血块,少腹冷痛。经前 BBT 单相。舌淡黯,诊脉弦滑。尿妊娠试验阴性。予以活血化瘀,祛瘀生新法。

方药:四物汤加减。

当归 10g　熟地黄 10g　赤芍 10g　丹参 10g　香附 10g　桃仁 10g　茯苓 10g　小茴香 10g　延胡索 10g　泽兰 10g　益母草 15g　甘草 6g　5 剂,水煎服。

四诊:2013 年 8 月 17 日。偶有少量泌乳,BBT 单相,无特殊不适。脉弦细,舌淡苔薄白。继续予以疏肝解郁,滋肾散瘀法。

方药:柴胡疏肝散合二至地黄汤加减。

柴胡 10g　当归 10g　熟地黄 10g　丹参 10g　川断 10g　菟丝子 10g　青皮 10g　陈皮 10g　墨旱莲 15g　女贞子 15g　生麦芽 30g　甘草 6g　7 剂,水煎服。

五诊:2013 年 8 月 24 日。刻下双侧乳房胀痛减,泌乳现象基本消失,BBT 单相,近日寐差多梦。脉弦,舌淡苔滑。原方加生龙骨 30g、生牡蛎 30g、桂枝 6g、酸枣仁 10g、夜交藤 10g。7 剂,水煎服。

六诊:2013 年 8 月 31 日。今日复查性激素六项示 PRL 1.58nmol/L,现基础体温上升 5 天无泌乳,二便调,舌质淡苔薄白。予补肾温阳,佐以疏肝理气。

方药:桂附地黄汤合柴胡疏肝散加减。

柴胡 10g　当归 10g　熟地黄 10g　丹参 10g　赤芍 10g　菟丝子 10g　续断 10g　夏枯草 10g　丝瓜络 10g　郁金 10g　生麦芽 30g　炙甘草 6g　紫石英[先煎]15g　鹿角霜 15g　10 剂,水煎服。

七诊:2013 年 9 月 24 日。Lmp:2013 年 9 月 6 日,5 天净,量中等,少腹隐痛。月经第 3 天复查 PRL 1.20nmol/L。9 月 21 日监测排卵 B 超示左侧卵巢见优势卵泡,指导同房。予以补肾温阳、活血促排法。

处方:补肾促排卵汤加减。

当归 10g　熟地黄 10g　丹参 10g　巴戟天 10g　菟丝子 10g　川断 10g　当归 10g　补骨脂 10g　骨碎补 10g　淫羊藿 15g　肉苁蓉 15g　甘草 6g　10 剂,水煎服。

八诊:2013 年 10 月 8 日。月经逾期未至,测尿妊娠试验阳性。嘱患者静养安胎,并定期复查 PRL 未见增高。随访足月剖宫产得一健康男婴。

【按语】　高催乳素血症是引起女性不孕症的常见病因之一,其造成不孕的机制主要是引起卵巢排卵障碍。西医治疗首选溴隐亭。但中医有整体调节下丘脑 – 垂体 – 卵巢(HPO)轴,逆转 PRL 分泌异常的优势。本案患者闭经、双侧乳房有泌乳,多次激素检查示 PRL 高于正常水平,垂体 MRI 检查排除垂体腺瘤。又未避孕 2 年以上,有正常性生活,配偶体健,属高催乳素血症合并原发不孕。该患者初潮后月经周期即不规律,月经稀发,渐至闭经,乃先天之本不足之证。肾气不充,冲任亏虚,无以化生精血,血海空虚,无血可溢,遂至闭经。女子以肝为先天,肝经络乳,乳汁自溢,为肝脏疏泄功能失常之征。肾气本亏,肝经蕴热,瘀浊内生,无法摄精成孕,故发为不孕。本案以柴胡疏肝散为主方,配合补肾养血之品。

方中柴胡、郁金疏肝气、解郁结,是遵《傅青主女科》"乳汁之化,原属阳明……必得肝木之气以相通"理论;菟丝子平补肝肾;熟地黄味厚滋腻,为滋阴补血之要药;当归补血养血、和血调经,既可以助熟地黄补血之力,又可行经通脉道之滞;白芍酸甘质柔,养血敛阴,与熟地黄、当归同用则滋养之功显著;丹参擅活血祛瘀,《本草纲目》谓其"能破宿血,补新血";淫羊藿为辛热之品,擅温补肾阳;紫石英可温肾暖胞调冲。诸药合用,共奏解郁滋阴、散瘀助孕之功。方中重用生麦芽 30g,高淑华指出,麦芽味甘,性平、微温,归脾、胃、肝经,升而能降,有健脾和胃之效,亦有回乳、通乳之功。若以大剂量服用,炒麦芽可耗气散血而回乳,用治妇女断乳,或乳汁郁积,乳房胀痛之证。本病表现虽为泌乳,治疗并非见有泌乳而必治以收敛、固涩之法使之回断,有乳而不排出,郁而化热,亦加重热毒之证,治疗应以"通"为法,生麦芽、路路通等药物,通因通用,收效显著。

(三)输卵管阻塞性不孕

临床表现:婚久不孕,腹痛腹胀、带下量多、腰骶痛等。

妇科检查:子宫活动受限,压痛,单侧或双侧附件呈不同程度的条索、增厚、压痛、包块等。

辅助检查:腹腔镜或宫腔镜检查并通液或碘油输卵管造影示输卵管不通。

【典型案例】

令某,女,31 岁,2013 年 3 月 20 日初诊。

主诉:未避孕 3 年未孕。

病史:现患者右下腹隐痛间作,带下量多色黄,无异味。烦躁易怒,夜寐差。纳可,二便调。舌质黯红,苔薄黄,脉细弦。

月经史:患者 14 岁月经初潮,平素月经规律,5~7 天 /30 天,量少,色黯红,少量血块,经期腹痛乳胀。Lmp:2013 年 3 月 9 日,5 天净,量色质如常。

孕产史:孕 2 产 0 流 2,2008 年、2009 年计划外妊娠行人工流产术 2 次。

辅助检查:半年前输卵管造影示左侧通而不畅,右侧梗阻。宫颈刮片示大量炎细胞,未见恶性病变。白带常规示脓细胞(+++),唾液酸苷酶(+)。男方精液检查正常。

妇科检查:外阴已婚式;阴道通畅,大量黄色分泌物;宫颈轻炎;子宫前位,常大,质中,活动可,无压痛;双侧附件区增厚,右侧轻压痛。

中医诊断:不孕症,妇人腹痛,带下病。西医诊断:继发不孕,右侧输卵管梗阻,细菌性阴道炎。

证属:湿热内蕴,瘀血内结。

治疗方法:

(1)中医治疗

治法:清热利湿,化瘀止痛。

处方:易黄汤合红藤败酱散加减。

红藤 10g 败酱草 10g 苍术 10g 川牛膝 10g 车前子 10g 黄柏 10g 香附 10g 延胡索 10g 乌药 10g 芡实 10g 山药 10g 川楝子 10g 薏苡仁 20g 甘草 6g 14 剂,水煎剂,口服,每日 2 次。

(2)西医治疗:硝呋太尔制霉素阴道软胶囊,每晚睡前 1 粒纳阴,共 7 天,嘱其下次复诊时复查白带常规。

二诊:2013 年 4 月 3 日。用药后黄色带下量渐少,右下腹隐痛有所缓解,但仍隐隐作痛,纳寐可,二便调。舌质黯红,苔薄白,脉细弦。

妇科检查:双侧附件区压痛消失。白带常规未见明显异常。患者湿热之象渐消。

治法:理气活血,化瘀止痛。

处方:苍术 10g　白术 10g　怀牛膝 10g　车前子 10g　香附 10g　延胡索 10g　乌药 10g　芡实 10g　山药 10g　炙黄芪 15g　薏苡仁 20g　木香 10g　砂仁^{后下}10g　甘草 6g 14 剂,水煎剂,口服,每日 2 次。

三诊:2013 年 4 月 24 日。患者月经 4 月 10 日来潮,5 天净,量色质如常。此次经期腹痛乳胀明显改善。纳寐可,二便调。舌淡红,苔薄腻,脉细弦。患者热象已无,湿象仍显。予健脾化湿,扶正祛邪。

方药:香砂六君汤合四妙丸加减。

党参 10g　炙黄芪 10g　苍术 10g　白术 10g　丹皮 10g　丹参 10g　怀牛膝 10g　山药 10g　车前子 10g　木香 6g　砂仁 6g　甘草 6g　14 剂,水煎剂,口服。

另予灌肠方:当归 15g　三棱 15g　莪术 15g　乳香 15g　没药 15g　皂角刺 15g　透骨草 15g　苏木 15g　14 剂,每日 1 剂,非经期保留灌肠。

如此口服联合灌肠,共用药 4 个月,2013 年 8 月复查输卵管造影示左侧输卵管通畅,右侧输卵管梗阻。9 月仅予口服煎剂,B 超监测指导同房受孕。后期随访胎儿体健。

【按语】　中医药治疗输卵管堵塞性不孕症强调标本同治,高淑华将扶正祛邪贯穿于整个治疗过程中,疏肝、化瘀、理气,肝气条达则血行无阻,以"通"为主。待湿热之邪渐消,注重健脾补气扶正。同时外用保留灌肠,促进了盆腔的血液循环,有利于炎症的吸收和消散。诸药合用,标本兼顾,可使输卵管炎症吸收,粘连解除,恢复输卵管通畅,同时也调理了月经的期、量、色、质,促进了卵泡的发育成熟,提高了临床治愈率和妊娠率,值得临床推广应用。

(马蔚蓉)

—— 郑绍先 ——

郑绍先,男,1920—2004,生于世医之家,江苏省昆山市人,郑氏妇科第二十八代传人。师从其父郑伯钧。深得祖传密旨,17 岁就读于苏州中医专门学校,深造四载。毕业后,悬壶济世,成为昆山乐输桥郑氏女科传人。1956 年至昆山县人民医院任中医科主任。1979 年开始筹备中医院,成为昆山中医院的创始人。1993 年被命名为江苏省名老中医。1990 年被命名为全国 500 名老中医药专家之一。1989 年退休后坚持在昆山市中医院名老中医门诊应诊、带教。

郑绍先从医 50 余年中,兢兢业业,善于育人,深受当地民众爱戴。1990 年经拜师仪式,收三位高年资主治医师为门徒,"桃李满天下"。

一、对不孕症的认识

郑绍先认为不孕症是一个复杂的疾病,原因众多。首先需排除先天性生理缺陷,如西医学中先天性子宫发育不良,非药理所能解决,不必强求。其次,《素问·上古天真论》有云

"女子七岁,肾气盛,齿更发长;二七而天癸至,任脉通,太冲脉盛,月事以时下,故有子",可知益肾调经是治疗不孕症的大法。受孕机理赖于肾气的旺盛,真阴的充足,气血冲任的调和,如"肾虚、血虚、肝郁、痰湿、瘀血"等致病因素导致冲任失调,真阴困损,均能导致不孕。随着西医学的发展,现代生殖理论中排卵、免疫、输卵管等因素,亦可将西医学与中医理论相结合,四诊合参,结合现代检查治疗手段,提高临床受孕率,提高疗效。

二、诊治思路

经过多年的临证实践和不断地探索,郑绍先对不孕的诊治提出了自己独特见解。他提出的妇科病从心论治的观点,突破了传统治法,治愈了不少患者。基于"肾藏精、主生殖"的理论,医者多遵古训,从肾虚而论之。郑绍先认为不孕症的治疗虽以育肾保精、调和气血为主,但在临床治疗中,不孕症的诊治都应注重调心肾、调肝肾,方为效得益彰。

1. **调心肾** 《素问·评热病论》指出:"胞脉者,属心而络于胞中。"心主血脉,于是胞脉的气血消长运行与心的功能有关。妇人月经的行泻和月经周期中排卵的功能,取决于心、肾两脏的生理功能。肾主藏,心主泻,心藏神。心之气血下降,通过心神的作用,施泻阴精于胞宫,从而摄精成孕。又心与肾合,水火互济,阴阳平衡,才能维持月经,维持正常的生殖功能。

2. **调肝肾** 肝肾共为女子之先天,主司血海,人之血海其名曰冲,为女子受胎之处。肝主疏泄,肝与月经有着密切的联系。肝血充足,精气旺盛,气机条达,冲任通调,才能有子;反之,则不能摄精成孕。肝肾同源,亦为精血同源,肝藏血,主疏泄,肾藏精,生殖之本,精血充足,冲任相资,经水适调,自能摄精成孕。

三、治疗特色

对于不孕症的治疗,郑绍先以中医理论为基础,辨证施治,结合现代医学检查方法,不拘泥于古法,充分发挥中医药优势,以求创新。熟练运用"调周法",将女性周期分为4期:经后期、经间期、经前期、月经期。

经后期:郑绍先认为是癸水充盈之期,治以滋阴补肾,佐以助阳。方用熟地黄、白芍、当归、山萸肉、淫羊藿、菟丝子、龟甲、女贞子、附片、续断、生黄芪、杜仲等。

经间期:卵泡排出与转化之期,治以助阳活血促排卵为主。方用丹参、路路通、刘寄奴、红花、附片、淫羊藿、菟丝子、鹿角片、续断、当归、紫石英、枸杞子等。期间,应适当兼顾"心、肝"两脏的调摄。患者久治不孕,大多伴有焦虑、烦躁、夜寐不安等症,可适度选用合欢皮、郁金、夜交藤、钩藤等药物以清肝解郁安神。

经前期:阳气生长之期,直接决定经水调节与否。郑绍先认为此期为重中之重,应严格注重辨证,分清病因,治以升阳益气、养血调经为主。方用附片、巴戟天、淫羊藿、菟丝子、续断、紫石英、山萸肉、党参、黄芪、当归、覆盆子等。

月经期:祛瘀生新之期。治以活血通经,祛瘀生新为主。方用丹参、赤芍、桂枝、益母草、鳖甲、皂角刺、三棱、鹿角片、土鳖虫、失笑散等。

（一）心肾不交型不孕

【典型案例】

主诉:婚后未避孕5年而未孕。

现病史：患者婚 5 年不孕，现月经过期 3 日，平素头晕耳鸣，腰膝酸软，心烦带少，夜寐纷纭，大便秘结，小溲短赤，舌尖红苔薄黄，脉细弦。半月前曾肌内注射黄体酮，以及服用活血调经中药 10 剂，尿妊娠试验阴性。

中医诊断：不孕症，月经后期。西医诊断：原发不孕，月经不调。

证属：心火偏亢，肾阴不足，冲任失调。

治法：泻火滋阴，交通心肾。

处方：栀子 9g　灯心草 10g　玄参 12g　生地黄 12g　鳖甲 12g　牡丹皮 10g　桃仁 10g　白芍 10g　沙参 10g　茺蔚子 10g　丹参 10g　生甘草 2g　5 剂，水煎服。

二诊：用药后月经来潮，量少，色泽鲜红，便艰溲赤等。酌减原方，加竹叶、天冬、麦冬、枸杞子、黑大豆。进 7 剂，诸羔均减。

三诊：嘱服六味地黄丸、二至丸以善其后。

随访半年，月事如期而至。后不久，即有孕。

【按语】 李东垣说："或因劳心，心火上行，月事不来者，胞脉闭也……心气不得下通，故月事不来，宜安心、补血、泻火，经自行矣。"郑绍先认为此类患者虚多实少，不能急切图功，妄事攻伐，治疗上以补阳培本、补中有通为当。方中生山栀、辰灯心、牡丹皮泻心火；生地黄、鳖甲、玄参、沙参滋肾阴；丹参、茺蔚子、桃仁通经脉，使心火得降，肾水上滋，心肾交通，任脉冲盛，月事以时下。药中病机，故而获佳效。

（二）肝郁气滞型不孕

【典型案例】

王某，女，28 岁，已婚，1991 年 8 月 23 日初诊。

现病史：患者已婚 2 年正常同居未育。经行先后无定期，量少色黯伴瘀血块，经行少腹及两乳胀痛，口干烦躁易怒，舌红苔薄黄，脉细弦。

辅助检查：B 超示子宫卵巢均无异常；输卵管碘油造影示双侧输卵管通而不畅；基础体温单相。配偶精液常规检查正常。

中医诊断：不孕症，月经先后不定期。西医诊断：原发不孕，月经不调。

证属：肝郁气滞，气机不畅。

治法：疏肝理气，调通冲任。

处方：丹栀逍遥散加减。

当归 10g　香附 10g　牡丹皮 10g　丹参 10g　焦栀子 10g　赤芍 10g　路路通 10g　柴胡 6g　穿山甲 6g　橘叶 6g　橘核 6g　绿萼梅 3g　14 剂，水煎服，每日 1 剂。

二诊：1991 年 9 月 7 日。服药后自觉前症减，偶有烦躁。舌质淡，苔薄白，脉细弦。守上方继服。

三诊：1991 年 10 月 20 日。经行期准，少腹及乳房胀痛均减。又随证配合川断、桑寄生、淫羊藿、巴戟天以滋补肝肾，续治 1 个月，月经准期而行，基础体温呈双相曲线。当年 12 月怀孕，于翌年 9 月足月顺产一女婴。

【按语】 本案属肝郁气滞，疏泄失常，气机不畅，胞脉受阻，冲任不能相资而致不孕。前贤有"种子必先调经，经调自成孕"之说，故以丹栀逍遥散疏肝解郁，清热调经，佐以山甲、路路通、橘叶、橘核理气通络。郑绍先又常入绿萼梅以助解郁之效，使得气血通畅，阴阳调和，月经正常，而达到摄精受孕之目的。

（三）脾肾阳虚型不孕

【典型案例】

吴某,27岁,已婚。1993年7月20日初诊。

主诉:婚后未避孕而未孕1年余,月经数月一行。

现病史:平素能食善饥,体型肥胖,动则气喘,带下量少,急躁易怒,夜寐多梦,舌红,苔薄黄,脉细弦。

月经史:患者初潮15岁,自初潮后患者经常月经数月一行,多次反复用激素周期治疗后方行经。Lmp:2013年7月1日(人工月经周期已数年),量中等,色红,质黏,无血块,无痛经。

孕产史:孕0产0流0,目前有生育要求。

辅助检查:性激素六项示 FSH 5.03mIU/ml, LH 17.15IU/ml, PRL 20.03ng/ml, T 47ng/dl, E_2 23pg/ml。B超示子宫大小40mm×30mm×43mm,左侧卵巢大小36mm×19mm,右侧卵巢40mm×17mm,内膜4mm,双卵巢提示多囊样改变。

中医诊断:不孕症,月经后期。西医诊断:原发不孕,月经不调。

证属:脾肾阳虚,水湿内停。

治法:温肾助阳,健脾化湿。

处方:党参15g　合欢皮20g　白术10g　山萸肉10g　菟丝子10g　淫羊藿10g　山药15g　附片6g　山楂20g　巴戟天10g　钩藤15g　夜交藤20g　14剂,水煎服。

二诊:1993年8月3日。患者月经仍未来潮,但自觉白带量稍增多,乳房不胀,夜寐较前好转。B超提示内膜8mm。继以温肾助阳,健脾化湿,佐以活血通调。

处方:红花5g　丹参10g　瓜蒌皮15g　山萸肉10g　菟丝子10g　淫羊藿10g　山药15g　附片6g　山楂20g　巴戟天10g　三棱15g　怀牛膝10g　14剂,水煎服。

三诊:1993年8月17日。月经于2013年8月16日来潮,量少,色红,无血块,无痛经。治以滋阴补肾,养血调经。

处方:当归10g　熟地黄10g　山药10g　山萸肉10g　川断10g　菟丝子10g　白芍10g　杜仲15g　龟甲10g　枸杞子10g　葛根20g　淫羊藿10g　14剂,水煎服。

四诊:1993年9月1日。白带增多,夜寐安。以7月20日方加减,20剂,水煎服。

五诊:1993年9月30日。月经于停药1周后来潮,量增如常。继续上法3个月经周期后月经尚规律,45天左右一潮,量、色、质均正常,嘱其适度运动,体重下降之后,月经约35日一潮,半年后有孕。

【按语】此案例为"多囊卵巢综合征",患者经期血 FSH、LH 比值异常,E_2 低下,子宫发育稍不完全。西医常用人工月经周期治疗,虽有一定效果,但长期服用反而产生依赖性,月经更是久久不来。本病属中医学"闭经"范畴。患者肾精不足,脾虚失运,肝血亏虚,冲任亏损,故天癸不能按时而至;本病又与心有关,肾水不足无以济心火,心肾不交,冲任不足,无月事下。患者体型肥胖,动则气喘,脾虚湿滞,运化不足,以致冲任虚损,癸水不足。本方熟地、龟甲、白芍、山萸肉补肾填精,巴戟天、淫羊藿、菟丝子、附片温补肾气,党参、山药、山楂、瓜蒌皮健脾化湿,红花、赤芍、三棱通调水道,加入合欢皮、夜交藤等安神之品以交通心肾。

（四）盆腔炎性不孕

【典型案例】

张某，33 岁，1995 年 6 月 15 日初诊。

主诉：婚后已育一子，现未避孕已 3 年未育。

现病史：患者自 3 年前人工流产术后，断断续续出现下腹部胀痛感，期间曾急性发作，经住院治疗后好转，此后性生活过后，或劳累时，或心情烦闷时，下腹痛易作，同时伴有腰酸，带下量多，色黄，期间西医、中医均治疗过，治疗期间症状好转，过后即复发，严重影响生活，痛苦不堪，遂来就诊。Lmp：1995 年 6 月 2 日，量中等，色深红，伴血块，稍痛经。舌红，苔薄黄，脉细弦濡。

孕产史：孕 2 产 1 流 1。

辅助检查：B 超示子宫大小 45mm×36mm×52mm，左侧卵巢大小 28mm×21mm，右侧卵巢 26mm×18mm，内膜 9mm，盆腔少量积液约 15mm。输卵管造影示双输卵管通而极不畅，伞端轻度粘连。

中医诊断：不孕症，妇人腹痛。西医诊断：继发不孕，盆腔炎性疾病。

证属：气滞血瘀，湿热蕴结。

治法：清热利湿，理气止痛。

处方：苍术 10g　白术 10g　黄柏 10g　薏苡仁 15g　椿根皮 15g　泽泻 15g　金银花 15g　连翘 15g　赤芍 10g　蒲公英 20g　吴茱萸 3g　制没药 3g　延胡索 10g　小茴香 3g　14 剂，水煎服。

二诊：1995 年 6 月 29 日。患者自觉下腹胀痛减，带下量减，质清稀，腰酸好转，同时诉乳房胀痛，经水将至。继以活血化瘀，通利水道之法。

处方：柴胡 10g　枳壳 10g　路路通 10g　赤芍 10g　大血藤 15g　土鳖虫 20g　鳖甲 10g　皂角刺 12g　红花 5g　吴茱萸 3g　延胡索 10g　失笑散 12g　7 剂，水煎服。

三诊：1995 年 7 月 6 日。月经于 2015 年 7 月 3 日来潮，量中，色红，无血块，无腹痛。继以 6 月 15 日方 20 剂，水煎服。

四诊：1995 年 7 月 27 日。患者症状基本消失，同时表示因此病反复困扰其多年，对服药已产生抗拒心理，问有无其他办法。郑绍先遂遵其意愿，停口服中药，继以白头翁汤加减，予以灌肠保留治疗。

处方：白头翁 15g　黄连 3g　黄柏 10g　露蜂房 20g　白芷 10g　乌药 5g　夏枯草 15g　苦参 15g　20 剂，水煎服，经期停用。

五诊：1995 年 8 月 25 日。前症均愈，灌肠亦能适应。患者表示此法尚好，可免去服药之苦，继灌肠 3 个月，腹痛未再复发。复查 B 超未见明显盆腔积液。

同年 12 月，患者试孕成功，B 超显示宫内妊娠。

【按语】　此案例为"慢性盆腔炎"，患者因人工流产术后腹痛常年反复发作，痛苦不已，西医常用抗生素疗法，长期易产生耐药，有些中医亦采取口服中药，短期亦产生效果，但患者出现对药物的抗拒心理，采用保留灌肠不失为一个良好的解决之道。本病属中医学"腹痛、带下病"范畴。患者久病体虚，脾虚运化失常，湿热壅盛。本方苍术、白术、黄柏、薏苡仁、椿根皮、泽泻、金银花、连翘健脾清热利湿浊，赤芍、制没药、延胡索、小茴香理气止痛，为治疗慢性盆腔炎之良方。另外，此保留灌肠方，运用于临床上输卵管不通畅，或者输卵管疏通术后预防粘连,或者卵巢囊肿之类,亦有奇效。此方郑绍先运用得宜,疗效显著。

（方　艳　许小凤）

—— 杨桂云 ——

　　杨桂云,教授,主任中医师,博士研究生导师,著名中医妇科学专家。曾任江苏省中医药研究院(江苏省中西医结合医院)妇科主任。第三、第四批全国老中医药专家学术经验继承工作指导老师,江苏省名中医、留日学者。曾任中华中医药学会、中国中西医结合学会妇产科分会委员,江苏省中医药科学技术委员会委员,江苏省中医药学会理事,江苏省中西医结合学会妇产科分会主任委员、生殖医学分会副主任委员。从事中医妇科临床、教学、科研40余年,主编及参编了《中医妇科学》《中华家庭调补大全》《中成药临床手册》等著作,在国内外医学杂志和学术会议上发表专业论文40余篇(其中外文8篇),主持完成多项科研项目,其中主持完成的国家中医药管理局重点研究课题"中药补肾活血汤对小鼠体外受精及早期胚胎发育的作用研究"获江苏省科技进步三等奖。对妇科疾病具有丰富的临床经验和独到见解,尤擅中医及中西医结合调治不孕症、子宫内膜异位症、月经病、盆腔炎性疾病、妊娠相关疾病等。

　　已过古稀之年的杨桂云,仍精神矍铄,活跃于临床一线,倾情医治各地慕名而来的患者,并坚持临床带教,为中医药事业的继承发展奉献毕生所学。

一、对不孕症的认识

　　不孕症病因繁杂,尤其现代女性职场压力增大、生育年龄推后、生育前宫腔操作增多、感染性疾病增加,社会气候、环境污染等各种因素的影响,不孕症的发病率不断上升,治疗难度也愈加提升。杨桂云认为,对于不孕症,借鉴现代医学检验检查手段,明确病因尤为重要。从病因学角度,主要分为以下几类。

　　1. 子宫因素　子宫先天发育异常如纵隔子宫、幼稚子宫等,子宫内膜病变如子宫内膜息肉,多次宫腔操作致宫腔粘连、阿斯曼综合征等。

　　2. 输卵管因素　输卵管积水、梗阻,生殖系统结核等。

　　3. 排卵异常　主要为排卵障碍,如多囊卵巢综合征、卵巢功能低下、黄体功能不足、未破卵泡黄素化综合征等。

　　4. 子宫内膜异位症。

　　5. 免疫因素　如染色体异常,生殖免疫抗体异常、封闭抗体异常等。

　　6. 宫颈因素　如宫颈病变行 LEEP 术或锥切术后。

　　杨桂云认为,原发不孕以排卵障碍占大多数,可采取中医补肾促排卵或联合西医促排卵来治疗。而随着时代的发展,疾病谱发生变化,继发不孕所占比例越来越高,尤其生育前宫腔操作增加,以及盆腔炎性疾病及宫颈人乳头状瘤病毒(HPV)感染的上升,子宫因素、宫颈因素以及子宫内膜异位症所致不孕症愈加引起临床医生的重视。相较于西医的抗感染、抗病毒、宫腹腔镜操作等治疗,中医药燮理阴阳,扶正祛邪,能激发机体的免疫应答、主动防御,优化卵子发育、精卵结合、胚胎种植的基础环境,进而提高受孕率。故临床治疗不孕症,坚持中医主导,中西医结合,屡获良效。

二、诊治思路

杨桂云治疗不孕症秉持"明确病因为先,衷中参西为要,补肾调血为主"的理念,尤其对于子宫内膜异位症性不孕、排卵障碍性不孕及输卵管性不孕,有其独特见解。

（一）明确病因为先

对于不孕症患者,强调夫妇同查。常用的检验检查主要有基础水平性激素五项及抗苗勒管激素评估卵巢功能,妇科 B 超监测卵泡的生长及排出,BBT 监测黄体期高温水平,输卵管碘油造影评估输卵管通畅程度,宫腔镜检查宫腔情况并治疗宫腔病变如摘除子宫内膜息肉、分离内膜粘连等,腹腔镜探查盆腔各脏器有无内异病灶并可电灼或切除病灶,对输卵管伞端积水可造口成形,盆腔粘连可松解。男方查精液常规,评估精子活力、存活率、畸形率、计数、有无炎症等相关指标。

（二）衷中参西为要

坚持中医辨证论治。求子先调经,调经重冲任。《女科要旨》云:"妇人无子,皆因经水不调。经水所以不调者,皆由内有七情之伤,外有六淫之感;或气血偏盛,阴阳相乘所致。种子之法,即在于调经之中。"杨桂云认为受孕的机理,有赖肾气的旺盛,真阴充足,任脉通,太冲脉盛,月事以时下,两精相搏,自能成孕。是以求子之道,当先调经。调经即种子。

"冲为血海",冲脉循行过程中,与足少阴肾经及足阳明胃经均有交会,借以获得先天肾精肾气和后天水谷精微的资助涵养,故冲脉可蓄养全身气血,调节脏腑盛衰,直接影响女性的发育和月经的来潮。任者妊也,任脉循行过程中,与足少阴肾经、足太阴脾经、足厥阴肝经及足阳明胃经相交会。受诸经气血精液的资养,并蓄积其精华以荣育胞宫,成为女子经孕的主宰。故调经助孕过程中,应重视冲任二脉。

（三）补肾调血为主

《素问·六节藏象论》曰:"肾者主蛰,封藏之本,精之处也。"《素问·上古天真论》云:"肾气盛……天癸至,任脉通,太冲脉盛,月事以时下,故有子。"精气是人体生长发育及各种功能活动的物质基础,包括月经的生理活动。精能生血,血能化精,精血同源,同为月经产生物质基础。同时,精能化气,肾气盛衰主宰天癸的生理活动。天癸是月经产生的必不可少的物质基础。《傅青主女科》云:"经水出诸肾。""且经原非血也,乃天一之水,出自肾中。"《医学正传》亦云:"月经全借肾水施化。"肾气的盛衰主宰着天癸的至与竭。只有肾气健旺,天癸才能如期而至,任通冲盛,月经正常;只有肾气充盛,胞宫才能得以涵养,完成月经、胎孕功能。杨桂云认为,肾中精血不充、肾中之气不盛是导致月经病、不孕症的根本原因,调经种子之本在于肾。

《妇人良方大全》云:"大率治病,先论其所主。男子调其气,女子调其血。气血,人之神也,不可不谨调护。然妇人以血为基本。"月经主要成分是血液,调经必治血。然气为血帅,气行则血行,气滞则血凝,气升则血升,气降则血降,故治血必理气。气机疏利,则血行正常,经候如期。所以杨桂云认为,气血通调,的候如期,自能摄精成孕。

三、治疗特色

（一）子宫内膜异位症性不孕

子宫内膜异位症是指有生长功能的子宫内膜组织（腺体和间质）出现在子宫腔被覆内

膜及子宫肌层以外的部位,可生长、浸润、反复出血,形成结节及包块。临床以下腹痛、痛经进行性加重、性交痛、不孕及月经异常等为主要表现。好发于育龄女性,与不孕症密切相关。文献研究表明,约 30%~50% 子宫内膜异位症患者合并不孕,同时不孕女性患子宫内膜异位症概率比正常女性高 6~8 倍。杨桂云经验方——补肾活血汤,经临床及研究证明,对子宫内膜异位症疗效显著。

方药:补肾活血汤。

菟丝子 10g　紫河车 10g　当归 10g　川芎 6g　生地黄 12g　白芍 10g　山药 15g　柴胡 6g

方中以菟丝子、紫河车补肾养精、滋培根本为君,当归、川芎、生地黄、白芍养血活血调经为臣,柴胡、山药理气健脾为佐使,共同发挥补肾活血、调经助孕之功效。

临床应用时根据月经周期,经后期加枸杞子、山茱萸、熟地黄;排卵前期及排卵期加川牛膝、丹参、桂枝、红花;经前期加鹿角胶(霜)、淫羊藿、仙茅;月经期以基本方去紫河车,加川牛膝、五灵脂、丹参、泽兰、乌药。在兼证的处理上,伴有经前乳房胀痛者,于经前酌加丹皮、川楝子、青皮;伴有痛经者,则在经前期及月经期酌加桃仁、制乳香、制没药,寒痛者再加肉桂。

【典型案例】

高某,女,30 岁,2008 年 9 月 10 日初诊。

主诉:经行腹痛 5 年,双侧卵巢巧克力囊肿术后 3 年,未避孕未孕。

病史:患者 5 年前剖宫产得一子,产后经行腹痛,进行性加重。刻下月经周期第 9 天,月经已净,量色质如常,小腹隐痛间作,性交痛不显,常觉口干,大便偏干,纳寐可,小便调。舌黯红,苔黄腻,脉细涩。

既往史:妇科 B 超示双侧卵巢囊肿逐渐增大,遂于 3 年前行“腹腔镜下双侧卵巢囊肿剥离成形 + 盆腔子宫内膜异位灶电灼术”,术后定期复查妇科 B 超,未见囊肿复发。

月经史:平素月经周期尚规律,4~7 天 /30 天,量中等,色黯红,少量小血块,经行痛经,血块排出后疼痛缓解。Lmp:2008 年 9 月 2 日。

孕产史:孕 1 产 0 流 1,未避孕。

辅助检查:8 月查 CA125:40U/ml。妇科 B 超检查子宫、附件未见明显异常。外院行子宫输卵管造影示双侧输卵管通畅。男方精液检查正常。

妇科检查:外阴已婚式;阴道通畅,后穹窿触及一直径约 1cm 触痛性结节;宫颈尚光;子宫前位,稍大,质中,活动度稍差,无压痛;双侧附件区增厚,无压痛。

中医诊断:不孕症,痛经。西医诊断:继发不孕,子宫内膜异位症。

证属:肾虚血瘀型。

治法:补肾活血,清热化瘀。

方药:补肾活血汤合红藤败酱散加减。

菟丝子 10g　紫河车 10g　当归 10g　川芎 6g　生地黄 12g　白芍 10g　山药 15g　柴胡 6g　红藤 15g　败酱草 15g　蒲公英 15g　枳壳 10g　三棱 10g　莪术 10g　7 剂,每日 1 剂,水煎服。嘱患者避孕。

二诊:2008 年 9 月 17 日。月经周期第 16 天,偶感腰酸,小腹隐痛不显,带下适中,偏黄,口干缓解,大便仍偏干,纳寐可,小便调。舌黯红,苔薄白,脉细涩。BBT 示体温上升 2 天,温差 0.3℃。予补肾温阳,活血化瘀。

方药:补肾活血汤加减。

菟丝子 10g　紫河车 10g　当归 10g　川芎 6g　生地黄 12g　白芍 10g　山药 15g　柴胡 6g　生黄芪 15g　三棱 10g　莪术 10g　鹿角片^{先煎}15g　石打穿 10g　鬼箭羽 15g　木莲 15g　14 剂,口服。

同时予中药活血通络方浓煎外用保留灌肠。具体用药为:

桂枝 10g　皂角刺 15g　透骨草 15g　蒲公英 15g　三棱 15g　莪术 15g　白芷 15g　香附 15g

14 剂,灌肠。嘱患者灌肠液尽可能保留半小时以上。

三诊:2008 年 10 月 3 日。Lmp:2008 年 10 月 3 日,量中,色黯红,有小血块。自觉经行腹痛较前缓解。腰酸甚,经前乳胀,纳寐可,二便调。舌黯红,苔薄白,脉细涩。予理气活血,化瘀止痛。

方药:补肾活血汤加减。

菟丝子 10g　当归 10g　川芎 6g　生地黄 12g　白芍 10g　山药 15g　柴胡 6g　牡丹皮 10g　泽兰 10g　益母草 15g　桃仁 10g　三棱 10g　莪术 10g　甘草 6g　7 剂,水煎剂,口服。

如此周期往复,共调理 4 个周期后。2009 年 1 月经净后复查 CA125:25U/ml。肝功能未见异常。妇科 B 超检查子宫、附件未见明显异常。妇科检查示阴道后穹窿结节消失。

四诊:2009 年 2 月 3 日。Lmp:2009 年 2 月 1 日,量中,色黯红,有小血块。自觉经行腹痛较前缓解。腰酸甚,经前乳胀,纳寐可,二便调。舌黯红,苔薄白,脉细涩。本周期予补肾活血助孕治疗。守上方,继服 7 剂。

五诊:2009 年 2 月 10 日。月经周期第 10 天,腰酸偶作,带下不多,夜寐稍差,难以入睡,纳可,二便调。舌黯红,苔薄白,脉细涩。予补肾活血助孕治疗。

方药:补肾活血汤合滋肾生肝饮加减。

菟丝子 10g　当归 10g　生地黄 12g　白芍 10g　山药 15g　紫河车 10g　炙鳖甲^{先煎}10g　山萸肉 10g　钩藤 10g　莲子心 6g　5 剂,口服,嘱患者每隔 2 天至医院 B 超卵泡监测。

六诊:2009 年 2 月 15 日。月经周期第 15 天,见锦丝样带下,无所大苦,纳寐可,二便调。舌黯红,苔薄白,脉细涩。B 超示子宫内膜(Em)9mm,左侧卵巢(LOV)31mm×25mm,无左侧卵泡(Lf),右侧卵巢(ROV)32mm×28mm,右侧卵泡(Rf)19mm×19mm。予补肾活血促排卵治疗。

方药:补肾活血汤加减。

菟丝子 10g　紫河车 10g　当归 10g　生地黄 12g　白芍 10g　山药 15g　柴胡 6g　荆芥 10g　五灵脂 10g　紫石英^{先煎}15g　淫羊藿 15g　3 剂,水煎剂,口服。嘱其明日复查 B 超。

七诊:2009 年 2 月 17 日。月经周期第 17 天,同房后自觉小腹隐痛,伴腰酸,纳寐可,二便调。舌黯红,苔薄白,脉细涩。B 超示 Em 9mm,LOV 31mm×25mm,Lf 无,ROV 32mm×28mm,Rf 已排。予补肾温阳,养血助孕治疗。

方药:补肾活血汤合毓麟珠加减。

菟丝子 10g　紫河车 10g　熟地黄 12g　白芍 10g　山药 15g　柴胡 6g　淫羊藿 15g

党参 12g　石楠叶 15g　川断 10g　12 剂,水煎剂,口服。

八诊:2009 年 2 月 28 日。月经周期第 29 天,自觉小腹隐痛间作,伴腰酸,口干,晨起偶有恶心感,无呕吐,纳寐可,二便调。舌黯红,苔薄白,脉细滑。测得尿妊娠阳性。以养血补肾安胎为大法。

方药:寿胎丸加减。

太子参 10g　桑寄生 10g　川断 10g　菟丝子 10g　白芍 10g　山药 10g　麦冬 10g　竹茹 10g　钩藤 10g　莲子心 6g　甘草 6g　木香 6g

此后定期复诊安胎,后期随访顺产健康女婴 1 名。

【按语】《诸病源候论》曰:"血瘕之聚,令人腰痛不可以俯仰,横骨下有积气,牢如石,小腹里急苦痛,背脊疼,深达腰腹下挛,阴里若生风冷,子门僻,月水不时,乍来乍不来,此病令人无子。"杨桂云认为,子宫内膜异位症主要病理变化为异位内膜之周期性出血及周围组织增生,形成结节。此案患者有腹腔镜内异灶电灼病史,且初诊妇科检查示阴道后穹隆触痛性结节,此即盆腔深部内异结节,随激素变化出现周期性疼痛,且盆腔深部内异结节会向直肠、阴道壁侵润,日久会引起肛门坠胀,性交疼痛。西医 GnRh-a 针剂,可以有效控制子宫内膜异位症发展,但其对卵巢功能有抑制作用,以及停药后的子宫内膜异位症复发,使得一部分患者拒绝使用之。本案病机瘀阻冲任,且经前、经期气血下注冲任,胞脉气血愈加壅滞。瘀阻日久,积聚成瘕。日久化热,灼伤津液,故口渴喜饮,大便偏干。补肾活血基础上,配合清热利湿,使湿热瘀均邪有去路。二诊热象稍减,但瘀象依旧。故配合中药灌肠,局部作用于盆腔微循环,意在化瘀消瘕,针对后穹隆内异结节以及内异灶侵犯的稍增大的胞宫。三诊适值经期,因势利导,增强活血化瘀之功,使瘀随经血而泄。后 3 个周期以此反复,补肾活血,化瘀止痛,患者诸症好转,复查 CA125 降至正常范围内,妇科检查示后穹隆结节消失。治疗有效。口服 4 个月中药,予查肝功能,以防药物性肝损。改善子宫、盆腔环境环境后,再予助孕治疗,即时收效,种子成功。

(二)排卵障碍性不孕

排卵障碍性不孕多见于多囊卵巢综合征、卵巢功能低下、黄体功能不足、未破卵泡黄素化综合征等。

临床表现:婚久不孕,月经错后,量少,色黯有块,甚或经闭不行。少腹胀痛,腰膝酸软,倦怠乏力,头晕耳鸣,面色晦暗或面部痤疮,舌质紫黯或有瘀斑瘀点,苔薄白,脉沉涩或沉弦。多为多囊卵巢综合征。

婚久不孕,月经量少,周期错后,甚或经闭不行。伴有潮热汗出,心烦失眠,阴道干涩,性欲低下,脱发;舌质淡红,苔薄白,脉沉细。多见于卵巢功能低下或卵巢早衰。

婚久不孕,或屡孕屡堕,月经先期,或经前漏红,或伴少腹作胀,经前乳胀,腰酸,进行腹痛等,黄体期性激素测定示孕激素水平降低,BBT 示高温相不显,或高温相不稳,或高温相时间不足 12 天,舌质淡红,苔薄白,脉沉细。多为黄体功能不足。

辅助检查:女性内分泌激素测定、B 超监测卵泡发育、宫颈黏液评分,甲状腺功能检查、CT 检查等。

治疗方法:补肾调周促排卵。

【典型案例】

刘某,女,32 岁,2005 年 4 月 5 日初诊。

主诉:婚后未避孕 2 年未孕。

病史:刻下月经周期第 5 天,即净,量少色褐,无血块,无痛经。偶感腰酸,晨起乏力,嗜睡,舌淡红,苔薄白,脉沉细。

月经史:14 岁月经初潮,4~7 天 /35~45 天,量中等,色黯红,无血块,无痛经,时有经前乳胀。Lmp:2005 年 4 月 1 日。

孕产史:孕 0 产 0 流 0,未避孕。

辅助检查:曾于外院克罗米芬(氯米芬)促排卵治疗 3 个周期,B 超监测示卵泡发育迟缓,小卵泡排卵。曾测基础体温 3 个周期示单相,外院行子宫输卵管造影示双侧输卵管通畅。甲状腺功能正常范围。男方精液检查正常。

中医诊断:不孕症。西医诊断:原发不孕。

证属:肾虚型。

治法:补肾调周。时值经后期,宜益肾养阴,并调气血。

方药:归芍地黄汤加减。

太子参 15g　怀山药 15g　熟地黄 10g　山萸肉 10g　炙鳖甲 10g　赤芍 10g　白芍 10g　牡丹皮 10g　当归 10g　葛根 10g　炒白术 10g　石菖蒲 10g　红花 6g　川芎 6g　7 剂,每日 1 剂,水煎服。

二诊:2005 年 4 月 13 日。月经周期第 13 天,带下不多,未见锦丝样带下。自觉乏力改善,晨起神清,腰酸依旧,口不渴,大便偏稀,纳可,小便调。舌淡红,苔薄白,脉细。B 超示 Em 7mm, LOV 29mm × 28mm, Lf 13mm × 11mm, ROV 30mm × 28mm, Rf 无。BBT 未见降低,继予益肾养阴调气血。

方药:予 4 月 5 日原方去山萸肉、炙鳖甲、葛根、石菖蒲,加五灵脂 10g、荆芥 10g、川断 10g、炒麦芽 15g、炒谷芽 15g。7 剂,每日 1 剂,水煎服。

三诊:2005 年 4 月 21 日。月经周期第 21 天,带下稍多,未见锦丝样带下。大便稍成形,纳寐可,小便调。舌淡红,苔薄白,脉细。B 超示 Em 8mm, LOV 29mm × 28mm, Lf 14mm × 13mm, ROV 30mm × 28mm, Rf 无。BBT 未见降低。继予益肾养阴调气血。

方药:4 月 13 日原方继进。5 剂,每日 1 剂,水煎服。

四诊:2005 年 4 月 27 日。月经周期第 27 天,带下较多,锦丝样带下不显。大便成形,纳寐可,小便调。舌淡红,苔薄白,脉细弦。B 超示 Em 8mm, LOV 29mm × 28mm, Lf 14mm × 14mm, ROV 30mm × 28mm, Rf 无。BBT 降低。予补肾活血促排卵。

方药:补肾促排卵汤加减。

黄芪 15g　路路通 15g　淫羊藿 15g　丹参 15g　熟地黄 10g　当归 10g　红花 10g　菟丝子 10g　皂角刺 10g　川芎 6g　乌药 6g　甘草 6g　川牛膝 12g　3 剂,水煎服。告知患者注意避孕。

五诊:2005 年 4 月 30 日。月经周期 30 天,BBT 上升 1 天,温差偏小(仅 0.2℃),白带不多,无不适,舌尖略红,脉细小。宜滋肾补阳,双调气血。

药用:毓麟珠加减。

黄芪 20g　生地黄 10g　熟地黄 10g　菟丝子 10g　枸杞子 10g　当归 10g　鹿角片[先煎] 10g　川芎 6g　醋柴胡 6g　乌药 6g　生甘草 6g　怀山药 12g　淫羊藿 15g　紫石英[先煎] 15g　14 剂。嘱患者若月经来潮则停药。

六诊：2005 年 5 月 14 日。月经周期第 44 天，BBT 上升 9~10 天，温差 0.2~0.4℃，双乳略胀，偶感腰酸，舌红，苔薄白，脉细弦。查尿妊娠试验阴性。治以补肾温阳，疏肝调经。

药用：五味调经散加减。

当归 10g　牡丹皮 10g　红花 10g　泽兰 10g　桃仁 10g　炒五灵脂^{包煎}10g　菟丝子 10g　川芎 6g　乌药 6g　醋柴胡 6g　生甘草 6g　川牛膝 12g　淫羊藿 15g　7 剂，水煎服。

如此补肾调血治疗 3 个周期，患者月经周期渐缩短，4~7 天 /30~37 天，量中等，色黯红，无血块，无痛经，时有经前乳胀。

七诊：2005 年 8 月 7 日。Lmp：2005 年 8 月 5 日。刻下月经周期第 3 天，量中色红，偶感腰酸，无血块，无痛经。舌边略红，苔薄白，脉细。今日性激素六项检查示 FSH 7.3IU/L，LH 7.4IU/L，PRL 8.14ng/ml，T 40.7ng/ml，E_2 59.2pg/ml；甲功三项正常。治拟活血调经。

药用：五味调经散加减。

当归 10g　牡丹皮 10g　红花 10g　泽兰 10g　香附 10g　炒五灵脂^{包煎}10g　川断 10g　川芎 6g　乌药 6g　醋柴胡 6g　生甘草 6g　川牛膝 12g　益母草 15g　5 剂，水煎服。

八诊：2005 年 8 月 12 日。月经周期第 8 天，偶感腰酸，带下量少，纳寐可，二便调。舌红，苔薄白，脉细。治拟益肾填精，兼调气血。

药用：滋肾生肝饮加减。

熟地黄 10g　赤芍 10g　白芍 10g　丹参 10g　山药 10g　怀牛膝 10g　炙鳖甲 10g　川断 10g　菟丝子 10g　炒白术 10g　合欢皮 10g　山萸肉 9g　广木香 6g　甘草 6g　红花 6g　砂仁^{后下}5g　7 剂，水煎服。

九诊：2005 年 8 月 19 日。月经周期第 15 天，锦丝样带下明显，自觉躁动，多食易饥，纳欠佳，难以入睡，二便调。舌红，苔薄白，脉细弦。B 超示 Em 9mm，LOV 30mm×28mm，Lf 无，ROV 30mm×28mm，Rf 19mm×18mm。氤氲状态已现，卵泡已达优势，的候至，予补肾促排卵。

药用：补肾促排卵汤加减。

太子参 15g　路路通 15g　紫石英 15g　丹参 15g　川牛膝 12g　钩藤 10g　当归 10g　红花 10g　菟丝子 10g　川断 10g　荆芥 10g　莲子心 6g　甘草 6g　3 剂。告知患者明日、后日可安排同房。

十诊：2005 年 8 月 22 日。月经周期第 18 天，偶感腰酸，带下适中，纳寐可，二便调。舌红，苔薄白，脉细。B 超示右侧优势卵泡已排，盆腔少量积液。予补肾温阳，养血助孕。

药用：毓麟珠加减。

黄芪 20g　生地黄 10g　熟地黄 10g　菟丝子 10g　枸杞子 10g　当归 10g　鹿角片^{先煎}10g　醋柴胡 6g　乌药 6g　生甘草 6g　怀山药 12g　淫羊藿 15g　紫石英^{先煎}15g　12 剂，水煎服。嘱患者今日再行同房 1 次。

十一诊：2005 年 9 月 3 日。偶感腰酸，晨起恶心感，无呕吐，无腹痛，无阴道流血，纳寐可，二便调。舌红，苔薄白，脉细滑。就诊查尿妊娠阳性。以养血补肾安胎为大法。

药用：寿胎丸加减。

党参 10g　桑寄生 10g　川断 10g　菟丝子 10g　白芍 10g　山药 10g　苏叶 10g　竹茹 10g　钩藤 10g　莲子心 6g　甘草 6g　木香 6g

此后定期复诊安胎，后期随访翌年顺产健康女婴 1 名。

【按语】 此案患者小卵泡排卵,属于排卵障碍性不孕。小卵泡排卵,卵母细胞可能成熟度低导致不孕,或能受精着床,但小卵泡本身质量差,形成受精卵后进一步分化发育能力降低,生化妊娠、自然流产的发生率增加。杨桂云认为,小卵泡排卵周期应避孕,避免不良妊娠。治疗当先补肾调血,提高卵子质量,待奠基优化卵子质量后,再指导受孕,方能获效。具体调治遵月经周期规律。

经后期:滋肾益阴养血,少佐活血。经后子宫、胞脉相对空虚,血海空虚渐复,呈阴长的动态变化。血需依赖阴精以化生,精血同源,所以在经后期填补精血是基础,滋阴养血,兼理脾疏肝,取其精血互生,气血相生,使肾阴逐渐滋长。常选归芍地黄汤、滋肾生肝饮等。而杨桂云认为,少佐活血药如川芎、红花、五灵脂等,取其动中求静,鼓动气血运行,厚重滋腻之补肾之品得以吸收。此案亦兼用菟丝子、续断甘平偏温之品,以奏阳中求阴之效。本案中初诊患者晨起乏力、嗜睡,故在益肾填精基础上,加入葛根、石菖蒲等升清、开窍之品。佐以当归、赤芍、红花、川芎等理气活血之品,使气血运动得以上升。二诊因大便偏稀,去山萸肉、炙鳖甲等滋腻之品,又清阳得升,去葛根、石菖蒲。

经间期:补肾活血行气。经过经后期的蓄养,阴精充沛,冲任气血充盛,重阴必阳。在肾中阳气的温煦下,阴阳转化,阴精化生阳气,当阳气足以蒸腾阴精,则出现氤氲之候。杨桂云认为,此案患者经后期偏长,根据B超卵泡监测和BBT综合判断排卵期,卵泡未达优势但滞长,此时亦应补肾促排卵,否则易卵泡不破裂黄素化。唯需嘱患者避孕,避免不良妊娠。具体选方为补肾促排卵汤,补肾基础上酌加活血调经通络之药及行气之品,使气血和顺,顺利排卵。

经前期:温补肾阳滋阴。此期阴精与阳气渐充盛,阴阳气血俱盛,为行经或孕育做好准备。如胎元已结,则肾气封藏,子宫继续藏而不泻;若未孕育,则在阳气的鼓动下,子宫、胞脉通达,泻而不藏,经血得以下泄,开始下一个月经周期。杨桂云认为,肾为水火之脏,此期治疗虽着重于温阳,但宜阴中求阳,不能温燥,只有阴平阳秘,才能冲任健旺。喜用毓麟珠加减。

行经期:活血行气。经期血海由满而溢,血室正开,子宫泻而不藏,通过阳气的疏泄,胞脉通达,推陈出新,使经血从子宫下泄,气亦随血而泄,冲任气血骤虚,重阳必阴。故气血均以下行为顺。治宜因势利导,以通为主,引经下行。唐容川云:"瘀血不去,新血断无生理。"杨桂云推崇活血祛瘀,促使新血再生。方选五味调经散加减。

补肾调周,纠正气血阴阳失衡,如此3个周期,待胞宫胞脉精血充盈,气血和畅,再予助孕治疗。本案患者自然周期卵泡发育良好,故未再加用西药促排卵药物。杨桂云善于抓住优质的自然周期,避免多余的激素用药。若自然周期未成,即成奠基,下周期再拟西药促排卵治疗。

(三)输卵管性不孕

输卵管性不孕常继发于急慢性盆腔炎、阑尾炎、宫腔操作所致炎症上行性感染等。这类疾病起因于湿热之邪入侵胞宫胞脉,损伤冲任带脉,下焦湿热塞滞,络脉失和,闭阻不通。日久湿热蕴结,气血壅滞,气滞血瘀,最终瘀热互结。后而耗伤正气,浊气闭塞,清气不升,缠绵难愈。湿热证最终发展至少腹血瘀证,故常感小腹一侧或两侧隐痛,组织增生变性,造成输卵管阻塞,因此精卵运行受阻,而致不孕。或孕卵滞行于输卵管导致异位妊娠。杨桂云认为,输卵管性不孕,当按照造影结果,选择合适的助孕方案。若为双侧近端梗阻,当选择

IVF-ET。若为伞端积水,建议腹腔镜下伞端造口,术后再予输卵管通液 3 次后再助孕治疗。若为通而不畅,建议中西医结合,内外同治,扶正祛邪再助孕。《医林改错》有云:"凡肚腹疼痛,总不移动,是血瘀。"故输卵管性不孕,补肾基本上着重活血化瘀。

【典型案例】

郑某,女,32 岁,2009 年 3 月 17 日初诊。

主诉:婚后未避孕 3 年未孕,小腹隐痛间作 1 年。

病史:1 年前曾患急性盆腔炎,发热腹痛,住院予头孢类联合奥硝唑抗菌药物治疗,每于劳累、受凉后小腹疼痛加重。现月经周期第 20 天小腹隐痛间作,偶感腰酸,带下量多,色白,大便偏稀,纳寐可,小便调。舌黯红,苔白腻,脉细滑。Lmp:2009 年 2 月 26 日。

孕产史:孕 0 产 0 流 0。

辅助检查:外院行子宫输卵管造影示双侧输卵管迂曲增粗,24 小时弥散差。B 超示盆腔积液,前后径约 1.9cm。

妇科检查:外阴已婚未产;阴道畅,大量白色分泌物;宫颈轻炎;子宫前位,常大,质中,活动可,无压痛;双侧附件区增厚,轻压痛。

辅助检查:宫颈刮片大量炎细胞,未见恶性病变。男方精液检查正常。

中医诊断:不孕症。西医诊断:原发不孕。

证属:肾虚湿热瘀阻。

治法:补肾活血,清热化瘀。

方药:补肾活血方合化瘀消癥汤加减。

菟丝子 10g　当归 10g　川芎 6g　川断 10g　山药 15g　佩兰 10g　蒲公英 15g　败酱草 15g　延胡索 10g　皂角刺 10g　红花 10g　当归 10g　淫羊藿 15g　鹿角霜 15g　青皮 10g　陈皮 10g　乌药 10g　10 剂,每日 1 剂,水煎服。

另予灌肠方,药物组成:当归 10g　红花 10g　川芎 10g　三棱 10g　莪术 10g　乳香 10g　没药 10g　千年健 12g　透骨草 12g　10 剂,每日 1 剂,保留灌肠。

同时予保妇康栓 2 盒,每晚睡前 1 粒纳阴。

二诊:2009 年 4 月 3 日。Lmp:2009 年 3 月 27 日,7 天净,量中,色红,少量血块,无痛经,无经前乳胀。自觉服用中药后心胸旷达,气畅开朗,小腹隐痛未再作,纳寐可,二便调。舌黯红,苔薄白,脉细涩。辨证仍属肾虚湿热瘀阻。湿热之象稍减。治以补肾活血,清热化瘀。

方药:补肾活血方合内异止痛汤加减。

菟丝子 10g　当归 10g　川芎 6g　川断 10g　白芍 10g　山药 15g　柴胡 6g　鬼箭羽 15g　木莲 15g　生贯众 10g　皂角刺 10g　海藻 10g　昆布 10g　淫羊藿 15g　鹿角霜 15g　红花 10g　茯苓 12g　14 剂,每日 1 剂,水煎服。

另予灌肠方,14 剂,方药同前,每日 1 剂,保留灌肠。

按此思路复诊数次,药味稍有增减,坚持内外同治。

三诊:2009 年 7 月 15 日。Lmp:2009 年 7 月 8 日,7 天净,量中,色红,少量血块,无痛经,无经前乳胀。月经周期第 8 天,小腹隐痛未再作,纳寐可,二便调。舌质红,苔薄白,脉细涩。妇科检查示双侧附件区增厚,压痛消失。证属肾虚血瘀。治以补肾活血助孕。

方药:补肾活血方加减。

菟丝子 10g　当归 10g　川芎 6g　川断 10g　白芍 10g　山药 15g　紫河车 10g　山茰肉 10g　炙鳖甲^{先煎}10g　木香 6g　砂仁^{后下}6g　5 剂,水煎剂,口服。

四诊:2009 年 7 月 21 日。月经周期第 14 天,见锦丝样带下,量多,纳寐可,二便调。舌质红,苔薄白,脉细弦。B 超示 Em 10mm,LOV 29mm×28mm,Lf 21mm×18mm,ROV 30mm×28mm,Rf无。治以补肾健脾促排卵。

方药:健脾补肾促排卵汤加减。

菟丝子 10g　党参 10g　山药 15g　川断 10g　白芍 10g　牡丹皮 10g　茯苓 10g　佩兰 10g　紫石英^{先煎}15g　木香 6g　砂仁^{后下}6g　3 剂,水煎剂,口服。嘱患者明日、后日同房。

五诊:2009 年 7 月 24 日。月经周期第 17 天,偶感腰酸,带下适中,纳寐可,二便调。舌红,苔薄白,脉细。B 超示左侧优势卵泡已排,盆腔少量积液。予补肾温阳,养血助孕。

药用:毓麟珠加减。

黄芪 20g　生地黄 10g　熟地黄 10g　菟丝子 10g　枸杞子 10g　当归 10g　鹿角片^{先煎}10g　醋柴胡 6g　乌药 6g　生甘草 6g　怀山药 12g　淫羊藿 15g　紫石英^(先煎)15g　14 剂。嘱患者今日再行同房 1 次。

六诊:2009 年 8 月 6 日。性激素六项示 E_2 230pg/ml,P 19.8ng/ml;血 β–HCG 168.7mIU/ml。后定期复查孕三项及 B 超,示宫内单胎妊娠。

随访,翌年抱得一健康女婴。

【按语】　本案为本虚标实之证,"邪之所凑,其气必虚""久病多虚,久病必瘀"。故治疗上以补肾扶正为本,化瘀祛邪为辅,佐以清热利湿滋阴之品,鼓舞正气,邪气可除。杨桂云以气血理论为指导,立补肾活血为治疗大法,配合中药保留灌肠,内外同治,改善盆腔微循环。对于本案输卵管迂曲、炎性改变,不失为最佳治疗方案。首诊湿热之象较重,予化瘀消癥汤。方中蒲公英为君药,具有清热解毒、消散痈肿之功效,辅以辛、苦凉、微寒的败酱草清热解毒、消肿排脓、祛瘀止痛;延胡索辛散温通,既能入血分,又能入气分,能治一身上下诸痛;红花活血化瘀,瘀血不祛,新血难生;皂角刺散结行气,消肿排脓;当归养血和血,调经通络;青陈皮、乌药理气行滞,使气行则血行;白芍、甘草理气止痛。二诊小腹隐痛未再作,湿热之象稍减,患者自觉畅快,说明辨证用药得当,再予内异止痛汤。虽为治疗子宫内膜异位症所立,但活血化瘀治则一致,异病同治。

（马蔚蓉　陈　婕）

—— 谈　勇 ——

谈勇,女,教授,博士研究生导师,主任医师。南京中医药大学妇科学教研室主任,江苏省中医院生殖医学科创科主任,江苏省中医临床研究院生殖调节研究所所长,国家中医药局重点学科带头人,国医大师夏桂成工作室主任;兼任中华中医药学会妇科专业委员会、中西医结合生殖医学会副主任委员,江苏省中西医结合学会生殖医学会主任委员等职。自 1980 年从事中医工作,1986 年成为国医大师夏桂成的中医妇科学硕士,1997 年在国外西医院校获医学博士后回国,以中西医妇产科学知识为基础,继承钱伯煊、夏桂成学术思想,开展临床、教学和科研,率先创建生殖医学科,围绕不孕不育症开展中西医诊治,形成具有特色的诊疗体系,推广运用。主持国家自然科学基金等重大科研项目 25 项,获江苏省科技进步一等奖、二等奖,李时珍医药创新奖,江苏省中医药科技进步一等奖,教育部科技进步一等奖各1项。指导博士66人,硕士100余人,获"教学成果一等奖"。发表论文218篇,编撰教材15部、学术专著18部。

一、对不孕症的认识

谈勇作为国医大师夏桂成亲自培养的首位研究生,以中医药调治妇科疾病为特色,结合先进的现代医学知识和技能,率先在国内开展中西医结合辅助生殖技术工作,创立围绕辅助生殖的中医调节法,迅速解决不孕不育症难题;建成以中医理论指导下的女性生殖节律调控方法,开展深入的时间节律研究,研究中医药调治生殖节律紊乱疾病的机制,不断探索对不孕症、多囊卵巢综合征、复发性流产等生殖相关疑难病症的临床治疗方法和规律,创立"精准调经法",创制"精准调经方",总结了"滋阴补阳方序贯"对生殖障碍疾病临床治疗的优化路径,为首个以多囊卵巢综合征长期管理为目标的中医妇科调经系列方案。

《周易》有言:"天地氤氲,万物化醇;男女媾精,万物化生。天地之道,阴阳和而后万物育;夫妇之道,阴阳和而后男女生。"《产孕集·辨孕》中亦曰:"二气相感,合而生神;两精相搏,聚而成形。"皆明言女性受孕机制。不孕症病因繁多,如外邪侵袭胞宫、饮食偏嗜、劳逸失调、体质因素等。谈勇认为,不孕症女性多由先天禀赋不足,或房室不节,或惊恐伤志,或邪气损伤,或调摄失宜,造成肾中阴阳失衡,生精化气生血功能不足,以致天癸的产生与分泌失调,冲任失固失养,则难以种子成孕。本病病位主要在心肾两脏,又与肝脾相关,是"心-肾-子宫"生殖轴功能失调,致心肾"阴阳失衡",心肾失交,机体内环境与应变功能紊乱,以致阴阳偏颇,血气失调,寒热错杂,痰湿瘀血兼夹为患,故而不孕。

(1)心:心不但与胞宫有直接的经络联系,而且通过督脉与胞宫相联系。《素问·评热病论》曰:"胞脉者,属心而络于胞中。"《素问·骨空论》亦云:督脉"上贯心入喉"。心主血,其充在血脉。若心血旺盛,心气下通,血脉流畅,入于胞宫,则胞宫具行经、胎孕之功能;又心主神明,为五脏六腑之大主,关系到脑的主宰功能,能够下达各脏腑,发挥其统领的作用。女性的精神、意识和思维活动对月经及胎孕的生理功能起着协调作用。心气可以推动血液在经脉内运行敷布全身。心通过胞脉与胞宫相通。《石室秘录》指出胞宫为"心肾接续之关"。心气下通于肾,心肾相交,水火既济,阴阳平衡,血脉流畅,月事如常,这样就将"心-肾-子宫"连成一体,构成女性生殖生理阴阳气血调节的核心环节。

(2)肾:肾与胞宫之间通过经络有直接联系。《素问·奇病论》有云:"胞络者,系于肾。"肾脉与冲脉并行,通过关元穴与任脉相交。督脉"贯脊属肾"。肾是人体生长、发育、生殖的根本。肾所藏的精气既包括先天之精,又包括后天之精,为生殖发育之源。精能生血,血能化精,精血同源,相互资生,为胞宫的行经、胎孕提供物质基础。天癸通达于冲任二脉,是维系胞宫行经、胎孕正常的重要物质基础。肾气的"盛"与"衰",影响天癸的"至"与"竭",调节着冲脉、任脉的蓄溢,协调胞宫的生理功能。

二、诊治思路

谈勇在继承国医大师夏桂成学术思想的基础上,结合临床诊疗经验,针对不孕症的不同病因,从不同视角辨证论治,突破传统中医妇科辨证格局,辨病与辨证相结合,并将传统中医治疗与现代生殖辅助技术相结合,强调短时间内获取最优化治疗效果,绩效结合,形成有效的中西医诊治体系。

中医药在辅助生殖技术中的运用体现在因时制宜,强调进周前以周期论治调理月经,进周后配合辅助生殖阶段调治。

月经周期的演变类似于圆运动节律,经后期阴长阳消,血海相对空虚,冲任暂时不足,治疗应补肾填精、滋阴养血,重在奠定基础,促进卵泡发育,药如当归、白芍、山药、生地黄、石斛、玉竹、百合、女贞子等,且"善补阴者必于阳中求阴",对卵泡发育不良者可酌加紫河车、巴戟天、淫羊藿等温补肾阳的药物。经前期阳长阴消,治以补肾助阳为主,维持阳长至重,促进黄体功能,辅助胚胎着床,药如巴戟天、淫羊藿、杜仲、续断、桑寄生等。如此周而复始,使得紊乱的内分泌环境得以纠正,体内阴阳平衡。因此,治疗上按照月经周期不同阶段的阴阳转化、消长节律和气血盈亏变化规律,将传统辨证归纳为经后期滋(肾)阴、经前期补(肾)阳,这两个阶段序贯用药治疗,既符合人体生理周期的特征,又有中医学天人相应观,充分调动脏腑、气血、经络的功能,从而能够重建月经周期,恢复正常生殖生理状态,调周种子。

体外受精胚胎移植术(IVF-ET)控制性超促排卵过程中,使用超生理量的外源性促性腺激素,使得卵巢过激,短期内卵泡大量发育并成熟,导致天癸大量分泌,肾气过盛,加重耗损肾中阴阳,形成以"肾虚"为主,兼有肝气疏泄失调,气机升降失常,脾虚水湿不化,三焦水液运行障碍的本虚标实之证,故治疗原则总以补肾交心、平衡阴阳为主,并且需根据辅助生殖进周的不同阶段或并发症辨证用药,佐以疏肝、健脾、化湿等分证论治。若伴发卵巢过度刺激征,病涉五脏,初在肝、肾,后及脾胃,久碍心肺,气、血、水等病理产物纠结,以气滞为先,瘀滞乃病发之关键,最终水湿停滞为患;或伴发卵巢囊性肿块,应先予以理气活血消癥等。

《素问·宝命全形论》指出:"天复地载,万物悉备,莫贵于人,人以天地之气生,四时之法成。"人体是一个自然整体,治疗不孕症患者需顾及其原发病的治疗。如多囊卵巢综合征者,本属肾虚癸阴不足,稍久则阴虚及阳,阳虚则致痰湿壅阻,另一方面心肝郁热,血行不畅,气滞血瘀,痰瘀互阻,胶结成癥,而成虚实夹杂之证,治疗当以补肾为主,兼以化痰、疏肝、活血等方法;若为早发性卵巢功能不全者,主要责之肾阴亏虚,阴虚火旺,常兼有阳虚、气郁,治宜滋阴降火、宁心安神之外,还当助阳、解郁;子宫内膜异位症者,为余血流注于子宫冲任脉络之外,气血失畅,肾虚气弱,以致蕴结而为血瘀,本属肾虚血瘀,治当补肾活血,兼气滞者,经血积滞于子宫胞络,不通而痛,辅以行气化瘀、活血止痛,兼气虚者,脾胃薄弱,瘀浊郁结于胞宫,辅以益气健脾、祛浊化瘀,兼阳虚者,脾肾阳虚,可致痰湿内阻,或湿热之邪乘隙而入,稽留冲任或蕴结胞中,瘀滞不畅,辅以温肾健脾、利湿化瘀。

三、治疗特色

(一)滋阴补阳调周法为基奠

《本草纲目》中说:"女子,阴类也,以血为主,其血上应太阴,下应海潮,月有盈亏,潮有朝夕,月事一月一行,与之相符。"临床为方便患者可精简为两期,即经后期阴长阳消,予以滋阴;经前期阳长阴消,予以补阳。此法适用于辅助生殖进周前调理及冻融胚胎移植前周期调理。

1. 卵泡期

治法:滋阴养血,益肾填精。

方药:经后期方(《夏桂成实用中医妇科学》)。

当归 10g　炒白芍 15g　牡丹皮 10g　生地黄 10g　怀山药 10g　女贞子 10g　菟丝子 12g　茯苓 10g　煨木香 10g　甘草 5g

加减:若卵泡发育不良或子宫内膜增生不理想,加炙龟甲^{先煎}12g、炙鳖甲^{先煎}10g 等血肉有情之品滋肾填精,《神农本草经》载龟甲"味咸平,主漏下赤白……四肢重弱……一名神屋,生池泽";若经净后阴虚症状显著,见口干、烦躁、舌红少苔,加山茱萸 8g、石斛 10g、玉竹 10g、百合 10g 等滋阴补肾,或水不涵木,肝气郁结不舒,甚或郁而化热,见乳房胀痛、心烦易怒、口干口苦,可仿丹栀逍遥散(《校注妇人良方》)加减;更甚者经后阴长不足,虚热内动,上灼心肺,下劫肝肾,可酌加黄柏 10g、椿根皮 12g、熟地黄 10g、牡丹皮 10g 等清热养阴;若夜寐多梦、易醒,乃心肾不交、火偏旺,加柏子仁 10g、丹参 10g、黄芩 10g、钩藤^{后下}10g 等清心安神,静则生水,仿交泰丸之意(《万病回春》卷三);若夏季暑湿犯脾,见胸闷、纳呆,脘痞,苔腻,加苏梗 10g、陈皮 6g、谷芽 15g 等宽胸理气化湿。

2. 黄体期

治法:温肾助阳,益气健脾。

方药:经前期方(《夏桂成实用中医妇科学》)。

鹿角霜 12g　党参 10g　煨木香 10g　川断 15g　菟丝子 12g　杜仲 12g　炒白术 10g　茯苓 12g　炒白芍 12g　桑寄生 10g　肉苁蓉 8g　甘草 5g

加减:若心肝火旺见舌红苔黄者,加黄芩 10g、炙知母 10g、玉竹 10g 等清心泻肝;若阳长不足,BBT 爬坡样上升,加鹿角霜 15g、覆盆子 10g、石楠叶 12g 等补肾温阳;若黄体功能不足,经前漏红,加蒲黄炭 12g、侧柏叶 12g、川断 20g、钩藤 10g 等清热止血、温肾助阳;若痰湿偏重,清阳不升,见头晕、苔白腻,加葛根 12g、佩兰 10g、焦六曲 15g 等利湿升清。

(二)IVF-ET 进周调治

1. 长方案降调节阶段

治法:补肾清心,调和阴阳。

方药:二甲地黄丸合钩藤汤(《何氏济生论》)。

炙龟甲 15g　炙鳖甲 15g　熟地黄 10g　山萸肉 12g　山药 12g　茯苓 10g　泽泻 10g　莲子心 5g　钩藤 6g　炒枣仁 12g　菟丝子 12g　甘草 5g

加减:若肝郁者,可予逍遥丸合甘麦大枣汤加减。

2. 长方案启动阶段

治法:益肾和血,养阴填精,佐以温阳。

方药:毓麟珠(《景岳全书》)。

炒当归 10g　白芍 10g　熟地黄 10g　川芎 10g　人参 10g　茯苓 10g　川断 12g　菟丝子 10g　白术 10g　鹿角霜 10g　杜仲 10g　甘草 5g

加减:若面色萎黄,头晕眼花者,加龟甲、紫河车填精养血;若腹胀腹痛,水湿停滞者,加大腹皮、桑白皮、茯苓健脾利湿。

3. 围取卵阶段

治法:益肾活血,安神疏肝。

方药:补天五子种玉丹(《夏桂成实用中医妇科学》)加郁金、合欢皮、百合或莲子心。

丹参 10g　赤芍 10g　白芍 10g　熟地黄 10g　怀山药 12g　山萸肉 10g　茯苓 10g　川断 12g　菟丝子 10g　杜仲 10g　五灵脂 10g　紫河车 10g　山楂 10g　甘草 5g

加减:若白带多、腰酸、少腹胀痛冷感等,或伴有少腹癥瘕等,属阳虚寒盛,仿《金匮》温经汤合桂枝茯苓丸加减,可加入肉桂^{后下}3g、川断10g、桃仁10g、五灵脂^{包煎}10g等;若锦丝状带下少或混浊性带下多,属痰湿内盛者,加用苍术10g、白术10g、制香附10g、陈皮6g、茯苓10g等品燥湿化痰;若心肝气郁、心神失宁,见胸闷不舒、心情不畅、腰酸腹胀、夜寐甚差影响转化,排卵不利者,加炙远志10g、石菖蒲10g、柏子仁10g等。

4. 黄体支持阶段

治法:益肾温阳,暖宫健黄。

方药:寿胎丸加味(《医学衷中参西录》)。

杜仲12g　川断15g　菟丝子15g　阿胶^{烊化}10g　党参10g　白芍10g　淫羊藿12g　茯苓12g　鹿角霜12g　覆盆子15g

加减:若小便清长,夜尿多者,加益智仁10g、桑螵蛸10g补肾缩小便;若腰酸明显,BBT高温相偏低偏短者,加入淫羊藿10g、巴戟天10g等。

【典型案例】

案1　王某,女,26岁,已婚,2016年4月5日初诊。

主诉:未避孕3年未孕。

病史:患者未避孕3年未孕,因"不明原因性不孕症"于外院行体外受精(IVF)长方案治疗,2016年3月15日行取卵术,获卵11枚,受精9枚,成胚8枚,冷冻。Lmp:2016年3月29日,量中,色红,时有血块,5天净。取卵术后第1次月经来潮,冷冻胚胎移植(FET)前调治。现周期第8天,外感中,流清涕,入睡困难,多梦易醒,舌尖红,苔薄白,脉沉细。

孕产史:孕0产0流0。

辅助检查:阴道B超示子宫内膜4.9mm,左卵巢窦卵泡计数(AFC)8~9枚,右卵巢AFC7~8枚,内见数个低回声,Rf 13mm×10mm。

中医诊断:不孕症。西医诊断:原发不孕。

证属:风邪蕴肺,心肾失交。

治法:宣肺解表,交通心肾。

方药:

(1)桑白皮12g　黄芩10g　丹参10g　光杏仁10g　桔梗10g　炙款冬花10g　茯神12g　炒枳壳10g　炙甘草5g　广木香10g　芡实12g　太子参10g　7剂,水煎服,每日1剂。

(2)经前期方加减:川断15g　菟丝子12g　炒白芍12g　炒白术10g　炙杜仲12g　茯苓12g　槲寄生10g　淫羊藿10g　党参15g　怀山药15g　熟地黄8g　芡实10g　鹿角霜15g　炙甘草5g　14剂,水煎服,每日1剂。

二诊:2016年5月3日。Lmp:2016年4月27日,5天净,量中,色黯,血块少许,经前腹痛微微。现周期第7天,夜寐差,多梦易醒,下周期拟行FET。舌尖红,苔薄白,脉细。

证属:阴阳失衡,心肾失交。

治法:调补阴阳,交通心肾。

方药:

(1)经后期方加减:炒白芍12g　生地黄10g　女贞子15g　墨旱莲12g　丹参10g　炒当归10g　炙龟甲^{先煎}15g　菟丝子12g　怀山药15g　茯苓10g　山茱萸6g　炒谷芽10g

炒枣仁 10g　钩藤 10g　芡实 10g　合欢皮 10g　炙甘草 5g　7 剂,水煎服,每日 1 剂。

（2）经前期方加减:川断 15g　菟丝子 12g　炒白芍 12g　炒白术 10g　炙杜仲 12g　茯苓 12g　槲寄生 10g　淫羊藿 10g　党参 15g　熟地黄 8g　广郁金 10g　芡实 10g　醋柴胡 8g　怀山药 15g　炙甘草 5g　14 剂,水煎服,每日 1 剂。

2016 年 6 月 12 日于外院行 FET,移植后 14 天血 β–HCG 提示妊娠,移植后 21 天 B 超提示宫内妊娠。2017 年 3 月 9 日,顺产下一女婴,母女平安。

【按语】　心肾交合实质,即心 – 肾 – 子宫生殖轴交合过程中,由心主导。概因心属火,主动,肾属水,主静,火动者,为主要方面;再者,心为君主,君主者,主宰一切,是升降交合的主要所在。心于五脏之中,始终处于主导地位,必须要动中求静,心肾交合方能维持生命节律,促进生殖功能。此动中求静,又有两个方面:其一,心主血脉,属阴属静,是为心主神明的物质基础,维持生命,故心以动为本,内含静体;其二,肾水,藏精,主静,动中求静,从和肾的交合中,帮助心滋养。心肾交合,主动性始终在于心,必须通过交合动中求静,才能更好地鼓动生殖之力。

案 2　郑某,女,28 岁,已婚,2016 年 3 月 24 日初诊。

主诉:月经稀发 5 年,人工流产术后未避孕 1 年未孕。

病史:患者月经稀发 5 年,外院诊断为“多囊卵巢综合征”,予达英 –35 等对症治疗。本周期予“LE+HMG+ 丽申宝(注射用尿促卵泡素)+HCG”促排卵治疗。现月经周期第 19 天,左侧小腹偶有牵扯性疼痛,舌淡红,苔薄白,脉弦细。

月经史:平素周期 5~6 天 /45~50 天,量少,色黯红,无血块,无痛经。Lmp:2016 年 3 月 6 日,量色质同平素。

孕产史:孕 1 产 0 流 1,2014 年 10 月因计划外妊娠行人工流产。

辅助检查:阴道 B 超示子宫内膜 8.8mm,Lf 19mm×17mm、17mm×11mm。

中医诊断:不孕症,月经后期。西医诊断:继发不孕,月经不调。

证属:气滞血瘀。

治法:理气活血,补肾促排。

方药:经间期方加减。

川芎 10g　赤芍 12g　炒白术 10g　牡丹皮 10g　丹参 10g　菟丝子 10g　红花 8g　醋柴胡 8g　广郁金 12g　炒薏苡仁 10g　炒当归 10g　川断 15g　3 剂,水煎服,每日 1 剂。

二诊:2016 年 3 月 26 日。本周期控制性促排卵方案(COS):LE+HMG+ 丽申宝 +HCG。刻下:周期第 21 天,舌淡红,苔薄白,脉弦细。辅助检查:阴道 B 超示子宫内膜 9.1mm,左卵巢内见欠规则无回声 Rf 12mm×10mm,Lf 15mm×10mm。

方药:经前期方加减。

鹿角霜 15g　覆盆子 12g　川断 15g　杜仲 10g　菟丝子 12g　槲寄生 10g　淫羊藿 10g　炒白芍 12g　炒白术 10g　茯苓 10g　党参 15g　炙甘草 5g　14 剂,水煎服,每日 1 剂。

三诊:2016 年 4 月 7 日。现月经周期第 31 天,排卵后第 12 天,舌淡红,苔薄白,脉细。

方药:经期方加减。

炒当归 12g　赤芍 10g　茯苓 10g　益母草 12g　怀牛膝 10g　制香附 10g　五灵脂^(包煎) 10g　延胡索 12g　生山楂 10g　泽兰 15g　乌药 12g　陈皮 10g　炙甘草 3g　7 剂,水煎服,每日 1 剂。

四诊：2016 年 5 月 3 日。Lmp：2016 年 4 月 11 日，6 天净，量中，色红，夹少许血块，腰酸。现月经周期第 23 天，夜间入睡困难，舌质淡，苔薄白，脉细。辅助检查：阴道 B 超示子宫内膜 4.7mm，左 AFC12$^+$ 枚，右 AFC12$^+$ 枚，双侧均小于 7mm。

方药：经前期方加减。3 月 26 日方去覆盆子、鹿角霜，加莲子心 5g、石见穿 15g、路路通 15g、凌霄花 6g、珍珠粉^{吞服}10g。7 剂，水煎服，每日 1 剂。

该患者经过上述调周法联合促排卵治疗 2 个周期后确认妊娠。

【按语】　中医治疗妇科疾病如不孕症、盆腔炎性疾病后遗症、子宫内膜异位症等强调整体观念，不能纯粹套用西医病理理论，从湿热、瘀血、脉络不畅等局部单一治疗，是治标不治本之法。整体观念又与心关系密切。心者，脏腑之主，君主之官。调周理论倡导以"心"为主导的"心 - 肾 - 子宫轴"整体系统观。《素问》指出心"主明则下官安""主不明则十二官危"，是以心亦为生殖之主。肾者，脏腑之根，《景岳全书》有云"五脏之阴气，非此不能滋；五脏之阳气，非此不能发""五脏之伤，穷必及肾"，是以肾为生殖之根。子宫，主生殖、月经器官。子宫主司藏泻之职，皆受心、肾两脏所主宰。概心主泻，肾主藏，心肾交合，则子宫的藏泻有度，亦即泻中有藏、藏中有泻。火性炎上，心火下降不易，阴分、血分不足，需要大量阴水方能潜下，仅仅心火中有真阴并不足够，牵涉到肾，心阴、肾水相合，才能使心火下降。情绪急躁，心火妄动，肝火亦随之而动，依赖肾阴肾水上济方能潜火，需以心阴心水引火下降，故以珍珠粉培育心阴水，使火气不旺。

案 3　袁某，女，35 岁，已婚，2016 年 4 月 21 日初诊。

主诉：自然流产后未避孕 1 年余未孕，外院经阴道穿刺取卵（OPU）术后 8 天。

病史：2016 年 4 月 13 日于鼓楼医院因"输卵管因素"行 IVF 长方案，取卵 24 枚，配成 18 枚，4 个分裂胚，8 个囊胚，OPU 术后轻度 OHSS，门诊输液治疗（羟乙基淀粉 1 周）。现 OPU 术后 8 日，舌淡红，苔薄白，脉细。

月经史：平素月经尚规律，6 天 /28~30 天，量中，色红，少许血块，经前乳胀。Lmp：2016 年 3 月 10 日，量色质同平素。

孕产史：孕 4 产 0 流 4，3 次人工流产，1 次自然流产。

辅助检查：阴道 B 超示内膜 7.9mm，左卵巢 56mm×39mm，右卵巢 52mm×37mm，子宫后方液暗区 27mm×21mm，前方液暗区 46mm×17mm。2015 年 10 月查 HPV-DNA（+）。

中医诊断：不孕症。西医诊断：继发不孕，卵巢过度刺激综合征。

证属：脾肾阳虚，水湿内停。

治法：温肾助阳，利水化湿。

方药：经前期方合防己黄芪汤加减。

党参 15g　生黄芪 10g　大腹皮 10g　川断 15g　杜仲 10g　菟丝子 12g　槲寄生 10g　淫羊藿 10g　炒白芍 12g　炒白术 10g　茯苓 10g　丹参 10g　牡丹皮 10g　路路通 10g　7 剂，水煎服，每日 1 剂。

二诊：2016 年 5 月 18 日。Lmp：2016 年 5 月 14 日，量中，色红，少量血块，无痛经，无腰酸。刻下：周期第 5 天，行经中，量少色咖，月经将净，时有腰酸，腹痛，舌淡红，苔薄白，脉细。

方药：

（1）经后期方加减：炙龟甲^{先煎}15g　当归 10g　炒白芍 10g　女贞子 15g　墨旱莲 12g　丹参 10g　菟丝子 10g　怀山药 12g　茯苓 10g　地骨皮 12g　红藤 15g　败酱草 10g　炙甘

草 5g　14 剂,水煎服,每日 1 剂。

（2）经前期方加减：鹿角片 15g　石楠叶 15g　杜仲 12g　槲寄生 10g　川断 10g　菟丝子 10g　覆盆子 12g　党参 15g　怀山药 15g　炒白芍 10g　炒白术 10g　茯苓 12g　路路通 15g　炙甘草 5g　14 剂,水煎服,每日 1 剂。

继续予以调周疗法调治 3 个月经周期后行 FET。

【按语】 卵巢过度刺激综合征（OHSS）为辅助生殖技术的医源性并发症,多由于素体禀赋不足,外源性促性腺激素的过量使用,导致癸水过盛,耗伤肾气,脏腑功能失常,阴阳失和,气血失调,导致瘀、痰、水湿等病理产物,常见证型有水湿内停证与脾肾阳虚证。水湿内停证多见腹部胀满,恶心呕吐,腹水,肢体肿胀,神疲无力,气短时汗,少气懒言,舌质淡红,苔白滑,脉沉细;治当健脾利水;方以猪苓汤合五皮饮加减。脾肾阳虚证多见腹部胀满,腹水,浮肿,神疲乏力,畏寒肢冷,小便较少,大便偏溏,脉细弱,舌苔白腻;治当温阳健脾、利水消肿;方以真武汤合防己黄芪汤加减。

（陈 婕）

—— 许小凤 ——

许小凤,医学博士,主任中医师,教授,博士研究生导师,吴门医派主要传人,南京中医药大学苏州附属医院妇二科（生殖医学科）主任,苏州市不孕不育中医临床医学中心主任,吴门医派妇科代表性传承人。省级重点学科、国家级重点专科学术带头人,姑苏卫生领军人才,江苏省有突出贡献中青年专家。擅长中医、中西医结合诊治女性生殖障碍性疾病,如月经病、不孕症、流产等病症。主持国家、省部、市局级科研项目 20 余项,获江苏省科技进步二等奖 1 项及江苏省中医药科技三等奖 1 项、苏州市科技进步三等奖 2 项及苏州市新技术引进二等奖 3 项;发表论文 70 余篇,参编出版专著 12 部。现任中华中医药学会中医妇科专业委员会常务委员、中国中西医结合学会生殖医学专业委员会委员、中国民族医药学会妇科分会常务理事、中国中医药研究促进会妇科流派分会副会长、江苏省中医药学会中医妇科专业委员会副主任委员、苏州市中医学会中医妇科专业委员会主任委员、国际传统与现代生殖医学协会理事、世界中医药学会联合会生殖医学专业委员会常务理事等职。

一、对不孕症的认识

不孕症是指婚后 1 年,夫妇同居,有正常性生活,未避孕而未受孕者;或曾有过妊娠,而未避孕又连续 1 年未再受孕者。前者称为原发不孕,后者称为继发不孕。最新资料统计,全球不孕症的发病率大约在 15%~25%,已成为继心血管疾病、肿瘤后第三大高发疾病。随着社会经济、科技、文化、生活环境、工作及生活压力等的改变,人类生殖能力下降,不孕不育患者呈明显增多趋势。2015 年我国的人口策略调整,全面二孩政策放开,高龄有生育要求的不孕不育夫妇增多,给不孕不育的诊治带来了新的挑战。

不孕症的病因,主要有排卵障碍、盆腔因素尤其是输卵管因素及不明原因三大类,许小凤形象地把前两种描述为"没有种子"和"道路不通"。明代医家万全《万氏妇人科·种子章》提出"女子无子,多因经候不调,药饵之辅,尤不可缓",明代医家楼英《医学纲目》中更有"胎前之道,始于求子。求子之法,莫先调经。每见妇人之无子者,其经必或前或后,或多或少,或将行作痛,或行后作痛,或紫或黑或淡,或凝而不调,不调则血气乖争,不能成孕矣"的记载,故许小凤认为女子不孕与月经失调密切相关。月经周期、经期、经量、经质及伴随症状的改变,常常导致脏腑功能失调、气血失常、冲任血海损伤、胞宫及胞脉胞络失养,不能成孕。就西医学而言,认为下丘脑 – 垂体 – 卵巢轴的功能紊乱所导致的月经失调,是造成排卵功能障碍性不孕症的主要原因;同时,盆腔因素尤其是输卵管因素也是导致不孕症的重要原因。输卵管的粘连、迂曲、阻塞、积水等影响其拾取卵子、运送卵子和精子及受精的过程而致不孕,即中医学认为的痰湿、瘀血内蕴,胞脉阻滞,不能摄精成孕,所谓的"道路不通";其次,在不明原因的不孕症中,心理因素导致的不孕不可忽视。西医学认为情绪紧张、过度焦虑等可对下丘脑 – 垂体 – 卵巢轴产生影响而抑制排卵,影响受孕。古人亦云:"求子之心愈切,而得之愈难。"许小凤在女子不孕的临证中尤其重视情志因素对孕育的影响,认为情志不遂,可导致心(脑)– 肾 – 子宫轴功能失去平衡,阴阳失调,气血不和,冲任不能相资,以致胞宫不能摄精成孕。

二、诊治思路

对于不孕症的诊治,许小凤强调辨证论治、辨证与辨病相结合、调节女性生殖节律和心(脑)– 肾 – 子宫轴、衷中参西等辨治思路。对于排卵障碍、盆腔因素、心理因素等所致不孕症的治疗具有独到见解。

(一)调经种子

月经的产生,是肾、天癸、冲任、胞宫等全身脏腑、经络、气血的协同作用下,胞宫定期藏泻的结果,是女性正常的生殖生理功能的表现,也是成功妊娠的前提。故《类证治裁》曰:"妇科首重孕育,孕育先在调经……"许小凤认为,排卵障碍性不孕的治疗关键在于调经种子,从调脏腑、调冲任、调气血、调女性生殖节律、针刺调治、衷中参西调节下丘脑 – 垂体 – 卵巢轴等不同侧面谋求"求子之法,莫先调经"。

(二)摄精种子

对于盆腔因素所致不孕,许小凤认为,本病症的发生多属本虚标实。正气不足,又因分娩流产、盆腔手术损伤等因素,致痰湿、瘀血丛生,阻滞胞脉,不能摄精成孕。扶正祛邪、标本兼治是盆腔因素所致不孕症的治疗大法。许小凤临证充分发挥中医药治疗此类病症的特色和优势,内外合治,多采用口服中药汤剂及中药外敷、中药灌肠等方法综合治疗,益气温阳、化痰利湿、活血祛瘀,以求摄精种子。

(三)宁心种子

生物 – 心理 – 社会医学模式要求我们在医治患者的过程中,用自然科学对待患者的生物(生理)问题,用人文科学对待心理问题,用社会科学对待社会问题。每一位女性不孕患者在患病求医历程中承受着巨大的心理和社会压力,许小凤强调在不孕症治疗过程中,应关注患者的情志问题,耐心地倾听、细心地解释、真心地关怀,并且在临证中将国医大师夏桂成提出的"心(脑)– 肾 – 子宫轴"理论贯穿始终,燮理心肾阴阳,调和肝脾气血,以达到宁心种子的目的。

三、治疗特色

(一)排卵障碍性不孕

临床表现:婚久不孕,月经提前或延后,甚或经闭不行,经量或多或少,色黯红,或有血块。伴有腰膝酸软,头晕耳鸣,带下量少,精神疲倦,形体肥胖或消瘦,或有痤疮、多毛等。舌质黯淡,苔薄白,脉沉细。

辅助检查:女性内分泌激素测定、B超监测卵泡发育、宫颈黏液评分,甲状腺功能检查、CT检查等。

治疗方法:调经种子。

1. 调脏腑

（1）从肾调治:滋肾填精,方以养精种玉汤加味,药用当归、白芍、熟地、山萸肉、紫河车、龟甲等;温肾助阳,方以温胞饮加减,药用菟丝子、川断、杜仲、鹿角霜、肉桂、干姜等。

（2）从肝调治:疏肝解郁,方以开郁种玉汤加减,药用川楝子、延胡索、香附、丹皮、柴胡、郁金等。

（3）从脾调治:健脾化源,方用归脾汤加减,药用党参、白术、黄芪、当归、熟地、白芍、木香等;健脾利湿,方用参苓白术散合越鞠丸加减,药用党参、黄芪、茯苓、白术、山药、陈皮、苍术、川芎、当归等。

2. 调冲任 冲为血海,任主胞胎,调冲任即为调补奇经。许小凤法清代吴门名医叶天士《临证指南医案》一书,治疗奇经八脉从脏腑论治,尤其是肝肾脾胃。叶天士遵循"女子以肝为先天",奇脉阴虚,从足厥阴肝经论治,且谓"肝血阴虚,木火内寄,古人温养下焦,必佐凉肝坚阴",常用生地、枸杞子、白芍、河车、白薇、黄柏等;若奇脉虚寒,无有储蓄,以暖益肾肝主之,常用人参、紫河车、肉桂、紫石英、艾叶、小茴香、当归、熟地、白芍等;冲任虚寒,从阳明而治,扶持中土,望其加谷,四君子汤主之,加半夏、苏梗、枳壳等。许小凤调补奇经喜用血肉有情之品,如紫河车、龟甲、鳖甲、鹿角等,所谓"草木无情,血肉有情,最能填精益髓,补益冲任"。

3. 调气血 许小凤调气血以四物汤为总方,气血虚弱者,加党参、白术、黄芪、山萸肉、阿胶等益气养血;气滞血瘀者,加香附、延胡索、木香、枳壳、丹参、五灵脂、红花等行气活血。

4. 调节女性生殖节律 《本草纲目》曰:"月有盈亏,潮有朝夕,月事一月一行,与之相符。"许小凤认为调节女性生殖节律即根据月经周期中阴阳消长、气血变化的规律调整月经周期。经后期血海空虚、阴血不足,治以滋阴养血,药用当归、熟地、白芍、山萸肉、山药、黄精等;经间期真阴渐盛、重阴转阳、气血活动,治以温肾助阳、行气活血,药用鹿角片、桂枝、川芎、丹参、红花、当归等;经前期阳气渐旺、阳长阴消,治以助阳益气、阴中求阳,药用川断、杜仲、菟丝子、紫河车、熟地、山药等;行经期重阳转阴、气血充盛,治以理气活血,化瘀生新,药用当归、川芎、香附、五灵脂、益母草、赤芍、艾叶等。

5. 针刺调治 传统中医认为,经间期(排卵期)的生理特点在于重阴转阳,氤氲状推动精卵的排出,并与气血活动有关。针刺具有激发经气、温通经络之功,促进机体的阴阳转化和气血活动,激发卵子的排出,故许小凤在经间排卵期擅用针刺促排卵。当卵泡直径≥18mm时,针刺取穴子宫(双)、中极、关元、足三里(双)、三阴交(双)、太冲(双)、大赫,接电针,调至疏密波,电流频率1档,电流输出1~2档。每日1次,每次约30分钟,连续3~7天不等,B超监测卵泡排出即停止。针刺促排卵安全、有效、简便,而无未破卵泡黄素化综合征(LUFS)、卵泡过度刺激综合征(OHSS)、多胎妊娠等副作用和医源性疾病。

6. 衷中参西 在排卵障碍性不孕的治疗过程中,许小凤常常衷中参西,中西医结合治疗,优势互补,可明显提高临床疗效。如多囊卵巢综合征的不孕患者常用达英预处理,CC、

LE、HM、FSH、HCG 等促排卵；卵巢储备功能下降或卵巢早衰的不孕患者配合运用 E_2、P 等改善卵巢功能；高催乳素、高雄激素、高胰岛素的不孕患者分别选用溴隐亭、地塞米松、二甲双胍等治疗基础疾病后中西医融合促排卵助孕。

【典型案例】

冯某，女，31 岁，江苏连云港人，2016 年 9 月 19 日初诊。

主诉：婚后 4 年未避孕未孕。

现病史：腰酸不适，头晕乏力，脱发，畏寒，夜寐欠安。舌淡黯略胖大，苔白，脉沉细。结婚 4 年未孕。月经后期，周期 40~60 天，色淡红，量中等，夹少许血块，无痛经。Lmp：2016 年 9 月 5 日。他院曾予促排卵治疗 2 个周期、IUI 2 个周期、IVF-ET 3 个周期未孕，医生告知卵子质量差、内膜薄而不孕。遂于 2015 年前往泰国行供卵 IVF-ET 2 个周期仍未孕，后停止治疗至今。早期基础血、盆腔超声正常，近 2 年 FSH 在 9~14IU/L 之间徘徊，未行子宫输卵管碘油造影术。

既往史：否认既往其他疾病史，否认手术史，否认家族遗传病史，否认药物过敏史。夫妇染色体、丈夫精液分析等正常。

体格检查：身高 163cm，体重 58kg，无多毛、黑棘皮征；乳房发育好，无溢乳；甲状腺无肿大；嗅觉、视觉正常。

妇科检查：外阴（－）；阴道畅；宫颈 I 度炎症；宫体中位，常大，质稍硬；附件双侧（－）。

辅助检查：彩色多普勒检查示子宫大小 40mm×36mm×30mm，内膜 5mm，左卵巢大小 29mm×28mm，左侧优势卵泡大小 10mm×8mm，右卵巢大小 30mm×28mm。

治疗方药：补肾活血方（经验方）。

当归 10g　熟地 10g　菟丝子 10g　川断 10g　生黄芪 15g　炙黄芪 15g　炒白术 10g　炒白芍 10g　山药 10g　紫河车 6g　制香附 10g　丹参 15g　夜交藤 30g　五灵脂 10g　钩藤 15g　炙甘草 5g　共 10 剂，水煎服。

二诊：2016 年 11 月 8 日。Lmp：2016 年 11 月 3 日。服药后自觉腰酸、头晕乏力减轻。舌淡苔白，脉沉细。性激素六项示 FSH 15.3IU/L，LH 7.4IU/L，PRL 8.14ng/ml，E_2 30.2pg/ml；甲功三项正常；丈夫精子质量分析正常。

治疗方药：守上方，加月经周期四期用药调节女性生殖节律（见上述）。

三诊：2017 年 1 月 18 日。Lmp：2016 年 12 月 27 日。2016 年 12 月 18 日本院 HSG 双侧通畅；患者无腰酸不适，无头晕，稍乏力。夜寐可，二便调。舌质淡，苔白，脉沉缓。妇科检查阴道白带增多，CS 6 分；B 超示子宫大小 43mm×36mm×30mm，内膜厚度 7mm，左卵巢大小 29mm×28mm，左侧优势卵泡 21mm×17mm，右卵巢大小 30mm×28mm。

治疗方药：

（1）中药：当归 10g　熟地 10g　菟丝子 10g　川断 10g　生黄芪 15g　炙黄芪 15g　炒白芍 10g　山药 10g　紫河车 6g　制香附 10g　丹参 15g　五灵脂 10g　桂枝 10g　钩藤 15g　川芎 10g　红花 10g　炙甘草 5g　7 剂，水煎服。

（2）西药：绒促性素 10 000U 肌内注射，戊酸雌二醇片 2mg、日 3 次、口服、连服 7 天。并嘱其 19 日、21 日、23 日安排性生活。

四诊：2017 年 1 月 23 日。Lmp：2016 年 12 月 27 日。患者无腰酸不适，无头晕乏力。夜寐可，二便调。舌质淡，苔白，脉沉缓。B 超示 Lf 21mm×16mm（排卵后），EN 8mm。

治疗方药：

（1）中药：党参 10g　炒白术 10g　炒白芍 10g　炒山药 10g　菟丝子 10g　续断 15g　桑寄生 15g　熟地黄 10g　夜交藤 30g　杜仲 10g　鹿角霜 10g　生黄芪 15g　紫河车 5g　14 剂，水煎服。

（2）西药：芬吗通，早红、中黄、晚黄各 1 片口服，晚黄 1 片阴道塞药，共 14 天。

五　诊：2017 年 2 月 5 日。性激素六项示 E_2 1 087.4pg/ml，P 31.00ng/ml，血 β-HCG 168.7mIU/ml，PRL 29.5ng/ml。早孕住院保胎，孕 70 天出院。孕期随访正常。

【按语】　该病属于原发不孕（卵巢储备功能低下）。其发病多因肾气亏虚，冲任胞脉失养。治以补肾益精、活血调经，结合西医促排卵、黄体支持治疗，中西医融合，优势互补，改善卵巢功能，得到一个优质的卵泡、良好的子宫内膜，方能成功妊娠。

（二）盆腔因素性不孕

临床表现：婚久不孕，月经延后或稀发或停闭，经量多少不一，色淡或紫黯，质黏或夹血块，小腹疼痛，痛有定处，神疲乏力，胸闷泛恶，带下黏腻。舌淡胖或有瘀斑瘀点，苔腻，脉弦滑。

辅助检查：盆腔 B 超，子宫输卵管碘油造影、宫腹腔镜检查、输卵管通液检查。

治疗方法：摄精种子。

（1）中药口服

燥湿化痰，健脾助孕：方以苍附导痰丸合参苓白术散加减。苍术、香附、茯苓、生薏苡仁、陈皮、甘草、枳壳、皂角刺、红藤、党参、黄芪、白术等。

活血化瘀，温阳助孕：方以少腹逐瘀汤合温胞饮加减。川芎、赤芍、当归、丹参、红花、生山楂、五灵脂、小茴香、干姜、肉桂、制附片等。

（2）中药外敷

中药外敷方（本院协定方）：炙乳香 30g、炙没药 30g、红花 30g、红藤 30g、当归 30g、白芷 50g、花椒 50g 等，放入布包内，隔水蒸沸后再蒸 30 分钟，将蒸好的药包放在小腹部热敷，每次 30 分钟，每天 1 次，使用 3 天后更换新药，经净后连续外敷 10~15 天或至 B 超监测卵泡排出后停止。适用于痰湿内阻、胞宫瘀滞之盆腔因素性不孕。

（3）中药灌肠。

灌肠方（本院协定方）：桂枝 10g　赤芍 30g　桃仁 30g　茯苓 30g　丹皮 30g　红藤 30g　败酱草 30g　薏苡仁 30g　蒲公英 15g

上药每晚 1 剂，浓煎 100ml，温度在 37~39℃为宜，保留灌肠（保留时间越久越好）。经净后用 10~15 天或至 B 超监测卵泡排出后停止。适用于痰湿内阻、胞宫瘀滞之盆腔因素性不孕。

【典型案例】

万某，女，31 岁，江苏苏州人，2016 年 5 月 11 日初诊。

主诉：婚后 4 年未避孕未孕。

现病史：结婚 4 年未育。月经后期，周期 40 天左右，量中等，有痛经。他院促排卵治疗 3 个月未孕，小腹酸胀反复发作，带下量多，色黄，无异味，大便稀溏，小便正常，夜寐易醒，多梦。舌黯，有瘀斑，脉沉涩。Lmp：2016 年 4 月 5 日。

孕产史：孕 2 产 0 流 2，2015 年 10 月孕 60 天，因胎停行清宫 1 次。

既往史：2015年5月于苏州大学附属第一医院行宫外孕一侧输卵管切除术＋双侧卵巢打孔术；2016年5月在苏州大学附属第一医院行子宫输卵管碘油造影术，结果示左侧通而不畅伴轻中度积水，右侧不通（切除）。双方染色体及男方精液分析等正常。

妇科检查：外阴（－）；阴道畅；宫颈Ⅰ度炎症；宫体中位，常大，质中；附件双侧（－）。

辅助检查：B超示子宫大小48mm×39mm×28mm，左卵巢大小24mm×28mm，右卵巢大小26mm×18mm，内膜厚度5mm；性激素六项示FSH 5.2IU/L，LH 6.3IU/L，T 52.4ng/ml，E_2<31.8pg/ml，PRL 14.14ng/ml，P 0.22ng/ml；甲状腺功能正常。

治疗方法：中西医结合综合治疗（本月避孕）。

（1）中医治疗：经净后用10~15天。

活血化瘀理气剂口服：全当归10g　炒赤芍10g　炒白芍10g　牡丹皮10g　丹参10g　炒山药10g　盐续断10g　钩藤^{后下}10g　生甘草5g　薏苡仁30g　川芎10g　生黄芪30g　桂枝5g　制香附10g　大血藤15g　夜交藤30g

温阳活血化瘀剂外敷：桂枝10g　乳香30g　没药30g　红花30g　烫水蛭10g　全当归30g　生黄芪30g　制川乌10g　制草乌10g　白芷50g　花椒50g　制附片20g　干姜10g　炒白芍30g　桃仁30g　茯苓30g　牡丹皮30g　大血藤30g　败酱草30g　薏苡仁30g

温阳活血利湿剂灌肠：桂枝10g　炒赤芍30g　桃仁30g　茯苓30g　牡丹皮30g　大血藤30g　败酱草30g　薏苡仁30g　蒲公英15g

（2）西医治疗：经净后用7天。头孢西丁（2.0g，每日2次）及奥硝唑（0.5g，每日2次）静脉滴注。

二诊：2016年7月5日。Lmp：2016年7月1日。患者小腹酸胀较前缓解，带下量中，色白，无异味，二便调，夜寐可，舌黯有瘀斑，脉沉涩。中医治疗同上加减（口服、外敷、灌肠），西医治疗予枸橼酸氯米芬（1片，每日1次，服5天）及人绝经期促性腺激素（75U，隔日1次，肌内注射3次）、绒促性素（5 000U，肌内注射，立即）促排卵，指导性生活。

三诊：2016年8月4日。查尿妊娠试验极弱阳性。2016年8月5日血β-HCG 931.0mIU/m；性激素六项示PRL 24.73ng/ml，E_2 470.54pg/ml，P 42.32ng/ml，D-二聚体0.590mg/L；TORCH阴性；甲状腺功能正常。住院保胎治疗，孕70天出院。

随访，足月顺产一男婴。

【按语】　本案属于继发不孕（输卵管因素）。对于输卵管因素所致的不孕症，中医药治疗具有明显的特色和优势。中药的内服、外敷、灌肠等综合治疗，具有温经散寒、活血通络、化痰利湿、补肾助孕的功效。

（三）心理因素性不孕

临床表现：婚久不孕，月经提前或延后，经量多少不一，色黯红，有血块，经来腹痛，经前乳房胀痛，精神抑郁或烦躁，胸闷胁肋胀痛，夜寐欠安。舌黯红，苔薄白，脉弦细。

辅助检查：内分泌激素测定、盆腔B超、甲状腺功能检查、抑郁量表测定等。

治疗方法：宁心种子。

1.　**心理疏导**　女性不孕患者心理上承受的痛苦往往大于生理上的。婚后多年无子，其内心焦虑尚且不论，来自外界诸多无形的压力，往往使她们身心憔悴。每次临证倾听患者动情的叙说，医者的心灵都被一次次震撼。这些患者在求治的过程中渴望得到医生的帮助不仅是生理上的更是心理上的。因此，许小凤认为，医生不仅要注重应对繁忙的临床工作和解决患者的生育问题,更要重视其情志的疏导,更要给予患者人文上的关怀,减轻她们心理上的压力,给予她们鼓励和希望。真正做到耐心地倾听、细心地解释、真心地关怀,感同身受地去体验她们的处境和遭遇。

2. **调节心－肾－子宫轴** 《傅青主女科》所云"盖胞胎居于心肾之间,且上系于心而下系于肾""胞胎上系于心包,下系于命门。系心包者通于心,心者阳也;系命门者通于肾,肾者阴也",阐述了心肾及胞宫的联系和作用。国医大师夏桂成在前人的基础上创立了"心－肾－子宫轴"女性生殖理论,强调了调节心－肾－子宫轴是调节生殖功能的核心所在。因此,许小凤在不孕症的治疗中始终贯穿"心(脑)－肾－子宫轴"理论,燮理心肾阴阳,调和肝脾气血,常用药物有肉桂、川连、丹参、丹皮、合欢皮、五味子、石菖蒲、夜交藤、钩藤、熟地、紫石英、杜仲等。

【典型案例】

鲁某,女,26岁,江苏常熟人,2010年4月21日初诊。

主诉:婚后2年未孕。

现病史:患者新婚1个月后发生车祸,昏迷2个月经治疗后苏醒,全身无力,不能行走;精神抑郁,少言懒语,整日悲伤哭泣,2年来卧床不起,就诊时由双方父母担架抬入。以往月经正常,发生车祸后经血未行,闭经2年,偶有性生活。

孕产史:孕0产0流0。

既往史:否认既往其他疾病史,否认家族遗传病史,否认药物过敏史。

刻诊:闭经2年,四肢无力,精神抑郁,带下量少,夜寐易醒,心悸多梦,二便正常。舌黯红、有瘀斑,脉沉涩。末次月经2年前。

体格检查:身高162cm,体重65kg,无多毛、黑棘皮征;乳房发育好,无溢乳;甲状腺无肿大;嗅觉、视觉正常。

妇科检查:外阴(-);阴道畅;宫颈轻度炎症;宫体中位,稍小,质中;附件双侧(-)。

辅助检查:B超示子宫大小 40mm×31mm×28mm,左卵巢大小 24mm×21mm,右卵巢大小 26mm×18mm,内膜厚度4mm;性激素六项示 FSH 2.27U/L, LH 3.8IU/L, T 32.7ng/ml, E_2<20pg/ml, PRL 4.6ng/ml, P 0.12ng/ml;甲状腺功能正常。

治疗方法:

1. **心理疏导** 接诊时患者一言不发,均由家属陈述病史。了解其遭遇的不测后,许小凤首先给予她极大的同情及关怀,给她分析闭经、不孕的原因,鼓励她要面对现实,要坚强、有勇气;不能对生活失去信心,不能辜负2年来家人的悉心照顾和关爱;我也一定会与你共同努力,尽自己的所能把你的病看好。听了许小凤的一席话后,患者泪流满面,点头示意,当诊治结束后,患者竟能自行直立走出诊室。患者家属看到这一幕,惊喜交加,感激不尽。

2. **中西医结合治疗**

(1)中药治疗:益肾宁心,疏肝调经。

处方:当归10g 熟地10g 赤芍10g 白芍10g 牡丹皮15g 丹参15g 酒萸肉10g 郁金10g 炒山药10g 紫河车6g 菟丝子10g 续断10g 炒白术10g 石菖蒲10g 莲子心10g 钩藤15g 川芎10g 川牛膝10g 生甘草5g 15剂,水煎服。

(2)西药治疗:克龄蒙周期治疗。

二诊:2010年5月22日。Lmp:2010年5月18日。患者带着笑容步入诊室,精神明显好转。自述月经来潮,量较正常时减少,色红无血块,带下量增多。夜寐安,纳谷可,二便调。舌黯红、有瘀斑,脉沉细。家人还高兴地告知女儿生活已完全自理,并能帮助家人做一些家务。继续同上中西医结合(辨证论治联合克龄蒙)周期治疗。

三诊:2010年6月18日。Lmp:2010年6月16日。患者自述月经来潮,无明显不适,已恢复正常性生活,要求助孕治疗。即予经期复查性激素六项示 FSH 5.52U/L,LH 6.90IU/L,T 48.9n/ml,E_2 67.5pg/ml,PRL 19.6ng/ml。盆腔超声示子宫大小45mm×38mm×33mm,左卵巢大小25mm×21mm,右卵巢大小26mm×20mm,内膜厚度5mm。予中药辨证论治结合中药周期治疗,并嘱咐正常性生活。

四诊:2010年8月6日。Lmp:2010年8月5日。患者月经后期来潮,量中等,无血块。自测BBT单相,有强烈生育要求。本周期在给予中药辨证论治结合中药周期治疗的同时,月经第5天予克罗米芬(氯米芬)1粒,每日1次,口服,共5天。2010年8月19日,B超示卵泡大小21mm×18mm(排卵后),内膜厚度8mm,用HCG 10 000U诱发排卵,并嘱咐患者20日、22日、24日安排性生活。

五诊:2010年9月10日。Lmp:2010年9月7日。患者月经正常来潮,量中等,无血块,未孕。本周期继续上周期中药辨证论治结合中药周期治疗,克罗米芬、HCG促排,B超检测卵泡排出后给予补佳乐、地屈孕酮片黄体支持,二药均为1片,日3次口服,共13天。

2010年10月8日尿妊娠试验阳性,诊断早孕。患者强烈要求住院保胎治疗,于孕60天胚芽、胎心发育良好出院。2011年6月15日顺产一女。

【按语】 在不孕症的诊疗过程中,患者的身体因素固然重要,但心理因素也不可忽视。该患者新婚车祸后心理受到严重创伤,下丘脑、垂体功能抑制,以致经闭不行。治疗的关键在于心理疏导,鼓励患者面对现实,重拾生活的勇气,积极配合医生治疗。辅以中、西药的调治,患者方能受孕。

(许小凤 陈晴玥)

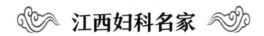

江西妇科名家

—— 傅淑清 ——

傅淑清(1944—2016),女,江西樟树人,盱江医学流派工作室主要传承人,全国名老中医傅淑清工作室指导专家,南京中医药大学博士研究生导师。曾任全国中医药职教学会常务理事,江西中医药学会常务理事,江西中医药管理学会常务理事,江西省抚州市中医药学会理事长,全国中医药高职高专教材建设指导委员会委员,江西省科协专家库成员,江西中医药学会顾问,抚州市中医药学会名誉会长。先后被选为江西省第五届政协委员;中共江西省第十次、第十一次党代表;江西省第八届、第九届妇代会执行委员;中共抚州市第一次党代表;抚州市第一届人大代表。曾多次受到国家教育部、卫生部、省委、省政府、省卫生厅、省教育厅和抚州市委、市政府的表彰。发表论文30余篇,主编、参编著作12部。连续被国家中医药管理局授予第三、第四、第五批全国老中医药专家学术经验继承工作指导老师,2012年被评为第四批全国老中医药专家学术经验继承工作优秀指导老师。

一、对不孕症的认识

不孕症是指以育龄期女子婚后或末次妊娠后，夫妇同居1年以上，男方生殖功能正常，未避孕而不受孕为主要表现的疾病。不孕症可以单独发生，也可以因某些疾病而继发。西医学把女性不孕主要分为排卵障碍型不孕、输卵管异常型不孕、免疫型不孕及不明原因不孕等。中医学则认为不孕是因脏腑失调，气血失和，湿瘀互阻，凝结下焦，伤及冲任、胞宫所致。

1. **肾气不充是不孕的根源**　傅淑清（下称傅师）认为女子孕育，就好比稼穑，需要优良的"种子"、富饶的"土壤"、充足的"雨露"和适当的"阳光"，孕育整个过程蕴涵非常复杂的机制。不管是"种子"和"土壤"，还是"阳光"和"雨露"，都需要肾气提供。《素问·上古天真论》指出："女子七岁，肾气盛，齿更发长；二七而天癸至，任脉通，太冲脉盛，月事以时下，故有子。"这是最早有关"肾－天癸－冲任－胞宫"生殖轴理论的论述。肾为封藏之本，主藏精气，在女子生殖功能方面发挥重要的关键性作用。女子孕育的先决条件是肾气充盛、肾精充足。肾气充盛，促进卵子生长，为形成优良的"种子"打下基础；夯实子宫内膜厚度，为"种子"着床提供富饶的"土壤"；温煦胞宫化生精血，保障并滋润"种子"生根发芽。然而肾气源于先天，由于先天禀赋的不同，肾气可表现强弱各自不同。如果肾气虚衰，可导致鼓舞卵子发育成熟及释放的内在动力不足，出现卵泡发育不良并排卵障碍；也可影响子宫内膜的生长，土壤贫瘠而致孕而不育，最终失孕。另外，肾阴肾阳根于肾气，肾气不充，根据功能的表现差异又有肾阳虚和肾阴虚，若肾阳虚则可因温煦能力不及而致"雨露"太过滞苗不孕，若肾阴虚则会因濡养能力不足而致"阳光"太过灼苗不育。

2. **肝失和调是不孕的关键**　傅师认为女子孕育固然由肾所主，然而孕育与其他脏腑、经络、气血的协调作用亦有密切的关系，特别是与肝的关系尤为紧密。肝与孕育的关系，主要体现在通过"以生血气"直接或间接影响精血并借助经络输送于肾以协调肾主生殖的。肝为刚木之脏，内寄相火，主疏泄及藏血，体阴而用阳。这些肝的自身生理特点决定了肝体本身要遵循藏泻相和、阴阳相和与升降相和的规律，还要求肝必须与其他脏腑、经络相互和调，尤其是体现在肝肾相和、肝脾相和、肝与冲任督带脉相和等方面。肝藏血，肾藏精，精血互滋互化；肝主疏泄，肾主封藏，肝肾同源，二者相辅相成，共同维持人体生殖系统的正常功能。若肝肾安和，肝泄肾藏各司其职，天癸应期而至，刺激卵子发育并促进卵子顺利排出，保证了"月事以时下"，故女子能胎孕。另外，肝脾相和为胎孕提供物质基础。就解剖位置而言，肝与脾胃同属中焦。肝之疏泄功能，促进胆汁的生成和排泄，协调脾胃气机的升降平衡，使饮食物得以消化吸收，化生血气，濡养胞宫，孕育胎元。再有，肝通过经络与奇经气血之间有密切的联系。比如足厥阴肝经起于足大趾端后，要"入毛中，过阴器，抵小腹"，而且足厥阴肝经于会阴及足趾处与冲脉相络；在曲骨、中极、关元穴与任脉交会，在毛际、少腹、咽喉、口唇、目系等多处与任脉并行而脉气相交、相互联络；说明足厥阴肝经在经络上可与生殖关联。由此可见，肝与冲、任、督、带脉相和，则冲脉盛、任脉通、督脉温及带脉摄，保障正常生殖能力。因此，肝失和调（包括肝肾失和、肝脾失和、肝与奇经失和），将会导致气机不畅、气血失调、冲任不资、精卵不排、血室失养、卵管不通，而引发不孕。

3. **湿瘀热毒是不孕的诱因**　妇人经产之时，血室开放，精血下泄，机体处于虚弱状态，湿热邪毒乘虚而入，或因阴阳交合或人工流产术、取上环等宫腔操作引邪而入，邪毒与血搏结，稽留不去，损伤冲任、客入胞宫而引起下焦湿、热、瘀交相阻滞，导致输卵管失于通畅，阻碍卵子受精而不孕。湿,即湿浊,输卵管不通欠畅发于带脉以下,且有局部粘连积水、带下增多黄稠等主症,常常缠绵难愈,贴切湿性黏滞的致病特点。热,即邪热,外感热邪或五志过极化火,皆可致病;亦可因湿浊久而蕴热以致湿热蒸腾,淹缠不已,起伏不定,导致输卵管阻塞的复发或加重。瘀,即为血瘀,输卵管局部结缔组织增生、精卵通行不畅,都可提示为瘀血阻滞。

二、诊治思路

鉴于肝之疏泄和藏血功能失调在不孕发病中的重要影响,傅师意识到从肝论治不孕症是捷径也是必要手段。傅师结合中医"和"之思想,对"女子以肝为先天"进行重新命题,指出"女子以肝和为贵"的理论。基于"女子以肝和为贵"思想,傅师重在"和肝",首创"和肝滋肾"法、"和肝健脾"法、"和肝通络"法等12种"和肝"大法。周学海在《读医随笔》中说:"和肝者,伸其郁、开其结也,或行气,或化血,或疏痰,兼升兼降,肝和而三焦之气理矣,百病有不就理者乎?"傅师以为和肝之法关键在于使肝顺应"体阴用阳"的生理特点,选方用药须轻灵活泼,忌大苦大寒或大辛大热,当用温不散气、用寒不凝血,时时体现"伸郁""开结"之要。傅师以柴胡与当归、炒白芍的配伍作为和肝之法的基础,根据不孕症临床失和之脏的不同、兼证的不同分别采取各法治之。对于不孕症,主要体现以下两种治法:

1. **和肝滋肾法**　主要用于排卵障碍性不孕、免疫性不孕及不明原因不孕,证属肝郁肾虚型。肾无实证,同样是虚证,却又有肾气不固、肾阳衰微、肾阴不足的不同,因此滋肾之法,又当有平补、温阳、益阴的分别。如是肾气不足、冲任不固,治疗宜和肝平补肾气为主,常在柴、归、芍的基础上加熟地、山药、山茱萸、菟丝子等;如是肾阳虚衰微、冲任失于温煦,治疗宜和肝温肾助阳为主,则加鹿角霜、杜仲、川断等;如是肾阴虚损、冲任血少或热伏冲任,治疗宜和肝滋肾益阴为主,另加墨旱莲、女贞子、龟甲、枸杞等。

2. **和肝通络法**　主要用于盆腔感染以致输卵管阻塞性不孕,证属湿热瘀结型。气郁、寒凝、热灼、湿阻、瘀滞均可导致冲任失畅、卵管不通,应据因用药解除原有病因,再酌加通络之品。如因气郁加枳壳、木香、川芎、香附等;因寒凝加小茴香、吴茱萸等;因热灼加益母草、牡丹皮、蒲公英、赤芍、丹参等;因湿阻加薏苡仁、冬瓜仁等;因瘀滞常加五灵脂、蒲黄、莪术等;通络之品则选路路通、皂角刺、忍冬藤、红藤等。

三、治疗特色

(一)肝郁肾虚型不孕

临床表现:婚久不孕,常有腰膝酸软,闷闷不乐,情志不舒,胸胁、两乳或少腹等部位胀痛不舒,兼见倦怠乏力,食欲不振,面色萎黄。月经周期可规律或延后,经量偏少。舌质淡红,苔薄白,脉沉缓或弦细。

辅助检查:免疫性不孕优生四项(抗精子抗体、抗心磷脂抗体、抗卵巢抗体、抗子宫内膜抗体)1项或1项以上为阳性;排卵障碍性不孕则性激素六项异常、基础体温呈单相型、超声监测排卵异常,或雄三项、甲状腺功能、生化全项指标异常。

治法:和肝滋肾,调经助孕。

方药:和肝滋肾种子汤(《傅淑清临床经验选》)

熟地15g　山药15g　山茱萸10g　紫河车3g　鹿角霜10g　菟丝子10g　枸杞10g

当归 10g　炒白芍 10g　合欢皮 10g　　香附 10g　每日 1 剂,水煎分 2 次温服,每月需服 20~25 剂左右,月经期酌情停服。3 个月为 1 个疗程。

方义:方中熟地、山茱萸、枸杞滋补肾阴;菟丝子、鹿角霜温补肾阳;当归、白芍养血调肝;党参、山药健脾益气;紫河车为血肉有情之品,大补奇经;香附、合欢皮疏肝宁心。全方以滋肾健脾为主,兼有疏肝调气之功。

加减:肾阴虚甚者,加女贞子 10g、桑椹子 10g;肾阳虚甚者,加淫羊藿 10g、巴戟天 10g 等;血虚者,加阿胶 10g、红枣 20g(6 枚左右)等;气虚者,去熟地,加炙黄芪 15g、炒白术 15g 等;肝郁甚者,加柴胡 10g、陈皮 10g 等;兼痰湿者,去熟地、山茱萸、紫河车,加法半夏 10g、苍术 10g、厚朴花 10g、陈皮 10g 等。

【典型案例】

李某,女,34 岁,2013 年 9 月 4 日初诊。

主诉:婚后 6 年不孕。

现病史:患者 13 岁初潮,月经一般后期 4~5 天,量少色淡。婚后 6 年未曾怀孕,多方求治,男方性功能及精液检查正常,女方亦无大碍。末次月经 2013 年 8 月 1 日,平素怕冷,冬天尤甚,带下量多质稀,腰膝常酸软疼痛,四肢不温,纳食较少。患者形体较胖(身高 166mm,体重 66kg),肤色较白,舌淡润体胖、边有齿痕,苔白略厚,脉细弱尺沉。

辅助检查:2013 年 6 月 7 日外院查不孕四项均基本正常;2013 年 6 月 23 日(月经第 3 日)外院查性激素六项亦基本正常。

中医诊断:不孕症。西医诊断:原发不孕。

治法:和肝滋肾,补益冲任

方药:醋柴胡 5g　当归 10g　赤芍 10g　醋香附 10g　党参 15g　炒白术 15g　茯苓 10g　陈皮 10g　鹿角霜(配方颗粒冲服)2 包、菟丝子 10g　续断 10g　炙甘草 5g　7 剂。水煎分 2 次温服。经期亦服。

2013 年 9 月 11 日二诊:月经推迟 4 天于 9 月 5 日来潮,量较前稍增。改方:

炙黄芪 15g　党参 15g　白术 15g　山药 15g　山茱萸 10g　菟丝子 10g　续断 10g　当归 10g　炒白芍 10g　香附 10g　炙甘草 5g　鹿角霜(配方颗粒冲服)2 包　紫河车(配方颗粒冲服)2 包　10 剂。水煎分 2 次温服。

嘱患者在 9 月 19 日前后监测卵泡。

2013 年 9 月 21 日三诊:9 月 17 日至 9 月 21 行卵泡监测提示卵泡发育不良(最大仅为 15mm×13mm),今日即已监测不到卵泡。改方:

党参 15g　炒白术 15g　炙黄芪 15g　山药 10g　山茱萸 10g　紫河车(配方颗粒冲服)2 包　鹿角霜(配方颗粒冲服)2 包　菟丝子 10g　枸杞 10g　当归 10g　炒白芍 10g　香附 10g　炙甘草 5g　7 剂,水煎分 2 次温服。

2013 年 10 月 14 日四诊:本月 7 日行经,6 天干净,量色如常。饮食稍增,带下减少。守二诊方再进 10 剂。

2014 年 2 月 10 日八诊:自四诊后,均在经后守服二诊方,在监测卵泡的前提下,指导择时同房,2 月 4 日自测尿妊娠试验呈弱阳性,今晨发现阴道少量出血伴腰酸,故前来就诊保胎,转方寿胎丸加减。

【按语】　本案因肾阳虚弱,命门火衰,不能温煦胞宫,而至胞宫虚寒,故见月经量少、带下稀多、腰酸肢冷等；同时因平素纳少可知患者还兼有脾气不健。常规治法温肾健脾为先，药用党参、炒白术、鹿角霜、菟丝子、续断。但傅师认为肾虚之余，定有肝郁，因肝肾本为母子，母病及子，肾水不能涵木，肝即疏泄不及。故傅师在温肾健脾的基础上加以疏肝柔肝，共奏和肝滋肾、补益冲任之功，俾肾阳重振，肝肾泻藏相和，促进卵泡发育并排出，顺利受孕，效果显著。

【典型案例】

张某，女，30 岁，干部，2013 年 6 月 18 日初诊。

主诉：结婚 2 年未生育。

现病史：患者结婚 2 年同居性生活正常但未生育，外院经各项检查提示男女双方生殖功能基本正常，唯孕酮相对偏低。听闻傅师妇科美名，故前来就治求子。既往月经规律，经量偏少。末次月经 2013 年 5 月 27 日，现正值经前 1 周左右，左少腹疼痛，两乳做胀。平素性情较急躁，纳食一般，二便平，睡眠尚可，舌尖红，苔薄，脉弦细。

辅助检查：2013 年 5 月 29 日（月经第 3 天）外院查性激素六项示 FSH 4.02IU/L，LH 5.05IU/L，E_2 435.6pmol/L，P 1.01nmol/L，PRL 314.7mIU/L，T 2.81nmol/L

中医诊断：不孕症。西医诊断：原发不孕。

治法：和肝滋肾，化瘀调经

方药：醋柴胡 5g　当归 9g　赤芍 9g　醋香附 9g　牡丹皮 9g　郁金 9g　红藤 30g　败酱草 30g　延胡索 15g　菟丝子 9g　炙甘草 5g　7 剂。水煎分 2 次温服。

2013 年 7 月 25 日二诊：6 月 26 日行经，量偏少，色黯，夹血块，腰酸坠胀，5 天干净。10 余天后又少量流血，现已干净，少腹不痛，两乳亦不胀，瘀血有化尽之势。仍以和肝滋肾、养血活血之法，原方基础上加薏苡仁 15g。行经期间亦服用。

2013 年 10 月 26 日三诊：7 月 28 日、8 月 25 日、9 月 24 日均按期行经，少腹不痛，两乳不胀，经量较前增多。本月尚未行经，脉见小滑，经查尿妊娠试验提示弱阳性。转方以养胎元。

【按语】 本案张某为知识女性，平日工作压力大，自身要求严格，久之易生肝郁而致性情急躁，足厥阴肝经气滞不疏则致该经循行所过之两乳、少腹胀满疼痛，同时由于肝郁，肾主生殖功能受到影响以致不孕。临证以肝郁肾虚、气滞血瘀为切入点，以和肝滋肾种子汤为法进行化裁，加郁金、延胡索、红藤等活血化瘀之品，使气顺瘀祛，自当受孕成功。

（二）湿热瘀结型不孕

临床表现：①热偏重：婚久不孕，月经常提前，经量偏多，色红质稠，有血块。可伴有腰腹疼痛拒按，带下量多，色黄质黏稠，有臭味，口苦咽干，小便短黄，舌质红，苔黄腻，脉弦滑而数；②湿偏重：婚久不孕，经行后期，量少色黯，夹血块，带下量多，质稀色白或偏黄，可伴有小腹坠胀，腰骶酸痛，身重，神疲，舌质淡黯，苔白腻，脉沉迟。

辅助检查：超声提示盆腔积液，输卵管积水；盆腔炎性包块；输卵管造影阻塞或通而不畅。

治法：清热解毒，和肝通络。

方药：和肝通络清管汤（《傅淑清临床经验选》）

柴胡 10g　当归 10g　炒白芍 10g　茯苓 10g　白术 15g　丹皮 10g　栀子 10g　蒲公英 15g　五灵脂 10g　路路通 10g

方义：本方主要适用于输卵管性因素、盆腔炎性疾病后遗症、子宫内膜异位症等所致不孕症者。本方以丹栀逍遥散加减化裁而成。方中五灵脂苦泄温通，入肝经血分，功能活血散瘀；路路通苦平，能通十二经络，且可利水除湿；蒲公英清热利湿，消痈散结。全方合用，共奏疏肝健脾、清热化浊、通络种子之功。

加减：热重者，加红藤 15g、忍冬藤 10g 等清热化浊通络；痰热重者，加法半夏 10g、胆南星 10g、石菖蒲 10g 等清热化痰通络；瘀血阻滞甚者，加红花 10g、桃仁 10g、炮山甲 5g 等化瘀通络；脾虚者，去栀子、五灵脂，加党参 15g、薏苡仁 30g、白芥子 10g、山药 10g 等健脾化浊通络；湿重者，去栀子、蒲公英，加鹿角霜 10g、黄芪 15g 等温阳健脾利湿。

【典型案例】

刘某，女，41 岁，2013 年 11 月 16 日初诊。

主诉：未避孕 3 年不孕。

现病史：患者孕 5 产 1 流 4，3 年前取出节育环后同居未避孕，至今仍未怀孕。平素月经周期尚规则，近 1 年左右月经常推后 5 天，量少色黯有血块。带下不多。时觉头晕、腰酸脘胀、尿频。食欲较差，面色无华，舌质偏红苔薄净，脉细弱尺沉。末次月经 11 月 11 日。

辅助检查：2013 年 9 月 29 日外院输卵管碘油造影提示双侧输卵管炎症。

中医诊断：不孕症。西医诊断：继发不孕。

治法：健脾滋肾，和肝通络。

方药：柴胡 5g　当归 10g　炙黄芪 15g　党参 15g　炒白术 15g　山药 15g　续断 10g 桑寄生 10g　茯苓 15g　菟丝子 10g　栀子 10g　蒲公英 15g　路路通 10g　炙甘草 5g　10 剂。水煎分 2 次温服。

2013 年 12 月 18 日二诊：本次月经提前 4 日于本月 7 日来潮，量偏少，6 天干净，经行小腹隐痛。舌脉同前。守方去桑寄生，易栀子改连翘 10g。再进 10 剂。

2014 年 3 月 9 日三诊：近 3 个月周期正常，仍腰酸，无腹痛，纳可，末次月经 2 月 12 日，带下不多。舌红苔少，脉细略数。

方用：柴胡 5g　当归 10g　太子参 15g　炒白术 15g　山药 15g　续断 10g　桑寄生 10g 茯苓 15g　黄柏 5g　栀子 10g　蒲公英 15g　路路通 10g　炙甘草 5g　10 剂，水煎分 2 次温服。

2014 年 5 月 20 日四诊：昨日行输卵管通水术提示两侧输卵管通而稍有不畅。舌尖略红，苔薄净，脉细。

转方：太子参 15g　炒白术 15g　山药 10g　生地 10g　地骨皮 10g　菟丝子 10g　枸杞 10g　当归 10g　炒白芍 10g　香附 10g　路路通 10g　炙甘草 5g　7 剂，水煎分 2 次温服。

2014 年 7 月 22 日电话告知已怀孕，嘱务必卧床休息，若有出血等异常情况立即就诊。

【按语】　此案刘某年事已高（41 岁），肾气逐渐衰微，加之先后孕产及人工流产术的损伤，湿热邪毒入侵，聚于下焦，终成祸首。故治疗时一方面应健脾滋肾，一方面须和肝通络。肝主疏泄并藏血，和肝即是"开气郁、伸血结"，理气活血方能通利经脉。因此在经前期或行经期，以和肝通络清管汤为底注重和肝理气活血，加蒲公英、路路通清热通络；在经后期则以两地汤为主强调清热养阴，但仍予香附、路路通等药不失于和肝通络之法，故湿热清、卵管通得以受孕育胎。

（孟 萍）

——— 周士源 ———

周士源，女，1945 年出生，江西永新人，教授、主任中医师、南京中医药大学博士研究生导师。1969 年毕业于江西中医学院（现江西中医药大学），毕业留校后，师从我省著名老中医沈波涵。从事医教研 48 年，承担了中医学院多层次、多课程教学，是中医学院妇科教研室创办人之一，国家中医药管理局重点学科带头人。曾任江西中医药大学妇科教研室主任、江西中医药大学附属医院妇科主任。江西省中医药学会中医妇科专业委员会副主任委员，江西省中西医结合妇科专业委员会副主任委员，中华中医药学会中医妇科专业委员会委员，世界中医药学会联合会妇科专业委员会理事。2008 年遴选为第四批全国老中医药专家学术经验继承工作指导老师，2012 年批准成立周士源名医工作室，2017 年评为江西省国医名师。

一、对不孕症的认识

不孕症是妇科常见病，亦是疑难病症，可单独发病，也可为多种疾病发病的后遗症。主要表现在病因复杂、症状各异。周士源主张应顺应和调理女性生理，重视肾肝脾脏腑功能及调理气血，尤重视《素问·上古天真论》提出的"肾气盛，天癸至，任脉通，太冲脉盛，月事以时下，故有子"，这一肾主生殖的理论并作为指导临床的重要理论依据。认为，肾气盛在整个生育过程中起主导作用，是孕育的根本。

从前人的认识及周士源近几十年的临床实践中，指出女性不孕症主要与肾气亏损、精血不足有关。因此，肾气亏损、精血不足是不孕症的主要病因病机，但由于脏腑、经络之间的生化制约，或因寒、热、虚、瘀、湿等病因之间的相互影响及转化，临床上往往虚实夹杂，产生不同的证候，如肾气不足、肾精亏虚、湿热蕴结、肝郁血瘀等证。并在诊治过程中，除了重视辨证论治外，尤其重视奇经八脉对不孕症的影响，认为奇经八脉与肝肾关系密切。治疗不孕症若不究奇经八脉，犹如隔靴搔痒，难以取效。

二、诊治思路

诊疗之初，首先查明原因，明确诊断，并针对病因，给予治疗。尤对不孕症提出治病、调经、助孕、安胎四法。重视治病求本，遵循"法当从本治"及"仍当从本治"之理，强调辨证论治，主张四诊合参，尤当重视问诊及舌脉，以察患者新旧浅深隐显之变及禀赋之强弱，从而得出正确诊断。主张熟读经方验方，深刻了解经方验方的配伍法度和技巧，把经典原著娴熟于心，渗入精髓才能熟能生巧，巧才能用，用才有效。临证运用中药，配合耳穴、针灸、热敏灸促进卵泡发育和内膜生长，运用中药外敷、灌肠、穴位注射治疗输卵管及盆腔疾病。治法灵活，知常达变。

中医有"种子必先调经"的理论，调经种子为治疗不孕症之大法，根据月经周期进行调经种子是临床常用的方法。月经周期分经后期、真机期、经前期、经行期。周士源认为经后期为阴长期，以补肾养精，化生气血为主，使精血充盈，气血旺盛，是促进卵泡发育和储存孕育所需的物质基础，同时，此期在肾气的作用下胞宫藏而不泻，血海充足，为孕育作准备。本期主要治法为补益肾气，益精养血。本期的后半期即为阴长至重时，配合针灸可以促进阴阳转化，促使卵泡成熟。常用方有左归丸、归肾丸、毓麟珠等。常用药为菟丝子、巴戟天、淫羊藿、鹿角霜、仙茅、肉苁蓉、补骨脂、锁阳、沙苑子、韭菜子、杜仲、紫河车、川断、附子。真机期为肾的阴精发展至一定程度即将转化为阳的阶段。本期的治疗主要是在补肾气、益精血的基础上，温阳通络，行气活血，以促排卵。基本方是补肾促排卵汤（自拟方），常用药为桃仁、红花、当归、川芎、丹参、香附、乌药、熟地、枸杞、菟丝子、淫羊藿、巴戟天、鹿角霜、王不留行、路路通、炒甲珠。经前期是阴充阳长、肾阳之气渐旺之时，治疗上主阴阳双补，以补肾阳为主。基本方有定经汤、补肾方（自拟方）。基本药为熟地、枸杞、首乌、女贞子、桑椹子、菟丝子、覆盆子、肉苁蓉、川断、淫羊藿、鹿角霜、当归、党参、紫石英、紫河车等。经行期为血海满溢，受阳气的推动向下则为月经。此期应因势利导，采用活血行气调经法，以利经行通畅。基本方有调经方（自拟方）、逍遥散。常用药为当归、川芎、赤芍、熟地、丹参、泽兰、茺蔚子、香附、川牛膝、益母草、茜草、马鞭草、鹿含草。四期之间正常连续变化、循环往复是月经正常来潮及受孕的必备条件。

三、治疗特色

明脏腑，辨经脉，调气血，分清寒热虚实，分期辨证施治，为本病的治疗原则。除从肝肾脏腑辨证论治外，尤其重视调理奇经八脉。不仅重视医理，也重药学，医药并用，知医明药，善于吸收各派经验，融会中西。

1. 肾气不足

主症：不孕，月经后期，量少，色淡黯，甚者闭经。平素面色晦暗，白带量多，腰痛如折，心悸失眠，畏寒肢冷，性欲淡漠，小便频数。舌质淡，苔薄白，脉细沉或无力。

治法：补益肾气，温养冲任。

常用方：毓麟珠加减（《景岳全书》）。

常用药：党参、白术、黄芪、白芍、川芎、当归、熟地、菟丝子、杜仲、鹿角霜、紫河车、紫石英、川椒、甘草。

方解：方中菟丝子、鹿角霜、杜仲补肾强腰膝益精髓；党参、白术、黄芪补气；当归、白芍、熟地养血调经；川椒温通督脉以扶阳；紫河车为血肉有情之品，入任脉填精益髓；紫石英入冲脉温肾纳气。全方共奏补益肾气，温养冲任，调经助孕之效。

【典型案例】

谢某，女，28 岁，2014 年 11 月 6 日初诊。

主诉：婚后未避孕不孕 3 年。

现病史：患者禀赋虚弱，16 岁初潮，月经周期 40~45 天，量少色黯，行经 6 天，伴痛经。末次月经 2014 年 11 月 4 日，平素精神倦怠，面色萎黄，心悸失眠，畏寒肢冷，纳少便溏，带下清冷。舌质淡，苔薄白，脉细沉。

辅助检查：嘱今日抽血查性腺系列，测基础体温，安排本月于月经第 12 天始行卵泡监测。

中医诊断：月经后期，不孕症。西医诊断：月经稀发，原发不孕。

治法：补益肾气，温养冲任。

方药：党参 15g　白术 10g　黄芪 15g　白芍 15g　川芎 10g　当归 10g　熟地 15g　菟丝子 15g　杜仲 10g　鹿角霜 10g　紫河车 10g　紫石英 15g　川椒 5g　甘草 6g　14 剂，水煎分 2 次温服。

2014 年 11 月 21 日二诊:服药后感精神好转,面色红润,大便成形,但仍感偶尔畏寒,不寐。性腺系列无异常。3 天前彩超示子宫内膜 5mm,卵泡 10mm×11mm。于前方中加入益智仁 15g、淫羊藿 10g、五味子 10g。14 剂,水煎分 2 次温服。并给予热敏灸治疗(每日灸神阙、关元、肾俞各 20 分钟)。

2014 年 12 月 28 日三诊:本月月经推后 5 天,12 月 9 日来潮。量增多,无痛经,睡眠改善,畏寒减轻,感近日白带增多呈拉丝状。今日行卵泡监测提示内膜厚 7mm,卵泡发育尚可(最大为 18mm×17mm)。于前方中加入佛手 10g,广木香 6g。10 剂,水煎分 2 次温服。

2015 年 4 月 22 日八诊:前七诊皆在经净后服用中药,并在见到发育卵泡后行热敏灸治疗,排卵前期行卵泡监测,并于中药中加入补肾活血药鼓舞肾气,促进排卵,并择期同房。月经如期未至,自测尿妊娠试验呈弱阳性,故前来就诊保胎,予泰山磐石散加减。

【按语】　本病证属肾阳亏虚,冲任亏损所致排卵障碍性不孕,周士源选择毓麟珠加味治疗。方中菟丝子、鹿角霜、紫石英入肾经补益肾阳,温养冲任督;党参、白术、黄芪健脾补肾;当归、白芍、熟地养血调经;川椒温通督脉以扶阳;紫河车为血肉有情之品,入任脉填精益髓,并配合热敏灸(神阙、关元、中极、气海、肾俞、肝俞、八髎),促进卵泡生长发育。在温肾通阳的基础上,加通络活血之品,如王不留行、路路通、炒甲珠、皂角刺、土鳖虫等,促进卵泡破裂,但不宜久用,一般多用 3~5 天,用量亦不宜过重,以免伤精耗血。

2. 肾精亏虚

主症:不孕,月经紊乱,量少,色淡或闭经。头晕耳鸣,失眠心悸,两目昏花,面色萎黄,皮肤不润,腰酸肢软。舌红少苔,脉细。

治法:益肾填精,滋养冲任。

常用方:滋阴补肾方(自拟方)加味。

常用药:菟丝子、枸杞、山茱萸、龟甲胶、鹿角胶、山药、白芍、熟地、首乌、黄精、女贞子、墨旱莲等,阴虚内热者加龟甲、鳖甲。

方解:熟地滋肾填精,大补真阴,入冲脉;山茱萸养肝滋肾,涩精敛汗;山药补脾益阴,滋肾固精;枸杞补肾益精,养肝明目;龟、鹿二胶,为血肉有情之品,峻补精髓。龟得阴气最足,善通任脉;鹿得阳气最盛,善通督脉。龟甲胶偏于补阴,鹿角胶偏于补阳,在补阴之中配伍补阳药,取"阳中求阴"之义;菟丝子、川牛膝益肝肾,强腰膝,健筋骨;女贞子、墨旱莲、首乌、黄精滋补肾阴。全方共奏益肾填精,滋养冲任之效。

【典型案例】

李某,女,30 岁,2015 年 5 月 2 日初诊。

主诉:婚后未避孕不孕 2 年。

现病史:患者 12 岁初潮,月经周期 37~40 天,量少色黯,行经 3 天,无痛经。末次月经 2015 年 4 月 24 日,平素头晕耳鸣,失眠心悸,两目昏花,面色萎黄,皮肤不润,腰酸肢软。舌淡少苔,脉细。

辅助检查:抗苗勒管激素 0.91Mil/ml,子宫输卵管造影示双侧输卵管通畅。

中医诊断:月经后期,不孕症。西医诊断:月经不调,原发不孕。

治法:益肾填精,滋养冲任。

方药:熟地 15g　首乌 15g　黄精 15g　菟丝子 15g　白芍 15g　枸杞 10g　龟甲胶 10g　鹿角胶 3g　14 剂,水煎分 2 次温服。嘱经后复诊。

2015年5月28日二诊：月经正常来潮,量较前稍增,色转红。腰酸改善,耳鸣心悸好转。守方继进14剂,水煎分2次温服。给予耳穴(肝、肾、脾、内分泌、神门等),嘱患者测基础体温,并在本月月经周期第12天始监测卵泡。

2015年6月28日三诊：上月行卵泡监测提示子宫内膜厚7mm,卵泡发育欠佳(最大仅为17mm×13mm)。守方加炒甲珠3g、路路通10g。4剂,水煎分2次温服。给予针灸(针中极、关元、子宫、卵巢、三阴交,灸神阙穴30分钟)。

2015年7月1日四诊：今日卵泡监测提示子宫内膜厚8mm,卵泡发育良好(最大为18mm×18mm)。嘱患者今日继续针刺促进卵泡破裂,中药今日服完,次日同房。后守首诊方进10剂。

2015年7月20日五诊：月经未至,自测尿妊娠试验呈阳性,故前来就诊保胎,寿胎丸加减。

【按语】 本病证属肾精亏损,冲任亏虚所致排卵障碍性不孕,周士源选择左归饮加味治疗。方中熟地滋肾填精,大补真阴,入冲脉;山茱萸养肝滋肾,涩精敛汗;山药补脾益阴,滋肾固精;枸杞补肾益精,养肝明目;龟、鹿二胶,峻补精髓;菟丝子、川牛膝益肝肾,强腰膝,健筋骨;女贞子、墨旱莲、首乌、黄精滋补肾阴。并配合针灸促进卵泡生长发育。在滋阴补肾的基础上,加通络活血之品如王不留行、路路通、炒甲珠、皂角刺、土鳖虫等,促进卵泡破裂。

3. 湿热蕴结

主症：不孕,月经紊乱,量少色红,质黏稠。少腹一侧或双侧刺痛,临经更甚,或有低热,经前乳胀,口苦口黏,小便黄,大便黏滞,舌质红苔黄或腻,脉弦滑。

治法：清利湿热,清泻冲任。

常用方：保阴煎(《景岳全书》)合黄芩滑石汤(《温病条辨》)加减。

常用药：黄芩、滑石、茯苓皮、大腹皮、猪苓、白豆蔻、通草、黄柏、川断、山药、白芍、甘草。

方解：方中黄芩苦寒,可清冲任之热;滑石、猪苓、通草渗利下焦,可泄冲任之湿;茯苓皮、大腹皮、白豆蔻、山药淡渗利湿,黄柏助黄芩清下焦之热,川断固带脉,补而不燥;白芍、甘草酸甘化阴,调和诸药。全方共奏清利湿热,清泻冲任之效。

【典型案例】

张某,女,33岁,2016年3月12日初诊。

主诉：婚后未避孕不孕6年。

现病史：患者体胖,14岁初潮,月经周期28~30天,量中色红,质稠。行经4天,经前伴腹痛和乳胀,口苦,眠差。末次月经2016年3月4日。平素舌质红苔黄腻,脉弦滑。

辅助检查：患者已做较全面孕前筛查,均无明显异常,输卵管通而欠畅。

中医诊断：不孕症。西医诊断：原发不孕。

治法：清利湿热,清泻冲任。

方药：黄芩10g 滑石20g 茯苓皮10g 薏苡仁30g 车前子15g 大腹皮15g 猪苓10g 白豆蔻10g 黄柏10g 红藤15g 连翘10g 金银花10g 败酱草15g 蒲公英10g 王不留行10g 14剂,水煎分2次温服。

2016年3月26日二诊：服药后感口苦减轻,大便正常,少腹疼痛减轻。于前方中加入香附10g、川楝子10g、白芍15g。14剂,水煎分2次温服。经净后复诊。

2016年4月15日三诊：本月月经周期30天,经前乳胀及腹痛消失,睡眠改善。于前方中去大腹皮、猪苓、白豆蔻、滑石,加川断 20g、生地 10g。14 剂,水煎分 2 次温服。

2016 年 6 月 17 日四诊:近 2 次月经正常来潮,患者诸症明显好转,舌质红,苔薄白,脉细弦。守原方继进 10 剂。并监测排卵。

2016 年 12 月 20 日十诊:前九诊皆在经净后服用中药,排卵前期行卵泡监测,并行外敷、穴位注射及中药灌肠治疗,直至排卵期停止。并于湿热退去后,改为滋阴补肾方化裁,根据排卵监测并择期同房。月经逾期未行,自测尿妊娠试验呈阳性,故前来就诊保胎。

【按语】 本病证属湿热蕴结,冲任阻滞所致不孕。周士源选择黄芩滑石汤合保阴煎加味治疗。方中黄芩清冲任之热;滑石、猪苓、通草泄冲任之湿;茯苓皮、大腹皮、白豆蔻、山药淡渗利湿,黄柏助黄芩清下焦之热,川断固带脉;白芍、甘草酸甘化阴,调和诸药。并配合外敷、灌肠、穴位注射局部治疗。在滋阴补肾的基础上,加通络活血之品如王不留行、路路通、炒甲珠、皂角刺、土鳖虫等,促进卵泡破裂。

周士源认为,湿热之邪应从辛从燥从苦方能消散。故方中加入败酱草、金银花、红藤、蒲公英、王不留行、土鳖虫等增强清热解毒通络之功,并配合外敷、穴位注射、灌肠等,湿热已除,则以滋阴补肾、调理冲任为法,调经成孕。

4. 肝郁血瘀

主症:不孕,月经衍期,量多少不定,色黑有块。经前乳胀,胸闷不舒,小腹胀痛,精神抑郁,或烦躁易怒,纳少失眠,舌红苔薄,或有瘀点,脉弦涩。

治法:疏肝理气活血,宣泄冲任。

常用方:开郁种玉汤加减(《傅青主女科》)。

常用药:白芍、当归、白术、丹皮、茯苓、天花粉、青皮、玫瑰花、代代花、绿萼梅、丹参。

方解:方中香附、青皮入冲脉,疏肝理气;当归、白术、茯苓健脾养血调经;丹皮、天花粉、白芍入任脉,滋养肝阴;玫瑰花、代代花、绿萼梅为芳香轻清之品,疏肝养肝而无伤肝阴之弊;丹参活血化瘀。全方共奏疏肝理气活血,宣泄冲任之效。

【典型案例】

陈某,女,25 岁,2016 年 5 月 10 日初诊。

主诉:婚后未避孕不孕 2 年。

现病史:患者素体情志抑郁,14 岁初潮,月经周期 30~35 天,量少涩黯。行经 4 天,经前伴腹痛和乳胀,伴痛经,块下痛减。食少纳差,睡眠欠佳。末次月经 2016 年 4 月 14 日。平素舌质黯或有瘀点,脉弦涩。

辅助检查:患者已做较全面孕前筛查,优生无异常,输卵管通畅。

中医诊断:月经过少,不孕症。西医诊断:原发不孕。

治法:疏肝理气活血,宣泄冲任。

方药:白芍 15g　当归 10g　白术 10g　丹皮 10g　茯苓 10g　天花粉 10g　青皮 6g　玫瑰花 10g　代代花 10g　绿萼梅 10g　丹参 15g　佛手 10g　甘草 6g

2016 年 5 月 20 日二诊:服药后感行经痛减,血块减少,经前乳胀消失,心情舒展。守方继进 20 剂。水煎分 2 次温服。经净后复诊。

2016 年 7 月 15 日三诊:本月月经周期 30 天,经前乳胀及腹痛消失,心情舒展,饮食睡眠改善。守方进 14 剂。水煎分 2 次温服。监测排卵,测体温。

2016 年 8 月 15 日四诊:近 2 次月经正常来潮,患者诸症明显好转,舌质红,苔薄白,脉细。守原方继进 14 剂。继续监测排卵。

2016 年 9 月 27 日五诊：今日监测排卵：内膜 9mm，左卵泡大小 20mm×20mm。给予 HCG 5 000U 肌内注射，嘱同房。

2016 年 11 月 5 日六诊：自测尿妊娠试验呈阳性，故前来就诊保胎，转方寿胎丸。

【按语】　本病证属肝郁气滞，瘀阻冲任所致不孕，周士源选择开郁种玉汤加味治疗。方中香附、青皮、佛手疏肝理气；当归、白术、茯苓健脾养血调经；丹皮、天花粉、白芍滋养肝阴；玫瑰花、代代花、绿萼梅为芳香轻清之品，疏肝养肝而无伤肝阴之弊；丹参活血化瘀。周士源认为疏肝行气之品多香燥，易于伤阴，故多选芳香行气轻清之品。香附虽属女科之主帅，究为香燥辛窜之品，不如绿萼梅、玫瑰花、代代花、月季花较稳妥，故在行气解郁时，应加 1~2 味柔韧之品，如当归、白芍、枸杞、首乌等。

（方　家）

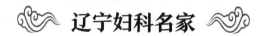

辽宁妇科名家

—— 徐向春 ——

徐向春（1902—1994），男，字荣棠，主任医师，曾任辽宁中医学院（现辽宁中医药大学）附属医院妇科主任，兼任辽宁省营口市人民代表大会代表、常委，沈阳市政协委员、常委等。徐向春在妇科理论及临床研究方面成果累累，医德并重，对妇科病颇有研究，尤其在治疗不孕症上独具专长，自成一家。

徐向春从医 70 多年，治学严谨，带徒弟数十人，为师言传身教，倾囊相倒，培养出许多中医事业的栋梁之才，是辽宁徐氏妇科流派的创始人。

徐氏妇科尊崇《黄帝内经》及《傅青主女科》之旨，崇"女子以肝为先天"之说，提倡"肝肾同源""重在调经"的理论，强调妇科诸病从肝论治，在诊治不孕症方面取得了显著疗效。

一、对不孕症的认识

不孕症是当今社会共同关注的问题，发病率高，成为世界性疑难病症之一。中医药对女性不孕症的治疗有着悠久历史，积累了丰富的经验。现代医家在治疗不孕症时多从肾入手，但徐氏妇科认为不孕症的发生与肝的关系密切，在不孕症中以肝郁型居多。

肝为女子之先天。女子属阴，以血为用，"有余于气，不足于血"。肝气宜条达而恶抑郁。肝气畅达，肝的藏血功能正常，则诸经脉旺盛，冲任条达，是月经按时来潮、胞宫孕育胎儿的重要条件。反之，肝气失于疏泄，肝血不足，冲任血少，导致月经失调，不易摄精成孕。因此，肝的疏泄与藏血均可影响女子的冲任及排卵功能。

经过多年的临证实践和不断探索，徐向春对肝郁型不孕提出了独特见解，在叶天士"女子以肝为先天"的理论指导下，运用中医理论解释不孕的发病机理。女子以血为本，经水乃血所化生，脏腑功能正常，气血调和则经行正常而孕自成。久不受孕者，除生理因素外，尚需承受来自外界各方面的压力，不孕患者往往求子心切，心理压力较大，心情抑郁不解，情志不畅,肝失疏泄,气机升降与调节功能紊乱,气血不和,胞脉失常,冲任不能相资,月经不调,难以摄精成孕。心情抑郁不解,肝之疏泄失常,气行则津行,气滞则津停,痰湿内生;木旺乘土,影响脾胃的运化功能,脾胃为生痰之源,痰湿内生,阻塞胞络而致不孕,正如《医宗金鉴·妇科心法要诀》所云"女子不孕之故……因宿血积于胞中,新血不能成孕"。

徐向春将女性生理与病理的发生转化有机地联系起来,强调肝肾对女子的重要性,在"肝肾同源"这一理论指导下,阐释不孕的发病机理。肝肾同居下焦,肝藏血,主疏泄;肾藏精,司闭藏;肾为先天之本,女子以肝为先天。精血互生,肝肾同源,为月经和胎孕提供物质基础,二者一开一合,一泄一藏,共同协调胞宫,使其藏泻有序,经候如常,得以成孕。若肾精亏虚,精不化血,肝失濡养,则肝气失于条达,气机失畅,气血瘀滞冲任,胞宫、胞脉阻滞不通,终致不孕;气郁日久,化火灼伤肝阴亦可损及肾阴,导致肝郁肾虚,则气行不畅,不能运血以行,再加之精血亏损,天癸生化乏源,最终导致胎孕不受;肾为肝之母,肾阴虚则不能涵养肝木,母病及子,亦可影响肝的疏泄功能正常发挥,致气血不畅,冲任失调,带脉失约,影响受孕。

二、诊治思路

徐向春认为不孕症病同而因不同,因不同而致的病症也不同。所以,在治疗不孕症时一定要审因论治,抓住"疏肝调经""滋补肝肾"这一重点,疾病自然可除。在审因论治方面不要拘泥一点,要全面审定,选方用药亦不能拘泥一方一药,须灵活化裁运用。

《景岳全书·妇人规》曰:"产育由于气血,气血由于情怀,情怀不畅则冲任不充,冲任不充则胎孕不受""妇人之病,多起于郁"。徐向春把肝气郁结作为不孕患者一个重要的致病因素,注重疏肝解郁,同时与患者及其家属进行沟通,减轻其心理负担,消除心理障碍,正如《女科辑要》所说"子不可以强求也,求子之心愈切,而得之愈难"及傅山所言"妇人有怀抱素恶不能生子者,人以为天心厌之也,谁知是肝气郁结乎"。

徐向春认为"求子之法,莫先调经",故有"调经肝为先,疏肝经自调"的认识。治疗上,徐向春采取疏肝解郁、理血调经之法,种子先调经,调经必先疏肝,肝气条达,诸经通畅,胎孕乃成。同时采用病证合参、中西医结合的诊治方法,不仅可以提高不孕症临床疗效,对于医学发展也大有裨益。

遣方用药时,徐向春以蒲黄、五灵脂、香附、当归、路路通、川楝子、青皮等疏肝理气调经。如经行先期量多,此乃肝郁血热所致,加生地、丹皮、栀子;如腹痛剧烈,血下痛减,乃血瘀所致,加桃仁、延胡索;如偏热者,加柴胡、黄芩。临证辨证分析随症加减,共奏疏肝理气调经之效,气血平和而经自调,不促孕而孕乃成。

徐向春还强调,肝郁如果一味疏肝解郁,运用大量理气药物,可以取一时之效,但是长时间应用,反加重病情。理气药物多为辛温燥烈之品,长时间使用可以伤及肝血肾精,肝血一伤,肝郁更重,故徐向春提出疏肝必须补肾养血。常用药物有当归、白芍、女贞子、桑椹子、枸杞子、何首乌等。

徐向春提倡"肝肾同源",故而肝肾同治。滋补肝肾即是益冲任之源,源盛则流自畅,其病自愈。临床中常以左归丸加味,并根据病情需要加入血肉有情之品,如龟甲、鳖甲、牡蛎等可以增加疗效。

对于病久由经入络,营气痹闭,络脉瘀阻,肝病由气入血,法当理气化瘀通络,可酌加旋覆花、石楠叶、当归、桃仁、泽兰、茺蔚子等。在理气化瘀通络的同时,徐向春尤善运用虫类药,如全蝎、蜈蚣、地龙、僵蚕等,可明显增加疗效。

对于输卵管因素导致女性不孕症的病机关键,徐向春提出"非通莫达、以通促孕"的学术思想。输卵管炎性不孕无论成因如何,临床常见少腹部疼痛、不适、痛经、月经色黯、有血块等气滞血瘀之象,是故中医治疗关键即在于"理气化瘀"。因此,徐氏流派在临证上采取辨病辨证相结合,审病机之轻重缓急,以疏肝理气化瘀思想贯彻始终,并知常达变。同时,根据患者输卵管梗阻轻重,结合必要的西医疗法如输卵管介入再通术、腹腔镜手术等,中西医各取所长,可缩短疗程,加快输卵管功能恢复,增加最终受孕率。

三、治疗特色

(一)气滞血瘀不孕

临床表现:婚久不孕,少腹胀痛或刺痛,经期或劳累后加重,带下量多,情志抑郁,乳房胀痛。舌紫黯,有瘀斑瘀点,苔薄,脉弦涩。

辅助检查:超声可提示盆腔积液,或输卵管积水,或盆腔炎性包块;输卵管造影阻塞或通而不畅。

证属:气滞血瘀,瘀阻冲任。

治法:疏肝解郁,化瘀止痛。

方药:柴胡 15g　石菖蒲 15g　夏枯草 15g　路路通 15g　通草 15g　茺蔚子 15g　菟丝子 20g　白芍 20g　炙甘草 15g　香附 15g

加减:若有积块者,加皂角刺、三棱、莪术活血化瘀消癥;若乳房胀痛甚者,加青皮、郁金、川楝子疏肝理气;如提示输卵管通而不畅或不通者,加蜈蚣、莪术破血分瘀滞而消肿。

【典型案例】

李某,女,30岁,2015年6月15日初诊。

主诉:结婚3年未避孕而未受孕。

刻下症:小腹胀痛伴腰酸,经期或劳累后加重,经血量多有块,瘀块排出则痛减,情志抑郁,乳房胀痛,烦躁易怒。舌苔黄,脉弦滑。

经孕产史:孕2产0流2。Lmp:2015年6月7日,期量同以往。

辅助检查:彩超检查子宫大小正常范围,卵巢排卵显示两侧均有优势卵泡;免疫血清抗精子抗体检查阴性;性激素六项检查正常;输卵管造影检查提示双侧输卵管通而不畅,右侧迂曲明显;男方生殖功能无障碍。

中医诊断:不孕症。西医诊断:继发不孕(输卵管阻塞不孕症)。

证属:气滞血瘀,胞脉阻塞。

治法:活血化瘀,理气通络。

方药:柴胡 15g　石菖蒲 15g　夏枯草 15g　路路通 15g　通草 15g　茺蔚子 15g　菟丝子 20g　白芍 20g　炙甘草 15g　香附 15g　石楠叶 15g　蜈蚣 1条　莪术 10g　水煎服,100ml 日 2 次口服,每日 1 剂。

二诊:2015年6月21日。患者自述服药后腰酸减轻,乳房胀痛减轻。舌质正常,苔微黄,脉弦滑。月经第14天,超声提示内膜 10mm,右侧卵巢可见 18mm×20mm 优势卵泡。

方药:柴胡 15g　石菖蒲 15g　夏枯草 15g　路路通 15g　通草 15g　茺蔚子 15g　菟丝

子 20g　白芍 20g　炙甘草 15g　香附 15g　石楠叶 15g　丹参 15g

三诊：2015 年 6 月 28 日。复查彩超提示右侧卵泡排出，盆腔少量积液。患者自述腰酸明显，于前方基础上加续断 15g、茯苓 15g。

四诊：2015 年 7 月 12 日。月经干净第 3 天，行子宫输卵管超声造影，提示左侧输卵管通畅、形态正常，右侧输卵管通而不畅、稍迂曲。

先后调治 4 个月左右。2016 年 4 月 15 日，患者月经过期未至，自测尿妊娠试验阳性。外院超声提示宫内早孕 5 周。

【按语】　输卵管阻塞是引起气滞血瘀不孕的主要原因，往往因输卵管本身的炎症使输卵管管腔粘连导致管腔阻塞或积水，输卵管双侧或单侧完全或部分梗阻，阻止受孕。输卵管阻塞不通的主要病机是气滞血瘀，胞脉阻塞不通，故活血化瘀、理气通络为其治疗大法。方中茺蔚子、石楠叶活血化瘀通络为君，路路通、通草、柴胡、香附等疏肝理气通络为臣，石菖蒲、夏枯草、菟丝子、蜈蚣、莪术等化癖泻浊、活血化瘀补肾为佐使。全方具有活血化瘀、理气通络作用。多途径给药可使药力更好更快地到达病所，充分发挥治疗作用而达到满意效果。

（二）肾虚肝郁不孕

临床表现：婚久不孕，月经不调或停闭，量少或量多，色黯，腰酸，耳鸣，精神疲惫，善太息，乳房胸胁胀痛。舌淡，脉弦细，尺脉弱。

辅助检查：性激素六项提示 FSH、LH 升高；基础体温呈单相型；超声监测无排卵；男方生殖功能正常。

证属：肾虚肝郁，冲任不调。

治法：补肾疏肝，调经助孕。

方药：熟地 15g　山萸肉 20g　菟丝子 15g　当归 15g　巴戟天 15g　川芎 10g　乌药 10g　香附 15g　泽兰 15g　白芍 15g　鸡血藤 15g　益母草 15g

加减：若有子宫发育不良，加入血肉有情之品如紫河车、鹿角，并佐加茺蔚子、丹参等补肾活血，通补奇经；性欲淡漠者，加仙茅、肉苁蓉、淫羊藿等温肾填精；若偏于肝肾阴虚者，加生地、知母、丹皮、龟甲等滋肾益精，稍佐以制火。

【典型案例】

舒某，女，29 岁，2016 年 1 月 17 日就诊。

主诉：婚后 2 年未避孕未孕。

刻下症：婚久不孕，月经错后，量少，色黯，有块，腰酸，精神疲惫，善太息，乳房胸胁胀痛，常有小腹冷隐作痛。舌淡，脉弦细，尺脉弱。

经孕产史：月经常错后 7~9 天，量少，色淡黯质稀，有小血块，痛经（－）。Lmp：2016 年 1 月 5 日。孕 0 产 0，婚后 2 年余，配偶生殖功能正常，未避孕而不孕。

辅助检查：彩超连续监测提示子宫稍小，未见优势卵泡发育，子宫内膜偏薄；外院输卵管造影示双侧输卵管通畅；性激素六项示 FSH 25IU/L，E_2 240ng/ml；睾酮正常；甲状腺功能正常；免疫、感染均未见明显异常。

中医诊断：不孕症，月经后期。西医诊断：原发不孕，卵巢功能低下。

证属：肾虚肝郁，冲任失调。

方药：熟地 15g　山萸肉 20g　菟丝子 15g　当归 15g　巴戟天 15g　川芎 10g　乌药

10g　香附 15g　泽兰 15g　白芍 15g　鸡血藤 15g　益母草 15g　紫河车 10g　水煎服，100ml 日 2 次口服，每日 1 剂。

二诊：2016 年 2 月 8 日。自述小腹冷隐作痛减轻，带下量较前增多，余症均有不同程度减轻，基础体温双相反应明显。月经按月来潮，正值月经第 3 天，复查 FSH 15IU/L。上方上法不变，继续口服。

三诊：2016 年 2 月 15 日。复查彩超提示左侧卵巢可见卵泡 1.5cm×1.0cm。

四诊：2016 年 2 月 20 日。复查彩超提示左侧卵巢可见卵泡 2.0cm×1.5cm，子宫内膜 0.8cm。原方基础上加通草、路路通，继续口服。

五诊：2016 年 2 月 22 日。复查彩超提示卵泡塌陷，子宫内膜 1.0cm，盆腔少量积液。

【按语】　中医无卵巢功能低下的病名，但其临床以月经周期错后甚至停闭为主要症状。"经水出诸肾""肾主生殖"，徐向春认为，肾虚精不化血，肝失濡养，肝失条达，气机失畅，肾虚肝郁，则气行不畅，不能运血以行，致气血不畅，冲任失调，带脉失约，影响受孕；肾虚冲任不固，致月经后期而来；日久肾虚不足，冲任虚寒，致胞宫失于温煦不能摄精成孕。

方中菟丝子、巴戟天温补肾阳；紫河车填补精血；熟地、山萸肉、当归、川芎、白芍、鸡血藤养血活血；乌药、香附行气止痛；益母草、泽兰活血祛瘀。诸药合用，既温养冲任，又生精养血，并行气活血助孕。

现代药理研究表明，中药的温肾调肝类药有促使卵泡发育，改善卵巢功能不足的作用，故服以上中药可改善卵巢功能，使内膜分泌反应良好而受孕。本病乃久久不孕，必有肝气不疏，瘀血停滞，治疗关键在于温肾助阳方中加入行气活血之药，最终成孕。

（三）肝郁气滞不孕

情志因素导致不孕是通过其对脏腑功能的影响来实现的。脏腑中以肝、肾、心、脾为主，其中肝的疏泄功能失常是情志因素导致不孕的关键。

临床表现：婚久不孕，月经或先或后，经量多少不一，或经来腹痛，或经前烦躁易怒，胸胁乳房胀痛，精神抑郁，善太息。舌黯红或舌边有瘀斑，脉弦细。

辅助检查：性激素检查提示 FSH、LH 及雌激素水平降低；彩超及双侧输卵管造影检查正常；男方生殖功能正常。

证属：肝郁气滞。

治法：疏肝解郁，调经助孕。

方药：青皮 10g　陈皮 15g　王不留行 15g　枳壳 15g　郁金 15g　香附 15g　乌药 15g　丹参 15g　失笑散[包] 15g　赤芍药 15g

加减：若乳房胀痛明显，加川楝子、柴胡、路路通；心烦易怒、口干口渴，加黄芩、栀子、丹皮；神志不安、失眠多梦，加远志、合欢花、莲子、五味子。

【典型案例】

岳某，女，35 岁，2016 年 3 月 6 日就诊。

主诉：婚后 3 年未避孕未孕。

刻下症：婚久不孕，月经或先或后，经量多少不一，经来腹痛，经前烦躁易怒，胸胁乳房胀痛，精神抑郁，善太息，舌黯红或舌边有瘀斑，脉弦细。

经孕产史：孕 0 产 0 流 0，配偶生殖功能正常，未避孕而不孕。月经不规律，21~50 天一潮，量中等，色黯，有血块，痛经（＋）。Lmp：2016 年 2 月 25 日。

辅助检查：性激素检查提示 FSH、LH 及雌激素水平降低；彩超及双侧输卵管造影检查正常；男方生殖功能正常；甲状腺功能正常；免疫、感染均未见明显异常。

中医诊断：不孕症，月经先后不定期。西医诊断：原发不孕。

证属：肝气郁结，冲任失调。

方药：青皮 10g　陈皮 15g　王不留行 15g　枳壳 15g　郁金 15g　香附 15g　乌药 15g　丹参 15g　失笑散^包15g　赤芍药 15g　水煎服，100ml 日 2 次口服，每日 1 剂。

二诊：3 月 15 日。经期将近，乳房胀痛减轻，烦躁情绪亦有所改善，舌红，苔黄，脉弦细。原方去丹参，加川楝子 10g、木香 10g、黄芩 20g。

三诊：4 月 5 日。乳房胀痛及经期腹痛明显改善，经期血块减少。

按上方继续口服 3 个月，胸胁乳房胀痛、经来腹痛消失，经前烦躁易怒、精神抑郁、善太息等症明显减轻，月经规律 32 日一潮。

10 月 8 日验孕阳性，同时复查彩超提示"宫内早孕"，孕 7 周，可见胎心胎芽。

【按语】　不孕症多系肾虚、肝郁痰阻、血瘀、寒凝胞宫等因素，引起冲任失调、不能摄精而发病，其中肝郁气滞致不孕者更为常见。妇人多郁，郁怒易急，情志不畅，肝失条达，气滞血瘀，胞脉失和而致不孕。《碥塘医话》曰："妇人善怀而多郁……肝经一病，则月事不调，艰于产育。"

肝郁气滞不孕症临床常表现为婚久不孕，情怀不畅善叹息，月经不调，或经前乳房胀痛，经行腹痛，时或夹块，脉弦或弦滑，亦可兼见两胸胁胀闷，烦躁易怒，舌侧瘀点或红绛。本例患者 3 年未孕，情志不畅，易怒烦躁；肝经布胁肋，肝郁气滞，肝气郁结，则胸胁胀闷刺痛；乳络不畅，则乳房胀痛。正如《景岳全书·妇人规·子嗣类》所云："产育由于气血，气血由于情怀，情怀不畅则冲任不充，冲任不充则胎孕不受。"

徐向春重用青皮、陈皮、王不留行、枳壳、郁金、香附等药物疏肝理气，加丹参、失笑散、赤芍活血化瘀；二诊时去丹参加入川楝子、木香以助疏肝通行之力（其中川楝子苦而清热，疏而不伤肝阴），使肝经症状得以改善，气机条达，肾气旺盛，精血充足，任脉通，太冲脉盛而受孕。

（梁 卓）

—— 王秀云 ——

王秀云，女，1950 年出生。现任辽宁中医药大学附属医院妇产科主任医师、教授、博士研究生导师。从事临床教学科研工作 40 余年。

1997—2004 年担任妇产科主任、教研室主任。2004 年被辽宁省卫生厅授予"辽宁省名中医"称号。2012 年遴选为第五批全国老中医药专家学术经验继承工作指导老师。曾任全国中医药学会妇科专业委员会委员，辽宁省中医药学会理事，辽宁省第四届中医妇科专业委员会副主任委员等。参与编写全国高等院校规划教材《中西医结合妇产科学》《中医妇科学》和《中国传统医学丛书——中医妇科学》等专著 10 余部。

王秀云坚持"熟读经典，勤于思考，勤求古训，博采众方"，主张从肾肝脾及气血方面论治妇科疾病，注重"扶正祛邪、标本兼顾"，善于治疗不孕症、多囊卵巢综合征、复发性流产、月经失调等各种疑难病症，辨证治疗准确，遣方用药灵活，疗效显著。

一、对不孕症的认识

王秀云认为,应该对中医治疗不孕进行深入的学习和研究,同时也要吸收西医学理论,才能更好地为广大妇女的生殖健康服务。

王秀云通过多年临床实践,在治疗不孕症方面积累了丰富的经验。认为不孕的主要病因有肾精亏虚、痰湿壅滞、胞络瘀阻以及气血失调等。在诸多病因中,肾精亏虚是不孕症的最重要病因之一。受孕的机理在于肾气充盛,天癸成熟,冲任二脉功能正常,男女两精相合,方能媾胎成孕。"肾主生殖",主宰着人的生殖能力。"肾藏精",肾之精气充盛,则生殖能力强健。

多囊卵巢综合征也是目前常见的病因。病机为肾虚为本,痰湿瘀血为标。肾精亏虚则卵子发育不良;血行瘀滞则卵子排出障碍;气化不利则水湿内停,聚湿生痰;痰湿壅塞胞宫则难以孕育。

排卵障碍导致的不孕约占 25%~35%,临床表现多见月经失调,性欲淡漠,腰酸乏力,年龄偏大。超声监测窦卵泡数量减少、卵泡发育不良、子宫小、内膜薄等。按中医辨证多属肾虚范畴。

盆腔因素导致的不孕中最常见的是慢性输卵管炎及子宫内膜异位症。辨证属中医"胞脉闭阻"范畴。若冲任瘀阻,胞脉不通,则孕卵不能运达胞宫内,而致不孕。另外,妇女气血调和,冲任相资,氤氲有时,也是受孕的重要条件。若气血失调,亦可导致不孕。对于免疫性不孕,王秀云认为属于气血瘀滞,冲任失调所致。

二、诊治思路

王秀云认为不孕症病因病机错综复杂,多有交叉结合,临证时要有清晰的诊治思路,辨证论治准确,遣方用药恰当,治疗才能取得良好疗效。

王秀云在不孕症的治疗中始终贯穿着以下 5 条基本思路。

1. 肾精充盛是生殖的根本 王秀云认为,临床所见不孕症中医辨证大多数与肾虚有关,且多见肾阳虚相关常见症状,如月经不调、腰酸膝软、小腹凉、畏寒肢冷、性欲淡漠等。因此,治疗时本着"益火之源,以消阴翳"的原则,宜采用补肾填精、温肾助阳之法。温补肾阳,此乃为种子之要法。欲助阳者当先滋阴,在填补真阴的基础上温肾助阳。王秀云自拟补肾1号、补肾2号、滋阴补肾汤等治疗肾虚导致的不孕。

对于排卵障碍及黄体功能不健的中药周期疗法,补肾贯穿始终,经后期重点滋补肾阴加以补阳,以促进卵泡的发育及子宫内膜的生长;排卵期在此基础上加用活血通络之法以促进排卵及受精卵的输送;经前期着重于补肾阳加以补肾阴以改善内膜容受性利于着床。

多囊卵巢综合征为最常见的排卵障碍性不孕病因。辨证多为肾虚、或肾虚痰湿、肾虚血瘀证。治以补肾温阳,燥湿化痰,佐以行气活血之法。自拟多囊1号、多囊2号进行治疗。痰湿为阴邪,性黏腻重浊,故宜温阳之法,即"益火之源,以消阴翳"之意,既可以消除痰湿,又可以推动气血的运行。

2. 胞脉通畅是孕育的保证 输卵管阻塞不通畅或盆腔粘连等,属中医"胞脉闭阻"范畴。辨证多为气滞血瘀、寒湿凝滞、湿热瘀结,治疗目的是使胞脉通畅,孕卵能够按时运达胞宫。治法应活血化瘀、散寒除湿、清热利湿、软坚散结、疏通脉络等。

王秀云在中医辨证的基础上,多用路路通、王不留行、丝瓜络、皂角刺等疏通经络之要药。若有包块,加软坚散结之药,以消癥散结,行气止痛。患者大多病程较长,导致正气耗伤,治疗时应注意益气扶正,使正气充足,血行通畅,瘀滞乃除。治疗期间应避孕。治疗后要进行评估,以决定是否可以试孕。

对于病情轻者,亦可边治疗边试孕。多采用活血通络、调经助孕之法。病情较重或年龄较大者,建议辅助生殖助孕,以免贻误治疗时机。

3. 气血调和是怀孕的关键　女子以肝为先天,若肝血充盛,气机条达,冲任气血调和,则易受孕。若肝气郁滞,血气不和,冲任不能相资,则不能摄精成孕。因此,气血调和是怀孕的关键。久不受孕多受多方压力,求子心切,有肝郁气滞的症状。治以疏肝理气,调经助孕。而气滞日久,易致血瘀,故应配合活血化瘀之品。

而气血失调又有因气血虚弱所致,即妇人气血虚弱,冲任空虚,胞失所养,不能摄精成孕。临床常见月经过少、内膜薄等表现,单纯补肾,效果不佳。还应养血活血,改善子宫血运,促进内膜发育,才能有利孕卵的着床发育。

免疫因素导致的不孕不育在临床上也时有所见。多应从气滞血瘀论治,通过活血化瘀可以清除抗体,改善机体的免疫失调状态,提高治愈率。

4. 时间选择是妊娠的机遇　无论从中医论述,还是西医来看,不孕与年龄的关系,是不孕最重要的因素之一,所以抓住最佳时机很重要。30岁以上,特别35岁以上的患者,或卵巢储备功能下降,基础 FSH>10IU/L,未孕超过半年应按不孕症积极治疗。

宫、腹腔镜等手术是诊治不孕的必要手段。手术后最宜中药治疗,要注意的是半年内是怀孕的黄金时期。对于多囊卵巢综合征患者,经治疗激素水平正常后也是怀孕的有利时机。受孕须有时机,应指导患者改善生活方式,掌握性知识,性生活适时适度,指导同房。

5. 孕育成功是治疗的目标　不孕症的治疗目标是怀孕并孕育成功。尤其是肾虚、气血亏虚、气血瘀滞的患者孕后易发生胎动不安,故应安胎治疗。对于继发不孕患者,怀孕之后,应给予中西医保胎治疗,使之孕育成功。

总之,对于不孕的治疗,王秀云经验丰富,师古不泥,衷中参西,灵活运用中西医方法,审因求本,辨证论治,治疗上益肾为主,兼以活血通络,调和气血,握机审时,孕后酌情安胎。这是在数十年妇科临证治疗不孕中总结出的真知灼见,临床应用,育人无数。

三、治疗特色

(一)排卵障碍性不孕

排卵障碍性不孕是由多种因素导致的下丘脑－垂体－卵巢轴功能受损所引起的。多见于卵巢功能障碍、多囊卵巢综合征、内分泌失调性疾病。

临床表现:婚久不孕,月经延后,量少,闭经,腰膝酸软,甚则腰痛如折,形寒肢冷,神疲乏力,小便清长,白带量多,舌淡,苔白,脉沉细而迟,多属卵泡发育不良;或食后腹胀,纳呆,便溏,舌淡,苔白腻,边有齿痕,多为多囊卵巢综合征。

若伴月经量少,周期错后,甚或经闭不行。伴有潮热汗出,心烦失眠,阴道干涩,性欲低下,脱发,舌质淡红,苔薄白,脉沉细,多见于卵巢功能低下或卵巢早衰。

辅助检查:性激素提示无排卵或卵巢功能异常、基础体温呈单相型、超声监测排卵异常,或相关指标异常,彩超提示子宫小或内膜薄。

证属:肾阳不足,精亏血少。

治法:补肾助阳,填精益髓,或补肾调经,化痰除湿。

方药:自拟补肾调经方。

菟丝子 15g　香附 15g　当归 15g　杜仲 20g　续断 15g　巴戟天 15g　枸杞子 20g　淫羊藿 15g　鹿角霜 15g　鸡血藤 15g

肾虚为主者:基础方加熟地 20g、白芍 15g、淫羊藿 15g、茯苓 15g、炙甘草 10g、仙茅 15g、紫石英 20g。

肾虚兼痰湿型(PCOS):基础方加陈皮 15g、炙甘草 10g、茯苓 20g、紫石英 20g、苍术 15g、生地 20g。

肾虚兼血瘀者:基础方加川芎 15g、路路通 15g、丹参 15g、王不留行 15g、仙茅 15g、通草 10g。

【典型案例】

案 1　江某,女,28 岁,2008 年 12 月 23 日初诊。

主诉:月经不调 6 年,婚后 4 年未孕,停经 3 个月。

刻下症:困倦乏力,食后腹胀,小便正常,大便溏。形体肥胖,体毛较重,既往周期规律,6 年前无明显诱因出现周期错后,最长停闭 6 个月,需口服黄体酮等药物方能来潮,经期 5~6 天,量中等,色淡红,夹血块,经前乳房胀痛。舌质淡,苔白腻,边有齿痕,脉弦滑。

经孕产史:分别于 2006 年、2007 年、2008 年行 3 次辅助生殖受孕,均失败。Lmp:2008 年 9 月 15 日。现月经 3 个月未潮。

辅助检查:性激素六项示 E_2 33pg/ml,FSH 9.45mIU/ml,LH 19.67mIU/ml,PRL 21.64ng/ml,P 0.96ng/ml,T 0.54ng/ml。尿妊娠试验阴性。B 超提示子宫未见异常,内膜 0.3cm,双侧卵巢内可见 12 个以上圆形囊泡样回声,右侧最大直径 0.5cm,左侧最大直径 0.4cm。

中医诊断:月经后期,不孕症。西医诊断:多囊卵巢综合征,原发不孕。

证属:肾气不足,痰湿阻滞。

治法:补肾调经,化痰除湿。

方药:菟丝子 15g　香附 15g　当归 15g　杜仲 20g　续断 15g　巴戟天 15g　枸杞子 20g　淫羊藿 15g　鹿角霜 15g　鸡血藤 15g　陈皮 15g　炙甘草 10g　茯苓 20g　紫石英 20g　苍术 15g　生地 20g　胆南星 10g

水煎服。每日 1 剂。嘱患者调情志、养心神,适当运动,控制体重。

二诊:2009 年 1 月 17 日。月经未潮,无不适。舌淡红,苔白腻,脉弦滑。彩超提示子宫内膜 0.8cm。上方加泽兰 15g、益母草 15g。

三诊:2009 年 2 月 1 日。月经于 1 月 23 日来潮,量稍少,色红,便溏好转,余无不适。舌淡红,苔白,脉滑。

方药:熟地 20g　山茱萸 15g　茯苓 20g　菟丝子 20g　枸杞子 20g　当归 15g　杜仲 15g　巴戟天 15g　淫羊藿 15g　柴胡 10g　香附 15g　鸡血藤 15g　首乌 15g　苍术 15g　陈皮 15g　紫石英 15g

排卵期加丹参、益母草、王不留行促进排卵。

四诊:2009 年 5 月 7 日。经过 3 个月治疗,患者月经规律。Lmp:4 月 25 日。现偶有食后腹胀,二便正常。余无不适。舌质淡,苔白,脉滑。彩超提示子宫内膜 0.9cm,右侧卵巢可见 1.77cm×1.6cm 卵泡。治以温补肾阳为主,佐以活血通络。

处方:熟地 20g　菟丝子 20g　巴戟天 15g　淫羊藿 20g　当归 15g　川芎 10g　鸡血藤 15g　丹参 15g　香附 20g　柴胡 15g　益母草 15g　路路通 15g　连用 7 剂。

五诊:2009 年 6 月 2 日。近 10 天自觉乳房微胀,时有恶心,睡眠欠佳,二便正常。舌质淡红,苔白,脉滑。血 β-HCG 3 670.34IU/L;性激素六项示 E_2 198.4pg/ml,P 17.29ng/ml。患者要求保胎,治以补肾益气、固冲安胎、养心安神之法,予寿胎丸加味保胎治疗。

方药:菟丝子 25g　桑寄生 15g　续断 15g　阿胶 15g　党参 15g　白术 15g　黄芪 20g　杜仲 15g　山茱萸 15g　紫河车 10g　远志 20g　麦冬 20g

六诊:2009 年 6 月 13 日。B 超宫内见 2.2cm×1.9cm 妊娠囊。胎心 135 次 /min,诊断为宫内早孕。

该患于 2010 年 2 月分娩一男性活婴。

【按语】 本案属肾虚痰湿之不孕。患者素体阳虚,或贪凉饮冷,损伤脾阳,脾虚运化失常;或因肾虚气化不利,使痰湿内生,气机阻滞,胞脉不畅,冲任不能相资,不能摄精成孕;舌脉均为痰湿之象。

就诊时已停经 3 个月,辨病与辨证结合,认为此时患者处于卵泡初期阶段,应以补肾祛痰为要务,故予补肾填精、健脾燥湿之法治疗。二诊时,彩超提示子宫内膜 0.8cm,考虑处于排卵期,酌加活血化瘀药以利排卵,恢复月经周期。三诊时,为经后期,血海空虚,以补肾填精养血为主。四诊适逢排卵期,故治以温补肾阳,佐以活血通络之法,促进卵子排出。补肾化痰贯穿治疗的始终。多囊卵巢综合征,以肾阳虚为多。若单纯应用补阳之品,往往效果不甚理想,应阴中求阳。调经 3 个周期后,适时助孕,而获得孕育。患者久不受孕,得知受孕后,恐"胎失所系",故予寿胎丸加味,以补肾安胎治疗,终致足月分娩。

案 2　陈某,女,38 岁,2016 年 5 月 31 日初诊。

主诉:未避孕 1 年余未孕。

刻下症:平素腰酸乏力,畏寒肢冷,既往周期 23~24 天一潮,近 3 个月周期错后至 34 天左右。经期 5 天,量少,色淡红,夹血块,经期便溏。曾于当地医院化验激素提示卵巢功能不足。查舌质淡,苔白,脉沉细,尺脉弱。

经孕产史:孕 3 产 1 流 2。Lmp:2016 年 4 月 23 日。

辅助检查:性激素六项示 E_2 <20pg/ml,FSH 21.51mIU/ml,LH 6.8mIU/ml,P 0.5ng/ml,T 0.57ng/ml;AMH 0.4ng/ml。(2016 年 4 月 26 日化验)B 超提示子宫内膜 0.36cm,右卵巢大小低限值。

中医诊断:不孕症。西医诊断:继发不孕,卵巢功能不足。

证属:肾精不足。

治法:温肾助阳,养血调经。

方药:熟地 20g　菟丝子 15g　香附 15g　鹿角霜 15g　杜仲 20g　白芍 15g　当归 15g　续断 15g　枸杞子 20g　鸡血藤 15g　巴戟天 15g　淫羊藿 15g　炙甘草 10g　茯苓 15g　紫石英 20g　仙茅 15g　制何首乌 15g　茺蔚子 15g

水煎服。每日 1 剂。嘱患者同时服用小剂量叶酸及维生素 E,可试孕。

二诊:2016 年 6 月 29 日。Lmp:6 月 28 日。患者服药近 1 个月,现畏寒等症稍减轻。复查性激素六项示 E_2 73.44pg/ml,FSH 9.83mIU/ml。舌淡红,苔白,脉沉细。上方去香附 15g。

三诊：2016 年 8 月 2 日。血 β-HCG 1 500IU/ml。舌淡红，苔白，脉沉滑。

处方：黄芪 20g 杜仲 15g 砂仁 10g 白术 15g 白芍 20g 炙甘草 15g 菟丝子 25g 桑寄生 15g 续断 15g 阿胶 15g 紫河车 15g

四诊：2016 年 8 月 16 日。血 β-HCG 5 4781IU/l；性激素六项示 P 31.34ng/ml。患者出现恶心厌食，时有呕吐。舌质淡，苔白，脉沉滑、尺脉弱。彩超提示子宫内膜 1.1cm，宫腔内可见 2.5cm×2.3cm 妊娠囊，囊内可见胎芽及胎心。前方加砂仁 10g、陈皮 15g，以助行气安胎。

后继续服药安胎至孕 12 周停药，后行 NT 检查，未见明显异常，患者于当地医院建册产检。

【按语】 本例患者月经近期错后，结合年龄及化验，诊为卵巢功能不足，无排卵，中医治以温肾助阳、养血调经之法。选方补肾Ⅰ号，自归肾丸化裁而来，并加入许多补肾助阳、益精养血药。药理学证实，这些药物均能调节生殖功能。西医学认为，卵巢功能不足的重要病因有免疫因素，而药理学证实，这些中药能提高免疫力，有抗衰老作用，且能够促进卵泡发育，并随卵泡发育，卵巢血供得到改善，从而使卵巢功能得到改善。患者服药 2 个月余发现妊娠，及时改用补肾益气安胎之品，终至孕育成功。

（二）输卵管性不孕

盆腔炎性不孕多见于输卵管阻塞、子宫内膜炎、盆腔炎性包块等。

临床表现：婚久不孕，月经提前，量多，色红质黏。腰腹疼痛拒按，带下量多，色黄，舌淡红，苔薄白，脉弦。

辅助检查：超声提示盆腔积液，输卵管积水；盆腔炎性包块；输卵管造影阻塞或通而不畅。

证属：气滞血瘀，胞脉阻滞

治法：活血化瘀，温通经脉，佐以补肾。

方药：活血通络方。

赤芍 15g 香附 20g 荔枝核 15g 路路通 15g 夏枯草 20g 当归 15g 浙贝 20g 橘核 15g 鸡血藤 20g 茯苓 20g 川芎 15g 乌药 15g 王不留行 15g 丹皮 15g 通草 10g

加减：若症见小腹胀痛者，加延胡索以行气止痛；若输卵管不通者，加丝瓜络以通络。

【典型案例】

刘某，女，37 岁，2015 年 1 月 9 日初诊。

主诉：患者未避孕 2 年未孕。

刻下症：平时月经规律，量少，色红，无血块，带下量多，经期无腹痛，平素腰酸，无其他明显不适。舌质黯红，脉沉弦。

经孕产史：13 岁初潮，周期规律，痛经（-）。Lmp：2014 年 12 月 31 日。孕 2 药物流产 1 自然流产 1（2012 年 3 月）。男方检查正常。

辅助检查：2015 年 1 月 8 日造影示左侧输卵管粘连伴不全梗阻可能性大，右侧走行迂曲；盆腔超声未见明显异常；2014 年 6 月 23 日性激素六项示 FSH 11.45IU/L，LH 4.97IU/L，E_2 31pg/ml，PRL 6.79ng/ml，T 0.23ng/L。男方检查正常。

中医诊断：不孕。西医诊断：不孕，盆腔炎性疾病后遗症。

证属：气血瘀滞，冲任受阻，胞脉不畅。

治法：活血化瘀，温通经脉，佐以补肾。

方药：当归 15g　川芎 15g　鸡血藤 20g　丹参 15g　牡丹皮 15g　红花 10g　香附 20g　乌药 15g　枳壳 15g　荔枝核 15g　王不留行 15g　路路通 15g　丝瓜络 15g　桂枝 10g　菟丝子 15g　巴戟天 15g

二诊：2015 年 1 月 23 日。患者自述服药后腰痛减轻，带下量减少。舌质淡红，苔薄黄，脉缓。

经前 1 周，原方加熟地 15g、山茱萸 15g。

根据月经周期阴阳气血变化规律，调整方药，服药近 30 剂。

服药至 2 个月末，治疗期间嘱患者避孕，之后停药试孕。

患者复诊：2015 年 3 月 23 日。Lmp：2015 年 2 月 23 日。自查尿妊娠试验阳性。血 β-HCG 1 745.73IU/L；性激素六项示 E_2 189.1pg/ml，P 32.1ng/ml。自觉腰酸小腹下坠，收入院保胎治疗。2015 年 4 月 13 日彩超示宫内早孕（胚芽存活）。

【按语】　中医认为胞宫为孕育胎儿之所，周围有胞络、胞脉。胞脉通畅是孕育的保证。临床常见的输卵管阻塞不通或通而不畅、输卵管积水、盆腔粘连等，属中医"胞脉闭阻"范畴。对于这类患者，如发现确切病因，不必不孕 1 年方诊治，需要提前进行评估，以免贻误治疗。治疗目的是使胞脉通畅，孕卵能够按时运达胞宫。

细究本患，除气滞血瘀、冲任受阻的输卵管不通病因外，患者年龄 37 岁，属于肾虚、卵巢功能衰退的高龄不孕患者，性激素化验也提示患者卵巢功能有减退趋势，治疗疗程也不宜太长。故治疗上以活血化瘀、温通经脉、疏经通络为主，佐以温阳补肾药，使气血条达，脉络畅通，而胎孕易成。该患者年龄 37 岁，有胎动不安的症状，故宜尽早保胎治疗。

（张国华）

—— 洪家铁 ——

洪家铁，男。辽宁中医药大学博士研究生导师，辽宁省首批名中医，第四、第五批全国老中医药专家学术经验继承工作指导老师。1977 年毕业于辽宁中医学院（现辽宁中医药大学），1980—1983 年攻读辽宁中医学院中医妇科临床研究生，取得硕士学位。至今工作 40 余年，一直从事中医妇科临床、教学、科研工作，具有精湛的学术造诣和丰富的临床经验。2000 年被聘为辽宁中医药大学硕士研究生导师，2003 年被聘为辽宁中医药大学博士研究生导师。近年来承担了省医学创新工程 1 项，主编《中西医临床妇科学》《孕产期保健人员岗位资格考试培训教材》《围产保健与新生儿喂养》3 部著作。被中国中西医结合丛书（共 20 部）编辑委员会聘为副主编，发表学术论文近 30 篇，主持参与的辽宁省孕产妇死亡影响因素与干预措施的研究等 5 项研究课题，获省科技进步一等奖 1 项、三等奖 3 项。

一、对不孕症的认识

导致不孕的女性因素有很多，除内外生殖器先天畸形外，多为排卵功能障碍、内分泌失调、输卵管梗阻或功能受损、感染等。近年来，对免疫性不孕的研究越来越广泛。洪家铁对于不孕症诊治衷中参西，辨病与辨证相结合；临床诊治不离中医理论指导，但不因循守旧，重视西医学的解剖和实验室检查结果，善于利用现代医学诊疗技术提高对疾病的直观认识；认为不孕的核心病机是肝肾失调,若肾气不充,先天不足,或后天失养,耗伤肾气,或肝血不足,加之肝郁、瘀毒及痰湿阻滞等原因,不能摄精成孕,则导致不孕。

肾藏精,主生殖,为冲任之本,元气之根,藏精之处,天癸之源,系胞之脏,施精之所,是人体生长、发育和生殖的根本。肝藏血,主疏泄,为冲任之枢。血海的蓄溢受肝所司,是女性生理调节的枢纽,与气血关系密切。《黄帝内经》称女子胞为"奇恒之府",说明了它的功能不同于一般的脏腑。脏是藏而不泻,腑是泻而不藏。而胞宫亦藏亦泻,藏泻有度,藏泻有时,行经、蓄经、育胎、分娩,藏泻分明,各依其时。且妇人经、孕、产、乳以血为本。肝主疏泄,肾主封藏,肝肾藏泻互用,肝气疏,肾气盛,开阖有度,得以肾 – 天癸 – 冲任 – 胞宫生殖轴正常运转,维持正常孕育过程。肾藏精,肝藏血,肾肝同源,精血互生,为妇人生理功能提供物质基础。《格致余论》云:"阳精之施也,阴血能摄之,精成其子,血成其胞,胎孕乃成。今妇人之无子者,率由血少不足以摄精也。"肝血肾精匮乏,冲任失养,或情志不舒,肝郁气滞,疏泄失常,气血不调,冲任不得相资,均难以摄精成孕。洪家铁经过临床不断探索,发现免疫性不孕患者在临床中以实证多见,大多有血瘀症状,以行气活血化瘀、配以滋肾养肝之品收效显著。故认为此类患者是由于经期、产后余血未净,阴阳交合,邪毒内侵,血络受损,邪毒内侵胞宫冲任,毒留而血络受损,进而瘀毒内阻,胞脉胞络失其通畅条达,邪毒或湿热与血相搏结,扰乱冲任气血,而致不孕。对于多囊卵巢综合征导致的不孕,洪家铁认为以肝肾失调、血瘀痰阻为主要病机。《血证论》云:"须知痰水之壅,由瘀血使然,但去瘀血,则痰水自消。"痰乃津液之变,瘀乃血液凝滞,由于津血同源,所以痰瘀相互渗透,相互转化。予以调理肝肾、化瘀祛痰之法。

二、诊治思路

1. **疗妇人疾,调经为先**　洪家铁在临床诊治妇科疾患中,十分注重调经。强调妇人在解剖上有胞宫,在生理上有经、孕、产、乳,认为月经病变作为表象,反映了"肾 – 天癸 – 冲任 – 胞宫"的功能异常所在,即妇人经、带、胎、产疾患发病的根本原因,应将调理月经作为调理机体的切入点。

洪家铁在临床诊疗中发现,不孕患者常伴有月经病变,经期或前或后,经量或多或少,以及经期腹痛等症状,而通过对月经病及经期伴发症状的辨证治疗,往往能够收到良好疗效;说明在调理月经病变的过程中,机体内环境得到了有效调理。《素问·上古天真论》说:"月事以时下,故有子。"《女科正宗》说:"男精壮而女经调,有子之道也。""月事以时下""女经调"是"有子"的前提,是妇人生理功能正常的外在表现,调理月经的期、量、色、质及伴发症状可作为治疗妇科疾病的切入点,故凡治当以调经为先,以求以经血之有形,辨冲任之无形。治疗从调补肝肾、调理气血入手,且遵循月经周期各阶段气血变化规律重视治疗时机选择,因势利导,以期经血藏泻有度,溢泄规律,减轻伴发症状。

2. **分期论治**　洪家铁对于不孕患者分调经、助孕和养胎3个时期进行论治。调经,先用补养肝肾、疏肝解郁、活血消瘀之法进行调养,待肾气足、肝血充、肝气疏、气血条达,经血规律,使肾 – 天癸 – 冲任 – 胞宫生殖功能协调,为胎孕创造良好的物质基础和功能保障。助孕,经调理后,患者体质得到增强,月经期、量、色、质得到明显改善,则予以助孕,于经净开始服用助孕汤药共5剂,择期同房受孕,顺水推舟,促进阴阳转化,有助于卵泡的正常发育、成熟、排出,在补足阴精物质的同时,促进子宫内膜的增生和分泌,为受孕着床做好准备,适时合阴阳受孕,使胎元强健。养胎,受孕后即行养护胎元,使冲任气血充盛,则孕而能养,载系牢固,才能孕至足月分娩,以防不测。

三、治疗特色

(一)肝肾不足

临床表现:婚后多年不孕,月经后期,量少色淡,头晕目眩,面色萎黄,舌质淡苔薄,脉细弱。

治则:调补肝肾。

方药:自拟调肝补肾汤。

菟丝子 15g　女贞子 15g　续断 15g　沙苑子 15g　刺蒺藜 15g　杜仲 15g　淫羊藿 15g　熟地 15g　白芍 25g　川芎 15g　当归 15g　陈皮 15g　赤芍 15g

【典型案例】

李某,女,33 岁,已婚。2007 年 4 月 17 日首诊。

主诉:结婚 4 年未孕。

现病史:婚后 4 年夫妇同居未避孕而未孕,丈夫精液检查正常。月经 3~4 个月一行,经行 5 天,量偏少,色红无块;经前乳胀,烦躁,口渴喜饮;平素手足凉,大便便秘 2~3 日一行,睡眠多梦。舌红少苔,脉沉细无力。

经孕产史:14 岁月经初潮,每年行经 1~2 次,曾服中药调经。孕 0 产 0 流 0。Lmp:2007 年 2 月 10 日。

妇科检查:外阴阴毛稀疏,小阴唇发育尚可,阴道口狭窄约 1.5cm,窥器不能进入,内诊约可容纳 1 指,触及宫颈稍小,稍硬。子宫水平位,球形,双附件软、无压痛。

辅助检查:盆腔彩超示子宫 4.5cm×4.5cm×2.7cm,内膜厚 0.7cm,左卵巢 2.8cm×1.5cm,右卵巢 2.6cm×1.7cm。

甲功能三项:T_3 7.2pmol/L,T_4 11.4pmol/L,TSH 2.36μIU/ml。

性激素:FSH 9.45mIU/ml,LH 5.73mIU/ml,PRL 9.55ng/ml,E_2 23ng/ml,T 0.7ng/ml。

中医诊断:不孕,月经后期。西医诊断:不孕,月经不调。

证属:肝肾不足。

治则:调补肝肾,调经助孕。

方药:菟丝子 15g　女贞子 15g　续断 15g　沙苑子 15g　杜仲 15g　淫羊藿 15g　熟地 15g　白芍 25g　川芎 15g　当归 15g　陈皮 15g　赤芍 15g　肉苁蓉 15g　酸枣仁 10g　水煎服,日 2 次口服。

二诊:2007 年 5 月 7 日。服药后,自觉睡眠改善,大便日行 1 次。5 月 3 日行经,经行至今,量色质同前。经前乳胀,烦躁明显,口渴减轻。舌脉同前。

方药:前方去沙苑子,加青皮 10g、郁金 15g。5 月 24 日开始服用,行经停药。

三诊:2008 年 8 月 9 日。经过近 1 年的中药汤剂调治,月经周期维持在 45~60 天一行,经行 5~7 天,经量增加,经期出现轻微小腹坠胀,隐痛。经前无明显不适症状。偶尔可以看到透明拉丝样白带。Lmp:2008 年 8 月 5 日。查舌红苔白,脉沉弦。予以助孕。

方药:菟丝子 15g　女贞子 15g　续断 15g　仙茅 15g　杜仲 15g　淫羊藿 15g　熟地 15g　白芍 25g　川芎 15g　当归 15g　陈皮 15g　赤芍 15g　炮山甲 15g　皂角刺 10g　水

煎服,日2次口服。

服药5剂,观察白带情况,如出现透明拉丝状,择期同房。

四诊:2009年3月5日。经过3个月经周期的助孕调治,Lmp 2009年1月4日。现停经60天,昨日自检尿妊娠试验(+)。自觉乳胀,乏力,困倦,怕冷。

辅助检查:血β-HCG 11 804mIU/ml;性激素六项示P 12.3ng/ml;盆腔彩超示子宫6.5cm×5.7cm×4.0cm,宫区见妊娠囊1.5cm×1.2cm×0.9cm,见卵黄囊。

鉴于患者病程长,孕育困难,接近高龄,胎儿比较珍贵,虽未见腰酸、腹痛流血等先兆流产症状,仍给予补肾安胎治疗至孕16周。随访孕39周剖宫产一健康男婴,母子平安。

【按语】 肝肾不足型不孕,多因先天禀赋不足或后天失养。病情缠绵复杂,病程日久,短期治疗很难收效。考虑患者年龄较大,接近35岁。故调理月经未达周期完全正常,见其有排卵征象即转入助孕环节。方中菟丝子、续断、熟地,白芍补肾益精、养肝血;沙苑子、刺蒺藜、女贞子、杜仲滋补肝肾;陈皮行气健脾;淫羊藿补肾助阳,可进一步推动血液运行;川芎、当归、赤芍行气活血散瘀。全方滋补肝肾为主,精血互滋,任通冲盛,摄精成孕。月经后期调经重在建立规律的月经周期,治疗时机的选择尤为重要,以最后一次月经来潮日期为准,向后推迟21天开始服药,月经来潮停药;月经已过期未潮患者诊后即可服药,至月经来潮,并以本次月经来潮之日推算21日后下一疗程服药。用药时机顺应胞宫的气血变化,因势利导。

(二)肝气郁滞

临床表现:婚后多年不孕,经期先后不定,色紫黯而稠,经前乳房胀痛,情绪烦躁易怒,舌红苔薄白,脉弦。

治则:疏肝理气。

方药:自拟开郁汤。

柴胡10g　枳壳10g　陈皮15g　香附15g　当归尾15g　赤芍15g　青皮10g　郁金15g　瓜蒌15g　白芍25g　熟地15g

【典型案例】

刘某,女,26岁,已婚。2013年2月26日首诊。

主诉:结婚2年未孕。

现病史:结婚2年,夫妻同居,未避孕未孕。丈夫精液检查正常。经前1周乳胀,情绪烦躁,口渴喜饮。平素手足凉。舌红苔白,脉弦稍数尺弱。

经孕产史:10岁月经初潮,7天/27~33天,量中等,色红有块,痛经(+)。孕0产0流0。Lmp:2013年2月16日。本周期经后未同房。

中医诊断:不孕,痛经。西医诊断:不孕,痛经。

证属:肝气郁结,气滞血瘀。

治则:疏肝理气,活血化瘀。

方药:柴胡15g　川芎15g　枳壳15g　陈皮15g　香附15g　郁金15g　熟地15g　白芍25g　青皮15g　当归15g　赤芍15g　桃仁15g　红花15g　水煎服,日2次口服。

嘱其3月7日开始服药,经行停药。服药期间严格避孕。

二诊:2013年3月26日。服药后,Lmp:2013年3月14日,经行8天,血量正常,无痛经症状。经前乳胀有所减轻,情绪尚可控制。仍自觉手足凉。舌质淡苔白,脉同前。

方药:守前方加仙茅 10g、淫羊藿 15g。4 月 3 日开始服用,行经停药。

三诊:2013 年 4 月 19 日。Lmp:2013 年 4 月 12 日,经行 7 天,血量正常,经前腹胀,量多时轻微腹痛。经前乳胀明显减轻,手足凉缓解。舌红苔白,脉沉弦无力尺弱。

方药:菟丝子 15g　女贞子 15g　续断 15g　仙茅 15g　杜仲 15g　淫羊藿 15g　熟地 15g　白芍 25g　川芎 15g　当归 15g　陈皮 15g　赤芍 15g　炮山甲 15g　皂角刺 10g

4 月 19 日开始口服上方,共服 5 剂,观察透明拉丝白带,择期同房。

四诊:2013 年 5 月 14 日。停经 32 天,昨日自检尿妊娠试验(+)。孕 38 周剖宫产一男婴,母子平安。

【按语】　肝气郁滞型不孕主要见于年轻女性。病情轻,病程短,多并发气滞血瘀所导致的痛经、经前乳胀等症。西医各项检查往往没有明显的阳性体征。只要辨证准确,对症下药,疗效显著。方中柴胡、枳壳、陈皮、香附疏肝解郁;当归尾、赤芍行气活血通经;郁金、瓜蒌行气宽胸;白芍、熟地养血柔肝。在治疗中善用通补兼施,于补益药物中配以行气活血药物以求补血不滞血,在疏肝理气药物中配以养血和血之剂以求行血不伤血,组方温而不燥,滋而不腻。

（三）痰湿阻滞

临床表现:婚后多年不孕,形体肥胖,经行后期,量少色淡,质稠,倦怠嗜睡,带下量多,舌质淡苔白而腻,脉沉。

治则:补肾健脾,行气祛痰通络。

方药:淫羊藿 15g　巴戟天 15g　橘红 15g　半夏 15g　茯苓 20g　甘草 15g　枳壳 10g　砂仁 15g　党参 25g　白术 20g　陈皮 10g

【典型案例】

王某,女,30 岁,已婚。2013 年 4 月 7 日首诊。

主诉:结婚 2 年未孕。

现病史:结婚 2 年,夫妇同居未避孕未孕。排除男方因素。2009 年孕 1 行人工流产。2012 年输卵管造影提示左侧伞端不全梗阻,右侧通畅。2 次人工授精未成功。近 3 年体重增加 15kg。体倦乏力,带下量多。平素饮食正常,大便日行 1 次不成形。舌红、边有齿痕,苔白稍腻,脉沉无力。

经孕产史:13 岁月经初潮,期量正常。2000 年至今周期延长,45~50 天一行。孕 1 产 0 流 1。Lmp:2013 年 4 月 5 日。

辅助检查:甲功能三项示 T_3 7.0pmol/L, T_4 9.4pmol/L, TSH 1.58μIU/ml。性激素六项示 FSH 6.32mIU/ml, LH 11.52mIU/ml, PRL 8.56ng/ml, E_2 46ng/ml, T 0.65ng/ml。

中医诊断:不孕,月经后期。西医诊断:不孕,月经不调。

证属:痰湿阻滞。

治则:补肾健脾,祛痰通络。

方药:半夏 15g　茯苓 25g　炙甘草 15g　巴戟天 15g　枳壳 15g　淫羊藿 15g　砂仁 15g　党参 25g　白术 15g　陈皮 15g　通草 15g

2013 年 4 月 22 日开始服药,经行停药。服药期间严格避孕。医嘱控制饮食,加强锻炼以期达到控制体重的目的。

二诊:2013 年 5 月 13 日。服药后,于 5 月 10 日月经来潮,经行至今,血量少于正常经量,色淡红,有血块,小腹下坠,经前无明显不适。自觉带下量减少,大便有所改善。舌脉同前。

方药:前方加苦参15g。6月1日开始服药,至月经来潮。

三诊:2013年6月19日。Lmp:2013年6月18日。经行至今,正常经量,色淡红,有血块。经前自觉左下腹隐痛,得热可缓解。自觉乏力减轻,大便日行1次,条样便。舌脉同前。

方药:前方加皂角刺15g、王不留15g。7月3日开始服药。

四诊:2013年9月25日。Lmp:2013年8月1日,经行7天,正常量。期间因出差,未及时取药,未避孕。昨日自检尿妊娠试验(+)。

【按语】　痰湿阻滞型不孕多归于西医学多囊卵巢综合征范畴。个体差异大,病情多样性分布。该患者不用药可自行行经,但月经周期长,排卵期不易控制。根据中医辨证论治理论,从脾肾治本,祛湿通络治标,缩短了月经周期,达到了预期疗效。这一类型不孕的辨证调护也很重要,控制体重能够提高疗效。方中淫羊藿、巴戟天补肾温阳,温化寒湿;茯苓、陈皮、枳壳、半夏健脾燥湿,理气化痰;党参、白术益气健脾除湿。

(四)免疫性不孕

临床表现:婚后多年不孕,月经错后,经量涩少,黯红有块,伴腹痛腰酸,经前乳胀触痛,情绪烦躁,经行好转。舌淡边有瘀点,脉弦。

辅助检查:不孕不育抗体系列至少有1项是阳性。

治则:行气活血,祛除邪毒。

方药:血府逐瘀汤加减。

桃仁15g　红花15g　当归15g　川芎15g　赤芍20g　牛膝15g　桔梗15g　柴胡15g　枳壳10g　延胡索15g　益母草25g　丹参15g　鸡血藤15g　莪术15g　泽兰15g　蜂房15g

【典型案例】

郭某,女,31岁,已婚。2010年8月10日首诊。

主诉:夫妇同居3年未孕。

现病史:结婚8年,发生2次自然流产,均在妊娠40余天,未见胎心胎芽。近3年夫妇同居,未避孕未孕。丈夫精液检查正常。平素情绪烦,易怒,手足凉,怕冷,经行腹痛,得热不减,血块下后疼痛缓解。饮食二便正常。查舌质黯、边有瘀点,苔白,脉沉弦。

经孕产史:月经12岁初潮,28~30天一行,量少,色黯,有血块。痛经(+),血块下后痛减,得热不缓解。怀孕2次,均自然流产。Lmp:2010年8月1日。

辅助检查:夫妇染色体46XY,46XX。抗精子抗体IgG(+),抗心磷脂抗体IgG(+)。

中医诊断:不孕,痛经。西医诊断:不孕,痛经。

证属:免疫性不孕(气滞血瘀)。

治则:行气活血,祛除邪毒。

方药:桃仁15g　红花25g　当归15g　枳壳15g　牛膝15g　桔梗15g　柴胡25g　延胡索15g　益母草25g　丹参15g　鸡血藤15g　莪术15g　泽兰15g　蜂房15g

经净5天开始服用,每个月经周期服10剂,服药期间严格使用安全套避孕。

二诊:2010年9月7日。服药,Lmp:2010年9月3日。经行至今,血量稍增,色红,少量血块,痛经明显减轻。舌脉同前。

方药:前方加桂枝 15g。

三诊:2010 年 10 月 12 日。服药 2 个周期,Lmp:2010 年 10 月 1 日,正常经量,色淡红,有血块。无腹痛。舌脉同前。

辅助检查:抗精子抗体 IgG(+),抗心磷脂抗体 IgG(-)。

方药:效不更方,继续前方 10 剂口服。

四诊:2010 年 11 月 25 日。服药,Lmp:2010 年 11 月 1 日。复查不孕不育免疫抗体:抗精子抗体 IgG(-)。

方药:菟丝子 15g　女贞子 15g　续断 15g　仙茅 15g　杜仲 15g　淫羊藿 15g　熟地 15g　白芍 25g　川芎 15g　当归 15g　陈皮 15g　赤芍 15g　炮山甲 15g　皂角刺 10g

待下次月经来潮第 5 天开始口服上方,共服 5 剂,观察透明拉丝白带,择期同房。

五诊:2011 年 2 月 3 日。停经 33 天,自检尿妊娠试验(+)。因患者有 2 次胎停病史,此次怀孕给予安胎治疗。孕 40 周剖宫产一女婴,母女平安。

【按语】　免疫性不孕多与反复流产伴发。怀孕后应监测胚胎生长发育,及时给予安胎治疗。血府逐瘀汤中四逆散行气疏肝,桃红四物汤活血化瘀而养血,且方中桃仁、红花、川芎、赤芍活血祛瘀,配合当归、生地活血养血,使瘀血去而又不伤血。柴胡、枳壳疏肝理气,使气行则血行;牛膝破瘀通经,引瘀血下行。桔梗入肺经,载药上行,又能开胸膈气滞,宣通气血,有助于血府瘀血的化与行,与枳壳、柴胡同用,尤善于开胸散结,且牛膝引瘀血下行,一升一降,使气血更易运行;甘草缓急,通百脉以调和诸药。现代药理研究表明,活血化瘀中药对体液免疫和细胞免疫有一定调节作用,可改善微循环,抑制炎症,利于受精卵着床发育。

(丛　羽　张　丹)

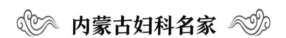

内蒙古妇科名家

—— 黄海波 ——

黄海波(1949—),男,北京人,满族,主任医师,教授。毕业于内蒙古医学院(现内蒙古医科大学),并师承于内蒙古名老中医黄惠卿主任医师。第四批全国老中医药专家学术经验继承工作指导老师,内蒙古首批名中医。2015 年 4 月经国家中医药管理局批准,黄海波全国名老中医药专家传承工作室正式启动,以"宏扬国医国粹,推广名医经验"为核心宗旨。

黄海波精于妇科,但却发现众多前来"求子"女性患者经诊疗后未见不孕因素,带着无嗣之责是否源于男性这一疑问,开始了中医男科的临床研究。1984 年经呼和浩特市卫生局批准,黄海波创建内蒙古自治区第一家不孕(育)专科,是国内最早从事不孕(育)症专家之一,也是现代中医男科学创始人和奠基人之一。现任中华中医药学会男科分会顾问,曾任中华中医药学会男科分会副主任委员(连四届),九三学社呼和浩特市委会副主任委员,第九、十届市政协委员。

一、对不孕症的认识

西医学认为排卵正常,精液正常,有正常的性生活,精卵能在输卵管内相遇并结合成受精卵,顺利输入宫腔,子宫内膜准备充分,适于受精卵着床,此环节中任何一个异常,便可导致不孕症。唐代《备急千金要方》云:"凡人无子,当为夫妻俱有五劳七伤、虚赢百病所致。"黄海波认为不孕(育)症病情繁杂疑难,病程迁延,是许多疾病或多种因素造成的一种结果,而非独立性疾病,证候寒热虚实夹杂,提出病性为正虚(肾虚、脾虚、血虚、气虚)邪滞(寒、湿、痰、毒、气滞、血瘀),病位在肝、肾、脾、胞宫胞脉。邪正缠斗,互为因果,脏腑功能失常,冲任督带损伤,胎孕不受,辨治核心当以"管病""宫病""卵病""精病"四大主线立论。

(1)"管病":包括输卵管及盆腔急慢性炎性因素所致不孕,多因寒湿之邪凝滞经脉,或湿邪郁久化热,或热毒湿之邪侵及胞宫胞脉,使气血失和,聚而不散,在局部形成瘀滞,致使胞脉闭阻;或金刃直损、经期摄生不慎,瘀热湿毒侵袭,与血互结,气血运行不畅,冲任受损,邪毒塞滞于下焦,终导致胞脉闭阻不通,难以摄精成孕。

(2)"宫病":子宫内膜息肉、子宫肌瘤、宫腔粘连等引起胞宫孕育失常的疾病。《诸病源候论·妇人杂病诸候》云:"子脏冷无儿者……子脏则冷,故无子。"素体阳虚,冲任失于温煦,或喜食寒凉生冷,脾虚气弱,运化失职,水湿停聚,或风寒湿邪直中,寒温失宜,寒湿下注,胞脉受阻;或肾虚血瘀,正虚胞弱,邪毒内侵,滞于冲任,日久渐成癥瘕;或气血虚少,气血运行乏力,冲任失养,胞宫失荣,难以受孕。

(3)"卵病":系指多囊卵巢综合征、闭经、高催乳素、卵巢储备功能下降等因素引起的排卵障碍。时下本病情志因素占主因,与体质禀赋差异有关,肝郁为基本病机,肾脾两虚是发病基本因素,先天与后天因素长期互为消长转化贯穿在整个病程之中,五行生克、乘侮,相互影响,使机体脏腑气血阴阳失衡。肝失疏泄,肝之阴血不足或气滞血瘀,影响冲任血海充盈调节,且肝郁易传他脏而排卵受限。肾为先天之本,主藏精、主生殖,为卵子发育成熟排出的物质基础。先天不足或后天失充,造成肾虚精亏,胞脉失养,或肾的阴阳失衡,天癸失调,冲任失养,造成卵泡发育成熟迟缓。妇人以血为用,脾统摄血液,为后天之本,气血生化之源,若脾胃受损,运化无力,气血生化乏源,血海不盈,或耗伤肾气,气血运行乏力,或肾阳虚不能温煦脾阳,运化失职,痰饮内生,痰湿瘀滞冲任胞脉,则排卵障碍。

(4)"精病":疗效是硬道理,不孕症女性妊娠产子为最终目标。治女勿忘男,黄海波力主男女同治,并提出应全面发展中医生殖科的学术观点。现代男性"精病"患者人群结构发生了"质"的变化,多呈中医学的"阳常有余,阴常不足"体质。临床表现以阴虚内热为多,多为肾阴虚损、虚火旺盛证候,故呈现生殖道炎症、免疫功能下降,造成正虚邪恋,虚热内扰。虚中又夹实邪,如湿热蕴结肝经,秽浊停聚精室或血瘀气滞,精道阻塞血不养精,均是导致精子质量异常的重要原因。

二、诊治思路

主张"畅管""调卵""暖宫""益精",视不同病因而论治,注重整体论治,四诊合参,结合现代医学诊断、辨病与辨证相结合,从整体观念辨别正气与邪气的盛衰,紧扣阴阳、寒热、虚实要点,并注重五行生克理论,以妇女生理、病理特点为基础,以脏腑病变出现之"症"为辨证依据,了解病证轻重缓急,发展传变,治疗愈后。细辨经期、量、色、质及经期其他兼症,综合分析,详辨脏腑气血的不同变化、转化阶段与程度,针对"管病""宫病""卵病""精病"四大主线的多因、多症、多证的情况,同病异治,异病同治,以舒、调、养的方法论治不孕症,处方精炼,量小药专,轻清灵动。

"畅管"法当清热解毒活血、化湿通络,强调输卵管因素不孕绝非单纯机械性攻伐能独胜,应注重整体功能的调节,改善输卵管局部血液循环,促使粘连松解,恢复输卵管本身蠕动功能,临床才能取得好疗效。治疗过程中经期口服药是关键,病邪可随经血下行而解,与西医学经期用抗生素抗感染治疗之主张相吻合。

"调卵"着眼疾病本质"肝郁",只要有"肝郁"病机皆可使用,不一定诸症具备。女子为阴柔之体,立法的原则以"调"为主线,调肝和脾、气血顺畅,调和阴阳、纠正偏颇,主张调肝气、益肾精、和脾胃,形成疏肝解郁安神,益肾健脾,佐以活血化痰的治法。中药治疗方面,各型均以小柴胡变通饮为主方加减。针对患者不同个体情况,注重个体化治疗,以中医辨证论治为主体,与西医学优势互补,可提高单一中医药或西医治疗临床疗效,如高催乳素血症者酌加炒麦芽、钩藤或联合溴隐亭;PCOS 者加龙骨、牡蛎或配合氯米芬及来曲唑;排卵受限加土鳖虫 9g、沉香 6g 配合绒促素肌内注射治疗等。

黄海波门诊时,不孕患者常问到"我宫寒吗"或是强调多处就诊都被诊为"宫寒"。针对这种情况,黄海波常耐心向患者解释不孕症原因杂多,"暖宫"是常用治法之一,比如肝气郁结、瘀滞胞宫、痰湿内阻等均可引起不孕,不可一概而论之。所谓宫寒不孕,究其根本乃由命门火衰,阳虚气弱,不能摄精成孕。临床表现多见婚后不孕,月经错后或闭经,伴有腰膝酸、小腹冷、经色黯,带下量多,质清稀,性欲减退,舌淡苔白,脉沉细弱等虚寒症状。黄海波临床中常喜用三紫汤(紫河车、紫石英、紫苏梗)加减温肾暖宫,益气养血,填精助孕。

"益精"主张以"肾、脾胃"立论,提出滋阴清热生精、扶正祛邪助育的观点。治疗以补肾为要,侧重疏肝解郁,运脾"通"胃,审瘀论治,形成补肾滋阴为主,补阳为辅,兼顾健脾清热利湿,佐以活血化瘀的治法,以达到"生精助育、扶正祛邪"目的。代表方为"黄氏增精丸""黄氏嗣育丸""益胃生精汤"等。

不孕(育)症病理变化、并发症呈多样、多态化,比如免疫、生殖道、性生活等因素治疗宜遵循《黄帝内经》"病发而有余,本而标之,先治其本,后治其标;病发而不足,标而本之,先治其标,后治其本。谨察间甚,以意调之,间者并行,甚者独行"的原则。同时尽量避免排卵期"任务性"同房,加强心理疏导,调整饮食结构,适当体育运动,身心同治,可获事半功倍之效。治疗妊娠后,应及时安排孕检,全面了解胎儿发育状态,详细制订安胎方案,选方用药遵循产前宜凉的原则,心理调护在孕期亦至关重要。

三、治疗特色

(一)管病

临床表现:以腹痛、性交痛、带下病等输卵管阻塞性不孕、妇科盆腔炎性疾病常见临床症状为主,舌红或黯红、尖边部散见瘀斑,苔黄厚腻,脉弦数或滑数。

辅助检查:子宫输卵管碘油造影,妇科超声,输卵管镜,宫腹腔镜。

证属:热毒血瘀,湿热阻络。

治法:清热解毒活血,化湿通络。

方药:洁炎通管汤。

鸡蛋花 15~30g　蒲公英 30~60g　败酱草 30~60g　连翘 10~20g　白花蛇 1 条　蜈蚣 1 条　海藻 15~30g　昆布 15~30g　三棱 15g　莪术 15g　丹参 30g　穿山甲 10~30g　路路通 30g　乌药 10g　桂枝 10g

本方为保留灌肠外用方,过敏体质慎用,经期或不适宜中药保留灌肠法治疗的内科疾病患者禁用。如为内服使用,方中药物剂量宜酌情减量。

加减:热重于湿,加地丁、红藤、大黄;湿重于热,加苍术、黄柏、土茯苓;气虚,加生黄芪、扁豆、肉桂;寒湿,加炮附子、砂仁、桂枝;气滞者,加炒枳壳、大腹皮、姜厚朴;血瘀者,加鳖甲、水蛭、土鳖虫。

【典型案例】

张某,女,30岁,职员,初诊时间2015年5月16日。

主诉:婚后5年,未避孕未孕2年余。

既往史:患者2013年2月孕7周自然流产,流产后有间断性出血17天左右,后经中医治疗血止。

经孕产史:孕1产0,经水26~28日一行,月经量少,一天1片卫生巾即可,色黯黑,伴腰酸困,下腹胀,带下量多,色黄,舌黯红,苔黄腻,脉弦数。

辅助检查:妇科检查未见明显异常,男方精液正常。子宫输卵管造影示双侧输卵管间质部阻塞。

中医诊断:不孕症,月经过少。西医诊断:继发不孕。

证属:湿热阻络,胞络瘀阻。

治法:清热解毒活血,化湿通络。

方药:白花蛇^{去头}1条 炮甲片^碎15g 红藤30g 鸡蛋花30g 蒲公英30g 败酱草30g 连翘10g 蜈蚣1条 海藻15g 昆布15g 三棱15g 莪术15g 丹参30g 乌药10g 桂枝10g

浓煎120ml,2次/d,药液温度39℃左右,轻插入肛门约15~20cm,保留灌肠,经期停药。

每月经期拟少腹逐瘀汤加味,温经活血化瘀,方药:

炒干姜6g 赤芍6g 全当归15g 炒五灵脂8g 蒲黄9g 川芎6g 制没药6g 延胡索8g 肉桂6g 炮甲珠10g 路路通15g 益母草15g 砂仁9g 炒小茴香3g

水煎100ml,2次/d,餐后温服,连服4剂。

连续治疗4个月后尿妊娠试验阳性,后随访一男婴体健。

【按语】 黄海波治疗妇科病惯用中药保留灌肠法,以洁炎通管汤为基础方,治疗疼痛性(盆腔淤血综合征、痛经)、增生性(子宫肌瘤、囊肿包块)、炎性(输卵管阻塞性不孕、盆腔炎)等疾病。本例患者双侧输卵管阻塞,据临床表现证属湿热阻络、胞络瘀阻型。黄海波选用红藤、蒲公英、蜈蚣等清热解毒通络之品;伍用炮甲片、海藻、昆布等活血化瘀,软坚散结;乌药、桂枝温经行气;旨在清除湿热之邪,活血化瘀通络,诸药直达病所,输卵管湿热之邪除之,输卵管经脉通畅,精卵相合而获受孕。黄海波认为"瘀血不祛,新血不生",经期用药,病邪可随经血下而解,常用少腹逐瘀汤加穿山甲15~30g、路路通10g治之。强调要耐心对待每一个患者,关心其疾苦,增强战胜疾病的信心,在临床中将患者最疑惑和最担心的问题作为切入点,及时进行心理辅导,可酌情配伍柴胡疏肝散加活血通络之品口服。

(二)卵病

临床表现:不孕,排卵异常,月经失调,带下过少,性欲减退,阴中干涩伴烦躁易怒或性情抑郁,胁痛且胸胁胀满,腰酸腿软,或伴形寒肢冷,善太息,经前乳房胀痛,纳呆腹胀,腹泻或便溏,舌质黯,舌淡苔薄白或白滑,脉沉弦细,尺脉弱。

辅助检查:性激素六项、甲状腺功能、生化全项指标、宫颈黏液异常,基础体温呈单相型,超声监测排卵异常。

证属:肝气郁结,脾肾亏虚。

治法:疏肝解郁,补肾健脾,佐以活血。

方药:小柴胡变通饮。

醋柴胡 9g　云苓 12g　桂枝 6g　党参 15g　姜半夏 7g　炒黄芩 5g　山药 10g　陈皮 9g　炙甘草 6g　香附 10g　坤草 15g　紫河车 10g　姜枣为引

加减:肾气虚者,加蛤蚧 1 对(去头足)、紫石英 15~30g、沉香 3~6g;肾阳虚者,加仙茅 9g、淫羊藿 9g、黄精 10g;肾阴虚者,加女贞子 10g、墨旱莲 10g、菟丝子 10g;血虚者,加黄芪 30g、当归 6g、鸡血藤 15~30g;血瘀者,加当归 10g、川芎 9g、红花 9g;痰湿者,加瓜蒌皮 10g、佛手 10g、石菖蒲 9g;排卵受限者,加土鳖虫 9g、沉香 6g。

【典型案例】

卢某,女,28 岁,于 2009 年 4 月 6 日初诊。

主诉:闭经 7 个月,结婚 3 年不孕。

现病史:阴道干涩,带下少,性欲淡漠,伴少腹冷胀,腰酸困痛,劳累后足跟痛,情志抑郁,喜太息,多梦纳少,二便调。舌质淡红,苔薄白,边见瘀斑,脉沉弦细、尺弱。

经孕产史:16 岁初潮,经期 4 天 /3~6 个月不等,经量中,色淡红。

辅助检查:妇科常规检查正常,BBT 单相,B 超监测无卵泡。性激素六项示 E_2 36.31pmol/L, FSH 3.23IU/L, LH 1.79IU/L, PRL 301mIU/L, T 0.79nmol/L, P 2.62nmol/L。甲功三项正常。

中医诊断:不孕症,闭经。西医诊断:原发不孕,排卵障碍。

证属:肾虚肝郁。

治法:疏肝补肾,促卵助孕。

方药:小柴胡变通饮。

醋柴胡 9g　云苓 10g　桂枝 9g　党参 20g　姜半夏 6g　炒黄芩 3g　刺五加 15g　炙甘草 6g　香附 10g　当归 10g　仙茅 9g　淫羊藿 9g　黄精 10g　姜枣为引

每日 1 剂,连服 20 剂。并嘱如感觉少腹单侧有隐痛、胀痛并伴有白带增多,其质如蛋清时,即可 B 超监测有无排卵。如月经来潮停药,结束 3~7 天禁房造影。

二诊:4 月 27 日。诸症稍有缓减,月经未潮。瘀斑色减,脉沉有力。守方继续治疗 30 天。

三诊:5 月 29 日。诸症明显改善,近几日自觉少腹左侧有隐隐作痛感,白带增多,阴道湿润,有性欲感,按医嘱 B 超监测右卵巢内见有卵泡 12mm×15mm,未见优势卵泡。此乃肾精充盈,气血调和,相当于经间期“的候”之象。继前方加减治疗。上方去黄芩,加紫河车 15g、紫石英 30g、紫苏梗 9g、土鳖虫 9g、沉香 6g(后下),连服 12 剂,温肾行气、活血逐瘀破积,推动卵子排出。嘱隔日监测卵泡 1 次,直至排卵,并特别提醒卵泡发育直径≥18mm 时规律性生活,避免“任务”性同房。

四诊:6 月 26 日。近几天晨起恶心、甚者呕吐,脉象滑而有力,妊娠试验结果阳性。嘱忌房事,食清淡营养之品。随访足月生一女婴,母女健康。

【按语】　月经不调的不孕患者,黄海波并未遵循古人"种子先调经"的论点治之。其论点认为:"月经正常非排卵都正常,然排卵正常定能受孕。"此观点来自临床实践中。本例闭经患者,属于无排卵闭经而不孕,辨证为肾虚肝郁。肾主生殖,肾气充盈是卵巢功能正常的物质基础,故肾与排卵功能有直接关系,然时下不孕患者由于盼子心切,信心不足等诸多情志因素扰动,常伴肝郁的临床症状。女子以血为用,为阴柔之体。黄海波立法的原则以"调"为主线,调肝和脾、气血顺畅,调和阴阳、纠正偏颇,使机体恢复平衡状态,常采用疏肝解郁、益肾健脾、促卵种子的方法;中药治疗方面,喜用小柴胡变通饮为主方加减施治,强调用药时尽量选用药性柔和之品,避免带药受孕产生不良后果。此外,黄海波认为不孕症治疗周期较长,"机械任务"性房事为大忌,宜规律和谐,提高夫妻生活质量为佳。

(三)宫病

临床表现:婚后不孕,月经错后或闭经,痛经,癥瘕,腰膝酸、小腹冷、带下量多,质清稀,性欲减退,伴月经量少、色淡、质清稀;面色无华、头晕心悸、神疲乏力;舌质淡苔白,脉沉细无力。或月经色黑有块,块下痛减,常伴有月经后期,舌黯淡、边有瘀斑,脉紧或涩。

辅助检查:超声检查,宫腔镜,子宫内膜活检

证属:肾虚宫寒,气血亏虚。

治法:温肾暖宫,益气养血。

方药:三紫汤。

紫河车 15g　紫石英 30g　紫苏梗 9g

加减:气血亏虚型,三紫汤合当归补血汤(黄芪、党参、当归、陈皮、鸡血藤、香附)加减;实寒,三紫汤合少腹逐瘀汤加减,治以温经散寒、活血祛瘀;虚寒,三紫汤合温经汤加减,治以扶阳散寒、化瘀通络。气滞者,加玫瑰花、合欢花、柴胡以疏肝理气;兼阳虚者,常加鹿角霜、淫羊藿,寒甚者加干姜、肉桂、桂枝等以温经散寒。

【典型案例】

某女,26 岁,教师,2014 年 11 月 20 日诊。

主诉:婚后 2 年同居,性生活正常,未避孕未孕。

现病史:初潮后至今行经少腹疼痛,痛则剧烈难耐,额头冷汗,伴腰背酸楚,少腹不温,畏寒肢冷,便溏乏力。舌淡白,苔薄白而润,脉沉细。

经孕产史:14 岁初潮,周期经期正常,下血量多,色黯有块。

辅助检查:曾就诊于内蒙古医科大学附属医院,双方查无异常。

中医诊断:不孕症,痛经,经行泄泻。西医诊断:原发不孕,原发性痛经。

证属:冲任虚寒型痛经。

治法:扶阳散寒,温经止痛。

方药:紫石英 30g　紫河车 15g　紫苏梗 9g　川芎 10g　白芍 10g　当归 10g　炒吴萸 6g　炙甘草 6g　桂枝 10g　阿胶^{烊化}10g　丹皮 6g　人参^{兑服}6g　炒干姜 9g　麦冬 6g　姜半夏 9g　炮姜 6g　香附 10g　醋延胡索 10g　藁本 9g

经期连服 4 剂。嘱其每次月经服此方 4 剂,调理 5 个月经周期,电话告之妊娠。

【按语】　"肾气虚寒,不能系胞,故令无子。"黄海波认为本证可因"虚""实"致冲任失于温煦,胞宫胞脉失于濡养或闭阻,而难以摄精成孕。辨证施治的基本原则为虚者补之则

通,实者行之则通,寒者温之则通。临证常用三紫汤,其中紫石英温肾助阳,紫河车温补气血,两药伍用,无伤阴、耗气之弊,补而不峻;佐用苏梗调和脾胃之品,补而不滞。可单方使用或配伍"当归补血汤""少腹逐瘀汤""温经汤"加减治疗,服至临床症状缓解或消失,周期、经期、经量、经色、经质正常为宜。黄海波治疗宫寒不孕借鉴天津中医药大学妇科名家哈荔田诊疗寒凝胞中之痛经思路,喜用藁本,寓意在于寒邪在内不光要祛内寒更易宣通。藁本味辛,温,归膀胱经,功效祛风散寒,除湿止痛;《神农本草经》载其"主妇人癥瘕,阴中寒,肿痛,腹中急,除风头痛";其妙在于引寒邪以外出,寒者热之、治寒以热,内消寒气向外宣通,故疗效显著。

(撰稿:黄震洲 荣宝山│审校:黄海波 莎 玫)

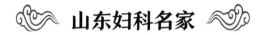

山东妇科名家

—— 王云铭 ——

王云铭,男,1918 年出生于山东淄博,卒于 2013 年 7 月。1942 年毕业于天津国医专修学院,首批全国老中医药专家学术经验继承工作指导老师,1992 年经国务院批准享受政府特殊津贴,淄博王氏妇科奠基人。曾任山东省中医药学会第一届理事会理事,淄博市中医药学会第一届理事会副理事长,淄博市中医进修班中医课讲师,山东省淄博市卫生医士学校医专班、淄博市老年大学卫生保健课教师。历任山东省第五届人民代表大会代表,淄博市人民代表大会第七、八届常委会委员。编写《中医基础理论》《中医妇科学》《五运六气学说述要》《养生之道》等多部著作,发表学术论文 50 余篇,从事中医临床工作 60 余载,一直致力于中医妇科医疗、教学、科研工作,临床上广征博采,不囿于一家之言,从临床实际出发,融会贯通,辨证施治,辨病与辨证相结合,中医与西医相结合,尤其对于不孕症的治疗,临证思路新颖独特,辨证施治得法,取得了很好的治疗效果及社会效益。

一、对不孕症的认识

王云铭认为,女性不孕症较为常见的有 4 种情况。其一是排卵障碍性不孕,约占整个不孕症的 40%,其中由于多囊卵巢综合征、卵巢早衰、黄体功能不健全引起的排卵功能障碍,治疗一般围绕着肾主生殖、女子以血为用这条轴线,调整卵巢功能,使之易于受孕。其二为盆腔炎性疾病引起的输卵管阻塞性不孕,临床本着血瘀为其病理本质,肾虚为其根本,以热则流通、寒则凝滞的治疗大法进行治疗。其三为子宫内膜异位症导致的不孕,因其可致广泛的盆腔粘连而导致输卵管不通或通而不畅;发生在卵巢的子宫内膜异位症可以使卵巢包膜增厚,又可形成巧克力囊肿而影响排卵;广泛的子宫内膜异位症病灶还会形成抗子宫内膜抗体导致孕卵不能着床,以致不孕,痰瘀互结是其核心病机,在活血化瘀的同时注重软坚散结,活血通络,临证还注重补肾疏肝健脾,标本同治,但不用滋腻之品。其四为免疫性不孕。免疫性不孕是指因免疫性因素而导致的不孕,其排卵功能正常,未发现其他致病因素,血清检查有抗精子抗体、抗子宫内膜抗体、抗卵巢抗体、抗心磷脂抗体、抗透明带抗体等阳性者。治疗上倡导"扶正祛邪",创立"补肾气、化瘀滞、解热毒"的治疗大法。

二、诊治思路

（一）补、疏、和、调，治病求本

1. **补肾气**　肾为先天之本，主藏精气，妇女肾气充足，冲任二脉通盛，才能具备正常的行经和孕育能力；肾为先天之本，元气之根，主生长发育和生殖，为孕育之本，肾内蕴藏阴阳二气，为水火之宅，五脏之阴液非此不能生，五脏之阳气非此不能发。《素问·上古天真论》有"女子七岁，肾气盛……二七而天癸至，任脉通，太冲脉盛，月事以时下，故有子"，说明月经及孕育是要在天癸作用下完成的，这是一种生理现象。天癸源于先天，是肾气旺盛、肾中真阴不断充实而产生的一种促进人体生长、发育和生殖的精微物质。肾阴是卵泡发育的物质基础，肾阳是卵泡发育的原动力，肾气是卵泡发育成熟并排出的关键。至于具体的方法，有温补（肾阳虚）、滋补（肾阴虚）和双补（肾阴阳同补兼以补元气）。

2. **疏肝气**　肝藏血，性喜条达，若肝气平和，则血脉流畅，血海宁静，周身之血亦随之而安，若忧郁愤怒，损伤肝气，气郁化火，继之则肝阳上亢，伤及肝阴，会出现胸胁胀痛、小腹胀痛刺痛、乳房胀痛、眩晕等症，临床上当以郁结者疏之、泄之，上逆者抑之、平之，血虚者养之、柔之，体现肝为刚脏，体阴而用阳的特点。

3. **和脾胃**　脾胃为后天之本，生化之源，而冲脉又隶属于阳明，妇女谷气盛则血海满而经候如期，胎孕正常；脾胃失调，生化之源不足，可发生卵泡发育不佳、黄体功能不足的疾病，在这种情况下，调和脾胃，滋其化源，则病自愈。至于调和的方法，根据不同的病情，采取虚则补之，实者泻之，寒者温之，热者清之，"以平为期"的原则辨证施治，即使病邪未伤脾胃，用药亦需注意，不可过用滋腻、攻伐之品，以免影响脾胃正气，影响运化功能。

4. **调气血**　不孕症的治疗着重在气血上，气血调和，五脏安和，经脉通畅，冲任脉盛，则易于成孕。《沈氏女科辑要》云："求子全赖气血充足，虚衰即无子。"至于调理的方法，则应根据临床症状辨在气在血。病在气分者，以治气为主，调血为辅，气逆者降气顺气，气郁者开郁行气，气乱者调气理气，气寒者温阳扶气，气热者泄热清气，气虚气陷者升阳益气，并佐以和血、活血、补血之剂。病在血分者，以治血为主，佐以治气，血寒宜温，血热宜清，血虚养血，并配合补气、理气、行气之药。这是调理气血的一般原则。另外，本着精血相生、乙癸同源的原则，补气养血常与补肾药联合应用。

（二）阶段治疗，分时制宜

王云铭对于不孕症采用治分阶段的方法。首先经期宜通因通用，温经活血，因势利导，疏导经血排出；经后期至排卵期（卵泡期）蓄积精血的阶段，临床上当滋阴补肾，温肾助阳，佐以活血，促使卵巢形成成熟优势卵泡能正常排卵；经间期适当加通络药、温肾益气之品，促进重阴转阳的转化；经前期（黄体期）随着时间推移，阴血渐充，阳气内动，阳气活动旺盛，多表现为肾阳不足，主要治疗目的是增加黄体功能，提高受精卵着床的概率，预防先兆流产、生化妊娠的产生，故本期当以补阳为主，阴中求阳，冲任气血旺盛，促进受精卵着床为重点。

（三）医者依也，移精变气

医者，依也，医家是患者的依靠。不孕症患者自身的心理压力较大，再加上来自社会和家庭的因素，容易肝气郁结甚至气郁化火，出现如心烦易怒、经前乳房胀痛等症状。尤乘《寿世青编》曰："唯知疗人之疾，而不知疗人之心，是犹舍本逐末也……欲求疾愈，安可得乎。"针对此种情况，王云铭不仅善用疏肝理气药，如选用香附、柴胡、郁金、合欢皮等中药,或加味逍遥丸之类中成药,还本着"誓愿普救含灵之苦"的精神,仔细倾听病患的诉说,用"移精变气"的理论来进行心理疏导。《素问·移精变气论》曰:"古之治病,惟其移精变气……"所谓"移精变气"是指转移精神,改变紊乱了的气机,即通过对患者介绍成功治愈的病例,以及针对不孕不育的病因进行治疗方案的详尽解释,减轻患者心理压力,并帮助其树立信心,往往使治疗取得事半功倍的效果。

(四)汤丸并举,缓急并重

《汤液本草·东垣先生用药心法》指出:"大抵汤者,荡也……丸者,缓也,不能速去之,其用药之舒缓而治之意也。"中成药是对汤剂治疗的有益补充,不孕症患者多虚实夹杂,因此应用中成药对兼病兼症有良好的治疗效果。

三、治疗特色

(一)输卵管阻塞性不孕

临床表现:婚久不孕,小腹疼痛拒按,有灼热感,或有积块,腰骶胀痛,带下色黄,有臭味,经血量少,见有血块,小便短黄,舌红,苔黄腻,舌下络脉青紫,脉弦滑。或因炎症有输卵管妊娠史。

辅助检查:输卵管造影示双侧输卵管不通或通而不畅。

证属:湿热瘀结,兼以气虚。

治法:清热利湿通络兼以益气。

方药:橘核通管汤。

党参12g　黄芪15g　金银花15g　连翘9g　川楝子6g　橘核6g　厚朴9g　枳实9g　延胡索9g　海藻6g　昆布6g　木香9g　泽泻9g　桃仁9g　穿山甲12g　路路通9g　干地龙12g　丹参30g

加减:若由于急慢性盆腔炎所导致的输卵管不通,可加大金银花、连翘、蒲公英等清热解毒药的应用,并加用紫花地丁、天葵子;因炎症而导致腹痛甚者,常加草果仁、乳香、没药之属;若盆腔炎症出现了盆腔积液者或有输卵管积水者,可配合茯苓导水汤;月经先期、量多者,常加生地、牡丹皮、地骨皮之属;若小腹凉感明显,可减少或去掉金银花及连翘,加用艾叶、炒小茴香;若肾虚腰酸痛明显,排卵功能障碍,可加续断、川牛膝、菟丝子、山茱萸。

【典型案例】

毕某,女,42岁,已婚。初诊:2011年4月17日。

主诉:左侧输卵管妊娠1次,未避孕未孕4年。

刻下症:平素月经25~26天来潮,4~6天经净,色黯红,有血块,小腹疼痛拒按,左侧尤甚,偶有灼热感,腰骶胀痛,白带色黄,有臭味,小便短黄,舌红、有瘀点,舌下络脉青紫,苔黄腻,脉弦涩。Lmp:2011年4月10日。

孕产史:孕4产0流4。前3次,孕40+天,计划外妊娠,行人工流产术。2006年12月孕50+天左侧输卵管妊娠,行腹腔镜手术切除左侧输卵管。

辅助检查:2010年3月24日输卵管造影示宫腔显影未见异常,右侧输卵管显影。输卵管迂曲上举,壶腹部稍增粗,伞端弥散局限,左侧显示至峡部近端呈盲端,15分钟摄片复查示右侧伞端见少量对比剂存留,盆腔弥散局限。提示:右侧输卵管轻度积水,左侧输卵管切除后表现,盆腔炎性病变表现。既往彩超监测卵泡,可见卵泡长大并排出。不孕不育抗体五项未见异常。男方精液未见异常。

中医诊断：妇人腹痛，不孕。西医诊断：继发不孕。

病因病机：湿热瘀结兼气虚。

治法：清热利湿，活血化瘀，兼以补气。

处方：

（1）橘核通管汤。6剂，水煎服，日1剂。

（2）化瘀散结胶囊（主要成分水蛭）配合连翘败毒丸，避孕调理1个月。

（3）下次月经来潮服2剂桃红四物汤加减，一日1剂，早晚各煎服1次。

二诊：2011年5月12日。Lmp：2011年5月4日。月经量基本同前，色正，血块较前稍多，腰酸较前减轻，平时小腹偶有刺痛感，经前乳房胀痛，BBT呈双相曲线，黄体期13天，大便较前稍稀。舌红，苔黄腻，脉弦滑而数，舌下络脉青紫较前减轻。

处方：上方去黄芪，金银花改9g、橘核改12g，加香附12g、川芎12g。嘱其监测排卵。

三诊：2011年5月30日。现停经27天，自测尿妊娠试验弱阳性，嘱其观察血β-HCG翻倍情况。

四诊：2011年6月8日。现停经36天，未见腹痛及阴道流血，偶腰酸痛，恶心感明显，大便可，小便偶频数，眠可。血β-HCG 8 332mIU/ml。彩超示宫腔内可见一妊娠囊5mm×4mm，双侧附件区未见异常。

【按语】　输卵管是精卵结合的通道，若脾气虚弱，劳倦过度，损伤脾气，痰湿内生，加之素有内热，湿热流注下焦，滞于冲任，壅滞胞脉，可致不能受孕；气滞血瘀，瘀血内停，冲任受阻，瘀滞胞脉，亦不能摄精成孕。在活血化瘀、清热利湿的基础上又当兼顾其正虚。就本患者而言，湿热瘀结于胞脉，不通则痛，故小腹隐痛感，湿热下注可见白带量多、色黄。月经块多，脉涩，舌下络脉稍青紫，为血瘀之征。用橘核通管汤清热利湿，化瘀通络兼以补气。二诊时，气虚症状不明显，故去黄芪，热象较前减轻，防止苦寒伤胃，影响气血流通，减金银花用量，加大入厥阴肝经之橘核的用量，并用血中之气药川芎。经期乳房胀痛感明显，加香附，气行血行。如此则疏通输卵管，恢复输卵管功能，而能摄精成孕。

（二）排卵障碍性不孕

临床表现：月经量少，色淡质稀，或闭经，婚久不孕，面色晦暗，或面部痤疮，腰膝酸软，性欲淡漠，畏寒肢冷，小便清长，大便溏薄，边有齿痕，脉沉细涩，尺脉尤弱。

辅助检查：彩超示双侧卵巢多囊样改变。性激素六项示LH/FSH>2，睾酮高。

证属：脾肾两虚。

治法：补肾健脾，兼以活血化瘀。

方药：九六斑龙汤。

熟地黄24g　山药12g　山茱萸12g　鹿角胶^{烊化}12g　鹿角霜9g　茯苓9g　柏子仁9g　菟丝子9g　枸杞子9g　五味子6g　补骨脂9g　砂仁2g　丹参6g

若气滞血瘀明显，可用香附、柴胡、三棱、莪术、桃仁、红花、泽兰、益母草等活血化瘀之品，但不可过量，以免伤血动血；若阳虚甚者，加肉桂、肉苁蓉、仙茅、淫羊藿；若精血虚甚者，加女贞子、石斛、阿胶、龟甲胶等；若气虚明显者，可加人参、黄芪。

【典型案例】

贺某，女，31岁，已婚。初诊：2010年9月29日。

主诉：未避孕未孕 3 年。

现病史：平素月经 2 个月至半年来潮，5 天经净，量少，有血块，腰酸痛明显，腰腿酸软，肢倦乏力感，形体超重，上肢及下肢体毛较长浓密，偶有面部痤疮，秋冬季节小腹凉感，手足逆冷明显，小便清长，舌质淡，苔薄白，边有齿痕，脉细滑、两尺稍弱。既往尿促性素（HMG）促排卵未效。Lmp：2010 年 9 月 28 日。

辅助检查：2010 年 9 月 2 日性激素六项示 LH 17.2mIU/ml，FSH 5.14mIU/ml，E_2 84pg/ml，P 0.39ng/ml，PRL 23.88ng/ml，T 0.76ng/ml。彩超示双侧卵巢多囊样改变。双侧输卵管通畅，男方精液未见异常。

中医诊断：月经后期，不孕。西医诊断：多囊卵巢综合征，不孕。

证属：脾肾两虚。

治法：补肾健脾。

方药：九六斑龙汤加白术 18g、连翘 6g。10 剂，水煎服，日 1 剂。服完汤药后，早晚各 1 袋艾附暖宫丸，中午 1 丸人参健脾丸。

二诊：2010 年 10 月 30 日。月经来潮，腰酸较前明显减轻，面部痤疮不明显，体重减重明显，偶见有透明拉丝白带，纳食可，眠差，乳房偶有胀痛，舌质淡，舌体大，苔薄白，边有齿痕，脉沉细。

辅助检查：彩超示子宫内膜 8.5mm，未见成熟优势卵泡。

方药：上方去连翘，白术改 15g，加酸枣仁 15g、香附 9g。10 剂，水煎服，日 1 剂。中成药继用。

三诊：2010 年 11 月 15 日。今日自测排卵试纸强阳性，透明拉丝白带明显。彩超示子宫内膜 9.8mm，左侧成熟优势卵泡 2.0cm×1.9cm。嘱其同房，排卵后服参芪寿胎方。

菟丝子 30g　续断 15g　阿胶烊化12g　桑寄生 30g　杜仲 15g　白芍 12g　炙甘草 6g 党参 20g　黄芪 30g　香附 12g　黄芩 9g　炒白术 12g　10 剂，水煎服，日 1 剂。服完 10 剂后，嘱其自测尿妊娠试验。

辅助检查：11 月 26 日自测尿妊娠试验弱阳性，后血 β-HCG 翻倍可。

2011 年 8 月 5 日剖宫产一男婴，体健。

【按语】　本患者系多囊卵巢综合征引起的排卵功能障碍性不孕症，证属脾肾两虚。肾阴是卵泡发育的物质基础，肾阳是卵泡发育的原动力，肾阴阳两虚不能触发氤氲之气以摄精成孕。肾阴虚，冲任虚衰，可见月经量少；肾阳虚失于温煦，故小腹偶有冷痛，手足逆冷明显；舌脉均为脾肾两虚之征。选用九六斑龙汤，肾阴阳双补兼以健脾，偶有面部痤疮，加连翘清上焦之热。二诊时，热证不明显，故去连翘；乳房偶有胀痛感，加香附疏肝理气；睡眠不佳，加酸枣仁以养心血、养心肾。三诊时正处在重阴转阳的氤氲之期，脾肾两虚，用参芪寿胎方，补肾健脾养血，温阳助气，增强黄体功能，促使受精卵着床。

（三）子宫内膜异位症所致不孕症

临床表现：经期小腹胀痛拒按，经血量少，色紫黯，块下痛减，坠痛有时放射至肛门部，疼痛明显，腰酸痛明显，平时小腹可有刺痛感，性交痛，胸胁乳房胀痛，舌紫黯，或有瘀点，脉弦涩、两尺弱。

辅助检查：妇科检查示子宫骶韧带可触及结节，触痛明显。彩超示双侧附件区可见包块，囊壁较厚，内有点状细小絮状光点。腹腔镜示子宫内膜异位灶。血清学检查 CA125

升高。

证属:痰瘀互结,兼以肾虚。

治法:化瘀祛痰,兼以补肾。

方药:化癥消囊汤。

处方:益母草30g　丹参30g　川芎12g　血竭^{冲服}6g　苍术15g　白术15g　浙贝12g 鸡内金15g　皂角刺12g　连翘12g　赤芍12g　鳖甲^{先煎}15g　海藻15g　牡蛎18g　延胡索 12g　香附12g　蒲黄^{包煎}12g　五灵脂12g　续断12g　水蛭6g　穿山甲^{冲服}3g

若月经量多者,可去水蛭,加海螵蛸,蒲黄改蒲黄炭;若小腹冷痛明显,可加艾叶、小茴 香、吴茱萸、桂枝;如腹部刺痛明显,延胡索可用至18g,加乳香、没药。王云铭善用虫类药 物,根据出血量多少,肠胃功能强弱配伍软坚散结、化痰祛湿消癥之品,如海藻与昆布、橘核 与荔枝核、鳖甲与牡蛎、苍术与白术等药对,而且喜用水蛭、土鳖虫、鳖甲、穿山甲等虫类血肉 有情之品搜剔脉络,破血祛瘀,促进病灶周围组织的血液循环,以利病灶吸收消散。

【典型案例】

陈某,女,27岁。初诊:2009年10月12日。

主诉:未避孕未孕3年。

刻下症:月经26~28天来潮,6~7天经净,经期小腹坠痛,有时放射至肛门部,经血量少, 色紫黯,块下痛减,腰酸痛明显,平时小腹偶有刺痛感,性交痛,胸胁乳房胀痛明显,大便黏腻 不爽,舌紫黯,或有瘀点,脉弦涩、两尺稍弱。Lmp:2009年10月9日。

既往史:2009年1月腹腔镜下左侧卵巢内膜异位囊肿摘除术。盆腔内可见多个子宫内 膜异位灶,行清除术。

辅助检查:美蓝通液示双侧输卵管通畅。抗子宫内膜抗体阳性,CA125升高。B超监测 可见成熟优势卵泡,能顺利排出。男方精液未见异常。

中医诊断:不孕症,癥瘕。西医诊断:不孕症,子宫内膜异位症。

证属:痰瘀互结,兼以肾虚。

治法:化瘀祛痰,兼以补肾。

方药:化癥消囊汤,6剂,水煎服,日1剂。

中成药:散结镇痛胶囊、人参健脾丸、妇科得生丸(中成药用至排卵后第6天)。

经期服逐瘀汤:当归12g　川芎12g　白芍18g　炙甘草6g　熟地黄15g　党参20g　黄 芪30g　桃仁12g　红花9g　乳香12g　没药12g　吴茱萸9g　益母草20g　炮姜9g　延胡 索15g　香附12g　乌药9g　2剂,水煎服,日1剂。

二诊:2009年11月4日。Lmp:2009年11月1日。现经期第4天,量少同前,痛经较 前明显减轻,偶有腰酸痛,BBT呈双相曲线,黄体期持续12天,同房时疼痛感较前减轻。余 症同前。

处方:上方鳖甲改10g,海藻改10g,蒲黄、五灵脂改9g,加山茱萸12g、炒白芍15g。

排卵后参芪寿胎方加减,6剂,水煎服,日1剂。

三诊:2009年11月26日。自测尿妊娠试验弱阳性。12月25日(停经55天)B超示 宫腔内可见一妊娠囊,胚芽长约1.54cm,可见原始心管搏动。

2010年8月6日足月顺产一女婴。

【按语】　本患者系子宫内膜异位症引起的原发不孕,证属痰瘀互结兼肾虚。经前调摄失宜,劳倦伤脾,感受外邪,与血相搏,致冲、任二脉损伤,胞宫溢泻失常,痰瘀阻滞胞脉、胞络,"不通而痛",发为痛经;气血不畅,停蓄下焦,痰瘀互结日久,发为巧克力囊肿;瘀血内阻,两精不能相合,则婚久不孕;旧瘀不去,新血不生,则表现为月经量少;素体阴虚,精血不足,以致冲任、胞脉失于濡养,血行凝滞,且阴虚生内热,热与血结,亦可形成瘀血。腰酸痛,尺脉弱,皆为肾虚之征。此外,肾主生殖,藏精气,"胞络者系于肾"。肾虚,不仅使冲任气血失和,瘀血阻滞,"不通则痛",且加之瘀血,更致冲任虚损,无以相资,不能摄精成孕。二诊时,痛经较前明显减轻,因病程日久及肾,气血不足,故加补肾之山茱萸,养血之炒白芍。排卵后用参芪寿胎方加减促进阳长,促进受精卵着床。因阿胶滋腻,子宫内膜异位症患者由于痰瘀之征明显,故参芪寿胎方去阿胶。

(四) 免疫性不孕

临床表现:婚久不孕,精神疲惫,手足心发热,经血量少,见有血块,头晕耳鸣,腰酸膝软,夜尿频数,舌淡,苔薄,见有瘀斑瘀点,脉沉细涩、两尺尤甚。

辅助检查:抗精子抗体、抗子宫内膜抗体、抗卵巢抗体、抗心磷脂抗体,抗透明带抗体均阳性。

证属:肾气亏虚,兼血瘀热毒。

治法:补肾益气,活血化瘀,清热解毒。

方药:补肾活血消抗汤。

处方:当归12g　川芎15g　赤芍12g　白芍12g　生地黄20g　党参20g　白术15g　茯苓12g　黄芪30g　甘草6g　鹿角胶^{烊化}6g　阿胶^{烊化}12g　枸杞子15g　菟丝子30g　女贞子15g　车前子^{包煎}9g　山药15g　山茱萸12g　红花9g　丹参30g　黄柏12g　茵陈12g　徐长卿12g

月经后期,冲任空虚,气血不足,为阴长阳消时,治疗上当着重扶正固本,以补肾阴、填精补血为主,宜加入黄精、石斛、墨旱莲;氤氲期,在重视阴血、阴精前提下,推动转化,治疗以温肾益精,佐以活血通络之品,以促进卵子的排出,宜加入茺蔚子、莪术、三棱、穿山甲、皂角刺;经前期为"阳长阶段",治疗当以温补肾阳为主,佐以滋阴之品,方中加入杜仲、巴戟天、鹿角霜等,同时酌加理气活血之品,尤其是有抗磷脂综合征的患者,但不用较为峻烈的活血化瘀、破血逐瘀之品,一般不用桃仁、红花、三棱、莪术、土鳖虫、水蛭,可以选择丹参、川芎之品,解决由于抗心磷脂抗体导致的机体高凝状态。

【典型案例】

程某,女,30岁,初诊:2010年8月21日。

主诉:未避孕未孕2年半。

现病史:月经28~35天一行,5天经净,量少,可见有血块。精神疲惫,手足心发热,经血量少,见有血块,腰酸膝软,性欲较弱,舌淡,苔薄,见有瘀斑瘀点,脉细涩、两尺弱。小便可,大便干,纳眠可。Lmp:2010年8月7日,带血15天。

辅助检查:输卵管造影示双侧输卵管通畅;抗精子抗体阳性,抗心磷脂抗体阳性,余为阴性;排卵功能正常;性激素六项未见异常;男方精液未见异常。

中医诊断:不孕症。西医诊断:不孕症。

证属:肾虚血瘀。

治法:补肾气,化瘀滞,解热毒。

方药:补肾活血消抗汤。

中成药:调经促孕丸、连翘败毒丸、大黄䗪虫丸(服 10 天)。避孕调理 2 个月。

二诊:2010 年 11 月 1 日。Lmp:2010 年 10 月 25 日。带血 8 天,经血量较前增多,偶有血块,腰酸痛不明显,经前乳房胀痛感明显,纳眠可,二便调。舌质淡红,舌苔稍厚腻,偶见有瘀点,脉细涩,两尺弱。

上方阿胶改为 6g,加炒郁金 12g、川牛膝 12g。6 剂,水煎服,日 1 剂。

排卵后参芪寿胎方 6 剂,水煎服,日 1 剂。

随访:2010 年 11 月 28 日自测尿妊娠试验阳性,12 月 25 日停经 2 个月,B 超示胎芽长约 18.9mm,原始心管搏动明显。

【按语】 肾气为一身元气之根本,肾气虚,正气不足,邪气(抗体)乘虚而入,影响精卵结合及着床。腰膝酸软,肢倦乏力,两尺弱,为肾虚之征。再者抗心磷脂抗体阳性,机体呈高凝状态,内膜血流不佳,气血运行迟滞,不利于受精卵着床。舌苔有瘀点,脉涩亦为血瘀之征。另外,酌加茵陈、徐长卿、连翘等清热解毒之品,有助于消除抗体,使正盛邪去内安,两精相抟,使能成孕。

(张登山)

—— 郑长松 ——

　　郑长松(1927—2007),山东省滨州市人,主任医师。幼年多疾,饱尝久疾之苦,由此激起了学医的坚强信念。年满 6 岁,始读私塾,恩师崔玉田既通经文,又精医理,跟师 8 年读完了《四书》《古文观止》等,又通读了《医学三字经》《景岳全书》《医宗金鉴》等。先师崔玉田为先生题词谓:"吾生长松,自从学以来,刻勤奋读,尤爱医学,后生定可博取,广济万民。"1948 年,郑长松即在政府举办的医疗机构坐堂行医,历任惠民专署利民中西大药房(解放战争时期)坐堂中医、惠民地区(今滨州市)医科所所长、惠民地区人民医院副院长、惠民地区中医院名誉院长、滨州市中医药学会会长、山东省中医药学会常务理事等职。郑长松在学术上主张与时偕行,反对拘泥僵化,崇尚"德成而上,艺成而下",力求德艺双馨,大医精诚。郑长松于 1956 年 5 月与姜春华等一起赴京参加全国群英会,受到了毛泽东、周恩来、刘少奇等党和国家领导人的接见,获得了"全国劳动模范"称号;1959 年再次出席全国群英会,获得"全国先进工作者"称号;1960 年第三次出席全国文教群英会,获得"社会主义建设先进工作者"称号;1961 年再次被卫生部授予"全国先进工作者";1961 年,山东电影制片厂拍摄了《好中医郑长松》的新闻报道。郑长松一生勤于临证,著述颇丰,遗有数百万言的学术资料,现已整理出版的有《郑长松妇科医案选》《郑长松妇科》等。同时,由郑长松开创的滨州郑氏妇科在 2017 年初被地方政府推举为"滨城区非物质文化遗产"保护项目。现将郑长松诊疗不孕症的经验整理如下,以飨读者。

一、治疗不孕症的临床体会

(一)审月事以辨

　　《女科要旨·种子》中说:"种子之法,即在于调经之中。"据临证所见,不孕症患者多伴有经行违期,月水不利、经量失宜等月经不调证候。如王肯堂说:"妇人无子者,其经必或前或后或多或少，或经将行作痛，或经行后作痛，或紫或黑，或淡或凝而不调。不调则气血乖争，不能成孕矣。"郑长松诊疗此证，首询月事如何，审其经行变化，先予调经，寓种子于调经之中。调经之法，无非为辨证求因，审因论治，虚则补之，郁则疏之，寒则温之，热则清之，瘀则化之。

（二）随病机而治

通过望、闻、问、切四诊收集了辨证资料以后，进行全面分析，找出导致不孕的症结所在，有的放矢。从郑长松积累多年的临床资料来看，多按肾虚宫寒、肝郁气滞、瘀血留着、阳盛阴亏等型分而治之。凡肾虚者无不重用菟丝子，尝谓："菟丝子温而不燥，滋而不腻，善补而不峻，益阴而固阳，为肾虚不孕之要药，不可不用。"对肝郁气滞者，郑长松处方必冠以白芍为首，认为妇女以血为本，婚后久不孕育，无不情怀郁勃，情志不遂则气运乖戾，血行失常，故摄精育胎愈难。白芍虽无疏肝之效，但能"收拾肝气，使归根返本，不至以有余肆暴，犯肺伤脾，乃养肝之圣药也"（引徐灵胎语）。对瘀血留着，阻遏胞脉者，量人虚实，度瘀轻重，斟酌投以活血祛瘀或攻逐破瘀之剂。

（三）重起居调摄

《医学心悟》说："子嗣者，极寻常事，而不得者，则极其艰难。皆由男女之际，调摄未得其方也。"女子不孕之起居调摄与治疗效果息息相关，既治之得法，不慎调摄，亦无痊望。仿《寿世保元》"求嗣"之意，授以"积精、养血、乘时"之法，令独宿自养，待精血充盈，乘时交合，两精相搏，则胎孕可望。

（四）善情遣开导

久婚不孕，盼子心切，意欲不遂，无不情怀郁勃。临证所见，久婚不孕者，多心理复杂，终日悲观失望。郑长松治疗此证，每循循善诱，皆嘱患者要"舒情畅怀，以助药力之不逮"。实践证明，情遣开导有时确能补药力之不及。

（五）治不孕主张男女双方服药

不孕症男女俱病者为数颇多，医者往往多注重或男或女单方进行治疗。郑长松认为，婚后不孕男女皆有责任，都必须进行检查，若非绝对单方因素造成者，宜男女双方同时用药，倘若因为女子不孕导致夫妻关系失谐者，愈要男女双方同时服药。经临床观察，这样可以明显提高治疗效果。其因可能有二：其一是药物作用。男女同时服药以后，男方可使精液质量提高，女方可使受孕能力增强。其二是心理作用。心理精神因素在不孕症临床上有着不可低估的作用，特别是女性患者表现尤为突出，其治疗效果，在很大程度上取决于患者的心理状态。看起来，这样治疗是一种浪费，其实不然，这是对男女双方的精神安慰。此类验案，不胜枚举，兹不赘述。

二、不孕症的临证经验

郑长松先生，临证数十年以来，治愈婚久不孕案例为数颇多。凡配偶健康，又无生理缺陷者，审月事以辨，随病机而治，多能于短期内使之摄精成孕。兹加以整理，介绍如下。

（一）肾虚宫寒，温阳暖宫

肾为先天之本。禀赋不足，或早婚耗伤，致肾气虚惫，命门火衰，胞宫失于温煦，宫寒不能摄精。如傅山说："夫寒冰之地，不生草木；重阴之渊，不长鱼龙。今胞宫既寒，何能受孕？"证见久婚不孕，月事延期，腰腿酸楚，白带淋漓，小腹冰凉，情欲淡漠，舌淡苔白，脉象沉弱。常用菟丝子、桑螵蛸、淫羊藿、熟地黄、巴戟天、补骨脂、鹿角霜、炮附子、肉桂等温肾助阳,暖煦胞宫。

【典型案例】

韩某,35岁,1952年11月6日初诊。

主诉:结婚20年,未曾受孕。

现病史:月事四旬一行,经行期约1~4天,血量偏少。平素小腹冰凉,腰腿酸楚不堪,气短身疲,白带淋漓。舌淡红、苔薄白,脉象沉弱,尺肤清冷。

中医诊断:不孕症。西医诊断:不孕症。

证属:肾虚宫寒。

治法:温肾助阳,暖煦胞宫。

方药:菟丝子30g　桑螵蛸30g　熟地黄30g　党参30g　黄芪30g　杜仲12g　当归12g　补骨脂9g　白芍12g　白术12g　沙苑子12g　茯苓9g　鹿角霜9g　川芎6g　炮附子6g　肉桂15g　水煎服,日1剂。

连服四旬后,诸苦已去十七,尺肤转温,舌渐红润。按初诊方加桑寄生18g、山药18g、何首乌12g、巴戟天9g。更方未及两旬,遂已有孕。

(二)肝郁气滞,疏达解郁

肝为风木之脏,喜条达而恶抑郁。情志不遂,肝失条达,抑郁不伸,肝气郁结,气血失调,致冲任不能相资,久婚不得孕育。证见情志不舒,急躁多怒,月事愆期,经量失宜,经前胸乳胀痛,舌赤苔白,脉来弦细。治多用香附、白芍、合欢皮、橘核叶、川楝子、青皮、王不留行、枳壳、柴胡等条达气机,疏肝解郁。

【典型案例】

周某,34岁,1963年10月26日初诊。

主诉:结婚15载,未曾受孕。

现病史:自16岁月经初潮以来,往往经前精神烦躁、两乳胀痛,经临则乳胀渐松、小腹疼痛且胀,血来量少,3天即净。平素性情易怒,善太息,多噩梦。舌色赤,脉弦细。

中医诊断:不孕症。西医诊断:不孕症。

证属:肝郁气滞。

治法:疏肝解郁。

方药:白芍30g　香附30g　益母草30g　当归30g　橘核15g　橘叶15g　瓜蒌15g　王不留行15g　枳壳12g　川楝子12g　怀牛膝12g　青皮9g　陈皮9g　通草9g　皂角刺9g　柴胡9g

嘱于每次经前服药5剂。患者遵嘱恪守4个月,共服药20剂,摄精成孕。

(三)瘀遏胞脉,祛瘀散结

血以运行不息为常,血行违和,瘀聚留着,阻遏胞脉,两精不能相搏,受孕则难。证见腹有癥块,临经腹痛,血来涩少。治宜根据体质壮衰,选投丹参、桃仁、红花、牡丹皮、益母草、当归、三棱、莪术、大黄等活血祛瘀,散结除积。

【典型案例】

董某,27岁,1961年4月2日初诊。

主诉:结婚6年,未曾有孕。

现病史:5年前出现经行少腹剧痛,随即发现小腹有一硬块,迄今未消。月事按期,经来涩少,夹有黑紫血块,舌赤苔白,脉象沉实。

中医诊断:不孕症。西医诊断:不孕症。

证属:血瘀证。

治法:活血化瘀。

处方:当归 30g　牡丹皮 18g　桂枝 15g　桃仁 15g　大黄 9g　三棱 9g　莪术 9g　甘草 9g

嘱经前服药 6 剂,水煎服。

【按语】　此之不孕,非血癥消散则胎孕难成,视其年轻体壮,尚任攻伐。药后大便稍稀,经来腹痛大减,小腹硬块渐消。既见显效,毋须更张,守方经前继服。患者共进药 20 剂后,小腹硬块消失,继则受孕得子。

(四)阴亏热灼,益阴凉血

宫冷不孕者固然居多,但因血分热盛,胞宫被灼而致不孕者亦屡见不鲜。素体阳盛阴亏,或过食辛烈助阳之品,使血分热盛,灼伤胞宫,阴阳乖争,冲任失调,故难以重身。证见月经先期,血来量多,面热潮红,苔黄乏津,脉象略数。常用生地、墨旱莲、麦冬、白芍、牡丹皮、地骨皮、黄芩、胡黄连、阿胶等清内热,养阴血。俾得阴平阳秘,冲任和资,经脉调畅,则胎孕有期。

【典型案例】

宋某,28 岁,1974 年 9 月 26 日初诊。

主诉:婚后 4 年,未曾有子。

现病史:自 13 岁月经初潮起,即先期而下,血量偏多,经前面热潮红。近 3 年来,月经一月两行,血量益多。诊见形体羸瘦,面颊微红,舌赤乏津,苔白中黄,脉象弦滑稍数。

中医诊断:不孕症。西医诊断:不孕症。

证属:阴亏热灼证。

治法:益阴凉血。

处方:生地 30g　藕节 30g　白芍 15g　麦冬 15g　牡丹皮 12g　茜根 12g　地骨皮 12g　阿胶^{烊化}9g　胡黄连 9g　黄芩 9g

嘱于经前连服 6 剂,水煎服。

药后月经周期延至 21 天,经前面热已解,血来依然量多,宗原意略事增损,去胡黄连、地骨皮,加生龙牡各 30g、墨旱莲 30g。嘱每于经前连进 5 剂。又服药 2 次,月经周期恢复为 27 天,血量基本正常。再拟下方,清除余邪,以冀冲任相资,举之成孕。

处方:生龙骨 30g　生牡蛎 30g　熟地黄 30g　墨旱莲 30g　山药 15g　莲子 15g　白芍 15g　女贞子 15g　阿胶^{烊化}12g　茺蔚子 12g　黄芩 12g　枸杞子 12g

患者服药 22 剂后,诸恙蠲除,继即有孕。

三、治不孕症用药经验拾零

(一)治输卵管不通善用猪蹄甲

输卵管不通是女性不孕症的常见病因,其治疗难度较大。郑长松治不孕症,善在大堆通经活络药中加入猪蹄甲,收效满意。尝谓:甲乃筋之余,咸平无毒,具有开破之性,既可消伏热痈毒,又能以破瘀通经,是味安全有效之药。

【典型案例】

杨某,29 岁,1969 年 10 月 12 日初诊。

主诉:结婚 7 年,未孕。

现病史:经妇科检查诊为"输卵管不通(双)"。近 1 年多来,又患有"肾盂肾炎",屡经药疗,未收痊功。诊见舌质紫黯,苔黄薄腻,脉涩略数。

中医诊断:不孕症。西医诊断:不孕症。

证属:气滞血瘀。

治法:理气化瘀。

处方:猪蹄甲 15g　橘核 15g　路路通 15g　牡丹皮 12g　怀牛膝 12g　香附 12g　地骨皮 9g　木通 9g　穿山甲 9g　地龙 9g　川萆薢 9g　红花 9g　车前子 9g　茯苓 9g　生甘草 6g

每月经前后各服药 7 剂,于翌年 3 月怀孕,及期生产,母子安然。

(二)治肝郁不孕惯用生麦芽

麦芽一药,多用以消食、和中、下气。郑长松治肝郁气滞型不孕症时,每每投入,却收效捷彰。张锡纯云:"麦芽……虽为脾胃之药,而实善舒肝气。夫肝主疏泄,为肾行气,为其力能舒肝,善助肝木疏泄以行肾气。"诚如《本草求原》中说:"(麦芽)凡怫郁致成膨隔等症用之甚妙,人知其消谷而不知其疏肝也。"麦芽是郑长松治疗肝郁无子的惯用药。临床实践表明,凡在求本方中加入此药,便能明显提高疗效。麦芽用量不能过大,亦不宜久服,因有"久食消肾"(《食性木草》)之弊。

【典型案例】

秦某,31 岁,1982 年 3 月 21 日初诊。

主诉:结婚 8 年未孕。

现病史:经行后期,每经前全身紧楚,头晕目干,腰酸乏力。胸乳小腹胀痛,经来涩少,2 天即净,舌质鲜红,苔白乏津,脉弦细数。

中医诊断:不孕症。西医诊断:不孕症。

证属:肝郁气滞,肾阴亏虚。

治法:疏肝理气,兼以养阴。

处方:熟地 30g　当归 20g　赤芍 20g　白芍 20g　麦芽 15g　枸杞子 15g　何首乌 15g　香附 15g　菟丝子 15g　路路通 15g　女贞子 15g　橘核 12g　橘叶 12g　柴胡 12g　川芎 10g

守方服药 16 剂,遂孕。

(三)治久婚不孕每用活血化瘀药

不孕症的形成与诸多因素有关,如肾虚宫寒、肝郁气滞、痰湿留聚等,这都是不孕症的常见证型。郑长松认为,无论任何一种类型的不孕症,多数都有导致气滞血瘀的病理转归。盖因久婚不孕,盼子心切,情怀郁勃不伸,气机难以畅通,"气为血帅,血随气行",气机不利,则血运不畅,久而久之每可形成瘀血内阻,故郑长松治疗久婚不孕者,每每投入活血化瘀之药。实践证明,在求本方中加入活血化瘀药,可明显提高治疗效果。郑长松多选用四物、桃仁、红花、失笑散、益母草等,尤以益母草用之为多。《本草汇言》谓"益母草,行血养血,行血而不伤新血,养血而不滞瘀血",颇为适宜女子之用。尝治一例,结婚经年不孕,屡经诊疗,服药数百帖,观其前方,药证合拍,郑长松在前医处方之基础上,增入益母、失笑散,计月即收痊功。

(郑书翰)

—— 李广文 ——

李广文,男,1936年11月出生,1964年毕业于山东医学院(现山东大学齐鲁医学院)医疗系,毕业后在其附属医院妇科工作。1971—1972年参加山东省西学中班,结业后留中医系妇科教研室任教。1976年于山东中医学院(现山东中医药大学)中医妇科教研室工作,历任中医妇科教研室副主任、主任,附院妇科副主任、主任。教授,硕士研究生导师,享受国务院政府特殊津贴。曾任中华中医药学会男科学会不育症专业委员会副主任委员,山东中医药学会妇科专业委员会副主任委员等。1997年获美国柯而比中心医学部颁发的"国际著名替代医学专家"证书。1997年被人事部、卫生部、国家中医药管理局确定为"九五"期间全国老中医药专家学术经验继承工作指导老师。

李广文中西汇通,精于妇科,兼善男科,尤其是在以中医中药为主治疗不孕症方面有很高的造诣,是全国知名专家。出版学术专著1部,主编著作2部,两人合编1部,副主编及参编10余部,发表学术论文60余篇。参加科研2项,均获省科技进步二等奖。1991年由山东科学技术出版社出版的专著《男女性疾病与不孕症》对男女性功能障碍、性欲异常、性行为异常、性传播疾病和不孕症从病因、诊断、治疗等方面都做了较为系统的论述,特别在治疗方面,不仅采用中西医结合的方法,而且总结了自己数十年临床用之有效的中医经验方药,是国内在性疾病与不孕症领域较早的中西医结合专著,有较大影响。

一、对不孕症的认识

李广文在长期的医疗实践中,以中医理论为指导,对不孕症进行了数十年的研究。他认为,不孕症的原因很多,涉及许多疾病,临床须通过检查,找出原因,治疗才能有的放矢。文献资料显示,不孕症证型较多,辨证繁杂,重复性不够好,因此对女性排卵障碍性不孕、输卵管阻塞性不孕、免疫性不孕及男性精液异常等所致不孕症的病因病机、辨论证治提出了独到见解。他认为西医学不孕症的病因分类与中医学的"证"存在相关性,是有一定规律可循的,临证时要抓住主要证型。

1. 排卵障碍性不孕以肾虚为主 排卵障碍是女性不孕症中常见的病因之一,其临床主要表现为月经失调。经贵如期,而经本于肾,肾主生殖,肾气旺盛,任通冲盛,月事如期,两精相搏,方能成孕。肾气盛是排卵功能正常的基础,故排卵障碍性不孕中医辨证以肾虚证为主。

2. 输卵管阻塞性不孕以血瘀为主 输卵管阻塞亦是女性不孕症的主要原因之一,多由于慢性输卵管炎及其周围结缔组织炎,使输卵管水肿、僵硬,炎性渗出致管壁粘连,而影响了输卵管的功能,致精卵不能结合,导致不孕。李广文指出,中医学认为,"任脉通,太冲脉盛,月事以时下,故有子"。输卵管阻塞患者多有附件炎病史,有少腹疼痛的症状,据"不通则痛"的机理,输卵管阻塞符合任脉瘀阻不通的特点,证属血瘀。瘀血阻滞,精卵不能相合,而致不孕。

3. 免疫性不孕肾虚为本,邪实为标 抗精子抗体阳性是免疫性不孕中较为常见的。李广文认为其病机乃肾虚为本,邪实为标,瘀是其变。肾主生殖,又主骨生髓。中医理论的髓包括了骨髓和脊髓,而骨髓是免疫系统的中枢免疫器官,在免疫应答及免疫调节过程起重要作用。只有在"先天之本"肾的涵养下免疫系统才能发挥正常免疫功能。肾气虚弱,湿浊邪毒乘虚而入,客于胞宫,正邪交争,损伤冲任,精血凝聚,不能摄精成孕,故免疫性不孕肾虚是本,邪实是标,虚实夹杂是其特点。

二、临证思路

1. **双方原因均需查清,有的放矢** 不孕症的原因包含了男女双方的原因,临床可见一方因素(女方或男方)或双方因素。临证时首先要查清病在何方,原因如何,方能做到有的放矢。

2. **因证相关设专方,以简驭繁** 继承中医学的精华,对其进行挖掘、整理,继而创新,是李广文所提倡和遵循的。根据西医的病因分类与中医学的"证"存在的相关性,针对女性排卵障碍性不孕、输卵管阻塞性不孕、免疫性不孕,以及男性少精弱精、精液不液化、阳痿、早泄、不射精等的主要证型,创制了专方,以简驭繁。他根据中医学理论,从阅读的大量中医古籍中筛选出 200 余首方剂作为参考,结合自己的临床经验,创立石英毓麟汤、通任种子汤、崩漏通用止血方、种子转阴汤、生精种子汤、液化汤、补肾医痿汤、知柏金锁固精丸、玉茎涌泉饮等,临床疗效显著。

3. **临证还需巧指导,不药而孕** 李广文对经系统检查未发现异常的不孕症进行分析总结,根据就诊者的具体情况进行以下指导,常可获得不药而孕的效果。

(1)掌握排卵期:根据月经周期中白带突增,清澈透明,延展性高,或夹血丝,以及性欲增强、下腹隐痛等排卵期的征象指导患者同房。尤其对于没有条件进行超声排卵检测的患者,不失为简单易掌握的方法。

(2)控制性交频度:性交的频度对受孕亦有一定影响。性生活过频,可致精子数量减少。一般每周 1~2 次性生活较为合适,在排卵期及前后可有所增加,每 1~2 天 1 次。化验精子数目偏低者应节欲保精,每月自女方月经来潮禁欲,于月经周期的 14 天开始本周期的第一次性生活。

(3)保持良好心境:精神心理因素对不孕症的影响已是公认的一种不孕因素。不孕夫妻常有较重的心理压力和精神负担,盼子心切,过度焦虑,都会引起不孕,因人的精神状态可直接影响精子的产生和排卵功能,精神紧张和情绪紊乱还可影响正常的性功能,女性可见性欲淡漠、性厌恶及性高潮障碍,男性常有性欲减退、阳痿及早泄,以致无法交合而不孕。临证时对其进行心理疏导,使其放下思想包袱,放松紧张情绪,消除对不孕症不必要的恐惧,帮助他们建立良好的心理状态。

三、治疗特色

(一)排卵障碍致女性不孕症

专方:石英毓麟汤。

紫石英 15~30g 淫羊藿 15~30g 菟丝子 9g 肉桂 6g 续断 15g 当归 12~15g 白芍 9g 川芎 6g 枸杞子 9g 赤芍 9g 川牛膝 15g 香附 9g 牡丹皮 9g 花椒 1.5g

该方以紫石英、淫羊藿补肾壮阳,温暖胞宫为君;菟丝子、肉桂、续断补益肾阳为臣;当归、枸杞子、白芍养阴补血,阴中求阳,川芎、赤芍、川牛膝、香附通行气血调经,牡丹皮凉血活血消瘀,并制约温热药之燥性,共为佐药;花椒专入督脉,取其温肾补火之功为使。

功效：温补肾阳，调经助孕。

用法：水煎服，日1剂，2次分服，连服3天停药1天，至BBT升高3天停药。

【典型案例】

李某，女，28岁，1997年4月28日初诊。

主诉：月经后延多年，结婚2年未孕，阴道流血20余天未净。

现病史：Lmp：1997年4月2日。距上次月经3个月，量少，每日换纸2~3次，至今未净。夫妻同居，性生活正常，未避孕2年未孕。乏力，纳眠好，小便正常，大便偏干。舌质淡红、边有齿痕，苔薄黄，脉细数。

既往史：月经16岁初潮，1~3个月一行，经期7~8天，有时流血15~70天，经量多，色红，有较多血块，伴小腹疼痛。

妇科检查：阴道有少量血，宫颈光滑，子宫体前位，正常大小，双侧附件区未见异常。

中医诊断：不孕症，崩漏。西医诊断：原发不孕，功能失调性子宫出血（无排卵）。

辨证：气虚血瘀。

治法：益气升提，化瘀清热止血。

方药：崩漏通用止血方加减。

党参30g　炒白术12g　升麻9g　炙黄芪30g　益母草30g　马齿苋30g　生地炭30g黑芥穗6g　仙鹤草30g　小蓟9g　生蒲黄^{包煎}9g　炙甘草6g　6剂，水煎服，日1剂。

二诊：1997年5月5日。服上方后，流血减少，色黯红，腰酸。舌黯红，苔白，脉细。上方加三七粉^冲3g，6剂。

三诊：1997年6月22日。服上方血止，5月20日行经，7天干净。现周期33天，基础体温单相，近几日白带多。舌质淡红，苔白，脉细。予石英毓麟汤6剂。

四诊：1997年7月7日。月经50天未至，基础体温单相，白带较多，近3天夹血丝。纳可，二便调。舌脉同上。上方6剂继服。

五诊：1997年8月8日。停经80天，恶心1天，纳一般，余无明显不适。基础体温已升高30天。舌质淡红，苔薄白，脉细滑。尿妊娠试验阳性。

诊断：早孕。予寿胎丸加减12剂。

1998年2月27日早产一女孩，体重2.5kg，健康。

【按语】　石英毓麟汤是专为促排卵而设，可治疗各种因排卵障碍而导致的月经失调。排卵功能正常则能孕育。该患者以不孕、崩漏初诊，就诊时阴道流血数十日不尽，故先以崩漏通用止血方止血。BBT单相可知无排卵，血止后改方石英毓麟汤补肾调经助孕，患者得以妊娠。

（二）输卵管梗阻与免疫性不孕

输卵管梗阻专方：通任种子汤。

延胡索12g　香附12g　连翘15g　丹参30g　当归9g　川芎6g　白芍9g　赤芍9g三棱9g　莪术9g　桃仁9g　红花9g　炮山甲9g　皂角刺9g　小茴香6g　炙甘草6g

方中丹参、桃仁、赤芍活血祛瘀止痛，当归活血补血；川芎活血行气；香附理气止痛，助活血祛瘀之力；白芍补血敛阴，缓急止痛；连翘清热解毒散结；小茴香入肝经，理气止痛；延胡索活血祛瘀，行气止痛；莪术行气破血止痛；皂角刺攻走血脉，直达病所，具消肿排脓之功；穿山甲性善走窜，可透达经络直达病所，功能消肿排脓；炙甘草既能缓急止痛，又可清热解毒。全方共奏活血祛瘀、通络止痛之效。该方能够改善输卵管及其周围组织的血液循环障碍,有利于炎症的吸收,促使粘连缓解,从而使输卵管复通。

免疫性不孕专方:四新毓麟汤(又名种子转阴汤)。

紫石英15g　党参15g　续断15g　淫羊藿9~15g　黄芩9g　徐长卿9g　菟丝子9g　当归9g　熟地12g　鹿角霜6g　川芎6g　花椒1.5g

该方是毓麟珠以续断易杜仲,加紫石英、淫羊藿、黄芩、徐长卿而成。毓麟珠出《景岳全书》,有补气养血益肾的作用,是治疗不孕症的要方,加紫石英、淫羊藿使肾气更足,冲任二脉更加充盛。黄芩、徐长卿有抗炎和调节免疫功能的作用,其用意在于减少抗精子抗体的产生。

用法:以上两方均水煎服,日1剂,2次分服,连服3天停药1天。

【典型案例】

案1　康某,女,32岁,于1996年6月3日初诊。

主诉:未避孕未孕2年半。

现病史:患者因不孕就诊于外院,检查输卵管不通。经三家省级西医院治疗仍未怀孕。月经规律,经血有少许血块。时有小腹隐痛,余无明显不适。舌淡红,苔薄白,脉细。

中医诊断:不孕症。西医诊断:原发不孕。

辨证:气滞血瘀。

治法:活血祛瘀,通络止痛。

方药:通任种子汤,每月服6剂,月经第7天开始,服3天停1天。

二诊:1996年10月4日。初诊后每月经净后服药6剂。Lmp:8月23日。妊娠试验阳性。予寿胎丸加味14剂。1997年6月4日剖宫产一男婴,体重3 450g。

案2　何某,女,28岁,1997年10月17日初诊。

主诉:结婚5年未孕。

现病史:夫妇同居,性生活正常。月经规律(35~40天),量中,色黯红,有血块,经期小腹胀痛,块下痛减。Lmp:1997年10月2日。平素白带不多,色白,无味,时感小腹疼痛,纳可,二便调,舌质黯,苔薄白,脉弦。

妇科检查:宫颈糜烂Ⅰ度,宫体前位,大小正常,活动可,双侧附件增厚,压痛阳性。

辅助检查:输卵管通水3次均通畅欠佳。查AsAb(+),AEmAb(+)。

中医诊断:不孕症。西医诊断:原发不孕。

辨证:气滞血瘀。

治法:活血祛瘀,通络止痛。

方药:通任种子汤加黄芩9g、徐长卿9g。水煎服,每日1剂,服3天停1天。

二诊:1997年11月17日。服上方12剂。Lmp:1997年11月3日,量中,色黯红,无块。经期腹痛减轻。予上方24剂。

三诊:1998年1月19日。复查AsAb、AEmAb均阴性。后经随访已怀孕生子。

【按语】　以上2例不孕均有输卵管的问题,证属气滞血瘀,瘀血阻滞经脉,损伤冲任,故难以摄精成孕;血瘀胞宫,胞脉不通,故经行不畅有血块,经行腹痛。两者均给予通任种子汤。后者尚有免疫因素,故加用黄芩、徐长卿,抑制病理性免疫反应,终获良效。

(王东梅　刘静君)

—— 刘瑞芬 ——

刘瑞芬(1950—),女,汉族,山东招远人,山东中医药大学附属医院教授、主任医师、博士研究生导师,山东省名中医,全国名老中医药专家,国家中医药管理局重点学科、重点专科学术带头人。曾任山东中医药大学附属医院妇科主任、妇科教研室主任,山东中医药学会妇科专业委员会第三、四届主任委员,第五批全国老中医药专家学术经验继承工作指导老师,国家中医药管理局"刘瑞芬全国名老中医药专家传承工作室"建设单位指导老师。兼任世界中医药学会联合会妇科专业委员会副会长,山东中医药学会妇科专业委员会名誉主任委员,国家自然科学基金评审专家,国家食品药品监督管理局中药新药、医疗器械评审专家,国家科技奖评审专家等职务。

刘瑞芬从事中医妇产科临床、教学、科研工作40余年,擅长治疗妇科炎症、痛经、月经失调、不孕症、节育措施并发症及副反应、妇产科血证、子宫内膜异位症、绝经综合征、子宫肌瘤、各种流产等。先后在省级以上学术期刊发表学术论文70余篇,撰写著作12部,作为主编、副主编编著了《本草应用拾遗》《中医妇科学》《中西医结合妇产科学》等著作。承担科研课题17项,其中国家级课题5项,曾获省部级科技进步二等奖、三等奖4项,省中医药科学技术一等奖1项,教育部多媒体课件大赛高教医学组三等奖1项,申报国家新药2项,培养博(硕)士研究生60余名、徒弟2名。

一、对不孕症的认识

当前我国实施的健康中国战略,生殖健康已成为二孩政策伴随而来的重要关注领域,大批高龄女性可能成为不孕症患病率持续上升的重要因素。女性不孕症呈现病因多样化、病程复杂化趋势,包括排卵障碍、子宫内膜病变、输卵管或盆腔病理因素、免疫因素等。刘瑞芬结合长期的临床实践,认为该病虽有病机各异,但不离肾虚为本的总病机,兼有痰湿血瘀为标。对于女性不孕症的治疗,主张西医辨病与中医辨证相结合,注重女性特殊的生理特点,如结合月经周期、不同年龄阶段、不同的治疗用药等因素。

1. 对排卵障碍性不孕的认识　肾藏精,主生殖,"经水出诸肾"。肾气、肾阳鼓动,促进卵子的发育成熟;肾阴充盛,精血充足,提供卵泡生长发育的物质条件。肾阳不足,命门火衰,阳虚气弱,不能触发氤氲乐育之气,故卵泡发育迟缓,无优势卵泡;肾气虚,无力鼓动血行,瘀血阻滞冲任胞脉,故卵子不能正常排出。该病常伴有标实之象,瘀血阻滞日久,有碍肾气生化而进一步加重肾虚;脾为后天之本,脾失健运,酿湿化痰。形体肥胖,肥人多痰,而痰湿之源在脾,脾虚运化失职,痰湿内生;痰湿之根在肾,肾虚气化失常,水湿内生,痰湿阻碍经髓,冲任阻滞,血海不能按时满溢,不能摄精成孕。另有久病盼子心切,情志不畅,肝气郁结,气滞血瘀,冲任不畅影响卵子的排出。而闭经兼见溢乳者,多为肾虚肝郁,水不涵木,冲任失和,血海不得满溢。故排卵障碍性不孕的病机是肾虚为本,脾虚痰湿及血瘀气滞为标。

2. 对盆腔炎性疾病后遗症所致输卵管阻塞性不孕的认识　盆腔炎性疾病后遗症所致输卵管阻塞性不孕,多有经期产后感受外邪之病史(多为湿热之邪),邪与血结,瘀滞冲任胞宫,精卵不能结合或孕卵不能着床。其病机以血瘀为主,初期多表现为湿热血瘀或气滞血瘀,但久病及肾,后期常伴有肾虚之征,临床表现为小腹隐痛,腰酸痛,乏力,劳则加重,故刘瑞芬提出以血瘀兼肾虚的病机学说。

3. 对子宫内膜异位症等所致不孕的认识　该病多表现为子宫内膜异位症、子宫腺肌病等病种。刘瑞芬认为痰瘀互结兼肾虚是本病的发病关键，因其病程长，病情复杂，更以血瘀（离经之血）为主，兼以痰湿、肾虚等病机。故其总病机以血瘀为主，兼肾虚。

4. 对体外受精胚胎移植术（IVF-ET）失败的认识　肾虚为 IVF-ET 失败的关键病机，瘀血阻滞贯穿始终，进行 IVF-ET 属排卵障碍者多因先天肾气不足或后天肾气失充，兼有属输卵管因素或子宫内膜异位症者，血瘀是其重要的病理基础。

二、诊治思路

查找不孕病因是刘瑞芬始终贯穿重视的方法。刘瑞芬认为中西医各有所长，各有所短，虽然其理论体系有所不同，但其治疗方法具有很大的互补性。立足于中医学理论，刘瑞芬强调辨证与辨病相结合，借助西医检查手段，能中不西，先中后西，衷中参西，发挥中西医的优势治疗妇科疾病。常借助西医学检查手段，明确病因后，再结合中医的辨证论治，做到西医辨病与中医辨证相结合，治疗时以中药为主，必要时配合西药，二者优势互补，以达到受孕胎安为目标。

1. 排卵障碍性不孕或其他原因导致的不孕进入备孕周期的诊治　刘瑞芬吸收和借鉴了中药人工周期及其补肾活血的调经思路，常用"补""调""温""通"中药周期疗法。

"补"：月经干净后或药物撤退性出血后，补肾养血，活血调经。以补肾填精为主，佐以助阳之品。常用方为经验方调经 1 号方：方中熟地黄、枸杞子、桑椹子、当归滋肾填精养血，菟丝子、紫石英、淫羊藿、续断温补肾阳，红花、川牛膝活血化瘀，香附、柴胡疏肝理气，砂仁理气和胃，茯苓健脾化痰，甘草调和诸药。一般服药 7~14 剂，至 B 超监测到成熟卵泡后停药。

"调"：卵泡成熟后，以"调"为主。方药在调经 1 号方的基础上酌加三棱、莪术、路路通、桃仁、皂角刺等，理气行气、活血化瘀，促进卵泡的成熟和破裂，卵子排出，且能促进输卵管蠕动和盆腔血液循环，确保卵子的转运，提供良好的盆腔微环境，重阴转阳而顺利度过氤氲之期。

"温"：经前期以"温"为主，宜补肾助阳，辅以滋肾益阴之品，结合基础体温升高的特点，既可温阳行气、促进黄体发育成熟，更能取其善补肾者而阴中求阳，助其子宫内膜由增殖期转化为分泌期，提前做好孕胎准备，顺其阴阳俱生而以阳长为主的生理特点，顺而施之。

"通"：血瘀明显，如子宫腺肌病、子宫内膜异位症，可适当加以活血化瘀之品，且临床观察发现并无影响胚胎着床。方选寿胎丸加减，温肾调经，助孕安胎，以增强黄体功能为受精卵的着床准备充足条件并预防先兆流产的发生。若未受孕，行经期以"通"为主。方选桂枝茯苓丸加减，活血通经而重阳转阴，为下个月经周期做好充分准备。

2. 盆腔炎性疾病后遗症所致输卵管阻塞性不孕的诊治　刘瑞芬以"活血化瘀、理气止痛、补肾培元"立法，首创治疗本病的有效方药——盆腔炎方，并创制本病中医综合治疗方案（中药辨证内服法＋灌肠法＋外敷法＋神灯理疗）。经"十一五"国家科技部支撑计划课题"慢性盆腔炎中医四联疗法的优化及诊疗规范研究——慢性盆腔炎中医综合疗法的优化研究"随机、对照、大样本、多中心临床研究证明，该方案疗效显著，复发率低，安全性高，适合基层推广。以活血补肾为基本治法，随症加减总结出了活血补肾清热法、活血补肾祛湿法、活血补肾止血法、活血补肾通络法、活血补肾散结法、活血补肾通经法及活血补肾滋阴法来治疗该类不孕症。

3. 子宫内膜异位症等所致不孕的诊治　在治疗子宫内膜异位症方面，主张用周期序贯疗法，经期以化瘀止痛为先以治其标，而非经期以活血化瘀、祛痰健脾补肾为主以治其本。刘瑞芬认为痰瘀互结兼肾虚是本病的发病关键,主张用周期序贯疗法分期治疗。非经期以治本为主,常采用止痛调血方(益母草、生牡蛎、茯苓、制鳖甲、续断等),活血化瘀,祛痰散结兼以补肾。经前 3~5 天以经痛停方加减(当归、吴茱萸、炮姜、乌药、白芥子等),温经散寒,活血止痛。临证治疗注重扶正祛瘀,强调活血勿破血,祛瘀兼利湿。另外,由于子宫内膜异位症导致不孕患者盼子心切,常过度焦虑,因此强调治疗中要注重给予心理疏导,调畅情志,使其易于受孕。

4. 体外受精胚胎移植术(IVF-ET)失败的诊治　刘瑞芬注重分期论治,调理期辨病与辨证相结合,重在补肾活血,临证以经验方调经 1 号方加减,并选用疏肝理气、解郁安神的中药如香附、柴胡、百合、莲子心、酸枣仁等。移植前期顺应促排方案,长方案以补肾滋阴为主,调经 1 号方去菟丝子、紫石英、淫羊藿、续断温补肾阳之品,以顺应长方案垂体降调节;同时加阿胶、胎盘粉养血滋阴之品以促进卵泡发育,提高超排卵中卵子质量。短方案、自然周期者可继续服用调经 1 号方至胚胎移植前 4~5 天。移植后补肾健脾,温经助孕为主,少佐养心安神,疏肝解郁,自拟补肾助孕方加减。妊娠后积极保胎治疗,临证确定宫内妊娠后,以补肾健脾、益气固胎为主,自拟补肾安胎方加减。

三、治疗特色

(一)排卵障碍性不孕

常见疾病:多囊卵巢综合征、卵巢发育不全、卵巢储备功能下降、卵巢早衰、高催乳素血症、席汉综合征等。

临床表现:月经后期甚至闭经、经期延长、月经过少,或月经提前,或崩漏,经色淡红或黯红,质稀薄或有瘀块,或月经虽正常但卵泡监测表现为发育欠佳、无排卵、提前排卵等情况。

【典型案例】

张某,女,28 岁。2009 年 3 月 5 日初诊。

病史:患者自述结婚 3 年未采取任何避孕措施,至今未孕。其配偶精液常规检查"正常"。既往月经 35~50 天一行,经期 7~8 天,经量中等,色黯红,有血块,稍感腹胀,经行腰酸。Lmp:2009 年 2 月 25 日。距上次月经 45 天,7 天净,量、色、质同前。现月经干净 2 天。平素郁闷不舒,时感腰酸,白带正常,纳眠可,二便调,舌黯、苔薄白,脉沉细。曾于外院行 B 超检查示多囊卵巢?

中医诊断:不孕症,月经后期。西医诊断:不孕症,多囊卵巢综合征。

辨证:肾虚肝郁,冲任瘀阻。

处方:调经 1 号方加减。

熟地黄 18g　桑椹子 30g　枸杞子 12g　当归 12g　淫羊藿 18g　续断 30g　菟丝子 18g　紫石英 30g　柴胡 12g　香附 12g　川牛膝 15g　路路通 12g　丹参 18g　红花 12g　牡丹皮 9g　茯苓 15g　砂仁 6g　甘草 6g　10 剂,水煎服。

二诊(2009 年 4 月 1 日):患者服药后腰酸症状明显改善,昨日月经来潮,量可,色黯,感小腹坠胀,嘱先服用少腹逐瘀胶囊、血府逐瘀口服液。月经干净后继续给予上方中药 10 剂,之后服用佳蓉片 10 天。

三诊(2009 年 5 月 2 日):患者月经来潮第 1 天,基础体温呈双相,继用二诊的治疗方案。

四诊(2009 年 5 月 13 日):月经第 12 天,B 超监测卵泡示右卵泡 2.0cm×1.9cm,子宫内膜厚 0.9cm。调整处方:去熟地黄、桑椹子、紫石英、川牛膝、砂仁、茯苓,加赤芍、白芍、连翘、王不留行、皂刺各 12g。3 剂,水煎服。

五诊(2009 年 5 月 16 日):B 超监测已排卵,指导同房。调整处方:

菟丝子 18g　桑寄生 15g　续断 15g　阿胶[烊化]11g　杜仲 12g　砂仁 6g　党参 18g　白术 12g　黄芩 9g　白芍 15g　甘草 6g　7 剂,水煎服。

配合:黄体酮胶丸 0.1g,口服,日 2 次。

六诊(2009 年 6 月 6 日):患者现停经 35 天,B 超示早孕。继续给予保胎中药治疗至孕 3 个月,B 超胎儿正常。

【按语】　患者以不孕症、月经后期为主要表现,B 超提示多囊卵巢,结合患者无肥胖,经行血块腰酸,平素郁闷不舒,辨证为肾虚肝郁,兼有血瘀之象,以调经 1 号方加减,加柴胡、丹参、路路通,以补肾活血、理气通络,结合中药周期疗法,调理近 3 个月而妊娠,疗效满意。

(二)输卵管阻塞性不孕

【典型案例】

李某,26 岁。初诊时间:2010 年 11 月 7 日。

未避孕未孕 1 年余。患者自 2009 年 4 月开始夫妻同居性生活正常,未避孕未孕至今。2010 年 8 月外院子宫输卵管造影术示左侧输卵管末端增粗,伞部无弥散;右侧输卵管走行迂曲,伞部上举,部分弥散。既往月经 5/30 天,量色质可,偶有血块,经行无明显不适。平素经净后偶小腹左侧隐痛。Lmp:2010 年 10 月 25 日,5 天净,余同上。白带正常。孕 0(G0)。纳眠可,二便调。2010 年 7 月 5 日外院 B 超示左侧卵巢囊肿(2.7cm×3.0cm)。男方精液常规正常。舌黯红,脉弦细。

中医诊断:不孕症,癥瘕。西医诊断:输卵管不通不孕,卵巢囊肿。

辨证:血瘀兼肾虚。

处方:

1. 中药汤剂内服　祛瘀种子汤加味:香附 12g,丹参 30g,蒲黄 12g,鸡内金 12g,醋延胡索 12g,北败酱草 18g,白芍 12g,赤芍 12g,当归 12g,连翘 12g,续断 18g,皂角刺 12g,菟丝子 15g,木香 12g,炙甘草 6g,路路通 12g,炮山甲粉[冲服]3g,蜈蚣[研末,冲服]1 条,茜草 12g,茯苓 18g。12 剂,水煎服。

2. 外用药　康妇消炎栓,外用。

3. 宫腔注药　缓慢注入 0.9% 氯化钠注射液 + 地塞米松共 20ml。推注过程中稍有阻力,无腹痛,有溢液约 2ml,无阴道流血。保留 30 分钟。术后口服奥硝唑分散片、宫宁颗粒及禁房事盆浴 2 周。

二诊(2010 年 11 月 21 日):Lmp:10 月 25 日,5 天净。月经周期(MC)第 28 天,近期无不适。处方调整:上方加炒小茴香 12g,丹参 18g、益母草 12g,改败酱草 15g,去茜草。6 剂,水煎服。

三诊(2011 年 1 月 16 日):Lmp:12 月 25 日,4 天净,量色质可。经行无腹痛,现 MC 第 22 天,患者自述宫腔注药后小腹有刺痛感,持续 3 天,症状好转。脉弦细。处方调整:

盆腔炎方加减:香附 12g,丹参 15g,蒲黄 12g,鸡内金 12g,醋延胡索 12g,北败酱草 18g,白芍 12g,赤芍 12g,当归 12g,连翘 12g,续断 30g,皂角刺 12g,菟丝子 15g,木香 12g,炙甘草 6g,茯苓 18g。7 剂,水煎服。

四诊（2011年2月13日）：Lmp：1月25日，现MC第20天。患者近5天时有小腹发胀，左侧少腹明显。白带正常。纳眠可，小便可，大便质稀，一天2~3行。舌黯红苔白，脉弦细。自测BBT呈双相。嘱月经干净3~7天行子宫输卵管造影术。处方调整：盆腔炎方加减。改延胡索18g、盐续断30g、丹参18g，加山药15g、柴胡12g、白茅根12g、益母草12g、炮山甲^{冲服}3g、蜈蚣^{研末冲服}1条、路路通12g、王不留行12g、茯苓18g。

五诊（2011年3月7日）：Lmp：2月22日，5天净。现MC第14天。舌脉同前。2011年3月2日于章丘市人民医院行子宫输卵管造影示双侧输卵管通畅。处方调整：2011年1月16日方，改续断30g，加茜草12g、炮山甲^{冲服}3g、紫石英45g。10剂，水煎服。并测BBT。

六诊（2011年4月3日）：Lmp：3月24日，5天净。现MC第11天。B超监测排卵示右侧发育中卵泡（1.1cm×0.8cm），左侧卵巢囊肿（5.4cm×3.8cm）。处方调整：调经1号方：改紫石英^{先煎}45g、茯苓18g，加炮山甲^{冲服}3g、蜈蚣^{冲服}1条、路路通12g、连翘12g、茜草12g。8剂，水煎服。

七诊（2011年4月10日）：现MC第17天，舌脉同前。

处方调整：续断18g　菟丝子15g　桑寄生15g　茯苓18g　枸杞子12g　炒白术12g　党参18g　黄芩9g　五味子12g　柴胡12g　炒杜仲12g　当归12g　皂角刺6g　7剂，水煎服。

5月15日自测尿HCG（+），B超示早孕，符合6孕周。宫腔内探及妊娠囊2.1cm×1.5cm×1.3cm；左侧附件区囊性包块5.1cm×3.2cm×2.9cm。纳眠可，二便调。舌淡苔白，脉弦滑。

处方：①维生素E 100mg，口服，日1次；②叶酸（自备）；③黄体酮胶丸0.1g，口服，日1次；④固肾安胎丸6g，日3次。

【按语】　患者行子宫输卵管造影术示左侧输卵管不通，右侧输卵管远端粘连，给予中药祛瘀种子汤加减化瘀通络，并配合宫腔注药。患者经行产后摄生不慎，湿热之邪乘虚而入，与血相搏，瘀阻胞脉，不通则痛，故见腹痛；胞脉瘀阻，精卵不能结合，故发为不孕。调治以补肾化瘀，清热利湿，理气通络。因久病入络，故加虫类搜剔之品，以疏通经脉，宫腔注药3次，后复查造影双侧输卵管通畅。其后，又给予调经1号方补肾养血化瘀，促进卵泡发育，排卵后继续补肾助孕，获宫内妊娠。

（三）子宫内膜异位症、子宫腺肌病不孕

【典型案例】

周某，27岁，初诊时间：2008年11月7日。

未避孕未孕4年。患者月经不规律，7天/30~60天，以40~60天居多，量中色黯有血块，经期第2天小腹坠痛难忍，需药物止痛，排血块后痛缓，喜暖拒按，平素无腹痛。Lmp：2008年10月13日，5天净。Pmp：2008年8月底（具体不详）。白带量多，色白，有异味，无阴痒。G0（未避孕）。纳眠可，二便调。2006年4月24日男方精液常规无明显异常（外院）。2006年3月7日外院HSG示右侧输卵管通畅，左侧输卵管通而不畅。2006年7月于外院行药物促排卵，示卵泡发育正常，排出正常，但未受孕。2007年9月左侧卵巢巧克力囊肿于济南妇幼行腹腔镜治疗。B超示子宫腺肌病？Em 1.1cm。白带常规示滴虫（-），真菌（-），清洁度Ⅱ度，细菌性阴道病（BV）（-）。妇科检查示外阴正常，阴道畅，宫颈Ⅱ度糜烂、肥大，宫体后位常大、活动可、质硬，附件未及明显异常。舌黯红苔薄白，脉沉涩。

中医诊断：不孕症，癥瘕。西医诊断：不孕症，卵巢巧克力囊肿。

处方：①止痛调血方加味：益母草 15g，生牡蛎 18g，制鳖甲 12g，杜仲 12g，蒲黄 12g，续断 18g，香附 9g，醋延胡索 12g，连翘 12g，赤芍 12g，白芍 12g，木香 12g，海藻 12g，炮山甲 6g，王不留行 12g，路路通 12g，丹参 18g。10 剂，水煎服。②B 超监测排卵。③外用灌肠药。

二诊（2008 年 11 月 20 日）：停经 37 天，月经尚未来潮，服上方后无不适，白带正常，纳眠可，二便调。Lmp：2008 年 10 月 13 日。2008 年 11 月 14 日液基薄层细胞学监测（TCT）示良性反应性病变（中度炎症）。B 超监测排卵：2008 年 11 月 7 日左侧卵巢见 2.0cm×2.1cm 囊泡区，Em 1.1cm。2008 年 11 月 9 日左侧巧克力囊肿？盆腔积液，Em 0.8cm。2008 年 11 月 11 日宫体左侧探及 4.7cm×3.3cm 囊性包块，Em 1.2cm。舌黯红苔薄白脉沉涩。

建议查生殖抗体五项、测 BBT。

处方：经痛停方。当归 15g，川芎 15g，香附 12g，醋延胡索 18g，肉桂 6g，吴茱萸 9g，炮姜 6g，乌药 12g，白芥子 12g，白芷 12g，木香 12g，柴胡 12g，小茴香 12g，蒲黄 12g，醋没药 6g，炙甘草 6g。6 剂，水煎服。

龙血竭胶囊，3 粒，日 3 次；花季外用。

三诊（2008 年 11 月 28 日）：病史同前，Lmp：2008 年 11 月 20 日，5 天净。量中色黯，血块多，经行第 1 日小腹坠痛难忍，昨日感腰酸，现无明显不适。白带正常。纳眠可，二便调。2008 年 11 月 26 日经第 6 日本院 B 超示盆腔积液，Em 0.9cm。11 月 27 日（月经第 7 日）查抗体五项均为阴性。舌脉同前。

处方：2008 年 11 月 7 日方继用 6 剂。

四诊（2012 年 6 月 22 日）：述服以上中药 20 余剂，于 2009 年 9 月 11 日顺产一女婴。

【按语】 患者平素痛经明显，需药物止痛，经超声检查发现左侧卵巢巧克力囊肿、子宫腺肌病，妇科检查证实其宫体质硬，结合患者疼痛时，伴有血块排出后痛缓，喜暖拒按，偶感腰酸，辨证为血瘀为本，兼有肾虚寒凝，给予止痛调血方，同时结合经期以化瘀止痛为先以治其标，非经期以活血化瘀、祛痰健脾补肾为主以治其本，非经期采用止痛调血方，加炮山甲、王不留行、路路通等加强通络止痛的功效，经前以经痛停方加减温经散寒、活血止痛，经过周期用药而获妊娠。

（四）IVF-ET 中药辅助治疗

【典型案例】

苗某，女，40 岁。初诊时间：2013 年 5 月 6 日。

主诉：已婚 10 余年未孕，欲行第 11 次胚胎移植，要求中药调理。

初诊：患者因双侧输卵管不通于 2001—2003 年行 3 次试管婴儿均未成功。2009 年因行宫腔镜检查示宫腔粘连、多发性子宫内膜息肉，行"宫腔粘连分离术及子宫内膜息肉摘除术"。术后至 2013 年 5 月行 7 次胚胎移植均未成功。既往月经 20 余天一行，6 天净。Lmp：2013 年 4 月 21 日，5 天净，量少色黯，经行腰酸，经前乳胀。孕 0。现月经第 16 天。白带量少。纳眠可，二便调。舌红苔薄黄，脉沉细。本月月经第 4 天查血示 FSH 7.12mIU/ml，LH 5.69mIU/ml，PRL 7.13ng/ml，T 63.88ng/ml，E₂ 43.0Pg/ml。

中医诊断：不孕症。西医诊断：不孕症，IVF 前调治。

辨证：肾虚血瘀。

治法：补肾活血，养血助孕。

处方：熟地 18g　当归 12g　桑椹子 12g　石斛 12g　麦冬 12g　菟丝子 18g　川续断

30g　淫羊藿 18g　山药 12g　百合 15g　茯苓 15g　紫石英 45g　丹参 18g　牡丹皮 9g　红花 12g　柴胡 12g　木香 12g　川牛膝 15g　陈皮 9g　黄芩 12g　炙甘草 6g　7 剂,水煎服,每日 1 剂,早晚分服。

二诊(2013 年 5 月 16 日):Lmp:2013 年 5 月 15 日。周期 25 天,现月经第 2 天,量少,色黯。舌淡红苔薄白,脉沉细。患者自服上药后大便稀,1 日 3 次,矢气频。给予桂枝茯苓胶囊口服。经后继予上方,增强填补精血之力,加阿胶 10g、鹿角胶 12g、胎盘粉 3g、炒白术 18g。7 剂,水煎服。

三诊(2013 年 6 月 27 日):Lmp:2013 年 6 月 16 日。周期 30 天,5 天净,经量较前增多,色改善。现月经第 13 天,外院 B 超监测已有成熟卵泡,欲行体外受精、胚胎移植。嘱其原方去阿胶、鹿角胶,继服 3 剂;移植后,改服补肾助孕方加减(菟丝子 15g,川续断 18g,槲寄生 15g,党参 18g,炒白术 12g,黄芩 9g,麦冬 9g,柏子仁 12g 等),水煎服,日 1 剂。

四诊(2013 年 7 月 18 日):胚胎移植后 14 天,阴道少量咖啡色分泌物 7 天,无腹痛,无恶心、呕吐。舌红苔白厚,脉细沉。2013 年 7 月 16 日查血示 E_2 249.7Pg/ml,P 14.81ng/ml,HCG 276.30mIU/ml。查血结果提示已经受孕。

处方:上方加入苎麻根 15g、墨旱莲 18g、炒山药 30g,以补肾健脾,止血安胎。同时给予黄体酮 60mg,肌内注射,每日 1 次;补佳乐 1mg,口服,每日 2 次;达芙通(地屈孕酮)20mg,口服,每日 2 次。

五诊(2013 年 7 月 19 日):查血示 E_2 411.1Pg/ml,P 18.83ng/ml,HCG 873.90mIU/ml。给予 HCG 2 000U 肌内注射,隔日 1 次。余治疗同前。

六诊(2013 年 8 月 1 日):胚胎移植后 28 天,近 5 日阴道少量咖啡色分泌物,无腹痛,无腰酸,恶心,无呕吐。2013 年 7 月 31 日,查血示 E_2 1 098Pg/ml,P 45.32ng/ml,HCG 36 332mIU/ml。继服上方,将苎麻根改为 18g,加莲房炭 12g、萸肉 12g、竹茹 12g。7 剂,水煎服。余治疗同前。

七诊(2013 年 8 月 8 日):患者服药 3 天后血止,现胚胎移植后 35 天,纳眠可,大便不成形,1 日 1 次,小便调。舌红苔白厚,脉细滑。2013 年 8 月 6 日 B 超示早孕(双胎,均符合 7 周妊娠)。中药去莲房炭,改苎麻根 12g、墨旱莲 15g、炒白术 18g、麦冬 15g、菟丝子 30g 继服。停补佳乐。余治疗同前。次日查血示 E_2 1 630Pg/ml,P 47.96ng/ml,HCG 91 410mIU/ml。后继续治疗调理至 12 周妊娠。患者后因产后前来复诊,得知其已平安产下一对男婴。

【按语】　该患者年龄偏大,多次 IVF-ET,素有血瘀,冲任阻滞不通,精卵不能结合,加之久病肾虚,精血不足,不能摄精成孕,故不孕;瘀血阻滞,故经色黯;瘀血阻滞,日久成癥,故有子宫内膜息肉。

首诊时分析:调经 1 号方补肾益精,养血调经,加紫石英、桑椹、丹参,加强补肾气、养血活血作用,配伍麦门冬、百合使补而不燥,兼顾心神。

二诊时分析:患者仍精血匮乏,加阿胶、鹿角胶、紫河车粉等,增强滋阴养血作用,使补而不滞,温而不燥。治疗 1 个月。

移植时分析:欲促排移植,因复诊时已进入促排周期,且月经第 13 天,继服二诊方 3 剂,补肾滋阴养血,提高卵子质量,后以补肾助孕方以补肾健脾,温经助孕。

鲜胚植入期分析:有少量褐色分泌物,予补肾固胎方,以补肾健脾、益气固胎,加墨旱莲、苎麻根凉血止血,效果显著,顺利产子。

(师 伟　张丽娟)

—— 王东梅 ——

王东梅,主任医师,教授,医学博士,博士研究生导师,山东中医药大学附属医院(山东省中医院)妇科主任,国家中医药管理局及山东省重点学科中医妇科学学科带头人,国家临床重点专科及国家"十二五"重点专科建设项目负责人,中华中医药学会妇科分会副主任委员,中国民族医药学会妇科专业委员会副会长,中国中医药研究促进会妇科流派分会副会长,世界中医药学会联合会妇科专业委员会常务理事,山东中医药学会妇科专业委员会主任委员,山东名中医药专家,全国首届杰出女中医师,山东省十佳女医师。人事部、卫生部、国家中医药管理局"九五"期间全国老中医药专家李广文学术经验继承人。

从事妇科临床、教学、科研工作30余年,对不孕症、多囊卵巢综合征、异常子宫出血、痛经等疾病有较深入的研究。发表学术论文60余篇。出版学术专著《妇科常见病中医论治》,主编《妇产科病学》,副主编、参编多部著作。主持省部级科研课题5项,获省部级科技进步三等奖1项;参加国家级、省部级课题多项,获省部级科技进步二等奖1项、三等奖2项。

一、对不孕症的认识

不孕症是临床常见疾病,可由多种原因导致。女性不孕症中排卵障碍、输卵管梗阻是最主要的原因。

1. 排卵障碍性不孕　排卵障碍主要表现为月经失调,包括月经的周期、经期及经量的异常;亦有少数患者,虽然月经周期正常,但BBT为单相型。临证时通过检查,明确不同的原因,如多囊卵巢综合征(PCOS)、卵巢早衰和卵巢功能减退、高催乳素血症或垂体瘤、未破卵泡黄素化综合征(LUFS)等。中医学认为,肾藏精,主生殖,为月经之本,王东梅治疗排卵障碍导致的不孕以补肾为主,根据辨证,分别采用补肾填精、补益肾气、温肾助阳、滋肾泻火等法,同时亦要兼顾他法。

2. 输卵管梗阻性不孕　盆腔炎性疾病常导致输卵管的梗阻,临床表现为小腹疼痛,劳累或同房后加重,带下增多。亦有无明显临床症状,而妇科检查一侧或双侧附件区增粗、增厚,有压痛等。对于完全梗阻者,根据不同的梗阻部位,可采取宫腔镜、腹腔镜或导丝疏通,同时配合中医中药治疗,或行IVF-ET;通而不畅者,以中医中药治疗为主,活血化瘀通络为其主要治法,采用中药内服、中药灌肠、中药封包、灸法等。

3. 子宫内膜异位症　轻度患者或卵巢内膜异位囊肿不大者,中医治疗以活血化瘀、散结止痛为主。

4. 免疫性不孕　辨证的基础上,使用具有调节免疫功能的中药。

5. 不明原因及无症状的不孕　以补肾为主。临床上有部分患者虽经多方检查,仍查不出原因;亦有不孕患者无临床症状,因此无证可辨,即有病而无证。王东梅认为,肾藏精,肾中精气是机体生命之本,对人体的生理、生殖功能有重要的作用,肾阴肾阳以肾中精气为物质基础,是肾中精气的生理效应,亦是机体各脏阴阳的根本,二者相互制约、相互依存、相互为用,维持着相对平衡。因此治疗以补肾为主。

二、临证思路

王东梅认为,治疗不孕症,首先要寻找病因,中西合参,取长补短。除了辨证,还要采用相应的检查和检验方法,如内分泌激素检查、B型超声检查、输卵管通液或子宫输卵管造影、基础体温(BBT)测定、宫腔镜检查、腹腔镜检查等,治疗才能做到有的放矢,事半功倍。

1. **BBT测定** BBT测定简便、经济,患者容易掌握。通过BBT可以初步了解有无排卵,还可了解黄体功能。月经周期不正常的患者,医生可根据BBT了解患者就诊时所处的月经的不同时期用药,如BBT已经升高,进入高温相,则有妊娠的可能,高温相达18天,早孕的可能性大。

2. **观察白带情况** 在月经周期的不同时期,白带的量和性状亦会有不同,越接近排卵期(中医学氤氲之时、的候),白带越稀薄,延展性越高,至排卵期白带清澈透明,似鸡蛋清样,利于精子穿透。了解患者白带情况,指导适时同房,有利于受孕。还可以结合尿液LH的测定,让患者比较准确地安排同房时间。

3. **B型超声** B型超声检查可以了解子宫是否有器质性病变影响受孕,另外可以了解卵泡的发育情况和是否排出,以及了解子宫内膜的厚度。LUFS的患者BBT可以表现为双相,但如果不做超声检查,就难以作出正确的诊断。子宫内膜的厚度对受孕亦很重要,在B型超声的帮助下,可通过药物纠正过薄或增厚的子宫内膜,以提高受精卵的着床率。

4. **输卵管通畅性检查** 输卵管梗阻是不孕症的主要病因之一,对于未避孕1年以上的患者,尤其是排除了其他原因的不孕症,应做输卵管通畅性检查,如输卵管通液术、子宫输卵管造影术。

三、治疗特色

1. **月经后期、闭经** 临床多由PCOS引起,以月经后期、闭经、不孕为主要表现。临床多见肾阳虚证,表现为畏寒怕冷,大便稀溏,形体多肥胖,舌淡或淡胖有齿痕,苔白,脉细;亦有无PCOS,而月经停闭不行或数月一行。治以温补肾阳,调经助孕,拟方调经毓麟汤(经验方)。

方药组成:紫石英15~30g 淫羊藿15~30g 菟丝子9g 肉桂6g 续断15g 当归9g 白芍9g 川芎6g 枸杞子9g 川牛膝15g 香附9g 牡丹皮9g 生黄芪15g 生山药15g 薏苡仁30g 花椒1.5g

大便干者,加决明子、荷叶,润肠通便降脂;大便稀溏者,酌选白扁豆、莲子、肉豆蔻、补骨脂,健脾补肾止泻;月经量少者,加鹿角胶^{烊化}9g;无PCOS者,去薏苡仁。

【典型案例】

案1 李某,女,29岁,2015年3月17日初诊。

主诉:未避孕6年未孕,月经后延数年,现停经1年5个月。

现病史:Lmp:2013年10月(孕激素撤血,距上次月经1年余)。平素白带量少,多梦,大便干,2日一行,余无明显不适。舌淡红,苔薄白,脉细。夫妻同居,性生活正常。

既往史:既往月经6个月至1年一行,量中,4天干净。

体格检查:身高150cm,体重55kg。

辅助检查:2013年输卵管通液时腹痛,是否通畅不详。男方精液常规检查示活率低。B型超声示子宫 6.3cm×3.6cm×2.9cm,内膜 1.1cm,右卵巢 3.3cm×2.0cm,左卵巢 3.0cm×2.2cm,双侧卵巢内探及数个直径小于 1cm 的小囊性暗区,单个切面大于 10 个,沿被膜下排列。超声影像示多囊卵巢(PCO)。未做过生殖内分泌检查。

妇科检查:子宫前位,稍小,偏左,活动好,无压痛;左侧附件条索状增粗,有压痛,右侧附件阴性。

中医诊断:不孕症,闭经。西医诊断:多囊卵巢综合征。

辨证:肾虚。

处理:①黄体酮胶囊 100mg,日 2 次,5 天;②月经 2~4 天性激素五项,甲状腺功能,胰岛素,血糖,血脂,生殖抗体五项。

二诊:2015 年 3 月 26 日。Lmp:3 月 25 日(黄体酮撤血),血量中等。

辅助检查:性激素五项示 FSH 6.66mIU/ml,LH 9.01mIU/ml,PRL 255.90uIU/L,E_2 37.95pg/ml,T 0.465ng/ml,LDL 3.94mmol/L。余均正常。

治疗:予达英 –35,3 个周期,期间服用暖宫孕子丸、益精口服液。

三诊:2015 年 6 月 21 日(月经第 4 日,达英第三周期),血 LH 8.47mIU/ml。再给达英 –35 一周期,并于 6 月 30 日行子宫输卵管造影,示右侧输卵管通畅,左侧走行迂曲,末端增粗,无弥散。给予通任种子汤(方见后)7 剂,水煎服。

四诊:2015 年 7 月 19 日。7 月 18 日行经(达英第 4 周期),量色可,有血块,小腹凉,腰酸,大便稀。予调经毓麟汤加丹参 30g、赤芍 9g、连翘 15g、肉豆蔻 9g。7 剂,水煎服。枸橼酸氯米芬,每日 50mg,服 5 天;补佳乐每日 1mg。

五诊:2015 年 8 月 3 日。B 超示子宫内膜 0.76cm,中药上方加葛根 30g、麦冬 15g。8 月 17 日基础体温(BBT)仍为单相,遂用黄体酮 20mg,肌内注射,每日 1 次,3 天。嘱月经第 5 天枸橼酸氯米芬,每日 100mg,服 5 天;因服中药后大便稀,上方加白扁豆 9g。经后服用。患者 8 月 22 日行经,9 月 6 日 B 超示右侧卵泡 2.16cm×2.11cm,子宫内膜 0.94cm。遂予注射用绒促性素 1 万 U 肌内注射,促排方(经验方)3 剂。

六诊:2015 年 9 月 27 日。停经 37 天,BBT 高温 20 天,4 天前自测尿妊娠试验阳性。B 超示宫内妊娠 5+ 周,予芩术寿胎丸。

方药:盐续断 30g　菟丝子 9g　桑寄生 15g　阿胶[烊化]11g　炒白术 9g　黄芩 9g　杜仲 12g　生山药 15g　炙黄芪 30g　醋香附 12g　白芍 9g　紫苏梗 9g

2015 年 10 月 13 日,B 超示胎心 155 次/min。随访于 2016 年 5 月 25 日剖宫产一男婴,3 300g,健康。

案2　赵某,29 岁,2008 年 8 月 11 日初诊。

主诉:未避孕 4 年余未孕,月经后延 14 年,依药来潮 2 年余。

现病史:Lmp:2008 年 3 月。现停经 5 个月。白带不多,乏力,时头晕,纳眠可,二便调。体毛不重,面部时有痤疮。结婚 4 年余,夫妻同居,性生活正常,未避孕未孕。

既往史:月经 15 岁初潮,一年行经 2~3 次,量中等。近 2 年多,月经依药来潮(西药人工周期)。否认家族糖尿病病史。

辅助检查:2007 年 B 超示子宫发育不良,2006 年查血内分泌异常(未见化验单)。未行输卵管通液及造影检查。今日尿妊娠试验阴性。挤压双侧乳房无溢乳。B 超示子宫前位,5.8cm×3.2cm×2.3cm,反射均质,右卵巢 3.2cm×2.0cm,左卵巢 3.4cm×2.1cm,子宫内膜

0.5cm。影像示子宫发育欠佳。

妇科检查:外阴阴毛少;阴道通畅;宫颈轻度糜烂,触血阴性;宫体前位,稍小,双侧附件阴性。舌淡红,苔薄白,脉细。

中医诊断:不孕症,闭经。西医诊断:原发不孕,继发性闭经。

证属:肾虚。

治法:补肾益气,调经助孕。

处理:①调经毓麟汤加制首乌12g、赤芍9g。12剂,水煎服。②戊酸雌二醇(补佳乐),每日1mg。③黄体酮20mg,5支。服补佳乐第17天时每日肌内注射20mg。

二诊:2008年9月8日。9月5日行经(人工周期+中药),量色正常,有血块,小腹隐痛,未净。纳眠可,二便调。舌脉同前。

处理:①中药上方加巴戟天9g,每月14剂;②妈富隆,每日1片,5个周期。

三诊:2009年2月5日。近5个月服妈富隆及中药,月经规律。Lmp:1月31日。舌淡红,苔白,脉细。

处理:①2008年9月8日方,6剂;②枸橼酸氯米芬50mg,口服,每日1次,连服5天,补佳乐每日1mg;③监测BBT。

四诊:2009年3月9日。现月经周期第38天,BBT单相,月经周期14天时超声未见优势卵泡。时有乳胀和小腹隐痛。白带量多,未见透明拉丝。纳眠可,二便调。舌脉同前。

处理:①黄体酮每日肌内注射20mg,3天。②枸橼酸氯米芬100mg,口服,每日1次,连服5天;补佳乐每日1mg。二药均于月经第5天服用。③9月8日方9剂,经后服。

五诊:2009年5月14日。Lmp:3月26日,现停经50天。恶心2天,不甚。BBT于4月19日开始升高。测尿妊娠试验阳性。B超示宫内2.7cm×1.3cm增强光团,双附件阴性。

处方:炒续断30g 桑寄生9g 菟丝子9g 炒杜仲12g 白芍9g 熟地9g 炒山药15g 炒白术15g 黄芩9g 苏梗9g 香附12g 6剂,水煎服。

1周后复查B超,宫内见妊娠囊。2009年12月26日剖宫产一男婴,3 000g。

案3 张某,女,29岁,已婚,2017年4月17日初诊。

主诉:未避孕3年未再孕。

现病史:月经后延4年,平素白带量少,阴道干涩,余无明显不适。舌淡红,苔薄白,脉细。夫妻同居,性生活正常。Lmp:2017年4月15日(来曲唑+补佳乐+黄体酮)。身高164cm,体重70kg(近4年增加20kg)。祖母有糖尿病病史。

既往史:既往月经37天一行,量中,7天干净。近4年月经逐渐后延,37天至3个月一行。2014年来曲唑促排卵后妊娠,孕2个月余未见胎心行清宫术。近2年在某生殖中心治疗2年,用过优思明、枸橼酸氯米芬、来曲唑等,一直未孕。

辅助检查:2016年行子宫输卵管造影,示子宫偏右,右侧输卵管上举,左侧走行可,双侧弥散好。男方精液常规检查正常。

中医诊断:不孕症,月经后期。西医诊断:继发不孕,月经稀发。

辨证:肾虚。

治法:补肾益气,调经助孕。

处理:①调经毓麟汤加丹参30g,赤芍9g,连翘15g,薏苡仁30g。7剂,每日1剂,水煎服。②通任种子汤加透骨草15g,6剂,每3剂封包热敷,每日1次,每包连用5天。

二诊：2017 年 4 月 30 日。服药平妥，月经周期 16 天，B 超示左卵泡 1.33cm×1.07cm，右卵泡 1.13cm×1.18cm，子宫内膜 0.77cm。

处理：上方加鹿角胶^{烊化}9g，巴戟天 9g。7 剂。

三诊：2017 年 5 月 8 日。月经周期 24 天，BBT 单相，B 超示右卵泡 2.2cm×1.9cm，子宫内膜 1.21cm。遂予注射用绒促性素 1 万 U 肌内注射，活血胶囊服 2 天。继以芩术寿胎丸，9 剂，水煎服。

四诊：2017 年 5 月 18 日。月经周期 34 天，BBT 双相。5 月 10 日 B 超示右侧优势卵泡已排出。予固肾安胎丸，每次 9g，每日 3 次。

五诊：2017 年 5 月 25 日。停经 41 天，BBT 高温 14 天，2 天前尿妊娠试验阳性，血 β-HCG 771.4mIU/ml，P 47.79ng/ml，E_2 418.70pg/ml。诊断：早孕。予芩术寿胎丸，水煎服。2017 年 5 月 28 日 B 超示宫内早早孕。2017 年 7 月 15 日 B 超示孕 12 周。

【按语】　案 1 为多囊卵巢综合征导致继发性闭经，6 年未孕。血 LH 水平高，用达英 -35 降低 LH 水平，中成药暖宫养精；LH 水平降至正常后，根据子宫输卵管造影情况，予通任种子汤；促排卵周期温肾助孕，调经毓麟汤加味。经 2 个周期治疗，患者终解不孕之苦。

案 2 为继发闭经，子宫小。数月不行经，子宫内膜仅 0.5cm，治疗 2 年余未效。来诊后先用人工周期，后促排卵 2 个周期。"经水出诸肾"，中药补肾贯穿始终而效。

案 3 有不良妊娠史，后继发不孕，在外院促排卵治疗 2 年仍未能怀孕。中药以补肾为主，兼顾输卵管因素（右侧上举），予调经毓麟汤加丹参、赤芍、连翘、薏苡仁，配合封包外敷。共服药 14 剂而孕。孕后治以补肾安胎，随访至孕 12 周，正常。

2. **月经过少**　主要表现为月经量明显减少，甚或点滴即净。该病临床常见，可由多种原因导致，如卵巢雌激素分泌不足、无排卵或因手术创伤、炎症、粘连、结核等。临证时注意查找病因，需手术的如宫腔粘连应行宫腔镜治疗，结核者应抗结核治疗。

月经中后期 B 型超声示子宫内膜较薄者，以补肾益精、养血助孕为主，自拟养精滋血方。

方药：当归 9g　川芎 6g　熟地黄 9g　白芍 15g　枸杞子 12g　桑椹子 9g　山茱萸 9g　制何首乌 12g　生山药 15g　香附 12g　肉桂 6g　赤芍 9g　川牛膝 15g　紫石英 15g　丹参 30g　葛根 30g　麦冬 15g　鹿角胶^{烊化}9g

B 型超声示子宫内膜正常者，采用活血化瘀法。

【典型案例】

刘某，女，31 岁，2010 年 9 月 27 日初诊。

主诉：未避孕 1 年未再孕。

现病史：月经量少 2 年。Lmp：2010 年 9 月 9 日。白带正常，手足凉。纳眠可，大便干。舌淡红，苔白，脉细。

既往史：既往月经周期 28~32 天，带血 5 天，量色可。2 年前行人工流产术，术后经量减少，3 天净，经行小腹隐痛，经前 1 周头痛，乳房胀痛，经行缓解。

孕产史：已婚，孕 2 产 0 流 2，均为人工流产。

体格检查：按压双侧乳房无溢乳。

辅助检查：去年输卵管通液示通畅。今年 8 月造影示双侧显影，右侧上举，弥散可，左侧上举明显，少量弥散。2 个月前男方精液常规正常。B 超示子宫前位，正常大小，子宫内膜 0.7cm，右卵巢 3.8cm×2.6cm，左卵巢 2.8cm×1.8cm。

中医诊断:不孕症;月经前后诸证。西医诊断:继发不孕,经前期综合征。

辨证:肾虚肝郁。

治法:补肾益精,养血疏肝。

方药:当归9g　白芍9g　枸杞子9g　桑椹子9g　制何首乌12g　紫石英15g　香附12g　续断15g　盐杜仲12g　桑寄生9g　菟丝子9g　巴戟天9g　玄参15g　连翘15g
6剂,水煎服。

二诊:2010年10月5日。服药平妥,白带增多,近几日透明拉丝。上方加茯苓9g,白芷9g,蔓荆子9g,炙黄芪15g。6剂。

三诊:2010年10月26日。Lmp:2010年10月15日。经量较以往增加,色正常,少量血块,月经周期第1天小腹轻微坠痛,得温痛减,5天净。经前无头痛及乳胀。现月经周期第12天,白带量正常,未见透明拉丝白带。舌脉同前。

治疗:予通任种子汤加薏苡仁30g,紫石英15g,枸杞子9g,制首乌12g。6剂。

四诊:2010年11月2日。服药平妥,B超示右侧探及1.8cm×1.6cm卵泡,子宫内膜0.5cm,近3天有透明拉丝白带。上方加桑椹子9g,3剂。芩术寿胎丸10剂。

五诊:2010年11月25日。停经38天,B超示宫内妊娠囊1.2cm×0.8cm。印象:早孕,符合5孕周。处理:上方继服,6剂。

【按语】　月经量少的患者排卵期B超多见子宫内膜薄,属精血不足,不能摄精受孕。养精滋血方能补肾填精养血,温暖子宫助孕。该患者人工流产后月经量少,继发不孕,有经前头痛和乳房胀痛的症状,乃肝郁致脾虚湿盛,故在益肾养血的基础上,经前加用茯苓利水渗湿,白芷、蔓荆子辛散除湿止痛。治疗后经量增加,经前症状消失,服药20余剂而妊。

3. 输卵管梗阻性不孕

采用通任种子汤口服:

延胡索12g　香附12g　连翘15g　丹参30g　当归9g　川芎6g　白芍9g　赤芍9g
炮山甲^{先煎}9g　三棱9g　莪术9g　桃仁9g　红花9g　皂角刺9g　小茴香6g　炙甘草6g
(注:该方为全国老中医药专家李广文教授创制的经验方)

封包方:上方加透骨草15g,3剂1袋,蒸热外敷下腹部,每袋连用5天,于月经干净后连用10天。

【典型案例】

案1　李某,女,30岁,2014年11月25日初诊。

主诉:未避孕3年未孕,月经后延数年。

现病史:Lmp:2014年10月8日。现停经49天。舌淡红,苔薄白,脉细。

既往史:既往月经40~60天一行,量中,6天干净,色红有块,经前乳房胀。

辅助检查:2012年子宫输卵管造影,子宫偏左,双侧输卵管通而不畅。B型超声示子宫7.5cm×4.6cm×3.7cm,内膜0.8cm,双侧多囊卵巢,盆腔积液1.4cm×0.7cm。2012年12月性激素六项正常。男方精液常规检查正常。

妇科检查:子宫前位,偏左,正常大小,活动好,无压痛,双侧附件无异常。

中医诊断:不孕症,月经后期。西医诊断:原发不孕。

辨证:气滞血瘀。

治法:理气活血,调经通络。

处理：①通任种子汤加葛根 30g,麦冬 15g,紫石英 30g,淫羊藿 30g。水煎服,日 1 剂。②暖宫孕子丸,1 次 8 丸,每日 3 次,口服。③监测 BBT。

二诊：2014 年 12 月 16 日。Lmp:2014 年 12 月 5 日,血量中等,夹块。BBT 双相。上药继用。治疗期间患细菌性阴道病,经治痊愈。

其后患者一直服中药治疗,BBT 双相。

三诊：2015 年 7 月 26 日。月经第 5 天,予调经毓麟汤加赤芍 9g,连翘 15g,丹参 30g;枸橼酸氯米芬、补佳乐、暖宫孕子丸治疗。2015 年 8 月 4 日,月经第 14 天,B 超示右侧卵泡 2.0cm×2.11cm,子宫内膜 0.9cm,予注射用绒促性素 1 万 U 肌内注射,促排方加葛根 30g,麦冬 15g,枸杞子 9g,2 剂。8 月 6 日 B 超示卵泡排出。予芩术寿胎丸加连翘 15g,9 剂,水煎服,日 1 剂。

四诊：2015 年 9 月 1 日。停经 42 天,尿妊娠试验阳性,晨起恶心。B 超示宫内妊娠 6$^+$ 周,探及胎心。10 月 27 日多普勒示胎心 152 次/min。2016 年 4 月 15 日顺产一女,3 100g。

案 2　柏某,女,28 岁,2008 年 12 月 18 日初诊。

主诉：未避孕未孕 4 年。

现病史：结婚 4 年,夫妻同居,性生活正常,月经正常。Lmp:2008 年 12 月 8 日。平素无明显不适,可见拉丝透明状白带。舌淡红,苔薄白,脉细。

辅助检查：2006 年行输卵管通液术,示不通,间断治疗。男方精液检查正常。B 超示盆腔积液。因正值经净 5 天,遂行子宫输卵管造影,结果示子宫偏右,左侧输卵管远端上举,弥散可;右侧显影至间质部。

妇科检查：子宫前位,正常大小,双侧附件无异常。

中医诊断：不孕症。西医诊断：原发不孕。

辨证：气滞血瘀。

治法：理气活血通络

方药：通任种子汤。6 剂,水煎服。

二诊：2008 年 12 月 25 日。服药平妥。上方加薏苡仁 30g,12 剂,经期停服。

三诊：2009 年 2 月 8 日。末次月经 2009 年 1 月 4 日,6 天净。现停经 36 天,2 月 3 日测尿妊娠试验阳性。舌红,苔白,脉细滑。

处理：B 型超声。

四诊：2009 年 2 月 12 日。停经 40 天,自觉胃部灼热,纳眠可,小便频,大便调。B 超示宫内妊娠囊 1.1cm×0.7cm(孕周 5$^+$)。嘱定期复查。

案 3　张某,28 岁,2016 年 5 月 5 日初诊。

主诉：未避孕 5 年余未孕。

现病史：患者月经正常,量中等,色质可。平素白带正常,无明显不适。夫妻同居,性生活正常,无妊娠史。身高 168cm,体重 95kg。Lmp:2016 年 5 月 4 日。

既往史：2011 年因输卵管不通,行导丝介入治疗。2014 年 4 月至 7 月促排卵 3 次,未孕。2014 年 8 月行 IVF-ET,获卵 8 枚,可用 0 枚。2015 年 1 月微刺激方案治疗,因卵泡数量少放弃。有家族糖尿病病史(母亲、哥哥),2015 年发现糖尿病,二甲双胍治疗。

辅助检查：2014 年 1 月子宫输卵管造影示双侧输卵管上举,右侧明显,双侧造影剂弥散尚可。

中医诊断：不孕症，消渴病。西医诊断：原发不孕，糖尿病。

证属：气滞血瘀。

治法：活血化瘀通络。

方药：通任种子汤去桃仁，加续断 30g，决明子 9g。7 剂，水煎服。

二诊：2016 年 5 月 17 日。服中药期间胃脘烧灼感，轻微腹泻。B 型超声示子宫内膜 0.65cm，左侧较大卵泡 1.28cm×1.10cm。

处理：①上方加煅瓦楞 15g，葛根 30g，枸杞子 9g，紫石英 15g；②监测 BBT。

治疗期间 BBT 双相，B 超检测有优势卵泡，仍未孕。遂于 2017 年 3 月、4 月月经干净后入院综合治疗（中药内服、灌肠、封包、雷火灸，静脉应用喜炎平、奥硝唑），10 天 1 个疗程。

出院后继服中药，初诊方加薏苡仁 30g、红藤 15g。监测排卵后予芩术寿胎丸加决明子 9g。2017 年 4 月用胰岛素治疗。

三诊：2017 年 7 月 20 日。Lmp：2017 年 7 月 10 日。经前乳房胀，经行腰酸，右侧卵泡 2.05cm×1.71cm，内膜 1.06cm，三线状，PCO。次日右侧卵泡 2.3cm×2.2cm，内膜 1.3cm，三线状。予注射用绒促性素 1 万 U 肌内注射。

四诊：2017 年 8 月 10 日。停经 35 天，BBT 上升 20 天，8 月 9 日测尿妊娠试验弱阳性，小腹胀，无腰酸，偶有恶心。纳眠可，二便调。舌淡红，苔薄白，脉细。血 E_2 368.7pg/ml，P 21.03ng/ml，血 β–HCG 787.6mIU/ml。

方药：芩术寿胎丸，3 剂。

五诊：2017 年 8 月 13 日。B 超示宫内孕。阴道少量流血，入院保胎。

处理：上方加苎麻根 30g，莲房炭 12g，墨旱莲 15g，仙鹤草 15g。地屈孕酮口服，每次 10mg，每日 2 次；黄体酮注射液，20mg，肌内注射每日 1 次。

经治疗，8 月 25 日血止。8 月 31 日 B 超示妊娠囊 3.04cm×3.44cm×1.58cm，头臀长 0.8cm，胎心 160 次/min；9 月 28 日 B 超示孕 11⁺ 周，颈后透明带（NT）0.15cm，胎心 165 次/min，羊水 3.5cm，次日治愈出院。2018 年 4 月 1 日剖宫产一女孩。

【按语】 病案 1 为输卵管通而不畅，虽月经周期后延，但 BBT 双相，说明有排卵，因此治疗以理气活血通络为主，兼以温肾调经；促排卵周期以调经毓麟汤温肾调经为主，兼顾输卵管问题，加用赤芍、连翘、丹参。分清轻重缓急，有的放矢，终获良效。

病案 2 曾行输卵管通液术不通，故行子宫输卵管造影以进一步明确诊断。输卵管通畅试验属检查手段，但亦能起到一定的治疗作用。术后仅服药 18 剂，使患 4 年不孕之苦的患者喜获妊娠。

病案 3 有 5 年不孕之苦，输卵管导丝介入治疗后仍不能怀孕，行 IVF–ET，无可用之卵。患者形体肥胖，有糖尿病，但月经周期正常，故治疗以活血化瘀通络为主，酌加补肾之品。孕后出现阴道流血，遂予补肾止血安胎，血止胎安。经中西医综合治疗 1 年余，终解 6 年不孕之苦。

（曹卫平　王东梅）

—— 王光辉 ——

王光辉，男，博士研究生导师，主任医师，山东省名中医药专家，第四、第五批全国老中医药专家学术经验继承工作指导老师，全国名老中医药专家传承工作室专家，中华中医药学会妇科分会常务理事。曾任山东省泰安市中医医院副院长。

从事中医妇科临床工作30余年,在国家级和省级学术期刊发表学术论文60余篇,主编学术专著9部,取得国家专利9项,研制院内制剂16种。多年来潜心科研,先后获得中华中医药科技三等奖2项,中华中医药科普著作三等奖1项,山东中医药科技奖三等奖5项,泰安市科技进步二等奖5项、三等奖多项。

王光辉生于中医世家,四代皆从医。大学毕业从事工作多年后,又师从首批全国老中医药专家学术经验继承工作指导老师刘洪祥,尽得其真传。擅长治疗妇科领域疾病,尤其在不孕症、习惯性流产、功能失调性子宫出血、产后病、乳腺疾病、绝经前后诸证、子宫肌瘤等方面造诣颇深,临床经验丰富。

一、学术思想

王光辉认为不孕症与气血、肾精关系密切。女子经、孕、产、乳皆以血为本。肾气盛,天癸至,任脉通,太冲脉盛,血海充盈,经血满而溢,则月事下。经水顺畅,妇人血旺,方能摄精成孕。气血互根,凡伤于血,必损及气,终致气血俱虚。脾胃为后天之本,气血生化之源,为妇人经、孕、乳之本,妇人伤于血者,宜从补气养血,调理脾胃着手。肾藏精,为先天之本,主生长发育与生殖;肾阴肾阳互根互用,维持动态平衡,保证机体正常活动进行。治肾多用补法,有滋肾阴、温肾阳、补肾气等法。王光辉推崇张景岳提出的"善补阳者,必于阴中求阳,则阳得阴助而生化无穷;善补阴者,必于阳中求阴,则阴得阳升而泉源不竭"理论。肾阳不足,命门火衰,则元阳不振,寒从内生,以致不孕。治宜温肾暖宫,补益命门之火。常用补骨脂、淫羊藿、仙茅、巴戟天、菟丝子、覆盆子等,益火之源以消阴翳,慎用桂、附辛温刚强之品,加用温润填精之品,如枸杞、山茱萸、肉苁蓉等,并善用参、芪,以益气补中,补后天而滋先天。肾阴不足,精血匮乏所致的不孕,治宜滋养肾阴,常用干地黄、黄精、阿胶、龟甲胶、山茱萸、女贞子等药,常配伍菟丝子、桑寄生、覆盆子等温肾填精,阳中求阴,壮水之主以制阳光。

王光辉认为不孕症的病机与肾虚血瘀关系密切。若先天肾气不足,或房劳多产,或久病大病,"穷必及肾",即可导致肾阴阳功能失调。肾气虚,一则肾精不能化血,血脉不盈而瘀滞,二则肾虚无力运血,血行迟滞而为瘀。正如清代王清任所说:"元气既虚,必不能达于血管,血管无气,必停留而瘀。"肾阴亏虚,内热滋生,热伏冲任,伤津灼血,则血滞成瘀。肾阳虚弱,血失温运,寒凝血脉,而成瘀滞。瘀阻胞宫,难以摄精成孕。肾虚致瘀,肾虚为本,血瘀为标。同时血瘀又阻碍气机,加重肾虚。在治疗不孕症属肾虚血瘀证者,主张"补肾活血"并用。

二、临床经验

(一)无排卵型不孕——调经补肾贯穿始终

女性不孕症中,不排卵为常见的原因之一。基于"肾藏精,主生殖"及"天癸之本本于肾"的理论,王光辉认为肾精滋长是排卵的基础,冲任经脉气血和畅是排卵的条件;肾阴肾阳消长转化不利是卵巢功能失调的病机关键。因此,调节肾阴肾阳的消长转化,促使冲任经脉气血和畅,卵泡方能正常生长、发育、排卵,为受孕奠定基础。王光辉根据多年实践经验,结合脏腑、气血、阴阳学说,根据月经周期不同阶段的特点,拟定中药四期疗法,以期恢复正常排卵。

经后期(卵泡期):约为月经周期第 5~12 天。此期胞宫经血已泻,血海空虚,属肾阴精不足,需调节脏腑气血功能,使冲任气血渐充,下注胞宫。治宜滋肾填精,健脾养血。方用自拟地精调经丸(院内制剂):熟地黄、山茱萸、山药、女贞子、黄精、枸杞子、制首乌、当归、川芎、白芍、鸡血藤、紫石英、生甘草。方中熟地黄、山茱萸、女贞子、枸杞子滋肾养阴;山药、黄精健脾益气;当归、川芎、白芍、鸡血藤养血活血;紫石英味甘性温,入心、肝、肾、肺经,能温营血而润养,有"阳中求阴"之义,精血充足,胎孕乃成。

经间期(排卵期):约为月经周期第 13~15 天。此期肾精蓄养,冲任气血充盈,胞宫经血渐盛,阴转于阳,为阴阳转化氤氲期。治以温肾滋肾活血为主,佐以健脾益气,以助冲任气血旺盛,胞脉通畅,促进排卵,突出一个"通"字。方用参鹿的候丸(院内制剂):鹿角胶、菟丝子、杜仲、枸杞子、巴戟天、紫石英、花椒、大黄、山茱萸、黑蚂蚁、人参、红花、桑椹子、黄芪、当归、川芎、淫羊藿、水蛭。方中鹿角胶、菟丝子、杜仲、淫羊藿、巴戟天、紫石英、黑蚂蚁、花椒补肾通阳,有助冲任通盛;山茱萸、枸杞子、桑椹子滋肾填精;人参、黄芪健脾益气,气旺血行,有利排卵;当归、川芎、红花、水蛭活血化瘀,有助卵泡破裂,促成受孕。

经前期(黄体期):约为月经周期第 16~23 天。此期阴已转阳,肾气旺盛,冲任精血旺盛,下注胞宫,胞宫精血满盈待泻,阳气活动旺盛。同时王光辉观察到,许多无排卵型不孕症患者此期有肝肾不和的表现,证见面部或肢体浮肿,烦躁易怒,乳房胀痛,纳呆食少。多因肝血不足在先,加之情怀不畅,肝气郁结,疏泄失常,脾失健运,冲任不得相资,难以摄精成孕。方用芪续理任丸(院内制剂):桑寄生、菟丝子、续断、杜仲、炙黄芪、阿胶、白芍、陈皮、萆薢、黄精、白术、防风、炙甘草等。全方共奏益肾健脾之效,促进黄体生成及发育,为摄精成孕奠定物质基础。

行经期:此期经血溢泻,阴阳转化。若经血不畅,瘀血不去,新血难生,影响下一月经周期。行经期胞宫经血溢泻,易生他变,不可一味攻伐,也不可妄用滋腻之品,治疗以滋肾补肾、活血通经为主,方用活血促经丸(院内制剂):山茱萸、制首乌、熟地黄、枸杞子、菟丝子、黑蚂蚁、续断、当归、鸡血藤、川牛膝、川芎、土鳖虫、泽兰叶、水蛭、炙甘草。方中熟地黄、山茱萸、枸杞子、制首乌滋肾阴,菟丝子、黑蚂蚁、续断温肾阳;当归、鸡血藤、川牛膝、川芎、土鳖虫、泽兰叶、水蛭活血化瘀,使瘀血去,新血生,经行顺畅。

【典型案例】

李某,女,28 岁,已婚,2010 年 3 月 10 日初诊。

主诉:3 年未避孕未孕。

现病史:近 3 年出现闭经,黄体酮撤血试验阳性。平素感腰膝酸软,乏力,性欲淡漠,多毛,肥胖。舌质淡,苔薄白,脉沉细。月经周期 40 天至半年,经期 4~5 天,量少,有血块,无经行腹痛。就诊时已停经 2 个月余。

既往史:曾在外院诊为多囊卵巢综合征。

辅助检查:彩超示子宫内膜 6mm,右侧卵巢 34mm×33mm,左侧卵巢 36mm×34mm,两侧卵巢内均探及多个小卵泡。超声诊断示双侧卵巢多囊样改变。尿妊娠试验阴性。输卵管造影检查提示双侧输卵管通畅。丈夫精液检查正常。

中医诊断:不孕症,月经后期。西医诊断:原发不孕,多囊卵巢综合征。

证属:肾虚。

处理:黄体酮胶丸 100mg,日 2 次,共 5 天。嘱监测 BBT,服用叶酸片。

二诊：2010年3月22日。3月22日月经来潮，量偏少，经血黯红，舌质淡黯，苔薄白，脉沉涩。给予活血促经丸，1包，每日3次，共3天。嘱月经周期第5天服用克罗米芬（氯米芬）50mg、日1次，共5天。同时服地精调经丸，1包，日3次。

三诊：2010年3月31日。患者月经周期第10天，嘱隔日彩超监测卵泡发育及子宫内膜情况。彩超监测当优势卵泡直径≥18mm时，注射用绒促性素1万U肌内注射，同时服参鹿的候丸，1包，日3次。彩超监测已排卵时，服芪续理任丸，1包，日3次。

连服3个月经周期后，第4个月经周期第16天卵泡达18mm×18mm，内膜10mm，并指导患者同房。待BBT呈双相持续18天时，测尿妊娠试验阳性，测血β-HCG 5 600mIU/ml，P 23ng/ml，服寿胎丸加味保胎治疗。

【按语】　患者先天禀赋薄弱，肾虚精血不足，冲任失养，经水不调，则难以摄精成孕，妊养胞胎。舌质淡，苔薄白，脉沉细，为肾虚之象。治疗总以益肾填精、补益精血为主。行经期治疗以滋肾补肾、活血通经为主，方用活血促经丸，瘀血一去，新血才生，经行顺畅；经后期治宜滋肾填精，健脾养血，方用地精调经丸，经血充足，胎孕乃成；经间期为肾精蓄养，冲任气血充盈，阴阳转化之氤氲期，治以温肾滋肾活血为主，佐以健脾益气，方用参鹿的候丸，冲任气血旺盛，胞脉通畅，促进排卵，达成胎孕；经前期肾精气血旺盛，下注胞宫，精血满盈待泻，阳气活动旺盛，治宜益肾健脾，方用芪续理任丸，以促黄体生成及发育，促进胎孕形成。连用3个周期，则肾精气血旺盛，冲任荣养，胎孕乃成。患者禀赋薄弱，妊后给予寿胎丸补肾健脾，固冲安胎。

（二）免疫性不孕——活血清热尤重补肾

王光辉认为免疫性不孕是由肾虚日久，气虚无力运血，瘀血阻滞或房事不节，余血未净即合，经血相搏，致气滞血瘀，阻碍精卵结合而致不孕。肾虚是免疫性不孕的主要病机，血瘀湿热是免疫性不孕致病因素。王光辉自拟抑抗促孕方，补肾益气，活血化瘀，佐以清热（淫羊藿、菟丝子、熟地黄、枸杞子、山茱萸、黄芪、白芍、忍冬藤、桃仁、丹参）。方中淫羊藿补肾益气，菟丝子补肾益精，共为君药。熟地黄、枸杞子滋肾益精，山茱萸滋养肝肾；三药增强君药补肾之力，调补肾中阴阳平衡，可制淫羊藿燥热之性，共为臣药。黄芪益气补虚，鼓动气血运行；白芍养血柔肝；忍冬藤清热解毒，清热而不伤阴，苦寒而不损气；桃仁、丹参活血化瘀，祛瘀生新，共为佐药。炙甘草为使，调和诸药。诸药合用，共奏补肾益气、活血化瘀清热之功。

【典型案例】

初某，女，27岁，2013年5月4日初诊。

主诉：婚后5年余未避孕未孕。

刻下症：患者2006年10月1日曾行人工流产术1次，2008年结婚后未避孕一直未再孕。月经周期4~7天/40天，量少，色黯，血块多，经行腹痛，需服止痛片方可缓解。Lmp：2013年5月1日，就诊时未净。舌红，有瘀点，苔薄白，脉细涩。

既往史：既往体健，无重大病史可查。否认药物及食物过敏史。

辅助检查：彩超示子宫附件无异常。AsAb（+）。妇科检查未见明显异常。

中医诊断：不孕症，痛经。西医诊断：免疫性不孕。

证属：肾虚血瘀型。

治法：补肾活血化瘀。

处方：自拟抑抗促孕方加减。

淫羊藿 15g　菟丝子 12g　熟地 15g　枸杞子 12g　山茱萸 12g　黄芪 30g　白芍 12g　忍冬藤 15g　桃仁 12g　丹参 15g　水煎服,日 1 剂,分早晚 2 次温服。

另口服芪蛭胶囊 6 粒、日 3 次,肠溶阿司匹林 25mg、日 1 次,维生素 C1 片、日 3 次。并嘱患者暂避孕套避孕。

二诊:2013 年 5 月 9 日。患者未诉不适,治以养血温肾活血。守上方加黄精 30g、女贞子 15g、墨旱莲 15g、制何首乌 12g、赤灵芝 15g、紫石英 30g、鸡血藤 15g、绞股蓝 15g。

三诊:2013 年 7 月 15 日。患者守上方调理 2 个月后复查,AsAb 阴性。嘱患者停药试孕。

2 个月后患者电话告知自测妊娠反应阳性,无明显不适,嘱患者清淡饮食,保持心情舒畅,遵产科医嘱定期检查。

【按语】　肾藏精,主生殖。肾为天癸之源,肾虚经血亏少,冲任不足,血海不能按时满溢,故经行后期、量少;肾气不足,冲任虚衰,不能摄精成孕,而致不孕;瘀血阻滞胞宫,故月经拖后;瘀阻冲任,不通则痛,故经行腹痛。患者初诊时尚在经期,当因势利导,故以活血为主。二诊时正处于排卵前期,为阴长阶段,当滋补肾阴,加紫石英以阳中求阴,佐以活血之丹参、鸡血藤,绞股蓝益气健脾,补益后天脾气以滋先天肾水。诸药合用,滋补肾阴,鼓舞肾阳,兼顾活血,故摄精成孕。

（三）输卵管炎性不孕——活血化瘀佐以补气

此型多见于继发不孕,临床常见小腹一侧或两侧隐痛,劳则复发,腰酸乏力,带下量多,月经不调。对其病因病机,王光辉认为无论是湿热蕴结,寒湿凝结,还是气滞血瘀或气虚血瘀,瘀血阻滞冲任为其主要病机,故而采用活血祛瘀、消癥散结治疗,方用桂枝茯苓汤加活血散瘀之品,如红花、三棱、莪术、刘寄奴、皂角刺、穿山甲、水蛭、露蜂房等;上述活血化瘀药能加速盆腔血液循环,促进炎症吸收,软化增生的纤维结缔组织,以利受孕。中医有“久病多虚”之说,因此在大队活血化瘀药中,常加黄芪,一是鼓舞正气,提高免疫功能,从而预防反复感染;二是补气以助行血。口服中药的同时,可配合药渣外敷、盆腔理疗,以增加疗效。

【典型案例】

韦某,女,28 岁,2012 年 10 月 10 日初诊。

主诉:结婚 3 年未避孕一直未孕。

现病史:患者 2009 年结婚,婚后夫妻同居,性生活正常,未避孕,迄今未孕。平素无不适。月经周期尚规则,色、量、质正常,常伴有经前小腹胀痛。舌淡红,苔薄白,脉沉细。

辅助检查:妇科检查提示双附件轻度炎症。2011 年 10 月 8 日在当地医院做输卵管造影检查,提示双侧输卵管不通。

中医诊断:不孕症。西医诊断:不孕症。

证属:痰凝血瘀,胞脉不通。

治法:养血活血,化瘀通脉。

处方:桂枝茯苓丸加减。

桂枝 12g　茯苓 20g　赤芍 15g　桃仁 12g　丹皮 15g　三棱 10g　莪术 10g　刘寄奴 15g　皂角刺 6g　红花 15g　穿山甲 2g　水蛭 10g　蜂房 15g　蒲公英 10g　海藻 10g　黄芪 20g　浙贝母 15g　白花蛇舌草 20g　10 剂,水煎服,日 1 剂,早、晚分 2 次服用。

二诊:2013 年 1 月 29 日。守上方每日 1 剂,煎服 3 个月余,经前小腹胀痛明显减轻。

现觉右胁胀闷,小腹隐痛偶作,舌淡红,苔薄白,脉细。

治法:疏肝理气,行气通络。

处方:柴胡15g 当归15g 赤芍15g 茯苓20g 白术15g 丹参30g 路路通15g 皂角刺6g 炙甘草15g 10剂,水煎服,日1剂,早、晚分2次服用。

三诊:2013年3月19日。上方服后诸症消失。在我院做输卵管通液显示双侧输卵管已通畅。术后腰微痛,大便溏薄,舌淡红,苔薄白,脉细。

治法:拟温阳以善后。

处方:当归15g 熟地10g 赤芍15g 党参20g 白术12g 覆盆子15g 菟丝子15g 枸杞子15g 路路通10g 仙茅15g 红花15g 15剂,水煎服,日1剂,早、晚分2次服用。

2013年5月20日,患者因月经没有按时来潮来电话咨询,嘱患者做早早孕检查,结果为妊娠阳性反应。

【按语】 子宫内膜异位症和输卵管炎性不孕,虽然临床上常见患者兼有气虚、肾虚等征象,但多数是因实致虚,实邪不去,则虚证更虚,唯有在活血化瘀的基础上,加用软坚化痰之药,才能祛邪逐瘀,消癥散结,使气血津液的运行输布恢复平畅,病情方能趋于康复。

(薛俊宏 张复瑾)

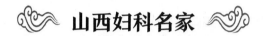

山西妇科名家

── 邢维萱 ──

邢维萱,女,1937年生于天津,山西省名老中医。1963年毕业于天津中医学院(现天津中医药大学)中医系,至山西省中医药研究院工作,师从山西四大名医之李翰卿(中西医结合治疗宫外孕创始人)、韩玉辉、白清佐。1972年起担任山西省中医研究所西医学习中医班教师,1985年调入山西中医学院(现山西中医药大学)。1997年晋升教授、主任医师,成为山西省中医妇科界第一位教授,是第一任山西中医学院中医妇科教研室主任、附属医院妇产科主任。历任中华中医药学会妇科分会委员、山西中医药学会理事、妇科专业委员会主任委员、山西女医师学会常务理事、山西省高级卫生技术职称评委员、《山西中医》常务编委、太原市第七届人大代表。主编《基层中医临证必读大系·妇科分册》等著作。其经验被收入《全国名医妇科验方集锦》《中医妇科验方选》《当代名医临证精华·崩漏专辑》,其业绩被收入《中国当代中西名医大辞典》。邢维萱治学严谨、博采众长,重视对经典著作的研究,治病重视"整体观"、强调辨病与辨证结合。

一、对不孕症的认识

不孕症是一个涉及多学科的复杂疾病,不仅是一个医学难题,也是一个社会问题。近年来,随着婚姻与生育年龄的推迟,人们生活环境、生活方式的改变,不孕症的发病率不断升高。众所周知,中医药在妇科疾病的治疗领域有着独特的优势,邢维萱采用中医药治疗不孕症取得了良好疗效,积累了丰富的临床经验。邢维萱认为不孕症的发生与"肾虚""血瘀""湿热"关系密切。

肾藏精,为先天之本,元气之根,主生殖。肾气旺盛,精血充沛,冲任气血调和,则可受孕。《素问》曰:"女子七岁,肾气盛,齿更发长。二七而天癸至,任脉通,太冲脉盛,月事以时下,故有子。"肾气损伤,则冲任、胞脉、胞络失于调摄,气血运行失常,难以摄精成孕,从而引起不孕症。中医认为肾主骨生髓,西医学认为骨髓是免疫活化细胞产生、分化、成熟的场所,在免疫应答中起着主要作用,肾虚可致机体免疫系统发生异常,可致免疫性不孕。

邢维萱认为女性不孕与血瘀有关。女性一生经、孕、产等过程,均易发生瘀血停滞,若瘀血阻于冲任,胞脉胞络不畅,致阴阳气血不和,影响冲任及胞宫的功能,进而妨碍卵子排出,精卵不能结合而致不孕症。排卵功能障碍性不孕多与血瘀有关。《针灸甲乙经》言:"女子绝子,衃血在内不下,关元主之。"这是有关血瘀不孕的最早记载。《诸病源候论》是我国现存最早的一部专门阐述中医病因、病机的专著,书中对瘀血致不孕的病机论述较为详尽,谓"积气结搏于子脏,致阴阳血气不调和,故病结积而无子"。可见,血瘀也是不孕症的重要病机之一。

邢维萱认为患者形体肥胖,或嗜食肥甘厚味,或脾胃虚弱,失其运化之功,痰湿内生,郁久化热,或房事不洁,湿热之邪乘虚而入,侵犯胞宫胞络,与气血搏结,凝聚下焦,阻滞胞宫胞脉胞络,胞宫失其洁净、胞络不畅,则难以摄精成孕,而致输卵管阻塞性不孕的发生。清代傅青山完善了痰湿郁久化热致不孕之说,在《傅青主女科》中指出下焦湿热引起难孕。

邢维萱认为不孕症病因病机复杂,临床证型多变,肾虚、血瘀、湿热可单独致病,更可兼夹致病,形成虚实夹杂、因果相干的复杂证候,终致肾、肝、脾三脏功能失常,冲任气血不和,胞宫不能摄精成孕,引发不孕。

二、诊治思路

邢维萱认为肾为五脏阴阳之本,肾气盛,天癸至,肾所藏精气参与胚胎原始物质的发育,肾精充足时,肾的阳气内动,卵子发育成熟后在肾气的引导下排出然后受孕。故而肾对卵子成熟、正常排出、孕育胎儿均起到至关重要的作用。因此,邢维萱临证时非常重视补肾调冲而助孕。此外,女子以肝为先天,肝藏血主疏泄,精血同源,临证亦特别注意肝的疏泄功能对女性"血""气"平衡的重要性。至于"湿热""血瘀"则皆为以上脏腑失衡的病理产物,亦为相应病因,治时应标本兼顾。对肾虚"免疫性不孕"的治疗多以补肾调冲、消抗助孕为法;对血瘀"排卵功能障碍性不孕"的治疗多以疏肝补肾、活血化瘀为法;对湿热"输卵管阻塞性不孕"的治疗多以清热除湿、活血通络为法。临证时进行综合分析,明确脏腑、气血、寒热、虚实,指导治疗,治疗方法灵活变通,标本兼顾。

三、治疗特色

(一)免疫性不孕

临床表现:婚久不孕,或反复流产,月经失调,经量或多或少,色淡,带下清稀,头晕耳鸣,腰酸腿软,小腹冷坠,夜尿频多,舌淡苔薄脉沉细。

辅助检查:自身免疫四项(抗精子抗体、抗心磷脂抗体、抗卵巢抗体、抗子宫内膜抗体)1项或1项以上为阳性。

证属:肾虚冲任不足。

治法:补肾养精调冲。

方药:补肾消抗助孕汤加减。

菟丝子 15g　续断 15g　女贞子 15g　墨旱莲 15g　山茱萸 20g　当归 20g　枸杞子 15g　夏枯草 5g　皂角刺 10g　赤芍 15g　鹿角胶^(烊化)10g　川牛膝 15g　甘草 6g

加减:若腰膝酸软甚者,加杜仲、桑寄生补肾强腰膝;若形寒肢冷者,手足不温,加巴戟天、淫羊藿以温肾助阳;若脘腹胀满者,加白术、陈皮、佛手以健脾助运;经量少,加紫河车、鸡血藤、丹参补肾通经;夜尿频多加金樱子、覆盆子以固肾涩精。

【典型案例】

李某,女,33 岁,2015 年 8 月 17 日初诊。

主诉:结婚 2 年夫妻同居未避孕而未怀孕。

现病史:月经量少,色淡,周期正常,带下清稀,头晕耳鸣,腰酸腿软,小腹冷坠,夜尿频多,舌淡,苔薄,脉沉细。Lmp:2015 年 8 月 3 日。

孕产史:孕 0 产 0 流 0。

辅助检查:自身免疫四项示抗精子抗体(+);输卵管造影示双侧输卵管通畅;盆腔 B 超示子宫前位 4.8cm×4.2cm×3.6cm 大小,内膜 0.9cm,左附件区可见 3.2cm×2.4cm 囊性暗区,子宫直肠窝不规则液性暗区,深约 0.9cm。P 9.6nmol/L,其他相关检查未发现明显异常。男方精液常规无异常。

中医诊断:不孕症。西医诊断:免疫性不孕。

证属:肾虚冲任不足。

治法:补肾养精调冲。

方药:菟丝子 15g　续断 15g　当归 20g　紫河车 5g　鹿角胶^{烊化}10g　山茱萸 20g　夏枯草 5g　丹参 15g　皂角刺 10g　女贞子 20g　墨旱莲 20g　甘草 6g　10 剂,水煎服 400ml,日 1 剂,早晚分服。

泼尼松 5mg,日 1 次,口服。

以上方加减化裁治疗 5 个月余,患者诸症消失。

二诊:2016 年 2 月 2 日。月经来潮第 5 天,Lmp:2016 年 1 月 29 日,量较前增多,色红。无头晕耳鸣,腰酸腿软,舌淡苔薄脉沉细。自身免疫四项示抗精子抗体(+),余项均正常。

方药:上方加怀牛膝 15g,菟丝子加量为 30g。10 剂,水煎服 400ml,日 1 剂,早晚分服。

三诊:2016 年 4 月 19 日。停经 50 天。Lmp:2016 年 2 月 29 日。轻度恶心、呕吐,无腰酸腿软,小腹冷坠,舌淡苔薄略黄,脉滑。尿妊娠试验(+)。B 超示子宫前位,7.4cm×5.4cm,宫内可见一大小约 3.2cm 妊囊,其内可见一大小约 1.1cm 的胎芽,可见心管搏动。

方药:叶酸片 0.4mg,日 1 次,口服。

嘱加强营养、定期产检,于 2016 年 12 月 10 日顺产一男婴。

【按语】 肾藏精,精化气,肾气的盛衰主宰人体生长发育和生殖,肾虚冲任不足则不能摄精成孕;肾气虚则胞宫胞脉气血瘀阻,而致不孕。治宜补益肾气、调冲消抗助孕,佐以活血化瘀。现代药理学研究证明,补肾类中药具有促进卵泡发育、调节免疫平衡的作用,可提高免疫稳定功能,消除有害的自身或同种免疫反应,同时具有内分泌激素样作用,使下丘脑－垂体－卵巢轴的调节功能得以改善,从而起到促排卵、调经、消抗助孕的作用;在补肾的基础上配伍活血化瘀中药能改善机体循环和微循环,降低血液黏稠度、抑制血栓形成,进一步增强消抗助孕作用。邢维萱遣方用药遵张景岳"善补阳者,必于阴中求阳,则阳得阴助而生化无穷",故以女贞子、墨旱莲、山茱萸滋补肾阴、填精益髓助肾气衍化;当归、丹参、夏枯草、皂角刺活血化瘀通络促孕;川牛膝活血通经,引火归原。诸药合用,子宫得养,肾气得充,瘀阻得化而受孕。邢维萱以经验方补肾消抗助孕汤加减治疗免疫性不孕,屡收良效。

（二）排卵障碍性不孕

临床表现:婚久不孕,烦躁多怒,面色晦暗,经行不畅,经色紫黯,有块,周期错后,甚或经闭不行。胁肋少腹刺痛,舌质紫黯或有瘀斑瘀点,苔薄白,脉弦涩有力或沉弦有力。

辅助检查:性激素六项示无排卵、血清促性腺激素比例失调、高雄激素血症、基础体温呈单相型或双相型、B超监测无排卵、甲状腺功能异常、胰岛素抵抗等。

证属:肝郁肾虚,瘀血阻络。

治法:疏肝补肾,活血化瘀。

方药:自拟调冲活血促孕汤加减。

柴胡10g　郁金15g　当归20g　菟丝子15g　杜仲15g　丹参10g　赤芍10g　川楝子12g　炒白芍20g　茯苓15g　白术15g　延胡索15g　川芎15g　川牛膝15g

加减:乳房痛甚,加丝瓜络、荔枝核理气止痛;经色淡黯、子宫发育小,加紫石英、鹿角胶、紫河车温肾促孕;月经量少,经行不畅,加鸡血藤、益母草养血活血;头晕耳鸣,加熟地、山萸肉、枸杞子滋肾填精;经阴道彩超监测有成熟卵泡后,加皂角刺、路路通破结通络。

【典型案例】

张某,女,30岁,2014年6月19日初诊。

主诉:未避孕5年未孕。

现病史:月经后期,平素月经量偏少、颜色较黯、有血块,有痛经,月经前乳房胀痛伴腰酸痛,烦躁多怒,舌质黯有瘀点,苔薄白,脉弦涩。

经孕产史:月经5~7天/40~50天,月经后期3年。Lmp:2014年5月25日。试管婴儿失败2次,孕0产0。

辅助检查:基础体温双相型;输卵管碘油造影示双侧输卵管通畅。性激素六项示黄体中期的孕酮水平较低,催乳素正常;B超监测卵泡发育示未破卵泡黄素化。

中医诊断:不孕症,月经后期。西医诊断:原发不孕,未破卵泡黄素化综合征。

证属:肝郁肾虚,瘀血阻络。

治法:疏肝补肾,行气活血。

方药:柴胡10g　郁金15g　菟丝子15g　杜仲15g　丹参15g　赤芍15g　川楝子10g　炒白芍20g　茯苓15g　白术15g　延胡索15g　川芎15g　川牛膝15g　10剂,水煎服400ml,日1剂,早晚分服。

嘱测基础体温。以上方为基础中药随症化裁调经4个月余。

二诊:2014年11月3日。Lmp:2014年10月23日。月经周期第12天,现月经周期为28天左右,量较前增多,色质均正常,伴有轻度痛经,余无不适。舌质淡黯,苔薄白,脉弦。B超监测卵泡发育示左侧卵巢可见增大卵泡直径10mm。

方药:上方去炒白芍、白术、郁金,加皂角刺15g、路路通15g、鸡血藤30g。10剂,水煎服400ml,日1剂,早晚分服。

嘱继续测基础体温。

三诊：2014 年 12 月 6 日。Lmp：2014 年 11 月 23 日。月经周期第 14 天，量明显增多，色红无血块及痛经，月经前无乳房胀痛，余无不适。舌淡红，苔薄白，脉细。B 超监测卵泡发育示左侧卵巢可见增大卵泡直径 20mm。

方药：继续守上方并加量丹参为 20g。

指导夫妻同房，继续测基础体温。

四诊：2015 年 2 月 7 日。Lmp：2015 年 12 月 22 日。停经 48 天，经量明显增多，色红无血块及痛经，余无不适。舌淡红，苔薄白，脉滑细。

辅助检查：基础体温双相型，高温相 33 天；测 P 25.81ng/ml，血 β-HCG 22 453.94mIU/ml。彩超示子宫前位，6.4cm×6.3cm，宫内可见一大小约 1.6cm 妊囊，可见卵黄囊及原始心管搏动。

嘱加强营养、定期产检。

【按语】《血证论》曰："气为血之帅，血随之而运行；血为气之守，气得之而静谧。"《素问·调经论》亦曰："血气不和，百病乃变化而生。"妇女一生中，经、孕、产、乳，皆以血为用。肝失疏泄，气机不畅，胞脉受阻，冲任不能相资、精卵不能相合乃致不孕。邢维萱治疗排卵障碍性不孕注重疏肝补肾，调理气血，自拟活血调冲促孕汤。方中柴胡、郁金、香附、川楝子、延胡索疏肝理气，行气止痛；当归、白芍养血柔肝，助肝疏泄；菟丝子、杜仲补肾调冲；丹参、赤芍、川芎、川牛膝活血养血调经；白术、茯苓健脾培中以旺后天生化之源。诸药合用，使气血和，冲任畅，孕卵得以排出，精卵相合，大大提高受孕率。

（三）输卵管阻塞性不孕

输卵管阻塞性不孕多继发于盆腔炎未及时彻底治愈后，致输卵管不通或通而不畅。

临床表现：婚久不孕，下腹隐痛，时发时止，缠绵难愈，月经先后不定，量多，色红质稠。带下量偏多，色黄质黏稠，有味，舌红，苔腻，脉滑略数。

妇科检查：一侧附件区增厚、包块，活动差，压痛。

辅助检查：彩超示输卵管积水，盆腔炎性包块；输卵管造影示患侧输卵管阻塞或通而不畅。

证属：湿热蕴结，冲任损伤。

治法：祛湿清热，通络散结。

方药：祛湿通络达孕汤加减。

丹参 15g　赤芍 15g　红藤 20g　薏苡仁 20g　败酱草 20g　荔枝核 10g　香附 15g　蒲黄 9g　炒五灵脂 6g　川楝子 10g　延胡索 10g　川牛膝 15g　川芎 10g

加减：若小腹胀痛者，加苏木、乌药以宽中理气；若输卵管积水者，加皂角刺、夏枯草、石见穿以活血通络；经前乳房胀痛者，加柴胡、丝瓜络以理气通络止痛；经前小腹冷痛且白带多者，加巴戟天、鹿角霜温阳暖胞；带下量多色黄者，加土茯苓、黄柏、苍术、芡实清热除湿止带。

【典型案例】

刘某，女，27 岁，2011 年 6 月 17 日初诊。

主诉：近 1 年余未避孕未孕。

现病史：间断下腹隐痛，坠胀不适，劳累后加重，心情抑郁，烦闷不舒，经前乳房胀痛，带下量多，色黄黏稠，舌质正常，苔微黄而腻，脉弦滑。

经孕产史:月经 3~4 天 /20~40 天,量多质稠有血块,痛经(－)。Lmp:2011 年 5 月 26 日。2 年前早孕行药物流产,阴道出血 20 天不净,予"药物流产不全"清宫术后 4 天出血干净,药物流产后 1 年余试孕未孕。

辅助检查:盆腔彩超示左侧附件区囊性包块,输卵管积液可能;外院子宫输卵管造影示左侧输卵管梗阻,右侧输卵管通而不畅;性激素六项未见异常。男方精液常规未见异常。

妇科检查:左附件区条索状包块,约 4cm×2cm 大小,活动差,压痛。

中医诊断:不孕症,月经先后不定期。西医诊断:继发不孕,盆腔炎性疾病后遗症。

证属:湿热蕴结,损伤冲任。

治法:祛湿清热,通络散结。

方药:祛湿通络达孕汤加减。

丹参 15g　赤芍 15g　红藤 20g　薏苡仁 20g　败酱草 20g　荔枝核 10g　苍术 20g　土茯苓 20g　蒲黄 10g　炒五灵脂 10g　延胡索 10g　川牛膝 15g　川芎 15g　10 剂,水煎 400ml,日 1 剂,早晚分服。

活血化瘀灌肠液:丹参 30g　赤芍 30g　三棱 30g　莪术 30g　乳香 30g　没药 30g　10 剂,水煎 150ml,日 1 次,保留灌肠(月经来潮即停)。

二诊:2011 年 7 月 10 日。患者自述服药后腹痛坠胀感减轻,带下量减少。Lmp:2011 年 6 月 30 日,量多色红无血块。舌质红,苔微黄,脉滑缓。

方药:红藤 20g　薏苡仁 20g　败酱草 20g　苍术 20g　土茯苓 15g　当归 20g　川芎 10g　蒲黄 9g　炒五灵脂 6g　乌药 10g　炒小茴香 10g　杜仲 10g　续断 15g　甘草 5g　10 剂,水煎 400ml,日 1 剂,早晚分服。

活血化瘀灌肠液:方药同前,10 剂,水煎 150ml,日 1 次,保留灌肠(月经来潮即停)。

三诊:2011 年 8 月 16 日。患者无下腹痛,偶有坠胀感,带下无异常。Lmp:2011 年 8 月 1 日,持续 6 天净,量色质均正常。舌质淡,苔薄白,脉细。

方药:守前方去苍术、土茯苓、蒲黄、炒五灵脂,加当归 20g、炒白芍 20g、熟地 10g、紫石英 5g、酒萸肉 25g、鸡血藤 20g、黄芪 30g、皂角刺 10g。10 剂,水煎 400ml,日 1 剂,早晚分服。

活血化瘀灌肠液:方药同前,10 剂,水煎 150ml,日 1 次,保留灌肠(月经来潮即停)。

四诊:2011 年 9 月 12 日。患者无下腹痛及坠胀感,带下无异常。Lmp:2011 年 9 月 2 日,持续 7 天净,量色质均正常。舌质淡,苔薄白,脉细缓。子宫输卵管造影示双侧输卵管通畅。

方药:继续守前方 10 剂,水煎 400ml,日 1 剂,早晚分服。

活血化瘀灌肠液:方药同前,10 剂,水煎 150ml,日 1 次,保留灌肠(月经来潮即停)。

此后以化湿通络达孕汤为基础化裁加用中药周期疗法治疗 4 个月余。

五诊:2012 年 2 月 26 日。停经 49 天。Lmp:2012 年 1 月 8 日。易疲劳,嗜睡,口淡,舌质淡,苔薄白,脉细滑。B 超示子宫前位,6.5cm×5.4cm,宫内可见一大小约 1.2cm 妊囊,其内可见卵黄囊及原始心管搏动。

方药:叶酸片 0.4mg,日 1 次,口服。

嘱加强营养,定期产检。足月分娩一健康女婴。

【按语】　邢维萱认为湿邪是妇科常见致病因素,主要侵入途径为泌尿生殖道,直犯胞宫、胞络。湿性重浊黏滞,易阻遏气机,蕴久化热,湿热之邪侵犯胞脉、胞络,客于冲任带脉,终难成孕。对于输卵管阻塞性不孕患者，邢维萱一般从清热利湿、行气活血、软坚散结、通络化痰等法论治，随证加减，配合外治法，如中药保留灌肠。治疗原则以通为本，以祛湿通络达孕汤加减治疗，使输卵管通畅之后而能顺利受孕。方中丹参、赤芍活血化瘀，消痈通络；红藤、薏苡仁、败酱草清热利湿；荔枝核、蒲黄、五灵脂活血通络，散结止痛；延胡索理气止痛，气行则血行；川牛膝、川芎活血通经，引药下行。现代研究表明，祛湿清热药配活血通络散结药，可改善盆腔血液循环，促进盆腔炎性渗出物的消散吸收，使瘀阻的输卵管通畅，达到摄精成孕的目的。诸药合用，达到祛湿热、通经络的效果，在治疗输卵管阻塞性不孕方面获良效。

（厉　健　刘宏奇）

—— 王金权 ——

　　王金权，男，生于 1959 年，山西中医药大学附属晋中市中医院副院长，主任中医师，二级正高，教授，硕士研究生导师，山西省名中医。

　　王金权出生于山西省平遥县道虎壁王氏中医世家，是国家级非物质文化遗产道虎壁王氏中医妇科第 28 代代表性传承人，全国首批中医学术流派三晋王氏妇科流派传承工作室负责人，国家中医药管理局重点专科中医妇科学科带头人。任中华中医药学会妇科分会常委，中国中医药研究促进会妇科流派分会副会长，中国民间中医药研究开发协会中西医结合妇科分会副会长，山西省中医药学会妇科专业委员会主任委员。山西省继承老中医药专家学术经验指导老师，享受国务院政府特殊津贴，获山西省"五一"劳动奖章、山西省"劳动模范""山西好中医"称号。发表学术论文 40 多篇，主编、参编医学专著 14 部，主持参与国家、省、市科研项目 9 项。荣获省、市科技进步奖 4 项。

一、对不孕症的认识

　　王金权认为不孕症病因十分复杂，除男性因素之外，女子任何影响排卵、受精、着床的因素都可以导致不孕症。不孕症在临床上往往由多种因素相互影响，对其认识也从宏观向微观转变，且由于不孕症患者生理、心理因素并存，已成为典型的身心疾病。《素问·上古天真论》曰："女子七岁，肾气盛，齿更发长；二七而天癸至，任脉通，太冲脉盛，月事以时下，故有子……七七任脉虚，太冲脉衰少，天癸竭，地道不通，故形坏而无子也。"这说明女子孕育与肾气、天癸及冲任有密切关系。肾气旺盛，可促进冲任二脉通盛，促使生殖之精成熟，阴阳和，两精相搏，故有子。所以不孕症的病因与肾气最为密切，肾中精气的盛衰直接影响着女子胎孕的生长、发育、生殖。不孕症的发生与肾的关系最为重要，同时与肝郁脾虚、气血失调、痰湿阻滞、瘀血凝滞、冲任虚损直接相关。随着西医学的研究发现，输卵管阻塞、排卵障碍、黄体功能不足等方面的因素都会产生不孕症。王金权认为如果临床上能合理利用现代诊疗技术并与传统中医结合在一起，采用辨证辨病相结合的方法进行诊疗，将会取得治疗不孕症的良好疗效，同时对中医妇科学的发展具有较大的促进作用。

　　经过多年的临床实践研究分析总结，王金权对排卵障碍性不孕提出了自己的认识，基于肾藏精、主生殖的中医理论，从肾虚着手，分别提出滋养肝肾、清心泻火的调经促孕，滋阴潜阳、疏肝理气促孕，温补肾阳、健脾理气促孕的方法。关于输卵管阻塞性不孕，王金权认为其原因与由于上环或人工流产术后宫腔粘连炎症造成输卵管不通有关，由于女性解剖和生理的独特性使病原微生物容易分解成破坏宫颈的黏液栓，导致生殖道失去保护屏障。子宫内膜和输卵管发生了连续炎症变化，为子宫内膜炎和输卵管炎创造了条件。病原微生物的反复感染引起的炎症，并不是一种能完全痊愈的自限性炎症，它可造成瘢痕形成和输卵管功能损害，双侧输卵管周围粘连、管腔阻塞，导致输卵管因素不孕，这对女性生殖健康产生很大的不利影响。对于黄体功能不足所致的不孕症，王金权认为较多患者是由于堕胎流产后，手术损伤子宫内膜，胞宫脉络失和，血海失盈，经源匮乏，以致经行量少，冲任虚损，不能摄精成孕。黄体功能不全，是指排卵后卵泡形成黄体功能不良或过早退化，使孕酮分泌不足或子宫内膜对孕酮反应性降低，而引起的分泌期子宫内膜发育迟缓或停滞，或基质和腺体发育不同步，不利于受精卵种植和早期发育而引起不孕。

二、诊治思路

不孕症的诊疗，王金权认为必须遵循中医学的基本理论，以辨证论治作为治疗不孕症的核心思想，利用现代西医的各种检查诊疗设备，明确中西医双重诊断。明确病性、病位、病证及其病因病机，采取全面的、有针对性的中西医结合诊疗方法，择善而从之。在辨证的基础上遵循"治病必求其本"的原则，采取"虚者补之，实者泻之，寒者热之，热者寒之"等治疗措施。临床上王金权观察以黄体功能不足、卵巢因素、输卵管因素导致的不孕症居多，因卵巢因素不孕的多数表现为月经不调，治疗上关键在于调经。调经可使肾气充盛，阴阳平衡、气血调和，冲任功能正常，胞宫藏泻有期，可备养胎。对于输卵管粘连梗阻的不孕症，多数月经正常，应以通利胞脉为主，瘀滞祛除，胞脉通畅，气血调和，冲任相资，妊娠有望。临床上除内治以外，还要采用外治中药保留灌肠法或中药外敷疗法，常能取得较好疗效。必要时采取中西医结合、辨证与辨病相结合，提高临床疗效。另外，不孕症还存在很多心理问题。社会环境、家庭压力是造成患者心理问题的一个重要因素，可导致患者精神紧张、焦虑、急躁、不安、悲观等不良情绪，从而抑制卵巢排卵功能，影响了月经正常来潮，自然无法顺利成孕。肝郁气滞、脾虚失运，使身体功能失调，是难以孕育胎儿胞胎的关键。所以舒畅情志，保持良好的心态环境对孕育尤为重要。把握好这一环节，将会大大提高临床疗效。这也是治疗这一生理、心理因素并存的身心疾病的有效途径。

三、治疗特色

（一）排卵功能障碍性不孕

本病多见于卵巢功能低下、多囊卵巢综合征、卵巢早衰、内分泌失调等病症。

临床表现：婚久不孕，经水错后，腰膝酸软，身倦乏力，面黄，带下量多，舌淡红，少白苔，脉沉弦。

辅助检查：性激素六项异常，基础体温呈单相，超声检查排卵异常，甲状腺功能存在异常。

证属：脾肾亏虚，痰湿壅滞。

治法：健脾补肾，促卵助孕。

方药：王氏仙花种子汤方加减（《王氏妇科》）。

当归身 15g　川芎 6g　陈皮 9g　半夏 12g　党参 15g　焦白术 12g　五味子 10g　沙苑子 12g　女贞子 15g　枸杞子 12g　覆盆子 12g　淫羊藿 10g　红花 6g

加减：若腰背酸困严重者,加狗脊、川断、杜仲;若体胖、大便溏者,加炒山药、炮姜;若腰冷背酸,加巴戟天;若经水量少者,加紫河车;若胃脘胀满不适者,加炒枳壳;若夜寐不安者,加百合、远志。

【典型案例】

文某,女,26 岁,2014 年 11 月 12 日初诊。

主诉:婚后未避孕而未孕 3 年半。

刻下症:腰膝酸软,身倦乏力,体胖,经水错后,带下量少,色黄,稍有异味,夏天手脚发热,冬天手脚冰凉,畏寒怕冷,夜间腰困甚,纳谷少,小便调,大便溏,舌淡红苔白,边有齿痕,脉沉弦。

经孕产史:14 岁月经初潮,平素月经周期规律,痛经(+)。Lmp:2014 年 10 月 31 日。

辅助检查:外院子宫输卵管造影显示双侧输卵管通畅;盆腔 B 超提示卵巢呈多囊样变化,提示卵巢排卵不畅;性激素六项示 P 0.20ng/ml,T 45.12ng/dl。雄三项、甲状腺功能、免疫系列、感染均未见明显异常。

中医诊断:不孕症,月经后期。西医诊断:不孕症,卵巢排卵障碍。

证属:脾肾亏虚,痰湿壅滞。

治法:健脾补肾,促卵助孕。

方药:熟地 24g 山茱萸 12g 炒白术 12g 半夏 10g 党参 15g 川断 10g 菟丝子 12g 枸杞子 12g 沙苑子 15g 覆盆子 12g 女贞子 12g 仙茅 6g 淫羊藿 10g 陈皮 9g 7 剂,水煎服,每日 1 剂,早晚分服。

嘱多食水果,少食油腻刺激食品,运动减肥。

二诊:2014 年 11 月 19 日。服药后腰困症状较前好转,带下适量,纳谷不化,胃脘胀满。舌黯红苔白,边有齿痕,脉沉缓。Lmp:2014 年 10 月 31 日。经行 3 天,量适中,色黯红,无血块,有血丝。

方药:守上方去熟地、山萸,加砂仁、皂角刺、路路通。10 剂,服法同前。

三诊:2014 年 12 月 1 日。服药后腰困缓解,带下量适量,纳谷增,眠佳,舌红苔少白腻,边少有齿痕,脉沉弱。Lmp:2014 年 11 月 29 日。经行 2 天,量适中(湿透卫生巾约 4 块),色黯红,无血块,有血丝,未见其他不适症状。正值经期,更王氏调经种玉汤方。

方药:当归身 15g 川芎 6g 炒白芍 12g 生地 15g 香附 10g 延胡索 6g 茯苓 10g 丹皮 10g 官桂 6g 陈皮 9g 甘草 3g 4 剂,水煎服,每日 1 剂,早晚空腹温服。

四诊:2014 年 12 月 6 日。患者服上方后,上述症状消失,精神佳,纳谷可,二便如常。以上方加减化裁治疗 3 个月余。

2015 年 3 月 10 日复诊:体重降至 63kg。性激素六项示 P 0.68ng/ml,T 41.02ng/dl。建议 B 超监测排卵。

2015 年 5 月 8 日,患者月经周期过期 6 天,自测尿妊娠试验阳性,测 P 19.82ng/ml,血 β-HCG 3 456.91IU/L。嘱其禁性生活,调畅情志,避免劳累,定期复查血 β-HCG、孕酮,B 超监测宫腔情况,并建议保胎治疗。

【按语】 本病案中医属于"原发不孕""月经后期"。患者主要表现是经水后期。西医属于排卵障碍性不孕,是由排卵障碍形成的。从中医理论分析,月经后期与血有关,同时也与肾阴有关。经水后期量少,说明阴血不足,临床治疗尚需补血。《黄帝内经》云:"女子七岁,肾气盛,齿更发长;二七而天癸至,任脉通,太冲脉盛,月事以时下,故有子。"脾为后天之本,气血生化之源,脾气足则精血旺,肾气足气血化生有源,女人经水如期以时而下,能有子。不以时下,或过期、或不及,皆为病,久则不能有子。欲有子,必须调经,若要调经,必须健脾补肾以滋精血之源。这也说明脾之化源、肾阴癸水在月经周期中的重要作用。因为月经来潮,目的在于生殖,前人称之为"故有子"。精血、肾阴是滋养精卵的重要物质,也是月经周期调和的重要载体,同时在临床上妇人进入排卵期时,要适当加用皂角刺、路路通,以使卵子顺利排出。这些在临床上有重要的指导意义。

（二）输卵管阻塞性不孕

本病多由盆腔炎、子宫内膜炎、卵巢炎性包块所致。

临床表现:久婚不孕,腰劳背困,双侧少腹部胀痛不适,带下量多,色黄,质黏稠,有异味,经水先期量多,舌红苔黄腻,脉弦数。

辅助检查:超声波提示输卵管积水;输卵管造影可见双侧输卵管阻塞或通而不畅,盆腔轻度粘连;妇科检查发现双侧附件增厚压痛。

证属:气滞血瘀,湿热内蕴。

治法:理气化瘀,清利湿热,散结通络。

方药:王氏妇炎康方(《王氏妇科》)。

败酱草30g　红藤15g　赤芍15g　丹参30g　延胡索9g　川楝子12g　广木香10g　白果仁10g　路路通6g　丝瓜络6g　苍术9g　黄柏10g　甘草5g　皂角刺12g

加减:若伴有输卵管积水,加桂枝、茯苓;若见小腹胀满,加大腹皮;若伴有卵巢囊肿,加海藻、昆布;若带下量多、色白质稀,加焦白术、茯苓、巴戟天;若带下色黄质稠有异味,加重苍术、黄柏的用量;若伴有子宫肌瘤、内膜异位症,加玄参、浙贝母、夏枯草。

【典型案例】

高某,女,31岁,2015年1月9日初诊。

主诉:人工流产后3年未孕。

刻下症:经至小腹刺痛,腰酸困,带下量多,有异味,色黄,大便干结,2日一行,舌黯红苔黄少腻,舌质有瘀点,边有齿痕,脉弦数。

经孕产史:15岁经水初潮,既往月经周期规律,痛经(+),孕1流1(人工流产)。Lmp:2015年1月6日,经行1天,量少。

辅助检查:本院子宫输卵管造影示双侧输卵管未显影;盆腔B超示子宫前位,大小4.0cm×3.5cm×3.2cm,内膜厚约0.8cm,左卵巢可见0.6cm×0.6cm的无回声区,右卵巢可见1.0cm×0.5cm的无回声区;性激素六项、免疫不孕四项、病毒十项无异常。男方检查无异常。

妇科检查:双侧附件增厚。

中医诊断:不孕症。西医诊断:输卵管阻塞性不孕。

证属:气滞血瘀,湿热内蕴。

治法:理气化瘀,清利湿热。

方药:败酱草30g　红藤15g　木香10g　白果仁10g　赤芍15g　丹参30g　炒山药15g　生白术20g　延胡索10g　川楝子12g　路路通6g　丝瓜络6g　蜈蚣1条　水煎保留灌肠,每日2次,连用3周。

嘱咐:忌食辛辣刺激食物,并采取避孕措施,测量基础体温。

二诊:2015 年 3 月 9 日。Lmp:2015 年 3 月 6 日。行经 2 天,量少,色黯红,无血块,腹痛、腰困症状减轻,带下量减少,舌边尖红,舌质瘀点变淡,苔白少腻,脉沉弱。

方药:守上方去生白术,加紫河车 12g、黄精 10g、陈皮 9g、甘草 3g。水煎保留灌肠,每日 2 次,连用 3 周。

三诊:2015 年 4 月 9 日。患者诸症消失,继守上方增损变化续治。待患者月经停后第 4 天,再行输卵管造影术,示双侧输卵管通畅,弥散良好。

本患者先后调治百余日,2015 年 5 月 14 日经水未潮,基础体温升高 18 天,自测尿早孕试验为阳性,本院 B 超检查提示宫内孕 6 周。

【按语】　输卵管阻塞或通而不畅是现代疾病谱中的病证,在中医古籍中无此病名。相关症状在"带下病""不孕"等病证中可散见记载。输卵管阻塞或通而不畅的临床表现为不孕、异位妊娠、慢性盆腔痛或盆腔附件炎反复发作。

本病的主要病机是风寒湿热、虫毒之邪乘虚内侵,致气机不畅、瘀血阻滞,蕴结血室、脉络阻滞,发为不孕症。

西医认为由于女性解剖和生理的独特性使病原微生物容易分解或破坏宫颈黏液栓,导致上生殖道失去保护屏障,子宫内膜和输卵管发生连续炎症变化,为输卵管炎症创造了条件。病原微生物反复感染引起了输卵管周围粘连、梗阻,最终形成输卵管阻塞性不孕或异位妊娠。

输卵管阻塞性不孕的治疗,临床上常可采用中药保留灌肠的方法进行治疗,常可取得良好疗效;也可采用中药穴位外敷、穴位注射、肛门栓剂塞药,常可取得疗效。

王金权在临床治疗本病多以理气活血、清利湿热、疏通脉络为主要治疗大法。由于输卵管不通,临床常要加用疏通脉络的药物。方中使用败酱草、红藤起到清热解毒的作用,用炒山药、生白术、白果仁可以健脾利湿,用延胡索、川楝子、赤芍、丹参、木香行气活血、通络止痛。采用中药保留灌肠的方法可使药效直达病所,改善局部微循环,起到通畅输卵管粘连、病证同治的良好疗效。

(三)黄体功能不全性不孕

本病多发于人工流产术后,手术损伤子宫内膜,胞宫脉络失和,血海失盈,经源匮乏,以致经行量少,脾肾不足,冲任虚损,不能摄精成孕。

临床表现:婚久不孕,经水周期短,量少,色淡,甚或闭经不行,腰膝酸软,体倦乏力,面色淡黄,头晕耳鸣,少寐多梦,纳谷不香,带下量少,舌红偏淡,苔薄白稍腻,脉细缓。常有胎停育病史。

辅助检查:性激素检查异常,孕激素水平低下,基础体温呈双相曲线,黄体期短,盆腔 B 超检查排卵期子宫内膜较薄。与配偶检查染色体无异常。

证属:脾肾两虚,兼血虚肝郁。

治法:健脾补肾,养血调经。

方药:王氏益经汤(《王氏妇科》)。

熟地 30g　土白术 30g　当归身 15g　炒山药 15g　炒白芍 10g　炒枣仁 10g　南沙参 10g　柴胡 4g　炒杜仲 4g　党参 6g　丹皮 6g　紫河车 12g　黄精 12g　陈皮 9g

加减:若烦躁易怒、胸闷胀满,加香附、醋郁金;若乳房胀痛者,加瓜蒌;若排卵不畅者,加路路通、皂角刺;若小腹冷痛者,加官桂、艾叶;若腰困甚者,加狗脊;形体寒冷者,加巴戟天、淫羊藿。

【典型案例】

陈某,女,33岁,2015年7月22日初诊。

主诉:未避孕而未孕3年余。

刻下症:腰酸困,多梦,纳谷少思,体倦乏力,经期短,经水量少色淡,带下色白清稀量少,舌红偏淡,苔薄白稍腻,脉细缓。

经孕产史:2012年3月5日,因胎停育行人工流产术。Lmp:2015年6月25日。

辅助检查:盆腔B超示子宫大小3.2cm×3.0cm×2.6cm,子宫内膜厚度0.6cm;性激素六项示P 0.21ng/ml;糖耐量示空腹血糖6.2mmol/L。雄三项、甲状腺功能正常;子宫输卵管造影、免疫均未见异常。

中医诊断:不孕症,月经过少。西医诊断:不孕症,黄体功能不全。

证属:脾肾两虚,兼血虚肝郁。

治法:健脾补肾,养血调经。

方药:熟地30g　土白术30g　当归身15g　炒山药15g　炒白芍10g　炒枣仁10g　南沙参10g　柴胡4g　淫羊藿10g　7剂,每日1剂,水煎,早晚空腹服用。

嘱咐:忌食生冷肥甘厚腻之品。

二诊:2015年7月29日。Lmp:2015年7月25日。经行3天,湿透卫生巾约1块,色淡红,腰酸困,体倦乏力好转,纳谷有增,少寐,舌淡红,苔薄白,脉数。

处方:守上方去南沙参、党参、巴戟天,加五味子10g、女贞子15g。10剂,水煎服,每日1剂,早晚空腹服用。

三诊:2015年8月9日。患者饮食如常,腰部酸困消失,精神增,无梦,舌质正常,苔薄白,脉弦。

处方:守上方去五味子、女贞子,加党参6g、淫羊藿10g、甘草5g、炒杜仲4g、丹皮6g、紫河车12g。7剂,水煎,每日1剂,早晚空腹温服。

以此方加减变化治疗近2个月,患者经水如期,经量增多,色鲜红,精神增,纳谷可,腰酸背困,身倦乏力症消失。舌脉平和如常。性激素六项孕酮正常,B超盆腔检查内膜增厚到1.5cm,基础体温测定黄体期升高、体温延长达14天。

2015年12月7日,患者月经错后7天,自测尿妊娠试验阳性,测P 25.81ng/ml,血β-HCG 3 054.81IU/L。嘱咐其勿过劳,禁止性生活,忌食生冷刺激之物,调节心情,定期复查孕酮、血β-HCG并建议口服中药保胎。

【按语】　本案患者3年前因胎停育行人工流产术,之后未避孕未孕,经过基础体温测定发现黄体期短,考虑黄体功能不全,结合孕激素水平低,说明该患者素体禀赋不足,肾气虚,天癸不充,故难成孕。

黄体功能不全,是指排卵后卵泡形成的黄体功能不良或过早的退化,使孕酮分泌不足或子宫内膜对孕酮反应性降低,而引起的分泌期子宫内膜发育迟缓或停滞,或基质和腺体发育不同步,不利于受精卵种植和早期发育而引起不孕。据报道,黄体功能不全的不孕症占3%~20%。

对黄体功能不全引起的不孕症,西医学主要以两种方法治疗,即激素补充疗法或用药物刺激黄体生成,如采用孕激素、绒促素、氯米芬等药物进行治疗。对于血中催乳素太高引起的黄体功能不全则需要用降低催乳素的药物如溴隐亭进行治疗。这些治疗均有不同的效果，注意上述药物的用量，勿过多或过少，否则会产生不良后果。

黄体功能不全散见于中医的月经过少、月经先期、月经后期、不孕症等病的论述中，相对于西医的激素替代疗法，中医治疗黄体功能不全有其独特疗效。

王金权认为，黄体功能不全所致的不孕症根据"肾藏精，主生殖，任脉系于肾""妇人以血为本""精血同源""脾为后天之本，精血化生之源"等理论，主要是脾肾两虚，肝气郁结，失于条达所致。故对黄体功能不全所致的不孕症，重在脾肾双补，养血柔肝。故而此案例经过3个月余的治疗，患者如愿孕子。

（王乾平）

—— 张晋峰 ——

张晋峰，1959年9月15日出生，主任医师。从事中西医结合妇科临床、教学、科研近40年。现任山西省中医院妇科主任，山西省名中医，博士研究生导师，享受国务院政府特殊津贴，第五批全国老中医药专家学术经验继承工作指导老师；世界中医药学会联合会生殖医学专业委员会副会长、中国民族医药学会妇科专业委员会副会长、山西省中西医结合学会妇科专业委员会主任委员、山西中医药学会妇科专业委员会副主任委员；山西省新世纪学术技术带头人。治学严谨，医技高超，临床中将辨病与辨证紧密结合，判断病性、病位、脏腑所属，形成了独特的诊疗方法，提高了疗效。倡导滋阴补肾为治疗妇科疾病，特别是不孕症、月经病的大法。擅长治疗不孕症、子宫肌瘤、习惯性流产、盆腔炎及各种妇科疑难病症。撰写医学论文30余篇，参与编写4部医学著作。完成了1项国家级课题；参与完成了1项国家级课题；完成5项科研课题，获山西省科技进步二等奖2项，目前承担省科技攻关课题2项。

一、对不孕症的认识

张晋峰认为治疗不孕症应发挥中医调经助孕和调畅情志的优势，结合西医辨病的特长，指导排卵期受孕，孕后安胎。因不孕患者大都有一颗已受伤的心，治疗不孕症极需治身治心兼顾，有时治心更能发挥预想不到的奇效。

经过多年临证实践和不断探索，张晋峰依据现代不孕症的发病类型和中医辨证分类的研究结果，认为西医的病因类型与中医病机证候之间存在一定的关联性。关于排卵障碍性不孕，张晋峰认为其以肾虚为主，最大原因在于重阴不足，气血活动不良，即肾阴不足、癸水不充，自然不能滋养肾精（卵），则精（卵）发育受阻，加之肾中气阳不足，阴阳转化不力，无以推动卵子排出，故出现排卵障碍。正如《石室秘录》所云："肾水亏者，子宫燥涸，禾苗无雨露之濡，亦成萎亏。"因此在西医辨病、中医辨证基础上结合中药周期疗法治疗排卵障碍性不孕。输卵管阻塞性不孕为女性不孕的重要原因之一。输卵管阻塞性不孕在中医古籍中虽没有确切描写，但有相似记录。如《石室秘录》载："任督之间，尚有疝瘕之症，则精不能施，因外有所障也。"由于疝瘕积聚，阻于胞脉，以致精不能施，血不能摄，气血失于敷布，功能失司，故难成孕，而无子。正如《医宗金鉴》云："或因宿血积于胞中，新血不能成孕""血脉流通，病不得生"。瘀血阻滞胞脉，两精不能相搏，胞宫不能摄精成孕。气为血帅，且胞脉为肝经所属，故治疗宜行气化瘀，消癥除障，使气血宣行，胞脉功能恢复则胎孕可成。本病缠绵，缓攻则不伤气血,故临证常选和缓的调气化瘀通络之品。方用盆炎1号理气活血;加丝瓜络、通草、路路通活血通络以疏通输卵管;兼湿热者加红藤、忍冬藤等以清热祛湿通络,改善输卵管炎症病理。对于免疫性不孕,张晋峰遵夏桂成理论并结合多年临床实践发现本病主要与阴虚火旺有关,肾阴不足,阴虚内热,加之水不涵木,肝阳上亢;热灼津血,血液黏滞不畅而成瘀;虚火内炽稍有不慎即易为房事所伤,湿热内侵。反之瘀血内停,日久化热与湿热之邪相合,亦可消灼肾阴而加重病情,肾阴不足难以摄精成孕;瘀血湿热内阻,冲任不得相资,艰于妊娠。故认为本病的发生以阴虚火旺为本,湿热瘀阻邪毒为标,故治疗需标本兼顾,养阴为主,兼清热、祛湿、活血为治,以抑抗助孕汤(熟地、山药、山萸、茯苓、丹皮、泽泻、黄芪、白术、防风)加味治疗;且在临床实际应用中因抗体不同而治疗有所侧重,如抗精子抗体阳性者滋阴酸甘化阴为主,子宫内膜抗体阳性者加入或加大清热化瘀药的应用,抗心磷脂抗体阳性者着重清热利湿。

二、诊治思路

对于排卵障碍性不孕,以补肾为基本治疗法则,结合西医学性腺轴中卵泡发育的不同阶段,给予中药人工周期治疗。行经期为重阳转阴期,子宫泻而不藏,治疗宜因势利导,活血化瘀;经后期血海空虚渐复,子宫藏而不泻,呈现阴长的动态变化,宜滋阴补肾、调养冲任为主,促进卵泡发育;的候期在于氤氲状排出卵子以及从阴转化阳的转变,卵泡成熟后峻补元阳提高LH峰值并活血促排;经前期阳长至极,阳盛阴茂,适宜孕育备胎,温补肾阳,调理冲任。

对输卵管炎症性不孕,治疗宜清热利湿止带、活血化瘀通络,使气血宣行,胞脉功能恢复,则胎孕可成。在理气活血化瘀的基础上,加丝瓜络、路路通活血通络以疏通输卵管;兼湿热者,加红藤、忍冬藤等以清热祛湿、活血通络,改善输卵管炎症病理,从而改善盆腔微循环,促进局部吞噬细胞增多,有助于粘连组织的消散、吸收,使输卵管、子宫及盆腔内瘀血阻滞疏通。

对免疫性不孕,治疗需标本兼顾。本病临证多见阴虚火旺证或兼有湿热、瘀血,属本虚标实,故治疗需标本兼顾,以养阴为主,兼清热、祛湿、活血为治,以抑抗助孕汤(熟地、山药、山萸、茯苓、丹皮、泽泻、黄芪、白术、防风)加味治疗;且在临床实际应用中因抗体不同而治疗有所侧重,如抗精子抗体阳性者滋阴酸甘化阴为主,子宫内膜抗体阳性者加入或加大清热化瘀药的应用,抗心磷脂抗体阳性者着重清热利湿。

三、诊治特点

(一)排卵障碍性不孕

排卵障碍是不孕症中最主要的女性因素,主要原因是下丘脑-垂体-卵巢轴功能失调引起的卵巢排卵障碍,其中包括无排卵和黄体功能不全。

临床表现:婚久不孕,月经错后,经量少,色黯,有血块,甚或经闭不行。伴腰膝酸软,五心烦热,失眠多梦,性欲低下。舌质淡红,苔薄白,脉沉细。

辅助检查:性激素六项异常,基础体温连续3个周期呈单相型,超声监测排卵异常。

证属:肾虚血亏,冲任不调。

治法:补肾健脾养血,调经助孕。

方药:自拟助孕方。

熟地、山萸、山药、当归、白芍、白术、菟丝子、覆盆子、香附。

加减：黄体功能不足者，排卵后加巴戟天、鹿角霜、紫河车等血肉有情之品，温肾助阳。

【典型案例】

杨某，女，29岁，2016年3月2日初诊。

主诉：婚后2年余未避孕而未孕。

刻下症：患者月经延期未至，自觉下腹憋胀疼痛，伴腰困不适，带下量色质正常，饮食睡眠尚可，二便调。舌质黯，苔薄白，脉细涩。

月经史：15岁月经初潮，月经周期30~32天，经期2~4天。经量较少，色黯，经期腹痛，腰酸困。Lmp：2016年1月10日。

婚育史：27岁结婚，孕0产0。

辅助检查：尿妊娠试验（−）；超声示子宫51mm×36mm，内膜9.0mm；性激素六项示P 0.22ng/ml。基础体温连续3个月呈单相型。外院行输卵管造影示双侧输卵管通畅。

中医诊断：不孕症。西医诊断：原发不孕，排卵障碍性不孕。

证属：肾虚血瘀。

治法：补肾活血，调经助孕。

方药：当归9g　赤芍9g　五灵脂15g　艾叶9g　益母草20g　苍术12g　红花6g　山楂12g　香附9g　杜仲12g　巴戟天12g　柏子仁15g　10剂，水煎，日1剂，早晚分服。

二诊：2016年3月16日。Lmp：2016年3月12日。量少，经期腹痛较前减轻。舌质黯，苔薄白，脉细。

方药：熟地15g　山萸12g　山药12g　当归9g　白芍12g　白术12g　菟丝子15g　覆盆子15g　香附9g　丹参9g　鹿角霜6g　紫河车3g　紫石英15g　阿胶6g　枣仁10g　7剂，煎服法同前。

三诊：2016年3月23日。经期第12天，超声示子宫内膜厚7.2mm，右侧可见17.0mm×16.0mm卵泡。

方药：上方继续服用。

四诊：2016年3月25日。经期第14天，超声示子宫内膜厚8.6mm，右侧可见18.9mm×17.2mm卵泡。上方加附子6g、桔梗6g、红花6g。2剂，煎服法同前。

五诊：2016年3月27日。经期第16天，超声示子宫内膜厚9.9mm，卵泡已排。

方药：黄芪30g　党参15g　白术15g　当归9g　仙茅9g　淫羊藿15g　枸杞子15g　鹿角霜15g　巴戟天15g　紫河车6g　香附9g　苍术9g　艾叶9g　甘草6g　10剂，煎服法同前。

六诊：2016年4月16日。月经未按时来潮，尿妊娠试验阴性。

继续按以上方法调治3个月经周期，Lmp：2016年6月14日。2016年7月20日，月经未按期来潮，患者自测尿妊娠试验阳性；抽血化验示血β−HCG 136.00mIU/ml，E_2 258.00g/ml，P 20.37ng/ml。予泰山磐石散加减保胎治疗。

2016年7月27日，本院超声提示宫内早孕6^+周。

【按语】　排卵障碍是女性不孕的主要因素，包括无排卵和黄体功能不全，主要原因是"肾−天癸−冲任−胞宫"轴功能失调造成的。肾藏精，主生殖，肾是生殖之本，是卵泡发育成熟、排卵的基础和动力。肾阴不足、癸水不充，自然不能滋养肾精（卵），则精（卵）发育受阻,加之肾中气阳不足,阴阳转化不力,无以推动卵子排出,故出现排卵障碍。对于排卵障碍性不孕,以补肾为基本治疗法则,结合西医学性轴中卵泡发育的不同阶段,给予中药人工周期治疗。行经期为重阳转阴期,子宫泻而不藏,治疗宜因势利导,活血化瘀,同时佐以理气之品,方用五味调经散(当归、赤芍、五灵脂、艾叶、益母草)活血通经,加苍术、红花、山楂、香附解湿郁、血郁、食郁及气郁以行气解郁,促进血行。经后期血海空虚渐复,子宫藏而不泻,呈现阴长的动态变化,予滋阴补肾、调养冲任为主,以助孕1号(熟地、山萸、山药、当归、白芍、白术、菟丝子、覆盆子、香附)加味,方中用熟地、山萸、山药、当归、白芍养血补肾,白术健脾以后天养先天,佐菟丝子既补肾阳又益阴精,覆盆子补肾助阳,香附理气畅达气机,从而促进卵泡发育,并常入鹿角霜、紫河车等血肉有情之品以填精养血。的候期在于氤氲状排出卵子以及从阴转化阳的转变,卵泡成熟后峻补元阳提高LH峰值并活血促排,予附子6g、桔梗6g、红花6g,方中附子辛甘大热,峻补元阳;红花辛散温通,能活血祛瘀消癥;桔梗辛散苦泄,开宣肺气促卵泡排出。经前期阳长至极,阳盛阴茂,适宜孕育备胎,予坐胎方温补肾阳,调理冲任,药用仙茅、淫羊藿辛热温肾壮阳;艾叶苦燥辛散,芳香温热,暖气血而温经脉;巴戟天甘辛微温,归肝肾经,具补肾阳、益精血之功;鹿角霜、紫河车血肉有情之品温肾助阳;黄芪、党参、白术、香附为气中求阳,当归、枸杞子为血中求阳,共奏补阳增强黄体功能,促进孕激素分泌,以利孕卵种植着床。诸药相合,既补阴又补阳,阳中求阴,阴中求阳,使肾旺精充,冲任气血调畅,从而能摄精成孕。

(二)输卵管阻塞性不孕

临床表现:婚久不孕,月经周期、经期正常,量多,色红,质黏,有血块。下腹疼痛拒按,伴腰困不适,带下量多,色黄,质黏稠,有异味,口苦口黏,小便短黄。舌黯红,苔黄腻,脉弦数。

辅助检查:妇科彩超提示输卵管积水或输卵管增粗;子宫输卵管造影示输卵管阻塞或通而不畅。

证型:气滞血瘀兼湿热。

治法:理气活血为主,兼祛湿通络。

方药:自拟盆炎方。

蒲公英15g 黄柏12g 苍术15g 牛膝15g 薏苡仁15g 柴胡9g 赤芍12g 枳壳9g 五灵脂15g 蒲黄15g 延胡索15g 川楝子9g 丝瓜络15g 通草15g 路路通15g 甘草6g

加减:症见下腹憋胀疼痛较甚者,加木香、香附以理气止痛;若输卵管积水者,加车前子、益母草、泽兰叶以健脾利湿;若带下量多、色黄者,加茜草、白花蛇舌草清热利湿止带;兼腰酸困者,加狗脊、巴戟天以补肾强腰;兼见盆腔包块者,加三棱、莪术、皂角刺以活血化瘀、软坚散结。

【典型病例】

张某,女,30岁,2015年3月5日初诊。

主诉:流产后2年,未避孕而未孕。

刻下症:自觉下腹疼痛,伴腰困不适,带下量多,色黄,质黏稠,有异味,饮食睡眠尚可,小便调,大便黏腻不爽。舌质黯红,苔黄腻,脉弦滑。

月经史:13岁月经初潮,周期28~30天,经期5~6天,经量中等,色黯红,有血块,伴痛经。Lmp:2015年2月25日。

婚育史：28 岁结婚，孕 2 产 0 流 2。

辅助检查：外院子宫输卵管造影显示双侧输卵管通而不畅；盆腔超声提示子宫 53mm×42mm×35mm，内膜厚 0.5cm，回声均匀，左卵巢 26.5mm×17.8mm，右侧卵巢 28.7mm×19.5mm，右卵巢外上方可见 17.6mm×5.8mm 条形囊性回声区（右侧输卵管积水？），盆腔积液 13mm，宫颈纳囊；性激素六项、甲状腺功能、优生五项、自身抗体检查均未见异常；基础体温连续 3 个周期呈双相。男方生殖无障碍。

妇科检查：外阴已婚型；阴道畅，分泌物量较多，色黄，质黏稠，有异味；宫颈轻度糜烂；子宫前位，约 6cm×4cm 大小，质中，活动欠佳；双侧附件区增厚、压痛。

中医诊断：不孕症，妇人腹痛。西医诊断：原发不孕，盆腔炎性疾病后遗症。

证属：湿热瘀结。

治法：理气活血，清热祛湿通络。

方药：蒲公英 15g　黄柏 12g　苍术 15g　牛膝 15g　薏苡仁 15g　柴胡 9g　赤芍 12g　枳壳 9g　五灵脂 15g　蒲黄 15g　延胡索 15g　川楝子 9g　车前子 15g　泽兰叶 15g　丝瓜络 15g　通草 15g　路路通 15g　狗脊 15g　甘草 6g　10 剂，水煎服，早晚分服。

二诊：2015 年 3 月 11 日。3 月 8 日 B 超提示子宫内膜厚 8.5mm，右侧可见 19.0mm×18.0mm 卵泡。3 月 11 日超声下监测排卵示右侧优势卵泡已排出，盆腔积液 20mm。患者自述服药后腰痛较前稍缓解，仍感腹痛，带下较前减少，色黄，有异味，小便调，大便黏腻不爽。舌质黯红，苔黄腻，脉弦滑。

方药：上方加红藤 15g、忍冬藤 15g，以清热祛湿通络，改善输卵管炎症。10 剂，煎服法同前。

三诊：2015 年 3 月 25 日。Lmp：2015 年 3 月 24 日。经量中等，色黯红，有血块，患者感腰困症状消失，腹痛较前减轻。

方药：上方加益母草、香附、山楂以行气解郁，促进血行。7 剂，煎服法同前。

四诊：2015 年 3 月 31 日。患者月经干净第 3 天，行输卵管通液术，有阻力，有外溢，连续 3 天行输卵管通液术；同时给予艾灸（神阙、关元、气海、双侧足三里）结合治疗。继服二诊方，15 剂，煎服法同前。

五诊：2015 年 4 月 30 日。患者月经干净第 3 天，再次行输卵管通液术，无阻力，无外溢及腹痛现象。继续接受艾灸（神阙、关元、气海、双侧足三里）治疗 7 天。

先后调治 4 个月左右，2015 年 7 月 6 日，患者月经过期未来潮，自测尿妊娠试验阳性；抽血化验示 β-HCG 13 628.00mIU/ml，E_2 358.00Pg/ml，P 26.37ng/ml。本院超声提示宫内早孕 6⁺ 周。

【按语】　输卵管有运送精子、捡拾卵子及将受精卵运送到宫腔的功能。任何影响输卵管功能的因素，均可导致不孕，故输卵管阻塞所致不孕为女性不孕重要原因。输卵管阻塞性不孕在中医古籍中没有确切描写，但有相似记录。如《石室秘录》载："任督之间，尚有疝瘕之症，则精不能施，因外有所障也。"由于疝瘕积聚，阻于胞脉，以致精不能施，血不能摄，气血失于敷布，功能失司，故难成孕，而无子。治疗宜清热利湿止带、活血化瘀通络，使气血宣行，胞脉功能恢复，则胎孕可成。本病缠绵，缓攻则不伤气血，故临证常选和缓的调气化瘀通络之品，如赤芍、五灵脂、蒲黄、川楝子、延胡索等理气活血。其中五灵脂、蒲黄、川楝子、延胡索理气使气机宣达，加速血流，促进炎症消散，利于输卵管之通畅；加丝瓜络、路路通活血通络以疏通输卵管；兼湿热者加红藤、忍冬藤等以清热祛湿、活血通络，改善输卵管炎症病理。"外治之理即内治之理，外治之药即内治之药，所异者法耳。"临证内外并治，结合宫腔注射、腹部中药外敷以期药效直达病所。现代药理研究也已证实活血化瘀中药能去瘀生新，改善盆腔微循环；促进局部吞噬细胞增多，有助于粘连组织的消散、吸收；抗炎、消水肿，解痉镇痛；促进病变的纤维组织和结缔组织的分解吸收，使输卵管、子宫及盆腔内瘀血阻滞疏通。

（三）免疫性不孕

临床表现：婚久不孕，心悸失眠，腰腿酸软，神疲乏力，带下量多，色黄；舌偏红，苔薄白或薄黄，脉细弦数。

辅助检查：自身抗体（抗精子抗体、抗心磷脂抗体、抗卵巢抗体、抗子宫内膜抗体）1 项或 1 项以上为阳性。

证属：肾虚血瘀，兼夹湿热。

治法：补肾活血，清热利湿。

方药：抑抗助孕汤。

熟地 10g　山药 10g　山萸 12g　茯苓 10g　丹皮 6g　泽泻 10g　黄芪 10g　白术 10g　防风 6g　丹参 10g　赤芍 10g　川断 10g　牛膝 10g　苎麻根 10g

加减：兼带下量多、色黄，加半枝莲、白花蛇舌草、苎麻根以清热燥湿止带；兼腰困痛者，加杜仲、桑寄生、狗脊以补肾强腰；兼手足心热者，加黄柏、地骨皮以清虚热；兼心烦失眠者，加入宁心安神之钩藤、百合、枣仁等交通心肾，安定心志。

【典型病例】

陈某，女，32 岁，已婚。2011 年 12 月 13 日初诊。

主诉：未避孕而未孕 3 年。

刻下症：心悸失眠，胸闷乳胀，腰腿酸软，带下量多，色白。舌偏红，苔黄腻，脉细弦数。

月经史：15 岁月经初潮，周期 28~30 天，经期 5 天。Lmp：2011 年 11 月，持续 5 天，经量中等，色红。

孕产史：孕 1 产 1 流 0。3 年前剖宫产术后，未避孕至今未再孕。

辅助检查：B 超提示子宫附件未见异常；性激素未见明显异常；子宫输卵管碘油造影示双侧输卵管通畅；BBT 呈双相；自身免疫化验提示抗精子抗体阳性、抗心磷脂抗体阳性；妇科检查未见明显异常。男方检查未发现异常。

中医诊断：不孕症。西医诊断：继发不孕（免疫性不孕）。

证属：肾虚血瘀，兼夹湿热。

治法：补肾活血，清热利湿。

方药：熟地 10g　山药 10g　山萸 12g　茯苓 10g　丹皮 6g　泽泻 10g　黄芪 10g　白术 10g　防风 6g　丹参 10g　赤芍 10g　川断 10g　牛膝 10g　苎麻根 10g　14 剂，日 1 剂，水煎服，早晚分服。

二诊：2011 年 12 月 27 日。Lmp：2011 年 12 月 22 日。带血 5 日，经量中等，色红，心悸失眠，腰膝酸软症状减轻，自觉手足心热，舌质红，脉细数。

方药：上方加黄柏 6g、地骨皮 10g。14 剂，水煎服，早晚分服。

三诊：2012 年 2 月 3 日。停经 43 天，尿妊娠试验阳性。复查抗精子抗体、抗心磷脂抗体转阴。

【按语】　免疫性不孕为女性排卵和生殖道功能正常,未发现致病因素,男方精液常规检查在正常范围,但有抗生育免疫证据存在。免疫因素包括抗心磷脂抗体、抗透明带抗体、抗精子抗体、抗子宫内膜抗体等。这类抗体干扰和破坏内分泌,干扰排卵、受精、着床等各个环节,导致不孕。西医采用隔绝疗法和肾上腺皮质激素及免疫抑制疗法,副作用大。张晋峰遵夏桂成理论并结合多年临床实践发现本病主要与阴虚火旺有关,肾阴不足,阴虚内热,加之水不涵木,肝阳上亢;热灼津血,血液黏滞不畅而成瘀;虚火内炽稍有不慎即易为房事所伤,湿热内侵,瘀血内停,日久化热与湿热之邪相合,亦可消灼肾阴而加重病情,肾阴不足难以摄精成孕;瘀血湿热内阻,冲任不得相资,艰于妊娠。故本病的发生以阴虚火旺为本,湿热瘀阻邪毒为标,治疗宜标本兼顾。本病临证多见阴虚火旺证或兼有湿热、瘀血,属本虚标实,故治疗需标本兼顾,养阴为主,兼清热、祛湿、活血为治,以抑抗助孕汤(熟地、山药、山萸、茯苓、丹皮、泽泻、黄芪、白术、防风)加味治疗。该方以六味地黄汤合玉屏风散滋阴固表,并加用祛湿、活血之剂。方中六味地黄汤滋肾阴;玉屏风散益气固表,取肺主皮毛,加强卵巢上皮抗邪能力,防止抗原入侵从而发生抗原抗体反应之意。其中黄芪既取其归肺经,肺主气,"肺朝百脉",肺为"相辅之官",肺气协助心推动血脉循环,收化瘀之效;又取其补气以提升免疫功能,且现代药理研究证实黄芪具有免疫功能促进作用。临证常加用丹参、赤芍入血分活血;川断、牛膝加强补肾之功;苎麻根清热解毒,为必用药;阴虚火旺者加知母、黄柏;兼湿热者加蒲公英、半枝莲,14剂为1个疗程。对于免疫性不孕,阴虚夹湿热、夹血瘀者最易产生抗体阳性。临床实际应用中因抗体不同治疗有所侧重,如抗精子抗体阳性者滋阴酸甘化阴为主,子宫内膜抗体阳性者加入或加大清热化瘀药的应用;抗心磷脂抗体阳性者着重清热利湿。

（马　晶）

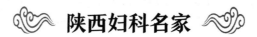

陕西妇科名家

—— 杨鉴冰 ——

杨鉴冰(1951—),女,陕西省首批名中医,第二届全国中医妇科名师。教授、主任医师,硕士研究生导师,第二批全国老中医药专家学术经验继承工作继承人,国家自然科学基金项目评审专家,国家中医药管理局重点学科陕西中医药大学附属医院中医妇科学术带头人,陕西省名老中医药专家学术经验继承工作指导老师,中华中医药学会妇科分会常务委员,陕西省中医药学会妇科专业委员会主任委员。主持参与国家级及省部级课题19项,科研项目获陕西省中医药科技进步二等奖、陕西省高等学校科学技术三等奖、咸阳市科学技术二等奖、陕西省科技期刊编辑贡献奖。主编及参编著作12部,公开发表学术论文150余篇。从事中医妇科临床工作40余年,对月经不调、闭经、子宫异常出血、子宫发育不良、卵巢早衰、多囊卵巢综合征、习惯性流产、不孕不育、子宫肌瘤、子宫内膜异位症、妇科炎症等病的中医药治疗有很深的造诣。师古研今,鉴傅山广临证,一片冰心疗妇疾。热心慈面侍女科,杏林送子享盛誉。

一、对不孕症的认识

不孕症是妇科疾病中病因最复杂的一类疾病。杨鉴冰认为受孕的每一个节点出现问题都可能导致不能孕育。于女性而言,月经规律是女性生殖轴正常的重要标志,婚后育龄期的女性月经不调,必然影响受孕,当首先调理月经,经调方可子嗣。诚如(《景岳全书·妇人规》)所云:"调经之要,贵在补脾胃以资血之源,养肾气以安血之室,知斯二者,则尽善矣。"调经的同时,更需要疏导情绪,如忧郁、焦虑、烦躁都会影响孕育。因此,在除外先、后天生理缺陷原因外,凡属于身体病理变化者,中医治疗着重在气、血、痰、瘀、肾、脾、肝的调治。中西医两种医学体系对不孕症的辨析是不同的,但无论是生殖藏象还是生理解剖,两者相辅相成,医者当通识其病因诊疗,融会贯通,无所偏驳,从而更好地造福患者。

二、诊治思路

不孕症的病因复杂,杨鉴冰提出治疗前除中医的望、闻、问、切外,应通过现代医学的各项相关检测手段,以明确病因,审因论治,同时配合心理疏导。对于子宫发育不良不孕,采用温肾阳、滋肾精、益肾气的治法,经验方毓宫方疗效斐然;针对排卵障碍性不孕,特别是多囊卵巢综合征,提出肾虚痰瘀、冲任失调为其基本病机,治以补肾化痰调经汤,辅以西药促排卵,中西医同治,使排卵率提高的同时妊娠率明显提高,对此类病症实有佳效;卵巢早衰性不孕,给予补肾养精、调经助孕的治疗原则,临证时根据女性月经周期的不同时段随症加减,长期应用提高卵巢功能而达受孕目的;盆腔炎性不孕,尤其是输卵管堵塞之不孕,中西医方法并用,介入再通后中药内服加保留灌肠,其中有一部分虽然介入再通后,但输卵管生理状态发生异常,如输卵管迂曲、远端上举粘连,采用中药成分的丹红注射液宫腔灌注治疗,提高了受孕率并控制减少宫外孕的发生。

三、治疗特色

(一)子宫发育不良之原发不孕

子宫发育不良,又称幼稚子宫,多由性腺功能低下、卵巢功能失调引起。临床常伴发痛经、月经稀少,甚或原发性闭经、不孕等。主要由于先天禀赋不足或后天受到损伤,以致至期肾气不充,天癸未成熟不能发挥应有的作用,任脉亏损,太冲脉血少所致。

临床表现:患者多身体消瘦,或身高与体重不成比例,第二性征发育不全。月经初潮年龄较迟,月经稀少,痛经、或原发性/继发性闭经、带下很少。婚久不孕,性欲淡漠,平素或有头晕耳鸣,腰膝酸软,倦怠乏力,食欲不振,面色萎黄。舌淡,苔薄白,脉沉缓。

辅助检查:B超检查子宫发育较小,或未发育,或轻度鞍型,或单、双角子宫。

证属:肾阳虚,肾阴虚,肾阴阳两虚。

治法:温肾助阳、调养任督,滋肾填精、调养冲任,阴阳并调养奇经。

方药:毓宫方(合剂/胶囊)。

紫石英15g　紫河车10g　菟丝子15g　熟地10g　当归10g　鸡血藤10g　白芍10g　党参10g　白术10g

加减:若手足不温,形寒肢冷者,加巴戟天、淫羊藿、桂枝、仙茅、蛇床子、川椒以温肾助阳;若脘腹胀满者,加枳壳、陈皮以健脾助运;若腰痛甚者,加杜仲、续断、桑寄生以补肾强腰膝。阴虚明显者,加女贞子、墨旱莲、龟甲、鳖甲,调补至子宫大小正常后,可酌加香附、泽兰叶、益母草、月季花之类因势利导通经。

【典型案例】

刘某,女,23岁,已婚,2002年11月21日初诊。

主诉:婚后求子2年未孕。

刻下症:患者本人身材瘦小,身高150cm,体重不足40kg,毛发稀疏,双乳平坦,阴毛少,外阴发育欠佳,阴道分泌物少,宫颈小,子宫小,宫颈与宫体比例1:1。舌质淡黯,苔薄白,脉沉细。

既往史:13岁月经初潮,14岁左右遭其父打骂,失手致其脾破裂出血而行脾脏切除,手术以前与同龄女孩发育无明显差别,脾摘除后月经至今未至。

辅助检查:B超检查示子宫大小3.2cm×2.6cm×1.5cm,提示子宫发育不良。其他相关检查未发现明显异常。

中医诊断:不孕症。西医诊断:原发不孕。

证属:肾阳虚。

治法:温肾健脾,后天滋补先天。

方药:毓宫方加减。

紫石英15g　紫河车10g　菟丝子15g　熟地10g　当归10g　鸡血藤10g　白芍10g　党参10g　白术10g　仙茅10g　淫羊藿15g　蛇床子15g　炙草6g　水煎服,每日1剂。

治疗6个月后,患者阴毛逐渐显出,乳房及外阴发育较前明显丰满,阴道分泌物增加,体重也增加了1.5kg。

继续治疗1年余,患者月经恢复周期,B超复查示子宫大小6.3cm×4.1cm×2.0cm。又1年后随访,患者月经基本正常。追访2005年4月18日,剖宫产下一男婴,母子平安。

【按语】　杨鉴冰认为,子宫发育不良与肾关系密切。胞脉系于肾,只有得到先天肾之精气的滋养推动,子宫才能正常发育,完成月经和胎孕的职能。若青春期因先天肾气不盛、天癸不充,或脾胃不足或久病不已及肾,肾气虚惫、肾精匮乏,致冲任二脉空虚,则胞宫失于滋养和温煦而致发育欠佳或停滞,临床以肾阳虚多见。治疗中,既重视益阴补阳,养血调经,又不忘调补冲任,使肾气旺盛,经血充足,冲任相资,促进子宫发育。毓宫方(合剂、胶囊)中紫河车、紫石英为二紫,二药大补阴精阳气,温子宫,通奇经;熟地味甘性微温,封填精髓,专充肾脏之亏,滋培血海,善济肝家之竭;菟丝子性味甘平微辛,有温肾助阳作用;熟地与菟丝子、紫河车、紫石英等温肾助阳药相配,使阳得阴助而生化无穷,阴得阳升而源泉不竭,肾中阴阳得以调理。妇人以血为本,血运正常则经脉通畅,冲任充盛,子宫正常发育。故杨鉴冰在治疗子宫发育不良中加入补血活血的当归、鸡血藤,二药与熟地合用,共奏养血活血、益精填髓、长养子宫之效。脾与子宫关系密切,通过任脉交于"中极"、冲脉交于"三阴交"而与子宫相联系。方中党参、白术健脾而化生之气血通过冲任输注至胞宫,成为胞宫生长发育的物质基础。唐代王冰在《黄帝内经》注解里云:"督脉者,亦奇经也,然任脉、冲脉、督脉,一源而三歧也……亦犹任脉、冲脉起于胞中也。"冲、任、督属"奇经",胞宫为"奇恒之府",所以治疗子宫疾病时,通补奇经也是很重要的一个方面。杨鉴冰在治疗时所选药物多可入冲、任、督脉,如当归、紫石英、紫河车入冲脉,熟地既入冲脉又入任脉,菟丝子入任督二脉,诸药均能通补奇经,并起引导之功,使药效直达病位,从而提高治疗效果。归纳组方特点：二紫相配为君臣，阴中求阳促生发；补血活血相伍用，健脾益气补后天，通补奇经治奇腑。

（二）排卵障碍不孕

排卵障碍性不孕临床多见于内分泌失调性疾病、多囊卵巢综合征、卵巢功能减退、高催乳素血症者等。

临床表现：婚久不孕，月经错后，量少，色黯有块，甚或经闭不行。少腹胀痛，腰膝酸软，倦怠乏力，头晕耳鸣，面色晦暗或面部痤疮，舌质紫黯或有瘀斑瘀点，苔薄白，脉沉涩或细弦。

辅助检查：性激素异常，基础体温呈单相型，超声监测排卵异常（卵泡数量少、或发育迟缓、或超大不排），或雄三项、甲状腺功能、生化全项指标异常。

证属：肾虚，肝郁，痰湿，冲任失调。

治法：补肾疏肝，活血化瘀，佐以祛痰。

方药：补肾化痰调经汤。

熟地 10g　山茱萸 10g　菟丝子 20g　枸杞 12g　当归 10g　川芎 10g　赤芍 12g　白芍 12g　香附 10g　胆南星 10g　陈皮 10g　枳壳 15g　炙草 6g

加减：精神差，少气无力，酌加党参、黄芪；体胖带下量多者，加苍白术、瓜蒌、半夏；乳房胀痛、嗳气，急躁易怒，加夏枯草、炒柴胡、郁金等；月经量少，行而不畅，加桃仁、红花。

结合女性月经期、经后期、经间期、经前期 4 期不同时段中气血阴阳变化特点，给予相应的中药周期调治。经后期滋肾益血养冲任，常用山萸肉、熟地、白芍、菟丝子、枸杞、阿胶、首乌等。经间期补肾活血疏冲任，常用紫石英、菟丝子、鹿角霜、急性子、红花、柴胡、皂角刺等。经前期温肾助阳调冲任，常用仙茅、淫羊藿、巴戟天、茺蔚子、蛇床子等。月经期活血化瘀畅冲任，常用当归、川芎、赤芍、丹参、生蒲黄、藏红花、益母草等。

【典型案例】

翁某，女，27 岁，已婚，初诊：2015 年 6 月 9 日。

主诉：患者结婚 2 年未避孕未孕。

现病史：自 12 岁月经初潮，周期一直延后，35 天至 2 个月一行，量少，色红，偶有血块，经行 4 天净。Lmp：2015 年 4 月 20 日。腰膝酸软，四肢不温，痰多，近 1 年形体逐渐发胖，身高 167cm，体重 78kg，四肢体毛长，下颌痤疮明显。舌胖大，苔白腻，脉沉滑。

妇科检查：外阴阴毛密集分布连及肛周；阴道通畅，分泌物稍多；宫颈充血，稍肥大；宫体后位，常大，质中，活动度可；双侧附件区无明显压痛。

辅助检查：分泌物检查示支原体（-）；阴道 B 超示子宫 7.7cm×4.6cm×3.6cm，内膜厚 0.9cm，双侧卵巢均探及 12 枚大小不等的卵泡，最大直径 0.5cm；性激素六项示 FSH 5.29mIU/ml，LH 39.48mIU/ml，PRL 15.91ng/ml，E_2 139.36pg/ml，P 0.86ng/ml，T 115ng/dl。糖耐量试验（OGTT）（-）；胰岛素释放试验（INS）（-）。

中医诊断：不孕症，月经后期。西医诊断：原发不孕，多囊卵巢综合征。

证属：肾虚痰湿阻滞。

治法：补肾化痰，活血促经。

方药：补肾化痰调经汤。

熟地 12g　山茱萸 10g　菟丝子 20g　枸杞子 12g　当归 12g　川芎 10g　香附 10g　桃仁 12g　红花 15g　生蒲黄 10g　川牛膝 10g　陈皮 10g　半夏 10g　茯苓 12g　杜仲 10g

枳壳 15g　炙草 6g　7 剂,水煎服,每日 1 剂。嘱测基础体温。

二诊:2015 年 6 月 19 日。服上药后月经于 6 月 15 日来潮,现周期第 5 天,月经已净,经期无明显不适,腰膝酸软、四肢不温较前有所缓解,舌胖大苔白,脉沉滑。

处方:达英 -35,1 片 /d,服 21 天停,连服 3 个周期。中药采用补肾化痰调周法,以补肾化痰调经汤为主加减调周。

三诊:2015 年 9 月 7 日。连续治疗 3 个月,月经周期恢复,量中,面部痤疮消退,余无不适,测 BBT 单相。Lmp:2015 年 9 月 3 日。舌淡苔薄白,脉细滑。

辅助检查:复查性激素六项示 FSH 3.42mIU/ml, LH 5.25mIU/ml, PRL 17.62ng/ml, P 0.96ng/ml, E_2 56pg/ml, T 76.83ng/dl。

处方:给以补肾促卵助孕治疗。

(1)月经周期第 5 开始服克罗米芬(氯米芬),50mg/ 次,1 次 /d,连服 5 天停。

(2)中药补肾降雄助孕汤:熟地 10g　山萸肉 10g　菟丝子 20g　枸杞 10g　紫石英 15g　鹿角霜 10g　白术 10g　茯苓 20g　清半夏 10g　丹参 20g　当归 10g　茺蔚子 15g　白芍 10g　补骨脂 10g　枳壳 10g　炙甘草 6g　10 剂,服法同前。

四诊:2015 年 10 月 14 日。月经周期第 12 天。阴道 B 超示内膜 0.75cm,左侧卵巢见优势卵泡大小为 1.6cm×1.5cm。舌红,苔薄白,脉细弦。

处方:补肾促卵泡汤。

熟地 15g　山萸肉 20g　枸杞 12g　菟丝子 20g　鹿角霜 12g　紫石英 15g　茯苓 15g　炒白术 15g　炒山药 15g　川楝子 10g　柴胡 10g　路路通 15g　续断 15g　杜仲 15g　枳壳 10g　炙甘草 6g　3 剂,服法同前。

五诊:2015 年 10 月 17 日。月经周期第 15 天。B 超示内膜 0.85cm,卵泡大小为 1.9cm×1.7cm。给予补肾促排卵汤 5 剂,HCG 10 000U 肌内注射,加针灸促排卵,并嘱患者试孕。

六诊:2015 年 10 月 21 日。月经周期第 19 天。阴道 B 超示卵泡已排,中药予补肾促黄体汤,继续观察基础体温变化。

七诊:2015 年 11 月 8 日。月经周期第 35 天,BBT 高相维持 18 天,自测尿妊娠试验(+),查 P 38.95g/ml,血 β-HCG 8 302IU/L,给予保胎治疗。于 2016 年 7 月 1 日顺产一健康女婴。

【按语】 杨鉴冰认为,本病所致排卵障碍性不孕的病机特点是肾虚为本,气血痰湿凝滞为标。故肾虚是本病发生的主要机理。若肾精亏虚,则卵子难以发育成熟而致不排卵;若肾阳虚,命门火衰,脾阳不振,健运失职则生痰湿,积聚壅滞子宫、胞脉而使卵巢增大,包膜增厚,卵子难以排出;若肾气虚,闭藏功能失调,气血不畅则使卵泡发育中止萎缩,故肾虚痰瘀是多囊卵巢综合征发病的基本病理。治法集中在补肾基础上,或化痰、或活血兼而顾之。同时重视依据女性月经期、经后期、氤氲期、经前期不同时段中气血阴阳变化特点,给予相应的中药周期调治,促使排卵而能受孕。

(三)卵巢早衰不孕

卵巢早衰属于疑难病症,病因病机尚不清楚,多考虑遗传因素、自身免疫性疾病、医源性损伤(放疗、化疗对性腺的破坏或手术等)。西医单纯性长期采用激素人工周期治疗可导致子宫突破性出血、乳房胀痛、白带多、色素沉着等,并可诱发子宫内膜癌和乳腺癌,而不易被患者接受长期治疗。

临床表现：婚久不孕，月经量少，周期错后，甚或经闭不行。伴有潮热汗出，心烦失眠，阴道干涩，性欲低下，脱发；舌质淡红，苔薄白，脉沉细。多见于卵巢功能低下或卵巢早衰。

证属：肾精亏损，冲任气血衰少。

方药：归肾毓宫汤加减。

熟地 10g　紫河车 10g　鹿角霜 10g　山药 15g　山萸肉 10g　枸杞子 12g　菟丝子 20g　制首乌 15g　杜仲 10g　川断 12g　茯苓 15g　鸡血藤 30g　焦山楂 15g　炙甘草 6g

加减：月经期根据胞宫血海由满而溢、泻而不藏之生理特点在调补肾精的基础之上加用当归、赤芍、丹参、益母草、桃仁等活血调经药；经后期血海空虚渐复，加用生地、黄精、石斛、墨旱莲、女贞子等补益肾精之品；经间期是重阴转阳、阴盛阳动之际，加用皂角刺、急性子、冰球子等药予以补肾促排卵；经前期阴盛阳生，加用仙茅、淫羊藿、鹿角霜、巴戟天等温阳促黄体。在补益先天之本的同时，杨鉴冰始终灵活调补后天之源，因滋补肾精之药常过于滋腻有碍脾胃消化，故常配伍助脾胃运化之品如枳壳、焦三仙、木香等。

【典型案例】

邹某，女，28 岁，已婚，于 2008 年 5 月 20 日初诊。

主诉：月经延后 2~3 个月一行 3 年余，闭经半年，未避孕而未孕 3 年。

病史：婚后曾于 2005 年孕 40 余天行药物流产并清宫术，术后则月经不规律，常 2~3 个月一行，量少色淡，近半年则闭止不来且伴不孕。Lmp：2007 年 11 月。

刻下症：面色黄黯，精神较差，形体偏瘦，食纳二便尚正常，夜休可；舌淡红苔薄白，脉弦细。

经孕产史：既往月经规律，14 岁初潮，周期 26~28 天，经期 3~5 天，量中，色黯红，无经行腹痛。孕 1 产 0 流 1（药物流产）。

妇科检查：外阴已婚未产型；阴道畅，分泌物少；宫颈光滑；宫体后位，常大，质软，活动度可；左侧附件增厚，右侧未触及异常。

辅助检查：B 超示子宫后位，大小正常，子宫内膜厚 0.3cm；双侧卵巢未见异常。查性激素六项示 FSH 38.73mIU/ml，LH 31.48mIU/ml，PRL 18.51ng/ml，E_2 45.27pg/ml，P 1.14ng/ml，T 24.39ng/dl。

中医诊断：不孕症，闭经。西医诊断：继发不孕，卵巢早衰。

证属：肾精亏损，冲任气血衰少。

治法：补肾养精，调经助孕。

方药：归肾毓宫汤加减。

熟地 10g　枸杞子 12g　山萸肉 10g　菟丝子 20g　山药 15g　茯苓 15g　制首乌 15g　鹿角霜 10g　鸡血藤 15g　杜仲 10g　川断 12g　焦山楂 15g　炙甘草 6g　12 剂，水煎服，早晚分服。并嘱测基础体温观察。

二诊：2008 年 6 月 3 日。患者自述服药后精神好转，白带增多，复查 B 超示子宫内膜 0.7cm。遂加入益母草、川牛膝等活血引血下行之品。

服药 2 个月后患者月经复潮，告知应坚持用药 3~6 个月，中药继续以归肾毓宫汤行加减调周法治疗，配合西药人工周期用药。患者月事渐转规律，并于 2008 年 11 月受孕，停经 70 天时 B 超示胚胎发育正常，孕妇本人情况良好。

【按语】　杨鉴冰认为卵巢早衰的发生与肾的亏虚关系密切。《医学正传·妇人科》言："经水全借肾水施化,肾水既乏,则经血日益干涸。"《景岳全书·妇人规》曰："正因阴竭,所以血枯。枯之为义,无血而然。"卵巢的功能就是产生卵泡和性激素,这与肾藏精、主生殖的功能不谋而合。肾气充盛到一定阶段则会产生与生殖及性功能有关的物质——天癸,即为肾中精气,故肾中精气的盛衰决定着女性的生、长、壮、老、已。临床发病多见于多次堕胎小产,或口服药物流产药后又行清宫手术;或无痛人工流产后继发盆腔炎症等,引起月经量少以致闭经,其主要病机在于子宫、胞脉直接受到损伤,"胞脉系于肾",肾中精气过早乏源,无以化为经血,冲任失于充养,血海不盈,乃至经水渐少直至闭经。杨鉴冰治疗卵巢早衰,取补肾治本之法,使肾精充裕,冲任得养,血海血盛,佐以养肝、疏肝、养血、滋阴、健脾等,达到临床诸症缓解,月事得以来潮,并获受孕。

（四）输卵管梗阻性不孕

输卵管梗阻所致的不孕症占亚洲女性不孕的39%,居首位。而我国比例近年有所增加,可占50%左右。引起输卵管阻塞性不孕的主要因素是盆腔感染,导致输卵管急慢性炎症,管腔内膜被炎症破坏,引起输卵管堵塞,且因瘢痕形成,使输卵管壁僵硬和输卵管周围粘连、组织增生和纤维化。

临床表现:婚久不孕,月经周期或提前或延后数天,经量或多或少,经行不畅,或经期延长,经色深红。平时带下量多,色黄质稠,有臭味,腰酸困,小腹一侧或两侧疼痛不舒,舌红或黯,苔黄腻或白厚,脉弦滑而数。

妇科病史:有生殖器官炎症史(阴道炎、或宫颈炎、或子宫体炎、或盆腔炎)或宫外孕病史。

妇科检查:宫体呈后位,或偏左或偏右,活动度差;附件一侧或双侧增厚或增粗,或伴有囊块,触痛或压痛。

辅助检查:超声提示盆腔积液,输卵管积水;盆腔炎性包块。子宫输卵管造影示一侧或两侧阻塞或通而不畅。

证属:湿瘀互结,冲任阻滞。

治法:解毒散瘀,通络利脉。

方药:（1）中药内服＋灌肠(自拟盆炎通管汤)。

党参15g　炒当归10g　白芷12g　蚤休12g　赤芍15g　白芍15g　三棱10g　莪术12g　皂角刺15g　蒲公英15g　路路通15g　红藤15g　丹参15g　川断15g　乌药10g　炙甘草6g

加减:脾虚纳差者,加黄芪、炒白术;肝郁气滞者,加香附、醋柴胡;小腹疼痛,加延胡索、川芎;腰骶酸痛,加寄生、巴戟天。

（2）中药宫腔灌注:介入再通第2个周期月经干净复查后,针对输卵管迂曲重、远端增粗、上举、弥散欠佳等情况而采用。于月经干净后3~7天内,只宫腔灌注1次。

药用:丹红注射液10ml/支,0.9%氯化钠注射液20ml,地塞米松磷酸钠注射液2ml。加温35℃药液以双腔管缓慢推注,保留20分钟,起到通络消肿、活血化瘀、软坚散结、止痛畅管的作用。

【典型案例】

姜某,女,29岁,咸阳移动公司职员。2015年1月24日初诊。

主诉:婚后 2 年余,未避孕而一直未孕。

现病史:患者 13 岁月经初潮,平素月经周期规律,30~32 天一行,经期 6 天,量中,色红,经期伴有小腹胀痛,但能忍受未用药。2012 年结婚,至今 2 年余未能怀孕,故来求治。曾于 2013 年在咸阳市中心医院妇科检查,诊为"慢性宫颈炎",给予阴道放药治疗。Lmp:2015 年 1 月 4 日。舌红苔白,脉细弦滑数。

妇科检查:外阴已婚未产式,阴道畅,分泌物多,质稀水样夹杂豆渣样物;宫颈稍肥大,糜烂Ⅱ度,表浅型;宫体前位偏左,正常大小,质中,活动度欠佳;附件右侧可及一枣大囊块,压痛(+),左侧增粗,轻触痛。

辅助检查:不孕系列 + 优生优育各项检查均阴性;性激素六项检查示 FSH 6.22mIU/ml,LH 4.35mIU/ml,PRL 16.15ng/ml,E_2 180.0pg/ml,P 3.80ng/ml,T 1.07ng/ml。

中医诊断:原发不孕,带下病。西医诊断:原发不孕,盆腔炎。

证属:肝郁湿滞。

治疗方案:

(1)测 BBT。

(2)中药"疏肝盆炎消癥汤"内服。

(3)阴道冲洗(红核洗液)+ 阴道放药(奥平栓、硝呋太尔制霉素阴道软胶囊,交替放)。

二诊:2015 年 2 月 7 日。月经来潮,观察 BBT 双相,高相维持 13 天。

三诊:2015 年 2 月 14 日。经净第 4 天做造影示双侧输卵管近端梗阻,随行介入再通术,显示右侧输卵管远端增粗上举;左侧输卵管迂曲较重,呈打结状。术后常规给消炎药或静脉滴注消炎针 5 天,中药"盆炎通管汤"内服 + 灌肠治疗。

四诊:2015 年 3 月 23 日。月经干净第 3 天行介入再通后复查,示双侧输卵管均通,但右侧远端仍呈上举状;左侧远端增粗,迂曲,弥散差。

五诊:2015 年 3 月 25 日。给丹红注射液宫腔灌注,缓推药液阻力较大,保留 20 分钟后取管。4 月、5 月、6 月 3 个月在补肾调周助孕中药的辨证治疗下,B 超观察均有成熟卵泡排了,但未能怀上。故同时分别于 4 月 25 日、5 月 23 日、6 月 27 日经净 3~7 天内再行宫腔灌注,4 月、5 月宫腔灌注仍感有阻力,6 月的宫腔灌注阻力明显小了,基本通畅。

六诊:2015 年 7 月 16 日。月经按时来潮,7 月 31 日(周期 16 天)监测卵泡显示右侧卵泡超大(3.4cm×3.0cm)不排,给予中药通络促排汤 + 针灸促排治疗,未排显示黄素化;8 月主以益气养肝、通络消囊中药治疗。

七诊:2015 年 9 月 7 日。月经提前 4 天来潮,9 月 19 日(周期 13 天)B 超监测示右侧卵泡 2.0cm×2.0cm,发育成熟。服补肾通络促排汤 7 剂,并嘱试孕,测 BBT 自 9 月 22 日出现高相。

八诊:2015 年 10 月 10 日。停经 34 天,尿妊娠试验(+),P 22.47ng/ml,血 β-HCG 1 740mIU/ml,已怀孕。2016 年 6 月 7 日顺产一 6 斤 6 两健康男孩。

【按语】 杨鉴冰认为输卵管阻塞性不孕的根本因素在于瘀,其病机是瘀阻脉络,以气滞血瘀、寒湿凝滞、湿热瘀阻居多,针对胞络瘀阻,胞脉不通,在明确诊断的情况下,采用中西医结合方法治疗。首先对输卵管梗阻不孕者行介入再通术,然后运用中医活血化瘀方药进行内外结合辨证论治。盆炎通管汤直肠给药,使药液通过肠黏膜弥散至盆腔而达到局部病灶变软,粘连组织松解,水肿消失;丹红注射液宫腔灌注治疗又使药物能直接作用于输卵管病灶处,对输卵管局部进行抗炎、消肿、溶解、软化纤维瘢痕组织,促进增生组织的分解吸收及创伤组织的修复。中医药多种方法联合应用,使气血调和,冲任经脉通畅,以利于排出的卵子进入输卵管受精成孕。在输卵管梗阻性不孕的治疗上显示出治疗优势,方法简单易操作,经费便宜易接受,效果良好获称颂。

(徐　翠　杨鉴冰)

—— 刘润侠 ——

　　刘润侠,女,汉族,1952年9月出生于陕西省白水县。教授,二级主任医师,国家首批中医药师承博士研究生导师,中医、中西医结合专业硕士研究生导师。第四批全国老中医药专家学术经验继承工作指导老师。1975年毕业于西安交通大学医学院(原西安医科大学),在陕西中医学院(现陕西中医药大学)进修学习1年。留校后分配到西安交通大学第二附属医院中医科工作至今,师从陕西妇科专家张雅洁学习10余年。从事中西医结合妇科临床、教学、科研工作30余年。曾任西安交通大学医学院中医学系主任,第二附属医院中医科主任。陕西中医药学会妇科专业委员会副主任委员。现任中华中医药学会专业委员会委员,陕西省中西医结合学会常务理事,国家自然基金同行评委,《陕西中医》杂志编委。擅长采用补肾活血法对不孕不育、多囊卵巢综合征、子宫内膜异位征、免疫性流产、卵巢衰减等妇科疑难病症的辨治。获陕西省科技进步二等奖1项、三等奖1项。获国家自然基金1项,发表专业学术论文50余篇,其中SCI收录1篇,Medline2篇。

一、对不孕症的认识

　　不孕症是妇科常见的多发病和疑难病,既可作为一个独立性的疾病,又多是妇科中的某些疾病所引发的并发症或后遗症,病因错综复杂,临床表现迥异,一般分为原发性和继发性。随着人们思想观念的变化和生活压力的增加,生育能力逐渐下降,严重影响患者情绪和家庭和睦。刘润侠熟读各种中医典籍,遵古而不泥古,博采众家,融会贯通,衷中参西,学术上兼容并蓄,善于吸收各医家学术精华,对不孕不育症的病因病机、理、法、方、药均提出自己独到的见解和学术思想。

　　《傅青主女科》云:"且经原非血也,乃天一之水,出自肾中。"肾主生殖,为先天之本,五脏之根,肾精不足,卵子的产生缺乏物质基础,肾气不足,气血运达失和,生成瘀血、寒凝、痰阻等病理产物,客于机体,流于下焦,损伤冲任胞宫,以致不能摄精成孕。肾为先天之本,脾为后天之本,肾虚则不能暖脾土,脾虚运化水液失常,聚湿生痰,阻滞四肢及胞络,出现形体丰满、不孕、痰多等症状。近代医家秦天一曾说:"女子以肝为先天,阴性凝结,易于怫郁,郁则气滞血亦滞。"女子平时情志抑郁,性格急躁,容易发怒,日久伤肝,失于疏泄,气血阴阳不调,损伤冲任胞宫,而至不孕。刘润侠认为本病的基本病机以肾虚为主,肝脾同病,冲任失调,不能摄精成孕,辨证分型为肾虚、血虚、肝郁、痰湿、湿热、血瘀等。

　　肾虚证:肾贮藏元阴元阳,肾虚元阳不足,命门火衰,胞宫失于温煦不能摄精成孕;素体肾阴亏虚,房劳多产,久病失血,耗损真阴,天癸乏源,冲任血海亏虚,虚热内生,亦不能摄精成孕,治以补肾调冲。

　　血虚证:素体虚弱,阴血亏损,脾胃虚损,化源不足,大病久病,失血伤津,导致冲任血虚,胞脉失养,不能摄精成孕,治以养血滋阴、补肾调经。

肝郁证:情志不畅,暴怒伤肝,气血运行不畅,冲任不能相资;肝郁化火,郁热内蕴,伏于冲任,胞宫血海不宁,不能摄精成孕,治以疏肝解郁、养血调脾。

痰湿证:素体脾虚,运化失调,感受寒邪,阻碍脾胃,痰湿内生,流注下焦,滞于冲任,壅塞胞宫,不能摄精成孕,治以温阳健脾、燥湿化痰。

湿热证:手术、产后、经期将息失宜,风寒湿热之邪入侵,蕴而化热,流注下焦,阻滞胞脉,壅塞胞宫,治以清热调经、活血通络。

血瘀证:情志不畅,气机不和,血随气结,经期产后,余血未净,外感内伤,宿血停滞,经水失调,精难纳入,不能摄精成孕,治以行气活血、化瘀调经。

总体治疗注重辨证施治,调理五脏、阴阳、气血的协同作用,根据月经周期临证用药,并结合现代先进的检查技术和生殖辅助手段,采用个体化中西医结合治疗方案,有效提高不孕症的临床疗效。

二、诊治思路

刘润侠认为卵子为生殖之精,其发育有赖于肾阴滋养,排出则赖于肾中阳气的鼓舞。若肾精亏虚,则卵子缺乏物质基础,难以发育成熟;若肾阳虚衰,不能推动气血运行,久病多虚多瘀,胞脉失养,不能摄精成孕。基于肾虚血瘀理论,确立治疗的基本法则为补肾活血法,通过补肾促进活血,应用活血益于补肾,两者相互协同,达到改善肾虚血瘀的病理变化,使机体阴阳平衡、邪祛正存。刘润侠认为月经不调与不孕症关系最为密切,根据胞宫的藏泻规律与肾中阴阳消长的协调转化规律,结合现代医学卵巢周期性变化及对子宫功能的影响而创立中医月经周期节律。整个月经周期根据阴阳之间相互转化分为由阴长(阳消)→重阴转化为阳→阳长(阴消)→重阳转化为阴的4个时期,即分别相当于月经卵泡期、排卵期、黄体期、行经期。但由于中医周期疗法临床不容易掌握,患者就诊不便,刘润侠根据月经周期不同时期肾的阴阳盛衰,天癸潮低,冲任、胞宫气血盈亏变化规律和不孕不育症病理变化特点,创建了简化中医补肾调周疗法,分为经后期、经前期两期,既方便患者就诊,又提高临床疗效。

经后期又称增殖期,月经净后至排卵前期,为血海空虚,阴精蓄积之时,胞宫气血由虚转盈,肾气渐复渐盛,阴长阳消,生机萌动,调经种子的基础和关键阶段。阴长阳消是本期的生理特点,阴包括了血、气、阴、精、癸水等有形及无形的物质,皆为月经周期演变的物质基础。机体唯有在充分含有这些物质支持的基础上,方能阴长至重,以候氤氲之期。治以滋补肾阴、填精养血为主,以促进子宫内膜早日复修,使卵泡得到正常发育,辅以温阳通络、行气活血,因势利导助其顺利排卵以受精。经前期又称分泌期,此期阴盛阳生渐至重阳,冲任气血旺盛,以备种子育胎,治疗重在"温""通",以温肾助阳、通畅冲任气血为主,促进子宫内膜继续增厚,为胚胎着床做好准备,未受孕辅以行气活血、祛瘀生新,因势利导助其月经再次来潮。结合具体临床疗效分析,采用补肾周期疗法,兼顾疏肝、健脾,调理冲任、阴阳、气血,使机体功能恢复正常,月经按时来潮,受孕率提高。

利用现代先进辅助检查,进一步明确病因,根据患者不同临床症状及体格特点,中西医结合治疗发挥优势特色,提高临床疗效。

三、治疗特色

（一）盆腔炎性不孕

【典型案例】

李某,女,27 岁,2015 年 11 月 2 日初诊。

主诉:结婚 3 年未避孕而未孕,下腹隐痛伴带下量多 3 个月。

现病史:白带量多色黄,有异味,外阴瘙痒。舌质正常,苔微黄而腻,脉弦滑。

月经史:15 岁月经初潮,28 天一行,行经 3 天,用卫生巾 3~4 片,色红,有血块,痛经较著,腰骶酸痛。Lmp:2015 年 10 月 20 日。

既往史:2014 年自然流产 2 次,2015 年 5 月曾行巧克力囊肿剥离术。

辅助检查:女方宫颈分泌物支原体培养(+);输卵管碘油造影显示双侧输卵管伞端粘连;盆腔超声提示子宫 5.3cm×4.2cm×3.1cm,内膜厚 0.35cm,回声不均匀,盆腔积液 1.2cm×0.9cm。2015 年 10 月 22 日,月经第 2 天检查性激素六项示 E_2 31.37pg/ml,FSH 7.81mIU/ml,PRL 18.46ng/ml,P 0.656ng/ml,T 12.42ng/dl,LH 2.97mIU/ml;封闭抗体(-);双方染色体未见异常;男方精液支原体培养(+),精液分析:60 分钟完全液化,a=28.9,b=14.2,活力 30.59%,计数 65.65 百万 /ml,畸形率 98%。

中医诊断:不孕症。西医诊断:不孕症,慢性盆腔炎。

证属:湿热下注,瘀阻胞宫。

治法:清热解毒,利湿散结,活血通络。

女方治疗方案:中西医结合治疗。

1. 方药:红藤 30g　败酱草 15g　土茯苓 15g　当归 20g　香附 10g　浙贝母 15g　生牡蛎 15g　莪术 12g　土鳖虫 10g　生薏苡仁 30g　泽兰 15g　桂枝 10g　桃仁 10g　白芍 15g　黄芪 15g　水煎剂 180ml,保留灌肠 1 次 /d,连续治疗 14 天,经期停用。

2. 外用苦参凝胶,5g/ 天,连续用药 12 天。

3. 口服康妇灵胶囊,1.6g/ 次,3 次 /d,连续用药 9 天。

4. 根据支原体阳性药敏实验显示强力霉素敏感

（1）注射液用盐酸多西环素 200mg/d,静脉滴注 7 天。

（2）地塞米松磷酸钠注射液 5mg/d,静脉滴注 7 天。

（3）克拉霉素缓释片 500mg/d,口服 9 天。

男方治疗方案:

1. 前列平胶囊　2 000mg/ 次,3 次 /d,口服,隔日 7 天。

2. 银花泌炎灵　2 000mg/ 次,3 次 /d,口服,隔日 7 天。

（两种药物序贯交替服用）

3. 克拉霉素缓释片　500mg/d,口服,15 天。

二诊:2015 年 11 月 16 日。患者自述治疗后腰骶酸痛症状缓减,带下量减少色黄。舌质淡,苔微黄,脉滑缓。复查双方支原体转阴。盆腔超声提示内膜厚 1.1cm,盆腔积液 0.8cm×0.5cm,右侧卵巢可见 2.1cm×1.8cm 优势卵泡。

方药:在上方基础上增加怀牛膝 15g、延胡索 15g,去土鳖虫。水煎剂 180ml,保留灌肠 1 次 /d,连续治疗 7 天,经期停用。

三诊：2015 年 11 月 23 日。患者诸症消失。于月经干净第 3 天，行输卵管通液术，治疗过程中显示双侧压力波动于 10~15kPa 左右，腹痛不著，术后阴道无明显出血，再次于第 5 天、第 7 天分别行输卵管通液术，第 3 次显示双侧输卵管压力值较平稳、波动于 10kPa 左右，拔管后无外溢和腹痛等不适症状，嘱其禁止性生活 1 个月。

先后调治 6 个月左右。2016 年 4 月 25 日，患者月经过期 5 天未潮，自测尿妊娠试验阳性，查血 β-HCG 5 245mIU/ml，P 15.76ng/ml。超声提示宫内早孕，单胎。于 2017 年 1 月 19 日，剖宫产下一女婴，体重 2 900g，母女平安。

【按语】 生殖道支原体感染是女性不孕的一个重要因素，可引起盆腔炎、阴道炎、输卵管炎和宫颈炎，并可导致流产或早产等，而输卵管粘连，通而不畅，无法正常运送卵子，精卵不能结合致不孕。

该患者伏邪日久，瘀阻胞宫，从热而化，与湿搏结，气血运行不畅，胞络胞脉闭塞，精卵运行受阻，两精不能结合而致不孕。造影提示双侧输卵管伞端粘连，超声显示盆腔积液，宫颈支原体培养阳性。采用中西医结合联合疗法，及时控制炎症，治疗效果良好。方药红藤、败酱草清热解毒，起到抑菌消炎作用；浙贝母、生牡蛎、莪术、土鳖虫行气散结，通络止痛，促进盆腔积液减少；泽兰、桂枝、桃仁、香附行气活血通络，通则不痛；土茯苓、生薏苡仁健脾渗湿，利水止带；黄芪、芍药、当归既可利水消肿，缓急止痛，又可避免苦寒、行气之药损伤机体；保留灌肠既达到药到病所，有效改善局部血液循环的效果，还可减少苦寒之品对胃肠的损害；并依据药敏分析合理应用抗生素治疗，中西结合，内外并治，有效控制炎症，避免再感染，且支原体转阴后，在月经期后再行输卵管通液治疗，输卵管管腔局部治疗，松解输卵管伞端粘连，使管腔通畅，病证同治，有效缩短疗程，提高疗效。

（二）排卵障碍性不孕

【典型案例】

高某，女，29 岁，2016 年 3 月 6 日初诊。

主诉：结婚 2 年未避孕未孕，月经错后 2 个月余。

现病史：患者自 15 岁月经初潮起，月经周期不规律，46~60 天一潮，经行 4~6 天，色黯红，量少，时有小血块，经前偶有乳胀，白带量可，无异味，无瘙痒。Lmp：2016 年 1 月 1 日。平素腰膝酸软，容易疲劳，易长痤疮，颈部黑棘皮征，毛发浓密，体型肥胖，身高 165cm，体重 75kg，BMI 27.5，大便干燥，舌红苔薄黄，脉细弦。1 年前曾在第四军医大学唐都医院就诊，诊断"多囊卵巢综合征"，曾口服达英-35 治疗 6 个月，行克罗米芬（氯米芬）、尿促性素促排卵治疗，排卵监测未见排卵，至今一直未孕。

辅助检查：子宫附件彩超示子宫内膜厚度 0.5cm，左侧卵巢 3.3cm×2.2cm，右侧 3.3cm×2.3cm，双卵巢内均见 10 个以上直径小于 0.9cm 卵泡；血清性激素六项（经期第 2 天）示 E_2 40.36pg/ml，PRL 30.04ng/ml，P 0.74ng/ml，FSH 5.24mIU/L，LH 10.11mIU/L，T 89.76ng/dl；性激素六项（月经周期第 22 天）示 E_2 50.66pg/ml，P 0.87ng/ml；双方支原体阴性。

中医诊断：不孕症，月经后期，月经过少。西医诊断：原发不孕，多囊卵巢综合征。

证属：肝肾亏虚，肝经郁热。

治法：补益肝肾，疏肝泻热。

中西医结合治疗：

1. 黄体酮注射液,10mg/次,1天/次,肌内注射,连续治疗3天,停药5天后月经来潮。

2. 月经第5日开始口服调经助孕方

紫河车10g　鹿角胶10g　淫羊藿15g　熟地黄12g　女贞子15g　墨旱莲15g　当归12g　桃仁10g　红花10g　清半夏10g　胆南星10g　香附10g　黄芩15g

每剂水煎400ml,200ml/次,早晚各1次,连服2个月,如遇经期停药,保持心情舒畅。

二诊:2016年5月1日。服药2个月余,曾于4月13日月经推后来潮,经量增多,色黯,有血块,乳房无胀痛,上周期监测BBT显示黄体不健。

辅助检查:月经第5天复查性激素六项检查示 E_2 87pg/ml,FSH 5.67mIU/L,PRL 13.15ng/ml,P 0.87ng/ml,LH 8.31mIU/L,T 45.44ng/dl。第22天性激素六项示 E_2 123.70pg/ml,P 8.06ng/ml。子宫附件彩超示子宫内膜厚度0.7cm,左侧卵巢2.7cm×1.8cm,右侧2.8cm×2.2cm,右侧卵巢内均探及7个大小不等的卵泡,较大1.7cm×1.3cm,左侧卵巢内均探及9个大小不等的卵泡,较大0.7cm。

处方:月经第5天服用来曲唑,2.5mg/d,连服5天。

在调经助孕方基础上,经后期加鸡血藤20g、黄芪20g、黄精20g、何首乌20g,经前期加淫羊藿10g、仙茅10g,连续治疗3个月。

三诊:2016年9月2日。患者月经49天尚未来潮,自觉胃脘部不适,晨起干呕。自测尿妊娠试验(+),查血β-HCG 413.9mIU/ml,彩超检查示宫内可见3.0cm×2.4cm孕囊,其内可见胚芽及原始胎心波动。

处方:给予固肾安胎丸,6g/次,3次/d;地屈孕酮片20mg,2次/d,连续服用10天。嘱其勿过劳,禁止性生活,调情志,病情稳定2周后复查。2016年4月足月顺产一健康男婴。

【按语】 多囊卵巢综合征(PCOS)属于中医"月经后期""闭经""不孕""癥瘕"范畴。本病病因多样、病机复杂,主责肝脾肾三脏功能失调。精气不充,气机不畅,冲任血海蓄溢失常,则致月经失调、婚久不孕;若肝郁久生热,发于阳部,则易生面部痤疮;脾失健运,运化水液失调,易致痰湿肥胖。病本在肾,瘀血为标,属于本虚标实之证。治疗应标本兼治,攻补兼施,肝脾肾同调,气、痰、瘀兼消。

调经助孕方以紫河车、鹿角胶、淫羊藿、菟丝子补肾助阳,为月经来潮提供物质基础;女贞子、墨旱莲滋阴补肾;清半夏、胆南星燥湿化痰,消痞散结;当归、白芍、熟地黄养血柔肝;桃仁、红花活血祛瘀;香附疏肝解郁,行气散结。全方配伍具有补肾疏肝、活血化瘀祛痰之功效。月经早期服用来曲唑可减少雄激素向雌激素的转化,在中枢降低雌激素水平,解除其对下丘脑/垂体的负反馈抑制,促使内源性促性腺激素分泌增多,促进卵泡成熟和排卵;同时并不影响其他甾体激素生物合成;其半衰期短,仅为42~45小时,到卵泡发育后期,其降低雌激素水平的作用明显减弱,而在治疗周期中负反馈机制仍然存在,使多个卵泡发育的机会减少,减少了多胎妊娠的发生。调经助孕方联合来曲唑一方面可以改善PCOS不孕患者的月经异常情况,调节卵泡的发育促进排卵,增加受孕率;另一方面还能够改善体内紊乱的内分泌状态。

(三)子宫内膜异位症合并输卵管阻塞性不孕

【典型案例】

任某,女,29岁,2016年8月10日初诊。

主诉:结婚5年未避孕未孕,经行腹痛10余年,加重2个月余。

现病史：月经 13 岁初潮，30~40 天一行，行经 6~7 天，用卫生巾 10 余片，色黯红，有血块，痛经较著，偶伴呕吐。Lmp：2016 年 7 月 16 日。白带量可，色黄，无异味瘙痒，舌黯红，苔薄白，脉沉细。

既往史：2014 年行左侧巧克力囊肿切除术，2016 年行体外受精胚胎移植术失败 1 次。

辅助检查：女方支原体检查阴性；CA125：88.3U/ml；月经第 2 天查性激素六项示 E$_2$ 6.48pg/ml，FSH 5.07mIU/ml，PRL 14.14ng/ml，P 0.38ng/ml，T 26.27ng/dl，LH 5mIU/ml；甲状腺功能检查显示 TSH 2.37mIU/ml，TPO–Ab 184.4IU/ml，TGAB 421.3IU/ml；双方支原体阴性；输卵管碘油造影示双侧输卵管间质部阻塞；盆腔超声显示左侧卵巢巧克力囊肿 2.5cm×3.3cm；男方精液检查正常，无生殖障碍。

中医诊断：不孕症，痛经。西医诊断：不孕症，子宫内膜异位症。

证属：肾虚血瘀，寒凝气滞。

治法：温阳补肾，行气散结，化瘀止痛。

中西医结合治疗

1. 中药治疗　淫羊藿 15g　菟丝子 15g　三棱 10g　莪术 10g　桃仁 10g　红花 10g 穿山甲 5g　土鳖虫 15g　五灵脂 10g　蒲黄 10g　制香附 10g　当归 12g　白芍 15g　浙贝母 15g　水煎剂，180ml/ 次，1 次 /d，保留灌肠，连续治疗 20 天，经期停用。

2. 西医治疗　月经干净第 3 天在介入科行双侧输卵管介入再通治疗，治疗后显示双侧输卵管通畅，术后积极进行预防感染、抗粘连等综合治疗，防止输卵管再粘。

二诊：2016 年 9 月 20 日。服药后 9 月 15 日月经来潮，痛经症状有所缓解，血块减少。月经干净第 3 天行输卵管通液术，术中显示双侧输卵管压力波动于 7~8kPa，术中下腹部隐痛，术后缓解，无明显不适感。

治疗方案同前，在原方上加怀牛膝，去穿山甲，用法同前。

三诊：2016 年 10 月 25 日。服药后 10 月 20 日月经来潮，诸症明显缓解。

处方：守原方加怀牛膝，去穿山甲、土鳖虫，用法同前。根据基础体温和超声检测卵泡发育和排卵情况，积极备孕。

以上方加减化裁治疗 5 个月余，患者月经基本规律，痛经症状明显缓解。

2017 年 2 月 5 日复诊：患者月经过期 3 天未潮，下腹隐痛，全身乏力。自测尿妊娠试验阳性；P 15.84ng/ml，血 β–HCG 6 073.81IU/L；超声显示宫内早孕，胚胎存活。嘱其勿过劳，禁止性生活，调情志，病情稳定 2 周后复查，定期产检，现已妊娠 25 周。

【按语】　子宫内膜异位症属中医学癥瘕、痛经、不育等范畴，多因正气不足、六淫外侵、七情内伤，或经期、产后养息失调，或手术损伤等因素导致脏腑失和，气血乖违，离经之血不循常道，阻止冲任所致。瘀血阻滞，不通则痛，瘀血积久遂成癥瘕。治疗上采用辨病与辨证相结合的方法，以补肾活血为主，辅以疏肝理气、化痰散结。方中淫羊藿长于补肾壮阳，使肾气充，经血旺，任通冲盛，通则不痛，起调经助孕作用；三棱偏于破血，可入血分破血祛瘀以消瘀，两药共为君药，以补肾助阳、化瘀消癥，使祛邪而不伤正。菟丝子与淫羊藿相配，补肾阳、益精血，使阴阳平衡；莪术偏于破气，常与三棱相配既入气分又入血分，增强祛瘀消癥止痛之功；穿山甲、土鳖虫两者均为血肉有情之虫类药品，具有较强的通络止痛功效，两者均味咸，归肝经、入血分，咸能软坚，入血分可消"离经之血"；蒲黄与五灵脂常合用，可活血止痛，通利血脉，化瘀止血；桃仁、红花均为活血祛瘀、通经止痛之要药。上述八味药共为臣药，不仅可增强君药活血化瘀、消癥止痛之功,还能调节卵巢功能,有效改善血瘀诸症。浙贝母、牡蛎以化痰散结;制香附疏肝理气;当归、白芍养血活血,缓急止痛,使祛瘀而不伤正,以上共为佐药。纵观全方,诸药合用,使虚、瘀、痰同治,攻补兼施,祛邪又不伤正,散瘀而不耗血,达到相得益彰的治疗效果。再通过保留灌肠使药液直达病所,减少其对胃肠的刺激。该治疗方案不仅有效改善痛经症状,且不抑制排卵,调整卵巢功能,缩小盆腔包块等临床症状,而且毒副作用小,费用低,患者易于接受,可长期连续治疗以防止复发,并结合西医输卵管介入和通液治疗,使输卵管通畅,提高受孕率。

(四)卵巢早衰性不孕

【典型案例】

刘某,女,34 岁,2016 年 11 月 19 日初诊。

主诉:未避孕 3 年未孕,月经不规则伴潮热汗出 6 个月。

现病史:患者既往月经基本规律,25~28 天一行,行经 3~5 天,量可,色黯红,无血块及痛经,近 6 个月来无明显诱因出现月经不规律,40~90 天一行,量少。Lmp:2016 年 9 月 8 日。潮热汗出,失眠多梦,头胀闷,烦躁易怒,晨起自觉口苦,有异味,偶有腰骶部冷痛感,白带量少,无异味及瘙痒,大便偏干,小便正常,舌边尖红,苔薄黄,脉弦。

既往史:2016 年 7 月 8 日前取卵 3 次,成功配成 1 个受精卵,行胚胎移植失败。

辅助检查:双方支原体阴性;10 月 8 日(月经第 3 天)性激素六项示 E_2 16.74pg/ml,FSH 20.2mIU/ml,PRL 52.37ng/ml,P 0.42ng/ml,T 10.33ng/dl,LH 11.57mIU/ml;甲功五项检查无异常;输卵管造影显示双侧输卵管通畅。

中医诊断:不孕症,月经后期。西医诊断:原发不孕,卵巢早衰。

证属:肝肾阴虚。

治法:滋阴补肾,疏肝解郁。

中西医结合治疗:

1. 给予黄体酮 20mg 肌内注射,每日 1 次,连续 3 天,待月经来潮后第 5 天开始服用丹栀逍遥散加减。

2. 方药　牡丹皮 12g　生栀子 10g　当归 12g　白芍 12g　生地 12g　熟地 12g　女贞子 15g　墨旱莲 15g　葛根 12g　黄连 6g　合欢花 15g　珍珠母 30g　山药 30g　何首乌 15g　生甘草 6g　水煎剂,180ml/ 次,2 次 /d,口服,连续治疗 20 天,经期停用。

二诊:2017 年 1 月 12 日。月经未来潮,自觉症状好转,睡眠得到改善,潮热出汗明显减轻,仍感烦躁,偶有腰部冷痛感,大便通畅,舌尖稍红,苔薄白,脉弦。

辅助检查:超声显示子宫内膜 0.8cm,可见 2 个 0.6cm×0.8cm 大小卵泡。月经第 43 天检查性激素六项示 E_2 32.93pg/ml,FSH 18.6mIU/ml,PRL 40.73ng/ml,P 5.42ng/ml,T 11.63ng/dl,LH 9.86mIU/ml。根据检查结果分析,采用中西医结合治疗。治疗方案同前,注射黄体酮后月经来潮月经周期第 5 天始服中药。

处方:在上方基础上,加淫羊藿 15g、怀牛膝 10g,减珍珠母、黄连。水煎,180ml/ 次,2 次 /d,口服,连续治疗 20 天,经期停用。

三诊:2017 年 3 月 21 日。月经自然来潮,Lmp:2017 年 3 月 18 日。自诉睡眠明显好转,偶有汗出,食纳可,二便正常,舌尖稍红,苔薄白,脉弦。

处方:在原方基础上加肉苁蓉 15g、菟丝子 15g,减淫羊藿、葛根。水煎,180ml/ 次,2 次 /d,

口服,连续治疗 20 天,经期停用。

四诊:2017 年 5 月 10 日。停经 54 天,自觉全身乏力,阴道少量出血,下腹部隐痛。自测尿妊娠试验阳性。P 12.38ng/ml,血 β-HCG 5 073.28IU/L。超声显示宫内早孕,单胎存活。

处方:治疗给予口服固肾安胎丸,6g/ 次,3 次 /d;地屈孕酮片 20mg,2 次 /d,连续服用 15 天,保胎治疗。嘱其勿过劳,禁止性生活,调情志,2 周后复查,随诊。服药后阴道出血停止,下腹部隐痛感消失,现已妊娠 16 周,病情稳定,食欲不佳,无其他明显不适。

【按语】 卵巢早衰是指女性 40 岁前卵巢衰竭,以低雌激素及高促性腺激素为特征,临床表现为继发性闭经。刘润侠认为本病病因复杂,多因禀赋不足、房劳多产、久病亏虚、情志不畅、思虑过度等因素致肾精虚衰,天癸耗竭,肝失疏泄,冲任二脉阻滞,损伤心脾,无力化生气血,胞宫失去温养,最终导致 "肾 - 天癸 - 冲任 - 胞宫" 生殖轴的功能衰退。根据病因辨证为肝肾阴虚证、肾阳虚衰证和血虚火旺证。临证需四诊合参,以滋阴补肾、健脾疏肝、活血化瘀为治疗法则,根据患者的年龄、症状、体征、生育要求等辨证施治,因势利导,调经助孕,达到个体化治疗的效果。方中生地、熟地、女贞子、墨旱莲、何首乌滋阴补肾,以壮肾水,并注重 "阳中求阴",辨证加入淫羊藿、肉苁蓉,使 "阴得阳生,而泉源不竭"。肝郁是本病发病的重要环节,故 "调肝" 在本病治疗中不可或缺。调肝法既包括疏肝泻火解郁,又包括养血柔肝,仿 "丹栀逍遥散" 组方,以丹皮、栀子泻火解郁,同时又以当归、白芍养血柔肝,补肝体以助肝用,补泻兼施,而补不助邪,泻不伤正。病久伤及他脏,而见心脾失养,以炒山药补肺脾肾三脏,黄连、肉桂合用交通心肾、引火归原。对于精神症状明显的患者,可适当使用重镇安神药如珍珠母、龙骨、牡蛎等,但应注意此类用药当中病即止,以免久用多用损伤脾胃。

(党慧敏　屈育莉)

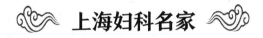

上海妇科名家

── 朱南孙 ──

朱南孙,女,1921 年生,教授、主任医师、博士研究生导师,上海市首批名中医,享受国务院政府特殊津贴。海派朱氏妇科流派第三代传人,首批全国老中医药专家学术经验继承工作指导老师,国家中医药管理局中医妇科重点专科带头人,上海市医学重点学科带头人。曾任中华中医药学会理事、上海中医药大学专家委员会委员,上海中医妇科医疗协作中心主任,上海市中医文献馆馆员,上海市中医药学会副理事长,上海中医药学会妇科分会主任委员,上海市计划生育研究会理事。曾荣获全国 "三八" 红旗手及全国卫生先进工作者称号,是上海市第八届人大代表。2005 年被聘为 "上海中医药大学终身教授"。2009 年获上海市卫生系统第四届 "高尚医德奖"。2010 年国家中医药管理局成立 "朱南孙全国名老中医药专家传承工作室",2012 年作为负责人承担上海市中医药事业发展三年行动计划项目 "海派朱氏妇科流派传承研究基地" 建设、国家中医药管理局第一批 "全国中医学术流派朱氏妇科传承工作室" 建设。2017 年荣获 "国医大师" 称号。

一、对不孕症的认识

（一）不孕之根主在肾

朱南孙常言，脏腑功能正常，气血旺盛，阴阳平和乃受孕基本条件，且冲、任、督、带及胞宫胞脉的生理功能与肾密切相关。不孕症病因复杂，但其根源主要在于肾虚。肾精源于先天，肾气盛则天癸蓄极而泌，与水谷精微结合，气血充盈，则任脉通，太冲脉盛，月经来潮，方具有生殖能力。肾阴亏乏，精血不足，则不能滋养卵子生长；若肾阳不足，肾气衰惫，则不能鼓动卵子排出。肾气不足，脉络温煦鼓动无力，则输卵管蠕动无力而现不畅，精卵结合受碍。临床上排卵障碍性不孕患者多伴有月经失调的表现，或经水涩少，或经闭不行，或暴崩淋漓，故问诊首当问清月事，即所谓"经调然后子嗣也"。又女子以肝为先天，肝藏血而主疏泄，若肝气郁结，疏泄失常，则气血运行失常，冲任不调亦可致胎孕难结。

（二）冲任督带伤于调

冲为血海，为十二经脉之海，能调节十二经气血；任主胞胎，为阴脉之海。"任"乃担任或妊养之意，担任一身阴脉的妊养，故凡精、血、津、液等阴精都由任脉总司，对人身的阴经均具调节作用；督脉为阳脉之海，与任脉同起于胞宫，二脉协同调节人身阴阳脉气的平衡，维持胞宫生理功能；带脉脾经所主，可健运水湿，绕腰一束，提摄子宫，约束诸经。《医宗金鉴》云："女子不孕之故，由伤其冲任也。"朱南孙强调，冲任受损而亏虚、血海不盈，冲任因气滞、寒凝、血瘀、痰浊、热灼等而阻滞，冲任失调或因虚因瘀而封藏失司，均可导致不孕。带脉失约、督脉虚损而诸经失于固摄，均可引发不孕，或致滑胎。

二、诊疗思路

朱南孙认为求嗣之道，贵在养血平气。不孕症治疗当先审男女双方之痼疾，共同调理，女经调而男精壮，氤氲之候交结，方可成孕结胎。经事不调当以调经为先，在辨证施治基础上结合月经周期变化而按期而调。其中排卵障碍性不孕以虚证居多，或先天禀赋不足，或慢病久病消耗正气，冲任不足，动静失常，气血不和，阴阳失衡，胎孕难结。多囊卵巢综合征所致不孕，朱南孙认为此因肾中元阴元阳匮乏，卵泡发育障碍，无排卵或卵泡未发育闭锁，提出"益肾资天癸充盛，温养卵泡促发育"的治疗原则。对体虚脉弱，又无孕产损伤史的输卵管不畅，认为此因气虚鼓动无力使然，提出"脉络不畅，勿忘补气"。而输卵管阻塞性不孕，多以痰、热、瘀阻塞冲任，冲任气滞，气机不利、络道受阻为主因，多以实证为主。朱南孙审阴阳动静，查尺脉强弱，窥气血虚实，临床据不孕症之个体动态变化，首辨虚实，随证治之。

（一）虚证

排卵障碍性不孕以虚证为多见。即使确有实证，亦应注意疾病易消耗人之正气，攻病之药亦损耗人之正气，久病则伤正。而阴阳乃人身之根本，阴阳失衡则动静失常、气血失和，胎孕难结，故用药需平衡阴阳动静。又因虚证日久而致瘀血夹杂，故不可一味投以补益之品，以免阻碍气血运行。而朱氏妇科历来注重肝肾为纲，尤重奇经，故调经以种子为治疗关键，补肾填精为治疗大法。并根据肝郁、脾虚、血瘀等兼夹病机而采取疏理冲任、健脾益气、养血活血等治法，体现了朱南孙治疗排卵障碍性不孕"重在补肾，贵在养血，妙在调肝，功在疏通"的治疗特点。

1. 脾肾阳虚证　本证多见经期不准或闭经，量少，色淡，神疲乏力，畏寒肢冷，腰膝酸楚有寒冷感,性欲淡漠。纳呆,寐尚可,大便溏薄。脉沉细迟,尺脉沉细软,舌淡苔薄有齿印。基础体温单相型或呈爬行上升,输卵管造影显示通畅或通而欠畅,子宫发育小,内膜薄。治分两个阶段:

第一阶段:先予健脾和胃,养血调冲。选方如香砂六君、四物汤,药如全当归、白芍、焦白术、云茯苓、炙黄芪、党参、北沙参、缩砂仁、广陈皮、广木香、姜半夏等。成药可酌情选用十全大补丸、归脾丸、附子理中丸。待脾胃调和,气血充足,月经通调后,转入第二阶段治疗。

第二阶段:温养冲任,填精助孕。适用于排卵不理想者。选方朱氏促卵助孕方。该方有平补肝肾、益气促排的功效,对恢复排卵、改善黄体功能及子宫内膜容受性有较好的临床疗效。药如生黄芪、潞党参、全当归、大熟地、巴戟肉、仙茅、肉苁蓉、淫羊藿、菟丝子、覆盆子、女贞子、石楠叶、石菖蒲、川芎等。此方可在经净后服用 7~14 剂,以冀基础体温出现典型双相曲线。排卵后可续用该方去石楠叶、石菖蒲,加川断、杜仲、桑寄生等固肾之品。并嘱患者择期而合房。

2. 肝肾阴虚证　本证可见婚久不孕,月经提前或延后,甚或闭经,量少色紫,质稠,无血块,无痛经。形体消瘦,五心烦热,头晕心悸,腰痛肢软,失眠多梦,咽喉干痛,口苦,便干。脉弦细数,尺弱,舌黯红,苔薄少津。BBT 高温双相,内膜薄。治疗分两个阶段:

第一阶段:滋补肝肾,养血调经。药用制黄精、生熟地、赤白芍、紫丹参、女贞子、南沙参、麦门冬、巴戟天、肉苁蓉、山萸肉、脐带。服上药可使胞宫濡润,冲任充盛,基础体温转为典型双相。然后进入第二阶段,以补肾助孕为法。

第二阶段:滋肾养精,促卵助孕。以朱氏促卵助孕方加枸杞子、制黄精及龟甲等血肉有情之品,另可加桂枝、鸡血藤活血通经。全方滋肾益精,通补奇经,生化无穷。上药于月经周期的第 10 天起服 1 周。

(二)实证

1. 湿热瘀滞,邪伤冲任(输卵管阻塞、盆腔炎)　可见双侧少腹刺痛或隐痛,经临更甚。经前乳腹作胀,经候先后不定,量时多时少,色紫质黏,经后白带量多,色黄质稠,有异味。脉弦数,舌红苔腻。基础体温多双相,盆腔检查有炎性病变,输卵管造影阻塞或欠畅。针对无明显盆腔炎发作病史但输卵管造影示通而欠畅者,可予党参、黄芪、柴胡、制香附、川楝子等补气加理气药,使胞经胞脉形成规律蠕动之力,且党参、黄芪、当归用量一般达 20~30g,辅以理气药,加强疏通之力,此为"一鼓作气"。针对盆腔炎症状明显者,经后以朱氏盆炎汤加减,药如蒲公英、红藤、地丁草、败酱草、刘寄奴等清热疏化,王不留行、路路通、丝瓜络理气通络,且以川楝子、制香附、丹皮、青皮、广郁金等理气通滞、通利冲任。经期可在参芪四物汤补气养血活血基础上加入柴胡、延胡索、制香附、川楝子等理气药疏理冲任,使经行适量通畅。此外,补泻兼施、分时治宜之思想,体现在周期疗法中。经前期以疏肝养血、通利冲任使经来顺畅;经期活血理气通经;经净后至月中,则采用上述活血化瘀、理气通滞之法;月中则补肾疏冲促孕。该证治疗第一阶段当清热化湿,通利冲任,以治病为主。待诸症好转则进入第二阶段,以益气养血,补肾助情,促卵助孕为主。待孕后则以清热养阴,滋肾安胎为主。

2. 痰湿阻滞,胞脉闭塞(PCOS、闭经)　本证可见久婚不孕,经事后期量少或闭经,乳腹作胀,形体肥胖,神疲腰酸乏力,性欲淡漠。脉沉细,舌黯苔腻。基础体温单相或双相,输卵管造影阻塞或不畅。多属湿蕴冲任、络道受阻,以闭经为主要表现。治以理气化痰、疏理冲任。药多用制香附、枳壳、王不留行、娑罗子、路路通、石菖蒲、石楠叶、苍术、白术、月季花、制半夏、胆南星、生山楂、沉香粉等。该药多于期中至经期前服用。同时配合输卵管通液术进行对症治疗。待湿化痰除之后再予健脾益肾，调补气血，促卵助孕，待地道得通后再佐以调经则毓麟有望。

3. 瘀阻癥聚，冲任瘀滞（子宫腺肌病）　本证可见经水不调，量或多或少，腹痛由轻渐剧，拒按，腰骶酸楚，小腹坠胀，肛门有坠胀感。脉弦细，舌紫黯有瘀斑苔薄。盆腔检查子宫后穹窿可触及结节或附件肿块；输卵管造影通畅或欠畅；基础体温双相或单相。治在活血化瘀、消癥散结，兼疏肝理气。方选朱氏验方加味没竭汤。药如生蒲黄、五灵脂、三棱、莪术、青皮、陈皮、柴胡、延胡索、刘寄奴、石打穿、炙乳香、炙没药、血竭粉等。蒲黄配五灵脂可活血止痛；石打穿、刘寄奴清热利水，通络散结；乳香、没药活血散瘀，消肿止痛；三棱、莪术行气破血，青陈皮、柴胡、延胡索疏利肝气。但攻逐力强，不宜久用，恐伤正气。若伴有小腹冷痛多为寒凝胞宫。《傅青主女科》谓："夫寒冰之地，不生草木；重阴之渊，不长鱼龙。"故可加用附子、肉桂，其一走一守能暖宫而补命门之火；再配川牛膝以引药下行，散寒暖宫。

（三）邪去正复，调经促孕

朱南孙常在辨证论治的同时，结合月经周期进行调理。如经前期治宜活血调经，佐以疏肝理气，以达胞宫排血通畅之目的。同时顺应经血下降之时清除胞宫胞络内的瘀血及病邪。常以四物汤加泽兰、益母草、马鞭草，活血不伤正，养血不留瘀，推动胞宫气血，使经水顺畅排出。加疏肝理气之川楝子、香附以求气行则血行。氤氲期治当促排卵、温养冲任。经后期血海空虚，肾气耗损，治则以温养冲任，益肾填精以培补其本。常用黄芪、白术、党参、陈皮健脾益气，生地黄、熟地黄、当归、杜仲益肾养阴。需注意，此期肝肾阴虚者不宜过用助阳之品，以免伤阴。

三、治疗特色

（一）排卵障碍性不孕

【典型案例】

吴某，28岁，已婚，2011年1月5日初诊。

主诉：结婚3年未避孕未孕。

现病史：月经延后，35~44天一潮，量中色红，经行前后无明显不适。BBT爬行双相，雌激素偏低。B超监测卵泡示卵泡发育成熟不排卵。

经孕产史：孕0产0流0。Lmp：2010年12月2日，带血5天。

刻下症：畏寒肢冷，神疲乏力，胃纳可，寐安，便调。脉细缓，舌偏红苔薄腻。

中医诊断：不孕症（脾肾不足证）。西医诊断：原发不孕。

证属：肾气虚寒，冲任气滞。

治拟：温肾益气，疏冲调经。

方药：当归20g　黄芪30g　党参30g　丹参30g　川芎6g　菟丝子12g　巴戟天15g　淫羊藿20g　鹿角片12g　王不留行15g　川楝子12g　石楠叶9g　12剂，日1剂，水煎早晚分服。

二诊：2011年1月22日。Lmp：2010年12月2日，带血5天，经行前后无不适。经事逾期未转，刻下BBT上升2天。舌脉同前，治宗原法。

方药：守上方去石楠叶，加枸杞子12g、制香附12g、小茴香6g。12剂，服法同前。

三诊：2011年2月12日。Lmp：2011年2月3日，带血5天，并月而至，量中色红。BBT上升14天。脉细软，舌黯胖有齿印，苔薄腻。仍属肾气虚寒，冲任不足，继拟温肾益气、调理冲任。1月5日方12剂。

四诊：2011年4月12日。Lmp：2001年3月7日，经水后期，周期渐准。BBT上升14天。脉细软，舌黯胖、有齿印。苔薄腻少津。证情趋稳，再以温肾益气、疏冲助孕法治之。

方药：守上方加熟地15g、覆盆子12g、怀山药12g、山萸肉12g。14剂。

五诊：2011年5月21日。Lmp：2011年3月7日。外院B超示宫内早孕（22mm×21mm×14mm），可见心管搏动。无阴道出血，无腰酸腹痛，无恶心呕吐。

治法：益气补肾，和胃安胎。

方药：党参12g　北沙参12g　生黄芪15g　焦白术9g　炒白芍9g　女贞子12g　桑椹子12g　菟丝子12g　苎麻根15g　杜仲12g　桑寄生12g　续断12g　陈皮6g　谷芽9g　12剂，服法同前。

【按语】　患者年至四七，久试未孕，月经延后，畏寒肢冷，神疲乏力，脉细缓。综观本例，乃属肾气虚寒，冲任气滞所致的不孕症。《景岳全书·妇人规》云："调经种子之法，亦调经以补命门，顾惜阳气为之主。"患者平素月经延后，治以调经为先，以参芪四物汤益气养血，配伍巴戟天、淫羊藿、鹿角片温肾助阳，石楠叶振奋阳气，王不留行、川楝子疏利气机，气血相配，动静结合，调阴和阳，调整月经周期。月经规律后，根据月经周期气血阴阳变化，予补肾填精之品促进卵泡发育，通过调整气分药和血分药的配伍，促使经期阴阳转化，帮助排卵，顺利受孕。

（二）输卵管阻塞性不孕

【典型案例】

徐某，女，31岁，已婚，2010年1月6日初诊。

主诉：未避孕1年未孕。

现病史：14岁月经初潮，月经26~30天一行，6天净，量中色红，无痛经。

经孕产史：孕0产0流0。Lmp：2009年12月31日，带血6天，量中。

辅助检查：2009年12月7日性激素六项示FSH 8.84mIU/ml，T 0.53ng/ml。BBT爬升双相不典型。1岁时因右肾积水切除，男方未检。

刻下症：胃纳可，夜寐尚安，便调。脉弦细数，舌黯偏红，苔薄黄腻。

中医诊断：不孕症（肾阴虚证）。西医诊断：原发不孕。

证属：素体肾虚，冲任虚损。

治拟：健脾益肾，调补冲任。

方药：太子参20g　生黄芪15g　怀山药12g　葛根12g　白头翁12g　菟丝子12g　桑寄生12g　桑螵蛸12g　川断12g　杜仲12g　威灵仙12g　12剂。以上方出入调治3个月。

二诊：2010年4月3日。Lmp：2010年3月21日。适逢月中，BBT爬升，小腹作胀，尿频尿急，脉细数，舌淡红苔黄腻。

辅助检查：2010年3月23日性激素六项示FSH 13.17mIU/ml，LH 5.32mIU/ml，E$_2$ 53pg/ml，T 0.38ng/ml。2010年3月26日，抗精子抗体、抗透明带抗体、抗子宫内膜抗体均为阴性。3月29日白带常规示脓细胞7~8个/HP。3月25日男方精液常规检查示a 33.33%，b 7.73%。

证属：肾虚夹瘀，下焦湿热。

治法：补肾化瘀，清化湿热。

方药：黄芪 15g　太子参 20g　当归 15g　丹参 20g　柴胡 6g　制香附 12g　川楝子 12g　金钱草 15g　车前草 12g　泽泻 12g　路路通 12g　12 剂。续以上方出入调治 3 个月。

三诊：2010 年 7 月 10 日。Lmp：2010 年 6 月 15 日，带血 6 天，量适中。经后无不适，左腹侧偶有抽掣，脉细弦数，舌偏红苔薄黄腻。治宗原法，清热利湿。

方药：守上方去黄芪、太子参、金钱草、车前草、泽泻，加蒲公英 20g、红藤 20g、王不留行 15g、延胡索 6g。12 剂。

上方加减调治 2 个月多，湿热渐除，证情好转。

四诊：2010 年 10 月 30 日。Lmp：2010 年 10 月 25 日，带血 5 天，经量偏少，夹瘀块。经期无不适，经后左侧附件区疼痛。

辅助检查：10 月 26 日性激素六项示 FSH 8.75mIU/ml，LH 4.67mIU/ml，PRL 16.04ng/ml，E2 53pg/ml，T 0.38ng/ml。脉细软，舌淡苔薄黄腻。证属阴血不足，虚火旺盛，冲任气滞。治拟滋阴养血，活血疏冲。

方药：守上方去丹皮、蒲公英、红藤、延胡索，加生地 9g、熟地 9g、女贞子 12g、桑椹子 12g、穿山甲 9g、苏噜子 12g。

五诊：2010 年 11 月 20 日。Lmp：2010 年 10 月 25 日，带血 5 天，量少。输卵管造影示右侧输卵管不显影，左侧输卵管伞端粘连。久婚不孕，舌偏红，苔黄腻，脉细弦。治拟清热利湿，通瘀疏冲。

方药：丹参 30g　赤芍 15g　丹皮 15g　蒲公英 30g　红藤 30g　刘寄奴 15g　石见穿 15g　广木香 6g　川楝子 12g　王不留行 15g　苏噜子 12g　路路通 12g　12 剂。上方加减出入调治 1 年，诸症渐除，湿热已消。

六诊：2011 年 12 月 10 日。Lmp：2011 年 12 月 4 日。经行轻微腹痛、腰酸，量不多，已净。嘱试孕，脉舌详前。治拟补肾益气，调冲促孕。

方药：党参 20g　黄芪 20g　当归 30g　熟地 15g　枸杞子 12g　菟丝子 12g　覆盆子 12g　巴戟天 15g　淫羊藿 15g　石楠叶 9g　石菖蒲 9g　王不留行 15g　10 剂。

七诊：2012 年 1 月 14 日（代诊）。停经 41 天，Lmp：2011 年 12 月 4 日。自测尿妊娠试验阳性，现阴道少量出血 1 周，伴腰酸，1 月 10 日外院血 β-HCG 10 387mIU/ml，P 18.23ng/ml，现口服达芙通（1 片，每日 3 次）。平素胃脘痛，现仍有大便不成形，夜寐差，舌脉不详。证属脾肾气虚。治拟益肾健脾，止血安胎。

方药：太子参 20g　白术 9g　白芍 9g　黄芪 15g　怀山药 12g　椿根皮 15g　菟丝子 12g　桑寄生 12g　墨旱莲 15g　苎麻根 15g　杜仲 12g　川断 12g　南瓜蒂 12g　7 剂。

【按语】　患者试孕 1 年多未孕，年逾三旬，右肾切除。素体虚弱，治拟健脾益肾，调补冲任。后患者疲劳复感湿热之邪，尿频、尿急、尿痛，带黄量多，此为本虚标实之证，在调经的基础上加金钱草、车前草、泽泻通利膀胱。后查内分泌示卵巢储备功能下降。BBT 爬升双相不典型。朱南孙认为卵巢储备功能下降主要在于肾虚，拟补肾益气，调冲促孕。输卵管造影示右侧输卵管不显影，左侧输卵管伞端粘连。朱南孙认为输卵管蠕动，需要气之推动。该患体虚未孕，应益气补肾，一般用黄芪、党参各 30g，少佐川楝子、石见穿、穿山甲等理气通络。待月经规律，湿热已消，嘱患者择期试孕，胎孕乃成。2012 年 9 月 18 日足月顺产一健康男婴。

（三）多囊卵巢综合征致不孕

【典型案例】

李某，29 岁，已婚，2011 年 10 月 29 日初诊。

主诉：未避孕 14 个月未孕。

病史：初潮后月经欠规律，8 年前月经延后，甚至闭经。孕 0 产 0 流 0。外院诊断多囊卵巢综合征 6 年，未规律治疗。2005 年行右侧卵巢囊肿剥离，术后开始用达英–35，持续 5 年，服药期间，月经规律。性激素六项示 FSH 6.31mIU/ml，LH 15.24mIU/ml，PRL 17.31ng/ml，T 0.78nmol/L。B 超显示双侧卵巢呈多囊性改变。结婚 14 个月，未避孕，性生活正常未孕，经事后期量少，目前停用西药。Lmp：2010 年 10 月 10 日。

刻下：经量偏少色黯，无血块，无痛经。时值经前，心烦易怒，脉细弦，舌淡红，苔薄腻。

中医诊断：不孕症（肝肾不足证）。西医诊断：多囊卵巢综合征。

证属：肾虚肝郁，冲任失调。

治法：益肾疏肝，通利冲任。

方药：当归 30g　丹参 30g　牡丹皮 15g　赤芍 15g　川芎 6g　制香附 12g　川楝子 12g　川牛膝 12g　石楠叶 15g　益母草 20g　马鞭草 15g　红花 15g　12 剂，日 1 剂，水煎服，早晚分服。

二诊：2011 年 12 月 3 日。BBT 有双相，月经逾期未转，右腹侧有轻微胀痛，阴道分泌物增多，舌淡红，苔薄腻，脉细弦。

证属：肝肾不足，冲任气滞。

治法：养肝益肾，通利冲任。

方药：当归 30g　党参 30g　丹参 30g　炙黄芪 30g　熟地 15g　菟丝子 12g　覆盆子 12g　巴戟天 15g　淫羊藿 15g　鹿角片 12g　益母草 20g　三棱 15g　莪术 15g　12 剂，服法同前。

三诊：2012 年 1 月 14 日。Lmp：2011 年 12 月 11 日。BBT 低温单相，月经逾期未至，自测尿妊娠试验（-），脉细弦迟，舌淡苔薄腻少津。治宗前法。

方药：上方减鹿角片，加川牛膝 12g。12 剂，服法同前。

四诊：2012 年 2 月 14 日。Lmp：2011 年 12 月 11 日。经水 2 个月未转，BBT 单相低温，神疲畏寒，近日略有少腹作胀，略有带下，脉细缓，舌淡边尖红。仍属肝肾不足，冲任气滞。治以补肾养肝，疏冲助孕。

方药：守上方去三棱、莪术，加熟地 15g、鹿角片 12g、小茴香 6g、陈皮 6g。12 剂，服法同前。

五诊：2012 年 3 月 2 日。Lmp：2012 年 2 月 25 日。经前 BBT 不典型双相，经行腹痛，经后无其他不适，脉细缓，舌质淡，苔薄腻。仍属肾气虚寒，冲任不足。治拟补肾益气养血，通利冲任。继上方加青皮 6g、小茴香 6g。12 剂，服法同前。

六诊：2012 年 4 月 21 日。Lmp：2012 年 2 月 25 日。尿妊娠试验阳性，无阴道出血，无明显腰酸疼痛，脉缓尺弱，舌黯偏红，苔薄黄腻。证属脾肾气虚。治拟补肾健脾，养血安胎。

方药：党参 15g　白术 12g　白芍 12g　枸杞子 12g　菟丝子 12g　桑寄生 12g　怀山药 12g　山萸肉 12g　制狗脊 12g　续断 12g　桑螵蛸 12g　海螵蛸 12g　7 剂，服法同前。

【按语】　患者初潮后月经欠规律,逐渐月经延后,甚至闭经,诊为 PCOS。长期服用西药,维持月经来潮,停药后月经仍不规律,虽婚后 14 个月,仍以求嗣来诊。朱南孙认为多囊卵巢综合征导致的不孕,主责之于肾虚,本病不可固守经调方可促孕之道,当调经和促孕同时进行。结合患者症状和舌脉,患者以肝肾阴亏虚为主,治拟益肾养肝,疏利冲任,以参芪四物汤益气养血,加泽兰叶、益母草、马鞭草、三棱、莪术活血通经,再配巴戟天、淫羊藿补肾助阳,川牛膝引药下行,调整月经周期。经后参芪四物汤配伍枸杞子、菟丝子、桑寄生、怀山药、山萸肉、制狗脊、炒川断填补肾精,促进卵泡发育,巴戟天、淫羊藿、小茴香促进排卵。全方共奏"益肾资天癸充盛,温煦卵泡发育成熟"之功。孕成胎结,再以四君子健脾加补肾以固胎。

(胡国华)

── 蔡小荪 ──

蔡小荪,字一仁,号兰苑,男,1923 年出生于上海著名的儒医世家,是蔡氏妇科第七代嫡系传人。上海市第一人民医院主任医师,教授,博士研究生导师。1950 年后即兼任上海市中医药学会妇科委员会委员、副主任委员,1984 年当选中华全国中医学会妇科委员会副主任委员,历任上海中医药大学专家委员会名誉委员,兼职教授。1991 年国家中医药管理局批准为全国继承老中医药专家学术经验继承班导师。曾获"全国继承老中医药专家学术经验优秀指导老师""全国中医妇科名专家"等荣誉称号。自 1981 年起,长期担任上海市高级科学技术专业干部技术职称评定委员会中医科评审组成员。1992 年起享受国务院政府特殊津贴。1995 年被评为"上海市名中医",兼任评委。1995—1996 年载入英国剑桥《国际医学名人大辞典》,2006 年获"首届中医药传承特别贡献奖"。

蔡小荪在学术上宗古而不泥古,博采众长,融会贯通,创立了一整套妇科审时论治的学说和中医周期疗法,为中医妇科事业作出了较大贡献。在临床上主张审时论治、周期调治,衷中参西、辨证辨病。诊治妇科病以肝脾肾为纲,调理气血为主;治病求本,通因通用;用药轻灵,效专力宏。曾主编《经病手册》《中国中医秘方大全·妇产科分卷》《中华名中医治病囊秘·蔡小荪卷》《蔡小荪谈妇科病》《中医妇科验方选》,编审《蔡氏妇科经验选集》《中国百年百名中医临床家丛书·蔡小荪》等。1994 年主要负责起草完成中华人民共和国中医药行业标准《中医病证诊断疗效标准(妇产科部)》,并任编审委员。另外,还参与编写《中医中药防治妇女疾病手册》《女科汇集》《全国名医妇科验方集锦》等多部著作,发表论文多篇。1991 年指导门人共同完成"五行模型的研究",获得国家中医药管理局中医药科学技术进步二等奖。

一、对不孕症的认识

不孕症是受到普遍关注的人类自身生殖健康问题。蔡小荪认为不孕症病从肾虚,指出禀赋虚弱、肾气不足、冲任亏损、气血失调是不孕症的根本病机。肾主生殖,肾气充盛,天癸成熟,任通冲盛,男女之精适时相合,方可成孕。肾气的盛衰主宰着天癸的至竭,肾司二阴,女子胞脉系于肾,冲任之脉导源于肝肾,肾虚则阴精不足,生殖功能低下,不能摄精成孕。《傅青主女科》云:"经水出诸肾。"经水由肾气天癸催化而至,经水不调大多与肾气不足有较密切关系,因此蔡小荪推崇调经种子之说,认为不孕症原因虽多,但序有主次,经水不调当为其首,认为育肾调经是成孕致育的先决条件。

不孕症病因多端,如有因湿热瘀结或宿瘀内结,胞脉阻滞不通不能成孕;有因痰湿内阻,脂膜壅塞胞宫,不能成孕;有因情志不畅,肝气郁结,冲任失调,不能成孕等等。临床上应根据各种病因,分别治疗,从而为孕育创造条件。

二、诊治思路

育肾调经,周期调治是不孕症诊治的基本大法。蔡小荪根据女性生理特点即月经周期变化,于20世纪70年代初创立了周期调治学说,并提出了月经周期的四期生理特点和调治思路;认为治疗不孕症以调经为首要,而调经之道,在于明审月经周期之节律,根据不同时期的阴阳气血生理特点,进行适时适当治疗;将四期生理和妇科诸疾的病理特点有机结合,制定出治疗不孕症之"育肾助孕周期调治法"。在具体治疗中,顺应女性月经周期,月经期调理冲任,经后期育肾通络,经间期及经前期育肾培元。

病证合参,治病求本是不孕症诊治的关键方法。临床上不孕症原因繁杂,如有相对多见的子宫内膜异位症性不孕、输卵管炎性不孕、无排卵性不孕等等。有时往往还是涉及多因素的综合病症,如有些子宫内膜异位症性不孕患者兼有输卵管阻塞等等。蔡小荪认为不孕症患者可能在孕育的各个环节均存在这样那样的问题,治疗时应多因素综合考虑。而临床上有时仅靠中医四诊无证可辨,因此诊治不孕症必须进行全面检查,明确原因,既辨病又辨证,灵活制订符合个体情况的综合治疗方案。临床诊治中重视盆腔内诊、基础体温测定、子宫输卵管碘油造影、内分泌激素测定、B超检查、免疫检查等实验室检查手段,以弥补传统中医四诊之局限。认为在育肾调周法的基础上,病证合参,治病求本,取效更捷。如子宫内膜异位症性不孕,往往规劝患者先服中药,待症状减轻或消失,再选用育肾调周法助孕。另设内异Ⅰ、内异Ⅱ、内异Ⅲ三方。内异Ⅰ方用于经痛剧烈者;内异Ⅱ方用于月经过多者,随症选用其一,于临经前3天起连服7剂,经净后即服用内异Ⅲ方,以化瘀散结。

审时论治,心理疏导是不孕症诊治的辅助之法。蔡小荪通过长期大量诊治不孕症的病例积累及研究,认为人类生育除有月节律,还存在年节律,如春季不孕症治愈患者显著增多,依据天人合一的观点,与古人春主生发理论颇为吻合。在临床诊治中,善加利用年节律,运用时间治疗学适时治疗,着重于冬春两季进行治疗,或能起到缩短疗程、提高疗效之用。《广嗣纪要》云:"求子之道……女子贵平心定意以养其血。"强调心情的怡养是重要的一环。情志对不孕症来说有一定影响。不少病例,因婚后多年未育,或自身年龄较大加以家庭环境及周围舆论的压力等因素,焦急忧虑导致肝郁气滞。如肝气郁结,气机不畅,冲任不能相资,影响受孕,给治疗带来不利因素。因此在诊治不孕时,应适时对患者进行心理疏导。

此外,在不孕症治疗期间应结合基础体温测量、排卵监测以把握同房时机,应当交之有时,不可纵之。还应注意鉴别诊断,如"一月堕胎"问题,即有患者常自称不孕,实则并非,相反其有生育能力,而且是多次受孕、一月即堕的习惯性流产者,应及早诊断、及时治疗。临床上患者成功受孕只是不孕症治疗的初步成效,最终疗效的体现是能够诞下健康婴儿,因此治疗应立足孕前孕后全过程。

三、治疗特色

(一)育肾助孕,周期调治

1. 经后期(月经干净至排卵期前) 以育肾通络之"孕Ⅰ方"加减治疗。

基本方组成:云茯苓 12g　生地 10g　降香 3g　路路通 10g　淫羊藿 12g　制黄精 12g　怀牛膝 10g

方解:方中茯苓入肾利水,补脾和中;生地滋阴益肾;降香辛温行血破滞且能和中,路路通能通十二经,利水通络;淫羊藿补肾助阳;黄精养阴益肾;牛膝下行,补肾益精。全方共奏育肾填精、助阳通络之功。

加减:如有输卵管阻塞,酌加炙甲片、皂角刺、广地龙、王不留行等通络;如有形体肥胖、月经后期等痰湿阻滞表现,酌加石菖蒲、白芥子、制南星等燥湿化痰;如有小腹两侧隐痛、带下色黄等湿热瘀滞表现,酌加红藤、败酱草、椿根皮、鸭跖草等。

2. 经间期及经前期(排卵期到月经来潮前) 以育肾培元之"孕Ⅱ方"加减治疗。

基本方组成:云茯苓 12g　生地 10g　熟地 10g　山茱萸 10g　仙茅 10g　淫羊藿 12g　巴戟天 10g　鹿角霜 10g　紫石英 12g

方解:本方从六味地黄丸化裁,仅用其半,云茯苓、生熟地、山茱萸补肾滋阴;仙茅、淫羊藿补肝肾,助阳益精;巴戟天温肾助阳;鹿角霜补肾益气,生精助阳,性较温和;紫石英温宫助孕。全方共奏育肾培元、温煦助孕之功。

加减:如有神疲乏力等气虚表现,酌加党参、黄芪等益气;如有头晕、面色苍白或萎黄等血虚表现,酌加黄芪、当归补血;如有腰酸表现,酌加杜仲、续断、狗脊等补肾健腰;如有基础体温呈单相或双相不典型等肾阳虚表现,酌加紫河车或河车大造丸等。

3. 月经期(月经来潮期间) 以调理冲任之"四物调冲汤"加减治疗。

基本方组成:炒当归 10g　生地 10g　白芍 10g　川芎 10g　制香附 10g　怀牛膝 10g

方解:此为养血调经的四物汤加味,香附理气调经,怀牛膝引血下行、活血通经、兼能补益肝肾。全方共奏理气活血、养血调经之功。

加减:如有小腹冷痛等寒凝痛经表现,酌加肉桂、小茴香等温经止痛;如有经行量多、神疲乏力等气虚表现,酌加党参、黄芪、白术等益气摄血;如有经期延长、量少淋漓有阴虚内热表现,酌加女贞子、墨旱莲等。

如此顺应月经周期,依序进行育肾助孕周期调治,是蔡小荪治疗不孕症的基本方法。

【典型案例】

李某,女,26 岁,已婚,2005 年 11 月 8 日初诊。

主诉:结婚 5 年未避孕而未孕。

刻下症:月经 13 岁初潮,月经周期 30~35 天,经期 5 天。7 年前患盆腔炎史,未避孕 5 年至今未孕。基础体温双相欠典型,余无所苦。Lmp:2005 年 11 月 8 日。苔薄质嫩红,脉浮细。

孕产史:孕 0 产 0 流 0。

辅助检查:抗精子抗体(+),曾服中药治疗。HSG 示双侧输卵管粘连不通。今秋 10 月 14 日曾住院在宫腹腔镜下行盆腔粘连分解术,伞端粘连通液后,双侧输卵管通畅。

中医诊断:不孕症。西医诊断:原发不孕。

证属：肾气不足，络道欠畅。

治法：育肾调经。

方药：炒当归 10g　大生地 10g　炒牛膝 10g　川芎 6g　白芍 10g　制香附 10g　王不留行 10g　山甲片 10g　路路通 10g　青皮 5g　陈皮 5g　续断 10g　5 剂，日 1 剂，水煎，早晚分服。

二诊：2005 年 11 月 15 日。经行始净，腹微酸，疲惫乏力。苔薄尖嫩红，脉略细。拟育肾通络。

方药：炒潞党 12g　制黄精 12g　炒杜仲 12g　续断 12g　炒怀膝 10g　路路通 10g　降香片 3g　麦冬 12g　王不留行 10g　淫羊藿 12g　巴戟天 10g　苁蓉 10g　7 剂，服法同前。

三诊：2005 年 11 月 22 日。时届中期，基础体温未升。苔厚质嫩红，脉细略数。拟育肾培元。

方药：云苓 12g　生地 10g　熟地 10g　炙龟甲 10g　鹿角霜 10g　仙茅 10g　淫羊藿 12g　巴戟天 10g　肉苁蓉 10g　续断 10g　女贞子 10g　河车粉^{吞服}5g　14 剂，服法同前。

四诊：2005 年 12 月 6 日。经净后乳胀，迄今胸闷，烦躁又作，大便日 2~3 次，成形。舌中根黄腻，脉略细。先拟舒肝调理。

方药：当归 10g　炒白术 10g　茯苓 12g　白芍 10g　焦薏苡仁 12g　柴胡 5g　青皮 5g　陈皮 5g　木香 3g　淮小麦 30g　甘草 3g　广郁金 10g　7 剂。

五诊：2005 年 12 月 13 日。Lmp：2005 年 12 月 12 日。舌中根微腻，脉细。预拟育肾通络。

方药：云苓 12g　大生地 10g　炒怀膝 10g　路路通 10g　王不留行 10g　柴胡 5g　麦冬 12g　降香片 3g　青皮 5g　陈皮 5g　淫羊藿 12g　苁蓉 10g　巴戟天 10g　7 剂。

六诊：2005 年 12 月 20 日。经净后右少腹隐痛，无压痛。舌中根薄黄，质淡红，脉略细。再拟育肾培元。

方药：云苓 12g　生地 10g　熟地 10g　仙茅 10g　淫羊藿 12g　炙龟甲 10g　鹿角霜 10g　巴戟天 10g　苁蓉 10g　女贞子 10g　青皮 5g　陈皮 5g　紫河车粉^吞6g　14 剂。

七诊：2005 年 12 月 31 日。右少腹有时压痛，无反跳痛，基础体温上升 3 天。舌苔黄腻，质嫩红，脉略细。再拟前法出入。

方药：守上方去炙龟甲，加木香 3g、续断 10g。5 剂。

八诊：2006 年 1 月 10 日。经期将届，基础体温上升 13 天，较前明显好转。舌苔黄腻，脉细略数，预拟调理通络，经来时再服，目前观察。

方药：炒当归 10g　大生地 10g　炒怀膝 10g　制香附 10g　川芎 10g　白芍 10g　路路通 10g　山甲片 10g　皂角刺 30g　王不留行 10g　青皮 5g　陈皮 5g　5 剂。

九诊：2006 年 1 月 17 日。月事逾期未行，上方未服。基础体温升而不降，自测尿妊娠试验阳性，略泛恶。苔薄微黄，边尖嫩红，脉弦滑。拟安和，待 B 超。

方药：云苓 12g　姜竹茹 6g　桑寄生 12g　炒杜仲 12g　续断 12g　炒白术 10g　炒条芩 10g　苏梗 10g　陈皮 5g　砂仁 3g　苎麻根 12g　7 剂。

随访：B 超检查示宫内早孕，后顺利平产一女。

【按语】　本案运用育肾助孕周期调治法，经期调理冲任、经后期育肾通络、经前期育肾培元从而疏通络道，促排卵、健黄体，两月余而顺利成孕。因患者有盆腔炎史，致输卵管不通,虽进行通液,在治疗中也要注意育肾通管,故在经后期用王不留行、山甲片、路路通等锐利通络中药,助其保持通畅。

(二)辨证辨病,综合调治

1. 子宫内膜异位症性不孕

内异Ⅰ方:用于子宫内膜异位症痛经剧烈者,在经期服用。

基本方组成:炒当归 10g 丹参 12g 川牛膝 10g 制香附 10g 川芎 6g 赤芍 10g 制没药 6g 延胡索 12g 生蒲黄^{包煎}12g 五灵脂 10g 血竭 3g

内异Ⅱ方:用于子宫内膜异位症经行量多者,在经期服用。

基本方组成:当归 10g 生地 10g 丹参 10g 白芍 10g 香附 10g 生蒲黄^{包煎}30g 花蕊石 20g 熟军炭 10g 三七末^吞2g 震灵丹^{包煎}12g

内异Ⅲ方:用于子宫内膜异位症,非经期服用。

基本方组成:云茯苓 12g 桂枝 3g 赤芍 10g 丹皮 10g 桃仁 10g 皂角刺 30g 炙甲片 9g 石见穿 20g 莪术 10g 水蛭 6g

治疗子宫内膜异位症性不孕患者一般先予内异系列方治疗一段时间,待症情改善后予育肾助孕周期调治兼顾,即经期依症情选用内异Ⅰ方或内异Ⅱ方或四物调冲汤加减,经后期予育肾通络方合内异Ⅲ方加减,经前期予育肾培元方加减。

【典型案例】

蒋某,女,28 岁,已婚,2005 年 8 月 9 日初诊。

主诉:结婚 2 年未避孕而未孕。

刻下症:月经 14 岁初潮,月经周期 28 天,经期 3~4 天。已婚 2 年,未避孕而未孕。2003 年 12 月曾行双侧卵巢巧克力囊肿腹腔镜剥离术。每经行腹痛,需服止痛片。昨日经行,腹痛腰酸。苔薄质偏红,脉略软。

孕产史:孕 0 产 0 流 0。

辅助检查:2005 年 3 月 5 日复查 B 超示右侧小囊肿 31mm×31mm×22mm。

中医诊断:不孕症。西医诊断:不孕症,子宫内膜异位症。

证属:宿瘀内结。

治法:化瘀调经。

方药:炒当归 10g 大生地 10g 炒怀膝 10g 川芎 10g 白芍 10g 制香附 10g 延胡索 12g 炙乳香 6g 炙没药 6g 生蒲黄 10g 五灵脂 10g 艾叶 5g 4 剂。

二诊:2005 年 8 月 11 日。经行 3 天净,情况有所好转,时无所苦。转方,拟化瘀通络。

方药:茯苓 12g 桂枝 3g 赤芍 10g 丹皮 10g 单桃仁 9g 炒怀膝 10g 路路通 9g 山甲片 9g 麦冬 12g 淫羊藿 12g 巴戟天 10g 苁蓉 9g 7 剂。

三诊:2005 年 8 月 19 日。中期将届,大便易溏,苔腻,质嫩红,脉略软。再拟兼顾脾肾。

方药:党参 12g 炒白术 10g 茯苓 12g 大熟地 10g 砂仁 3g 焦薏苡仁 12g 鹿角霜 10g 炙龟甲 12g 仙茅 10g 淫羊藿 12g 大腹皮 10g 12 剂。

四诊:2005 年 8 月 30 日。4 天来,BBT 略升、欠高,经期将近,余无所苦。苔薄边尖红,脉略细。预拟化瘀调经,经来时服。

方药:当归 10g 生地 10g 炒怀膝 10g 炒杜仲 10g 续断 10g 川芎 10g 白芍 10g 制香附 10g 乌药 10g 延胡索 12g 生蒲黄 10g 益母草 10g 5 剂。

五诊:2005 年 9 月 13 日。Lmp:2005 年 9 月 6 日。经行准期,腹痛显减,腰微酸,苔薄边红,脉略细。再拟化瘀通络。

方药:紫石英 15g　茯苓 12g　桂枝 3g　赤芍 10g　牡丹皮 10g　桃仁 10g　续断 12g　路路通 10g　山甲片 10g　麦冬 12g　淫羊藿 12g　巴戟天 10g　7 剂。

六诊:2005 年 9 月 20 日。时届中期,口干,余无所苦,苔薄微黄,边尖嫩红,脉略数。再拟育肾调理。

方药:茯苓 12g　生地 10g　熟地 10g　川石斛 10g　炙龟甲 10g　鹿角霜 10g　仙茅 10g　淫羊藿 12g　巴戟天 10g　苁蓉 10g　女贞子 10g　河车粉^吞5g　14 剂。

如此经期予化瘀调经,经后期予育肾通络兼化瘀,经前期予育肾培元治疗 5 个月。

七诊:2006 年 2 月 28 日。Lmp:2006 年 1 月 21 日。月事逾期未行,BBT 上升而未降,测尿妊娠试验呈弱阳性,乳胀,腰微酸,少腹偶有隐痛,或左或右,舌中苔薄微黄,质偏红,脉细微弦。姑先安和待察。

方药:茯苓 12g　炒白术 10g　炒杜仲 12g　续断 12g　炒条芩 10g　桑寄生 10g　白芍 10g　苏梗 10g　陈皮 5g　苎麻根 12g　7 剂。

随访:后复查 B 超示宫内早孕,随访至孕 6 个月,产检正常。

【按语】　本案患者症状明显,痛经较剧。蔡小荪治疗此类痛经求因为主,止痛为辅,认为子宫内膜异位症的根本在于宿瘀内结,故而治疗重视化瘀以止痛,先予内异系列方加减治疗。初诊时予内异Ⅰ方加减化瘀止痛,经净后予内异Ⅲ方加减化瘀消癥。五诊时痛经显减,症情好转,故经前期改予育肾培元方加减,如此周期调治数月而顺利成孕。

2. 输卵管炎性不孕　输卵管阻塞多为炎变阻塞,临床辨证时往往无症可辨,主张以辨病为主。经期治以活血清热通络,经后期在育肾通络的基础上酌加通管方,或适当配合灌肠方以增通管之效,经前期治以育肾培元。若患者输卵管阻塞较严重,一般先嘱避孕,待治疗后经检查输卵管已通畅再开始备孕。

通管方:皂角刺 15g　王不留行 9g　月季花 9g　广地龙 9g　炙甲片 6g

灌肠方:炒当归 12g　丹参 15g　桂枝 4.5g　皂角刺 20g　赤芍 12g　川牛膝 12g　桃仁 9g　大黄 9g　石见穿 30g　败酱草 30g　莪术 15g

【典型案例】

俞某,女,28 岁,已婚,2003 年 6 月 12 日初诊。

主诉:未避孕 3 年余未孕。

刻下症:月经 14 岁初潮,月经周期 35~40 天,经期 3~4 天。继发不孕 3 年余。2 年前两侧输卵管积水曾行手术治疗。Lmp:2003 年 5 月 15 日。经期将届,苔薄质偏红,脉细。

孕产史:孕 1 产 0 流 1,2000 年末人工流产。

辅助检查:近日 B 超复查示右卵巢内侧囊性混合性包块 21mm×19mm×16mm 粘连,输卵管积水可能;造影示两侧输卵管阻塞。

中医诊断:不孕症。西医诊断:输卵管积水,不孕症。

证属:肾气不足,瘀热内蕴,络道受阻。

治法:调经清瘀参通络,月经来潮时服。

方药:当归 10g　生地 10g　川芎 6g　赤芍 10g　茯苓 12g　制香附 10g　炒怀膝 10g　路路通 10g　桂枝 3g　败酱草 30g　炙甲片 10g　王不留行 10g　7 剂。

二诊:2003年6月26日。Lmp:2003年6月21日。经行后期,余无所苦,基础体温爬行上升。苔薄白,质嫩红,脉略细。再拟育肾通络。

方药:茯苓12g　生地10g　怀牛膝10g　川芎6g　路路通10g　降香片3g　炙甲片10g　王不留行10g　淫羊藿12g　麦冬12g　巴戟肉10g　月季花12g　7剂。

三诊:2003年7月3日。时届中期,基础体温未升,带下不多,无腹胀。脉平,苔薄质偏红。拟益肾培元。

方药:云茯苓12g　生地10g　熟地10g　仙茅10g　淫羊藿12g　鹿角霜10g　炙龟甲10g　巴戟肉10g　苁蓉10g　续断12g　女贞子10g　青皮5g　陈皮5g　12剂。

随访:调治半年后,基础体温双相,月事按期来潮,B超复查示右侧包块消失,按原法继续调治。1年后B超示宫内早孕。

【按语】　输卵管积水不孕多因湿热瘀壅滞于内,冲任胞脉阻滞不通所致。蔡小荪认为本病与肾虚也有很大关系,肾虚失于温煦,气血不畅,瘀血停留,而致络道受阻。治疗从育肾清瘀立法,经期予活血清瘀参通络以利于病灶局部血流通畅,消除局部瘀血湿热阻滞,使湿瘀随经血排出体外,促使输卵管通畅。经后期予育肾通络方酌加炙甲片、王不留行、月季花等通管之品,经前期予育肾培元方加减,如此周期治疗1年余而收其功。

3. IVF助孕治疗　在进行IVF-ET术前先运用育肾助孕周期调治法调理数月,以期有助于改善卵巢功能和子宫内膜环境。在施术期,胚胎植入前予健脾补肾助孕法,植入后予健肾安养固胎法,以期辅助提高IVF-ET成功率。

加用健肾助孕方:炒潞党12g　茯苓12g　炒白术10g　杜仲12g　续断12g　桑寄生12g　苏梗10g　苎麻根12g　白芍12g　黄芩10g　生甘草3g　胚胎植入前1周开始服用10剂。

【典型案例】

李某,女,35岁,2012年1月7日初诊。

主诉:结婚5年未避孕未孕,IVF-ET失败2次。

刻下症:月经13岁初潮,经期5~7天,周期60天甚至闭经,量中。Lmp:2012年1月1日(服黄体酮后月经来潮)。已婚5年,未避孕。男方输精管闭锁,曾行IVF-ET2次未着床。拟再行IVF-ET,要求中药调理。有哮喘史,春秋易发,有湿疹史,头汗出,左侧肢体冷。经前头痛偏右,乳胀烦躁,经行始净,腰酸疲惫,脘胀欠舒。苔薄白,质红,脉细。

孕产史:孕0产0流0。

中医诊断:不孕症。西医诊断:不孕症。

证属:肾气不足。

治法:益肾和中。

方药:茯苓12g　炒白术10g　生地10g　砂仁^{后下}6g　炒杜仲10g　续断10g　炒怀膝10g　路路通10g　公丁香2.5g　麦冬10g　淫羊藿12g　肉苁蓉10g　7剂。

另:健肾助孕方加减(嘱试管植入前1周开始服用)。

炒潞党12g　炒白术10g　云茯苓12g　桑寄生12g　炒杜仲10g　续断10g　黄芩6g　白芍12g　苏梗10g　苎麻根12g　生甘草3g　10剂。

二诊:2012年2月4日。2012年1月22日试管植入,目前尿妊娠试验阳性,少腹两侧偶有轻微隐痛,略有烦躁泛恶,略感烦热。苔薄,质殷红,脉略细。再拟安和。

方药：茯苓 12g　姜竹茹 4.5g　桑寄生 12g　炒杜仲 10g　续断 10g　柴胡 4.5g　淡子芩 10g　白芍 12g　炒白术 10g　苎麻根 12g　生甘草 3g　14 剂。

三诊：2012 年 2 月 19 日。2012 年 2 月 19 日外院 B 超示早孕（双胎）。自觉脘满，旬前下红急诊，共 3 次，量少。苔薄微白，质红，脉略细。拟健肾安固。

方药：守上方加姜黄连 2.5g、吴茱萸 2.5g、炒杜仲 12g、黄芩 10g、白芍 12g、木香 3g、陈皮 4.5g。7 剂。

随访：上方加减保胎至孕 3 个月停药。后剖宫产两子。

【按语】　本案患者曾行 IVF-ET 2 次均未着床，故来诊希望通过中药治疗提高试管婴儿成功率。此类患者一般建议先予育肾助孕周期调治一段时间更好，但因患者来诊时告知当月将行胚胎植入术，故只能直接予施术期方案治疗。初诊拟健肾助孕方备用，嘱其胚胎植入前 1 周开始服用。方中党参、白术、茯苓益气；桑寄生、炒杜仲、续断补肾安胎；苏梗理气宽中；黄芩清热安胎；苎麻根既能止血，又能清热安胎，历来被视为安胎之要药；白芍配伍甘草取芍药甘草汤之意。芍药酸寒，养血敛阴，柔肝止痛；甘草甘温，健脾益气，缓急止痛。二药相伍，酸甘化阴，调和肝脾，有柔筋止痛之效。现代药理研究表明芍药、甘草中的成分有镇静、镇痛、解热、抗炎、松弛平滑肌的作用，二药合用后，这些作用确能显著增强。全方健脾疏肝、补肾安胎，临床运用确能提高试管婴儿成功率。孕后续予保胎治疗，并随症加减，一般保胎至孕 3 个月。本案患者经中药治疗第 3 次试管婴儿顺利成孕，喜得双胎。

（张 利　黄素英）

—— 曹玲仙 ——

曹玲仙，1937 年生，1962 年毕业于上海中医学院（现上海中医药大学）。师承上海妇科名家唐吉父。1997 年被评为全国 500 位名老中医之一。第二、第三、第四批全国老中医药专家学术经验继承工作指导老师，上海市高层次中西医结合临床科研人才培养班导师。历任上海市中医药学会常务理事，中医妇科学会副主任委员，上海市中西医结合诊治月经病诊疗中心副主任，《上海中医药杂志》编委，《中国中医药年鉴》编委，复旦大学附属妇产科医院（红房子医院）门诊办公室主任等职。致力于中医、中西医结合妇产科临床、教学、科研工作 50 余年，强调辨证论治，治法灵活，处方简洁精准。尊崇仲景，口吟手披，耽嗜典籍，著书立说，必以经典为据，而旁征博引。曹玲仙尊古而不泥古，主张以临床实践为准则，检验和发展中医理论，善于融古贯今，探幽发微，推陈致新。积极吸收西医妇科知识，不断充实发展中医内涵。遵循"医师不是医匠"，要做到"熟""博""活""圆"四个字，"熟"能生巧，广"博"能融会贯通，触类旁通，"活"能通常达变，机"圆"法活，做到有是证，用是法，实事求是，见微知著，辨病和辨证相结合，一病一证寻找规律，总结经验，寻找变法。

一、对不孕症的认识

曹玲仙认为中医所说不孕多由五脏失和，脏腑功能不协调所致，在治疗上强调纠偏，调整各脏腑之间的关系，同时顺应四时的变化。治疗不孕症以调经为主，调经则以调整肝脾肾三脏功能为主。女子以血为主，胎孕植入全赖精血滋养，血与肝脾肾三脏紧密相关。清代陈士铎《石室秘集·子嗣论》归纳有胞胎冷、带脉急、肝气郁、痰气盛、相火旺、肾水衰、任督病、膀胱气化不利、气血虚不能摄精十证。临床可兼并出现,辨病和辨证相结合。另外,曹玲仙认为女子以肝为先天,临床治疗尤其注重患者疏肝,调畅情志。

西医认为,不孕病因有排卵功能障碍、生殖器官病变、免疫因素、盆腔因素等,均因单个或多个因素影响排卵受精着床,从而影响妊娠。临床中医辨证和西医辨病相结合,辨病可以明确诊断,辨证则可精准用药,病证结合,才能提高受孕率。

二、诊治思路

对于不孕症的诊治,曹玲仙以中医理论为基础,西医检查为参考,先明确患者所属哪个病,再分清目前的证候,审方开药。初诊患者首先详细询问病史,并要求测量基础体温,监测卵泡发育情况,月经期性激素六项化验,以了解患者卵巢功能情况。对于不孕多年患者,曹玲仙尤其顾及患者情绪。不孕女子因为来自家庭、社会、自身多方面压力,精神长时间处于紧张焦虑等不良心境,而不良情绪直接影响患者的月经与内分泌激素变化,加重病情。曹玲仙临床对于悲伤欲哭、抑郁严重、焦躁不安的患者先以疏肝解郁,清肝泻火,方药如逍遥散、柴胡疏肝散等治疗为主,等情志调畅后再配合补肝肾、促排卵治疗。另外,曹玲仙会根据月经周期灵活用药,卵泡期补肾填精,豁痰开窍;排卵期补肾助孕,化瘀通络;黄体期补肾养血,调经助孕,为孕卵着床做准备。同时叮嘱丈夫进行精液检查,必要时男科诊治。若正常排卵行房仍半年未受孕,及时做输卵管造影等一系列检查,以明确病因诊断,由简单到复杂,为患者争取宝贵时间。

三、治疗特色

(一)排卵障碍性不孕

排卵障碍性不孕临床多见于卵巢功能低下、卵巢早衰、多囊卵巢综合征、内分泌失调(如高催乳素血症、甲状腺功能减退或亢进)等相关疾病。临床以多囊卵巢综合征、卵巢早衰常见。

临床表现:婚久不孕,月经稀发甚至闭经,常需西药药物撤退,多毛,痤疮,体型肥胖,黑棘皮征,常有糖尿病家族史,舌质胖,边有齿痕,或舌质偏红,脉细软。

若婚久不孕,月经初潮尚准,后月经后期量少,甚至经闭不行,伴有潮热多汗,心烦焦躁,白带少,阴道干涩,性欲低下,失眠心悸,头晕头痛等,舌质略红,脉细数,多见于卵巢功能下降或卵巢早衰。

辅助检查:性激素六项,基础体温单相型,超声卵泡监测小卵泡或无排卵,甲状腺功能等指标异常。

证属:肾虚痰实,痰湿阻滞;精亏血少,冲任失调。

治法:温补脾肾,涤痰调经;填精养血,补益肝肾。

方药:苍附导痰丸、圣愈汤、二仙汤、桃红四物汤加减。

党参 12g　白术 12g　白茯苓 12g　姜半夏 9g　青礞石^{先煎}12g　石菖蒲 12g　制远志 9g
当归 12g　白芍 12g　仙茅 12g　淫羊藿 12g　续断 12g　菟丝子 12g　茜草 12g　海螵蛸 12g　水煎服,日 1 剂。

加减:若肾虚者,症见腰脊酸楚、白带少或带下清稀,加山茱萸、熟地、山药滋养肝肾;若卵巢功能低下者,症见白带少、性欲低下、失眠心烦,加龟甲、枸杞子、鳖甲、紫河车、鹿角霜等血肉有情之品;若肝气郁结化火者,症见情绪急躁、不悲欲泣等,加柴胡、当归、白芍、娑罗子、焦山栀、炒丹皮等疏肝解郁泻火。

【典型案例】

案1　陈某,女,27岁,2014年8月7日初诊。

主诉:结婚5年未孕,继发闭经2年。

现病史:继发闭经2年,病起于体胖后,近半年月经淋漓不净甚则长达1个月不净,需服激素止血,体胖,身高157cm,体重60kg,白带不多,口干,心烦,基础体温单相,舌质胖、边有齿痕,苔薄白,脉细软。

经孕产史:月经稀发,Lmp:2014年7月5日。补佳乐加达芙通撤退来潮。

辅助检查:超声提示子宫41mm×40mm×31mm,内膜7mm,双卵巢均见大于10个3~5mm小卵泡。性激素六项示LH 10.49mIU/ml。血清胰岛素:空腹8.82mmol/L,180分钟60mmol/L。子宫输卵管造影未做。

中医诊断:不孕症,继发闭经。西医诊断:不孕症,多囊卵巢综合征,胰岛素抵抗。

证属:痰湿阻滞,冲任失调。

治法:健脾化痰祛湿,补肾活血。

中西药治疗:

(1)中药:党参12g　白术12g　白茯苓12g　姜半夏9g　石菖蒲12g　制远志9g　仙茅12g　淫羊藿12g　石斛12g　瓜蒌皮12g　黄精12g　葛根12g　白芥子12g　制南星12g　续断12g　菟丝子12g　郁金12g　香附12g　水煎服,日1剂。

(2)西药:安宫黄体酮片2mg,每次5片,连服5天,停药3~7天撤血;盐酸二甲双胍片50mg,每次1片,一日3次,饭中服用,若出现严重的胃肠道反应减量,待耐受后再按前法服用,连服3个月,再复查。同时配合运动,粗茶淡饭七分饱。

二诊:2014年9月25日。服安宫黄体酮药后,8月15日撤血,量中,伴有少腹隐痛,舌质略红,苔薄,脉细软。

方药:党参12g　枸杞12g　龟甲12g　生地黄12g　当归12g　白芍12g　仙茅12g　淫羊藿12g　石斛12g　天花粉12g　黄芩12g　葛根12g　续断12g　菟丝子12g　鳖甲12g　坎炁1条　茜草12g　益母草12g　14剂,水煎服,日1剂。

三诊:2014年10月25日。Lmp:2014年8月15日。安宫黄体酮撤血,此次停经40天,基础体温单相,白带少,心烦,口干,易怒,舌质略红,苔薄,脉细弦。

方药:宜疏肝解郁泄热为主,守上方加柴胡12g、娑罗子12g、郁金12g、薄荷[后下]6g,正值经前,加茜草12g、益母草12g、桃仁12g、香附12g。水煎服,日1剂。

以上方剂加减化裁治疗5个月受孕,治疗期间,基础体温高温14天,卵泡监测提示有排卵。2014年12月11日,患者基础体温上升14天,测血β-HCG 34.3mIU/ml,P 131.94nmol/L,嘱患者注意生活饮食,同时进行中药保胎,预防流产。2014年12月25日,腹部超声示宫腔偏右侧见孕囊21mm×13mm×9mm,见卵黄囊,未见胚芽。2015年1月1日,阴超示宫内早孕,孕6周6天。2015年8月18日,顺产一胎。

【按语】　此患者属于多囊卵巢综合征LH高,伴胰岛素抵抗。曹玲仙根据患者体征审症求因,辨证论治,灵活用药。开始以健脾化痰、软坚散结、行气活血治疗为主,首诊配以安宫黄体酮撤血1次,后续进行中药周期治疗。复诊患者撤血后,曹玲仙以龟甲、坎炁、鳖甲等血肉有情之品补肾填精,仙茅、淫羊藿温肾助阳。再诊患者情绪发生变化,心烦易怒,曹玲仙及时调整治法,加以疏肝解郁泄热之品,同时正值经前,加茜草、益母草、香附、桃仁疏通冲任,达到通经目的。

案2 林某,女,30岁,2012年2月16日初诊。

主诉:月经稀发2年,婚后不孕1年。

现病史:2002年慢性肾炎,2003年开始服雷公藤2年,服药期间闭经,停药后月经稀发。现阴户干涩,性生活未成功,神疲乏力,性情恍惚,不悲自泣,舌质淡红,苔薄,脉细软。

经孕产史:14岁初潮,月经正常,量中,2003年服用雷公藤后月经稀发至今。Lmp:2011年12月17日。

辅助检查:2010年5月性激素六项示FSH 56.72mIU/ml,LH 31.96mIU/ml,E_2 75pg/ml。2012年2月性激素六项示FSH 123.2lmIU/ml,LH 54.96mIU/ml,E_2 5pg/ml。阴超示子宫32mm×30mm×29mm,内膜3.5mm,左卵巢14mm×13mm×11mm,右卵巢19mm×13mm×11mm,未见卵泡。

中医诊断:不孕症,月经后期。西医诊断:原发不孕,卵巢早衰,慢性肾炎。

证属:肾虚精亏血少。

治法:补肾填精,养血调经。

中西药治疗:

(1)中药:党参12g 枸杞12g 龟甲12g 生地黄12g 当归12g 白芍12g 仙茅12g 淫羊藿12g 肉苁蓉12g 巴戟天12g 知母12g 葛根12g 鳖甲12g 鹿角片9g 续断12g 菟丝子12g 茜草12g 海螵蛸12g 水煎服,日1剂。

(2)西药:补佳乐1mg×2盒,每次2片,每天1次。

二诊:2012年3月2日。停经3个月,夜间多汗,药后白带增多,性情较前平静,入睡困难,舌尖略红,脉细软。阴超提示内膜7.5mm。守上方加桃仁9g、红花6g。继续服用14剂,水煎服,每日1剂。

三诊:2012年4月9日。Lmp:2012年3月29日,自潮,量中少,5天净。药后能自潮,精神振奋,舌脉同前。守上方去鹿角片,加紫河车粉^{冲服}3g、桃仁12g、红花12g。水煎服,日1次。

按照上法守方加减治疗半年,同时配合西药补佳乐周期治疗,以期恢复卵巢功能。2012年4月11日,阴道纵隔切除术。同时测性激素六项示FSH 55.12mIU/ml,LH 17.19mIU/ml,E_2 42pg/ml。2012年10月25日,基础体温上升17天,测血β-HCG 24mIU/ml,P 27.16ng/ml,同时用中药固肾养血安胎,补佳乐1mg,每天1片。2012年10月30日测血β-HCG 33 536.45mIU/ml,P 21.38ng/ml,阴超提示宫内早孕,见胎心。

【按语】 该患者卵巢早衰病起于慢性肾炎服用雷公藤后,FSH数倍于LH,最高时FSH 123.2lmIU/ml,神疲乏力,不悲自泣。辨证属肾虚为本,肝郁为标,方选圣愈汤和二仙汤、大补阴丸、逍遥丸等加减而成,同时配合西药补佳乐等周期治疗,以休养卵巢功能。茜草、海螵蛸药对取自于四乌鲗骨一蘆茹丸,有防脱而补益肾精气的作用,对于肾虚血枯精亏型闭经,有使精血增多而达到通经的功效。生活上,叮嘱患者放宽心情,不要熬夜,作息规律。

(二)盆腔炎性不孕

盆腔炎性不孕多见于子宫内膜炎、慢性盆腔炎、输卵管炎、输卵管阻塞等。

临床表现：婚久不孕，月经或提前，或正常，量中，常有小腹、少腹慢性疼痛，反复发作，腰脊酸楚，带下量多、色黄，或有异味，口干口苦，舌红，苔黄，脉弦滑。

辅助检查：超声提示盆腔有积液，输卵管积水，盆腔包块，输卵管通而不畅或阻塞。

证属：湿热内蕴，瘀滞冲任。

治法：行气活血，清热通络。

方药：柴胡 12g　黄芩 12g　党参 12g　甘草 12g　当归 12g　白芍 12g　败酱草 12g　红藤 12g　蒲公英 12g　白花蛇舌草 12g　川楝子 12g　炒丹皮 9g

加减：若有输卵管积水，加薏苡仁、车前子、泽泻以走下焦利水；有盆腔包块者，加莪术、夏枯草、浙贝母以消癥散结。

【典型案例】

鲍某，女，29 岁，2015 年 8 月 19 日初诊。

主诉：继发不孕 3 年。

现病史：少腹抽搐痛，白带不多，腰酸乏力，舌质胖、边有齿印，苔薄，脉细软。

经孕产史：14 岁初潮起月经规律，孕 1 产 0 流 1，2012 年孕 3 月胎停行流刮术，术后月经周期 45 天一行，量中，时有少腹抽搐痛。Lmp：2012 年 8 月 5 日。Pmp：2012 年 6 月 21 日。

辅助检查：妇科检查示双侧附件区增厚有压痛。衣原体阳性。盆腔超声提示子宫 50mm×58mm×47mm，内膜 7mm，盆腔积液 58mm×42mm，双侧卵巢内见 10 个以上 3mm 小卵泡。性激素六项示 FSH 6.81mIU/ml，LH 17.1mIU/ml。男方精液正常。输卵管造影未查。

中医诊断：不孕症，月经后期。西医诊断：继发不孕，慢性盆腔炎，多囊卵巢综合征。

证属：湿热内蕴，瘀滞冲任。

治法：行气活血，清热通络，调经助孕。

中西药治疗：

（1）中药：柴胡 12g　黄芩 12g　党参 12g　白术 12g　当归 12g　白芍 12g　败酱草 12g　红藤 12g　蒲公英 12g　白花蛇舌草 12g　川楝子 12g　炒丹皮 9g　薏苡仁 12g　泽泻 12g　车前子^{包煎}15g　川牛膝 12g　独活 12g　徐长卿^{后下}15g　土鳖虫 9g　全蝎 6g　服用 14 剂，水煎服，日 1 剂。

（2）西药：左氧氟沙星片 0.2g，每天 2 次，每次 1 片，夫妻同服。治疗期间避孕。

二诊：2015 年 9 月 3 日。经至，药后小腹痛减，白带少，便调，寐安，苔脉同前。

方药：党参 12g　炙黄芪 12g　熟地黄 12g　白茯苓 12g　当归 12g　白芍 12g　仙茅 12g　淫羊藿 12g　知母 12g　葛根 12g　鳖甲 12g　紫河车^{冲服}3g　肉苁蓉 12g　巴戟天 12g　续断 12g　菟丝子 12g　茜草 12g　海螵蛸 12g　服用 14 剂，水煎服，日 1 剂。

三诊：2015 年 9 月 17 日。基础体温上升 13 天，白带少，小腹坠胀，舌脉同前。阴超示内膜 7mm，双卵巢见 10 个以上小卵泡，盆腔积液 17mm。上方加桃仁 9g、香附 12g、茜草 12g、益母草 12g。服用 14 剂，水煎服，日 1 剂。

根据临床症状上方加减，前后治疗 16 个月，2016 年 12 月 22 日，基础体温上升 23 天，末次月经 10 月 31 日，见阴道少量出血，偶有腰酸，无腹痛，血 β-HCG 12 159mIU/ml，P 22.11ng/ml，予中药止血固肾安胎。2016 年 12 月 29 日阴超示宫内早孕 6 周 1 天，头臀长 6.3mm，见胎心搏动。

【按语】 该患者是多囊卵巢综合征、慢性盆腔炎而引起的继发不孕,治疗中既要考虑盆腔炎反复发作可能带来的输卵管炎症问题,同时兼顾多囊卵巢综合征的稀发排卵、支原体阳性等问题。首先曹玲仙用盆腔炎方行气活血,清热通络,柴胡、黄芩药对升清降浊,通调经府,治疗盆腔炎症。同时,输卵管不通畅者,其肾气衰弱,排卵功能也受影响,所以需同时补益肾气促排卵,可达到事半功倍的疗效。盆腔炎症用药适当加用祛瘀行水之品,如泽兰、泽泻、车前子、川牛膝等,也能加强祛瘀清热的功效。另外,在内服药的同时,药汁也可以灌肠用,药渣用布包热敷也可以,配合局部治疗,有利于炎症消散,粘连分解,缩短治疗时间,提高疗效。生活方面,叮嘱患者少劳累、多休息,减少盆腔炎症发病次数。

(沈婷婷)

—— 李祥云 ——

李祥云,男,教授、主任医师、博士研究生导师,上海市名中医,全国名老中医传承工作室李祥云工作室指导老师,第五批全国老中医药专家学术经验继承工作指导老师。曾任上海中医妇科学会副主任委员,龙华医院妇科教研室主任,上海中医药大学学位评定委员会委员,上海市中医妇科协作中心副主任。1999年后任上海市中医妇科学会顾问,上海中医药大学附属龙华医院专家委员会委员,《上海中医药杂志》编委会委员及长庚大学客座教授等职务。

李祥云从医50余年,潜心中医妇科的临床、教学和科研工作,擅长治疗不孕症、子宫内膜异位症、输卵管梗阻等,被病家誉为"送子公公"。李祥云治疗疾病不拘一法,率先提出了"肾亏瘀阻"观点,并于临床中取得满意疗效;重视肝肾理论,循性周期用药;衷中参西治疗,辨病辨证结合;内外多种治法,对子宫内膜异位症、输卵管梗阻、不孕症、卵巢早衰、先兆流产五大病种形成了独到的见解和治疗方案。创立了内异消、峻竣煎、助黄汤等多个有效处方。在国内外杂志发表论文110多篇,著有《不孕与不育的中西医治疗》《李祥云治疗不孕不育经验集》《中医治愈奇病集成》等13部著作,任副主编和参加编写著作30余部。多次完成国家自然科学基金和上海市科学技术委员会等科研项目,获得全国及上海市科技成果奖。

一、对不孕症的认识

不孕症表面上是一人之疾,实际上是一家之痛,对患者的生活和家庭有相当大的影响,同时也是重要的社会问题。不孕症既是常见病又是疑难杂症,对其治疗自古以来文献中有大量记载,是中医妇科的一大特色和优势。对不孕症的治疗,各医家逐渐从临床经验中形成了自己的认识和见解。随着时代的发展,疾病谱的快速变化,辅助生殖技术的应用,似乎多了很多解决办法,在部分患者中发挥了作用,但随即又引发了很多新的病种,如未破卵泡黄素化综合征、闭经、卵巢过度刺激综合征等,同样增加了中医如何治疗的新课题。如何使不孕症的治疗达到更满意的效果,满足患者的要求是每个医生的责任。

不孕症病因病机复杂,与肾虚、肝郁、脾虚、寒凝、气滞、血瘀、痰湿等关系密切。李祥云认为,种子之道,治肾为本。不孕症原因很多,症状表现复杂多样,详细辨证并结合患者妇科检查和辅助检查综合分析,首先以调经为先,使机体阴阳和调,治肾为本,衷中参西,必要时加用活血化瘀药,并常用虫类药治疗,有助于种子受孕。

经过多年临床实践,李祥云对不孕症形成了自己的见解,认为肾虚和血瘀是导致不孕的主要因素。肾为水脏,主生长、发育、生殖、主骨生髓,肾藏精、主水液,肾之精气充盛,冲任胞脉得到濡养,血海按时满溢,经水调,易摄精成孕;肾亏少精,冲任则失于濡养,冲任气血亏虚,血流缓慢,甚至停滞,形成瘀血,瘀阻胞宫脉络,影响两精相搏,导致不孕。瘀阻日久,伤其正气,或攻伐太过,伤其精血,血流更加不通畅,往往加重瘀血。肾亏和瘀阻关系紧密,互为因果。对于不孕症,要兼顾疏肝、健脾、调理冲任。古人云:"人动则血运于诸经,人静则血归于肝脏。"肝藏血、肾藏精,肝肾互相资生,肾精不足,肝血不充,冲任失调,胞脉血少失养致不孕。脾统血,血行于脉中,脾又化生气血使血海充盈,按时满溢,月经时下,摄精成孕。当寒凝、痰湿作用于胞脉,可致气机不畅,形成瘀阻,影响月经并致两精不能相合受孕。对于输卵管不通和子宫内膜异位症导致的不孕,大多因瘀血阻络,以致脉络不通,不能受孕,治疗中加用攻逐破瘀而活血化瘀之品。李祥云善于使用攻逐破瘀药力较强的虫类药。临证时,用药要灵活多变,时而辨病论治,时而辨证论治,是为审症求因、治病求本的体现。

随着疾病谱的迅速变化,现代医学理论技术及检查手段的普及使用,对于不孕症的治疗随着科技的进展与时俱进,中西医互相佐证来认识不孕症,开拓思路,互相辅助,对于使用辅助生殖技术的患者,中医药的及时早期干预对提高受孕率改善妊娠结局有极大帮助,多管齐下,提高了不孕症的疗效。

二、诊治思路

对于不孕症的诊治,李祥云本着临证灵活多变,辨病论治和辨证论治相结合,中西医相结合灵活治疗。不同病因导致的不孕症,在寒热虚实气血阴阳方面各有不同。

对于子宫内膜异位症导致的不孕症,病机错杂,虚瘀相兼,同时还有其他致病因素存在如肝郁、寒凝和热结,治疗以补肾祛瘀、调和阴阳为主;对于输卵管梗阻导致的不孕,与气血凝滞、痰湿、湿热、肝郁、肾亏等均有关,但本质上为外邪侵袭冲任胞脉,气血阻滞,滞留冲任胞脉,两精不能相合受孕,治疗以补肾活血、化瘀通络为主,适当使用破瘀药力强的虫类药可起到事半功倍之效;多囊卵巢综合征导致的不孕,病机中除了肾虚血瘀辨证论治外,肝火、气郁、痰凝相兼存在,治疗辅以清肝、疏肝、化痰法;对于卵巢早衰导致的不孕,肾虚为根本,可兼有血瘀和肝郁,故治疗时补中有通,以恢复自主排卵为主要目的;对于免疫性不孕,肾气不足,后天失养,气血失调,瘀血阻滞胞脉,冲任失调,影响受孕,肾虚为本,痰湿为标,兼有瘀血,通过补肾固本,健脾扶正提高正气,增强人体免疫功能为本,配合活血化瘀药,增强免疫功能;或湿热蕴结伤及冲任,当滋阴利湿清解活血。如果妊娠应重视保胎。

三、治疗特色

(一)输卵管梗阻性不孕

正常女性的两条输卵管功能是运输卵子和精子,为两精相合提供了场所,并将受精卵输送到子宫腔内着床发育成胚胎。如果输卵管由于炎症、机械压迫、手术后瘢痕、精神因素导致其梗阻,精卵不能正常受孕或受精卵不能正常运输至子宫,故导致不孕。

临床表现:婚久不孕,下腹隐痛,下坠感,腰骶部酸胀疼痛,带下量多,色偏黄,可有腥臭,舌红,苔微黄腻,脉弦细数。

辅助检查:B超提示附件区包块,可有盆腔积液。输卵管造影或通液提示单侧或双侧输卵管不通或通而欠畅。

证属:肾虚血瘀,胞脉瘀阻。

治法:益肾祛瘀,清解通络。

方药:峻竣煎。

三棱 9g　莪术 9g　路路通 9g　丹皮 9g　败酱草 15g　穿山甲 9g　红藤 15g　黄芪 9g　赤芍 9g

加减:腰酸剧,加杜仲、桑寄生、胡芦巴、阳起石;瘀阻重,加土鳖虫、水蛭、红藤;月经过多,加仙鹤草、阿胶;喜叹息、胁痛、小腹胀,加柴胡、郁金、川楝子。

药物第三煎 150ml 每日灌肠或单独配灌肠方:三棱 9g　莪术 9g　赤芍 9g　苏木 9g　皂角刺 12g　蜂房 12g　蒲公英 30g　每日灌肠。

【典型案例】

蔡某,女,29岁,已婚,2016年7月17日初诊。

主诉:婚后 2 年未避孕而未孕。

现病史:左下腹不规则疼痛,时有腰骶部酸胀不适,时有乏力,带下稍多,色白,月经周期正常,5 日经净,量中等,色红。舌黯红,苔薄白,脉细数。

经孕产史:12岁月经初潮,5天/30天,孕 0 产 0 流 0。Lmp:2016 年 7 月 10 日。既往月经规律,盆腔炎病史 2 年。

辅助检查:2016 年 12 月 5 日,复旦大学附属妇产科医院输卵管造影示右左侧输卵管通而不畅,壶腹部阻塞可能。2016 年 11 月 5 日,龙华医院阴超示子宫大小 42mm×42mm×38mm,内膜 11mm,双侧卵巢未见明显异常。

中医诊断:不孕症。西医诊断:不孕症(输卵管不通)。

证属:肾虚血瘀,脉络瘀阻。

治法:益肾祛瘀,清解通络。

方药:牡丹皮 12g　路路通 9g　苏败酱 30g　大血藤 30g　香附 12g　赤芍 9g　三棱 9g　莪术 9g　黄芪 12g　丹参 12g　紫花地丁 30g　皂角刺 12g　水蛭 12g　土鳖虫 12g　象贝母 9g　威灵仙 9g　蒲公英 30g　黄芪 12g　延胡索 12g　水煎服,日 1 剂。另穿山甲粉 5g,日 1 次,冲服。

二诊:2016 年 8 月 18 日。时有左下腹隐痛,白带量中,月经按期至。Lmp:2016 年 8 月 9 日。月经量中,有小血块,经前乳胀,腰酸胀,大便不成形,一日二行,舌黯红,苔薄白,脉细。

方药:守上方去紫花地丁、象贝母、延胡索、威灵仙,加党参 12g、胡芦巴 15g、阳起石 12g、石菖蒲 12g、青礞石 12g、炒扁豆 12g。水煎服,日 1 剂。穿山甲粉继服。第三煎药汁每日灌肠。

三诊:2016 年 9 月 6 日。左下腹隐痛较前减轻,带下少,无腰酸,时有疲劳,纳可,大便调,夜寐安,经水将行,经前乳胀,舌黯红,苔薄稍腻,脉细弦。

方药:熟地 12g　延胡索 12g　丹参 12g　丹皮 12g　川楝子 12g　桃仁 9g　红花 9g　香附 12g　川芎 6g　当归身 9g　益母草 30g　苏木 9g　橘叶 9g　橘核 9g　刘寄奴 12g　八月札 12g　水煎服,日 1 剂。

四诊:2016 年 10 月 8 日。小腹隐痛症状减轻,纳尚可,二便调,寐尚可。舌稍黯,苔薄白,脉细。守上方去刘寄奴、八月札,加胡芦巴 12g、鬼箭羽 12g、炒荆防 9g、桑白皮 12g、柴胡 9g。水煎服,日 1 剂。

患者服药后小腹隐痛等诸症状消失,嘱其规律性生活。患者之后根据上述方药随证加减,于 2017 年 1 月 16 日诊断妊娠,后予安胎治疗。

【按语】　输卵管梗阻是女性不孕的常见原因之一,主要临床表现为不孕症、下腹腰骶部疼痛酸胀不适、月经失调等。本病的成因为脏腑失调、肝郁气滞,气滞则血瘀,或房事不节,损失肾气,肾精亏虚,血流不畅而致瘀血阻滞。

该患者腰骶部酸胀疼痛,时有乏力,舌黯红,苔薄白,脉细数,证属肾虚血瘀、脉络不通之证。瘀久伤肾,肾主生殖,肾亏血瘀是主要病因。治疗以补肾祛瘀为主要大法。李祥云独创益肾祛瘀峻竣煎针对肾虚血瘀,方中主药为三棱、莪术、赤芍、丹参、红藤、当归、川芎、香附、菟丝子、淫羊藿、路路通等,瘀阻重加用水蛭、土鳖虫、穿山甲粉。其中三棱、莪术、土鳖虫、水蛭能破血化瘀,路路通配伍穿山甲粉能加强理气通络之效。动物实验证实,含有穿山甲配伍路路通的峻竣煎能改善实验动物输卵管纤毛的结构和形态,纤毛长而挺拔,改善纤毛蠕动功能,进而达到通络之效。《本草经疏》曰:"三棱,从血药则治血,从气药则治气……血属阴而有形,此所以能治一切凝结停滞有形之坚也。"《药品化义》云:"莪术味辛性烈,专攻气中之血,主破积消坚,去积聚癖块,经闭血瘀,扑损疼痛。"《医学衷中参西录》云:"穿山甲,味淡性平,气腥而窜,其走窜之性,无微不至,故能宣通脏腑,贯彻经络,透达关窍,凡血凝血聚为病,皆能开之。"菟丝子、淫羊藿、胡芦巴补肾益精,当归、川芎、香附、丹参理气活血,配伍益气扶正之黄芪防止祛瘀过猛,并增强祛瘀疗效;药物第三煎或家用灌肠药每日灌肠,保留 1 小时为宜,最好不排出,经期停止灌肠,灌肠配合内服药物一起应用,加强了化瘀通络功效,诊疗过程以补肾活血、化瘀通络为要。

(二)免疫性不孕

免疫性不孕是生殖系统抗原的自身免疫或同种免疫引起的,由于抗原抗体干扰受孕过程所致的不孕。生殖相关抗体包括精子精浆、卵泡透明带、卵巢内产生甾体激素的细胞可作为特异性抗原引起免疫反应,产生抗体,阻碍精卵结合及受精而致不孕。免疫因素可为不孕的唯一原因,也可以与其他病因共同导致不孕。李祥云认为,免疫性不孕以肾虚为本、痰湿为标。常用治疗方法有补肾、清利湿热、活血化瘀解毒等。

临床表现:婚久不孕,腰膝酸软,月经先期量少,甚至闭经,或消瘦,或四肢冰冷,心悸,头晕,目眩,失眠,口干,舌质红,少苔,脉细数。

辅助检查:抗子宫内膜抗体、抗透明带抗体、抗精子抗体、抗心磷脂抗体、抗卵巢抗体,相关抗体 IgG 升高明显。

证属:肾虚血瘀,瘀毒湿阻。

治法:补肾化瘀,解毒化湿。

方药:化湿消抗体方。

草薢 12g　赤芍 15g　丹皮 15g　红藤 30g　土茯苓 15g　车前子 10g　忍冬藤 15g　生甘草 4.5g　薏苡仁 30g　金银花 12g　连翘 9g

加减:湿浊重者,加椿根皮、白槿花;便秘者,加大黄;肾虚者,加肉苁蓉、菟丝子、紫石英、黄精、石楠叶、胡芦巴;瘀毒重者,加蜂房、淡竹叶。

【典型案例】

王某,女,35 岁,2016 年 11 月 15 日初诊。

主诉:婚后 5 年未避孕未孕。

现病史:腰酸,胃纳尚可,乏力,二便调,夜寐尚安,入夜四肢冰冷,舌黯红,苔稍薄黄,脉细。

经孕产史:月经规律。Lmp:11 月 9 日,5 日净。偶有痛经,孕 2 产 0 流 2,生化妊娠 2 次,婚后 1 年和婚后 3 年。

辅助检查:11 月 12 日性激素六项示 FSH 8.9mIU/ml, LH 4.9mIU/ml, E₂ 25.4pg/ml, P 0.66ng/ml, PRL 25mIU/l。抗子宫内膜抗体 IgG 阳性。宁波当地医院 10 月 27 日查支原体阳性。

中医诊断:不孕症。西医诊断:免疫性不孕。

证属:肾虚血瘀,瘀毒内阻。

治法:补肾化瘀,解毒化湿。

方药:熟地 12g 川芎 6g 生地黄 12g 白术 9g 山药 12g 香附 12g 菟丝子 12g 川楝子 12g 鸡血藤 15g 紫石英 15g 党参 12g 黄芪 12g 石楠叶 12g 黄精 12g 金银花 12g 生甘草 6g 土茯苓 30g 淡竹叶 12g 蒲公英 30g 蜂房 12g

二诊:2016 年 11 月 30 日。Lmp:2016 年 11 月 9 日,4 天净。腰骶部酸痛不适,夜寐安,舌黯红,苔薄白,脉细。

方药:三棱 9g 莪术 9g 巴戟天 12g 苏木 9g 肉苁蓉 12g 菟丝子 12g 夏枯草 12g 土鳖虫 12g 土茯苓 30g 沉香 12g 生甘草 6g 山栀 9g 柴胡 9g 连翘 12g 蒲公英 30g 蜂房 12g 生麦芽 12g 丹皮 12g 丹参 12g 赤芍 9g 淫羊藿 30g

三诊:2016 年 12 月 14 日。Lmp:2016 年 12 月 7 日,3 天净,量中等,鲜红色,小血块。无痛经,入夜四肢冰冷稍减轻,苔红脉细,基础体温不升高,12 月 10 日抗体复查已经转阴,建议考虑怀孕。

方药:一诊方去淡竹叶、蒲公英,加淫羊藿 30g、胡芦巴 12g、山萸肉 12g、莪术 12g、丹皮 12g、丹参 12g、山楂 9g。

四诊:2016 年 12 月 28 日。Lmp:2016 年 12 月 7 日,3 天净。基础体温双相,抗子宫内膜抗体已经转阴,无不适,舌红苔薄白,脉细。

方药:守上方去党参、黄芪、淫羊藿、胡芦巴、山萸肉、石楠叶、黄精、金银花、生甘草、土茯苓、蜂房、莪术、丹皮、丹参、山楂,加桃红各 9g、益母草 30g、川牛膝 12g、苏木 9g、柴胡 9g、白芷 9g。

五诊:2017 年 1 月 18 日。Lmp:2016 年 1 月 4 日,5 天净,量中等。腰酸乏力,舌红苔薄白,脉细。

方药:二诊方去土茯苓、沉香、生甘草、山栀、柴胡、连翘、蒲公英、蜂房、生麦芽、丹皮、丹参、赤芍、淫羊藿,加党参 12g、黄芪 12g、石楠叶 12g、黄精 12g、紫花地丁 30g、椿根皮 12g、土茯苓 30g、萆薢 12g、杜仲 15g。

六诊:2017 年 2 月 15 日。Lmp:2016 年 1 月 4 日。停经 42 天,阴道少量褐色出血,无腹痛,舌淡红,苔厚腻,脉细数滑。2 月 14 日血 β-HCG 34 576mIU/ml。P 30nmol/L,E₂ 800pg/ml。彩超示宫内早孕,胚芽 4mm。

中西药治疗：

（1）中药：藿佩 9g　苏叶 9g　砂仁^{后下} 6g　陈皮 9g　茯苓 9g　姜半夏 9g　姜竹茹 9g　仙鹤草 30g　艾叶 9g　阿胶 9g　小蓟 12g　苎麻根 15g　黄芩 9g　党参 12g

（2）西药：达芙通 10mg，日 2 次，口服；黄体酮针 20mg，肌内注射，日 1 次。密切监测血 β-HCG、P。4 月随访妊娠良好。

【按语】　中医古籍中并无免疫性不孕的记载，临证常辨病和辨证相结合，很多患者就诊时无不适自觉症状，仅以相关抗体阳性就诊，辨病尤其重要。李祥云认为免疫性不孕以肾虚为本，瘀血毒邪为标。治疗方法以扶正为主；补肾固本，活血化瘀，清热解毒为治疗根本方法。肾虚者，偏阳虚者补肾益气，调冲助孕；偏阴虚者滋肾养阴，调冲益精。配伍黄芪、白术具有调经免疫的功能。活血化瘀药以赤芍、鸡血藤、丹参、桃仁、红花为主。李祥云认为该病肾虚为本，湿毒为标，"清热必先化湿，湿化热去；化湿必先健脾，脾健湿除"。常用药为萆薢、椿根皮、生甘草等。

对于该患者，抗子宫内膜抗体阳性，并伴有支原体阳性，治疗以温肾化瘀、解毒助孕为大法。其中熟地、石楠叶、紫石英、黄精、胡芦巴温肾益精，黄芪、党参、山药益气健脾，金银花、蒲公英、土茯苓、蜂房、生甘草解毒助孕，鸡血藤、丹参、山楂活血化瘀，调理冲任血海。经补肾、化瘀、清热解毒治疗后，患者终抗体转阴，成功妊娠。值得注意的是，免疫性不孕患者受孕后要更加注意调护安胎。

（三）卵巢功能减退性不孕

卵巢储备功能下降是指卵巢产生卵子能力减弱，卵泡细胞质量下降，导致女性生育能力下降及性激素缺乏的诸多证候，可导致女性不孕。临床表现为女性性激素缺乏及生育能力减弱相关症状，如表现为月经后期、月经量少、闭经、不孕等，部分患者可无明显症状，仅实验室检查发现性激素水平异常而就诊，但也有部分患者可有阴道干涩、烘热汗出等症状。

临床表现：部分患者可无症状。可有月经不规律，如月经量少、月经后期，甚至闭经。部分患者可有烘热多汗等围绝经期综合征的部分症状。

诊断依据：生殖内分泌激素测定 2 次以上，间隔 1 个月以上检查，FSH≥10mIU/ml。并正常性生活 1 年以上未孕。

证属：肾虚瘀血阻络。

治法：补肾活血祛瘀。

方药：补肾活血方。

熟地 15g　黄精 12g　枸杞子 12g　山茱萸 12g　当归 15g　白芍 12g　川芎 9g　丹参 12g　桃仁 9g

加减：痛经者，加延胡索、川乌药；肾阳虚者，加石楠叶、巴戟天、紫石英；黄体不全者，加锁阳、苁蓉；瘀血重者，加三棱、莪术、水蛭、土鳖虫。

【典型案例】

温某，女，34 岁，2013 年 3 月 20 日初诊。

主诉：备孕 2 年半未孕。

现病史：腰膝酸软，易乏力，大便稍干，胃纳尚好，夜寐欠安，舌黯红，苔薄白，脉细。

经孕产史：11 岁月经初潮，4~5 天 /28~32 天。Lmp：2013 年 3 月 15 日，5 天，量少，有血块。孕 0 产 0 流 0。

辅助检查：2013 年 2 月 16 日（月经第 3 天），龙华医院性激素六项示 FSH 18.92mIU/ml，LH 4.52mIU/ml，PRL 334.8mIU/l，E_2 70.45pg/ml，T 0.34ng/ml，P 1.14ng/ml。2013 年 3 月 17 日，龙华医院性激素六项示 FSH 21.5mIU/ml，LH 2.89mIU/ml，PRL 471.6mIU/l，E_2 65.45pg/ml，T 0.22ng/ml，P 1.58ng/ml。

中医诊断：不孕症。西医诊断：不孕症（卵巢储备功能下降）

证属：肾虚瘀血阻络。

治法：补肾活血祛瘀。

方药：三棱 9g　莪术 9g　巴戟天 12g　苏木 9g　肉苁蓉 12g　菟丝子 12g　夏枯草 12g　土鳖虫 12g　合欢皮 30g　丹皮 12g　丹参 12g　石楠叶 12g　黄精 9g　石菖蒲 12g　青礞石 12g　五味子 6g　紫花地丁 30g

二诊：2013 年 4 月 22 日。Lmp：2013 年 4 月 13 日。行经 5 天，量少，色黯，血块少，无腹痛，略有腰酸，乳房稍胀，夜寐欠安，大便正常，胃纳可，带下量少，下阴干，无异味，舌黯红，苔薄白边有齿痕，脉细。

方药：守上方去三棱、莪术、巴戟天、苏木、菟丝子、夏枯草、土鳖虫、合欢皮、青礞石、紫花地丁，加肉桂 3g、鸡血藤 15g、红花 9g、香附 12g、枸杞子 12g、熟地 12g、当归 9g、酸枣仁 6g。

三诊：2013 年 5 月 21 日。Lmp：2013 年 5 月 14—17 日。四肢冰，夜寐较前稍安，舌黯红，苔薄白，脉细弦。

方药：熟地 12g　川芎 6g　生地黄 12g　白术 9g　山药 12g　香附 12g　菟丝子 12g　川楝子 12g　鸡血藤 15g　紫石英 15g　附子 9g　肉桂 6g　石楠叶 12g　黄精 9g　淫羊藿 30g　党参 12g　石菖蒲 12g　青礞石 12g　杜仲 15g

四诊：2013 年 6 月 23 日。Lmp：2013 年 6 月 12 日，量少。小腹坠胀，腰酸，无乳胀，夜寐可，二便调，舌淡红，苔薄微红，脉细小弦。守上方去石楠叶、黄精、淫羊藿、党参、石菖蒲、青礞石、杜仲，加郁金 9g。

患者之后半年按照上述方药加减治疗，于 2013 年底诊断怀孕，后于外地医院安胎治疗，产女，体健。

【按语】 卵巢储备功能下降患者多肾气不足或肝肾阴虚，精血亏虚，导致冲任血海空虚，肾虚日久、瘀血内停，冲任血海阻隔，而致不孕。李祥云认为，**肾虚血瘀是卵巢早衰的主要中医病机。**肾虚血瘀是目前较为公认的卵巢储备功能下降的发病中心环节，治疗上以补肾活血为核心，配合健脾、疏肝等治疗方法，既能改善患者的生活质量，又能改善患者生殖功能和妊娠结局。尽早进行中药干预对其延缓发展为卵巢早衰大有裨益，必要时可配合中药膏方治疗。李祥云自创补肾活血方针对卵巢功能下降患者调经助孕疗效较好。

该患者月经量偏少，色黯，略腰酸，舌黯红，苔薄白，脉细；此为肾气不足，精气亏虚，冲任失养，生化乏源；治疗以补肾健脾、活血祛瘀为根本原则。方中肉苁蓉、巴戟天、菟丝子、石楠叶峻补肾精，壮督温阳，使肾气充沛以生天癸；附子、肉桂温经助阳；黄精、熟地滋阴益肾；三棱、莪术、丹皮、丹参、当归、鸡血藤、红花活血祛瘀；一味丹参功同四物，能清泻瘀热、凉血调经。必要时可配合服紫河车粉，增强补肾助孕之功。诸药合用，共奏补肾健脾、活血祛瘀之功。

（赵　巍　徐莲薇）

—— 胡国华 ——

胡国华，男，博士研究生导师、教授、主任医师，上海市名中医。先后师从妇科名家哈荔田（研究生）和朱南孙（拜师），是海派朱氏妇科第四代传人，第五批全国老中医药专家学术经验继承工作指导老师。曾任上海市中医医院副院长，现任中国中医药研究促进会妇科流派分会会长、上海市中医药学会学术流派分会主任委员和妇科分会名誉主任委员、上海市药膳协会会长、中华中医药学会妇科分会常务委员、世界中医药学会联合会妇科分会和名医传承分会副会长、上海市非物质文化遗产（中医）评审专家、国家药物评审专家、国家科技奖评审专家等职。

承担各级课题项目 10 余项，发表论文 70 余篇，出版著作 29 部（主编 18 部、副主编 7 部）；主编《全国中医妇科流派研究》获得 2015 年中华中医药学会学术著作奖一等奖。曾获教育部国家级教学成果奖二等奖、上海市科技进步奖三等奖、上海中医药科技奖三等奖、2014 年第二届"全国妇科名师"称号。

一、对不孕症的认识

不孕症是妇科的常见病、疑难病，病因复杂，治法亦异。《景岳全书·妇人规》曰："种子之方本无定规，因人而药，各有所宜。"原发不孕多责之于先天禀赋不足或先天器质性病变；继发不孕多因六淫七情，脏腑功能失职，冲任失调所致，其中精神因素、慢性炎症和人工流产清宫为高危因素，而药物流产可能是输卵管阻塞的主要原因，且不孕症患者整体生活质量较低，精神因素负担较重。先天禀赋不足，冲任失调，阴阳不和，不能成胎，或胎孕乃成，精血衰少，屡孕屡堕。忧思忿郁，肝气郁滞，气机不畅，或湿热伏邪耗伤人体正气，或人工流产胞宫损伤，均可致不孕。胡国华继承整合了海派朱氏妇科重肝肾、津门哈氏妇科重脾胃的学术思想，临床强调肝脾肾同调。肾藏精，主生殖，为先天之本；脾（胃）主运化，生化气血，为后天之本；肝藏血，主疏泄，调畅气机，三脏为主，协调有序，则孕育有望。不孕的中医治疗应病证结合，重在辨证识证，正如《伤寒论》所云"观其脉证，知犯何逆，随证治之"。证，即证候，既要把握整体、个体、动态，也要明确主症、兼症、变症和兼杂症。前人云："洞彻病原，则治病在胸；症既洞彻，药自效灵。"胡国华认为中医特点是同病异治，异病同治，不孕症虽病因复杂，病症不一，临床以简驭繁，可以"三调"统之，即调体、调经、调神，然三者又酌情分合，在西医助孕技术发展的当今，"三调"的中医思维优势将明显提高妊娠率。

二、诊治思路

1. 调体——首辨虚实，以燮阴阳 体质是对个体身体状态的基本表达，由先天禀赋和后天发育决定。体质强弱反映阴阳之虚实、脏腑之盛衰、气血之盈亏。体质的强弱偏颇与不孕症密切相关。肾为先天之脏，主生殖和生长发育，任主胞胎，肾气盛，太冲脉盛，天癸至，两精相合则为胎。肝肾同源，肝藏血，肾藏精，肾为母脏，精血不足，虚火灼津，不能濡养肝木，故肝失条达，亢而为害，肾水愈伤，或七情内伤，肝郁气滞，气郁化火，或慢病久病，耗伤阴血，虚不受孕。《灵枢·五音五味》云："妇人之生，有余于气，不足于血，以其数脱血也。"即阐述女性生理病理特点。《素问·骨空论》曰："督脉为病，脊强反折……女子不孕。"说明肾阳不足,温煦气化失司亦可致不孕。《丹溪治法心要》云:"肥者不孕,因躯脂闭塞子宫,而致经事不行……瘦者不孕,因子宫无血,精气不聚故也。"体质虚,或胖或瘦,皆可致经带不调,甚至不孕。

《灵枢·刺节真邪》曰:"宗气不下,脉中之血,凝而留止。"血滞为瘀,津留为痰,痰、瘀之邪与不孕密切相关。调体则以五脏为本,气血为根,使阴平阳秘,气血充盛,体质平和,方为求嗣之道。故《三因极一病证方论·求子论》曰:"凡欲求子,当先察夫妻有无劳伤瘤害之属,依方调治,使内外和平,则妇人乐有子矣。"临床中复发性流产、生化妊娠、或体外受精胚胎移植术(IVF-ET)不成功,体质虚弱属气虚输卵管蠕动无力的"输卵管不畅",精血亏虚的卵泡发育不良、卵巢储备功能下降之不孕等,均可通过调体以助孕。慢性病"三分药,七分养",临床辨证调体选方,常用参芪四物汤、归脾汤、左归饮、右归饮、香砂六君子汤等。"食以扶正,药以祛邪",也可以辨证施膳,如阴虚体质,用芝麻、糯米、蜂蜜、乳品、蔬菜、水果等清淡食物,或食用沙参粥、百合粥、枸杞粥、桑椹粥等以滋养阴精;气虚体质,选山药、黄芪、党参、大枣等同煮粥以健脾益气;血热体质,食芹菜、莲藕、丝瓜等凉性食物;痰湿体质,食白萝卜、海带、荸荠、冬瓜、海参、海蜇皮等祛痰消脂,可将山楂、荷叶、陈皮、决明子加水煎汤取汁代茶饮。卵巢功能低下、甚至早衰,肾虚气血不足者,药膳中又主张多选用血肉有情之品,如海参、鸽子、鸽蛋、鹌鹑、乌鸡、墨鱼、章鱼、鲍鱼、胶类(阿胶、鹿角胶、龟甲胶等)、紫河车等,多摄取高钙食物,如虾皮、海米、牛奶、海带、豆制品等。

2. **调经——病证结合,以和气血**　《丹溪心法》云:"经候不调,不能成胎。"《济阴纲目》云:"求子之法,莫不先调经。"《女科要旨》也云:"妇人无子皆由经水不调。"受孕的机理是依赖肾气旺盛,精血充沛,任脉通,太冲旺盛,月事以时下以后,两精相搏,故成孕。性成熟期,有排卵的月经才是正常月经。当代女性因环境改变,工作生活压力,精神紧张焦虑,长期处于亚健康状态,正气不足,气血耗伤,导致月经周期缩短、经量少者,多预示卵巢储备功能下降,有自然流产或复发性自然流产的风险,故调理月经是治疗不孕症的关键。

调经之法,又应病证结合,辨病在何脏、在气在血,依临床月经期、量、色、质,分别治以温经、清经、调经、通经、益经和摄经。临床温经常选大温经汤、艾附暖宫丸、吴茱萸汤;清经可选芩连四物汤、犀角地黄汤、朱氏盆炎汤、固经丸;调经当首选逍遥丸;通经可用桃红四物汤、血府逐瘀汤、加味没竭汤;益经可选参芪四物汤、八珍汤、当归补血汤、圣愈汤;摄经可选芎归胶艾汤、固本止崩汤、归脾汤、黄土汤、将军斩关汤等。

3. **调神——怡情疏导,以候真机**　《济阴纲目·求子门》云:"聚精之道,一曰寡欲,二曰节劳,三曰息怒,四曰戒酒,五曰慎味。"《沈氏女科辑要·求子》曰:"子不可以强求也,求子之心愈切,而得之愈难"。明代万全《育婴秘诀》也曰:"两情欣洽,自然精血混合而生子。"求嗣之法,当情绪平和,戒骄戒躁,劳逸结合,饮食有节。另有朱小南提出"乳胀不孕",胡国华也曾临床观察,乳胀则与气机郁滞有关,输卵管不通者常伴经行乳胀。临床又需把握"的候"之机用药并指导患者择期房事。如清代《医宗金鉴·妇科心法要诀》云:"男子聚精在寡欲,交接乘时不可失;须待氤氲时候至,乐育难忍是真机。"明代《证治准绳·女科》也云:"凡妇人一月经行一度,必有一日氤氲之候……顺而施之,则成胎也。"

胡国华认为助孕之道,重在调心,而调经之法,以重在开郁。而七情致病,最难治;但愈其心,药始效。调神重在疏肝养心以宁神。提倡"医患相得法",治病先治心。多予语言疏理,鼓励信心。临床解郁经典方首选逍遥丸,再如越鞠丸、香砂枳术丸、柴胡疏肝散、甘麦大枣汤等。常用调神药对夜交藤配合欢皮、川黄连伍吴茱萸等,单味调神药如三七花、灵芝草、酸枣仁、柏子仁、茯神、灯心草、生麦芽、生龙骨等。

三、治疗特色

（一）盆腔炎性疾病不孕症

【典型案例】

龚某,女,38岁,已婚,2013年7月23日初诊。

主诉:结婚2年未避孕未孕。

现病史:平素腰腹酸胀,劳累后尤甚,经期前后两侧少腹隐痛,外院诊为慢性盆腔炎。2012年1月21日外院行腹腔镜下左侧卵巢畸胎瘤剥除术及双侧输卵管通液术,术后拟诊双侧输卵管通畅。两侧少腹部隐痛时作,腰酸,纳可,寐安,便溏。脉细软,舌偏红、边有瘀斑,苔薄黄腻。

辅助检查:2013年7月3日输卵管造影示宫腔无殊,右侧输卵管通而欠畅,左侧输卵管通而极不畅。

经孕产史:月经规则,量中,无痛经。Lmp:2013年6月28日,经行5天。Pmp:5月21日。孕0产0流0。

中医诊断:不孕症。西医诊断:原发不孕,盆腔炎性疾病。

证属:热瘀气滞,冲任失调。

治法:清热化瘀,疏理冲任。

方药:蒲公英30g　大红藤30g　络石藤18g　伸筋草18g　续断12g　桑枝寄生各12g　九香虫9g　广郁金9g　牡丹皮12g　川楝子12g　制首乌20g　制黄精18g　14剂,水煎服。

二诊:2013年8月6日。Lmp:2013年7月28日,经行5天,经转如期,量偏少色红。现腹痛消失,腰酸伴带下异味,基础体温未上升。纳可,寐安,便溏较前好转。脉细软尺弱,舌偏红、边齿印,苔薄黄腻。

方药:生黄芪12g　党沙参9g　全当归12g　鸡血藤18g　女贞子12g　桑椹子12g　覆盆子12g　威灵仙18g　络石藤18g　伸筋草18g　红藤30g　椿皮18g　14剂,水煎服。湿热将清,治拟益气养血、通络化瘀为主。

三诊:2013年10月9日。Lmp:2013年9月29日,经行5天。经行期准,色红量偏少,有小血块,无胀无痛。腰酸偶作,纳可,寐安,便调。脉细软,舌偏红苔薄黄。

方药:生黄芪18g　党参9g　沙参9g　全当归12g　赤芍9g　白芍9g　巴戟天12g　肉苁蓉12g　姜半夏9g　预知子9g　益母草12g　续断12g　杜仲12g　制香附12g　山药18g　14剂,水煎服。

四诊:2013年10月22日。基础体温上升3天,尿频急无痛,偶有腰酸,左下腹钝痛,纳可寐安,偶有便调。舌脉同前。湿热已清,正气未复,治拟益气养血、健脾疏利为主。

方药:守上方去巴戟天、肉苁蓉、姜半夏、预知子、益母草、制香附、山药,加鸡血藤18g、车前草30g、桑寄生12g、白扁豆18g、玉米须9g。14剂,水煎服。

五诊:2013年11月5日。Lmp:2013年9月29日,经行5天。现孕37天,近2日恶心呕吐,下腹坠痛,无阴道出血,无明显腰酸,带下量多无异味,寐尚安,大便欠实。脉细滑尺弱,舌偏红,苔薄黄腻。2013 年 10 月 31 日本院血 β-HCG 125.63mIU/ml,P 25.62ng/ml。2013 年 11 月 4 日血 β-HCG 1 360.30mIU/ml。证属胎元已成,脾肾亏虚;治拟益气补肾,健脾和胃以安胎。

方药:守上方去全当归、鸡血藤、车前草、桑寄生、白扁豆、玉米须,加白术 9g、女贞子 12g、桑椹子 12g、墨旱莲 9g、淡竹茹 6g、姜半夏 6g、炒谷芽 9g、炒麦芽 9g。14 剂,水煎服。

保胎 3 个月后,产一女婴。

【按语】　患者调摄不当,湿热之邪乘虚而入,蕴结下焦,与胞宫经血交结,导致气血运行受阻,湿热夹瘀阻滞胞宫而致不孕。病势日久,煎灼津液,耗伤正气,血脉壅阻,气滞血瘀,导致肝肾不足,冲任受损,络道气机不利,不通则痛。本病为本虚标实之证,以"湿、热、瘀、虚"为主,肾虚为本,湿热和血瘀为标。治拟清热化瘀、扶正固本,促卵助孕。治疗当扶正祛邪以固本,益气养血调冲任,疏理肝气畅情志。胡国华遣方配伍,善用药对,如党参配北沙参,气阴双补;黄芪配当归、丹参,补气养血活血;认为脾胃强弱关乎胎元,大便稀溏患者,滑胎的风险较大,健脾和胃贯穿始终。

(二)多囊卵巢综合征性不孕

【典型案例】

鲍某,女,30 岁,已婚。2012 年 12 月 26 日初诊。

主诉:未避孕 2 年未孕。

现病史:患者结婚 4 年,未避孕 2 年未孕。2011 年 6 月外院确诊为多囊卵巢综合征。2012 年 8 月始服达英 -35,共服 3 个月,现已停服 1 个月。形体略胖,平素腰酸,两侧少腹隐痛,畏寒肢冷,带下正常,纳可,夜寐尚安,二便调。舌淡胖苔薄黄,脉细软。

辅助检查:2012 年 6 月阴超示双侧卵巢多囊样改变。性激素六项示 FSH 4.9mIU/ml,LH 13.22mIU/ml,T 3.02ng/ml,PRL 7.88mIU/ml,E_2 46.23pg/ml。妇科检查正常。

经孕产史:平素月经后期,5~6 天 /40~60 天。Lmp:2012 年 12 月 19 日。Pmp:2012 年 11 月 6 日。量少色黯,无痛经。孕 0 产 0 流 0。

中医诊断:不孕症。西医诊断:原发不孕,多囊卵巢综合征。

证属:脾肾不足,冲任失调。

治法:疏肝益肾,疏理冲任。

方药:紫丹参 18g　当归 30g　莪术 9g　白术 9g　鸡血藤 18g　益母草 18g　泽兰叶 9g　川牛膝 9g　桃仁 9g　红花 9g　续断 12g　杜仲 12g　荷叶 9g　苍术 9g　14 剂。

二诊:2013 年 2 月 6 日。Lmp:2013 年 1 月 23 日。月经逾期半月而行,双乳微胀,经前 2 天腹痛,时值经期,自述无明显不适。舌脉详前,治宗原法兼加温肾益气。

方药:黄芪 18g　党参 12g　沙参 12g　当归 12g　白术 9g　白芍 9g　鸡血藤 18g　仙茅 15g　淫羊藿 15g　续断 12g　杜仲 12g　益母草 18g　泽兰叶 9g　制香附 12g

三诊:2013 年 2 月 20 日。Lmp:2013 年 2 月 5 日。基础体温未升,自诉小腹隐痛,原有盆腔炎史,近几日有便结,夜寐欠安。脉细弦,舌淡、边有齿印,苔薄腻。治以补肾活血,疏冲止痛。

方药:当归 30g　丹参 30g　白术 9g　白芍 9g　鸡血藤 18g　续断 12g　杜仲 12g　桑枝 12g　桑寄生 12g　红藤 30g　刘寄奴 18g　皂角刺 18g　柴胡 9g　延胡索 9g　瓜蒌 18g

四诊:2013 年 3 月 6 日。Lmp:2013 年 2 月 5 日。基础体温双相,高温 10 天,偶有小腹隐痛,有经行预感,纳可,便调,夜寐欠安。脉细弦,舌淡、边有齿印,苔薄腻。

方药:二诊方去白术、白芍、仙茅、淫羊藿、制香附,加苍术 9g,茯苓 9g,首乌藤 18g,广郁金 9g。

五诊:2013 年 4 月 10 日。Lmp:2013 年 3 月 7 日。停经 34 天,经水逾期未转,基础体温已上升 14 天,今日测尿妊娠试验阳性,纳平,便稍干,寐安。脉细滑,舌淡,苔薄腻。

方药:黄芪 30g　白术 9g　白芍 9g　女贞子 12g　桑椹子 12g　续断 12g　杜仲 12g
菟丝子 12g　桑枝 12g　桑寄生 12g　黄芩 9g　竹茹 9g　瓜蒌 9g　柏子仁 9g　炒谷芽 9g
炒麦芽 9g　14 剂。

【按语】　患者未避孕 2 年未孕,属脾肾不足,冲任失调,治以健脾益肾、疏理冲任。治疗时注重病证结合,辨证加减。经前以补肾活血调经为主,经后常用参芪四物加减补益气血,以助卵泡发育。患者有盆腔炎史,小腹隐痛,治疗时兼顾活血化瘀、利湿止痛,治疗 4 个月即怀孕。因多囊卵巢综合征患者妊娠结局较差,故予补肾益气安胎治疗。

(三)输卵管阻塞性不孕

【典型案例】

沈某,女,29 岁,已婚,2014 年 12 月 30 日初诊。

主诉:未避孕 1 年未孕。

现病史:2012 年 12 月腹腔镜下行左侧卵巢畸胎瘤剥除术,2013 年 7 月 22 日因宫外孕行右输卵管腹腔镜下开窗取胚术。现无明显不适,纳可,寐安,便调。脉细弦,舌质偏红苔薄。

辅助检查:2014 年 10 月 28 日外院输卵管造影示双侧输卵管通而极不畅伴伞端粘连可能。

经孕产史:月经周期规则,7 天 /30 天,量中,痛经(＋)。Lmp:2014 年 12 月 11 日,经行 7 天。Pmp:2014 年 11 月 16 日。孕 1 产 0 流 1。

中医诊断:不孕症。西医诊断:输卵管阻塞性不孕。

证属:肝肾不足,冲任气滞。

治法:补益肝肾,疏利冲任。

方药:全当归 12g　赤芍 9g　白芍 9g　鸡血藤 18g　生茜草 18g　益母草 12g　皂角刺 12g　续断 12g　杜仲 12g　桑枝 9g　桑寄生 9g　川楝子 9g　青皮 6g　陈皮 6g　刘寄奴 12g　14 剂,水煎服。

二诊:2015 年 2 月 10 日。Lmp:2015 年 2 月 6 日。经行量中,痛经较前好转,前次月经 1 月 11 日,服上药,下午胃痛,口干好转,纳可,便调,寐安。脉细软,舌偏红苔薄中有裂纹。

证属:脾肾阳虚,气血瘀滞。

治法:温补脾肾,活血调冲。

方药:炙黄芪 18g　党参 9g　沙参 9g　全当归 18g　赤芍 9g　白芍 9g　鸡血藤 18g
续断 15g　杜仲 12g　胡芦巴 18g　吴茱萸 3g　柴胡 9g　延胡索 9g　川楝子 9g　生茜草 18g　14 剂。

三诊:2015 年 3 月 24 日。Lmp:2015 年 3 月 4 日。痛经不显,准备行输卵管通液,纳可,便调,寐安。脉细弦数,舌质淡红苔薄。证属肾亏血虚,瘀阻胞络。治拟养血补肾,化瘀通络。

方药：全当归18g　赤芍9g　白芍9g　鸡血藤18g　续断12g　寄生12g　桑枝12g　柴胡9g　川楝子12g　延胡索9g　胡芦巴18g　生蒲黄^{包煎}9g　青皮6g　陈皮6g　益母草18g

四诊：2015年6月2日。2015年4月10日行宫腹腔镜通液检查显示左侧通畅无阻力无反流，右侧输卵管通而不畅，阻力小无反流，可试孕。Lmp：5月23日，持续7天，量中，偶有痛经。前次月经4月24日，经行第1天腹泻，近日胃痛，腹泻，纳可，寐安。脉沉细无力，舌淡边有齿印苔薄。证属脾虚肾亏，冲任不利。治拟健脾补肾，疏利冲任。

方药：焦党参12g　焦白术12g　鸡血藤18g　威灵仙18g　胡芦巴18g　艾叶6g　吴茱萸6g　续断12g　桑枝12g　桑寄生12g　淫羊藿15g　制香附12g　石楠叶9g　14剂。

五诊：2015年8月11日。Lmp：2015年7月15日。自测尿妊娠试验阳性，查血β–HCG 181.73mIU/ml。

【按语】　该患者由于孕前有卵巢囊肿剥除术史，导致盆腔粘连，故首次怀孕发生异位妊娠，再次行右输卵管腹腔镜下开窗取胚术，术后3个月输卵管造影检查显示仍然通而极不畅，且伞端有粘连可能，遂来就诊。肾藏精主生殖，胞络者系于肾，冲任之本在肾。胡国华认为肾与胞络密不可分，相互影响。本患者盆腔手术2次，为肝肾不足，气血亏虚，胞络不利。故以当归、赤芍、白芍、鸡血藤养血通络；杜仲、续断、桑寄生、胡芦巴补益肝肾；川楝子、桑枝、柴胡疏利通络贯穿始终。患者偶有腹泻等脾阳虚证，给予少量吴茱萸、焦党参、焦白术温补脾阳；时有经行腹痛，胡国华认为不通则痛，予生蒲黄、生山楂、炒五灵脂、延胡索化瘀止痛。后行宫腹腔镜下通液术提示左侧输卵管通畅无阻力无反流，右侧输卵管通而不畅，阻力小无反流，可试孕。患者试孕3次，成功受孕。此后病例随访，患者足月顺产一女婴，母女平安。

（谷灿灿）

〽️ 四川妇科名家 〽️

—— 刘敏如 ——

刘敏如，女，四川成都人，成都中医药大学教授、博士研究生导师。享受国务院政府特殊津贴。中华中医药学会终身理事，澳门政府卫生局中医药顾问。

1956年入成都中医学院（现成都中医药大学）六年制本科，1962年以优异成绩毕业留校任教。1973年任成都中医学院妇科教研室兼成都中医学院附属医院妇科主任。香港大学中医学院中医妇科学术顾问、荣誉教授。曾任中华中医药学会妇科专业委员会第一届常委、第二届主任委员、第三届名誉主任委员，曾聘为北京中医药大学、广州中医药大学客座教授。2002—2016年，由香港人才输入计划作为中医高级人才受聘于东华三院——香港大学中医药临床教研中心任顾问中医师。

曾先后被评为全国教育系统"巾帼建功"标兵，1995年被推荐为杰出的女科技工作者，以"妇女知音"展示于世界妇女大会，并载入《中国妇女与科技发展》专辑。

首批全国中医妇科名师，四川省首批名中医，四川省重点建设学科中医妇科学学术带头人。

2014年，刘敏如被人力资源和社会保障部、国家卫生计生委和国家中医药管理局授予"国医大师"荣誉称号。

一、诊治思路

（一）衷中参西，审因为先

中医临床求嗣患者络绎不绝，男方因素占 20%、女方因素占 35%~45%、男女双方因素占 35%。因此，在妇科门诊中面对求孕的女患者，诊症时也需要注意男方情况。除了临床症状，也需借助西医实验室及影像学检查结果作为参考，寻求病因，明确是男方或女方或双方的问题，以明确病的诊断。如果男方也有问题，则需同时治疗。至于女方因素，则分清属功能性或器质性问题（如输卵管因素、子宫因素等），有助于针对性地测知预后和确定治疗方法。排除生殖器官畸形、交合障碍等非药物可治疗的因素后，有针对性进行中医辨病辨证论治，必要时配合西医学手段（如输卵管疏通手术、体外受精胚胎移植术等）。

（二）病证结合，补肾为主

《女科要旨》曰："妇人无子，皆因经水不调。种子之法，即在调经之中。"因此，刘敏如认为"治孕先治病，治病先调经"，审清原因后则根据中医理论辨证论治，或滋补肝肾，或养血活血，或疏肝理气，或清热利湿，或健脾益气，其中尤重视补肾。

刘敏如在长期的医学理论与实践中，认为中医学理论的精华和特点之一是"肾"的理论。根据《素问·上古天真论》"女子七岁，肾气盛，齿更发长……天癸竭，地道不通，故形坏而无子也"的理论及罗元恺首先提出的"肾 – 天癸 – 冲任 – 胞宫生殖轴"的理论，进一步总结月经产生的调节机理为：脏腑、经络、气血作用于胞宫是产生月经的生理基础；脑、肾、天癸、冲任、胞宫是调节月经的主要轴心，"肾主生殖""经水出诸肾"，肾的生殖功能由天癸来表达。她的这些理论指导着她的临床实践。所以她的学术观点认为肾气为根，保阴为本。将补肾法灵活运用于不孕症治疗之各阶段。她体会：肾是发动元阳，滋生元阴，蒸腾肾气的重要脏器，是"阴阳之本，元气之根""五脏六腑之本"，肾气即"精气，寓元阴元阳"。肾气滋生的"天癸"，含有多种精微，其中有主司生长、发育、生殖之精微，所以肾主生殖的作用主要由天癸来表达。刘敏如认为："补肾男女有别：在男子，以阳为纲，阳主动、主泄，其形在外，以阳刚之气为表，故男子重在不伤阳气，时当扶阳，但'扶阳必配阴'；在女子，以阴为本，阴主藏、主守，其形在外，以阴柔之质为态，故女子重在不伤阴血，时当育阴，但'育阴当涵阳'。"有见于此，她在调节女性生殖功能时重视补肾气，填肾精，治疗不孕也基于此理念。"肾脑相通""心肾相济""肝肾同源""脾肾相资"，维持着机体的动态的阴阳平衡，主司着人体各种生理功能。故"五脏之伤，穷必及肾"，因此，刘敏如调经治病以助孕的大法中重视补肾气，填肾精。

刘敏如治疗不孕的习用方药，如兼夹脾虚或痰湿者，常用参苓白术散加豆蔻、淡竹叶、车前子等；兼夹肝郁者，常用四逆散、逍遥散、合欢皮等；兼夹湿热者，喜用、常用知柏地黄汤、四妙丸、三仁汤等；兼夹血虚者，常用四物汤、枸杞子、桑椹、大枣等。补肾方面，刘敏如常以五子衍宗丸加补肾益精之品治疗女不孕、男不育，取其补中有行，而无留邪之嫌。在治调经不孕中也常选用二至丸、六味地黄丸、左归丸、归肾丸、右归丸、寿胎丸，选加仙茅、淫羊藿、肉苁蓉、巴戟天、鹿角霜等。立法组方用药颇有特色，疗效显著。

（三）有关子宫内膜过薄不孕的临床研究

基于刘敏如肾气为根的学术观，认为肾为先天之本，主生殖，女子生殖过程是以"肾"为中心，在"中医补肾药对女性生殖轴影响"的研究方向下，刘敏如立法研制具补肾填精功效的"资癸女贞胶囊"。

实验研究证实"资癸女贞胶囊",有助于促进机体阴阳平衡,调节性腺功能,改善子宫内膜血液循环,增加局部血液灌流量,改善子宫内膜厚度及类型,促进子宫内膜发育,使子宫内膜容受性与卵泡发育同步,提高妊娠成功率,达到标本兼治的作用。

二、治疗特色

(一)择期论治是刘敏如治疗妇科病的一大特色。

刘敏如提出月经周期中医药调节理念为:"月经具有周期性、节律性,是女性生殖生理过程中肾阴阳消长、气血盈亏规律性变化的体现。根据月经周期,择期论治,而补肾气贯穿治疗始终。"其临床思路及临床证治主要包括:

1. **经后期(卵泡期)** 此期血海空虚,阴阳气血不足,当平补肾阴肾阳为主,以促精血恢复,肾气充盛,方选左归丸。另外,如患者兼夹其他妇科病,如子宫肌瘤、子宫内膜异位症、子宫腺肌病、多囊卵巢综合征等,治疗需佐以软坚散结、活血化瘀,且经后期治疗是关键,常用柴胡、枳壳、橘核、荔枝核、山楂、益母草、薏苡仁、仙鹤草、夏枯草、莪术、王不留行等。

2. **经间期(排卵期)** 此期是阴阳转化,排出卵子的关键时期,当平补肾阴肾阳,以促天癸充盛,佐以活血化瘀通络,促进阴阳转化,以利卵子排出,方选归肾丸加五子衍宗丸。

3. **经前期(黄体期)** 此期阴阳气血俱盛,为孕育提供条件,为孕卵着床做准备,当补肾健脾,填补肾精,常用寿胎丸合四君子汤、归肾丸、地黄丸加淫羊藿、肉苁蓉、黄精、熟地黄、山茱萸等有利于改善子宫内环境,提高孕育的成功率,但不可轻投活血化瘀药,以免可能已受孕误伤早期胎元。

4. **月经期** 此期血室正开,经血以排出为畅,经血不多者,当活血化瘀,因势利导,方选四物汤加鸡血藤、牡丹皮、王不留行、枳壳等,但只须用在经期1~2天为度。

按照上法诊治的不孕症患者,部分患者可从无排卵出现周期排卵、从黄体功能不健到黄体功能健全而受孕,部分再次接受人工助孕而成功。中医药在调整子宫内环境以达到助孕方面颇有前景。

(二)药物为主,身心并调

当今医学已从单纯医学模式、生物-医学模式转变到今天的社会-心理-生物-医学模式。刘敏如认为,"中医的诊疗方式,最有利的是能结合现代医学模式,综合诊治疾病,提高临床疗效",不能仅从生物学单方面治疗疾病,同时要从心理、社会方面考虑患者的诊疗与康复,重视社会、心理对妇女健康和疾病的综合作用及影响。当前,育龄期妇女对美和生活习惯、环境要求、营养需求存在观念差异,比如减肥、过度节食、强制锻炼、性伴侣开放等等,滥服激素类药物,尤其是避孕药,造成不孕,在诊治不孕时都要给予关注,纳入身心治疗。

刘敏如在药物施治的基础上,重视精神因素对于病情演变及治疗效果的影响,仔细倾听患者心声,观察其精神状态,配合精神心理治疗,提高临床疗效。她临床诊病认真仔细,态度和蔼,不厌其烦地疏导患者,并深入浅出地给予科学解释,使患者对医生充满信赖感,积极配合治疗。不孕症患者,心理压力尤大,不利于治疗,她通过对患者进行指导性交谈,给予鼓励和关爱,缓解患者焦虑、紧张等消极情绪,提高患者对治疗的信心,有助于提升疗效。

【典型案例】

案1 王某,女,34岁。初诊日期:2016年3月2日。就诊医院:香港东华医院。

主诉:已婚7年,现未避孕2年而未孕。

现病史:月事常。Lmp:2016年2月29日。现为月经第3天,量偏少,色黯,夹小血块,无痛经。平素情绪焦虑,口干,易脱发,腰酸,纳可眠欠佳,梦多易醒,大便偏溏。舌红苔少偏黄,边有瘀点,脉沉。

经孕产史:既往3次不良妊娠史,2次自然流产,1次胚胎停育。末次流产时间:2014年10月。妊娠结局:孕50天胎停。

辅助检查:2015年11月24日行宫腔镜下子宫内膜息肉摘除术。自诉监测卵泡发育不良,夫妻双方支原体阳性,男方精液质量不详。

中医诊断:不孕症。西医诊断:不孕症。

证属:肾气不足,冲任虚损。

治法:补肾调冲。

处方:西洋参10g　麦冬10g　北五味子6g　淫羊藿12g　枸杞子15g　菟丝子15g　山茱萸12g　鹿角霜12g　牡丹皮12g　紫河车粉^{冲服}6g　覆盆子12g　川续断12g　黄芪20g　白芍15g　藿香10g　7剂,经净后始服,连服7天,排卵期同房。

二诊:2016年4月26日。现为月经第3天,排除怀孕,经量较前稍增,本月B超监测排卵,卵泡发育良好,丈夫精液检查示畸形率高、活力低下。

方药:牡丹皮12g　鸡血藤20g　仙鹤草12g　淫羊藿15g　枸杞子15g　菟丝子15g　覆盆子15g　白芍15g　肉苁蓉10g　黄精12g　北沙参20g　黄芪20g　经净后连服7剂。

三诊:2016年5月25日。患者诉近来头晕,疲倦乏力,腰骶部酸胀,眼睑苍白,唇淡,舌红苔白稍腻,脉沉。Lmp:2016年5月17日。5天净,周期提前5天,量中,较前增多,无血块,色红。

方药:陈皮10g　土茯苓20g　炮姜6g　薏苡仁20g　桑椹子15g　山茱萸15g　菟丝子15g　车前子15g　枸杞子15g　续断15g　杜仲15g　北五味子6g　每日1剂,分2次服,连服至月经来潮,经期停药。嘱检查血常规,夫妻同服中药。

四诊:2016年9月4日。患者诉近期睡眠欠佳,难以入睡,情绪焦虑,口干,腰酸较前缓解。现为月经第2天,量中,色红,伴经第1天小腹隐痛。本周期B超监测卵泡发育正常。

方药:北沙参15g　麦冬10g　五味子6g　枸杞子15g　菟丝子15g　续断15g　杜仲20g　白芍20g　浮小麦20g　合欢皮10g　苏叶10g　炙甘草6g　经净后连服7剂,药渣加水续熬浴足,微微汗出,排卵期同房。

五诊:2016年10月16日。患者现停经44天,无阴道出血,偶小腹隐痛,微恶心无呕吐等表现,纳可眠欠佳,二便调。舌红苔薄黄,脉滑无力。Lmp:2016年9月2日。

辅助检查:2016年10月3日于深圳市妇幼保健院检查超声示发现孕囊样回声,未见胎心胎芽,提示孕5周4天。凝血全套、血常规正常。性激素六项示FSH 2.66mIU/ml。2016年10月9日性激素六项示 E_2 331pg/ml,P 22.24ng/ml,血β-HCG 8 829mIU/ml。

中西医治疗:

(1)中药:西洋参6g　黄芪15g　白术10g　白芍15g　竹茹10g　枣皮12g　淫羊藿12g　菟丝子10g　杜仲15g　陈皮6g　苏叶10g　石斛10g　阿胶^{烊化}3g　7剂。

(2)西药:西医予黄体酮注射液40mg,肌内注射,每日1次;促绒毛性激素3 000U,肌内注射,每日1次;肝素0.4ml,肌内注射,每日1次;优甲乐(左甲状腺素)25μg,口服,每日

1次;地屈孕酮片10mg,口服,保胎。

六诊:2016年11月3日。患者现停经63天,小腹偶隐痛,无阴道出血,微恶寒,鼻塞,恶心,晨起呕吐,为胃内容物,纳少眠欠佳,大便偏溏,舌红苔薄白,脉滑无力。

辅助检查:2016年10月20日超声示宫内可见孕囊,可见胎芽回声,可见原始心管搏动。2016年10月21日性激素示 E$_2$ 746pg/ml,P > 40ng/ml,血 β–HCG 99 044mIU/ml。2016年10月28日性激素示 E$_2$ 1 154pg/ml,P > 40ng/ml,血 β–HCG 157 432mIU/ml。肝功能示 ALT 112U/L。

方药:沙参20g　麦冬10g　五味子6g　砂仁6g　陈皮10g　竹茹10g　紫苏叶10g　白芍12g　藿香6g　薄荷叶6g　生姜3片　炙甘草6g　7剂,每日1剂,连服7天。西医继续之前保胎方案。

七诊:2016年12月3日。现停经93天(13周),偶小腹隐痛、无阴道出血,恶心较前好转,眠欠佳,不易入睡,口干,大便偏干,1~2日1次。

辅助检查:2016年11月26日于深圳妇幼保健院行NT示宫内妊娠,单活胎、胎盘0级、胎儿大小相当于12周2天,胎儿颈部透明层0.14cm,胎儿鼻骨可见。

方药:守上方去藿香,加陈皮6g、柏子仁12g、石斛12g。7剂,嘱避风寒。

追踪访问足月顺产。

【按语】　滑胎,西医称习惯性流产,病因较为复杂,尚不能收到保胎的效果而顺势流产,中医保胎以补肾安胎为主,具有一定优势,但对滑胎治疗重在平时辨证论治并以顾肾贯穿治疗始终。本案六、七诊临床辨证主要为脾虚胃不和,但治法上始终要顾及肾。本案未用肾药,原因在于患者脾胃症状突出,且兼有轻微感冒,故先治以和胃解表,亦有病去胎安之意。

案2　季某,女,32岁,已婚,2016年3月16日初诊。

主诉:已婚4年,未避孕不孕2年余。

病史:男方生殖功能正常。现月经周期29天,排除妊娠,平素情绪急躁,易疲倦,口干不苦,纳可眠佳,面部、背部痤疮严重,经前加重,体多毛,大便偏干,1~2日1次,小便调。舌红苔白腻,脉滑。

辅助检查:2013年月经第3天查性激素示 FSH 7.72mIU/ml,LH 21.86mIU/ml。糖耐量检查偏高。超声示双侧卵巢增大成多囊样变。诊断为PCOS,服用克龄蒙、补佳乐半年。

经孕产史:16岁月经初潮,4~5天/37~40天,月经2~3月一行1年余,经量逐渐减少。末次月经:2016年2月16日。

中医诊断:不孕症,月经后期。西医诊断:多囊卵巢综合征,原发不孕。

证属:痰湿互结,冲任瘀阻证。

治法:软坚散结,行气活血。

方药:西洋参10g　麦冬10g　五味子6g　枳壳12g　王不留行12g　夏枯草20g　莪术10g　橘核15g　荔枝核15g　山楂带核15g　皂角刺12g　车前子15g　生牡蛎15g　益母草15g　三七粉冲服3g　14剂,嘱服药期间暂避孕,待月经来潮停药,经净后续服余药。

二诊:2016年4月24日。服上方月经来潮。Lmp:2016年3月28日,量少,3天净。现月经周期27天,基础体温(BBT)单相,2016年4月24日超声示右侧卵巢见1.6cm×1.2cm优势卵泡。面油、痤疮严重,纳眠可,大便偏干,舌红苔黄腻,脉滑尺沉。

方药:守上方去牡蛎,加土茯苓20g。14剂。排卵同房后禁服,余药待经净后续服。

三诊:2016 年 5 月 20 日。Lmp:2016 年 5 月 11 日,5 天净,量较前增多。2016 年 5 月 19 日超声卵泡监测示左侧卵巢卵泡最大约 0.8cm×0.6cm,上周期基础体温(BBT)双相,痤疮较前好转,舌红苔白,脉沉。治以补肾调冲为主,兼行气活血。

方药:淫羊藿 15g　山茱萸 12g　当归 6g　川芎 6g　菟丝子 15g　枸杞子 10g　鹿角霜 10g　荔枝核 15g　枳壳 15g　莪术 12g　车前子 15g　皂角刺 12g　仙鹤草 15g　薏苡仁 20g　王不留行 10g　10 剂,服法同前,嘱超声监测排卵。

四诊:2016 年 6 月 29 日。停经 49 天,尿妊娠试验阳性,时恶心,无腹痛,无阴道流血,舌红苔白,脉滑。患者怀孕,辨证属脾胃不和,肾气虚证。

治法:健脾益肾,和胃安胎。

方药:北沙参 15g　麦冬 10g　北五味子 6g　竹茹 10g　紫苏叶 10g　陈皮 10g　炒白术 10g　砂仁 6g　淫羊藿 12g　山茱萸 10g　菟丝子 15g　杜仲 15g

后电话随访胎儿发育良好。

【按语】　多囊卵巢综合征是西医病名,属异质、多态、难治的妇科病。中医虽无"多囊卵巢综合征"病名,但古医籍早已观察到不孕与月经不调、闭经、肥胖、湿疮的内在联系和痰、湿、瘀的发病关系。如《丹溪心法》云:"若是肥盛妇人,禀受甚厚,恣于酒食之人,经水不调,不能成胎,谓之躯脂满溢,闭塞子宫,宜行湿燥痰。"所以,若用中医概念为该病建立一中医病名,则利于与多囊卵巢综合征对语,从而体现中医治疗特色。故借此整理本案机会,建议命一中医学病名,如可否命名为胞宫脂膜瘀阻诸证(胞中及胞宫现已界定为女性内生殖器官,包括卵巢)。子宫即指今之解剖学名称。

此案中患者以不孕未避孕 2 年,月经稀发 1 年就诊,兼有痤疮、多毛诸症,舌红苔白腻,超声示双侧卵巢增大成多囊样变,故先治以软坚散结,行气活血通经。方中橘核、荔枝核、枳壳疏肝行气散结,使诸药直达病所;王不留行、莪术、皂角刺、三七粉活血消癥;夏枯草、牡蛎软坚散结,清热利湿;车前子、益母草利水,使湿邪有出路。二诊患者服药后月经来潮,超声监测发现优势卵泡,故守前方去牡蛎,因其痤疮严重,加土茯苓清热解毒。三诊患者诉月经周期逐渐恢复,基础体温成双相,痤疮较前减轻,苔腻渐退,知其湿脂之邪渐消,因其本虚在肾,故当顾肾。方中淫羊藿、山茱萸、菟丝子、枸杞子、鹿角霜补肾助阳;佛手散和血调冲;仙鹤草、薏苡仁为刘敏如经验用药,用以消癥;橘核、枳壳、皂角刺、王不留行行气活血;车前子利湿,同补药齐用补而不滞。四诊后早孕,现症虽无肾虚表现,以其有孕当固本,故治法亦当补肾为主。方中以淫羊藿、山茱萸、杜仲、菟丝子益肾固胎,竹茹、陈皮、白术、砂仁健脾和胃安胎,生脉散益气养阴。

案 3　关某,女,37 岁。2007 年 9 月 4 日首诊。

主诉:结婚 4 年,正常性生活无避孕而未孕。

现病史:自幼型体肥胖,数年来体重在 90.5~95kg,体毛多,头晕,间作恶心,纳可,二便调。2005 年曾于某医院西医妇科求诊,诊为多囊卵巢综合征,双侧输卵管造影提示堵塞。2006 年予服促排卵药半年以上,时有排卵,计划 2008 年底接受体外受精胚胎移植术(IVF-ET)助孕,未成功。现欲以中药调理,故来就诊。现症见疲乏,汗多,舌色淡红,苔白腻,双脉沉。

经孕产史:11 岁初潮,自初潮月经周期延后 7~10 天,时有停经,无痛经,青春期有痤疮。Lmp:2007 年 8 月 25 日,量少,3 天净。

中医诊断:不孕症,月经后期,月经过少。西医诊断:多囊卵巢综合征。

证属：痰湿阻滞，冲任不调。

治法：祛痰除湿，调理冲任。

方药：苍术导痰丸加减。

苍术 15g　陈皮 10g　姜半夏 10g　山楂 12g　神曲 15g　茯苓 15g　莱菔子 10g　厚朴 10g　车前子 15g　玉米须 30g　猪苓 12g　当归 6g　川芎 6g　皂角刺 15g　鳖甲^{先煎}20g

日 1 剂，水煎 1 次，分早、午、晚 3 次服，每次 250ml。

饮食调护：中药治疗期间停服促排卵西药，清淡饮食，避免生冷辛辣之品。

二至四诊：2007 年 9 月 12—19 日，因患者感冒，先予疏风解表药治疗，感冒愈后继续调经。本次月经周期 31 天，量少，4 日方净，舌苔腻稍减，脉象同前。证属冲任不调，治以调理冲任。

方药（冲剂）：四物汤合左归丸加减。

当归 10g　熟地 15g　川芎 10g　白芍 10g　山药 15g　山茱萸 12g　枸杞子 12g　川牛膝 12g　菟丝子 12g　龟甲胶 10g　鹿角胶^{烊化}10g　麦冬 10g　玄参 10g　淡竹叶 10g　牡丹皮 10g　栀子 10g　7 剂。

五诊：2007 年 10 月 22 日。症见倦怠，汗多，夜尿 2 次，末次月经 9 月 24 日，加强益气固肾。守上方去当归、白芍、川芎，加党参 15g、白术 10g、茯苓 15g、金樱子 10g、覆盆子 10g。7 剂。

六诊：2007 年 11 月 7 日。月经未至，苔白腻，脉象同前。辨为痰瘀阻滞胞络，治以豁痰化瘀，通络软坚。上方去丹皮、栀子，加莪术 10g、醋鳖甲^{先煎}20g、荔枝核 10g、山楂 10g、金樱子 10g、覆盆子 10g。7 剂。

七至九诊：2008 年 6 月 13 日（七诊），近 1 个月咳嗽咽干、咯痰不利。脉沉，舌淡红，苔白腻。辨为阴虚痰湿，治以润肺化痰，佐以理气散结。

药物（冲剂）：甘露饮化裁。

天冬 10g　麦冬 10g　生地 12g　枇杷叶 12g　黄芩 10g　枳壳 10g　石斛 10g　茵陈 15g　川贝母 6g　浙贝母 15g　鱼腥草 25g　橘核 10g　荔枝核 10g　皂角刺 10g　车前子 15g　半枝莲 30g　日 1 剂。以此方加减调治半年左右。

2008 年 10 月 8 日（九诊）。患者自觉神疲，大便 2 日 1 行，质软，欲于 2008 年 12 月接受体外受精胚胎移植术（IVF-ET）助孕。Lmp：2008 年 10 月 3 日，4 天净。Pmp：2008 年 8 月 26 日，4 天净。脉沉，舌淡红，苔白厚腻。2008 年 9 月 26 日腹腔镜检查示多囊卵巢，双侧输卵管通畅。

处方：四物汤合左归丸，加车前子 15g、皂角刺 10g、王不留行 10g。7 剂。

十至十三诊：2008 年 10 月 15 日，诸症改善，随证加减治疗。至 2008 年 11 月 11 日（十三诊），发现停经 40 天，阴道咖啡色分泌物 2 天，尿妊娠试验阳性，B 超检查诊断为宫内孕。Lmp：2008 年 10 月 3 日。4 天前曾发热服感冒药，脉滑，舌淡红，苔白腻。此为早孕胎漏，证属胎元不固，治以益气安胎。

方药：北沙参 15g　紫苏叶 10g　艾叶 6g　淡竹叶 10g　陈皮 10g　炒白术 9g　炒荆芥 9g　3 剂。

十四诊：2008 年 11 月 27 日。阴道咖啡色分泌物色转淡。2008 年 11 月 26 日 B 超诊断为宫内孕，有胎心。脉滑，苔白腻。前方易艾叶为艾叶炭 6g，加麦冬 10g、玉竹 10g。5 剂。

十五诊：2008 年 12 月 24 日。阴道啡色分泌物基本消失，脉滑，舌淡红，苔白腻。前方加砂仁 6g。5 剂。

十六诊：2009 年 1 月 22 日。孕 15 周，2 天前腹痛，带下多，胃胀，恶心，B 超示有胎心。脉滑，舌淡红，苔白腻。诊为胎漏，证属脾胃不和，胎元不固。治以健脾和胃安胎。

处方：北沙参 15g　紫苏叶 10g　淡竹叶 10g　陈皮 10g　炒白术 9g　荆芥 9g　5 剂。

随访：患者于 2009 年 7 月 11 日因前置胎盘剖宫产一子，随访 1 年其子健康成长，至今发育正常。至 2010 年 10 月 22 日咨询月经周期每月来潮时有延后，量偏少，肥胖减轻，无痤疮。2011 年 10 月 10 日追踪观察，其子 2 岁，发育正常，其后月经基本正常，痤疮消减，肥胖减轻，于 2011 年 9 月自然再孕，预期分娩。

【按语】"脾为生痰之源"，后天水谷精微不能运化则可生痰湿，然则本病以肾虚为先，肾虚气化不利，不能协助肝脾以司运化，加之平素恣食膏粱厚味，或饮食失节，饥饱无度，损伤脾胃，脾虚痰湿易生，气机不畅，经络受阻，痰湿积聚，脂膜壅塞，体肥多毛，或痰脂凝聚，致卵巢增大，薄膜增厚。故治当先理脾胃，以苍术导痰汤为主方，祛痰除湿；山楂、莱菔子、神曲健脾消脂；莲米须合猪苓、车前子渗湿，使湿从小便而去；皂角刺、鳖甲软坚，当归、川芎和血调理冲任。待痰湿渐化，即着手滋补肝肾，调养冲任。

此案提示，坚持中医药辨证论治而效，同时也说明此案具有肥胖、月经不调、不孕、痤疮、多毛诸证（综合征），因此，有必要进一步研究中医妇科对表现诸证的疾病，应予进行从病名到机制的深入研究，并列入中医妇科病种。

（邓福霞　冯　凯）

—— 杨家林 ——

杨家林，女，1937 年 12 月生，成都中医药大学附属医院主任医师，教授，博士研究生导师。1962 年毕业于成都中医学院（现成都中医药大学）医学系。从事中医妇科临床、教学、科研工作 50 余年。曾任四川省中医药学会常务理事，四川省中医药学会妇科专业委员会主任委员，中华中医药学会妇科分会副主任委员，世界中医药学会联合会妇科专业委员会副会长。国家药品审评专家，享受国务院政府特殊津贴。全国名老中医药专家，第二、第四批全国老中医药专家学术经验继承工作指导老师，四川省首届名中医。获得省市科技进步奖、省中医管理局中医药科技进步奖共 8 项，取得中药三类新药证书 3 个。杨家林在国内外中医妇科领域颇有造诣，学术思想自成体系，在长期临床治疗妇科疾病中积累了丰富的经验，并在教学、科研、中药新药研究方面培养了优秀的人才，取得了突出的研究成果。

一、对不孕症的认识

不孕症系妇科常见病，约占已婚夫妇的 10%，是影响妇女身心健康和家庭不和的一大因素。不孕症按是否受过孕分原发不孕（《备急千金要方》称"全不产"）和继发不孕（《备急千金要方》称"断绪"）；根据不孕症是否可以纠正又分绝对性不孕和相对性不孕，前者指夫妇一方有先天性或后天性解剖生理缺陷无法矫正，后者指夫妇一方因某种因素以致生育能力下降妨碍受孕。

杨家林在长期的临床实践和不断探索的过程中，发现对不孕症的辨证治疗应首先明确以下几方面问题：①不孕症的时限问题：多数人主张夫妇同居 1 年未能受孕为不孕。有人统计婚后 1 年内受孕的占 90%，2 年内受孕的占 90.5%，婚后 5 年仍有 5%~8% 受孕机会，但不孕症的治疗效果随年龄增长而递减。②不孕与不育有别：不育有两种含义，一指可孕而不能生育成活，一指男性不育。③不孕症病因复杂，肾虚是不孕的重要原因：不孕有先天因素、后天因素，生理原因、病理原因，病在男方或女方之不同。先天生理缺陷古人有"五不女"（螺、纹、鼓、角、脉）、"五不男"（天、漏、犍、怯、变）的提法，这些大多非药物治疗所能解决，而后天病理性女方的原因是我们处理的重点。受孕是一复杂的生理过程，与肾气盛衰，肾精充盛有非常密切关系。肾主生殖，主藏天癸，藏精系胞，为冲任之本，主导月经的产生及脏腑功能的协调。如先天禀赋不足，或房事不节，纵欲无度伤肾，肾虚精亏，胚胎难结，难以成孕；或精亏血少，胞脉失养，不能摄精成孕；或肾阴不足，阴虚内热血枯，不能凝精成孕，此正如"干旱之田岂能长养"也。亦可因肾阳不足，命门火衰，胞宫失于温煦而致宫寒不孕，此所谓"冱寒之地，不生草木"矣。肾气虚衰，胞宫发育受阻，不能正常行使藏泻月经及受胎功能，何孕之有？肾的阴阳影响五脏功能的协调，导致脏腑功能失常、气血失调都会直接或间接影响受孕，因此在探讨不孕症病因的时候应首先考虑肾的因素。但这并不妨碍对其他原因所致不孕的探索和寻觅，如精神情志因素、疾病（特别是炎症、内分泌失调、子宫内膜异位症、肿瘤）的影响等。同时还要积极从男方寻找原因。

二、诊治思路

对于不孕症的诊治，杨家林主要以调经种子、补肾节欲、审因论治作为重点。

1. 首重调经　月经期量的规律恒定是受孕的重要条件。早在《黄帝内经》即有"月事以时下，故有子"。《景岳全书·妇人规》云："经调而子嗣。"《类证治裁》有"经不准，必不受孕"的记载。治疗不孕首重调经，即所谓"调经种子"。《医学纲目》云："求子之法，莫先调经。"陈修园亦曰："种子之法即在调经之中。"根据月经初潮年龄的早迟、周期、经量、经色、经质辨别虚实。如初潮年龄较晚，潮后即现月经延后量少，多属先天肾气不足；经迟量少，小腹冷痛，畏寒肢冷多属肾虚宫寒；如因胎堕甚密或早婚多产致月经量少者，多属肾虚精亏；如因家庭不和或求子心切，情志不畅，抑郁不乐致月经时前时后，量或多或少，多属肝郁；肥胖痰多，月经延后乃至闭经，经血夹黏液，多属痰湿；少腹一侧胀痛，经少色黑块多，多属血瘀。采用不同调经方法，经调自能受孕。

2. 补肾节欲保精以利结胎　成胎有赖肾气，结胎全在肾精。"男精壮而女经调，有子之道。"根据《黄帝内经》"肾气盛……天癸至，任脉通，太冲脉盛，月事以时下，故有子"的理论，不孕症的治疗以补肾益精养冲任为主。《景岳全书·妇人规》云："妇人所重在血，血能构精，胎孕乃成。欲察其病，惟于经候见之；欲治其病，惟于阴分调之……阴血不足者不能育胎，阴气不足者不能摄胎，凡此摄育之权总在命门。正以命门为冲任之血海，而胎以血为主……凡补命门，则或气或血，皆可谓之补阴，而补阴之法，即培根固本之道也……是以调经种子之法，惟以填补命门，顾惜阳气为主。"填补命门即无非补肾填精之谓。同时注意节欲保精，欲求孕育，唯有节欲。房事有节，生活规律，以利种子。

3. 审因论治，因人而药，各有所宜　《景岳全书·妇人规》云："种子之方本无定轨，因人而药，各有所宜，故凡寒者宜温，热者宜凉，滑者宜涩，虚者宜补，去其所偏则阴阳和而生化著矣。"世人不明此理，索要种子秘方，"岂知张三之帽非李四所可戴也"。根据临床所见，不孕症以肾虚、血虚、肝郁、痰湿、血瘀等常见，概括为虚实两类。治法虚证宜补肾养血，益精助孕,辅以暖宫散寒,滋阴清热;实证宜疏肝理气,燥湿化痰,活血通络。按法调治,随证加减,守法守方,条件许可时结合内分泌检查,基础体温测定,输卵管通畅试验,既有诊断价值,又有治疗效果,配合心理调治,达到情志舒畅,气顺血和,辅以性生活指导,可望获效。由于不孕是多种疾病引起的后果,如生殖系统炎症、子宫内膜异位症、肿瘤、免疫因素、全身严重疾病等均可导致不孕,注意及时检查,辨病辨证结合治疗,可提高疗效。

4. 从男女双方追查原因分别论治　国外有文献报道 665 对不孕夫妇,其中不孕因素在男方者占 28%,女方排卵障碍占 31.5%、输卵管堵塞占 16.3%,男女双方生育力减低因素占7.5%,原因不明占 17.6%。因此,对不孕症应从男女双方寻查原因。我国古代医家对此早有论述。陈自明云:"凡欲求子,当先察夫妇有无劳损痼疾而依方调治,使内外和平则有子矣。"朱丹溪云:"窃谓妇人之不孕亦有因六淫七情之邪有伤冲任,或宿疾淹留传遗脏腑,或子宫虚冷,或气旺血衰,或血中伏热……审此,更当察男子之形气虚实何如? 有肾虚精弱不能融育成胎者,有禀赋原弱气血虚损者,有嗜欲无度阴精衰惫者,各当求其源而治之。"

三、治疗特色

（一）排卵障碍性不孕

排卵障碍的主要原因有无排卵型功血、多囊卵巢综合征、卵巢储备功能下降、卵巢早衰、先天性性腺发育不良、低促性腺激素性性腺功能不良、高催乳素血症、未破卵泡黄素化综合征等。

临床表现:婚久不孕,月经初潮较迟,潮后多见月经推后量少,或闭经,腰酸腿软,或见尿频,夜尿多,性欲淡漠,大便正常或时溏,带下量少,舌正苔白,脉沉细。

辅助检查:生殖内分泌激素异常、基础体温呈单相型、排卵试纸或超声监测卵泡发育异常或排卵异常,或胰岛素分泌试验、甲状腺功能检测异常。

证属:肾气不足,冲任不盛。

治法:补肾益气,养血调经助孕。

方药:补经合剂加减(经验方)。

党参 30g　黄芪 18g　当归 10g　白芍 15g　熟地 10g　川芎 10g　枸杞 10g　菟丝子15g　覆盆子 10g　肉苁蓉 10g　紫河车 10g　鸡血藤 18g

加减:若畏寒肢冷,可加巴戟天 10g、补骨脂 10g、鹿角霜 15g 或淫羊藿 10g 温肾壮阳,甚者加肉桂 10g 补元阳、暖脾胃;宫寒,加炒艾叶 10g、吴茱萸 10g 暖宫助孕;子宫发育不良者,加紫石英 10g 暖宫助胞宫发育;便溏,去肉苁蓉,加白术 10g 健脾益气、砂仁 10g 温肾行气调中。

【典型案例】

商某,女,29 岁,2004 年 2 月 11 日初诊。

主诉:月经错后 14 年,现停经 4 个月余,未避孕未孕 2 年。

现病史:平时腰酸,恶风怕冷,背心冷,易疲劳,常感冒,带下量多色黄,纳差,胃脘不适,心悸,咽干鼻干,喉中有痰,便干,眠差。舌质红偏胖,苔黄腻。

经孕产史:14 岁月经初潮,5~7 天 /50 多天至 4 个月,量中,色红夹块,痛经。Lmp:2003年 9 月 21 日。结婚 3 年,避孕 1 年,近 2 年未避孕未孕。

辅助检查:白带常规示清洁度Ⅳ度。B 超示子宫前后径 3.0cm,内膜厚 0.5cm。妇科检查示外阴发育良好;阴道通畅;宫颈重度糜烂,大量黄色分泌物堆积;子宫后位,常大,活动,无压痛,余未触及。

中医诊断:月经后期,不孕症。西医诊断:月经不调,原发不孕。

证属:肾虚湿热内蕴。

治法:补肾活血,清利湿热,调经止带。

方药:

(1)枸杞子 10g　菟丝子 15g　巴戟天 10g　补骨脂 10g　鹿角霜 10g　当归 10g　川芎 10g　鸡血藤 18g　苍术 10g　薏苡仁 24g　黄柏 10g　川牛膝 15g　蚕砂 10g　水煎服,每2日1剂,日3次。

(2)配服我院中成药通脉大生片,3瓶,一次4片,一日3次;紫河车胶囊,2盒,一次2片,一日3次;奥平栓,1盒,一次1片,阴道上药,间隔1次。

药后半月经未潮,基础体温单相,月经停闭已5个月,于2月28日先用甲羟孕酮(安宫黄体酮)撤血,再用中药调治。

此后先后用五子四物四妙散(菟丝子、枸杞子、覆盆子、熟地黄、当归、川芎、白芍、苍术、黄柏、薏苡仁、川牛膝);菟戟归芎薏苡汤(菟丝子、巴戟天、当归、川芎、薏苡仁、蚕砂、鸡血藤、补骨脂、炙甘草)、寿胎四物四妙散(菟丝子、续断、桑寄生、熟地黄、当归、川芎、白芍、苍术、黄柏、薏苡仁、牛膝)等治疗,月经虽推后,但周期较前改善,40~60天1次,能自然来潮,且偶见1~2次排卵。但症状仍寒热错杂,畏寒肢冷,牙龈肿痛,手足心热,易感冒,舌红苔黄腻,于2004年12月3日经净后治疗宫颈炎,术后3个月复查,宫颈炎基本痊愈。继用上述方药加减,如(当归、白芍、菟丝子、枸杞子、覆盆子、苍术、黄柏、薏苡仁、川牛膝);屏风归芎寿胎四妙散(黄芪、防风、炒白术、当归、白芍、桑寄生、菟丝子、续断、黄柏、苍术、川牛膝、薏苡仁)加补骨脂、地骨皮等寒热同治。

2005年以后月经40~60天,偶见4个月一行,除2005年5月排卵1次外,其余时间基础体温均为单相。末次月经2005年10月24日,5天净。2005年11月10日基础体温升高25天,12月5日来院就诊,停经43天,尿妊娠试验阳性,伴纳呆,恶心,左少腹痛,腰酸。诊为早孕,予四君寿胎芍甘汤(南沙参、炒白术、茯苓、桑寄生、菟丝子、续断、白芍、炙甘草)保胎治疗。

2006年7月20日,足月产一男婴,重3500g,母子平安。

【按语】 肾虚是影响排卵障碍的主要原因,而引起排卵障碍性不孕的主要因素就是肾-天癸-冲任气血这个调节机制的失衡。此例患者,月经周期推后14年,停经5个月余,基础体温检测长期不排卵,病程长,伴寒热错杂夹湿热内蕴征象,先后用补肾活血除湿之菟戟归芎薏苡汤、五子四物四妙散、玉屏风归芎五子四妙散、归芎寿胎四妙散等加减,经过2年调治,月经虽仍推后,但周期较前改善,能自然来潮,一年中有2~3次排卵性月经,加之宫颈炎治疗后,坚持用补肾活血除湿法调经,终于怀孕分娩,全身症状逐渐改善。

(二)黄体功能不全性不孕

黄体功能不全主要原因有卵泡发育不良、高催乳素血症、多囊卵巢综合征、卵巢储备功能减退、子宫内膜异位症等,或有自然流产史。

临床表现:婚久不孕,经前点滴出血,月经提前,月经量或多或少,经期延长,伴腰膝酸软,头晕耳鸣,夜尿多,大便溏薄,舌淡苔白,脉沉细或沉迟。

辅助检查:基础体温呈双相型,但上升和下降缓慢,上升幅度小于0.3℃,持续时间少于

12 天,有时卵泡期延长。基础体温上升第 8 天,血孕酮低于 10ng/ml。月经来潮 12 小时内诊断性刮宫,子宫内膜呈分泌不良反应。

证属:肾虚精亏,冲任不足。

治法:滋肾益阴,养血助孕。

方药:归芍左归饮加减(经验方)。

熟地 10g　怀山药 15g　茯苓 10g　山茱萸 10g　枸杞 10g　当归 10g　赤芍 15g　丹参 15g　首乌 24g　鸡血藤 18g

加减:若心烦失眠,加五味子 10g 交通心肾、柏子仁 15g 养心安神、合欢皮 15g 疏肝活血安神;若兼有肝郁者,加柴胡、香附、郁金以疏肝行气。

【典型案例】

杨某,女,30 岁,2001 年 3 月 10 日初诊。

主诉:流产后未避孕 3 年未孕,月经提前量少期长 3 年。

现病史:经前乳房胀痛,纳可,眠可,二便调,白带不多,口干心烦,因多年未孕家庭压力大,时有尿不尽感,无尿痛。唇舌紫,舌尖瘀点,脉细。

经孕产史:13 岁月经初潮,6 天 /27~28 天,量中,色正,无痛经。结婚 5 年,婚后 2 年内人工流产 2 次,末次人工流产后出现月经提前、量少期长,8~10 天 /23~26 天,量少,用卫生巾 2 张,色黯,时有块,质稠,无痛经。Lmp:2001 年 2 月 18 日。

辅助检查:基础体温双相,黄体期短约 7~10 天。B 超示子宫附件正常。

妇科检查:外阴发育良好;阴道通畅;宫颈表面光滑;子宫后位,常大,活动,无压痛,余未触及。

中医诊断:不孕症,月经失调。西医诊断:继发不孕,黄体功能不健。

证属:肝郁血热夹瘀。

治法:疏肝清热,活血化瘀调经。

方药:

(1)丹皮 10g　山栀 10g　柴胡 10g　赤白芍各 15g　枳壳 10g　蒲黄 10g　炒五灵脂 10g　茜草 10g　益母草 15g　丹参 15g　郁金 10g　水煎服,每 2 日 1 剂,日 3 次。

(2)配服我院中成药通脉大生片,3 瓶,一次 4 片,一日 3 次;四物合剂,2 盒,一次 1 支,一日 3 次。经期 1~5 天服。

上方断续服用 3 个月,根据症状时有加减,肾阴虚者,去鸡血藤,加生地 10g、枸杞 10g 滋肾养阴,或去郁金,改用香附 10g 疏肝理气。月经周期逐渐正常。

2001 年 3 月 22 日、4 月 20 日、5 月 18 日、6 月 16 日行经 4 次,经量仍少,经期仍长达 8~10 天,伴见腰酸,头晕,口干时口苦。改用滋阴补肾,凉血化瘀调经。

方药:丹参赤白芍地黄汤加减。

生地 10g　怀山药 15g　茯苓 10g　牡丹皮 10g　山茱萸 10g　丹参 15g　赤白芍各 15g　枸杞 10g　菟丝子 15g　蒲黄 10g　鸡血藤 18g　益母草 15g

上方服用 2 个月,月经周期、经期转正常,6~7 天 /27~29 天,经量仍少,基础体温双相,黄体期延至 10~12 天。一般情况好,纳眠调,无口干、便结、舌红等热象,治以补肾养血,活血调经。

方药:圣愈五子汤加减。

党参 30g　黄芪 18g　当归 10g　地黄 10g　赤芍 15g　白芍 15g　丹参 15g　香附 10g
桃仁 10g　枸杞 10g　菟丝子 15g　覆盆子 10g

服药后 2001 年 9—10 月月经周期、经期正常,经量增加,色转红,末次月经 2001 年 10 月 8 日,7 天净。以后停经 50 天,诊断早孕,于 2002 年 7 月 14 日剖宫产一女婴。

【按语】　2 次人工流产后 3 年未孕,伴月经量少期长,基础体温示黄体功能不健,诊为继发不孕、月经失调。患者生长在农村,30 岁尚无子女,家庭压力大,证见口干、心烦、乳胀,月经提前量少期长,经色黯,质稠,唇舌紫,舌尖瘀点,辨证属肝郁血热夹瘀,治以疏肝清热、活血化瘀调经为主;先用丹栀四逆散疏肝清热,失笑散活血化瘀,茜草、益母草缩宫祛瘀止血。服药 3 个月余,月经周期逐渐正常,但经量仍少,经期仍长,黄体期仍短,伴见腰酸、头晕、口干等,改用滋阴补肾、凉血化瘀调经之丹参赤白芍地黄汤加减。服药 2 个月后,经期缩短,由 8~10 天变为 6~7 天,黄体期延至 10~12 天,经量仍少,最后用补肾养血活血之圣愈五子汤加减,意在补肾养血,调经助孕。药后经量增加,色转红,月经周期、经期均正常,2 个月后受孕,于 2002 年 7 月分娩一女婴,获得满意疗效。

（三）输卵管阻塞性不孕

输卵管阻塞性不孕多见于输卵管炎症、输卵管结核、子宫内膜异位症及手术后损伤粘连、先天发育异常等,其中又以炎症性的输卵管阻塞最为常见。

临床表现:婚久不孕,经期延长,色红夹黏液。伴情绪压抑,腰酸坠胀,经期腹痛加重,带下量多,色黄质稠,气臭,口腻纳呆,小便黄,舌红,苔黄腻,脉弦滑而数。

辅助检查:输卵管造影提示阻塞或通而不畅;腹腔镜下见输卵管扭曲、肿胀甚至与周围组织粘连等。

证属:肾虚肝郁,湿热内蕴。

治法:补肾疏肝通络,清热利湿止带。

方药:五子四逆四妙散加减。

枸杞 10g　菟丝子 10g　覆盆子 10g　车前子 10g　柴胡 10g　白芍 15g　枳壳 10g　苍术 10g　黄柏 10g　薏苡仁 24g　益母草 15g　炒荆芥 10g

加减:若情绪抑郁,压力大者,加香附、郁金以疏肝行气解郁;输卵管不通,胞脉阻滞重者,加山甲珠、鸡血藤、炒金铃、路路通、橘荔核等以增行气通络散结之功;痰湿重者,加晚蚕砂或合苍附导痰汤祛痰除湿;血瘀重者,常加鸡血藤、丹参、当归以活血化瘀通络。

【典型案例】

袁某,女,28 岁,已婚,2007 年 7 月 30 日初诊。

主诉:未避孕未孕 5 年,带下量多伴经期延长 3 年。

现病史:平素带下量多,色黄异味,尿频,夜尿 3 次,眠差多梦,纳便调。月经经期延长,带血 8~9 天,量偏少,色红夹血块黏液,伴小腹隐痛,腰酸胀,经期乳胀。舌质正常,苔薄黄,脉弦细。

孕产史:孕 0 产 0 流 0。

辅助检查:2006 年 9 月外院行输卵管碘油造影示双侧输卵管通而不畅。不孕症相关抗体检查正常。

中医诊断:原发不孕,经期延长,带下病。西医诊断:原发不孕,月经不调。

证属:肾虚肝郁,湿热内蕴。

治法:补肾疏肝,清利湿热,调经止带。

方药:五子四逆四妙散加减。

枸杞 10g　菟丝子 10g　覆盆子 10g　车前子 10g　柴胡 10g　白芍 15g　枳壳 10g　苍术 10g　黄柏 10g　薏苡仁 24g　益母草 15g　炒荆芥 10g

二诊:2007 年 9 月 28 日。Lmp:2007 年 8 月 13 日。此次月经量少,色黑,有较多血块,经期仍 8 天净,白带多、色黄,尿频,夜尿 5~6 次,纳便调,眠差多梦。舌尖红,苔白,脉细滑。

方药:蒲贯五子四妙坤茜汤加减。

蒲公英 15g　炒贯众 30g　苍术 10g　黄柏 10g　薏苡仁 24g　茜草 10g　益母草 15g　枸杞 10g　菟丝子 15g　赤芍 15g　白芍 15g　炒地榆 15g　炒荆芥 10g

三诊:2007 年 10 月 22 日。患者服药后经期乳胀消失,经期缩短至 7 天,白带仍较多,腰胀甚,色白,苔薄白,脉弦细。守上方加鸡血藤 18g。

四诊:2007 年 11 月 16 日。Lmp:2007 年 11 月 8 日。经量增加,无腰酸,无乳胀,白带仍偏多、色黄、异味,口干易上火,舌淡红,苔薄白,脉细。守上方。

五诊:2007 年 12 月 24 日。现停经 47 天,恶心欲呕,纳便调,白带偏多,脉细滑数。尿妊娠试验阳性。B 超示宫内 1.5cm×1.6cm 孕囊回声,提示早孕。此时治疗以补肾健脾、和胃安胎为主。

方药:寿胎丸合四君子汤加杜仲 10g、陈皮 10g、竹茹 10g。随访足月生产。

【按语】　婚后 5 年未孕,平素带下量多、色黄,经血夹黏液,经期长,提示患者湿热内蕴、湿热扰及冲任,血海不宁,故月经淋漓过期不净,湿热下注伤及任带,故带下量多,色黄气臭;患者腰酸胀,尿频,经行乳胀,脉弦,证属肾虚肝郁,故用补肾疏肝、清利湿热之五子四逆四妙散加减调经止带,经调而子嗣。方中五子衍宗丸皆为植物种仁,味厚质润,既能滋补阴血,又蕴含生生之气,性平偏温,专于滋肾益气温阳。方中菟丝子温肾壮阳力强;枸杞填精补血见长;覆盆子甘酸微温,固精益肾;车前子泻有形之邪浊,使补而不滞。方中去五味子,防其收涩敛邪。四逆散中柴胡、枳壳疏肝行气,四妙丸中苍术、黄柏、薏苡仁清热利湿,牛膝活血化瘀,引药下行。全方共奏疏肝通络、清热利湿止带之功。经上述治疗于 2007 年 12 月 24 日停经 47 天,尿妊娠试验阳性,B 超子宫增大,宫内探及孕囊回声,诊为早孕,获得满意结局。

(魏绍斌　邓雯琳)

—— 陆　华 ——

陆华,女,汉族,1964 年 7 月出生,研究员、主任中医师,医学博士、博士研究生导师。研究方向为中医药对女性生殖调控的影响。现任成都中医药大学临床医学院／附属医院院长,兼任中华中医药学会妇科专业委员会副主任委员、中华中医药学会生殖专业委员会副主任委员、中国中西医结合学会生殖专业委员会副主任委员、中国医药促进会生殖专业委员会副主任委员、中国民族医药学会妇科专业委员会副会长、四川省中西医结合学会妇产科分会主任委员、四川省女医师协会会长。享受国务院政府特殊津贴,第六批全国老中医药专家学术经验继承工作指导老师,第九批四川省学术和技术带头人,四川省有突出贡献的优秀专家,四川省中医药管理局学术技术带头人,四川省名中医,中华中医药学会全国首届百名女中医师,全国第二届百名青年中医师,四川省卫生计生系统先进个人等。作为负责人承担科技部"863""973"计划课题、国家自然科学基金、财政部中医药行业专项、国家中医药管理局、教育部、国家卫健委、四川省科技厅等各级科研项目共37项,获第五届中国女医师协会五洲女子科技奖临床医学科研创新奖、第二届妇幼健康科学技术奖自然科学二等奖,四川省科技进步二等奖及三等奖、成都市科技进步奖等。参编论著20部,获国家发明专利授权12项,成果转让3项,发表学术论文62篇(SCI收录10篇)。

一、对不孕症的认识

(一)脏腑病机,肾为中心

不孕症之脏腑病机,责之肾、肝、脾,以肾为中心。肾藏精,主生殖,为先天之本,肾－天癸－冲任－胞宫生殖轴以肾为主导,故不孕症之病机总不离乎肾。肾之证,责之虚、实两端,虚者分肾精亏虚、肾阳亏虚、肾阴亏虚、肝肾亏虚、脾肾亏虚、心肾亏虚、肺肾亏虚,实者分肾经湿热、肾经血瘀、肾经痰阻。本病常虚实夹杂,其中以肾虚血瘀常见。临床研究亦证实肾虚证是不孕症的主要证型。

肾虚之肾精不足分先天禀赋不足与后天天癸耗竭,临证当细辨。

(二)情志不畅,郁伤肝脾

《医宗金鉴·妇科心法要诀》云:"妇人从人不专主,病多忧忿郁伤情。"对于不孕患者,尤其高龄、多次助孕失败者,情志因素是重要内因。通过量表调查发现,不孕症患者普遍存在焦虑/抑郁状态。肝主疏泄,喜条达,抑郁忿闷易致气机郁滞,影响生殖之精的疏泄。然妇人抑郁非独重肝,亦重于脾。脾在志为思,思虑过度、所思不遂导致气结损脾,脾为后天之本,为气血生化之源,而女子以血为本,脾失健运而影响成孕。

肝气不舒,脾失健运,冲、任、督三脉气血不调,肾(心－脑)－天癸－冲任－胞宫生殖轴传输失利,子嗣难绪,治法当辨纵横之异而为之。

(三)中西结合,承前启后

以中医学理论为指导,探索与现代科学技术前沿、西医学理论体系的相互借鉴与容受,古今交汇,衷中参西,整体调理与局部靶向明识,功能状态与组织结构辨析,辨病辨证与现代评价同步,传承不泥古,创新不离宗。

女经不调则孕难成。经不调有三:一为周期不调,一为量不调,一为色质不调。调经助孕首从肾、肝、脾三脏而入,按照主次、相兼,定方向定治则;从精、气、血层面辨主次、相生;从肾(心－脑)－天癸－冲任－胞宫生殖轴分层次、部位,定治法选方药,配合外治,借助激素测定、B超及红外热成像技术等影像检查,寻找氤氲的候,助冲任调畅、暖宫安胎,促优生优育。

胞宫胞脉不通、癥瘕阻隔则阴阳之精难遇而不孕,当据病情久暂、患者年龄、既往病史等分标、本、虚、实,借助体液免疫、细胞免疫测定、输卵管通液、造影、腹腔镜、B超等检测,判定疗程及预后,加强知情告知与医患沟通,制订保守治疗、手术治疗与辅助生殖助孕方案,分步实施。

(四)夫妻并重,同诊同治

《女科正宗·广嗣总论》言:"男精壮而女经调,有子之道也。"可见男精壮是妊娠不可或缺的条件。不孕症之诊疗不应拘泥于女方,而亦应检查男方精液及评估气血阴阳之盛衰,对男女同诊同治。正如《校注妇人良方·求嗣门》所云:"更当察其男子之形气虚实何如。有肾虚精弱,不能融育成胎者;有禀赋微弱,气血虚损者;有嗜欲无度,阴精衰惫者。各当求其源而治之。"

二、诊治思路

（一）体质辨识与辨病、辨证相结合，制订诊疗方案

1. **整体评估**　凡不孕症无论病史久暂，初诊时均需辨体质、辨证候状态、辨病位是单部位受累还是多部位受累、辨女方主病主责或夫妇同病同责，预判中医治疗、中西医保守治疗、手术治疗与辅助生殖助孕。

2. **诊断方案**　根据既往检查治疗情况，应用王琦研究制定的 9 种体质辨识问卷、结合红外热成像全身功能状态评价、激素、B 超等，制订检查方案，辨别夫妇是否同病，根据女性生理周期，制订女方病证结合、病位病性及疗效评价的检查方案。

3. **治疗方案**　通过整体评估及女性生理周期、分阶段检查结果，制订个性化治疗及评价方案。药物疗法包括内服及多途径给药外治；综合疗法包括心理疏导、非药物疗法、中西医结合疗法；个性化优化方案包括药物临床靶向筛选及方案优化治疗。

4. **评价方案**　全身气血功能状态评价；证候评价；单一症状评价；生殖状态评价，如卵巢储备、卵质量、黄体功能评价、内膜厚度及血供评价、黄体期子宫温度评价、输卵管评价、卵巢与输卵管的协调性评价、精卵相合性评价；心理承受能力评价等。

（二）以古通今，传承创新

1. **补肾养精，调通冲任**　通过对中医古籍补肾调节女性生殖轴的相关配伍方药的研究，查询出补肾种子方中有效处方配伍规律及有效药物，通过实验室及临床验证，再开展临床应用及评价，已取得阶段性成果。如根据对经典名方左、右归丸研究的补肾养精方"资冲颗粒"获得国家发明专利授权，临床及动物实验研究证实可调节冲任气血，上调生殖分化相关基因的表达，加速干细胞向生殖细胞方向分化，促进窦卵泡生长发育，改善卵巢、子宫血供，促进内膜增生，改善卵巢功能障碍患者生殖内分泌功能。

2. **疏肝通络，调畅冲任**　结合川蜀地区妇科临床常见湿、热、虚、瘀四证，运用与之相应的清热、祛湿、化瘀、补虚治疗四法，并自创中西医综合治疗方案"接绪疗法"，其中内服主以疏肝、行气、活血为法，外治以清热解毒、活血行气药对症加减后结肠灌注，辅以中药封包外敷、低频振动理疗、盆腔脉冲理疗、中药系列浴足方，结合电针、热敏灸、推拿等多途径联合治疗。临床可增加子宫卵巢动脉的血流灌注、减少其血管阻力、松解输卵管炎性粘连助孕；根据对临床常见宫寒研究的外治系列方"浴足一号""浴足二号"已经获得 2 项国家发明专利授权。

（三）中医证候的可视化研究、个性化药物筛选及方案优化

基于红外热成像技术、基因转录组学分析等先进技术在中医证候、体质类型可视化方面做了积极探索，通过服药前、服药后 30 分钟、70 分钟、90 分钟、130 分钟、160 分钟等不同时间点全身代谢热值的扫描评价，可以发现中药复方的多靶位效应及与同类功效复方及单味药的有效靶位、药效作用及升降调节方向比较，为临床同类中药复方区域靶位评价及单一药物多靶位评价拓展了新的领域。

三、治疗特色

（一）排卵障碍性不孕（卵巢功能下降、卵巢储备功能不足、卵泡耗竭）

临床表现：婚久不孕，月经提前或推后，量多或少，色淡黯质稀，腰膝酸软，头晕耳鸣，神

疲肢倦,小便清长,舌质淡红,苔薄白,脉沉细。

辅助检查:B超监测窦卵泡数量低,经前内膜薄;基础体温显示无排卵或黄体期短;性激素提示卵巢功能下降,AMH明显降低。

证属:脾肾两虚,精亏血少。

治法:补肾健脾,调经助孕。

方药:

(1)温胞饮(《傅青主女科》)加减。

补骨脂10g　菟丝子15g　杜仲15g　炒白术10g　山药15g　淫羊藿15g　艾叶15g　黄精15g　首乌藤30g　炒麦芽30g　续断15g

(2)寿胎丸(《医学衷中参西录》)合四君子汤(《太平惠民和剂局方》)加减。

南沙参20g　茯苓10g　炒白术10g　桑寄生20g　酒续断10g　白芍15g　首乌藤30g　黄芪10g　炒麦芽30g　炒稻芽30g　黄精15g　建曲15g

加减:若肾精亏虚明显,症见月经量少、血虚头晕等,加桑椹、枸杞子、鹿角胶、阿胶等补肾填精;若正值经期,加益母草、川芎通因通用,活血通经;若脾虚湿滞,症见食少纳呆、苔黄微厚腻者,可加法半夏、厚朴等行气宽中,化湿醒脾;若兼见情志不畅、肝郁气滞等,可合逍遥丸疏肝健脾。

【典型案例】

李某,女,38岁,2014年12月15日初诊。

主诉:未避孕未孕5年,反复辅助生殖助孕失败6次。

刻下症:平素情绪烦躁,食少纳差,疲倦乏力,舌红、苔黄微厚腻,脉弦细数。

经孕产史:14岁月经初潮,周期规律,经期4天,经量少,色黯红,血块多,伴腰酸、经前乳胀。带下量少。Lmp:2014年12月4日。孕2产0流2。患者因卵巢功能下降,于2012年行辅助生殖技术助孕,人工授精1次失败,2次取卵行体外受精胚胎移植,2次胚胎移植后均妊娠,但均于孕50天胚胎停育行清宫术,移植冻融胚胎3次均未着床。

辅助检查:2014年12月15日,性激素六项示E_2 114.7pg/ml;P 0.31ng/ml;B超提示内膜总厚度0.6cm,左卵巢体积4.4ml、卵泡数10个,右卵巢体积5.4ml、卵泡数10个。

中医诊断:不孕症。西医诊断:原发不孕。

证属:肾虚肝郁,脾虚湿滞。

治法:补肾疏肝,健脾化湿。

方药:

方一:补骨脂15g　菟丝子15g　杜仲20g　淫羊藿10g　山药15g　艾叶15g　3剂,水煎服,日1剂,每日3次。

续服方二:苍术15g　白术10g　法半夏10g　枳壳10g　砂仁15g　炒麦芽15g　炒谷芽15g　荔枝核10g　2剂,水煎服,日1剂,每日3次。

浴足:二仙汤(《中医方剂临床手册》)加减,每晚1剂,每次30~40分钟。

二诊:2015年1月6日。患者诉情绪烦躁较前缓解,仍感疲乏无力,纳可。复查B超提示内膜总厚度0.9cm,左侧卵巢体积3.3ml、卵泡数6个,右侧卵巢体积13.5ml、卵泡数3个。

方药:

方一:黄芪30g　炒白术10g　山药15g　炒麦芽15g　炒稻芽15g　白芍15g　桑寄生

20g　首乌藤 15g　酒续断 15g　南沙参 10g　3 剂,水煎服,日 1 剂,每日 3 次。

续服一诊方二,1 剂,水煎服,日 1 剂,每日 3 次。

三诊:2015 年 3 月 31 日。患者诉疲乏改善,情绪良好,纳眠可。Lmp:2015 年 3 月 20 日。2015 年 3 月 24 日 B 超提示内膜总厚度 0.8cm,左侧卵巢体积 2.3ml、卵泡数 5 个、0.2~0.6cm,右侧卵巢体积 2.8ml、卵泡数 6 个、0.2~0.6cm。

方药:守二诊方一,去续断,加建曲 5g。6 剂,水煎服,日 1 剂,每日 3 次。

四诊:2015 年 4 月 28 日。2015 年 4 月 3 日 B 超提示内膜总厚度 1.4cm,左侧卵巢体积 3.4ml、卵泡数 10 个、0.2~0.5cm,右侧卵巢体积 6.1ml、卵泡数 10 个、0.2~0.5cm。行胚胎移植后受孕,2015 年 4 月 27 日性激素示 P 42.6ng/ml,血 β-HCG 11 006mIU/ml。随访于 2015 年 12 月 8 日足月顺产一男婴,体健。

【按语】　患者年逾五七,肾气渐虚,阳明脉衰,生殖能力下降,加之多次受孕未果,冲任受损,气血虚损,肝肾亏虚。平素食少纳差,疲倦乏力,后天化源不足,带脉失养,痰湿瘀阻胞脉。结合舌脉,属于脾肾亏虚,精血不足,肝郁络阻,湿瘀阻胞。治当补肾健脾,化痰除湿,疏肝通络化瘀。予以温胞饮加减温肾补脾,另加丹溪治湿痰方(《丹溪心法》)加减燥湿化痰,理气调经。二仙汤加减泡脚补肾助阳,改善局部循环,促进代谢。诸药合用,共奏补肾健脾、理气化湿之效。

(二)排卵障碍性不孕(多囊卵巢综合征)

临床表现:婚久不孕,月经延迟或闭经,带下量多,质黏稠,腰膝酸软,形寒肢冷,或见形体肥胖,胸闷泛恶,面色晦暗或面部痤疮,舌淡胖,苔薄白或白腻,脉沉或滑。

辅助检查:B 超可见卵巢增大、一侧或双侧卵巢数十个小卵泡,基础体温呈单相型,性激素六项异常,可伴有高胰岛素血症、胰岛素抵抗、高雄激素血症、脂代谢紊乱等。

证属:肾阳不足,痰湿内阻。

治法:温补肾阳,燥湿化痰,调经助孕。

方药:毓麟珠(《景岳全书》)加减。

北沙参 10g　炒白术 10g　茯苓 10g　菟丝子 10g　杜仲 15g　淫羊藿 15g　艾叶 10g　黄精 15g　首乌藤 30g　炒麦芽 30g　续断 15g　熟地 10g　白芍 10g

加减:若兼夹痰湿,则加法半夏、石菖蒲、厚朴等健脾祛湿;若正值围排卵期,可加柴胡、丹参,以疏肝行气,通络助孕;若经后期,可加覆盆子、枸杞、阿胶等补肾益精,促进卵泡发育。

【典型案例】

路某,女,28 岁,2016 年 1 月 13 日初诊。

主诉:月经推迟 10 余年,未避孕未孕 3 余年,停经 3 个月。

刻下症:月经 3 个月未潮,平素畏寒,四肢不温,腰膝酸软,情绪急躁易怒,纳可眠差,小便急,大便调。舌红苔白腻,脉滑。

经孕产史:自 12 岁初潮起月经推迟,周期 30~60 余天,经期 5~6 天,经量中,色鲜红,夹血块,伴痛经及腰酸腹痛。Lmp:2015 年 9 月 1 日。带下量中,色白。孕 1 产 0 流 1(2013 年人工流产 1 次)。

中医诊断:继发不孕。西医诊断:继发不孕,多囊卵巢综合征。

证属:脾肾不足,肝郁夹湿证。

治法:益肾健脾,疏肝解郁,清热利湿。

方药:

方一:半夏10g 厚朴10g 茵陈15g 石菖蒲10g 枳壳10g 蒲公英15g 柴胡10g 茯苓10g 佩兰10g 山药15g 竹茹10g 知母10g 2剂,水煎服,日1剂,每日3次。

续服方二:菟丝子10g 杜仲15g 淫羊藿15g 醋艾炭10g 黄精15g 首乌藤30g 炒麦芽30g 续断15g 炒白术10g 地骨皮10g 牡蛎10g 北沙参10g 3剂,水煎服,日1剂,每日3次。

续服方三:熟地15g 白芍10g 茯苓10g 黄芩5g 黄连3g 女贞子20g 柴胡10g 北沙参20g 桑椹15g 龙骨10g 牡蛎10g 2剂,水煎服,日1剂。

浴足:桂枝羌活汤(《素问病机气宜保命集》)加减。30剂,每晚1剂,每次30~40分钟(经量多时停用)。

二诊:2016年1月20日。患者诉睡眠改善,畏寒肢冷、情绪烦躁、腰酸等症状改善。纳可,大便时干时稀。舌红苔黄腻,脉弦。月经仍逾期未行。2016年1月7日性激素六项示LH 11.77mIU/ml,FSH 5.25mIU/ml,E_2 207pmol/L,P 0.1ng/ml。

方药:

方一:守一诊方二,去地骨皮、牡蛎,加阿胶5g。7剂,水煎服,日1剂,每日3次。

续服方二:柴胡10g 黄芪10g 炒麦芽30g 桑寄生20g 白芍15g 茯苓10g 炒稻芽30g 建曲15g 首乌藤30g 炒白术10g 续断10g 南沙参20g 7剂,水煎服,日1剂,每日3次。

浴足:二仙汤(《中医方剂临床手册》)加减,30剂,每晚1剂,每次30~40分钟,经量多时停用。

三诊:2016年2月24日。患者诉仍畏寒,睡眠易醒,其他症状均有好转。情绪稍烦,纳可,二便调。舌黯红见瘀点,脉弱。月经仍逾期未至。2016年2月17日B超提示子宫前后径3.6cm,内膜单层0.3cm,肌层回声均匀,双侧卵巢探及数十个卵泡。

方药:

方一:鸡血藤15g 荔枝核20g 土鳖虫10g 枳壳15g 乌药15g 佛手10g 延胡索15g 香附15g 木香10g 蒲黄炭10g 水蛭5g 柴胡10g 菟丝子10g 丹参10g 川芎6g 2剂,水煎服,日1剂。

续服方二:女贞子15g 覆盆子15g 菟丝子15g 桑寄生10g 熟地黄15g 首乌藤30g 炒白术10g 茯苓10g 黄精15g 丹参10g 枸杞子10g 柴胡10g 川芎5g 7剂,水煎服,日1剂。

针灸1次,主穴选用气海、关元、足三里、三阴交。

四诊:2016年3月15日。血β-HCG 179.24mIU/ml,P 11.70ng/ml。入院保胎。2016年5月4日B超宫内孕囊大小2.8cm×2.4cm,可见点状胚芽。

【按语】 患者平素月经推迟,结合激素及卵巢B超表现,考虑为多囊卵巢综合征所致排卵障碍型不孕症。畏寒肢冷,腰膝酸软,平素情绪急躁,大便时干时稀,结合舌脉,辨证为脾肾不足,肝郁夹湿。肝失疏泄,冲任不能相资,任脉失于通利,致排卵障碍,先予中药疏肝解郁,豁痰调冲,后予方剂大补先天,滋助肾精,充填冲任,调和阴阳;并以炒白术、炒麦芽健脾和胃,酌加艾叶温运和阳,使补而不滞;再以疏肝活血酌加丹参宣通百脉,行滞助孕。治疗攻补兼施,补虚祛实,施治有度。

（三）输卵管炎性不孕

临床表现：婚久不孕，经行不畅，色黯，有血块，或经行腹痛，少腹或腰骶胀痛，平素情绪抑郁，烦躁易怒，善太息，舌淡红或紫黯，边尖可见瘀点，舌下络脉瘀滞，苔薄白，脉弦涩。

辅助检查：B超可见一侧或双侧附件包块，盆腔积液。输卵管造影提示输卵管不通，或通而不畅。

证属：肝郁气滞，瘀血阻络。

治法：疏肝活血，通络助孕。

方药：加味乌药汤（《济阴纲目》）加减。

鸡血藤 15g　延胡索 15g　荔枝核 20g　香附 15g　土鳖虫 10g　木香 10g　枳壳 15g　蒲黄炭 10g　乌药 15g　水蛭 5g　佛手 10g　柴胡 10g

加减：若癥瘕积聚者，加山慈菇、浙贝母、夏枯草软坚散结消癥；若瘀滞甚者，加当归、川芎、丹参活血化瘀；若夹湿热，加茵陈、石菖蒲清利湿热；若伴有痛经者，加炮姜、醋艾炭温经散寒、暖宫止痛。

【典型案例】

陈某，女，30岁，2016年11月2日初诊。

主诉：未避孕未孕3年。

刻下症：平素情绪抑郁，烦躁易怒，腰膝酸痛，口燥咽干，畏寒怕冷，眠浅多梦，纳可，二便调。舌黯，苔薄白有裂痕，脉弦细数。

经孕产史：12岁月经初潮，月经周期规律，经量中，色鲜红，夹血块，伴痛经。Lmp：2016年10月14日。孕0产0。

辅助检查：2015年9月16日外院行输卵管碘油造影示左侧输卵管近端纤细，伞端少量造影剂溢出，右侧输卵管走行稍扭曲，通而不畅。

中医诊断：不孕症。西医诊断：原发不孕。

证属：肾虚肝郁血瘀证。

治法：补肾疏肝，活血通络。

方药：蒲黄炭 10g　柴胡 10g　水蛭 6g　乌药 10g　鸡血藤 15g　荔枝核 20g　木香 6g　枳壳 10g　佛手 6g　延胡索 10g　香附 10g　川芎 5g　赤芍 10g　知母 10g　牛蒡子 10g　7剂，水煎服，日1剂，分三服。

灌肠：土鳖虫 30g　蒲黄炭 30g　柴胡 40g　水蛭 15g　乌头 30g　鸡血藤 45g　荔枝核 60g　木香 15g　枳壳 30g　佛手 15g　延胡索 30g　香附 30g　2剂，日1剂，每晚灌肠1次。

浴足：二仙汤（《中医方剂临床手册》）加减，7剂，每晚1剂，每次30~40分钟。

针灸：头颈推拿、火龙灸。

二诊：2016年11月16日。Lmp：2016年11月9日，4天净，月经量可，色鲜红。患者诉痛经较前有所好转，经血中血块减少。

方药：

方一：生蒲黄 10g　黄芪 20g　炮姜 5g　益母草 30g　酒川芎 10g　桃仁 10g　2剂，水煎服，日1剂。

续服方二：柴胡 10g　炒麦芽 30g　生白芍 15g　茯苓 10g　炒稻芽 30g　建曲 15g　首乌藤 30g　炒白术 10g　酒续断 10g　北沙参 20g　地骨皮 10g　荔枝核 10g　墨旱莲 20g

7剂,水煎服,日1剂。

续服方三:柴胡10g 黄芪10g 炒麦芽30g 桑寄生20g 白芍15g 茯苓10g 北沙参20g 炒稻芽30g 建曲15g 首乌藤30g 炒白术10g 续断10g 荔枝核20g 7剂,水煎服,日1剂。

先后调治3个月左右。2017年1月3日,患者月经过期未至,查血β-HCG 2 810mIU/ml。

三诊:2017年1月20日。患者早孕48天,B超提示子宫大小约7.5cm×6.3cm×5.0cm,宫内探及3.3cm×1.1cm孕囊回声,内见胚芽长约0.6cm,胎心搏动正常。

【按语】 患者腰膝酸软、口燥咽干、眠浅多梦,系肾阴不足,精血亏少。情绪抑郁,烦躁易怒,日久则肝气郁滞不舒。经血夹块伴痛经,提示体内瘀阻。结合舌脉,证属肾虚肝郁,予疏肝活血方,疏肝理气,行气散结,活血化瘀,稍佐知母、牛蒡子清热滋阴。通过灌肠给药,使药物直达病所,并减少了药物肝脏代谢,改善盆腔局部微循环,恢复输卵管功能。浴足疏通经络,调理全身气血运行。头颈推拿增加脑供血,使病患身心舒适,缓解肝郁。火龙灸调阴和阳,通经活络。多管齐下,改善患者之"郁",胞宫胞脉通畅,顺利受孕。

(四)免疫性不孕

临床表现:婚久不孕,平素食少纳差,口淡黏腻,头晕耳鸣,腰膝酸软,倦怠乏力,性急易怒,备孕压力大,眠差。舌淡,苔薄白或腻,脉沉细缓。

辅助检查:不孕不育相关抗体(抗精子抗体、抗心磷脂抗体、抗卵巢抗体、抗子宫内膜抗体)1项或1项以上为阳性。

证属:肝郁脾虚湿滞,兼见肾阳不足。

治法:健脾疏肝补肾,清湿消抗助孕。

方药:

(1)半夏厚朴汤(《金匮要略》)加减。

法半夏10g 厚朴10g 茵陈15g 石菖蒲10g 枳壳10g 蒲公英15g 柴胡10g 茯苓10g 佩兰10g 山药15g 竹茹10g 知母10g

(2)逍遥散(《太平惠民和剂局方》)合寿胎丸加减。

柴胡10g 白芍15g 茯苓10g 炒白术10g 南沙参20g 黄芪10g 炒稻芽30g 炒麦芽30g 建曲15g 桑寄生20g 续断10g 首乌藤30g

加减:若兼见湿浊中阻,脘痞呕吐,可加藿香、佩兰,芳香化浊,解表祛湿;若失眠健忘,加酸枣仁、百合,宁心安神;若手足不温、形寒肢冷者,加巴戟天、淫羊藿、仙茅,以温肾助阳。

【典型案例】

李某,女,33岁,2016年2月25日初诊。

主诉:未避孕未孕2年余。

刻下症:平素畏寒肢冷,四肢不温,易疲乏,脱发明显,自诉记忆力不佳,无口干、口苦,无腰酸胀痛,情绪可,纳眠可,入睡困难,大便有解不尽感,小便可。舌质黯,苔薄黄,脉弦。

经孕产史:12岁初潮,周期规律,经期5~6天,月经量中,色鲜红,无血块,无痛经,无腰酸乳胀等不适。带下量中,色白。Lmp:2016年2月8日。孕0产0。

辅助检查:2015年11月于外院查抗子宫内膜抗体、抗心磷脂抗体、抗精子抗体阳性。2015年12月3日外院B超提示子宫前后径4.6cm,内膜厚0.6cm(单层),肌层回声不均匀,探及数个肌瘤结节,最大约2.6cm×1.6cm,子宫直肠陷凹深约1.3cm不规则无回声区。双侧卵巢探及数个小卵泡,最大者约 0.9cm×0.7cm。

红外线成像区位热值测量提示体质为阳虚质、气虚质。全身评价:①四肢末梢、鼻尖热值低;②脑供血、双眼底供血、心肌供血不足样热源改变;③呈现肝经阻滞样热源改变;④双乳头激素刺激样热源,呈现黄体期子宫内膜样热源。

中医诊断:不孕症。西医诊断:不孕症。

证属:肝郁脾虚,肾阳不足。

治法:疏肝健脾,温补肾阳。

治疗:先予逍遥丸每日 2 次,每次 8 片口服。待完善排卵期、黄体期 B 超以及激素水平等辅助检查后安排进一步治疗。

浴足:二仙汤(《中医方剂临床手册》)加减,7 剂,每晚 1 剂,每次 30~40 分钟。

二诊:2016 年 3 月 23 日。Lmp:2016 年 3 月 8 日,6 天净,量中色红。2 月 25 日免疫检查示补体 C_3 0.62g/L,补体 C_4 0.15g/L。3 月 22 日 B 超示子宫前后径 4.5cm,单层内膜 0.55cm,探及数个肌瘤结节,最大 2.3cm×1.6cm,左卵巢最大卵泡约 1.9cm×1.4cm;AMH 4.61ng/ml;3 月 17 日输卵管造影提示双侧输卵管通畅。

方药:

方一:半夏 10g　厚朴 10g　茵陈 15g　石菖蒲 10g　枳壳 10g　蒲公英 15g　柴胡 10g　茯苓 10g　佩兰 10g　山药 15g　竹茹 10g　知母 10g　1 剂,水煎服,日 1 剂,每日 3 次。

续服方二:柴胡 10g　黄芪 10g　炒麦芽 30g　桑寄生 20g　白芍 15g　茯苓 10g　炒稻芽 30g　建曲 15g　首乌藤 30g　炒白术 10g　续断 10g　北沙参 20g　7 剂,水煎服,日 1 剂,每日 3 次。

三诊:2016 年 4 月 20 日。Lmp:2016 年 4 月 6 日,5 天净,量中色红。2016 年 4 月 19 日 B 超提示子宫前后径 4.2cm,内膜单层 0.35cm,前壁探及 1.1cm×1.9cm、1.4cm×1.2cm 稍弱回声团,边界欠清,左卵巢探及最大卵泡约 1.6cm×1.3cm。4 月 20 日 B 超提示子宫前后径 4.5cm,内膜单层 0.5cm,探及数个肌瘤结节,最大 2.2cm×1.6cm,左卵巢探及最大卵泡约 1.5cm×1.3cm。

方药:守二诊方二,7 剂,水煎服,日 1 剂,每日 3 次。

头颈推拿 1 次。

四诊:2016 年 5 月 18 日。Lmp:2016 年 4 月 6 日。患者自觉偶感小腹隐痛,记忆力下降,眠差,难以入睡,纳食平。舌淡苔微腻,脉滑。5 月 13 日性激素检查示 β-HCG 360.20mIU/ml,P 18.27ng/ml,E_2 255.40pg/ml。5 月 15 日性激素检查示 β-HCG 1 023.00mIU/ml,P 23.99ng/ml,E_2 384.60pg/ml。5 月 18 日性激素检查示 β-HCG 2 766.00mIU/ml,P 19.47ng/ml,E_2 306.60pg/ml。入院保胎治疗。5 月 27 日 B 超示宫内孕囊大小 2.3cm×1.9cm。

【按语】　该患者平素畏寒肢冷,易疲乏,运用红外热成像技术,通过观测各个区位热值改变并进行体质辨识,患者呈阳虚、气虚质,并见肝经郁阻表现,与临床辨证相符。《圣济总录》有:"妇人所以无子,由冲任不足,肾气虚寒故也。"又记忆力下降、脱发明显,是因脑为髓之海,肾精亏虚,髓不足无以充脑。再者常有大便解不尽感,结合舌脉,证属脾肾亏虚,肝郁夹湿热。脾肾同亏,难以抵御外邪。肝气郁滞,失于疏泄,则横逆犯脾。治以疏肝健脾,温补肾阳。先予清热化湿疏肝,宣脾气之困,后以健脾温阳,兼以补肾,使阳气充沛,育麟有望。

(陆华　杜鹃　董文然)

❀ 天津妇科名家 ❀

—— 张吉金 ——

张吉金,教授,主任医师,硕士研究生导师,天津哈氏妇科第四代传人,天津市名老中医师带徒指导老师,曾任天津市中医药学会妇科专业委员会副主任委员、天津中医药大学第一附属医院最高学术委员会委员及学术职称评定专家等职务,现任天津市中医药学会妇科专业委员会学术顾问。

张吉金得到了哈氏第三代传承人、当代名医哈荔田的亲传,精通中西医理论,有丰实的临床经验,以补肾调经法,调节机体内分泌的理论为指导,在临床实践中尤善治不孕症、月经不调、妇科炎症等。在传承哈氏学术精华基础上,张吉金对妇科之病症独辟蹊径,开拓创新,将哈氏医学与现代科研相结合,将哈氏医学推到一个新的高度。

一、对不孕症认识

张吉金认为不孕症原因复杂,有生理及病理之分。生理缺陷者,如医籍中记载之螺、纹、鼓、角、脉,尚需结合西医学的治疗方法;病理者,多由脏腑功能失常,冲任不调所致,常常表现为月经不调。然妇人之疾,以经病为首,"夫经者,常也,一有不调,则失其常度,而诸病见矣",故治妇人病,当以调经为先。《女科经纶》引李东垣语:"妇人月水循环,纤病不作,而有子。"《妇科切要》更明确指出:"妇人无子,皆有月水不调。""求子之道,莫如调经。"结合临证,张吉金十分推崇朱丹溪"求子之道,莫如调经"之法,认为除先天性生理缺陷、器质性病变、炎症所致粘连、输卵管阻塞等原因之外,调经是治疗不孕症的关键环节。

女性的月经、胎孕、产育、哺乳都是脏腑、经络、气血化生作用的具体表现,而脏腑是气血化生之源,气血是月经的物质基础,故脏腑功能失常,气血不能相协,是导致月经不调、不孕的重要原因,因此临证需"各求其源而治之"。《傅青主女科》在实践的基础上提出"夫胎之成,成于肾脏之精,而胎之养,养于五脏六腑之血",首创"胎非男之精不结,亦非女之精不成"的学说。张吉金认为肾在女性受孕过程中具有极为重要的作用。哈氏妇科注重肾对月经、生殖的重要作用,认为肾藏精、系冲任,肾精主人体生长发育、生殖功能,为孕育之本源;哈氏第三代传人哈荔田治疗妇科疾病注重"补肾健脾""补后天以养先天";哈氏第四代传人张吉金在此基础上发展为治疗女科病"独重补肾""肝脾并调",认为肾虚是女性经带胎产疾病本源,脾虚肝郁是影响月经条达的重要原因。《傅青主女科·种子》云:"其郁而不能成胎者,以肝木不疏。"陈修园《女科要旨·种子》记载:"妇人无子……皆由内有七情之伤……所致。"傅山"嫉妒不孕"同样认为不孕由肝失条达、疏泄失常所致。张吉金治疗不孕症亦非常重视肝的作用,认为肝藏血,调冲任,为女子之先天,肝气条达是调经种子的必备条件,如有肝木不舒,气机不利,久之成瘀,瘀阻气滞,胞脉不通,气血不调,冲任失养,胞宫不得摄精而受孕也;肾之精气充沛,肝之疏泄正常,则天癸旺盛,冲任调和,月事以时下,乃能摄精受孕。此外,脾胃为后天之本,经血化生之源,脾运健旺,化血有源,则能滋肾养肝,调和冲任而受孕。傅山在《调经篇》中云:"妇人以血为用,若脾气虚弱,则血感不足。"脾为气血生化之源,脾气健运,则百骸五脏皆润泽,而经候如常。若脾气受伤,则血无所养,亦无所统,而月经不调,经病治脾,乃为治病求其本。脾虚则致精血乏源,固摄无权,则种子亦无权,而致不孕。张吉金认为在治疗女子不孕之时,应重视调养脾胃,以培种子之根基。因此,孕育的生理病理,实与肝、脾、肾三脏的功能盛衰关系最为密切。

二、诊治思路

张吉金认为治疗不孕症,调理月经,应重视肝、脾、肾三脏的调治,临床可根据三脏病变的重点不同,分为肝肾亏损、脾肾两虚、肾虚肝郁、气滞血瘀、湿热瘀阻、寒湿凝滞等6种类型辨证施治,同时亦可出现三脏同病、并病、兼证出现,需临证加减,辨证治疗。一般来说,肝肾亏损者,以滋补肝肾、养血和肝为主;脾肾两虚者,以补肾健脾、利湿通阳为主;肾虚肝郁者,以补肾柔肝为主;气滞血瘀者,以疏肝理气、活血化瘀为主;寒湿凝滞者,以温经散寒、理气活血为主;湿热瘀阻者,以利湿解毒、破瘀通经为主。临床在辨证正确,治病求本的同时,用药也应标本兼顾,以解决现有症状或原发疾病,这对调理月经有很大意义。因此,在治疗过程中,既要注意辨证,辨证与辨病相结合,即注意一般治疗规律的同时,也要注意个别患者的病理特点,才能提高治疗效果。

张吉金结合长期临床用药经验,补肾药多用女贞子、墨旱莲、石楠叶、川续断、广寄生、菟丝子、炒杜仲等,其中阴虚有热者加玄参、生地、麦冬、五味子、青蒿、鳖甲、地骨皮等;肾阳不足,性欲衰退者,加仙茅、淫羊藿、金狗脊、鹿角霜等;肝血虚者,常用当归、白芍、枸杞、萸肉、首乌、阿胶等;肝郁气滞者,常用柴胡、香附、木香、厚朴等,其中乳房胀痛加青皮、王不留行、穿山甲;经期腹痛用川楝子、延胡索、乳香、没药等;常用活血化瘀药,如三棱、莪术、赤芍、泽兰、桃仁、红花、刘寄奴、苏木、益母草等;至于输卵管不通者,当审因施药,慎投峻剂,常配以健脾益气,如党参、黄芪、山药、白术、扁豆、薏苡仁等;湿盛浮肿者,加用茯苓皮、五加皮、冬瓜皮、车前子等;体胖痰多者,加半夏、茯苓、橘皮、白术、枳壳等;湿热下注,带下量多者,常用红藤、虎杖、败酱草、山慈菇、鸡冠花、蒲公英等;下焦寒湿者,常用吴萸、炮姜、小茴香、橘核、荔枝核、鹿角霜等。

三、治疗特色

(一)排卵障碍性不孕

排卵障碍性不孕是临证最为常见的一种不孕症类型,多由多囊卵巢综合征、卵巢功能减退、卵巢早衰、高泌乳素血症及其他内分泌失调性疾病所致。

临床表现:婚久不孕,月经错后,量少,色黯有块,甚或经闭不行。少腹胀痛,腰膝酸软,倦怠乏力,头晕耳鸣,面色晦黯或面部痤疮,舌质紫黯或有瘀斑瘀点,苔薄白,脉沉涩或沉弦;或婚久不孕,月经量少,周期错后,甚或经闭不行。伴有潮热汗出,心烦失眠,阴道干涩,性欲低下,脱发;舌质淡红,苔薄白,脉沉细;或月经稀发,量少,质稀,或经闭不行,伴乳汁自溢,乳胀,舌质淡红,苔薄白,脉沉细。

辅助检查:基础体温呈单向型,超声监测排卵未见优势卵泡。

证属:肝肾亏损或脾肾两虚,冲任失调。

治法:益肾健脾柔肝,调补冲任。

方药：

经后期——调经 1 号：当归 10g　白芍 10g　熟地黄 15g　女贞子 15g　枸杞子 15g　肉苁蓉 10g　鹿角霜 10g　紫石英 10g　山药 15g　太子参 15g

经前期——调经 2 号：酒萸肉 15g　菟丝子 25g　巴戟天 15g　肉苁蓉 15g　淫羊藿 15g　鹿角霜 10g　覆盆子 15g　金樱子 15g　仙茅 10g　寄生 15g　麦冬 15g　枸杞子 15g　太子参 15g

【典型案例】

案 1　于某,女,29 岁,已婚,1992 年 4 月 10 日初诊。

主诉：婚后 4 年未避孕未孕。

刻下症：经前两乳作胀,腰酸小腹冷痛,素日食少便溏,小溲清长,四末不温,下体畏寒,体倦乏力,白带量多,质稀,小腹阵痛,关节疼痛。

经孕产史：15 岁月经初潮,初潮后一直月经后错,周期 1 个月至半年,量少色淡,间或有块。末次月经：1 月 25 日。孕 0 产 0,平素未避孕。

辅助检查：妇科彩超提示子宫略小。2 个月经周期 BBT 均为单相型。月经来潮第 1 天行诊断性刮宫。病理回报：增殖期宫内膜。行输卵管通畅试验检查显示双侧输卵管通畅。

中医诊断：不孕症,月经后期。西医诊断：原发不孕,异常子宫出血 – 排卵障碍。

证属：脾肾两虚,寒湿阻胞,肝郁血滞。

治法：温补脾肾,散寒通络。

方药：狗脊　桑寄生　炙黄芪　仙茅　巴戟天各 15g　茯苓　淫羊藿各 12g　炒白术 9g　海桐皮 12g　威灵仙　茜草　香附各 9g　肉桂 4.5g　5 剂,水煎服,日 1 剂。另配服加减暖宫丸口服。

二诊：1992 年 4 月 18 日。患者服药后腰痛、关节痛均减,白带已少,食纳略增。唯仍少腹胀痛,大便不实,脘痛,偶或泛恶。仍守前法,兼予和胃,养血通经。

方药：淫羊藿　巴戟天　覆盆子　石楠叶　熟地各 12g　当归　太子参各 15g　炒白术　清半夏　广仙茅　香附各 9g　陈皮 6g　刘寄奴 12g　净苏木 6g　5 剂,水煎服。另配服加减暖宫丸口服。

三诊：1992 年 4 月 26 日。今晨月事如期而至,量少色淡红,腰酸腹痛,大便稀薄,日一二行。此经血下趋,肝木失滋,乘侮脾土,再拟温补脾肾、养血调经为治。

方药：巴戟天　补骨脂　覆盆子　淫羊藿各 15g　菟丝子　怀山药各 12g　炒白术 9g　桑寄生　金狗脊各 12g　仙茅　香附　泽兰叶各 9g　4 剂,水煎服,日 1 剂。

四诊：1992 年 5 月 2 日。带经 6 天而止,此次量中色可,仍有血块。现腰酸腹痛诸症,均较既往为轻。按嗣续之事,非指日可待者,拟用丸剂缓调,待月事正常,则孕育可望。予金匮肾气丸 20 剂,每日 1 剂,上、下午分服,白水送下。

五诊：1992 年 5 月 20 日。近日腰酸腹坠,少腹隐痛,两乳微胀,此经汛欲潮之征。脉弦滑,舌淡红,苔薄白。拟补肾养血,理气调经,稍佐益气,因势利导。

方药：桑寄生　金狗脊各 15g　川续断　巴戟天各 12g　当归　白芍各 9g　党参 12g　香附 9g　川芎 6g　青皮 4.5g　三棱　莪术各 9g　穿山甲　制乳没各 4.5g　6 剂,水煎服。

上方服 4 剂,月事来潮,此次周期为 28 天,色量均可,嘱经后仍服金匮肾气丸同前。此后经期即服五诊方 3~5 剂,经后仍服丸剂同前。调理数月,基础体温呈双相型,于 2 月 13 日复诊时,月经已五旬未至,口淡无味,喜酸厌油,此乃孕育佳兆,嘱做妊娠试验,为阳性。遂予益肾保胎、理气和胃之剂,调理月余停药。1993年10月娩下一子,母子均安。

【按语】　清代傅山《傅青主男女科全集》中有言:"夫寒冰之地,不生草木;重阴之渊,不长鱼龙。"张锡纯亦认为:"凡其人素无他病,而竟不育者,大抵因相火虚衰,以致冲不温暖者居多。"寒邪为患,导致不孕的论述很多。《诸病源候论·妇人杂病诸候》言:"然妇人挟疾无子,皆由劳伤血气,冷热不调,而受风寒,客于子宫,致使胞内生病……致阴阳之气不和,经血之行乖候,故无子也。"阳虚寒凝胞宫胞络是女子不孕的重要原因。女子属阴,极易感寒,胞脉失于温煦,轻则腰腹冷痛,故手足不温;久之阳气不振,阴寒内生,气血运行不畅,胞脉受阻,而成不孕难症。

本例西医诊为无排卵性功血(现称异常子宫出血)、原发不孕,证属脾肾阳虚。脾肾阳虚,化源不足,寒凝胞宫,经脉不畅,故见月经后期、量少色淡、腰酸腹痛、肢冷畏寒、白带质稀、便溏溲清等症,治以温补脾肾、理气通经之剂,方用狗脊、仙茅、淫羊藿、巴戟天、覆盆子、肉桂等,温肾散寒,补肾填精;当归、白芍、寄生、熟地、石楠叶等滋补肝肾,养血调经;党参、黄芪、白术、茯苓、山药等健脾益气,以滋化源,使肾阳得温,精血得养,则系胞有力,冲任旺盛;脾运健旺,则气血自充,血海得盈。兼以柴胡、香附、寄奴、茜草、泽兰等理气活血,疏利经脉,使气血畅行,则月经自调。此后经期服汤剂,补脾肾、和气血,补而兼疏;平时服丸剂,温肾阳,调经血,生中有化。使冲任通盛,月事循常,则必能孕育。

案2　孙某,女,28岁,已婚,1992年5月4日初诊。

主诉:婚后三载,从未孕育。

刻下症:颈部粗大,可触及肿大之甲状腺,时感憋气,面部烘热,腰酸乏力,带下黏稠,月经后期,量少色黯,脉弦细略数,舌红苔薄腻。

经孕产史:既往月事如常,1988年患"甲状腺功能亢进"后,即出现月经不调,经用中西药物治疗,虽心悸、失眠、手颤、自汗、烦热诸症已基本缓解,但月事仍不循常。末次月经在3月23日。

辅助检查:妇科检查示子宫发育偏小,余无异常。甲状腺功能检查提示甲状腺功能亢进。

中医诊断:不孕症。西医诊断:原发不孕,甲状腺功能亢进症。

证属:阴虚痰湿凝滞。

治法:清热化痰,软坚散结,兼益肾阴。

方药:山慈菇30g　黄药子15g　海藻　昆布　穿山甲各9g　石楠叶　女贞子各12g墨旱莲9g　上药共研极细末,每天早、晚各服3g,红糖水冲服。

另用蛇床子12g、黄柏6g、吴萸3g,布包泡水,坐浴熏洗,每日2次。

上药共续服6剂,连服2剂停一段再续服,颈部已无明显粗大,甲状腺仅可触及,食眠显见好转,面热腰酸已解。月经分别于1993年1月8日、2月10日来潮,色量尚可,经前略有腹痛。嘱仍服上药,改为每日上午服1次,半年后复诊,已怀孕3个月。

【按语】《内经》谓:"先病而后逆者,治其本。"本例初时月经正常,患甲状腺功能亢进症后遂致月事乖常,婚后不孕。肖慎斋《女科经纶》曰:"先因病而后经不调者,当先治病,病去则经自调。"患者颈粗憋气,甲状腺大,带下黏稠,面热腰酸,乃因痰热互结,阻碍气道,湿热下注,损及肾阴所致。方用山慈菇、黄药子解毒消肿,兼治带下;海藻、昆布清热消痰,软坚散结；穿山甲破血化瘀，通经活络；又以石楠叶、女贞子、墨旱莲补肾益精，滋水涵木。因其病延既久，难期速效，故以散剂缓缓图功，以冀收经调而孕之效。

（二）盆腔炎性不孕

盆腔炎性不孕多见于输卵管阻塞、输卵管积水、子宫内膜炎、输卵管卵巢炎、卵巢炎性包块等。

临床表现：婚久不孕，月经提前，量多，色红质黏，或夹血块。腰腹疼痛拒按，带下量多，色黄质黏稠，有臭味，口苦咽干，小便短黄，舌红，舌边可见瘀斑或瘀点，苔黄腻，脉弦滑或涩。

辅助检查：妇科超声提示盆腔积液，输卵管积水或盆腔不均回声包块；输卵管造影提示一侧或双侧输卵管阻塞或通而不畅。

证属：湿热蕴结，气滞血瘀。

治法：清热利湿，活血化瘀。

方药：红英饮（天津哈氏妇科）。

红藤 10g　蒲公英 10g　败酱草 10g　虎杖 10g　半边莲 10g　生薏苡仁 10g　黄柏 15g　柴胡 15g　川楝子 15g　白芷 10g

【典型案例】

案1　王某，女，32 岁，已婚，1992 年 7 月 13 日初诊。

主诉：婚后 7 年，迄未孕育。

刻下症：经前两乳作胀，头晕泛恶，刻诊少腹胀痛不欲按，带下色黄、黏着臭秽，头痛，胁肋苦胀、日晡低热，按脉沉弦，舌黯，苔黄略腻。

经孕产史：14 岁月经初潮，素日月经延后，量中色黯，常夹血块。末次月经：1992 年 6 月 24 日。

辅助检查：妇科彩超提示子宫附件未见异常。输卵管通畅试验示输卵管不通。

中医诊断：不孕症。西医诊断：原发不孕，输卵管阻塞。

证属：气滞血瘀，湿热蕴结。

治法：理气化瘀，清解湿毒。

方药：柴胡 6g　香附 9g　郁金　白芷　紫苏各 4.5g　丹参 15g　三棱　莪术　赤芍各 9g　制乳没各 2g　穿山甲 6g　虎杖 9g　败酱草 15g　山慈菇 12g　5 剂，水煎服，日 1 剂。

二诊：1992 年 7 月 19 日。患者服药后胁腹胀痛减轻，带下已少，头痛泛恶已除。已获效机，原法更进。前方易紫苏、山慈菇，加当归、瓦楞子各 9g，赤芍易白芍。6 剂，水煎服。

药后月经准期而至，色量均可，血块减少，经前亦未见乳胀、腹痛等症。拟丸剂缓调，予小金丹、逍遥丸各 1 剂，每日早、晚分次白水送下，连服 20 天。并嘱下次经前 1 周服二诊方 3~6 剂，经后仍服上述丸剂。调理 10 个月，又经子宫输卵管造影检查示"双侧输卵管已通畅"。1993 年 10 月即受孕。

【按语】《备急千金要方》认为不孕症的诊治以治带为先，且带下俱是邪毒侵入胞宫，损伤经血，使血与秽液相兼而成的，临证可表现为"白、赤、黑、青、黄"之五色带，并指出如果带下病未得到及时、彻底诊治，可导致不孕症。本病相当于西医学盆腔炎性疾病及盆腔炎性疾病后遗症导致盆腔粘连、输卵管阻塞、积水、闭锁而致不孕症，在不孕患者中占有相当大的比例。

本例患者气滞兼有湿热蕴结，予清热燥湿解毒法与理气化瘀法同用，使瘀祛络通，湿热毒邪有分消之路,则带下自可消除。经期延后,色紫夹块,经前乳胁作胀,少腹隐痛,乃气滞不舒,经脉瘀阻之象;头晕泛恶,日晡低热,带下黄臭,乃湿蕴化热,熏蒸胃府,清阳不升,结于下焦,损及带脉所致。方用柴胡、香附、制乳没等理气止痛,郁金、丹参、三棱、莪术、赤芍、山甲、瓦楞子等活血化瘀;败酱草、虎杖、山慈菇等清热解毒,化湿止带;佐以紫苏理气和中,白芷辛香透窍,遂使诸症递减,月事如期来潮。二诊加当归、白芍养血调经,并以丸剂缓图其本,终得摄精受孕。

案 2 谢某,女,32 岁,已婚。2013 年 4 月 20 日初诊。

主诉:未避孕未孕 2 年。

刻下症:时有下腹痛,不甚,腰酸痛,腰凉,偶有乏力,经前性情急躁易怒,经期腹痛腰酸加重,经量偏少,舌黯红苔白,脉沉细。

经孕产史:平素月经 4 天 /30 天,量偏少,血块少量,末次月经(Lmp)2013 年 4 月 8 日。孕 1 产 0,曾因唐氏筛查高风险行中期引产术 1 次。于 2013 年 3 月做试管婴儿(IVF-ET),以失败告终。

辅助检查:子宫输卵管造影示双侧卵管通而不畅并远端黏连;早卵泡期(月经第 2 天)。女性激素:促卵泡激素(FSH)5.2mIU/ml,促黄体生成素(LH)2.5mIU/ml,雌二醇(E₂)25.2pg/ml,孕酮(P)0.71ng/ml。妇科彩超提示子宫附件未见明显异常。

中医诊断:不孕症。西医诊断:继发不孕,输卵管通而不畅。

证属:肾虚肝郁。

治法:补肾疏肝理气。

方药:柴胡 10g　川楝子 10g　薏苡仁 30g　红藤 30g　半边莲 15g　山药 15g　熟地 15g　菟丝子 15g　肉桂 6g　补骨脂 10g　寄生 15g　杜仲 15g　牛膝 10g　川断 10g　巴戟天 15g

嘱其自测基础体温,复查妇科彩超。后就诊时依据月经周期不同时期肾阴肾阳转化,在此基础方上酌证加减。

至行经期处方:当归 10g　川芎 10g　赤芍 15g　坤草 30g　丹参 30g　鸡血藤 30g　山楂 15g　内金 15g　莪术 10g　寄生 15g　杜仲 15g　牛膝 10g　香附 10g　仅见经后服 3 剂。

二诊:2013 年 5 月 8 日。5 月 6 日行经,经量少,3 天净,余无不适,舌红苔白,脉沉细。

方药:当归 10g　白芍 10g　熟地 15g　枸杞子 15g　菟丝子 15g　肉苁蓉 15g　鹿角霜 10g　山茱萸 15g　制首乌 15g　紫石英 15g　太子参 15g　巴戟天 15g　寄生 15g　薏苡仁 30g　丹参 30g　紫河车 10g　服至氤氲之时。

待氤氲期后处以:山茱萸 15g　菟丝子 20g　肉苁蓉 15g　巴戟天 15g　淫羊藿 15g　鹿角片[先煎]10g　覆盆子 15g　金樱子 15g　仙茅 10g　寄生 15g　麦冬 15g　枸杞子 10g　太子参 15g　补骨脂 15g　紫河车 10g　川断 10g　此方服至经期,不可拘泥,亦随症加减。

三诊:8 月 5 日。Lmp 7 月 6 日,月经周期 32 天。查妇科彩超示子宫内膜 0.9cm;BBT 高温相;尿妊娠试验阳性。7 月 29 日于外院因胎停育行清宫术。今日再次就诊,现血净,左少腹隐痛,舌红苔少,脉细。

方药:太子参 15g　白术 10g　当归 10g　白芍 10g　生地 15g　寄生 15g　菟丝子 15g　鹿角霜 15g　丹皮 10g　公英 15g　红藤 30g　川楝子 10g　首乌 15g

四诊：2013年9月2日。Lmp 8月30日，量少，下腹痛较轻，舌红苔白，脉沉滑。

方药：8月5日方加贯众15g。其后，根据月经周期调周补肾、健脾固冲，并辨证论治，随症加减。

五诊：2013年10月26日。Lmp 10月23日，量中，色黯，腰酸软，舌红苔白，脉细。

方药：太子参15g　白术10g　云苓10g　当归10g　熟地15g　白芍10g　鹿角霜15g　菟丝子20g　首乌15g　寄生15g　巴戟天15g　黄精10g　紫河车10g　补骨脂10g　山萸肉15g

六诊：2013年11月23日。月经第32天未行经，基础体温高相，血β-HCG840mIU/ml，腰痛，舌红苔白，脉沉滑。

方药：炙黄芪30g　太子参15g　炒白术15g　山萸肉15g　菟丝子25g　生地15g　阿胶珠15g　黄芩10g　寄生15g　炒川断10g　苎麻根15g

并嘱其行相关孕期检查，后间断复诊，仍以安胎为主，时有纳差、腹痛，加砂仁10g、白芍15g。间断保胎至孕20周，患者产后谢诊，诉剖宫产双胎，一子一女。

【按语】 不孕症病因复杂多样，尚需患者积极配合，不要盲目就医、多处就医。该病例为继发不孕，曾有中期引产史，即宫腔手术史，中医认为此时血室正开，外邪容易趁虚入侵胞宫胞脉。"女子以血为本，以血为用"，外邪入侵最易与血相搏结，造成胞脉瘀阻不通。"不通则痛"，故见时有下腹痛，经期气血壅盛更剧，故腹痛加重。患者没有进一步对症治疗，反而盲目选择IVF-ET，结果失败。患者有胎儿唐氏筛查高风险史、引产史、IVF-ET失败史，多重打击造成情志为病，就诊时根据病证舌脉，辨为肾虚肝郁证，予补肾疏肝理气为主，随证加减，周期治疗。2个月后，患者再次妊娠，说明了中医药治疗输卵管通而不畅的有效性，验证了中医药辨证的精准，遗憾的是患者依从性差，怀孕后自行停止治疗。孕50多天因为胎停育而行清宫术，术后再次前来就诊。为恐再次外邪趁虚而入，拟补肾固冲、清热解毒、理气活血之法，此后继续补肾调经，4个月后再次妊娠，予固肾安胎之法，直至孕20周，患者足月剖宫产。

（闫 颖　哈 虹　毕富玺）

—— 韩 冰 ——

韩冰，男，教授，博士研究生导师，全国500名老中医药专家之一，国务院政府特殊津贴专家，全国著名中医妇科专家，第五批全国老中医药专家学术经验继承工作指导老师。曾任世界中医药学会联合会妇科专业委员会会长、中华中医药学会妇科委员会副主任委员。现任世界中医药学会联合会妇科专业委员会名誉会长。以奇经八脉学说为切入点，沿着奇经八脉–冲任学说–妇科理论的思维方法，研究文献，结合临床，提出奇经八脉在调整机体阴阳平衡、气机升降、动静调节中的作用，并创造性提出了奇经八脉的辨证思想。以法统证，辨证论治，体现异病同治、同病异治的原则，分经论治妇科病。擅用奇经药物，分经论治，配伍精当，药效精准，体现了当代津沽妇科流派的学术思想及用药特点。总结提出肝郁肾虚致瘀血内停冲任胞宫，瘀久夹痰，渐成癥瘕，故发为子宫内膜异位症，当从冲任论治，建立"活血化瘀，软坚散结"治疗大法。肾虚冲任失调是导致妇科经、孕、胎、产诸疾的基本病机。建立"补肾调冲法"，补五脏六腑之虚损，调冲任气血阴阳，以达调经种子的目的。肝经郁热，湿热内阻,带脉阻滞不畅致盆腔炎,以"清热利湿,宣通带脉"为法,口服中药配合盆炎灌肠方保留灌肠,收效显著。

一、对不孕症的认识

韩冰认为"肾－天癸－冲任－胞宫"这一生殖轴的正常运行,肾在其中起着决定性作用。肾气充盛,方可促进天癸泌至,肝脾肾三经与任脉相通,禀受脏腑气血的资助,使任通冲盛,血海盈满,溢于胞宫,化为经血,月经才能正常来潮,卵子作为生殖之精才能发育成熟而排出,于氤氲的候适时交合才能构胎成孕。肾气的盛衰决定着天癸的至与竭,决定着月经能否按时来潮,主宰着人体生殖功能的成熟及衰退。如《傅青主女科》所言:"夫妇人受妊,本于肾气之旺也,肾旺是以摄精。"若先天禀赋不足,或房劳多产,损伤肾气,造成肾中精气亏虚,阴阳失衡,就会导致肾－天癸－冲任－胞宫生殖轴的平衡失调,从而导致不孕等症。肾气的盛衰和冲任二脉的通盛对月经潮与止、女性生殖功能盛衰起着重要作用。因此,不孕症以肾虚为本,病在冲任。

韩冰将奇经八脉辨证与女性生殖内分泌学相关理论结合,提出卵巢储备功能下降导致的不孕多因肾中精气不足,则天癸不充,经血无以化生,子嗣不种;冲任失调,致使气血亏少,胞脉失养,经水渐衰,而出现月经不调、不孕之症。多囊卵巢综合征所致不孕多因肾虚、肝失疏泄、相火亢盛、脾胃湿热,属肾肝脾三脏病变累及奇经,出现冲脉失和、任脉瘀阻。高催乳素血症所致不孕多由经行乳胀、月经稀发等发展而来,多表现为冲脉为病。肝与冲脉相通于乳头,肝藏血、主疏泄,肝血有余方能下注冲任血海,肝气条达方能使血海蓄溢有常。若肝气郁结则冲任气机失调,甚则郁火挟冲气上逆冲任、气血壅滞于上致乳胀、溢乳;若肝失条达,疏泄失衡,则经水不调,卵巢不能正常排卵,而致不孕。

子宫内膜异位症所致不孕的基本病机为血瘀,且"瘀久夹痰,渐成癥瘕"是基本特征。瘀血阻滞冲任,冲任受损,有碍胞宫摄精成孕。血瘀引致肾虚冲任瘀阻,临床中邪实与正虚常并存,交互为病,互为因果,出现肾虚血瘀相兼的复合病机。对辅助生殖技术中子宫内膜容受性差导致胚泡着床率低,韩冰提出肾虚精血不足则女精无以滋养,肾气虚则无以促进女性生殖活动。由于肾虚必失去对人体各脏腑、经络、组织气血的濡养和温煦,气血也因肾气虚衰而功能日趋紊乱,血之运行及量、色亦因此而改变,冲任血滞成瘀,瘀血由此生成。此外,肾精能化生肾气,肾精不足,化气不利,气弱运血无力,滞结于经脉,血行障碍,瘀血由生。提出不孕症之瘀血,亦本于肾虚,"肾虚血瘀"是胚泡着床障碍的发病机制。

韩冰强调治疗不孕症补肾调冲,贯穿始终,创立了补肾调冲治疗大法及补肾调冲系列方药,并开展系统临床及实验研究发现,补肾调冲方对下丘脑－垂体－卵巢轴具有多系统、多环节、多靶点的整体调节作用。补肾调冲方能够促进甾体激素的分泌,提高卵巢的排卵率,当联合氯米芬治疗时,能够有效改善子宫内膜厚度、子宫内膜类型及血流状态。体外药理实验显示,补肾调冲方可促进体外培养的卵巢颗粒细胞雌二醇、孕酮的分泌,促进颗粒细胞增殖,减少细胞凋亡的发生,提高细胞内环状核苷酸含量,上调卵泡刺激素受体、胰岛素样生长因子 -1 及类固醇激素合成,抑制肿瘤坏死因子 -α 的表达,从而明显促进颗粒细胞的功能。并以月经周期阴阳消长理论为基础,提出补肾调冲方具有促进 PCOS 患者子宫内膜由增殖期向分泌期转变的作用特征,从而保护子宫内膜。补肾活血法能够改善子宫内膜胞饮突的发育,提高子宫内膜整合素 mRNA 的表达及血清孕激素水平,从而有效提高胚泡着床数。

二、诊治思路

韩冰认为,辨证归纳了不同疾病在某一发展阶段的共性,而辨病则注重不同疾病的特殊性,各有所长,互为补充,应衷中参西,病证结合。不孕症不离肾虚冲任失调之基本病机,创立补肾调冲大法及系列方药,治疗上遵循6条原则:①补肾调冲贯穿始终;②寒热虚实,当予明辨;③善查机转,调经子嗣;④内外合治,直达病所;⑤选方用药,多入奇经;⑥既孕防堕,预培其损。

补肾调冲法是通过滋补肾阴、温补肾阳、调理冲任气血的方法,使肾中阴阳平衡,精气充足,冲脉调和。肾为先天之本,五脏六腑之根,各脏之阴取滋于肾阴,各脏之阳均赖于肾阳以温养。肝肾同源,肝藏血,肾藏精,经血互化,补肾实则包括补五脏六腑之虚损,调冲则是指疏泄肝木,主要用于治疗卵巢功能失调所致月经失调、闭经、崩漏、不孕症、围绝经期综合征等病证。补肾调冲法亦是治疗妇科疾病的根本大法。

韩冰根据月经周期冲任气血阴阳变化,创立补肾调冲系列方药治疗不孕症取得良好临床疗效。于阴长期(卵泡期)应用补肾调冲Ⅰ号方(菟丝子、女贞子、补骨脂、覆盆子、蛇床子、当归、杜仲、白芍、丹参、续断)补肾滋阴养血;于的候期(排卵期)应用补肾活血方(菟丝子、巴戟天、黄精、淫羊藿、紫石英、丹参、鸡血藤)补肾活血,酌加理气活血之月季花、王不留行、橘叶、路路通等,以助卵子顺利排出;于阳长期(黄体期)应用补肾调冲Ⅱ号方(菟丝子、女贞子、覆盆子、蛇床子、补骨脂、当归、丹参、淫羊藿、白芍、肉苁蓉、鹿角、续断、杜仲、巴戟天、仙茅)补肾助阳,益气养血;月经期应用补肾调冲Ⅲ号方(当归、赤芍、白芍、桂枝、川芎、牛膝、熟地黄、益母草、香附、王不留行、穿山甲)活血化瘀,通经止痛。

韩冰认为盆腔炎性不孕患者情志怫郁,气机不畅,肝郁证临床常见,肝郁日久成瘀内阻,瘀血阻滞冲任,从而影响受孕。故立疏肝、活血、调冲之法。擅用理气化瘀之四逆散加减,常用四物、失笑散、桃仁、红花、益母草等活血化瘀。本病病程长,久病入络,缠绵难愈,易反复发作。韩冰强调内外合治,直达病所。立盆炎灌肠方(丹参、赤芍、三棱、莪术、枳实、皂角刺、当归、乳香、没药),中药熏蒸方(小茴香、干姜、延胡索、益母草、没药、败酱草、蒲公英、乌药、当归、丹参、三棱、莪术),作用于少腹部位,直达病所,使经脉疏通,气血通畅无阻,冲脉之气顺利下达,以助孕。

三、治疗特色

(一)排卵障碍性不孕

排卵障碍性不孕临床多见于卵巢储备功能低下、卵巢早衰、多囊卵巢综合征、内分泌失调性疾病。

临床表现:婚久不孕,月经错后,量少,色黯有块,甚或经闭不行。少腹胀痛,腰膝酸软,倦怠乏力,头晕耳鸣,面色晦暗或面部痤疮,舌质紫黯或有瘀斑瘀点,苔薄白,脉沉涩或沉弦。多为多囊卵巢综合征。

若婚久不孕,月经量少,周期错后,甚或经闭不行,伴有潮热汗出,心烦失眠,阴道干涩,性欲低下,脱发,舌质淡红,苔薄白,脉沉细,多见于卵巢储备功能低下或卵巢早衰。

若月经稀发,量少,质稀,或经闭不行,伴乳汁自溢,乳胀,舌质淡红,苔薄白,脉沉细,多见于高催乳素血症。

辅助检查：性激素六项异常、基础体温呈单相型、超声监测排卵异常，或甲状腺功能、生化全项指标异常。

证属：肾虚冲任失调。

治法：补肾调冲助孕。

方药：补肾调冲方。

菟丝子 15g　熟地 15g　肉苁蓉 10g　巴戟天 10g　紫石英 30g　当归 10g　川芎 10g　丹参 15g　鹿角霜 15g

加减：行经期重阳转阴，子宫泻而不藏，经血以通为顺，选用桃红四物汤加益母草、桂枝、干姜等活血化瘀，通畅胞脉；月经过后子宫、胞脉空虚，滋养肝肾阴精气血，选用覆盆子、补骨脂、石斛、紫河车、何首乌等加减治疗；排卵期为氤氲之时，酌加理气活血之月季花、王不留行、橘叶、路路通等，以助卵子顺利排出；经前期阳气渐增，阴阳精气皆应充盛，故选药以补肾填精，兼以健脾益气为主，如覆盆子、淫羊藿、仙茅、补骨脂、续断、茯苓、白术等。

【典型案例】

案 1　李某，女，28 岁，2015 年 9 月 2 日初诊。

主诉：未避孕未孕 3 年，月经周期延长 1 年。

刻下症：近 1 年无诱因出现月经周期延长，30~60 天，无经期改变。Lmp：2015 年 8 月 20 日。Pmp：2015 年 6 月 29 日。患者 12 岁初潮，既往月经 30 天一行，带血 5 天，量中、色红，无血块，无痛经。患者体型偏胖（BMI 28.55），腰膝酸软，双下肢发凉，纳可，寐安，二便调。舌淡黯，苔白，脉沉弦。

孕产史：孕 0 产 0。

辅助检查：B 超示子宫大小 4.6cm×4.5cm×4.1cm，内膜厚 0.9cm，双卵巢增大呈多囊性改变。月经第 2 天查性激素六项示 T 1.63nmoL/ml，E_2 26pg/ml，FSH 5.59mIU/ml，LH 8.39mIU/ml，P<0.1ng/ml，PRL 23.10ng/ml。胰岛素释放实验提示胰岛素抵抗。丈夫精液常规正常。

中医诊断：不孕症。西医诊断：原发不孕，多囊卵巢综合征。

证属：肾虚血瘀。

治法：温肾助阳，养血活血。

方药：淫羊藿 10g　菟丝子 30g　补骨脂 15g　巴戟天 10g　杜仲 10g　桑寄生 30g　石斛 20g　黄精 30g　何首乌 15g　丹参 30g　鸡血藤 30g　月季花 10g　橘叶 15g　鹿角霜 15g　紫石英 30g　7 剂，水煎服。嘱自测基础体温。

二诊：2015 年 9 月 9 日。患者仍感腰膝酸软、双下肢发凉，舌脉同上。上方加香附 10g、生鸡内金 15g、生山楂 15g、刘寄奴 15g。4 剂，水煎服。

三诊、四诊患者月经未来潮，监测血 β-HCG 均阴性。

方药：在原方基础上重用柴胡、桑叶、荷叶、草决明、香附、桂枝、桃仁、红花、益母草、泽兰等药加减，以理气活血化瘀，促进经血排出。

五诊：2015 年 10 月 21 日。患者 2015 年 10 月 19 日月经来潮，量多，诉腰膝酸软、双下肢发凉症状较前有所缓解，舌淡苔薄白，脉沉滑。

方药：2015 年 9 月 2 日方继服 14 剂，水煎服。

六诊：2015 年 11 月 4 日。患者诉腰膝酸软、双下肢发凉症状明显减轻，带下量增多，呈蛋清样,舌淡,苔薄白,脉沉弦。

方药:上方加月季花 10g、皂角刺 15g。7 剂,水煎服。

七诊:2015 年 11 月 11 日。患者诉腰膝酸软症状明显缓解,偶感双下肢发凉,舌脉同上。

方药:上方加黄芪 30g、白术 15g。7 剂,水煎服。

按照上法结合肾阴阳平衡周期性变化,分别酌情加减滋肾益阴、活血养血通经、补肾益气助阳药物治疗 4 个月经周期,期间月经基本规律。2016 年 4 月 6 日(停经 37 天)查血 β-HCG 377.2mIU/ml,P 21.1ng/ml。2016 年 4 月 20 日(停经 51 天)B 超示早孕(可见胎芽、胎心)。

【按语】 患者脾肾阳虚,失于温煦,故腰膝酸软、双下肢发凉;脾失运化,水湿积聚成痰,故体型偏胖;痰湿阻滞胞宫冲任,则使经血瘀滞不下,故月经后期。治疗上以温肾助阳、养血活血为主。患者腰膝酸软、双下肢发凉等肾阳虚症状明显,故重用杜仲、寄生补肾强腰膝,以及淫羊藿加强补肾阳之品。初诊及六诊患者处于排卵期,加用月季花、皂角刺活血通经之品促进排卵,改善内膜以促进受精卵着床;二至四诊患者月经未来潮,反复妊娠试验均阴性,故重用桃仁、红花、益母草、泽兰等活血化瘀之品,以促进经血排出;五诊患者正处月经前半期,血海空虚,肾阴逐渐增长,故重用石斛、黄精、何首乌、丹参、鸡血藤滋肾益阴养血,促进卵泡生长;七诊患者处于月经后半期,阴消阳长,肾阳逐渐增长,故加用黄芪、白术等益气升阳之品。患者治疗 4 个月经周期后经血调,并结合监测基础体温指导合房,不久即受孕。

治疗 PCOS 所致不孕症,必先调经以助孕,应补肾、理气、祛痰、化瘀兼顾,根据肾虚、肝郁、痰瘀、湿热辨证的不同,灵活用药,随证加减。相火亢盛为主则滋阴降火、调理冲任,以黄柏、知母、熟地、山茱萸、菟丝子、女贞子、石斛、黄精、何首乌、鹿角霜、紫石英为基础。若肾阳虚症状明显时,加用淫羊藿、仙茅等补肾助阳之品;肝气郁结为主则舒肝养血、畅达冲任,以柴胡、桑叶、荷叶、草决明、木瓜、丹参、当归、白芍、牛膝、路路通、王不留行、月季花、橘叶为基础;痰瘀阻滞为主则化痰软坚、化瘀通经,以土茯苓、薏苡仁、香附、胆南星、姜半夏、皂角刺、大贝、鸡内金、生山楂、刘寄奴、穿山甲、牛膝为基础;脾胃湿热为主则清热利湿、活血调经,以知母、黄柏、黄连、公英、地丁、土茯苓、皂角刺、大贝、茵陈、冬瓜皮、牛膝、车前子为基础。并根据临床症状加减用药,如阳明热毒致面部痤疮严重者,常加用生石膏、金银花、蒲公英、苦地丁、天花粉、水牛角、地肤子等清阳明热毒、化湿毒之品;便秘明显,则加用川军。

案 2 王某,女,30 岁。2011 年 5 月 20 日初诊。

主诉:未避孕未孕 3 年。

刻下症:腰膝酸软,面色晦暗,头晕耳鸣,纳寐可,二便调,舌质淡苔白,脉沉细。

经孕产史:13 岁月经初潮,月经周期 30~35 天,带血 4~5 天,量较少,色黯淡,有血块,伴有腰骶酸软,轻痛经。Lmp:2011 年 5 月 10 日。孕 4 产 0,4 次人工流产史,末次流产为 2007 年。

辅助检查:B 超检查子宫附件未见异常(内膜厚 0.5cm)。

中医诊断:不孕症。西医诊断:不孕症。

证属:肾虚冲任失养。

治法:补肾调冲,填精益髓。

方药:菟丝子 15g 熟地 15g 巴戟天 10g 当归 10g 赤芍 10g 川芎 6g 丹参 30g

鸡血藤 30g　石斛 30g　黄精 30g　鹿角霜 10g　紫石英 15g　7 剂,水煎服。

嘱自服药起自测基础体温。

二诊:2011 年 5 月 27 日。患者服药 1 周后腰酸明显减轻。B 超示三线子宫内膜厚 0.8cm。此期正值排卵期。

方药:上方加覆盆子 15g、王不留行 20g、路路通 20g,以补肾促排卵治疗,7 剂,水煎服。

三诊:2011 年 6 月 3 日。患者服药后诸症减轻,以补肾调冲、养血调经为治则。

方药:菟丝子 10g　覆盆子 10g　蛇床子 10g　补骨脂 10g　当归 10g　丹参 30g　白芍 10g　肉苁蓉 10g　鹿角霜 10g　续断 10g　杜仲 10g　巴戟天 10g　7 剂,水煎服。

四诊:2011 年 6 月 10 日。患者今日月经来潮,月经量较前明显增多,仍色黯,小腹坠痛,双乳胀痛。舌淡黯、有瘀斑,脉沉涩。治以活血祛瘀,温补肾阳。

方药:当归 10g　白芍 10g　川芎 15g　丹参 30g　鸡血藤 15g　红花 15g　桃仁 15g　延胡索 10g　鹿角霜 10g　橘核 20g　益母草 30g　桂枝 10g　干姜 6g　7 剂,水煎服。

嘱中药服完后,依次服补肾调冲Ⅰ号颗粒以滋补肾阴,补肾调冲Ⅱ号颗粒以温补肾阳各 1 周。汤药与补肾调冲颗粒交替服用连续治疗 3 个月。

五诊:2011 年 9 月 28 日。Lmp:2011 年 8 月 12 日,量可。舌淡红,苔白,脉沉细滑。以上症状已基本消失,偶有腰酸,基础体温持续高相 19 日未下降,查尿妊娠阳性,B 超示早孕,相当于孕 6 周余,可见胎芽胎心。予补肾健脾,固冲安胎。

方药:菟丝子 15g　覆盆子 15g　黄芩炭 10g　黄芪 30g　红参 10g　鹿角霜 10g　巴戟天 10g　阿胶珠 15g　炒白术 10g　川断 10g　桑寄生 30g　苎麻根 30g　艾叶炭 10g　7 剂,水煎服。

保胎治疗至孕 3 个月后停药,随访足月顺产一男婴。

【按语】　韩冰认为肾虚冲任失调是本病发生的根本。患者素体气血不足,冲任失调,胞胎失养,加之寒凝瘀阻,故月经量少,甚至月水不行,加之患者多次堕胎,损伤胞宫,导致不孕。治以补肾调冲为治疗大法,“补肾”实则是补五脏六腑之虚损;“调冲”则指疏泄肝木,即从整体着眼,从“冲任为月经之本”“冲任在女子上承诸经之血,下应一月之信”“肝藏血”,调其气血阴阳,使之“冲和”,以达调经种子的目的。治疗过程中根据月经周期中阴阳消长变化,通过滋补肾阴,温补肾阳,调理冲任气血功能的方法,改善肾气不足、肾精亏损、气血不足、冲任失调的病理状态,使任通冲和,胎孕自成。

案 3　夏某,女,31 岁,2012 年 10 月 3 日初诊。

主诉:乳汁自溢 3 年,未避孕未孕 2 年就诊。

刻下症:Lmp:2012 年 9 月 26 日。经行 7 天,量色质可,无痛经,双侧乳头乳汁自溢,色白,无乳房胀痛。舌淡红,苔薄白,脉弦细。

经孕产史:孕 1 产 0 ,1 年半前孕 9 周胎停,行清宫术。

辅助检查:性激素六项示 E_2 67ng/L, FSH 7.99IU/L, LH 4.01IU/L, P 1.6ng/ml, T 1.21mg/L, PRL 73.96ng/ml。B 超示子宫大小 5.3cm×4.5cm×3.9cm,内膜 0.8cm,糖耐量试验、甲状腺功能及男方精液常规均在正常范围。

中医诊断:不孕症。西医诊断:继发不孕,高催乳素血症。

证属:冲任失调,肝气郁结。

治法:调和冲任,疏通气机。

方药：菟丝子 30g　覆盆子 10g　补骨脂 10g　巴戟天 10g　丹参 30g　鸡血藤 30g　橘叶 9g　紫花地丁 30g　黄精 30g　月季花 10g　何首乌 30g　紫石英 30g

二诊：2012 年 10 月 17 日。初诊方药加茯苓 30g、炒白术 30g。

三诊：2012 年 11 月 1 日。Lmp：2011 年 10 月 23 日，7 天干净，量中。无痛经，额部及下颌痤疮，色红。

方药：柴胡 10g　薏苡仁 30g　土茯苓 30g　黄柏 10g　冬瓜皮 10g　茵陈 30g　丹参 30g　鸡血藤 30g　紫河车 10g　月季花 10g　黄精 10g　何首乌 30g　紫石英 30g

四诊：2012 年 11 月 22 日。Lmp：2012 年 11 月 21 日。现经色红，量中等，无痛经。性激素六项示 E_2 67ng/L，FSH 5.39IU/L，LH 4.01IU/L，P 0.9ng/ml，T 0.93mg/L，PRL 51.93ng/ml。

方药：柴胡 10g　枳壳 10g　路路通 10g　当归 10g　桂枝 10g　熟地黄 20g　川芎 20g　赤芍 20g　益母草 30g　月季花 10g　橘核 10g　干姜 6g　鹿角霜 15g

按上述方法调治数月后，复查 PRL 19.4mg/L。2013 年 2 月 22 日患者就诊诉闭经 30 天自测尿妊娠试验阳性，血 β-HCG 43.16IU/L，P 19.20μg/L，3 个月后彩超检查胎儿发育良好。

【按语】　高催乳素血症所致不孕，核心病机为冲任失调、肝气郁结，故治疗重在调和冲任、疏通气机，以理气为主。气机升降出入有序，则诸症顺势而解。治病当求本，肝肾为子母之脏，又乙癸同源、精血互生，治肝同时并以育阴养血，即所谓补肾疏肝。故妇女肝气条达，肾精充足，冲任通调，经血按时而下，阴阳和，则有子。以菟丝子、覆盆子、补骨脂、巴戟天、柴胡、路路通、麦芽炭、鸡血藤、月季花、橘叶为主方，诸药皆为调理冲任、疏通气机之要药。柴胡具有疏肝理气之功，既是气分药，又能入血分而行血中之气，且以其条达之性发郁遏之气，又可疏肝和脾解郁。路路通可疏肝活络，《纲目拾遗》称"其性大能通行十二经穴"。重用麦芽炭取张锡纯"肝主疏泄，为肾行气，其力能疏肝，善助肝木疏泄以行肾气，故又善催生。至妇人乳汁为血所化，因其善于消化，微兼破血之性，故又善回乳"之意。月季花入肝经，具有活血调经、消肿解毒之功效；橘叶疏肝、行气、化痰、消肿毒，二者相伍治疗肝气郁结、经脉不通之经行乳房胀痛。

（二）子宫内膜异位症所致不孕

韩冰提出本病具有"瘀久夹痰，渐成癥瘕"的病机特点，针对"气、血、痰"病理因素，创立妇痛宁，药物组成为三棱、莪术、血竭、丹参、穿山甲、皂角刺、海藻、鳖甲、薏苡仁等。在活血化瘀、软坚散结的基础上，攻补兼施，辅以补肾温阳药，如淫羊藿、巴戟天、补骨脂、菟丝子、覆盆子、肉苁蓉等。由于本病病程长，情志易受影响，临床上常兼肝郁，故常在处方内加入疏肝理气药。

【典型案例】

张某，女，32 岁。2012 年 1 月 7 日初诊。

主诉：未避孕未孕 3 年，发现子宫内膜异位症半年。

刻下症：月经周期延长至 35 天，经量中等，色黯红，经前及经期下腹部及肛门胀痛感，牵连腹股沟及大腿内侧，心烦易怒，不能专心工作。近 3 年计划妊娠，未避孕而未孕，爱人精液正常，每逢经期下腹疼痛，伴手足冰凉，需服止痛药缓解。半年前因输卵管阻塞行腹腔镜检查，诊断盆腔子宫内膜异位症，行盆腔粘连松解术及双侧输卵管扩通术，术后双侧输卵管通畅。现停经 38 天。

经孕产史：12 岁初潮，周期 28 天，带血 5 天，量中等，无痛经。Lmp：2011 年 12 月 1 日。

孕 1 产 0 流 1,2007 年行人工流产术,未避孕。

辅助检查:尿妊娠试验阴性,B 超示子宫及双附件未见明显异常。

中医诊断:不孕症,痛经。西医诊断:继发不孕,子宫内膜异位症。

证属:寒凝血瘀,冲任损伤。

治法:温经化瘀,活血止痛,调经助孕。

方药:川芎 15g　延胡索 20g　肉桂 10g　月季花 15g　枳壳 15g　丹参 30g　小茴香 6g　桂枝 10g　白芍 20g　当归 20g　益母草 30g　甘草 6g　7 剂,水煎服。

二诊:2012 年 1 月 14 日。停经 45 天,月经仍未来潮,现下腹酸坠,昨日起阴道少许黯红分泌物,纳寐可,二便调。舌淡黯苔白略厚,脉沉细滑。治以活血通经,祛瘀止痛。上方加没药 10g、乳香 10g。7 剂,水煎服。

三诊:2012 年 1 月 21 日。现月经第 4 天,量中,色黯红,痛经较前减轻,纳寐可,二便调。舌淡黯苔白,脉沉细滑。治以活血化瘀,软坚散结。

方药:当归 20g　川芎 10g　桂枝 10g　三棱 15g　莪术 15g　生黄芪 30g　皂角刺 30g　丹参 30g　半枝莲 15g　鳖甲 20g　海藻 30g　生薏苡仁 30g　续断 15g　牡丹皮 15g　7 剂,水煎服。

后口服妇痛宁颗粒 3 周。

四诊:2012 年 2 月 20 日。现月经第 5 天,量少,色黯,轻痛经,舌淡红苔薄白,脉沉细滑。治以活血化瘀,通经止痛。二诊方加牛膝 20g、生薏苡仁 30g、茯苓 15g。7 剂,水煎服。

五诊:2012 年 2 月 27 日。月经第 12 天,带下量增多,色白,舌淡胖苔薄白,脉细。今日监测卵泡,子宫内膜厚 0.8cm,右卵巢卵泡大小为 1.9cm×1.8cm。嘱隔日同房。中药予活血化瘀,理气助孕。

方药:茯苓 30g　白术 10g　泽泻 20g　菟丝子 30g　穿山甲 10g　丹参 30g　生地 15g　丹皮 20g　续断 20g　青皮 6g　香附 10g　3 剂,水煎服。

六诊:2012 年 3 月 1 日。今日监测卵泡,子宫内膜厚 1.0cm,右卵泡已破裂。口服补肾调冲Ⅱ号颗粒,1 袋,每日 3 次,连服 14 天。

七诊:2012 年 3 月 19 日。停经 32 天,患者诉今晨自验尿妊娠试验阳性。验血 β-HCG 778mU/ml,P 28ng/ml。嘱注意饮食、休息。

八诊:2012 年 4 月 4 日。查妇科彩超示宫内早孕,可见胎芽胎心。

【按语】　本案因清宫术后,摄生不当,导致寒邪入侵,留着经脉,损伤冲任,以致离经之血停聚体内,形成癥瘕,寒湿凝聚胞中、冲任,血为寒凝而运行不畅,故经期下腹冷痛;寒得热化,故腹痛得热而减;血为寒凝,则经色黯,量少,淋沥不尽;寒湿阻遏阳气,不能温煦四肢,故手足冰凉;寒凝胞宫,冲任不调,不能摄精成孕,故继发不孕。肉桂、小茴香、干姜温经散寒止痛;当归、川芎、白芍养血活血,调和冲任;延胡索理气止痛,活血化瘀;月季花、益母草疏肝理气,活血调经;三棱、莪术、鳖甲、海藻增强祛瘀消癥、软坚散结之力。

（三）输卵管阻塞性不孕

输卵管阻塞性不孕多见于盆腔炎性疾病迁延日久,或反复人工流产史的患者。

临床表现:婚久不孕,或有流产史、盆腔炎性疾病史,月经量中,色红质黏。腰腹绵绵作痛,或胀,四肢不温,带下量多,色淡黄,质黏稠,舌红,苔薄黄腻,脉弦滑。

辅助检查:超声提示盆腔积液,输卵管积水;盆腔炎性包块;输卵管造影阻塞或通而不畅。

证属：肝郁脾虚，冲任瘀阻。

治法：疏肝健脾，化瘀通络。

方药：四逆散加减。

柴胡 10g　白芍 10g　枳实 6g　当归 10g　延胡索 10g　穿山甲 6g　路路通 10g　皂角刺 15g　丹参 30g　桂枝 10g　苍术 10g　茯苓 20g

【典型案例】

张某，女，34 岁，2013 年 11 月 16 日初诊。

主诉：人工流产术后 3 年，近 2 年未避孕而未孕。

刻下症：平素月经规律，下腹部隐隐作痛，伴腰痛，经期和排卵期加重，带下色淡黄，量多黏稠，经前乳房胀痛，经后痛失，四肢不温，舌淡红，苔薄腻，脉弦滑。

经孕产史：12 岁月经初潮，7 天 /28 天，量中，色红，质黏稠，经前及经期腰腹胀痛。Lmp：2013 年 11 月 5 日。3 年前无生育要求，故行人工流产术，近 2 年未避孕而未孕。

辅助检查：B 超示盆腔积液 1.2cm，右卵巢优势卵泡 1.4cm×1.3cm。宫腔镜下输卵管插管通液提示正常宫腔形态，双侧输卵管通而不畅。

中医诊断：不孕症。西医诊断：继发不孕。

证属：肝郁脾虚，冲任瘀阻。

治法：疏肝健脾，化瘀通络。

方药：柴胡 10g　赤白芍各 10g　枳实 6g　当归 10g　延胡索 10g　穿山甲 6g　路路通 10g　皂角刺 15g　鹿角霜 10g　丹参 30g　桂枝 10g　苍术 10g　茯苓 20g　7 剂，水煎服，早晚分服。

同时予盆炎灌肠方保留灌肠加离子导入。

方药：丹参 30g　赤芍 15g　三棱 15g　莪术 15g　丹皮 15g　皂角刺 15g　浓煎 150ml，每日 1 次，经期停药。

并予中药熏蒸方：小茴香 30g　干姜 30g　延胡索 30g　没药 15g　败酱草 30g　蒲公英 30g　乌药 15g　当归 15g　丹参 30g　三棱 15g　莪术 15g　熏蒸腰腹部，每日 1 次，经期停药。

二诊：2013 年 11 月 23 日。带下量减，下腹部和腰骶部疼痛减轻。效不更方，继续守前法治疗，14 剂，水煎服。

三诊：2013 年 12 月 13 日。6 天前月经来潮，量较前增多，无痛经，持续 5 天净。左下腹稍胀，腰痛缓解，唯咽部不适，带下清稀，量不多，舌淡红，脉弦。

方药：上方减桂枝、苍术，服至经前，继续中药灌肠加离子导入、中药熏蒸。

循上述方法调治 2 个月后，行宫腔镜下输卵管插管通液术，提示双侧输卵管通畅。予补肾调冲系列方药按周期服用，同时阴道超声监测排卵，指导受孕。2014 年 5 月 10 日停经 35 天自测尿妊娠试验阳性，孕 47 天查 B 超提示早孕，相当于孕 7 周。

【按语】 本例病在冲任瘀阻，有碍摄精。腹痛为冲任瘀滞之征，排卵期及经前期气血充盛，而冲任有碍，气血欲行而不遂，相争作胀作痛。起病源于流产后冲任受损，气机不畅，瘀血内阻，水湿不化，结聚外渗，滞留不去。

少腹为肝经循行之所，宜"疏其血气，令其调达"。故治以疏肝健脾，化瘀通络。方以四逆散加延胡索、路路通疏肝理气;茯苓、苍术健脾渗湿;鹿角霜、穿山甲、丹参、三棱、莪术、桂枝化瘀通络。同时予中医外治法,亦从化瘀通络。二诊腰腹胀痛减轻,带下量减,为气血渐通、水湿渐化之征,继守前法,一鼓作气。三诊,诸症大减,药中病所,瘀结乃通;咽部不适,有化燥之嫌,故去桂枝、苍术之温燥,并继守法以治,待气机畅达,血行无阻,津液气化复常,湿邪亦随之而去,冲任无碍,遂摄精成孕。

(宋殿荣　郭　洁)

—— 金季玲 ——

金季玲,女,天津中医药大学第一附属医院妇科主任医师、教授、博士研究生导师。学术专长为中医妇科的临床、教学及科研。曾任陕西中医药大学妇科教研室主任及附属医院妇科主任,天津中医药大学第一附属医院妇科主任等。中华中医药学会妇科分会第三届委员会常务委员、第四届委员会副主任委员、第五届委员会顾问,第二届中华中医药学会妇科教学名师,世界中医药学会联合会妇科分会第一届、第二届委员会理事和第三届委员会常务理事,天津市中医药学会第二届中医妇科专业委员会主任委员。第四批全国老中医药专家学术经验继承工作指导老师,天津市名中医,2012年全国名老中医药专家传承工作室专家,国家中医药管理局"优秀中医临床人才研修项目"指导老师,国家自然科学基金评审专家,中华医学科技奖第二届评审委员会委员。金季玲在长期的医疗实践中,对补肾调周辨证辨病与心理疏导相结合治疗不孕症有较深入的研究,并取得了良好的治疗效果。

一、对不孕症的认识

(一)肾主生殖与不孕症密切相关

金季玲认为肾主生殖功能在女性生殖中起着极为重要的作用,与不孕症密切相关。肾为先天之本,主藏精气,而精又为化血之源,直接为胞宫的行经胎孕提供物质基础。肾精不足,导致精亏血少,冲任精血不盛,精卵生成障碍,从而致不孕。叶天士曰:"精少则无以化气,气不生精,精气不固,则肾气不通,所以无子。"肾具有促进生殖器官成熟,维持生殖功能的功能。正如《素问·上古天真论》所云:"女子七岁,肾气盛,齿更发长;二七而天癸至,任脉通,太冲脉盛,月事以时下,故有子……七七,任脉虚,太冲脉衰少,天癸竭,地道不通,故形坏而无子也。"肾气充盛,肾精化生为天癸,天癸源于先天,为先天之精,藏之于肾,受后天水谷精微的滋养,是促进人体生长、发育和生殖的物质,即肾气盛则天癸至而具备生殖能力,肾气衰则天癸竭而丧失生殖能力,导致不孕症,因此肾气是女性生殖活动的根本。"冲为血海,任主胞胎",肾气盛,天癸至,冲任二脉协调,精血方能注入胞宫,化为月经,胞宫才能受孕育胎,故肾主生殖功能发生异常会引发不孕症,而临床上中医治疗不孕症,多以补肾为主要治则。

(二)情志损伤是不孕症的重要致病因素

《蘭塘医话》说:"妇人善怀而多郁……肝经一病,则月事不调,艰于产育。"傅山有"嫉妒不孕"之说。《景岳全书》指出:"喜乐从阳,故多阳者多喜;郁怒从阴,故多阴者多怒。多阳者多生气,多阴者多杀气。生杀之气,即孕育贤愚之机也。"此段说明七情对孕育有影响。《景岳全书》进一步指出:"产育由于血气,血气由于情怀,情怀不畅则冲任不充,冲任不充则胎孕不受。"阐述了情志因素导致气血不畅,冲任不充,是不能受孕的机理,治疗的核心重在调理肝的疏泄功能上。金季玲认为不孕症患者大多数有心理障碍,主要表现在焦虑、自卑、抑郁和缺乏信心等,以及患者迫切的求治心理,加之来自家庭和社会心理压力,使之背负沉重的精神负担,这些因素都会影响内分泌功能。妇女长期处于紧张忧虑等不安的心理状态,会影响性激素分泌而造成生殖功能失调,使排卵功能障碍,卵泡发育受阻而致不孕,因此情志损伤是不孕症的重要致病因素。

二、诊治思路

(一)补肾调周以平为期

金季玲治疗不孕症主张"种子必调经",调经当谨察阴阳所在而调之,以平为期。根据月经周期中阴阳消长转化规律,顺应月经周期的生理改变,通过补肾阴肾阳调整阴阳消长转化的异常,恢复卵巢排卵和黄体功能,提高人体内部固有的调节功能,使阴阳得以平衡,从而达到助孕的目的。经后期是一个阴长阳消的过程,阴长到"重"的阶段就会转阳(排卵),排卵后阳长阴消,阳发展至"重"的阶段就会转阴(排经),开始一个新的月经周期。金季玲在多年的临床研究和实践中,认为月经疾病与月经周期中肾阴阳的消长转化失常有关,故制订了一套独具特色的补肾调周法。经后期(卵泡期)胞宫满溢,随着月经排出,机体血海空虚,肾虚精亏,呈现阴长的动态变化,治疗以滋肾养血为主,为排卵和月经奠定物质基础,常以六味地黄丸合四物汤加减。经间期(排卵期)肾中阳气充盛,气血充盈,天癸渐至,阴精渐充,是重阴转阳,阴盛阳动之际,治疗上以"促排卵"为法,因势利导,推动转化,排出卵子,采用补肾活血行气法,在经后期方中加丹参、红花、川芎等活血药。经前期(黄体期)胞宫精血待泻,肾中阳气逐渐旺盛,宜温煦胞宫,为孕卵着床做准备,治疗上以助阳为主,兼以滋肾理气,常以温肾丸化裁。月经期(行经期)胞宫精血满溢,呈现重阳转阴的特征,金季玲主张应泻之经血排出,当彻底干净,留得一分瘀,影响一分新生。治疗上以"通、泻"为要,药物多用丹参、赤芍、五灵脂、川芎、益母草等活血之品。金季玲"补肾调周法"分期用药,治疗方法环环相扣,处方用药合理调配,充分体现了其丰富的临床经验。

(二)补肾调周与辨证相结合

金季玲认为不孕症的病因主要是脏腑功能失调。肾主生殖,肾虚是主要病因,同时与心、肝、脾关系最为密切。脏腑失调,气血失和,可致虚、致瘀、致湿,湿瘀作为病理产物,客于机体,流于下焦,伤及冲任、胞宫,因而引发不孕。在治疗上,金季玲主张补肾调周与辨证相结合。

经前期以温肾助阳为主,兼以滋肾养血,常用药物有淫羊藿、仙茅、巴戟天、菟丝子、紫河车、补骨脂、鹿角霜、肉苁蓉等。兼肝郁气滞者,表现有心情抑郁、胸胁胀痛等,加郁金、香附、柴胡等疏肝理气行滞;心肝火旺者,表现有面红目赤、心烦易怒、失眠、头胀痛眩晕等,加山栀子、黄芩、柏子仁等清肝养心;脾气不足者,表现有心悸气短、纳差、便溏等,加茯苓、白术、黄芪等补气健脾。经后期及排卵期以滋肾养血活血为主促进卵泡发育及排卵。

(三)补肾调周与辨病相结合

对排卵障碍性不孕,阴阳失衡是主要病机,肾虚是主要证候,补肾调周是治病之举。金季玲认为治疗排卵障碍性不孕要抓住两个方面:一是滋肾养血,促进卵泡发育,奠定成熟卵泡的受孕基础;二是温肾助阳,提高黄体功能。经后期血海空虚,需补肾填精,养血调冲,使气血和调,从而为卵泡的发育提供物质基础。肾阴虚者,以滋肾养血为主,佐以助阳;肾阳虚者,平补肾阳。滋肾养血药有当归、枸杞子、女贞子、白芍、熟地、黄精等;温肾助阳药有淫羊藿、紫河车、紫石英、巴戟天、菟丝子、肉苁蓉、补骨脂等。经间期以补肾活血行气促排卵为主,常用药有丹参、牛膝、泽兰、香附、桃仁、红花等。排卵后进入经前期(黄体期),为阳气活动旺盛时期,是由阴入阳的阶段,故在肾阴充盛的基础上加上温肾助阳药以补益脾肾,使脾气旺盛,肾强固密,维持基础体温高相,促进黄体功能健全,使肾中阴阳达到平衡,为受精卵着床创造良好的条件。月经期当月经量少者,以活血行气为主,常用药同经间期;月经量多伴经期延长者,以补肾固冲止血为主。肾阳虚者,常用药有熟地、枸杞子、山茱萸、阿胶、茜草、鹿角霜、菟丝子、乌贼骨、仙鹤草等;肾阴虚者,常用药在前方基础上减菟丝子、鹿角霜,加女贞子、墨旱莲等。

子宫内膜异位症是一种与不孕密切相关的妇科常见病,可导致盆腔粘连、输卵管阻塞、影响卵巢的排卵功能等,从而造成不孕。本病多发生在育龄期女性,是引起不孕的重要原因之一。金季玲认为本病发生的根本病机为血瘀,故活血化瘀、消癥散结是治疗大法。子宫内膜异位症患者久病肾虚,正气早伤,活血化瘀应选用较轻量、作用较缓的活血化瘀药,若用破血逐瘀之品更伤正气。非经期以消癥散结药为主,如浙贝母、夏枯草、鳖甲、重楼等;经期治以活血化瘀药,如丹参、赤芍、牡丹皮、三棱、莪术、夏枯草、浙贝母、鳖甲、乌药等。又据"肾主生殖",肾气旺盛,精血充沛,天癸至,任脉通,冲脉盛,月事如此而潮,方能受孕的理论,故在活血化瘀、消癥散结基础方中,随月经周期阴阳消长转化规律,加用补肾调周药。经后期及排卵期在非经期药中加当归、白芍、地黄、枸杞子等滋肾养血药,以促进卵泡增长。经前期在非经期药中加淫羊藿、鹿角霜、菟丝子、肉苁蓉、巴戟天等温肾助阳药,以利恢复卵巢排卵和黄体功能,促进妊娠。行经期经血以畅为顺,故应活血化瘀行气,引血下行。

(四)欲治其疾,先调其情

金季玲强调"欲治其疾,先调其情",即在药物治疗的同时,应辅以心理疏导。金季玲对功能性不孕有深入的研究,认为调畅顺达的情志是"阴平阳秘,精神乃治"的保障,尤其是情志变化所导致的功能性不孕,治疗核心仍然重在对患者进行心理疏导,调畅情志。女性较男性性格内向性强,偏于感性,易产生抑郁,情绪易于波动,因此在治疗时应该运用医学心理学知识,注重对患者进行精神调护,对患者产生的不适、紧张焦虑情绪进行疏通引导,即"先调其情"。《妇人良方·室女经闭成劳方论》所谓"改易心志,用药扶持"即是针对病情,采用心理疗法除去其病因,再根据辨证论治遣方用药,方能真正做到改善和消除症状,治愈疾病;同时嘱患者适当加强体育锻炼,多参加户外活动,调整心理状态,以提高患者的受孕概率。

三、治疗特色

(一)化痰补肾调周及心理疏导治疗多囊卵巢综合征性不孕

临床表现:婚久不孕,月经稀发,量少,色黯有块或闭经,少腹胀痛,腰膝酸软,倦怠乏力,面色晦暗或面部痤疮,体重明显增加,多毛,舌淡黯有瘀点或瘀斑,苔白厚腻,脉弦滑。

辅助检查:性激素六项异常,胰岛素异常,基础体温呈单相型,超声监测排卵异常。

证属:肾气亏虚,痰湿阻滞。

治法:燥湿化痰,补肾调周。

方药:苍术 10g　香附 10g　枳壳 15g　半夏 10g　胆南星 6g　当归 10g　白芍 10g　熟地 15g　葛根 15g　巴戟天 15g　紫河车 6g

【典型案例】

丁某,女,26 岁,2016 年 6 月 25 日初诊。

主诉:月经错后 2 年,婚后未避孕 1 年未孕。

刻下症:近 2 年体重增加 10kg,平素嗜食肥甘厚味,面部及背部痤疮明显,大便黏滞不爽,腰膝酸软;舌淡黯,苔白厚腻,脉弦滑。

经孕产史:13 岁月经初潮,既往月经规律,近 2 年月经错后,经期 45~70 天,带血 7 天,量中等。Lmp:2016 年 5 月 5 日。孕 0 产 0。

辅助检查:超声提示(2016 年 2 月 21 日)双卵巢多囊样改变,内膜 8mm;2016 年 2 月 27 日性激素六项示 P 0.708ng/ml,E_2 30.32pg/ml,LH 13.48mIU/ml,FSH 6.42mIU/ml,T 0.48ng/dl;胰岛素、甲状腺功能正常;子宫输卵管造影、免疫、感染均未见明显异常。妇科检查未见异常。

中医诊断:不孕症,月经后期。西医诊断:不孕症,多囊卵巢综合征。

证属:痰湿阻滞,壅滞冲任;肾气亏虚,精血不足。

治法:燥湿化痰,补肾调周。

方药:苍术 15g　香附 10g　胆南星 6g　半夏 10g　当归 10g　白芍 10g　熟地黄 15g　枸杞子 10g　酒萸肉 10g　菟丝子 15g　肉苁蓉 15g　巴戟天 10g　粉葛根 15g　鹿角霜 10g　黄精 15g　覆盆子 15g　紫河车 6g　14 剂,水煎服,早晚分服。复查性激素六项、妇科彩超。

嘱患者监测基础体温,节食并增加运动量,减轻体重。

二诊:2016 年 7 月 16 日。患者腰酸消失,大便较前改善,基础体温低相,带下量不多。舌质正常,苔薄白,脉沉细。

方药:前方加红花 10g。继服 14 剂,水煎服,早晚分服。

三诊:2016 年 7 月 30 日。患者服药平和,基础体温高相,白带量稍多,大便干,舌淡苔薄白,脉细弦。

方药:苍术 15g　香附 10g　胆南星 6g　半夏 10g　菟丝子 15g　淫羊藿 10g　巴戟天 10g　肉苁蓉 15g　当归 10g　白芍 10g　熟地黄 15g　鹿角霜 10g　香附 15g　14 剂,水煎服,早晚分服。

以上两方加减化裁治疗 1 个月余,患者月经规律,诸症消失,监测排卵。2019 年 9 月 8 日复诊,查 B 超示左卵巢卵泡已排,右卵巢卵泡 0.8cm×0.6cm,内膜 1.1cm。嘱患者合房,半月后查血 β-HCG。

四诊:2016 年 9 月 24 日。患者基础体温高相,乳头痛,舌淡苔薄白,脉细滑。查尿妊娠试验阳性,血 β-HCG 362.03mIU/ml。

【按语】　患者肾气不足,导致精亏血少,血海不能按时满溢,故月经后期而行;加之平素嗜食肥甘厚味,导致脾气不通,水湿失于运化,聚而成痰,下注壅滞冲任,加重病情。肾虚则腰膝酸软,痰湿壅阻而形体肥胖,脾不能运化水湿,则大便黏滞不爽;舌淡黯苔白厚腻,脉弦滑,均为痰湿之象。治疗以苍附导痰汤为基础方,燥湿化痰健脾。顺应月经周期阴阳消长转化规律,针对经后期阴长阳消的特点,方以当归、白芍、熟地、枸杞子、酒萸肉滋肾养血为主,佐以巴戟天、紫河车、鹿角霜、肉苁蓉温肾助阳,以阳中求阴,且葛根内含异黄酮,有雌激素样作用。全方调理冲任气血,以促进卵泡发育,通过促使阴的积累,使其如期达至"重",按时进入经间期。经前期(排卵后)在燥湿化痰方中加淫羊藿、巴戟天、肉苁蓉、鹿角霜等温肾助阳,维持基础体温高相,促进黄体的发育及成熟。全方共奏化痰补肾、调周助孕之效,促使患者恢复排卵功能,建立正常的月经周期。金季玲还强调治疗中要注重给予心理疏导,鼓励患者放松心情,调畅情志。有研究指出,人的精神状态好坏,可以直接影响排卵功能。

(二)补肾调周、活血化瘀及心理疏导相结合治疗子宫内膜异位性不孕

临床表现:婚久不孕,痛经,性交痛,非经期少腹痛,舌黯红,苔薄白,脉沉细。

辅助检查:超声可提示盆腔包块;妇科检查示双侧宫骶韧带、子宫直肠窝或后穹窿触痛结节。

证属:血瘀。

治法:活血化瘀。

方药:丹参 15g　赤芍 10g　白芍 10g　桂枝 10g　茯苓 10g　牡丹皮 10g　三棱 10g 莪术 10g　夏枯草 15g　浙贝母 10g　鳖甲 15g　乌药 10g　香附 10g　皂角刺 10g

【典型案例】

唐某,女,31 岁,2016 年 8 月 12 日初诊。

主诉:痛经 3 年,婚后未避孕 1 年未孕。

刻下症:舌黯红,苔薄白,脉沉细。

经孕产史:14 岁月经初潮,周期 30 天,带血 6 天,量中等,痛经(+)。Lmp:7 月 25 日。孕 2 产 1 流 1。

病史:发现双卵巢巧克力囊肿 1 年,小腹疼痛,性交痛半年。

辅助检查:妇科检查未及明显异常。妇科B超示双卵巢巧克力囊肿(左 30.7mm×24.3mm×25.2mm,右 34.7mm×24.4mm×29.6mm)。

中医诊断:不孕症,痛经。西医诊断:不孕症,子宫内膜异位症。

证属:血瘀证。

治法:活血化瘀。

方药:菟丝子 15g　淫羊藿 10g　巴戟天 10g　肉苁蓉 15g　当归 10g　白芍 10g　熟地黄 15g　鹿角霜 10g　香附 15g　续断 15g　槲寄生 15g　浙贝母 15g　夏枯草 15g　鳖甲 15g　重楼 10g　14 剂,水煎服,早晚分服。

二诊:2016 年 8 月 26 日。患者自述服药平和,小腹疼痛缓解。Lmp:8 月 23 日,血量偏少,色黯,痛经。舌淡红,苔薄白,脉细弦。

方药:丹参 15g　赤芍 10g　白芍 10g　桂枝 10g　茯苓 10g　牡丹皮 10g　三棱 10g 莪术 10g　夏枯草 15g　浙贝母 10g　鳖甲 15g　乌药 10g　香附 10g　皂角刺 10g　鹿角片 10g　海藻 15g　昆布 15g　重楼 10g　肉苁蓉 15g　巴戟天 15g　7 剂,水煎服,早晚分服。

8 月 26 日 B 超示双卵巢巧克力囊肿(右 2.6cm×2.6cm×2.0cm,左 1.9cm×2.1cm×1.6cm)。

三诊:2016 年 9 月 2 日。患者基础体温呈低相,白带量不多,舌淡红,苔薄白,脉细弦。

方药:丹参 15g　赤芍 10g　白芍 10g　桂枝 10g　茯苓 10g　牡丹皮 10g　三棱 10g 莪术 10g　夏枯草 15g　浙贝母 10g　鳖甲 15g　乌药 10g　香附 10g　皂角刺 10g　鹿角片 10g　肉苁蓉 15g　黄精 15g　熟地 15g　重楼 10g　党参 15g　7 剂,水煎服,早晚分服。

四诊:2016 年 9 月 9 日。患者基础体温呈高相,舌淡红,苔薄白,脉沉细。

方药: 菟丝子 15g　淫羊藿 10g　巴戟天 10g　肉苁蓉 15g　当归 10g　白芍 10g　熟地黄 15g　鹿角霜 10g　香附 15g　续断 15g　桑寄生 15g　浙贝母 15g　夏枯草 15g　鳖甲 15g　柴胡 10g　14 剂,水煎服,早晚分服。

五诊: 2016 年 9 月 23 日。患者基础体温呈高相,乳房微胀,舌淡苔白,脉细滑。

查尿妊娠试验阳性,血 β–HCG 879.5mIU/ml, P>40ng/ml。

【按语】 金季玲认为本病发生的根本病机为血瘀。瘀血阻滞冲任、胞宫,不通则痛,出现痛经,瘀血不去,新血不生,胞宫失养,导致不孕。依据 "肾主生殖" 的理论,金季玲治疗本病随月经周期阴阳消长转化规律,在活血化瘀药的基础上顺应补肾调周法,经期以丹参、赤芍、牡丹皮、三棱、莪术、夏枯草、浙贝母、鳖甲、乌药、皂角刺等理气活血、化瘀止痛、软坚散结治标。经后期及经间期(卵泡期及排卵期)在活血化瘀药的基础上,加当归、白芍、熟地、枸杞子等滋肾养血,佐以淫羊藿、巴戟天、肉苁蓉等补阳药,体现阳中求阴,以促进卵泡增长;经前期(黄体期)在活血药基础上加巴戟天、淫羊藿、肉苁蓉、鹿角片等温肾助阳药,佐以菟丝子、当归、白芍等滋阴补血药,体现阴中求阳,以利恢复卵巢排卵和黄体功能,促进妊娠。金季玲还指出由于子宫内膜异位症引起的痛经往往疼痛剧烈,给患者增加精神压力,会进一步加重疼痛感,常常会影响受孕。因此,金季玲在治疗的同时予心理疏导,转移患者注意力,让患者放松后,在不知不觉中怀孕。

(闫 颖 刘 颖)

—— 张丽蓉 ——

张丽蓉,女,教授,第一批全国老中医药专家学术经验继承工作指导老师,享受国务院政府特殊津贴,天津市中心妇产科医院中西医结合妇产科奠基人,在开创中西医结合妇产科事业上做出了前所未有的贡献。在医疗上,她曾先后师从于董晓初、哈荔田等中医大家,不断学习充实自己,使自己临床医疗水平不断提高,匠心独具地提出新治法而收到显著疗效。她始终坚持中西医结合的思维方式,主张既要学习西医高新技术,又要挖掘传统中医学的奥妙,将两者巧妙地结合起来解决疑难杂症。在科研上,自 1982 年以来有 6 项科研课题获得了卫生部、天津市科技成果奖。其中包括系列中成药:主治围绝经期综合征的 "更年安",主治青春期功血的 "春血安" 胶囊,主治痛经及产后尿闭的 "痛闭安",主治子宫内膜异位症或肌腺病的 "消结安" 以及治疗瘀血所致妇科疾病的 "血府逐瘀" 胶囊等。张丽蓉对于不孕症有其独到的见解和思路。

一、对不孕症的认识

不孕症一词首见于经典著作《素问·骨空论》:"督脉者……此生病……其女子不孕。"《备急千金要方》称不孕症为 "全无子" 及 "断绪",并指出 "凡人无子,当为夫妻俱有五劳七伤、虚羸百病所致,故有绝嗣之殃"。张丽蓉主张通过中医 "望闻问切" 四诊合参,以阴阳表里寒热虚实八纲辨证结合脏腑辨证认识不孕症。不孕症与五脏六腑都有密切联系,其中与肝、脾、肾关系最密切。肾藏精,一为先天之精,禀受于父母充实于后天,二为水谷之精。肾司生殖,凡生长发育和生殖能力异常都与肾有关,肾的某些功能与西医学的内分泌系统功能相似。实验证明,肾虚患者尿中 17- 羟皮质类固醇低于常人,经过补肾可以提高。在不孕症及习惯性流产的辨证中,绝大多数为肾虚,治疗以益肾为主。肝藏血,肝脏有调节全身气血通畅,保持脏腑之间功能协调的作用,其功能包括西医学的中枢神经、自主神经、消化及循环系统的部分功能。如有怒后伤肝或过度抑郁等情志上的改变,则使肝气横逆,肝胃不和。肝气郁结,气滞血瘀可造成内分泌功能紊乱而致月经不调、不孕、习惯性流产等。脾统血,为后天之本,统摄全身血液,其功能是消化与吸收、运送营养物质、调节体液的代谢与平衡,促进血液循环,维持生命活动等。如果脾虚则统摄无权,可出现出血性疾病如功血、习惯性流产等。脏腑失调,气血失和,可致虚、瘀、痰湿等病理产物,伤及冲任、胞宫,因而引发不孕。

二、诊治思路

经过不断地临床实践,张丽蓉对于不孕症有其独到见解。在辨证治疗上,除常规辨证施治外,张丽蓉还提出了独有的"七辨",分别为辨肾阴阳与滋阴助阳、辨肝气郁畅与理气开郁、辨脾胃虚实与健脾祛湿、辨血虚血瘀与活血化瘀、辨疼痛与通补散化、辨胖瘦与导痰养血、辨寒热与温通清解。在治疗中,张丽蓉充分应用中西医结合的思路,在运用西药的基础上辨证应用中药并加上中医针灸治疗的特色。如治疗习惯性流产,她认为正常妊娠阴阳平衡,不得针其经,针则堕胎;于是她根据"逐月养胎"的理论,采用针药并施调整阴阳平衡。针灸治疗不孕症是中医的一大特色,需要严格掌握辨证和补泻手法。如肾虚型常选用太溪、石关、大赫、水泉、关元、子宫等,并配耳针肾上腺、子宫、交感、内分泌等。气虚血瘀型常用蠡沟、带脉、阳陵泉、中极、子宫、气海等。痰湿内阻型常用天枢、水道、归来、气冲、关元、子宫、三阴交等。根据患者症状不同给予辨证加减施针。月经量少加交信、阴交,用补法;气短加太渊、尺泽、气海;月经量多加血海、地机;头痛加合谷、列缺;痛经加三阴交、命门;便秘加百会、支沟;白带量多加带脉、白环俞;子宫后倒加阳池;盆腔炎加八髎;闭经加志室、委中;心悸、心慌加少海、神门。在临床实践中,以西医检查为辅助,中医辨证论治为主导,西药与中药相结合,针灸与药物相结合,以调经助孕。

三、诊治特点

(一)辨肾阴阳与滋阴助阳

肾阴肾阳在人体内相互依赖,相互制约,共同维持生理的动态平衡。肾阳虚衰,命门火衰,可造成闭经不孕、功血、流产等。肾阴亏虚,形体脏腑失养,造成崩漏、不孕、习惯性流产、早产等。肾阴阳两虚,时有肾阴虚表现,时有肾阳虚表现,在临床上需要辨明见证,对症给药,方可奏效。

肾阳虚:肾阳不足,命门火衰,不能化气行水,寒湿流注于胞宫,以致宫寒不孕。

临床表现:月经量少,经期后错,血色晦暗,经期小腹冷痛,腰痛腿软,手足不温,小便清长,畏寒喜暖。舌质淡嫩,苔薄白,脉右尺沉细。

辅助检查:经前诊刮宫内膜多为增生期,也有部分为分泌期,或分泌不足。输卵管造影可见通畅,或伞端粘连,也有极少数闭锁不通者。基础体温多为单相型。

证属:肾阳虚证。

治法:温肾助阳。

方药:桂附地黄汤加减。

大熟地 30g　泽泻 9g　茯苓 15g　山萸肉 9g　山药 15g　丹皮 9g　附子 5~6g　肉桂 6g　淫羊藿 15g　何首乌 24g　枸杞子 12g　紫石英 9g

加减：查有输卵管不通者，加细辛、桂枝、路路通、穿山甲、鹿甲片，也可佐以活血化瘀之品，如红花、苏木、益母草等。

针灸治疗：取关元、子宫、石关、太溪、三阴交、足三里、天枢、中极等。每次可选 4~5 个穴位，用补法，隔 2 日 1 次。耳针取子宫、卵巢、内分泌、肾上腺等穴。

【典型案例】

胡某，女，31 岁，1980 年 8 月 10 日初诊。

主诉：结婚 4 年未孕。

刻下症：月经周期不规律、36~90 天，经期 5~7 天，血量中等，有血块，伴腰痛腹坠，少腹冷。舌质淡苔薄白，脉沉细。

辅助检查：诊刮病理为分泌期子宫内膜。子宫输卵管碘油造影示双侧输卵管伞端粘连，左侧输卵管不全梗阻。

中医诊断：不孕症，月经后期。西医诊断：不孕症，月经不调。

证属：肾阳虚弱，冲任不调。

治法：温阳活血，调理冲任。

方药：小茴香 7 粒　干姜 6g　延胡索 3g　没药 6g　当归 9g　川芎 6g　官桂 3g　赤芍 6g　蒲黄 9g　五灵脂 6g　水煎服，日 1 剂，共 6 剂。

配调经丸三料：益母草 250g　当归 120g　杭芍 30g　木香 60g　香附 60g　柴胡 15g　丹参 60g

二诊：1981 年 1 月 3 日。服药后行经 2 次，经量中等，血块明显减少。现自觉腹坠胀，带下量多。

方药：香附 12g　延胡索 10g　川楝子 10g　丹参 30g　牛膝 15g　白花蛇舌草 30g　皂角刺 10g　水煎服，日 1 剂，共 6 剂。

配调经丸 3 料，以益肾理气通络。

三诊：1981 年 3 月 21 日。服药后诸证减轻，监测基础体温仍单相，改用补肾填精法。

方药：熟地 30g　何首乌 24g　玄参 12g　麦冬 12g　枸杞子 10g　牡丹皮 10g　益母草 30g　覆盆子 10g　菟丝子 30g　附子 6g　肉桂 6g　穿山甲 10g　鹿角片 10g　水煎服，日 1 剂，共 6 剂。

配调经丸 2 料，以益肾通络。

四诊：1981 年 5 月 3 日。本月基础体温双相，月经干净 5 天，予温通消癥之法。

方药：桑寄生 12g　石菖蒲 10g　细辛 3g　桂枝 6g　香附 12g　穿山甲 10g　鹿角片 10g　木香 10g　白薇 12g　延胡索 10g　肉苁蓉 15g　水煎服，日 1 剂，共 6 剂。

调经丸加穿山甲 10g、鹿角片 10g，配丸药三料。服药期间共针灸治疗 60 次。

1981 年 5 月 14 日。尿妊娠试验阳性，同年 12 月分娩 1 活婴。

【按语】　该患者主要以肾阳虚为主证，故在治疗中加用针灸以温肾助阳、调经助孕，中药主要应用调助汤配合调经丸补肾温肾，使月经正常，促进排卵以助孕。

（二）辨血虚血瘀与活血化瘀

血瘀产生的原因复杂多样，其中有血虚致瘀、六淫致瘀、七情致瘀、外伤致瘀以及出血后致瘀等。临床中根据患者的出血与疼痛、精神与神经症状、热燥渴、唇舌面、脉象等症状和体征来判断血瘀原因。

气滞血瘀:怒后伤肝,肝郁气滞,气滞血瘀,气血不畅,不能受精怀孕。

临床表现:月经先后无定期,经期少腹坠胀而疼,经血不畅夹有血块。经前乳房胀痛,性情急躁易怒或抑郁不乐,胁肋胀痛。舌质红黯或有瘀斑,苔薄白微腻,脉弱。

辅助检查:子宫内膜检查可见子宫内膜增殖倾向或增殖症。

证属:气滞血瘀。

治法:疏肝理气,化瘀通络。

方药:丹栀逍遥散加味。

柴胡 9g　茯苓 15g　白术 9g　白芍 12g　当归 12g　丹皮 9g　栀子 9g　桂枝 6g　甘草 6g　橘叶 9g　水煎服,每月 6~10 剂,经后服,再加服加味逍遥丸和七制香附丸,早晚各 1 丸,连服 2 个月。

加减:经期腹痛属血瘀型者,可在经期以少腹逐瘀汤加味:小茴香 6g　干姜 6g　延胡索 9g　五灵脂 9g　没药 6g　当归 12g　赤芍 6g　肉桂 6g　蒲黄 9g　川断 12g　桑寄生 12g

月经淋漓不断时,可用血府逐瘀汤加味:当归 9g　川芎 4g　赤芍 6g　生地 9g　牛膝 9g　柴胡 3g　枳壳 6g　甘草 6g　桔梗 5g　桃仁 12g　红花 9g　海螵蛸 12g　补骨脂 9g

查有输卵管不通者,同肾阳虚型用药;合并有附件炎加清热解毒之品,如金银花、败酱草、蒲公英、紫花地丁等。

【典型案例】

杨某,女,26 岁,1987 年 3 月 5 日初诊。

主诉:已婚 1 年不孕,月经稀发。

刻下症:患者 18 岁初潮,月经周期 2~6 个月,行经 3~4 天,量中等,用纸 1 包,无痛经史。去年结婚,至今未孕。患者来诊时停经 51 天。Lmp:1987 年 1 月 14 日。基础体温单相。

辅助检查:男方精液常规示外观黄色,量 1ml,液化良好,计数正常,活动率 10%,运动力极差。

中医诊断:原发不孕。西医诊断:原发不孕,月经稀发。

证属:气滞血瘀。

治法:行气舒郁,活血化瘀。

方药:黄芪 15g　当归 30g　桃仁 10g　红花 10g　泽兰 10g　卷柏 10g　桂枝 6g　木通 6g　丝瓜络 10g　急性子 10g　玫瑰花 10g　大黄 6g　鸡血藤 30g　水煎服,每日 1 剂,共 6 剂。

二诊:1987 年 3 月 21 日。服药后于 3 月 19 日(停经 57 天)月经来潮,现月经第 3 天,经行通畅,经量中等,情绪好转。自觉小腹发凉,舌淡红,苔白,脉沉濡。

方药:川芎 10g　炮姜 6g　延胡索 10g　赤芍 10g　小茴香 10g　蒲黄 10g　肉桂 6g　当归 10g　没药 10g　水煎服,日 1 剂,共 6 剂。

三诊:1987 年 5 月 3 日。停经 40 余天。Lmp:1987 年 3 月 19 日。性情烦躁,郁闷不乐。

方药:因患者工作不便,愿服丸药,故予调经丸 2 料。

益母草 250g　木香 60g　当归 120g　杭芍 60g　香附 60g　丹参 60g　柴胡 15g　共研细末蜜丸,每丸 10g,早晚各 1 丸。

四诊：1987年7月10日。患者自诉上方药服用后月经来潮，但月经后错7~10天。Lmp：1987年6月13日。现正值经前期。给予疏肝解郁、活血通经法。

方药：柴胡10g 当归10g 白芍12g 茯苓15g 白术10g 生姜3片 薄荷[后下]10g 牡丹皮10g 栀子10g 甘草6g 苏木10g 鸡血藤30g 桂枝6g 水煎服，日1剂，共6剂。

附子理中丸、七制香附丸、八珍益母丸各30剂。

男方因精子活动率低，运动力极差，治以滋肾补肾、阴阳双补，方用五子衍宗丸加味。

覆盆子10g 菟丝子15g 五味子10g 枸杞子10g 车前子10g 仙茅10g 淫羊藿10g 金樱子15g 赤芍10g 水煎服，日1剂，共18剂。

又服龟龄集6瓶。

五诊：1987年10月5日。服药后男女双方诸症逐渐好转。Lmp：1987年8月15日。现停经50天，伴见恶心纳差，脉滑，当日查尿妊娠试验阳性。后妊娠经过顺利，顺产一男孩，聪明健康。

【按语】 患者月经稀发伴不孕，证属气滞血瘀型。我们应用疏肝解郁、活血化瘀之法，同时予以男方滋肾补肾、阴阳双补，男女双方共同调理使患者怀孕。

（三）辨胖瘦与导痰养血

《济阴纲目》谓："若是肥盛妇人，禀受甚厚，恣食酒食之人，经水不调，不能成胎，谓之躯脂满溢，闭塞子宫。宜行湿燥痰，用星半苍术防风羌活滑石或导痰汤之类。"由以上记载可知，肥胖人由于平素膳食优厚，加之嗜酒而造成月经不调，还有因子宫寒凉而不生子者。瘦人性情急躁，易激动，月经量少，不能成胎，所谓"子宫干涩"。

痰湿内阻：体质肥胖，痰湿内阻，气机不畅，月经失调，致躯脂丰满，阻塞胞宫不能成孕。

临床表现：日渐肥胖，面色发白，头晕头沉，心悸气短，月经稀发，量少甚至闭经；大便溏薄，每日2~3次；全身无力，食欲不振。舌质胖嫩、有齿痕、苔腻、微黄，脉缓或涩。

妇科检查：常见子宫颈及宫体肥大，双附件增厚。

证属：痰湿内阻。

治法：燥湿化痰，佐以活血。

方药：苍附导痰丸加减。

苍术9g 香附9g 茯苓15g 姜半夏9g 淡甘草6g 胆南星9g 橘红9g 红花9g 益母草30g 淫羊藿9g 水煎服，每月5~10剂。

再取上药3料，共为细末，炼蜜为丸，每丸9g，早晚各服1丸。

加减：如患者有子宫肌瘤，宜以活血化瘀为主；辨其脏腑盛衰，审其气血盈亏给予调治，并佐以通络软坚之品，以桂枝茯苓汤加减治之。

方药：桂枝9g 茯苓9g 牡丹皮9g 赤芍9g 桃仁9g 夏枯草24g 昆布9g 海藻9g 海螵蛸12g 茜草9g 红花9g 益母草30g 水煎服，每月5~10剂。

再取上药3料，共研末，炼蜜为丸，每丸9g。早晚各1丸，经期停服。月经多者，经期服安冲汤。

【典型案例】

刘某，女，31岁，1992年9月9日初诊。

主诉：婚后7年未孕，月经不规律10个月。

刻下症:患者已婚同居 7 年未孕,月经自 1982 年经期饮冷后不规律,周期 2 个月至 1 年,行经 5~6 天。不做人工周期月经不来潮。Lmp:1992 年 7 月 12 日(肌内注射黄体酮后)。基础体温单相,舌淡黯苔薄白,舌下静脉多支,脉沉缓。经门诊以继发闭经收入院。

辅助检查:1987 年诊刮"分泌期内膜",1988 年通水"双侧输卵管通"。爱人精子活动力 80%,数目 1.08 亿 /ml。

中医诊断:不孕,闭经。西医诊断:原发不孕,闭经。

证属:痰湿内阻。

治法:燥湿化痰。

方药:苍附导痰汤合益母当杭汤加味。

苍术 10g 香附 10g 陈皮 10g 半夏 10g 茯苓 15g 竹茹 12g 枳壳 12g 天南星 10g 益母草 30g 当归 12g 杭芍 12g 丹参 30g 柴胡 10g 黄芪 30g 巴戟天 10g 日 1 剂,共 14 剂。

二诊:1992 年 9 月 24 日。2 周后体温仍为单相,肌内注射黄体酮 20mg,5 天,于 9 月 24 日来潮。拟以温经散寒祛湿之法,投大温经汤加味。

方药:吴茱萸 6g 肉桂 10g 川芎 10g 赤芍 10g 丹皮 10g 炮姜 10g 半夏 10g 麦冬 10g 党参 10g 阿胶^{烊化}12g 当归 12g 山萸肉 15g 巴戟天 12g 日 1 剂,共 6 剂。

经量较前增多,行经 6 天,干净后于 10 月 6 日行碘油造影术示"双侧输卵管排出正常,子宫输卵管内膜炎"。后依次分别给予排卵汤、调助汤、苍附导痰汤合调经汤治之,仍肌内注射黄体酮 5 天,月经如期而至,后于 10 月 28 日来潮。

三诊:1992 年 10 月 2 日。行经第 5 天服克罗米芬(氯米芬)50mg,5 天。治以活血化瘀促排卵,投以排卵汤加味。

方药:刘寄奴 10g 柴胡 10g 泽兰 10g 生蒲黄 10g 女贞子 15g 赤芍 10g 益母草 30g 苏木 10g 覆盆子 10g 鸡血藤 15g 菟丝子 30g 枸杞子 10g 牛膝 15g 山萸肉 15g 淫羊藿 10g 水煎服,日 1 剂,共 6 剂。

四诊:1992 年 10 月 9 日。月经周期第 13 天改用温经汤加仙茅 10g、淫羊藿 10g、巴戟天 10g、刘寄奴 10g,并肌内注射 HCG 1 000U,1 次。

五诊:1992 年 10 月 18 日。6 针后体温呈双相 37℃,改用益肾法,方以调助汤加减。

方药:大熟地 30g 何首乌 18g 枸杞子 12g 玄参 12g 麦冬 12g 牡丹皮 10g 坤草 30g 覆盆子 12g 菟丝子 30g 附子 10g 肉桂 10g 日 1 剂,共 14 剂。

六诊:1992 年 11 月 30 日。闭经 32 天,查尿妊娠阳性,改用安胎之法,予安胎饮加味。

方药:川断 12g 桑寄生 12g 菟丝子 30g 杭芍 12g 甘草 10g 阿胶^{烊化}10g 金樱子 30g 补骨脂 10g 白术 10g 日 1 剂,连服 2 个月。

连续服上方 2 个月余,1993 年 1 月 19 日做 B 超检查示"宫腔内可见 22mm×46mm×23mm 胎囊,胎芽坐高 39mm,可见胎动胎心",即日出院。

【按语】 本例不孕症属典型痰湿瘀阻证,治以燥湿化痰、活血化瘀,以苍附导痰汤为主方,加之温经散寒、补肾化瘀之品如温经汤、调经汤等。此种方法源于《金匮要略》"病痰饮者,当以温药和之",使阳运湿化,月经规律而受孕。

(张 菁 闫 颖)

❀ 云南妇科名家 ❀

—— 姚克敏 ——

姚克敏,女,1935 年生,云南昆明人,首批全国老中医药专家学术经验继承工作指导老师,云南省国医名师。原任昆明市中医医院院长,中华全国妇科学术委员会委员,云南省中医药学会副会长,昆明市中医学会会长。首届全国优秀院长,云南省有突出贡献的优秀专业技术人才,省市劳动模范、三八红旗手,全国卫生文明建设先进工作者。获昆明市中医医院终身贡献奖,为首届"中国中医药研究促进会妇科流派分会"顾问。

出生于中医世家,为云南姚氏医学流派第六代妇科代表性传承人。指出治疗妇科诸疾应"以血为本,以气为动,首重肝脾冲任",提出了"女子多郁火"的论点。既重视女子不同生理阶段脏腑气血的变化特点,更强调社会环境对妇女身心疾病的影响。对妇女之疾均有明确观点,较为系统的研究。

一、对不孕症的认识

姚克敏指出,不孕症病因繁多,任何影响排卵、受精、着床的因素都可以致病,且常有多种因素相互掺杂,而此病由于病理、心理因素并存,故是一个典型的身心疾病。姚克敏认为受孕是一个复杂的生理过程,除肾气的旺盛、肾精的充沛是孕育的关键外,气血是经潮胎孕的物质基础。而肝藏血,脾统血,冲为血海,任主胞胎,与肾同源相资,先后天相助,经络相系,相互之间气血交流,上下渗灌,方可化生天癸,精气溢泻,精血和凝而孕育成胎,故肝脾冲任的功能正常与孕育亦密切相关。但女子多为血常不足、气常有余之躯,若因体质因素、七情伤损、外邪侵蚀,便可一触即发,致肝血不足,脾运失司,冲任空虚,肾精匮乏,肾气虚衰而不能摄精成孕;或痰瘀湿毒客于胞宫脉络,损伤气血,涉及脏腑经络而致不孕,实为一以虚为主、虚实夹杂之病证。虚者,为肾精肾气亏虚,肝血不足,脾虚失运,冲脉衰少,任脉不足,天癸匮乏。西医学研究影响受孕的卵巢因素如多囊卵巢综合征、卵巢早衰、无排卵性闭经、重度营养不良等,以及免疫因素所致、部分炎性疾病如内膜结核等大多为精气亏虚之病证。实者,或衍生痰湿,或气滞血瘀,或外感湿热毒邪而阻滞胞宫胞脉,而输卵管因素、肌瘤、生殖系统感染、手术后损伤等皆为气滞、血瘀、湿阻之依据。或虚或实之中常是虚中夹实、实中有虚之状,临证当仔细分辨,须注重不孕之"以虚为主,虚实夹杂"的病机转变。

二、诊治思路

姚克敏在长期医疗实践中,摸索出一套有规律的辨治方法,即在辨证过程中,审阴阳,查虚实,辨寒热,究气血,明病机。除望闻问切并重外,尤重问切二诊,临证中仔细收集四诊所得症状、体征等相关信息,并广泛运用西医学理念和各种检查手段,以丰富中医按(查)诊内容,获取望闻问切不能得到的实验室资料,为辨证治疗提供依据,使中医辨证的内涵由宏观向微观、由直觉感官向客观化发展,形成了以中西两法诊断、强调病证结合、以中医辨证论治为核心的临床模式,这也是姚克敏诊治不孕症的重要方法之一。

正如朱丹溪所言:"求子之道,莫如调经。"姚克敏指出,月经不调、崩漏、闭经等是导致不孕之始因,祛病嗣子,无一不在调经之中,根据气血运动规律,制定调经规则。在月经周期升、藏、降、泻,阴阳消长的变化过程中,结合女子生育期冲任胞脉常易受损,气血匮乏较甚,思虑劳累过度,脾伤肝郁气结明显的病理特征,因人而异,辨证论治,周期用药。治疗中,强调"调经种子",以补虚为主,而疏肝健脾,调养冲任,补益精气,疏通胞络是治疗之要点。又指出,受孕必以男精女血为物质基础,故治疗不孕须男女双方同查,查清男方因素存在与否,双方同治,方能提高受孕率及成孕质量。即使男方无明显病因,也可施与方药,以增强体质,改善精子质量,未病先防。健脾化湿,和血通络,升降气机,助阳益阴为主要治则。

三、治疗特色

(一)脾肾气虚型

临床表现:婚久不孕,经水量少,或月经后期、闭经,腰酸脊困,带下清稀,体倦乏力,纳少不馨,小便清长,房事淡漠,舌淡红,苔薄白,脉沉细或沉迟。

辅助检查:生殖免疫检测、B超、性激素测定、基础体温测定等。

治法:健脾补肾,滋养冲任。

方药:姚氏资生丸。

党参10g　白术10g　茯苓15g　熟地黄15g　当归15g　川芎10g　白芍10g　女贞子15g　菟丝子15g　桑寄生15g　炒续断15g　炒柴胡10g　炙香附10g　官桂10g　炒艾叶10g　苏木6g　甘草3g

加减:全方补益气血,滋养肾精,调助冲任,柔肝健脾,疏通胞络,适宜虚中夹实之不孕者。腰酸困重者,加炒杜仲、怀牛膝强腰健肾;基础体温单相者,加淫羊藿、仙茅温肾助阳;带下量多、清稀者,加怀山药、芡实加强健脾固肾。

【典型案例】

齐某,34岁。初诊:2015年9月15日。

主诉:未避孕5年未孕。

刻下症:现困倦乏力,思睡畏寒,食后脘胀嗳气,多矢气,大便稀溏日一行,带下清稀色白。Lmp:2015年8月22日。面色淡黄,舌红润,苔薄白,脉沉细滑。

月经史:12岁初潮,周期34~36天,量少色偏黯,轻度腰酸腹痛,6~7日净,经净后腰脊酸困。

既往史:患者于2013—2014年行"试管婴儿术"3次均未着床,末次手术2014年10月。日本某医院诊断为自身免疫抵抗。

辅助检查:性激素六项在正常范围,双方生殖免疫各项、优生10项等无异常。2015年4月12日B超示宫体6.8cm×4.5cm×3.2cm,宫内膜厚约0.63cm;左侧卵巢3.4cm×2.1cm、探及5个窦卵泡,右侧卵巢3.0cm×1.9cm、探及4个窦卵泡。男方精液常规:液化时间>60分钟,精子活动率A级32.24%,B级19.83%。

中医诊断:不孕症。西医诊断:免疫性不孕。

证属:气血亏虚,脾肾不足,冲任失养。

治法:补益气血,健脾益肾,滋助冲任。

方药:党参15g　白术15g　茯苓15g　当归12g　川芎10g　白芍10g　怀山药15g

女贞子 15g　菟丝子 15g　桑寄生 15g　炒续断 15g　炙香附 10g　炒艾叶 10g　炒柴胡 10g　官桂 10g　乌药 10g　甘草 3g　水煎服,2 日 1 剂,经行停药。

予男方口服姚氏益肾醒精丸以补气行气,化气清肝,通络活血,枢转下焦气化。

二诊:2015 年 11 月 9 日。Lmp:2015 年 10 月 24 日,量少,色转红,6 日净。腰酸神疲畏寒等明显减轻,仍有脘胀便稀。面色转润,舌红润,苔薄白,脉细滑。体质似有改善,运化不足明显。守原方化裁,党参、当归略显碍脾,去之,易太子参 15g、砂仁 10g、木香 10g 先助脾运。

三诊:2016 年 5 月 10 日。患者服上方数月后,Lmp:2016 年 3 月 28 日,停经 42 天。5 月 5 日始有少量阴道不规则流血,色淡褐,腰酸。2016 年 5 月 6 日血 β-HCG 205.20mIU/ml,P 12.70ng/ml。B 超示宫内小暗区 0.6cm×0.2cm。诊之脉细滑稍数尺弱,舌红润,苔白。肾气不足,胎元不固,治以补气养血,益肾固胎。拟姚氏保产达生汤加减。

方药:黄芪 30g　当归 15g　白术 15g　白芍 15g　菟丝子 15g　炒杜仲 15g　桑寄生 15g　苏梗 15g　阿胶 15g　艾叶炭 10g　茯神 15g　砂仁 10g　莲须 12g　大枣 10g　甘草 3g

服药 10 剂后,6 月 1 日 B 超示宫内孕 8⁺周,见胚芽、卵黄囊及胎心搏动。血 β-HCG 100 446.00mIU/ml,P 52.43ng/ml。已无流血,偶有少腹隐痛腰酸,轻度泛呕,带下量多色白。舌红润,苔白,脉弦滑数。守方服药。后携子来告,于 2016 年 12 月 19 日顺产一女。

【按语】　纵观本案,5 年未孕,西医检查有正常排卵,余皆无异常,但常现腰脊酸困,神倦乏力,思睡畏寒,带下清稀,大便稀溏等一派虚象。且月经周期偏长,经量较少,亦为不足之征。此乃脾虚后天运化无力,肾精肾气化生不足,至氤氲之期虽有天癸溢泻,然无气血之助,亦难以摄精成孕。况婚久未孕,肝气郁结,疏泄失常,运化受碍,致冲任不能相滋,又皆男方精液稍有异常,体质欠佳,使孕子之路障碍重重。张介宾《宜麟策》云:"女子所重在血,血而构精,胎孕乃成。"姚克敏指出,生殖的根本是以肾气、天癸、男精女血作为物质基础,阳精溢泻而不竭,阴血时下而不愆,精血合凝,方可胚胎结而生育滋。故本案当以补气养血、健脾益肾为主,兼以疏滞助运治之。方选姚氏资生丸,以四君四物为君,益气健脾,行滞助孕,补血和血;女贞子、菟丝子、桑寄生、炒续断为臣,充填冲任,滋助肾精,宣通百脉,温运和阳;佐以温和流动之柴胡、香附、官桂、艾叶,温煦以和经脉,解肝郁,除冷积,暖血温宫,疏理凝滞,调畅胞络;加怀山药增强健脾益肾、助运止泻之效;甘草调和诸药。方药对证,稍事加减,又予男方姚氏益肾醒精丸益气清肝、行气通络,增强气化之力。连治半年余,令气血旺盛和调,肝脾疏泄运化如常,而冲脉满盈渗灌,任脉上下通盛,肾精充沛,肾阳蒸腾,琴瑟和谐而精摄成孕。

(二)冲任受损、气血亏虚型

临床表现:有自然流产清宫、人工流产史或妇科手术史,日久不孕。月经后期或闭经,经量过多或过少,色淡红或淡黯,质清稀薄,纳眠不佳,神疲倦怠,带下正常或过少。舌淡或淡红、边多齿印,苔薄白,脉沉细滑或芤。

辅助检查:B 超、宫腔镜、宫腔输卵管碘油(水)造影,性激素测定等。

治法:补益气血,调助冲任,养脉通络。

方药:以经验方"姚氏新加当归补血汤、姚氏新加五子汤"为主方。

姚氏新加当归补血汤:黄芪 30g　当归 15g　白术 10g　白芍 10g　茯苓 15g　川芎 6g

姚氏新加五子汤:女贞子 15g　菟丝子 15g　茺蔚子 15g　覆盆子 10g　车前子 10g

加减:此二方重补元气兼强化源,滋水涵木,益阴填精,且可疏导气机,濡养胞脉,通络调经。月经后期或闭经者,加炒续断、桑寄生、杜仲等加强调助冲任,引药入经;月经过多者,加千张纸、海螵蛸、莲须、地榆炭等固肾收敛止血;月经过少色淡者,加阿胶、艾叶、淫羊藿、仙茅等温润胞宫,滋助冲任;胞络不疏者,加橘核、苏木、丝瓜络、桂枝等温经化滞通络。

【典型案例】

段某,38 岁。初诊:2015 年 4 月 28 日。

主诉:未避孕 4 年未孕,月经 4 个月余未行。

现病史:2011 年 5 月行 "右侧卵巢囊肿剥除术",继之月经周期逐渐推后,2 个月左右一行,甚则闭经。经量明显减少,色淡褐,质清薄,4 日净,曾注射黄体酮治疗。术后未避孕 4 年未孕。Lmp:2014 年 12 月 6 日。现患者无带下,纳可,时而头昏难寐,二便调。颜面满布深褐色斑块,舌红润,苔薄白,脉细滑。

既往史:2010 年 3 月宫外孕保守治疗,2011 年 5 月行 "右侧卵巢囊肿剥除术"。

辅助检查:2015 年 3 月 30 日 B 超示子宫体大小 6.2cm×4.4cm×3.0cm;子宫内膜 0.3cm;右侧卵巢约 2.0cm×0.9cm,左侧卵巢约 2.5cm×1.7cm。性激素六项示 FSH 77.35mIU/ml,LH 26.13mIU/ml,E_2 43.00pg/ml,P 0.44ng/ml,PRL 6.25ng/ml,T 0.26ng/ml。2015 年 3 月 31 日宫腔镜示子宫形态正常,右侧输卵管通而不畅,左侧输卵管通畅。男方相关检查无异常。

中医诊断:不孕症,闭经。西医诊断:不孕症,卵巢早衰。

证属:气血亏虚,冲任受损,胞络不疏。

治法:补益气血,调助冲任,养脉疏络。

方药:姚氏新加当归补血汤加减。

黄芪 30g　当归 15g　白术 10g　白芍 10g　茯苓 15g　川芎 6g　女贞子 15g　菟丝子 15g　茺蔚子 15g　覆盆子 10g　车前子 10g　炙香附 10g　炒续断 15g　桑寄生 15g　炒艾叶 10g　淫羊藿 10g　炙甘草 3g　2 日 1 剂,连服 10 剂,经行停药。

二诊:2015 年 7 月 6 日。于 2015 年 5 月 21 日阴道中流少许褐色分泌物,偶有小腹痛,3 日净。药后自觉神气清爽,头晕未作,大便已调。舌红润,苔薄白,脉细滑。久涸之渠得以贯通,但尚未荣泽,须因势利导,兼以助运。方宜选艾附逍遥散加味,温润疏调,以助经血顺畅而行。

方药:炒艾叶 10g　炙香附 15g　炒柴胡 10g　当归 15g　白术 10g　白芍 10g　茯苓 15g　薄荷 6g　炒续断 15g　桑寄生 15g　菟丝子 15g　益母草 10g　鸡血藤 15g　川牛膝 15g　甘草 3g　5 剂,水煎服。

经净后:固护精血,疏滞调经。

方药:四物五子汤。

当归 15g　熟地 15g　白芍 15g　川芎 10g　女贞子 15g　菟丝子 15g　茺蔚子 15g　覆盆子 10g　车前子 10g　炙香附 15g　炒续断 15g　桑寄生 15g　苏木 6g　荔枝核 15g　甘草 3g　嘱 2 日 1 剂,服至经行换服艾附逍遥散加味。

三诊:2016 年 4 月 8 日。如此治疗已近 1 年,月经周期 32~35 天,经量偏少色红,带下正常,颜面红润,斑块褪尽。Lmp:2016 年 1 月 27 日。2016 年 4 月 7 日 B 超示宫内早孕 9 周,可见胎心胎芽。近 2 周纳差少食,食后泛呕,时有腰酸。舌红润,苔薄白,脉细滑数。

脾虚失和,肾气不足,拟健脾和胃,益肾固胎。

方药:姚氏保产达生汤加减。

黄芪 30g　当归身 15g　太子参 15g　炒白芍 15g　白术 15g　茯神 15g　陈皮 10g　砂仁 10g　苏梗 15g　菟丝子 15g　杜仲 15g　桑寄生 15g　炒艾叶 10g　竹茹 10g　甘草 3g

5 剂,水煎服。

于 2016 年 10 月 20 日剖宫产一子。

【按语】　患者 2 次手术,冲任胞脉屡屡伤损,致气血亏虚,累及血海,经行后延,经量衰减,氤氲之期受扰而久久不能成孕。取温润疏调之法,益气补血,助冲养脉为主,调经疏络,运转机枢而治之。姚氏新加当归补血汤选黄芪、当归、白芍、白术、茯苓、川芎扶阳存阴,补气生血,于气弱血虚之际益气养营,以求速生无形之气,急补有形之血。五子汤中女贞子、菟丝子、茺蔚子、覆盆子、车前子均为植物种仁,轻扬流动,味厚质润,既能滋补精血,又蕴含萌动之气,于濡润滋养之中又具宣通脉络、温运和阳之意。在本案治疗中二方合用,再加淫羊藿、艾叶温阳化气;炙香附、炒续断、桑寄生增强方中调助冲任、疏通经络之力,善走善守,且能引诸药直达冲任。全方合力,终使气血又生,渐涸之血海得以充盈,虚惫之胞脉得以濡养,经气通利,天癸精血相融,孕育结子。

(三)肝郁脾虚兼血瘀、气滞、痰湿、郁火型

临床表现:婚久不孕,周期不定,经量多少不一。

兼血瘀者,经色紫黯有血块,经行不畅,或少腹胀痛。舌黯红,夹瘀斑瘀点,脉弦涩。

兼气滞者,经前乳房、少腹胀痛,情志不舒,烦躁易怒,胸闷太息。舌黯红,苔薄白,脉弦。

兼痰湿者,经色淡红或红,形体肥胖,倦怠思睡,胸闷泛恶,纳差少食,带下白黏,大便稀溏或黏腻不爽。舌淡红胖,边多齿印,苔白腻,脉细滑。

兼郁火者,月经先期,经期延长,或崩或漏,经色鲜红,有小血块,乳房、双少腹胀痛,心中烦热,眠差难寐,口苦咽干,或口舌生疮,纳食尚可,带下量少色黄,溲黄便干。舌红,苔薄,脉细滑数或弦滑数。

辅助检查:B 超、子宫输卵管碘油(水)造影、宫腔镜、性激素测定等。

治法:柔肝健脾,兼活血化瘀,或疏肝解郁,或燥湿化痰,或清透郁热。

方药:二核逍遥散合二至丸。

橘核 10g　荔枝核 15g　炒柴胡 10g　炒白芍 15g　当归 15g　炒白术 15g　茯苓 15g　薄荷 6g　女贞子 15g　墨旱莲 15g　炙香附 15g　炒续断 15g　桑寄生 15g

加减:兼血瘀者,加苏木 10g、川芎 10g、桃仁 10g、益母草 10g、三七 10g、怀牛膝 15g、生蒲黄 6g;兼气滞者,加川芎 10g、乌药 15g、川楝子 10g、佛手 10g、青皮 10g、炒艾叶 10g、小茴香 10g;兼痰湿者,加姜半夏 15g、陈皮 10g、炒苍术 15g、胆南星 15g、竹茹 10g、枳实 10g、吴茱萸 10g、官桂 10g;兼郁火者,增液四物汤(生地 15g　白芍 15g　牡丹皮 10g　地骨皮 10g　炙首乌 15g　炙黄精 15g　玉竹 15g　藕节 15g　荷顶 10g　竹茹 10g　益母草 15g　仙鹤草 10g　白豆蔻 10g　苏梗 10g　甘草 3g)。

【典型案例】

李某,28 岁。初诊:2016 年 3 月 19 日。

主诉:未避孕 4 年未孕。

刻下症:近半年常于经前 6~7 天有点滴出血,月经周期 28~34 天,量少色黯红,有少量血

块,第 1~3 天下腹痛剧,伴恶寒泛呕,7 天净,日用纸巾 1~2 包。Lmp:2016 年 3 月 6 日。经净后 2 天双少腹胀痛,有压痛。纳眠可,带下偏少,二便调。舌红润偏紫、边多齿印,苔薄白腻,脉沉细滑。

既往史:11 岁初潮并行"头皮细胞瘤摘除术";2014 年 8 月行"脑垂体瘤摘除术"。2 次手术后均予"地塞米松片"治疗 1 个月,体重明显增加渐至 110kg 左右。

孕产史:孕 2 产 0 流 2,2012 年分别于孕 5 个月余、6 个月余难免流产。

辅助检查:2016 年 3 月 8 日性激素六项示 FSH 4.85mIU/ml,LH 3.87mIU/ml,PRL 6.95ng/ml,E_2 47.00pg/ml,P 0.21ng/ml,T 0.40ng/ml。2016 年 3 月 18 日 B 超示子宫大小 9.2cm×6.2cm×5.1cm,内膜厚度 0.7cm,回声均匀;左侧卵巢约 3.1cm×2.3cm,右侧卵巢约 4.4cm×2.5cm;左附件区探及 3.5cm×2.5cm 稍低回声及低回声混合回声包块(输卵管积液?),另探及 1.8cm×1.6cm 囊性暗区(输卵管系膜囊肿?);双侧卵巢一个切面均探及 7~8 个卵泡,右侧最大卵泡 0.8cm,左侧最大卵泡 2.0cm×1.5cm。2016 年 2 月 18 日"宫腔输卵管碘油造影"示子宫形态规则,双侧输卵管炎并轻度积水,部分性阻塞。男方相关检查无异常。

中医诊断:不孕症,月经过少,癥瘕。西医诊断:不孕症,双侧输卵管炎。

证属:肝郁脾虚,痰湿壅滞,胞络不疏。

治法:柔肝解郁,健脾化痰,温通胞络。

方药:二核逍遥散合导痰汤。

橘核 10g　荔枝核 15g　炒柴胡 10g　当归 12g　炒白芍 15g　炒白术 15g　茯苓 15g　薄荷 6g　胆南星 15g　姜半夏 15g　陈皮 10g　枳实 10g　竹茹 10g　吴茱萸 10g　桂枝 15g　皂角刺 15g　炙甘草 3g　水煎服,2 日 1 剂。

二诊:2016 年 4 月 19 日。上方连服 15 剂,经行续服。经前少量出血 5 天。Lmp:2016 年 4 月 5 日。色量同前,腹痛明显缓解,7 天净,经净后腹痛未作。舌淡红胖泛青、边多齿印,苔薄白腻,脉沉细滑。上方初见成效,原法施治,予导痰五子汤加味,于月经中期补气健脾,助阳益冲,温化寒痰为主。

方药:黄芪 30g　茯苓 15g　陈皮 10g　姜半夏 15g　炒苍术 15g　胆南星 15g　炙香附 15g　枳实 10g　竹茹 10g　女贞子 15g　菟丝子 15g　茺蔚子 15g　覆盆子 10g　车前子 10g　桂枝 15g　吴茱萸 10g　皂角刺 15g　炙甘草 3g　服法同前,嘱调整饮食,适当有氧运动。

三诊:2016 年 5 月 17 日。Lmp:2016 年 5 月 2 日。经前已无出血,经量明显增加,色转红,有血块,腹痛轻微,6 天净。昨日腰酸痛,带下夹血丝。近期加强快走锻炼,体重下降 5kg。舌红润偏胖、边多齿印,苔薄白稍腻,脉沉细。经量增加,体重减轻已是运化渐复、痰湿得化之兆,原方不变,继续柔肝健脾,化痰助冲。5 剂后于经前换服逍遥散。

方药:炒柴胡 10g　当归 15g　炒白芍 15g　炒白术 15g　茯苓 20g　薄荷 6g　女贞子 15g　菟丝子 15g　淫羊藿 12g　桂枝 15g　皂角刺 15g　炙香附 15g　炒续断 15g　桑寄生 15g　刺蒺藜 15g　砂仁 10g　炙甘草 3g

四诊:2016 年 8 月 24 日。近 3 个月以上述二方交替服用,体重又有下降,经量中等偏多。Lmp:2016 年 8 月 4 日,6 天净。舌红润、边有齿印,苔薄白稍腻,脉沉细滑。8 月 17 日监测排卵,左卵巢卵泡 1.9cm×1.6cm,左附件区探及 1.3cm×1.0cm 囊性暗区(输卵管系膜囊肿?)。纵观数月来周期、经量均已正常,现为经前,乃天癸充,冲任盈,阳气动盛,经血将溢之期,治以和血理气,因势利导之逍遥散加味。

方药:炒柴胡10g 当归15g 炒白芍15g 炒白术15g 茯苓15g 薄荷6g 炒艾叶10g 炙香附15g 桂枝15g 益母草15g 炒续断15g 桑寄生15g 荔枝核15g 砂仁10g 佛手10g 炙甘草3g 服至经净另诊。

4个月后患者欣喜告之,已妊娠近2个月,后围产保健无异常,于2017年6月顺产一子,乳盈儿肥。

【按语】 患者体质多舛,自幼年始即气血受损,脏腑失调,使运化失施,痰湿壅滞,酿成诸症。又多年情志不畅,肝郁抑脾,水湿难化,胞阻脉滞,终致不孕。治疗中制订运转机枢、补虚泻实之调经种子法,先拟疏肝健脾、化痰温通泻实为主,再予滋助冲任、养脉化滞补益为重,紧守病机,始终如一,围绕痰湿为患之机要随症变幻,无奇异之策,皆平淡之剂,数月即达治疗目的,尽显姚氏妇科治疗女子之疾当以"枢转气机,调和肝脾,调助冲任,温润胞宫"为主的治疗大法。

(四)心理治疗

引起不孕症的病因多样而复杂,而社会环境、家庭压力是造成患者心理问题的一个重要因素,可导致患者紧张、焦虑、急躁、不安、悲观等不良情绪,从而抑制排卵功能,影响了月经正常来潮,无法顺利成孕。情志不畅致肝郁气滞,脾虚失运,身体功能失调,是难于孕育的关键,故舒畅情志,保持良好的心态环境对孕育尤为重要。姚克敏治疗不孕症,注重心理治疗,关注患者情志变化,除施予方药外,并指出详细了解患者的生活状态,对其进行开导安慰,松弛紧张情绪,是治疗过程中的重要环节,是不容忽视、必不可少的,这样将大大提高临床疗效,也是治疗这一生理、心理因素并存的身心疾病的有效途径。以上3例典型案例即在治疗过程中除分析证情的转归外,尚十分注重心理的疏导,每诊费时均倍于他人,直至患者舒心而归。

(徐 涟)

—— 张良英 ——

张良英,女,1935年出生于江西省南昌市,1962年毕业于广州中医学院(现广州中医药大学)六年制本科,现为中国中医科学院中医药传承博士后合作导师,第二、第四、第五批全国老中医药专家学术经验继承工作指导老师,国家级名中医、云南省国医名师,云南中医药大学教授,云南省中医药学会及云南省中西医结合学会妇科专业委员会副主任委员。曾任云南中医药大学妇科教研室主任、云南省中医医院妇科副主任。建有院级、省级、国家级三级"张良英名医工作室"。2006年赴美国加利福尼亚州参加美中第二届中医药国际研讨会,并被美国加州中国医学研究院聘为顾问。从事中医妇科临床、教学、科研50多年,治愈了数以万计的妇科患者,对不孕症、滑胎、月经病、妇科血证、癥瘕等有较好疗效。

一、对不孕症的认识

张良英认为,不孕症是多种疾病、多种病因导致的生殖障碍,是临床常见的综合征,病因复杂、发病率高、病程长,有时治疗很棘手。先天肾气不足,或久病大病,肾虚冲任失调可致不孕;脾虚运化失常,痰湿或湿热内生,壅滞冲任可致不孕;肝失疏泄,气滞血瘀,冲任失调,胞脉受阻等亦可导致不孕。证候多虚实夹杂,病位在冲任胞宫。

不孕症属于妇科杂病,而异位妊娠、堕胎、小产、滑胎等属于妊娠病,但都可造成患者无法得到自己的后代这一结果。且不孕与不育常因果相干,而在治疗上,调经、助孕、安胎本身也互相连贯,并不能截然分开,可合而论治。

二、诊治思路

张良英认为,不孕不育诊治过程中有三难:寻因难、受孕难、育胎难。中医治疗不孕不育的优势与特色在于调经、助孕、安胎可一线贯穿、整体调治,契合不孕不育发病多环节、治疗多靶点的特征。为此她总结出不孕不育的综合疗法,以"补肾健脾、调经种子、祛瘀通络、调节免疫"为治疗原则,孕前调经助孕、孕后养胎安胎。对不孕患者,除调经助孕之外,强调孕后保胎;对于有滑胎等不良孕产史的患者,需从孕前开始做准备。以孕前调理作为治疗起点,以顺利分娩作为治疗终点,她将此疗法称为不孕不育的"一条龙治法",扶正祛邪、未病先防、男女同治,贯穿孕前和整个孕期始终,对改善卵巢功能、促进排卵和着床、维持妊娠具有良好效果。

张良英按照天人相应思想,认为不孕不育是种子、土地、环境、管理的一个或多个环节发生了问题。针对这4个环节,她将此综合疗法分为"寻因""培种""润地""育苗助长"4个步骤。

(一)寻因

《素问·上古天真论》云:"二七而天癸至,任脉通,太冲脉盛,月事以时下,故有子。"受孕的基本条件是男女双方肾气盛、天癸至、任通冲盛,女子月事以时下,男子精盛而溢泻,两性适时相合,则可摄精成孕。

首先需通过询问病史、体格检查、实验室检查等,探寻造成不孕不育的原因。尤其需要询问月经情况,因"妇人无子皆由经水不调……种子之法即在调经之中"。其病因病理以输卵管阻塞和排卵障碍居多,需通过妇科检查、超声检查、排卵监测、子宫输卵管造影、宫腔镜检查、性激素检测、免疫相关指标检测、男方精液分析等,寻找病因,明确诊断,针对性治疗。

(二)培种

"人之始生,以母为基,以父为楯。"受孕须具备优质的精子和卵子,"男精壮、女经调",肾精中肾阴是卵子生长发育的物质基础,肾阳的温煦是卵子成熟和顺利排出的动力。对卵巢发育不良或功能低下、排卵障碍和精液异常患者,均可用补肾益精之法。

(三)润地

地者,母血是也。投种出苗后,需要土地肥沃,幼苗方能苗壮成长。受精卵进入宫腔着床,需要依赖子宫内膜适中的厚度和丰富的营养才能摄胎、养胎。子宫内膜菲薄或容受性差,常见于素体羸弱、卵巢功能衰退或多次人工流产损伤,相当于土地贫瘠而阴寒,不生草木。根源在于肾虚精血不足、冲任不充、失于濡养。常以补肾填精、益气养血之法治疗。

(四)育苗助长

受精卵进入宫腔之后,若肾精充足,脾气健运,气血充沛,则胎有所系,胎元生长发育无碍,胚胎自然稳固。胎元和脾肾紧密相连,肾中先天之精决定胎元禀赋,脾所运化后天之精长养胎元。引起胎漏、胎动不安的原因很多,最主要的是脾肾亏虚、胎元不固。验方保胎

Ⅰ号,以寿胎丸合四君子汤加减,可健脾益气、固肾安胎,用于脾肾虚弱、胎失载养的胎漏、胎动不安。滑胎者一旦发现妊娠,均需及时开始保胎,直至超过既往流产的孕周半月以上再停药。

三、治疗特色

(一)中药人工周期疗法

月经周期是女性阴阳消长和气血变化的生理过程,当某一时期阴阳消长失衡、气血变化失常,则发病。遣方用药时应顺应此期气血阴阳变化的规律。

1. 行经期　月经第 1~4 天,血海满溢,排出经血,气血以通畅下行为顺。此期用药应行气活血通经,祛瘀除旧生新。予调经理气汤。

组成:当归 15g　川芎 10g　熟地 15g　白芍 12g　党参 15g　丹参 15g　苏木 15g　泽兰 15g　生甘草 6g

功效:理气活血调经。

主治:月经过少、月经后期、闭经之属于血虚气滞血瘀者。

2. 经后期　月经第 5~13 天,经血下泄,血海空虚,当封藏肾气,蓄养阴精,使冲任胞宫气血充盛复常。此期用药重在养血滋阴补肾。予温肾促卵汤。

组成:党参 15g　白术 15g　当归 15g　熟地 15g　菟丝子 15g　覆盆子 12g　补骨脂 12g　杜仲 15g　续断 12g　枸杞 12g　炙甘草 6g

功效:滋阴补肾,益气养血调经。

主治:肾阴虚、气血弱所致月经后期、月经过少、不孕。IVF-ET 患者在卵泡期到排卵期服用,可促进内膜和卵泡生长。

3. 经间期(排卵期)　月经第 14~15 天,气血充足,阴生阳长,肾气充盛,阳气发动、阴精施泻,排卵到来,为种子之的候。用药当滋阴温阳补肾,予促排卵汤。

组成:熟地 15g　党参 15g　菟丝子 12g　当归 12g　白术 10g　续断 15g　补骨脂 12g　紫石英 15g　覆盆子 12g　甘草 6g

功效:补肾填精促排卵,益气养血调冲任。

主治:肾虚引起的月经后期、闭经、排卵障碍所致的不孕症。

4. 经前期　经前期(月经第 16~28 天),阴阳气血皆充足,血海满盈,以备种子育胎。若受孕则精血聚以养胎,月经停闭。若未受孕,则血海溢泻,进入下一周期。此期即使尚未确诊妊娠,用药仍需平和,以健脾补肾、益气养血为主,不用破血动血、寒热偏颇方药。予滋肾养膜汤。

组成:当归 15g　白芍 15g　熟地 15g　川芎 12g　紫河车 10g　菟丝子 15g　枸杞子 15g　女贞子 15g　甘草 6g

功效:补肾养血调经。

主治:不孕或滑胎属于脾肾不足、气血亏虚者。

(二)病证结合疗法

1. 排卵障碍性不孕　排卵障碍,其本在肾,常见于卵巢发育不良、卵巢早衰、多囊卵巢综合征、高催乳素血症、未破卵泡黄素化综合征等。

临床表现:婚后不孕,经量过少甚至闭经,或行辅助生殖失败,腰膝酸软,头晕耳鸣,形寒肢冷,舌淡红,苔白,脉沉细。

辨证:肾虚冲任失调。

治法:温肾填精,调补冲任。

方药:温肾促卵汤。

党参 15g　白术 15g　当归 15g　熟地 15g　菟丝子 15g　覆盆子 12g　补骨脂 12g　杜仲 15g　续断 12g　枸杞 12g　炙甘草 6g

加减:子宫发育不良、白带量少者,可加淫羊藿、巴戟天、肉苁蓉;在经间排卵期,佐以活血通络药促进卵泡排出,如皂角刺、茺蔚子;体型肥胖者,可加浙贝母、法半夏、胆南星;高催乳素血症,可加生麦芽、小茴香、柴胡。

【典型病例】

黄某,女,37 岁。2013 年 8 月 14 日初诊。

主诉:再婚后未避孕未孕 4 年,IVF-ET 失败 3 次,月经推后量少 10 年。

现病史:2003 年初婚,育有一女,2008 年再婚,现 4 年未孕。18 岁曾节食减肥,10 年前出现月经推后,最长 6$^+$ 月一行,2012 年在昆明医科大学第一附属医院诊断为卵巢功能下降,间断服用西药(黄体酮、补佳乐、克龄蒙)治疗。自 2012 年至今行 3 次 IVF-ET,均失败。Lmp:2012 年 8 月 8 日(撤血),4 天净。形体偏瘦,畏寒、腰酸,抑郁急躁,痰多,舌淡红,苔薄白腻,脉弦。

月经史:月经 12 岁初潮,经期 6 天,周期 1~6 个月(人工周期),量少。

孕产史:孕 2 产 1 流 1。

辅助检查:今日彩超示子宫前后径 3.5cm,内膜 0.3cm。

中医诊断:不孕症,月经后期。西医诊断:不孕症,月经不调。

证属:肾虚肝郁,痰湿瘀滞。

治法:补肾疏肝,健脾除湿。

方药:温肾促卵汤。

党参 15g　白术 15g　陈皮 12g　当归 15g　熟地 15g　菟丝子 15g　补骨脂 12g　杜仲 15g　川断 12g　枸杞 12g　紫石英 12g　制首乌 15g　生甘草 6g　5 剂,水煎服,每剂服 2 天,每天 2 次,每次 200ml。

二诊:2013 年 9 月 15 日。现停经 37 天,于 8 月 26 日取卵 8 个,获受精卵 5 个。仍痰多,白带量少。紧张、心烦,舌红苔薄黄,脉细。拟下月移植。改用八珍汤加减,以补肾活血调经。

熟地黄 12g　白芍 15g　当归 10g　川芎 10g　党参 15g　茯苓 15g　白术 12g　泽兰 12g　菟丝子 15g　香附 10g　生甘草 6g　4 剂,水煎服。

三诊:2013 年 10 月 29 日。服药后于 9 月 28 日经潮,10 月 13 日移植 3 个囊胚,现移植后 17 天,血 β-HCG 648mIU/ml,P 21.6ng/ml。乳胀、烦躁,疲倦嗜卧。舌尖红,苔薄白,脉沉细。治当健脾补肾安胎,予保胎 I 号加减。

炙黄芪 30g　党参 15g　陈皮 12g　熟地 20g　菟丝子 15g　杜仲 12g　续断 15g　女贞子 15g　桑寄生 15g　山药 15g　甘草 6g　5 剂,水煎服。后随访于 2014 年 7 月 9 日顺产一女婴。

【按语】　患者肾气肾精不足、血海空虚,且肝气不舒,冲任失和,故经迟量少。肾虚肝郁、痰瘀互结,卵巢功能下降,肾虚不能启动氤氲之气,故出现无排卵性不孕,虽行3次移植而胎孕未成。辨证为肾虚肝郁、痰湿瘀滞,予温肾促卵汤加减治疗。取卵时和移植时,均当以补肾健脾为核心治法,着力于改善卵泡质量和促进胚胎着床。方中菟丝子、覆盆子、熟地、巴戟等补肾促卵泡成长,当归、党参、白术、首乌益气养血填精。虽月经尚不规律,但再次移植,成功受孕。孕后继续补肾健脾、养血安胎,使胎元稳健,足月分娩。

中医辅助治疗IVF-ET的总体思路和原则是围绕取卵、移植、保胎3个重要环节,扶正祛邪、燮理阴阳、调和气血,顺应西医治疗的用药特点和患者生理状态,补肾中药配合西药治疗,可改善卵巢储备功能和子宫内膜容受性,提高辅助生殖的成功率。

2. 输卵管阻塞性不孕

临床表现:婚后不孕,心烦易怒,行经腹痛,下腹常痛或发凉,或伴带下量多色黄,或有过盆腔手术史。相关检查提示输卵管阻塞或通而不畅。舌淡红,苔薄白或薄黄,脉弦或沉细。

证属:肝郁气滞血瘀。

治法:疏肝理气,活血通络。

方药:通络助孕汤。

甲珠粉10g　当归15g　川芎10g　赤芍12g　丹参15g　桂枝15g　丝瓜络10g　路路通12g　香附10g　枳壳10g　甘草6g

加减:合并输卵管积水者,加泽兰、泽泻,以利水渗湿通络;合并盆腔炎性疾病、伴腹痛带多色黄者,加蒲公英、紫花地丁,清热解毒。

【典型病例】

吴某,女,35岁,2014年8月1日初诊。

主诉:人工流产术后4年,未避孕未孕3年。

现病史:患者2005年结婚,性生活正常,近3年未避孕未孕。Lmp:2014年7月22日。急躁易怒,经前乳房胀痛,偶有少腹刺痛,带下量多。舌质黯,舌苔薄白,脉沉细。

月经史:月经初潮13岁,3~4天/25~26天,量少(5片巾),夹血块,下腹胀痛。

孕产史:孕3产0流3,2006年药物流产1次,2008年、2010年人工流产2次。

辅助检查:今年6月子宫输卵管造影示双侧输卵管阻塞,左侧积水可能,右侧卵巢内囊实混合性包块3.1cm×2.5cm。

中医诊断:不孕症。西医诊断:继发不孕。

证属:肾虚血瘀。

治法:理气活血,祛瘀通络,兼补肾气。

方药:通络助孕汤。

甲珠粉10g　当归15g　川芎10g　赤芍12g　丹参15g　桂枝15g　丝瓜络10g　路路通12g　香附10g　枳壳10g　甘草6g　月经后3天服3剂,2日1剂。之后服温肾促卵汤4剂。

二诊:2014年8月26日。服药后无不适。Lmp:2014年8月20日,量较前增加。继以上方治疗3个月经周期。

三诊:2015年1月28日。患者于2014年11月行子宫输卵管碘油造影示右侧通畅,左侧通而不畅。现停经48天。Lmp:2014年12月10日。今日尿HCG阳性(+),彩超提示宫内孕约7周。

随访,于 2015 年 9 月顺产一男婴。

【按语】　该患者为输卵管阻塞性不孕,因流产 3 次,损伤冲任胞脉,致使肾气虚弱而致气血运行不畅。瘀血阻于冲任胞络,导致胞脉闭阻,两精不能相合,而难于成孕。近 1 年来,月经量少亦为肾虚血瘀之证候。既有气滞血瘀,又有肝肾亏虚,虚实夹杂,治疗当辨证与辨病相结合,扶正祛邪。以理气活血、祛瘀通络立法,佐以补肾疏肝。经后先以助孕Ⅱ号行气活血,气行则血行,瘀血自去。排卵前以助孕Ⅰ号方补肾填精、暖宫助孕,则两精易于相合,从而成功受孕。

3. 多囊卵巢综合征性不孕

临床表现:年轻女性,形体肥胖,婚后不孕,月经量少、推迟甚或闭经,多毛,痤疮,胸闷痰多,纳呆,倦怠嗜卧。舌淡胖,苔白腻,脉沉滑。

证属:脾虚痰湿阻滞。

治法:健脾化痰,除湿活血。

方药:苍附导痰汤(《叶天士女科证治》)。

苍术 10g　制香附 10g　法半夏 12g　当归 15g　川芎 12g　茯苓 15g　白术 10g　党参 15g　丹参 15g　胆南星 10g　山药 15g　续断 15g　神曲 12g　甘草 6g

加减:不孕伴有子宫偏小,形体偏瘦、畏寒肢冷者,酌加淫羊藿、巴戟、紫河车。

【典型病例】

李某,女,29 岁,2014 年 6 月 15 日初诊。

主诉:月经推迟、量少 12 年,未避孕未孕 6 年。

现病史:婚后 6 年未孕。初潮后体重逐渐增加,现 82kg。间断服用达英-35、黄体酮、二甲双胍治疗。现形体肥胖,多毛,颜面及胸背痤疮,抑郁,痰多,畏寒,手心湿冷,便溏。Lmp:2014 年 5 月 24 日。舌淡胖,苔薄白,脉沉滑。

月经史:17 岁初潮后一直推迟,1~4 个月一行,量少色黯,伴行经腹痛、畏寒。

辅助检查:曾在云南省第一人民医院诊断为多囊卵巢综合征,雄激素高。今日彩超示双侧卵巢多囊样改变,内膜 0.5cm,子宫腺肌瘤约 2.3cm×1.9cm。

中医诊断:不孕症,月经后期。西医诊断:不孕症,多囊卵巢综合征。

证属:脾虚痰湿瘀滞。

治法:健脾化痰,除湿活血。

方药:苍附导痰汤。

苍术 10g　制香附 10g　法半夏 12g　当归 15g　川芎 12g　茯苓 15g　白术 10g　党参 15g　丹参 15g　胆南星 10g　山药 15g　续断 15g　神曲 12g　甘草 6g　4 剂,水煎服。

二诊:2014 年 8 月 23 日。服药后月经于 7 月 16 日来潮 1 次,现又停经 37 天。便溏改善,余症同前。守方加淫羊藿 15g。4 剂,水煎服。

三诊:2014 年 12 月 19 日。月经约 40~50 天一行,量较前增加。Lmp:2014 年 12 月 6 日。继服上方,加巴戟天 15g。

四诊:2015 年 2 月 18 日。停经 2 个月余,彩超提示双胎妊娠。予保胎Ⅰ号 5 剂。

随访,于 2015 年 11 月 28 日剖宫产双胎。

【按语】　多囊卵巢综合征是一种发病多因性、临床表现多态性的内分泌疾病。本方出自《叶氏女科证治》:"形盛多痰气虚,至数月而经始行者,宜服苍附六君汤,兼服苍附导痰丸。"原方为苍术、香附、枳壳各二两,陈皮、茯苓各一两五钱,胆星、甘草各一两。加入党参、白术,强化健脾益气之力;加入神曲、法半夏,强化祛湿豁痰消脂之力;加入当归、丹参,强化活血通经之力;再加入续断、山药,强化补肾之力。从而更适合治疗由脾虚痰湿瘀滞而导致的月经停闭、不孕诸疾。患者体型肥胖,为脾虚痰湿,躯脂满溢,痰阻气机而致闭经、不孕。服此方后,脾湿得运、排卵逐渐恢复,终得子嗣。

(张良英)

—— 易修珍 ——

易修珍,女,1962年毕业于广州中医学院(现广州中医药大学)医疗系本科。主任医师、教授,云南省名中医。第二批全国老中医药专家学术经验继承工作指导老师。曾任云南省中医妇科专业委员会主任委员。

易修珍治学严谨,潜心钻研中医古籍,博采诸家真知灼见,重视哲理修养和实践锤炼,兼容并蓄,重视肝脾肾奇经在妇科的重要地位,善于汲取西医学知识、技术,融汇新知,形成了自己的学术观点,强调"肾-天癸-冲任-胞宫"生殖轴功能的动态平衡,辨证辨病,专病专药结合,倡导扶正祛邪,既固本又去菀陈莝,令邪有出路,内外合治,改邪归正,和平共处的完美人生理念。自创多首内服方、外敷、外洗及灌肠剂,临床配合使用。对疑难顽疾如热证、血证、痛证,主张非急性期,方药守衡不求速效,每能徐徐见功。而急性期紧急关头截断扭转,以救危急。新作有《妇科象思维》《玄府学说与妇科临床》《胆与妇科》《扶正祛邪治疗子宫内膜异位症》《免疫性不孕中医病机探析》《补弱蠲余治疗多囊卵巢综合征》《攻补兼施治疗前置胎盘》《以补为通治疗卵巢早衰》《固本截断法治疗胎盘植入》等。

易修珍倡导并恭行"博爱诚挚,敬业求精"的准绳,告诫弟子要以普惠天下妇女健康为己任,淡泊名利,仁心为怀。

一、对不孕症的认识

易修珍认为不孕症是先、后天多种因素致诸多妇科病的后果。在妇科病发生发展过程中,往往涉及多脏腑经络虚瘀,致"肾-天癸-冲任-胞宫"生殖轴动态功能失衡,或有错综复杂的兼证。其病因病机,如肾虚不孕,临床病症可有月经不调(包括月经周期、经期、经量、经色异常)、闭经、崩漏、滑胎、不孕症。西医认为内分泌失调,排卵功能障碍是不孕症的重要原因之一。如"功血""多囊卵巢综合征""闭经溢乳综合征""下丘脑垂体性闭经""卵巢早衰""免疫性不孕"等。肝脾不调不孕,临床病症如月经不调、闭经、崩漏、胎漏、乳癖、带下、痛经、经期诸证、癥瘕(如子宫肌瘤、子宫内膜异位症、卵巢囊肿等)、免疫性不孕。痰瘀阻胞脉之不孕,临床病症可有月经不调、闭经、崩漏、胎漏、多囊卵巢综合征、痛经、癥瘕(如子宫肌瘤、子宫内膜异位症、卵巢囊肿、陈旧性宫外孕、宫腔内异常组织残留、垂体微腺瘤病)、妇人腹痛(如盆腔炎、盆腔淤血综合征、盆腔炎性疾病后遗症等)、免疫性不孕。六淫邪毒感染、情志异常过极、药物理化过度、手术创伤等,失于调摄,虚瘀交阻,临床可见月经不调、带下、闭经、崩漏、妇人腹痛(如盆腔炎、盆腔淤血综合征、盆腔炎性疾病后遗症等)、免疫性不孕等。

以上各病因病机,常相互影响,多因并存。临床要灵活变通治疗,必要时内外合治,调动机体自身调节机制,助人生生之气,常能取得用现代科研方法尚难以解释的奇特疗效。

二、诊治特点

如针对少腹血瘀或湿热瘀结引起的,尤其是病情缠绵日久形成盆腔严重粘连,影响输卵管功能,导致不孕症的患者,主张采用内外合治、多渠道给药的治疗方法。即非经期配以易修珍独创,具有攻坚破积、活血通络止痛作用的"妇科如意散"外敷少腹,辨证拟定保留灌肠方以及针灸、理疗等,通过内外合治达到行气活血化瘀、清热除湿、散结通络的目的,从而鼓动气血运行,使肠腑蠕动增强。患者绝大多数在初用药1~2周内不同程度出现腹中躁动,隐隐作痛,或蚁行感、肠鸣、矢气频频、大便质软、次数增多,有的患者甚至会出现阴道流出如赤豆汁样或黯褐色血性分泌物等反应,易修珍视此为中病的"有效反应"。这种治法因势利导,逐邪气排出体外,促进受孕。

《千金方衍义》曰:"土中有石则草不生,渠中有阜则水积阻,妇人立身不产,断续不孕,皆子脏有瘕之故。"瘀血内停,气机升清降浊不顺畅,日久脾胃功能障碍,精微无以化生,聚湿为痰,与瘀血互结,壅塞胞宫,不能摄精成孕。治疗本病原则为祛瘀散结通络、健脾化痰、补肾益精以助孕。临证要掌握病之新久、体之强弱、邪之盛衰而用药。于通中兼补,通而不伤正,补中兼通,使补而不滞瘀,达到肾精充盛、胞脉畅通得以濡养,血海按时满盈,经血畅通而受孕的目的。胞宫胞脉瘀阻不孕,是一个渐进性漫长的过程,根深蒂固,病程缠绵,反复投医不愈,使正气耗损,故除瘀血阻滞以外,往往有不同程度脾肾亏虚之象,多选择在经刚净胞宫空虚之时,运用益气养血、补肾填精的药物4~5剂。提倡一定要辨证准确,灵活选方用药。经诊治后怀孕的患者,较易胎不成实发生堕胎小产,故需及时固元安胎,一般要保胎到妊娠3~5个月。

针对由于崩漏所致的不孕症,易修珍认为病因有"脾肾虚""郁热""血瘀"三端;冲任起于胞中,隶于阳明,当冲任受损则制约无权;因本病病程长,且易反复,日久热随血泄,阳随血伤,气随血脱而致阴阳气血俱虚。往往形成虚实夹杂,因果相干,多脏受累。最终"五脏相移,穷必归肾"。同时认为崩漏常易复感邪毒,久漏致瘀。治疗崩漏虽有塞流、澄源、复旧三法,其中澄源为三法之首,但临床上应重视患者正本清源、求因治本善后的思想,以恢复肾-天癸-冲任-胞脉生殖轴的功能,以期达到"经调后子嗣"的目的。

三、治疗特色

(一)盆炎通络汤(易氏经验方)

组成:炒柴胡 12g　川芎 15g　当归 15g　赤芍 15g　苍术 12g　黄柏 12g　忍冬藤 15g 白花蛇舌草 15g　藁本 12g　姜黄 15g　三七粉兑服 10g　甘草 6g

方义:炒柴胡、当归、赤芍疏肝解郁,养血活血为君;苍术燥湿健脾,黄柏、白花蛇舌草、忍冬藤清热燥湿、解毒通络为臣;姜黄、三七祛瘀活血,川芎行气活血,藁本上行下走,化散湿邪,舒达厥阴,鼓动全力透达胞脉为佐使;甘草和调诸药。全方针对湿热瘀血互结,阻碍胞脉引起的不孕症病机而设。

加减:若口干苦,小便短黄涩痛者,去苍术、忍冬藤,加龙胆 10g、焦栀子 10g、粉丹皮 15g,以清泻肝经湿热;输卵管阻塞者,加地龙 10g、路路通 10g、甲珠粉兑服 10g,以活血通络;带下量多、脓性,加苦参 10g、白芷 15g、虎杖 15g、薏苡仁 15g、败酱草 15g,以清热解毒除湿。

（二）易氏调经汤（易氏经验方）

组成：党参 15g　炙黄芪 30g　当归 15g　熟地黄 15g　山茱萸 12g　肉苁蓉 15g　淫羊藿 15g　知母 8g　莪术 8g　丹参 15g　三七粉^{兑服}10g　甘草 10g

方义：方中人参、黄芪、当归、熟地黄相配，使精气血滋生；肾精为经血之根，益经必先益精，故聚淫羊藿、山茱萸、肉苁蓉等补肾填精之品，以肇根基；佐以莪术、丹参、三七祛瘀生新调经；知母滋阴。全方共奏培补肝肾、祛瘀调经之功。

加减：闭经伴溢乳者，加炒麦芽 50g，以回乳；由多囊卵巢综合征引起者，加南星 10g、牙皂 5g，以祛痰；伴有癥瘕者，加莪术 10g、牡蛎 20g、水蛭粉^{兑服}6g，以祛瘀散结消癥；月经过少者，加海马^{兑服}3g、龟甲胶^{烊化}15g、鹿角胶^{烊化}15g。

（三）芪断固崩汤（易氏经验方）

组成：黄芪 40g　续断 15g　山茱萸 15g　熟地黄 15g　枸杞 15g　炒白术 10g　炒白芍 10g　茜草 12g　三七粉^{兑服}6g　炙甘草 10g

方义：方中续断、山茱萸、熟地黄、枸杞涩精补肾以固本，配黄芪重用增强益肾之功，同时黄芪配炒白术补脾气又能固后天之本；炒白芍柔肝养血以敛阴，茜草、三七祛瘀止血，使血止又不留瘀邪。全方补气固肾益阴，祛瘀止血。

加减：暴崩气脱者，加用独参汤频服，重用黄芪 60g、山茱萸 30~50g；阳虚肢冷，加川附片 30g、炮姜 10g；肾阴虚火旺者，加墨旱莲 15g、桑叶 15g；腰胀痛重，血多瘀块，加骨碎补 15g、血竭 6g、花蕊石 20g。

【典型案例】

案1　张某，29 岁。2015 年 9 月 5 日初诊。

主诉：少腹坠胀及腰骶疼痛，继发未孕 2 年余。

现病史：2013 年 2 月因人工流产术后盆腔感染，经用大量西药抗炎对症治疗缓解。以后经常感到少腹坠胀疼痛，带下量多臭秽，每遇经期及性生活后加重。现患者双少腹坠胀疼痛，腰膝酸软，带下量多色黄，有异味，大便干结难解；舌质红夹瘀，苔薄黄腻，脉细弦。

月经史：14 岁初潮，4~7 天经期，周期为 28~35 天，经量中等，痛经。Lmp：2016 年 9 月 1 日。

辅助检查：子宫输卵管碘油造影提示"输卵管左侧不通，右侧欠通畅"。

妇科检查：宫体后位正常大小，活动差，压痛，左附件条索状增粗，右附件片状增厚均压痛明显。

中医诊断：不孕症，妇人腹痛。西医诊断：继发不孕，盆腔炎性疾病后遗症。

证属：肝脾失调，湿热瘀结。

治法：清热除湿通络。

方药：

（1）盆炎通络汤加地龙 10g、皂角刺 10g、莪术 12g。水煎服，2 日 1 剂，8 剂。

（2）取"妇科如意散"50g，热水加适量的酒或醋调成糊状，敷于下腹部水道、归来穴或患处固定。每日临睡前敷上，第 2 天早晨取下，1 日 1 次，10 日为 1 个疗程。

（3）易氏宁盆灌肠液方。

丹参 20g　赤芍 15g　白花蛇舌草 15g　黄柏 15g　姜黄 15g　败酱草 15g

用法：水煎取汁 100ml，温度约 39℃，灌肠前排空大便，用中号导尿管插入肛门 15~20cm，保留灌肠，非经期 10 天 1 个疗程。

二诊：2015年9月20日。患者经治疗后，出现肠鸣、大便次数增多的有效反应，随后症状缓解，纳眠可，二便调；舌质红夹瘀，苔薄黄，脉细弦。继续原治疗不变。

三诊：2015年9月28日。患者已无腹痛，腰酸痛不明显，白带减少，色白质稀，无异味，纳眠可，二便调。舌质红夹瘀，苔薄黄，脉细。继续原治疗不变。

如此共治5诊。Lmp：2015年11月6日。确诊妊娠，于第2年足月顺产一健康男孩。

【按语】　慢性盆腔炎，中医属妇人腹痛、带下、痛经、癥瘕、不孕症范畴。本病多因急性盆腔炎没有彻底治愈，而致邪毒伏郁，阻碍气机，反复迁延，正气日耗；或病之初，未出现急性盆腔炎之症，日久形成盆腔炎性疾病后遗症，乃至盆腔粘连、盆腔淤血综合征。如新感邪毒炽盛，可反复急性发作，而加重盆腔诸症，而延及全身诸疾。西医学认为，免疫力异常也为其病因之一。本案湿热毒未尽，邪无出路，粘连、瘀血交织，阻于胞脉，输卵管粘连阻塞，蠕动失能。通过内外合治，清利湿热郁毒，祛瘀散结通络而收功。

案2　倪某，女，37岁。2006年7月12日初诊。

主诉：闭经2年，近2年未避孕而未孕。

现病史：月经停闭2年余，自觉头昏气短，耳鸣，腰酸腿软，肢冷，五心烦热，无白带，无性欲，难眠，食少，尿少，大便难解，口咽干；面晦萎黄，肌肤甲错，皮肤干痒，指端瘀紫；舌质淡夹紫黑，无苔而干，舌下脉络瘀紫Ⅲ度，脉沉细涩。

既往史：患者2004年剖宫产后大出血（儿第7天夭折），经当地医院抢救治疗，于产后2个月阴道极少量出血1次，以后闭经2年余至今。经省内及省外多家医院诊断为"席汉综合征"。并已用过较多中西药治疗无效。

孕产史：孕1产1流0，2004年剖宫产，儿第7天夭折。

月经史：月经5~7天/28天，经量中等，经期少腹隐痛。

中医诊断：继发性闭经，不孕症。西医诊断：席汉综合征，继发不孕。

证属：元气大伤，真阴真阳极亏且瘀血阻胞。

治法：大补元气，滋补肝肾，强筋骨，祛瘀调经。

方药：

（1）独参汤10g/d×10天。

（2）虎潜丸（《丹溪心法》合《医方集解》）加减。

锁阳20g　熟地黄20g　当归15g　干姜10g　白芍15g　陈皮15g　龟甲30g　莪术15g　怀牛膝12g　海马10g　黄柏10g　知母10g　甘草6g　加黄酒1/3 + 2/3水煮。每月20剂，水煎服，共3个月。（注：因虎骨为国家禁用品，故用海马代之）

（3）羯羊肉100g　当归20g　生姜10g　煮汤，少量频饮，小米粥助脾养胃。

二诊：2006年10月14日。经治疗，患者自觉头昏气短、耳鸣、腰酸腿软、肢冷、五心烦热等症状改善，白带量少，纳眠可，大便难；面色转红润，舌质淡夹瘀，舌下脉络瘀紫Ⅲ度，脉沉细。易方补天大造丸（《奇方类编》）加减。

紫河车粉^{兑服}3g　鹿茸^{焗服}1g　龟甲^{先煎}15g　生地黄15g　山药15g　丹皮12g　泽泻12g　白茯苓15g　山萸肉12g　天冬10g　麦冬10g　五味子10g　枸杞子15g　当归15g　菟丝子15g　补骨脂6g　牛膝10g　杜仲16g　肉苁蓉15g　莪术12g　甘草6g　每月20剂×3个月。

三诊：2007年1月10日。治疗后各症渐减，舌质淡夹瘀，脉沉细。易方调经汤加减。

潞党参 15g　炙黄芪 30g　当归 15g　熟地 15g　山茱萸 12g　肉苁蓉 15g　淫羊藿 15g　知母 8g　枸杞 15g　菟丝子 15g　紫石英 15g　三七粉^{兑服}10g　莪术 10g　丹参 15g　水蛭^{打粉兑服}6g　甘草 10g　20 剂，水煎服，共 3 个月。

嘱第 2 个月剩余 5 剂时，同时加用安宫黄体酮 10mg×5 天口服。月经由稀发、经量少逐渐转至正常。

2007 年 3 月再诊：体质恢复如常人，停经 38 天，经查提示早孕。

2007 年 12 月（39 岁）剖宫产一子。2008 年 6 月携子来见，活泼可爱。

【按语】　席汉综合征，中医属"血枯""经闭""年未老经水断"不孕症。本案属元气大伤，肾之真阴真阳亏极且瘀血阻胞之疑难重症。初诊尚不能急补，而用虎潜丸养血益精，寒温平补，并加开瘀阻之窍，独参汤急固元气，当归生姜羊肉汤食疗助虚劳不适，小米粥养胃，并情志安抚，再转用补以通之，补肾佐以祛瘀调经，待肾气渐盛，全身正气渐复，已有带下，内膜长出至 6~8mm 时，仅用安宫黄体酮 1 次诱导之。经 1 年零 4 个月调治，生殖轴功能恢复而得到完美人生之幸。

案 3　赖某，34 岁。2003 年 3 月 4 日初诊。

主诉：月经不调 7 年，结婚 6 年未孕，阴道流血量少、15 天不尽。

现病史：近 7 年来，月经每 40~90 天一行，经量多夹血块，经不止，每用西药偶止 1 周左右又反复流血。近年已清宫 2 次，病检为"子宫内膜单纯性增生"。虽反复用西药激素调周，对症止血治疗偶流血停止，但停药后又复发，流血诸症更甚。患者拒绝再次诊刮求诊。

刻下症：阴道流血 15 天未净，伴头昏腰酸，困倦，面色㿠白无华，食少，眠差，口干少饮；舌淡胖瘀紫斑，苔薄白少津，脉细弱。

中医诊断：崩漏，不孕症。西医诊断：功能失调性子宫出血，原发不孕症。

证属：气虚冲任不固夹瘀。

治疗：

（1）独参汤 10g/d（吉林红参煎水频服），连服 5 天。

（2）黄土汤（灶心黄土 30g　干地黄 9g　白术 9g　附子^炮9g　阿胶 9g　黄芩 9g　甘草 9g）加炙黄芪 60g、山茱萸 20g、炒卷柏 15g、花蕊石 20g、益母草 15g、炙艾叶 12g、血竭 6g、乌梅 8g 以温阳健脾，养血祛瘀止血。1 日 1 剂，6 剂，水煎服。（注：灶心黄土难觅时，可用糯米 20g、麦麸 10g 代用）

二诊：2003 年 3 月 13 日。患者服药 3 剂后下大量瘀血块，续服 3 剂后阴道流血极少；舌淡胖瘀紫斑，苔薄白少津，脉细弱。治以益气固冲，祛瘀摄血。

方药：固冲汤加减。

炒白术 30g　生黄芪 30g　煅龙骨 20g　煅牡蛎 20g　山萸肉 15g　白芍 15g　海螵蛸 15g　茜草 15g　棕榈炭 10g　党参 15g　炙升麻 10g　酸枣仁 15g　红参 15g　血竭 6g　五味子 8g　甘草 6g　4 剂，水煎服。

三诊：2003 年 3 月 20 日。患者各症大减，面色较红润，唯食不馨，舌红润泽，脉细。易方芪断固崩汤原方去茜草，加酸枣仁 15g、砂仁^{后下}10g、红参 15g、桂枝 10g、大枣 10g，取参芪建中汤之意，补气血健脾，佐以祛瘀，加减服用 15 剂，水煎服。

四诊：2003 年 4 月 16 日。经上述治疗后食量增加，改用调经汤原方加沙苑子 15g、莪术 8g。服用 3 个月后，月经恢复正常周期而孕，剖宫产一子。

【按语】 本案病程日久,瘀血未去,脾肾已亏,如直接补肾则必不受用。故先振后天脾土之化生、止血功能,即后天养先天,待脾胃功能始恢复再投以补肾为主、佐以养血祛瘀之剂而收功。经治疗 6 个月,达到了身体健康美满人生的效果。

(易修珍 周 蜻)

—— 李春华 ——

李春华,男,白族。1961 年云南大学生物系植物专业毕业。1970 年编著完成《曲靖地区中草药手册》,书中记载了 300 多种药物,收集了许多民间有效的单方、验方。1992 年 10 月享受国务院政府特殊津贴。1996 年 11 月,云南省政府授予"云南名中医"和"全省中医药先进个人"称号。1997 年 2 月,被确定为第二批全国老中医药专家学术经验继承工作指导老师,参加"云南省全国第二批名中医药学术经验继承"带教工作。

执教和临床 50 多年,不懈地刻苦钻研经典著作和古今名家学说,潜心研究痰证、血证、痰瘀学说,并有建树,提出痰瘀崩漏、湿热闭经、崩漏从肝论治等新的学术观点。注重实践,勤于临床,执于内、妇儿科。精于妇科,编写五草汤等 10 多种有效验方。在《中医杂志》《新中医》《北京中医》等刊物发表论文 30 多篇。1972 年创办《曲靖医药》,为首任编辑。曾任云南省中医药学会理事,曲靖市中医学会副会长、会长。

一、对不孕症的认识

不孕症的病因主要是脏腑功能失调。多数不孕患者存在着免疫、感染、排卵障碍等方面的因素。李春华将不孕症病因归纳为肾虚、肝郁、痰湿、血瘀等。

肾虚:"肾精主生殖"。生殖的根本是以肾气、天癸、男精女血作为物质基础。受孕的关键是肾,肾精旺盛,天癸至,任通冲盛,月事时下,两精相搏,胎孕乃成。

肝郁:女子以血为本。肝藏血,喜疏泄条达,冲脉属于肝,司血海,为机体调节气血的枢纽。若素体肝旺,或肝阴不足,或肾水亏虚,水不涵木,而使七情不和,气机郁滞,肝气郁结,疏泄失常,则气滞血瘀。气为血帅,血赖气行,郁而不疏,气血失和,冲任不能相资而月事不调,难以受孕。或肝郁化火,郁热内蕴,伏于冲任,胞宫血海不宁,难以摄精成孕。

痰湿:素体肥胖或劳倦伤脾,脾气虚弱,运化失调,水精不能四布,反而为饮,聚而成痰。痰饮黏滞缠绵,纯属阴邪,最易阻滞气机,损伤阳气。痰湿阻滞,气机不畅,冲任不通,月事不调,故成不孕。

湿热:经期不洁感染,不洁性交,妇科手术及产后体弱感染导致湿热之邪乘虚而侵,客于冲任带脉,任带失约,冲任受阻,终难成孕。

血瘀:气虚血瘀,或病邪留滞,滞塞胞门者,必难受孕。

综上所述,不孕的病因复杂多变,临床上致病因素可单一出现,亦可多元复合出现,且其发病往往是一个慢性过程。李春华认为不孕症的病理虽有虚实之分,但大多虚实夹杂;其病位主要在冲任、胞宫,以及肾、肝、脾的功能失调、气血失和。其中肾虚固然是导致不孕的根本原因,然五脏相通,肝郁、痰湿、血瘀、湿热等因素均能影响肾功能,造成性生殖轴调节紊乱、月经失调而不孕,因此上述证型不是独立存在而是互为因果,但肾虚可贯穿不孕症各种证型之中。李春华在治疗不孕症时,强调首辨病因的重要性,以便给予针对性治疗。对病情复杂难治者,应根据病情,采取多种治疗手段相结合,包括必要时的手术治疗。治疗应抓住时机,采取辨病与辨证相结合的方法。

经过多年的临证实践和不断地探索,李春华认为基于"肾藏精、主生殖"的理论,医者多遵古训,从肾虚而论之。生殖与肾息息相关,但也不应忽略肝藏血、精血同源和肝肾之间在生理病理方面的密切联系,据此李春华提出肝为女子先天,从肝论治。李春华推崇金元四大家刘完素"妇人童幼,天癸未行之间,皆属少阴;天癸既行,皆从厥阴论之;天癸既竭,乃属太阴经也"的思想,以及秦天一对叶天士调经理论分析所说的"观叶先生案,奇经八脉固属重要,其次最重调肝"的评语,结合自己的临床经验,治疗不孕症首先从肝着手,运用柔肝、疏肝、养肝、清肝等法论治,以补充肾所不能起的作用,乙癸同源,木水互补,相得益彰。

二、诊治思路

对于不孕症的诊治,李春华以中医理论为指导,以辨证施治为主体,辨证与辨病相结合,借助西医学的辅助检查,明确病因,有针对性地进行治疗,采取中西医结合的诊治方法,择其优势,扬其所长。《女科要旨》有"妇人无子皆由经水不调"之说。临床中不孕患者大多数都伴有经水不调,所以在治疗不孕症时,李春华遵循"种子必先调经"的理论,补肾调肝是治疗不孕症的大法。经后期,补肾填精,调肝补血,为卵子的生长、成熟奠定物质基础;经间期,温肾柔肝活血,兼以软坚散结,以促进卵巢血液运行,有助于卵子的排出。经前期,温肾调肝助阳,为孕卵的着床提供有利条件。经行期,补肾疏肝,活血调经,并嘱患者注意调情志。针对免疫性不孕,提出补肾疏肝,消抗助孕;针对输卵管阻塞性不孕,提出调经疏肝,活血化瘀,通络散结;针对多囊卵巢综合征所致不孕症,提出补肾养肝活血,调经助孕的治疗原则。临证时方证相应,加减灵活,不拘泥于时方、经方,不偏信于流派,结合自己的实践经验,熔诸家之长于一炉,遵古不泥古,形成了自己独特的治疗方法。

三、治疗特色

(一)免疫性不孕

临床表现:婚久不孕,月经后期或先期,或月经稀发,闭经;腰酸腿软,精神抑郁,烦躁易怒,性欲淡漠,经来腹痛,行而不畅,舌质正常或黯红,苔薄白,脉弦细。

辅助检查:优生四项(抗精子抗体、抗心磷脂抗体、抗卵巢抗体、抗子宫内膜抗体)1项或1项以上为阳性。

证属:肾虚肝郁,湿热内蕴。

治法:补肾疏肝,消抗助孕。

方药:疏抗灵。

菟丝子15g 肉苁蓉30g 熟地黄15g 当归10g 紫草30g 甘草12g 柴胡12g 茯苓15g 丹参15g 赤芍10g 白芍10g 桑寄生30g 续断20g

加减:若腰痛甚者,加杜仲、续断、桑寄生,以补肾强腰膝;若手足不温,形寒肢冷者,加巴戟天、淫羊藿,以温肾助阳;若脘腹胀满者,加生山楂、生麦芽、陈皮,以健脾助运;若感染解脲支原体、沙眼衣原体者,加黄柏、土茯苓、白头翁等,清热祛湿,杀虫止带。

【典型案例】

刘某,女,32岁。初诊时间:2010年2月28日。

主诉：结婚 10 年未孕。

现病史：患者自诉结婚 10 年，夫妇同居未避孕未孕。Lmp：2010 年 2 月 27 日，量中等，色黯红，夹少许血块，无痛经。心烦寐差，带下量中，色白，无异味。舌淡红，苔薄白，脉弦细。

月经史：14 岁月经初潮，月经 4~5 天 /25~28 天。

生育史：孕 0 产 0 流 0；有生育要求。

辅助检查：性激素六项示 E_2 8.00pg/ml，P 0.43ng/ml，FSH 8.48mIU/ml，LH 4.89 mIU/ml，T 0.17ng/ml，PRL 4.35ng/ml。抗精子抗体阳性。抗子宫内膜抗体阴性。

中医诊断：不孕症。西医诊断：不孕症。

证属：肾虚肝郁。

治法：补肾疏肝，调经助孕。

方药：

（1）中医方药：肉苁蓉 30g　熟地黄 20g　制首乌 30g　柴胡 12g　白芍 30g　茯苓 30g　黄柏 6g　当归 15g　白术 12g　紫草 30g　甘草 10g　生山楂 30g　生麦芽 30g　续断 15g　桑寄生 30g　益母草 15g　丹参 15g　6 剂，2 日 1 剂，每日冷水煎 450ml，分 3 次饭后温服。

（2）西药：阿司匹林，每次 25mg，口服，每晚 1 次，连服 30 天。

二诊：2010 年 4 月 21 日。患者诉服药后无特殊不适。Lmp：2010 年 4 月 22 日，量中，色黯红，无痛经。现为月经第 2 天，心烦症减，睡眠改善，舌淡红，苔薄白，脉弦细。今日复查抗精子抗体仍阳性。治以补肾疏肝，调经助孕。

（1）中医方药：柴胡 12g　白芍 30g　茯苓 30g　当归 15g　白术 12g　紫草 30g　甘草 10g　生山楂 30g　生麦芽 30g　肉苁蓉 30g　菟丝子 15g　熟地黄 20g　制首乌 30g　益母草 15g　续断 15g　桑寄生 30g　丹参 15g　9 剂，2 日 1 剂，每日冷水煎 450ml，分 3 次饭后温服。

（2）西药：阿司匹林 25mg，口服，每晚 1 次，连服 30 天。

三诊：2010 年 5 月 25 日。患者诉服药后无特殊不适。Lmp：2010 年 5 月 20 日，量中，色黯红，无痛经。舌淡红，苔薄白，脉弦细。今日复查抗精子抗体已转阴。治以补肾疏肝，调经助孕。

方药：守上方去紫草、甘草，加败酱草 30g。3 剂，2 日 1 剂，每日冷水煎 450ml，分 3 次饭后温服。嘱月经第 12 天监测卵泡。

四诊：2010 年 6 月 26 日。Lmp：2010 年 5 月 17 日。现月经延后 10 天未来潮，无特殊不适，今日尿 HCG（＋）。嘱孕前 3 个月禁同房，避免重体力。定期产检。

2011 年 3 月 2 日，剖宫产下一男婴，母子平安。

【按语】　本案为免疫性不孕肾虚肝郁型。李春华认为，抗精子抗体阳性既有整体的肝肾阴阳气血的失调，又有局部的瘀血湿热；但整体的阴阳气血失调为其基本要素，阴虚火旺是其发生和发展的主要方面，或素体肝肾不足，或房劳过度，或心烦寐差，或常罹患湿热，兼以情志不宁，气火内动，从而演变为阴虚火旺，灼伤精液，冲任不得相资，精血凝聚，瘀血内结胞中，不能摄精成孕。而精血之凝聚、黏滞则与血瘀有关。从免疫角度来看一切抗过敏抗动态反应与肝阴关系较为密切。肝体阴用阳，内寄相火，最易活动，肝脏的阴血有溶解毒素、转换阴阳的作用。李春华根据阴虚火旺、瘀血湿热的致病特点，治以滋阴降火，化瘀清利。方中黄柏、紫草清热凉血，清虚火；肉苁蓉、制首乌温肾补阳，调冲任；柴胡、白芍、生山楂、生麦芽调肝疏肝；当归、白芍、熟地黄滋阴补血；丹参活血化瘀调经。患者服药后虚火得清，心烦症减，睡眠改善。二诊黄柏易菟丝子补肾扶正固本，服药后抗精子抗体已转阴，续以补肾疏肝，调经助孕，得以妊娠剖宫产一男婴。现代研究证实，扶正固本中药多有免疫促进作用。菟丝子能增加 T 细胞的比值；丹参对已沉积的抗原抗体复合物有促进吸收和消除的作用；当归、丹参等有抗炎、降低毛细血管通透性、减少炎性渗出及促进吸收的作用；熟地黄、白芍既能增强免疫功能，刺激网状内皮系统的吞噬功能，亦能抑制免疫功能亢进，对抗变态反应病变。

（二）输卵管阻塞性不孕

流产、产后及盆腔炎症是造成输卵管阻塞性不孕的主要原因。病机特点主要是"瘀血阻络"，外邪久伏冲任胞宫，阻碍气机，气滞血瘀，胞脉阻塞，并影响冲任功能，导致不孕。

临床表现：婚久不孕，月经赶前，量多，色红质黏。腰腹疼痛拒按，带下量多，色黄质黏稠，有臭味，口苦咽干，小便短黄，舌红，苔黄腻，脉弦滑而数。

辅助检查：超声提示盆腔积液，输卵管积水；盆腔炎性包块；输卵管造影阻塞或通而不畅。

证属：湿热蕴结，瘀阻胞脉，冲任损伤。

治法：活血化瘀，祛瘀通络。

方药：通管煎。

生黄芪 30g　柴胡 15g　王不留行 15g　路路通 15g　桂枝 15g　白芥子 15g　赤芍 10g　枳壳 30g　地龙 10g　没药 6g　水蛭 6g　卷柏 30g　蜈蚣 10g

加减：若带下量多，加败酱草 30g、白花蛇舌草 15g，以清热止带；白带少，加制首乌 15g、肉苁蓉 15g、黄精 15g，以滋补肝肾；经行腹痛，加香附 12g、五灵脂 15g，以活血化瘀，行气止痛；腰痛，加桑寄生 30g、牛膝 15g，以强壮筋骨；月经量多，加蒲黄 15g、五灵脂 15g，以化瘀止血；月经量少，加益母草 15g、鸡血藤 15g，以补肾活血；阳虚肢冷，加仙茅 15g、淫羊藿 15g、巴戟天 15g，以温肾阳；阴虚内热，加生地 15g、女贞子 15g、墨旱莲 15g，以养阴清热；痰湿体胖，加苍术 15g、香附 15g、石菖蒲 10g，以行气燥湿化痰；输卵管积水，加茯苓 30g、泽泻 15g，以健脾渗湿。

【典型案例】

王某，28 岁。2004 年 10 月 20 日初诊。

主诉：自然流产行清宫术后 2 年余，未避孕而未孕。

现病史：平素常感下腹部疼痛，经期加重，腰酸痛，倦怠，带下量多；舌质淡，苔薄白，脉细。妇科检查示子宫正常，双侧附件增厚、压痛明显。

月经史：4~7 天 /23~27 天，量中等，色黯红，伴痛经。

辅助检查：子宫输卵管碘油造影示双侧输卵管阻塞。

中医诊断：不孕症，妇人腹痛，带下病。西医诊断：不孕症，盆腔炎性疾病。

证属：气血瘀阻，肾气不足。

治法：调经补肾，活血化瘀。

方药：逍遥通管煎加减。

柴胡 15g　当归 12g　白芍 30g　白术 15g　茯苓 30g　薏苡仁 30g　黄柏 6g　土茯苓 30g　败酱草 30g　贯众 30g　没药 12g　桑寄生 30g　续断 15g　3 剂，水煎服。

二诊：服药后痛经消失，下腹疼痛减轻，带下量减少。月经周期 4 天 /27 天。

方药：通管煎。

生黄芪 30g　柴胡 15g　王不留行 15g　路路通 15g　桂枝 15g　白芥子 15g　赤芍 10g　枳壳 30g　地龙 10g　没药 6g　水蛭 6g　卷柏 30g　蜈蚣 10g　原方去桂枝。每次经净第 2 天服药至经前停药。

三诊：服上方后，无特殊不适。

方药：柴胡 15g　当归 12g　白芍 30g　白术 15g　茯苓 30g　薏苡仁 30g　黄柏 6g　土茯苓 30g　败酱草 30g　贯众 30g　没药 12g　桑寄生 30g　续断 15g　白术 15g　茯苓 30g　伸筋草 30g　地龙 12g　柞木枝 10g　卷柏 30g　5 剂，水煎服。

2005 年 2 月 15 日经查确诊为早孕，随访剖宫产一健康女婴。

【按语】　通管煎治疗输卵管阻塞性不孕，其一是化瘀药的运用。李春华认为引起输卵管阻塞的原因很多，但导致的结果是输卵管不通。如陈士铎云："任督之间，倘有疝瘕之症，则精不能施，因外有所障也。"故以"闭者通之"为原则，活血化瘀为大法。选用活血祛瘀通络药是治疗输卵管阻塞性不孕的必用之品。没药祛瘀活血；王不留行配白芥子行气化痰消癥；卷柏配路路通行气活血、祛瘀通络，且卷柏象形于输卵管伞端，两药合用通管效果最佳。临床还多选用藤类枝条药柞木枝，破决通关窍，与桂枝合用温经通管。其二是调肝药的运用。叶天士云："女子以肝为先天。"输卵管部位是足厥阴肝经的循行路线。汪石山云："妇人以肝为主，以血用事。"肝藏血，主疏泄，性喜条达，往往不孕症患者多兼有因病而郁之症。故调肝疏肝养血药是治疗输卵管阻塞要药，调肝即调气血，气行则血畅。选用柴胡、枳壳疏肝调气，赤芍活血养血、行瘀止痛。其三是虫类药的运用。输卵管阻塞是因气血凝滞，痰瘀互结致闭塞不通。"非峻用决渠开荒力量，虽曰从事调经，补天乏术耳。"此病非草木类药所能通达，必须借虫蚁类药搜剔穿透开结，方能奏效。选用水蛭、蜈蚣破血逐瘀，通经散结；地龙活血穿透。其四是益气药的运用。在活血祛瘀中配以生黄芪益气扶正，气行血行，补肝气，生肝血，调畅气血，有利于散结，并且防破瘀之药克伐正气。全方配伍，活血化瘀，调肝通络，攻中有补，补中有攻，攻补兼施，扶正祛瘀通络，寒温并用，不温不燥，有祛邪不伤正、补益不恋邪的特点，故常收桴鼓之效。

（三）多囊卵巢综合征所致不孕症

多囊卵巢综合征是生育年龄妇女常见的一种复杂的内分泌及代谢异常所致的疾病，临床表现复杂多样，无排卵的不孕症患者中约占 50%~70%，成为目前无排卵型不孕症的最主要原因之一。

临床表现：婚久不孕，月经失调、表现为月经先后不定期，甚或经闭不行，或行而不止淋漓不尽，多毛、痤疮，舌质紫黯或有瘀斑瘀点，苔薄白，脉沉涩或沉弦。

辅助检查：性激素六项异常，基础体温呈单相型，B 超检查示双侧或单侧呈卵巢多囊样改变，查超声监测排卵异常，或雄三项、甲状腺功能、生化全项指标异常。

证属：肾虚肝郁脾虚，精亏血少，冲任失调。

治法：补肾健脾，疏肝调经助孕。

方药：补肾调肝促孕汤。

肉苁蓉 30g　制首乌 30g　桑寄生 30g　续断 20g　柴胡 12g　白芍 30g　炒白术 15g　茯苓 30g　佛手 12g　砂仁 12g　鸡血藤 15g　当归 12g　熟地 12g　蒲黄 12g　五灵脂 12g

加减：症见腹痛者，加延胡索、川楝子疏肝活血止痛；若伴腹胀、大便秘结者，加枳壳、木香理气消积；若伴形体肥胖者，加苍术、石菖蒲燥湿化痰；颜面痤疮者，加丹皮、赤芍；若排卵障碍者，可加龟甲、紫河车等血肉有情之品。

【典型案例】

李某，女，33 岁，2012 年 5 月 3 日初诊。

主诉：未避孕未孕 2 年。

现病史：月经周期延后 1 年。曾口服"达英 –35"3 个月治疗，停药后月经仍未恢复。白带量少，色白，无异味及外阴瘙痒。唇周痤疮，烦躁易怒。Lmp：2012 年 2 月 7 日。舌质红，苔薄白，脉弦细。

月经史：13 岁月经初潮，7 天 /40~90 天，量中，色黯红，夹血块，腰酸，无腹痛。

生育史：孕 1 产 0 流 1。

辅助检查：尿 HCG 阴性；B 超示左侧卵巢多囊样改变，内膜 0.8cm。性激素六项示 FSH 8.47mIU/ml，LH 14.65mIU/ml，PRL 5.17ng/ml，E_2 62pg/ml，P 0.46ng/ml，T 0.45ng/ml。

中医诊断：不孕症，月经后期。西医诊断：继发不孕，多囊卵巢综合征。

证属：肾虚肝郁。

治法：补肾疏肝，活血调经。

方药：补肾逍遥汤加减。

肉苁蓉 30g　制首乌 30g　柴胡 12g　白芍 30g　炒白术 15g　茯苓 30g　丹皮 12g　赤芍 12g　蒲黄 12g　五灵脂 12g　桑寄生 30g　续断 20g　佛手 12g　砂仁 12g　鸡血藤 15g　当归 12g　益母草 15g　香附 6g　牛膝 15g　熟地黄 12g　3 剂，水煎服，每日 3 次，2 日 1 剂。

二诊：2012 年 5 月 23 日。Lmp：2012 年 5 月 19 日，4 天净，量中，色红，夹少许血块，腰酸较前缓解，无腹痛。唇周痤疮好转，情绪好转，舌质红，苔薄白，脉弦细。患者现处于经后期，上方去益母草、牛膝、香附。5 剂，水煎服，每日 3 次，2 日 1 剂。

三诊：2012 年 6 月 27 日。Lmp：2012 年 6 月 22 日，5 天净，量中，色红，无血块，腰酸腹痛好转。继以 5 月 23 日方治疗，经前加益母草 15g、香附 6g、牛膝 15g，活血调经，引经下行。嘱患者坚持用药。

经治疗 3 个月后，月经周期转正每月一行。守上方加菟丝子 12g、枸杞 12g 补肾坐胎。于 2012 年 10 月 11 日自测尿妊娠试验阳性。Lmp：2012 年 8 月 26 日。B 超示宫内早孕。

【按语】　本案患者月经稀发，就诊时已停经 3 个月，治疗时当以调经为首务。病机以肾虚肝郁脾虚为主，治以补肾健脾，疏肝调经，方用补肾逍遥汤加减。方药组成：肉苁蓉、制首乌、柴胡、白芍、炒白术、茯苓、丹皮、赤芍、蒲黄、五灵脂、寄生、续断、佛手、砂仁、鸡血藤、当归、熟地。方中逍遥散（柴胡、白芍、炒白术、茯苓、当归）加佛手、砂仁疏肝解郁，健脾养血，补后天以养先天，使精血充足，化生有源，月经自调；肉苁蓉、制首乌、寄生、续断补肾益精血；熟地、鸡血藤膏养血调经；失笑散（五灵脂、蒲黄）活血调经；加丹皮、赤芍增强活血化瘀之效。全方补肾理气，疏肝调经，服药后月经来潮。二诊，患者为经后期，上方去益母草、牛膝、香附，伴腹痛加延胡索、川楝子疏肝活血止痛；并在治疗时根据女子阴阳消长，气血盛衰在不同月经时期的变化特点，补调有度，顺势利导，随症加减变化。患者月经周期得已转正后，加菟丝子、枸杞补肾坐胎，于 9 月得以妊娠。

（孙跃农　闫继兰）

浙江妇科名家

—— 何子淮 ——

何子淮（1919—1997），主任医师，江南何氏女科第三代传人，何氏女科集大成者。何子淮出生于杭州中医世家，幼承庭训，复毕业于上海新中国医学院。在半个多世纪的临床、科研、教学工作中，勤学不倦，博采众长，以严谨的治学态度，在继承和发扬流传百余年的何氏女科基础上，逐渐形成了自己独特的学术风格，对不孕症、月经病、崩漏、妊娠症、盆腔炎及妇科疑难杂症的治疗有独到之处，在国内外享有很高盛誉。他首创的"调冲十法"及先后整理出版的《何子淮女科经验集》《各家女科述评》《重订何子淮女科》为中医药事业发展留下了宝贵的学术财富。

何子淮历任中华全国中医学会妇科分会常务委员、妇科分会华东片副主任，杭州市中医院中医妇科主任，杭州市第四、第五、第六、第七届政协委员。1983年被评为浙江省名老中医，1991年遴选为第一批全国老中医药专家学术经验继承工作指导老师，荣获国务院颁发的"为我国医疗卫生事业作出突出贡献"荣誉证书，首批享受国务院政府特殊津贴专家。

一、对不孕症的认识

肾为先天之本，主生殖藏精，为天癸之源，冲任之本。胎孕之形成在于肾。何子淮认为妇人无子有冲任不足、肾气虚寒者。冲、任二脉皆起于胞中，冲主血海，任主胞脉。冲为血海，隶属阳明，胞脉系于肾，冲任与肝肾关系至为密切。肾为水火之脏，人身之真阴真阳寄居于内，若肾阳不足，则下焦之肝脉也因之而寒；寒滞肝脉，气血也因之而凝滞，胞宫即气血失于温濡，故不能有子。此冲任不足为标，肾气虚寒为本。何子淮认为，妇人不孕亦有冲任伏热、真阴不足者。血属阴，血少则阴虚，阴虚则热；气属阳，血少则气偏旺，气有余便是火。真阴日渐枯竭，虚火愈有发扬，欲保全身尚且不得，安能有子乎？故当急以益阴清热，必得热除阴复，气血阴阳趋于平静，方能有孕。

何子淮遵古训，强调种子必保养心肾二脏。《女科经纶·嗣育门》云："盖心主神，有所思则心驰于外，致君火伤而不能降。肾主智，有所劳则智乱于中，俾肾亏而不能升，上下不交，水火不媾，而能生育者，无有也。"心主血而藏神，肾藏精而主发育生殖。心为君主之官，主明则下安，主不明则十二官危；思虑无穷，心旌摇之，心火妄动则不能下交于肾。肾为阴，心为阳，天地之阴阳交泰，则时有甘霖以滋万物。人体一小天地，人体之阴阳交泰，则气血平和，体壮身强，阴阳相合则能孕育。今君火妄动失却交泰之势，则不能孕，此上不能下交，由心不及肾也；若房劳过度，肾精亏耗，肾水不能上济于心，也致失却交泰，此肾不及心，故不能孕育。治之之法，心火妄动者，敛降其火，使其就下；肾精亏者，滋其阴，使其上承。总之，必得阴阳相抱，相互滋生而后能孕矣。

不孕之因，出于多端，不能一概而论，不能专究妇人，也当细审男子。病虽千般，不出阴阳表里寒热虚实八纲之范畴；治有百法，不越汗吐下和温清消补八法之轨。然也各有轻重，肾为先天之本,脾为气血生化之源;女子以血为主,而肝为藏血之脏,又协心主情志;且冲为血海,从属于肝,任脉属肾。故不孕,必重此三脏,务顾三本。

二、诊治思路

《黄帝内经》曰:"先病而后逆者治其本。"《女科经纶》曰:"先因病而后经不调者,当先治病,病去则经自调。"何子淮临证对于不孕症的治疗首重溯源治本,围猎排障,认为须先除病方能种子,道路平坦才可蓝田种玉。故何子淮必详问病史,如家族史、结核病史、肿瘤病史、遗传病史,双方是否有腮腺炎史及治疗史。要求男女双方行生理性检查,排除五不女、五不男的同时,强调"基址"的重要性,根据古人提出12种不堪婚配之说,从望形、色、神态来察看肾气的强盛。并强调中西合参,辨病与辨证相结合,借助现代医学检查,要求不孕症初诊患者,女方常规进行血清性激素检查,并嘱其测量基础体温、B超监测排卵情况,并予妇科检查排除因宫颈、阴道的因素所致者。对于调理数月而不效者,考虑输卵管造影、宫腔镜探查等排除器质性病变,务求明辨不孕之因何在。

何子淮认为,月经不调是妇女不孕的重要原因,正如王肯堂所说"每见妇人无子者,其经必或前或后,或多或少,或经行作痛,或紫或黑,或淡或凝而不调。不调则气血乖乖,不能成孕"。故求子必先调经,为至要之言,盖女子以血为本,五脏安和,气血宁静,月经自无不调之理;五脏有动,气血违和,则经乱矣。月经既乱,气血欲保本身之协调尚且不能,又岂能望其孕子? 故在治疗上当以调经为先,经水通调,则毓麟有望。

排障除病,已有助孕的基本条件,并结合调周理论,以补肾调肝健脾为总治则,遵循月经周期节律性的阴阳消长规律,周期性给药以求符合妇女生理规律。经后期乃积气之时,宜补不宜泻,必须温补肝肾,酌加养血之品,藏肾阴之阴精,调和肝脾之气血,使精血充盈为真机期打基础。真机期(排卵期)是肾中阴阳转化时期,是肾的阴精发展到一定程度而转化为阳的时期。古人称"的候真机"之时,是受孕的好机会,温补肾阳,填补肾阴为关键。常用方药:紫河车、鹿角片、龟甲、枸杞子、天冬、覆盆子、金樱子、山萸肉、淫羊藿、川断、潼蒺藜、杜仲、乌贼骨、淡菜。经前期是由阴入阳的阶段,即在肾阴充盛的基础上,通过"天癸至"而转化,从而发挥阳生的功能。保持肾阴肾阳基本平衡,使之循环复始,发挥正常生理功能,但要排除肝经郁滞,根据不同病理表现,予以扶正解郁。体质弱,经量不多的患者,防伤阴津,注意选药,免用香燥之品。行经期血海充盈而泻,表现泻而不藏,根据患者的经量色泽,虚实寒热,治以养血生新为原则。

男子精旺方能有子,女子经调始能成孕;男子以补肾精为要,女子以调经为先。使男子精充,女子经调血足,再参以补气行气,俾人之气血充盈,故能有子矣。

三、治疗特色

(一)溯源治本,围猎排障

1. 女性生殖器结核性不孕症

临床表现:有肺结核史和接触史,不明原因的反复潮热、乏力、盗汗、消瘦、咳嗽、胸腹痛、尿路刺激症状、腹胀、腹部包块、经量减少和闭经;对常规抗感染治疗无效,以及无性接触史妇女的急性盆腔炎。

辅助检查:子宫内膜病理检查找到典型结核结节;结核菌素试验阳性;子宫输卵管碘油

造影提示子宫腔呈不同程度狭窄或畸形,边缘呈锯齿状;输卵管腔呈典型串珠状或显示狭窄僵直;腹腔镜检查子宫、输卵管浆膜面可见粟粒结节,腹腔液及病变活组织检查找到结核分枝杆菌。

证属:阴虚血热。

治法:抗痨调冲。

方药:十大功劳、百部、百合、地骨皮、川贝母、鳖甲、甜杏仁、当归、川芎、青蒿梗、银柴胡等。

加减:于结核症状消失,月经准期,量正常后,在行经期间可酌加养血之品。

2. 输卵管性不孕

临床表现:既往有宫腔操作史,下腹隐痛、腰骶部坠胀痛,月经期、性交后或劳累时加重;平日带下增多,色黄质黏稠,有臭味。

辅助检查:超声提示盆腔积液,输卵管积水;输卵管造影提示输卵管阻塞或通而不畅。

证属:肝郁气滞。

治法:理气解郁。

方药:川楝子、红藤、穿山甲、石见穿、皂角刺、荔枝核、香附、郁金、透骨草、当归、炒白芍、川芎、蒲公英、忍冬藤、七叶一枝花等。

(二)宫寒温摄,调补冲任

临床表现:婚后多年不孕,月经初潮迟晚,经行后又多延期或愆期,经来量少,色淡,面色晦暗,形体瘦小,腰酸膝软,带下绵绵如水,小腹冰冷,伴有隐痛,冬季尤为明显。舌狭小,苔薄腻,脉来微小沉细。

辅助检查:妇科检查可有子宫偏小,卵巢发育不足,也可表现为正常,但基础体温测定为单相无排卵型月经。

证属:冲任不足,下焦虚寒。

治法:温肾摄精。

方药:暖宫丸。

紫石英、鹿角片、肉桂、熟地、巨胜子、艾叶、当归、菟丝子、石楠叶、细辛、荔枝核等。

加减:寒甚者,再加淡吴萸、干姜。

【典型案例】

梁某,32岁,中学教师。

主诉:婚后6年不孕。

现病史:月经量少,色黯黑,经行腹痛,小腹常有冰冷感,伴大便不实。舌苔薄腻,舌质淡白,脉沉细。

中医诊断:不孕症。西医诊断:原发不孕。

证属:脾肾两虚,宫寒不孕。

治法:温补脾肾。

方药:紫石英30g　炒党参12g　炒川断12g　炒白术9g　炒白芍9g　补骨脂9g　胡芦巴9g　荔枝核9g　附片3g　肉桂3g　韭菜子3g　小茴香5g

依法加减,服药3个月成孕,足月顺产一男婴。

【按语】　冲任之脉为肝肾所主。妇人冲任不足,下焦虚寒,由肾虚命火不足之故。《圣济总录》说:"妇人所以无子,由于冲任不足,肾气虚寒故也。"肾为先天之本,主藏真阴真阳,肾虚真阳不足,命门火衰,不能温煦胞络冲任,胞宫因之不能摄精成孕。正如傅山所言:"夫寒冰之地,不生草木;重阴之渊,不长鱼龙。今胞宫既寒,何能受孕?"故治法宜温煦下焦,更宜以温养命门肾气为根本。缪仲淳说:"女子系胞于肾及心胞络,皆阴脏也。虚则风寒乘袭子宫,则绝孕无子,非得温暖药,则无以去风寒而资化育之妙。唯用辛温剂,加引经,至下焦,走肾及心胞,散风寒,暖子宫为要也。"故处方以附子、肉桂、韭菜子、小茴香、胡芦巴辛温暖下焦而驱阴寒;以补骨脂填补肾精,资化育之源;荔枝核疏肝肾之络;特别是紫石英一味,具有兴奋性腺的作用,可促成发育不良性卵巢成熟排卵,故能调整妇女生殖功能而提高疗效。

(三)血亏形衰,益气健脾

临床表现:婚后多年不孕的妇女,常诉平日月经量少而色淡,甚则经闭。形体衰弱,面色萎黄不华,常有头晕目眩,神疲乏力。舌质淡红,舌苔薄白,脉来沉细。此类患者往往有食少运迟,大便不实,脾胃功能薄弱,生化乏源;或肾精不足,腰酸膝软,潮热骨蒸盗汗等。

辅助检查:血常规提示血红蛋白、白细胞偏低。

证属:气血两亏。

治法:补脾,佐以生精。

方药:调经种子汤。

熟地、当归、白芍、川芎、香附、党参、白术、菟丝子、川断、紫石英、覆盆子等。

【典型案例】

郭某,35 岁,职工。

主诉:婚后 10 年未孕。

现病史:领养一女孩已 4 岁。形体消瘦,月经量少,时有头晕眼花,有欲仆之势。舌淡苔薄,脉细。

辅助检查:血红蛋白、白细胞偏低。

妇科检查:无异常。

中医诊断:不孕症。西医诊断:原发不孕。

证属:血气虚少。

治法:调补气血。

方药:炒党参 12g　炙黄芪 12g　生地 12g　熟地 12g　焦白术 9g　炒白芍 9g　当归 9g　枸杞子 9g　黄精 15g　桑椹子 15g　制首乌 15g　炙狗脊 15g　炙甘草 5g

服药半月,头晕眼花已除,经水增多、色鲜、时有小血块阵下。原法续进,佐温肾之品。

炒党参 12g　熟地 12g　淫羊藿 12g　丹参 12g　紫河车 12g　补骨脂 12g　当归 9g　炒白芍 9g　枸杞子 9g　紫石英 30g　炒川芎 6g　炙甘草 6g

前后服药 2 个月,月经过期不行,脉来流利,温温欲吐,晨尿妊娠试验阳性,转投清肝安胎之剂,次年足月顺产一男婴。

【按语】　妇人无子,是由血少不足以摄精所致。患者或因先天不足,以致冲任血海空虚,而不能摄精成孕。此种类型,往往因子宫内膜营养不良,或子宫内膜结核而引起月经过少,甚至经闭不孕。方以八珍汤大补气血为主,配以益肾化精之品,充先天不足,补后天虚馁,补肾运脾,益气生血,达到阴阳并补、气血俱生的目的。

（四）痰湿壅盛，导湿驱脂

临床表现：患者婚后多年不孕，并见形体肥胖，神疲乏力，面色㿠白，头晕心悸及月经延期、量少，白带增多。舌见淡胖，苔多白腻或厚腻，脉来弦滑。

辅助检查：基础体温单相，性激素六项异常，超声监测排卵异常，葡萄糖耐量试验异常，17 羟和 17 酮及雌激素水平异常。

证属：痰湿壅盛。

治法：导湿驱脂。

方药：导湿种玉汤。

苍术、白术、椒目、肉桂、艾叶、姜半夏、香附、生山楂、车前子、川芎、青皮、陈皮、蛇床子等。

【典型案例】

胡某，28 岁，某公社妇女干部。

主诉：婚后 5 年未孕。

现病史：每届月经延期 10 天至半月，量少色淡，形体逐日丰满，时有呕恶吐痰涎。

中医诊断：不孕症。西医诊断：原发不孕。

证属：痰阻湿滞，胞宫脂塞不孕。

治法：温化痰湿，舒畅气血。

方药：苍术 9g　白术 9g　泽兰 9g　泽泻 9g　陈胆星 9g　竹沥半夏 9g　六一散[包]9g　茯苓 12g　海浮石 12g　生山楂 30g　椒目 1.5g　肉桂 3g

服药 1 个月余，月经趋正常，形体略减，精神振作。

再拟养血温理：当归 9g　炒白芍 9g　茯苓 9g　泽兰 9g　泽泻 9g　制香附 9g　紫石英 30g　丹参 12g　橘皮 5g　橘络 5g　炒小茴 5g　炙甘草 5g

先后调治 4 个月，月经过期不行，3 次晨尿妊娠试验阳性，体质尚好，未再服药，后足月顺产一女婴。

【按语】　妇人肥盛者，多不能孕育，以身中有脂膜闭塞子宫，月经不行。形体肥胖，脾虚运迟，痰湿内生，导致气机不畅，月经不调。名师朱小南曾说"血走脾经"，精不化血而变生痰湿，以致月经短少、经闭。故《济阴纲目》说："身体肥胖、子宫脂膜长满，经水虽调亦令无子，须服开宫之药，以消其脂膜。"朱丹溪治湿阻脂膜不孕以燥湿祛痰行气为法，方用二陈加二术、木香、香附、川芎、当归，或导痰汤。何子淮宗丹溪之治，以苍术、白术、竹沥半夏、橘皮、香附、山楂燥湿祛痰，消脂理气；配肉桂、紫石英、椒目温暖脾肾，调整内分泌系统功能，运脾导湿；如喉间多痰、咯痰不爽，可加天竺黄、陈胆星、海浮石等豁痰，在湿去痰消脂薄的前提下，配合养血调经，但决不能漫投厚味填精，或补肾助阳药，否则滋腻助湿，壮阳消阴，皆不适宜。

（五）怡情调理，疏肝解郁

临床表现：婚后多年不孕、月经不调，并常伴有经行乳胀、心烦易怒、纳呆、寐少梦多，有时有少腹吊痛；舌质偏红，舌苔薄白，脉象弦细。

证属：血虚肝郁。

治法：疏郁调肝，怡情和谐。

方药：怡情解郁汤。

生地、白芍、玉竹、杞子、八月札、川楝子、合欢皮、绿梅花、麦冬等。血虚肝郁型不孕，多因阴血本亏于先，复由性情不畅，善感多郁，肝气郁结于后，疏泄失常，气血不和，冲任不能相资而致不孕。傅山指出，妇人有怀抱素恶不能生子者，是肝气郁结，治法必解四经之郁，以开胞结之门。方以开郁种玉汤，以逍遥散为基础，配加养津凉血之品。何子淮法以怡情解郁，以养阴补血之药，如生地、杞子、玉竹、白芍、麦冬为主，调整机体的内在环境，以治其本；佐以怡情欢畅之合欢皮、绿梅花、八月札、川楝子疏肝经之郁气，而治其标，不用柴胡、香附等辛温香燥之品重劫已伤之阴，对肝肾阴分不足之肝郁型患者，怡情解郁作用更为满意。本证只要在情怀欢畅、机体阴阳得以调整的基础上，孕育之机自然而至。故对不孕症的治疗，亦正如明代万密斋所说的"但解开花能结子，何愁丹桂不成丛"。

（沈 毅）

—— 裘笑梅 ——

裘笑梅（1912—2001），浙江杭州人，已故著名中医妇科专家，国家级名老中医，浙江省中医院妇科主任医师。从事中医妇科临床工作60余年，医术精湛，硕果累累。由于在医疗、科研、教学工作中的杰出贡献，1992年获国务院有突出贡献专家称号，享受国务院政府特殊津贴。编著《裘笑梅妇科临床经验选》《裘氏妇科临证医案精萃》等学术专著多部，发表中医、中西医结合论文40多篇，研制成功"妇乐冲剂""妇宁胶囊""保灵孕宝"营养液等多种妇科药品、保健品。

裘笑梅在学术思想上重视调理脾胃，倡导治肝六法，推崇从肾论治，临床上精研妇科经、带、胎、产、杂病，以衷中参西、证病同治而独树一帜。裘笑梅自创新方40余首，对疑难杂症有独到的见解和创新的治疗，被人称为"华夏奇指，人间观音"；其学术精华、临证证治在总结前人理论的基础上，融入自身体会，见解独到，自成一派，成为特色鲜明、影响深远的裘氏妇科。

一、对不孕症的认识

裘笑梅认为导致妇女不孕的因素大致可概括为两类：一类是先天性生理缺陷，无法矫正而不能受孕者；另一类是后天受病理因素影响造成生殖功能异常所致。

西医学认为，女性不孕因素以排卵障碍和输卵管因素居多，占60%，其他还有子宫因素、宫颈因素、阴道因素以及免疫因素等，这些病因分别影响排卵、受精、孕卵着床、精子运行及生存等而致不孕。中医学认为，不孕主要由于肾气不足，或冲任气血失调所致。因为肾气旺盛，真阴充足，任脉通，太冲脉盛，月事以时下，两精相搏，才能成孕，如因肾虚，或肝郁、痰湿、血瘀等因素引起冲任失调，则不能摄精受孕。因此，素体禀赋不足，在外界致病因素的作用下，使冲任、胞宫产生病理改变，不能摄精成孕，是造成女子不孕的最终原因。裘笑梅认为病理性不孕者，多伴见月经不调，或闭经，因此不孕的治疗须以调经为先。如丹溪云："求子之道，莫如调经。"治法当分虚实，虚者宜温肾填精，实者宜疏肝解郁、祛痰化瘀。

二、诊治思路

裘笑梅的学术思想特点之一是主张"衷中参西，与时俱进，习古而不泥古"，这一思想也同样贯穿于对不孕症的治疗中。她的临证特色既衷于中医理论体系，又不断地吸取西医的理论和检测手段，将中西医融会贯通，获得了很大的成功。其诊治思路主要有以下几部分：

（一）调经种子治疗排卵障碍性不孕

因卵巢功能失常导致的不排卵、卵泡发育不良、黄体功能不全等属于排卵障碍性不孕，其主要病机与肝脾肾三脏关系最为密切。裘笑梅认为女子经、孕的正常，有赖于肾气、天癸、冲任三者间有规律的活动和相互作用、相互协调。肾精充盛、肝气条达、脾主运化、肝脾肾协调，是天癸至、冲任得养、月事按时而下的基础。"肾主生殖""肾藏精"，女子的生长、发育和生育能力，均有赖肾气的作用。因此调经种子，首当补肾，肾气旺盛，真阳充沛，两神相搏，才能成孕。此外，"肝藏血""肝主疏泄"，肝阴虚、肝失条达，气机阻滞均可影响排卵而导致不孕；"脾主运化"，若脾失健运，水湿内停，影响气机，也可导致排卵障碍。故排卵障碍不孕可分肾虚型、肝郁型、痰湿型。

肾虚又分肾阴不足和肾阳虚（亦即命门火衰）两种类型。肾阴不足者，治宜滋填肾阴，方用养精种玉汤、大补阴丸、左归丸等化裁。又肾主藏精，肾阴亏损，封藏失职，则精易走泄，故又常加五味子、菟丝子、桑寄生、山茱萸之类补肾涩精，以固封藏。肾阳虚者，治宜温补肾阳，方用裘笑梅自创验方桂仙汤、五子衍宗丸等化裁。肾阳虚者，根据"精能化气"之旨，常兼用鹿角胶、紫河车、巴戟天、菟丝子、续断、狗脊等温润填精之品。

肝郁型不孕多由情志不舒，肝失条达，气血失调，冲任不能相资所致，临证见多年不孕，经期先后不定，经来腹痛，行而不畅，量少、色黯，有小血块；经前乳房胀痛，精神抑郁，烦躁易怒；舌质正常，脉弦。治宜疏肝解郁，调经种子，方用裘笑梅经典验方蒺麦散加减。

痰湿型多由痰湿壅阻气机，胞脉闭塞，冲任二脉不能相资，胞宫不能摄精成孕，临证多见婚久不孕，形体肥胖，经行延后，量少，色淡甚或闭经，带下量多，质黏稠，面色㿠白，头晕心悸，胸闷泛恶，苔白腻，脉滑。治当燥湿化痰、理气调冲，方用启宫丸加减。

裘笑梅在治疗本类型疾病时，以调经种子为要旨，注重与月经周期的激素水平变化同步，在月经净后（卵泡渐趋成熟——排卵），用滋养精血，益以助阳调气，配合促排卵药，旨在促卵子发育排出。排卵后（黄体形成期），改用温肾壮阳，使胞宫温暖待孕，当此时二精交合而成形，则脏腑气血汇聚冲任濡养胎儿。一旦未受孕，又可使月经调和。

（二）疏理通道治疗输卵管性不孕

在女性不孕症中，输卵管堵塞是常见原因。急慢性盆腔炎性疾病、输卵管结核、子宫内膜异位症等都可能引起输卵管不通或通而不畅。裘笑梅认为此类不孕症的病机多由湿热交阻，气机不畅，清浊不分，瘀阻脉络而产生继发不孕。中医辨证分型为湿热瘀滞型。临床表现为阴道出血，白带混浊，腰酸腹痛，甚则发热。输卵管阻塞病变常迁延日久，缠绵难愈。裘笑梅常采用综合治理，除内用中药之外，同时可配合中药保留灌肠、理疗、艾条熏穴、针刺疗法、药渣外敷等治疗方法。内服验方"二藤汤"，清热疏理，活血调冲（药物组成：忍冬藤、蜀红藤、大黄、大青叶、紫草根、丹皮、赤芍、川楝子、延胡索等）。外用验方"复方红藤汤"保留灌肠。局部配合艾条熏穴（穴位：子宫、冲门、气冲、中极），加强病变部位清热解毒、调整气机，使冲任畅达，输卵管通畅而受孕。

对于输卵管积水，裘笑梅认为系输卵管堵塞重症，多由瘀血阻滞，影响胞脉的气机升降、津液的布散，而积为水湿，以致水湿及瘀血互结于胞脉。此类患者，胞脉闭阻，牢不可破，非一般活血化瘀药所能奏效，宜加入地鳖虫、广地龙、炙鳖甲、穿山甲等虫类灵动之品，并酌情加入平地木、生薏苡仁、生黄芪、茯苓、泽泻等利水除湿药，以入络搜邪，使胞脉通畅，自能受孕。

（三）清热逐瘀、软坚散结治疗内异性不孕

对子宫内膜异位症引起的卵巢内异囊肿、盆腔子宫内膜异位症、盆腔粘连而致的不孕，裘笑梅在治疗中发现单一使用活血温经之品效果不佳，考虑到此病往往历时数年，气滞血瘀已久，郁而化热，故采用清热逐瘀，软坚散结，二法并进。创制验方"内异散"，药物用龙葵、半枝莲、忍冬藤、白毛藤、皂角刺、山楂肉、大麦芽、牡蛎。可少佐行气药川楝子、延胡索、炒小茴香等；对伴有盆腔炎症或炎性包块者，可加红藤、夏枯草、威灵仙、丹皮、丹参；对肿瘤抗原 CA125 升高者，可加藤梨根、山海螺、香茶菜、茯苓、薏苡仁；若伴有子宫腺肌病，子宫增大明显、痛经者，选加制鳖甲、白芥子、三棱、莪术、昆布、马齿苋、制乳香、制没药、广木香豁痰散结，行气泻水；腰酸者，加用桂仙汤（裘笑梅经典补肾验方）以温肾壮阳；白带量多质稀者，加炙白鸡冠花、红枣、芡实、椿根皮、党参、附子（裘笑梅经验方之补肾固带汤）补肾固涩止带；郁久化热，两侧附件压痛明显者，合裘笑梅经验方二藤汤清热解毒、凉血祛瘀。

三、治疗特色

（一）排卵障碍性不孕

排卵障碍性不孕常见于由下丘脑-垂体-卵巢功能轴任一环节失常导致的不排卵、卵泡发育不良、黄体功能不全、未破卵泡黄素化综合征、多囊卵巢综合征等一系列内分泌疾病。从中医角度来说，与肝脾肾三脏关系密切，尤以肾虚为多见，而肾虚又含肾阳虚、肾阴虚型。

1. 肾阳虚型

临床表现：婚久不孕，月经量少，经期错后，血色晦暗，经期小腹冷痛，腰痛腿软，精神疲惫，房事后尤甚，性欲淡漠，小便清长，夜尿频多，舌淡苔薄，脉沉细，尺部软弱。

妇科检查：子宫颈及子宫体较小，双侧附件未见异常。经前诊刮宫内膜多为增生期，也有部分为分泌期，或分泌不足。

辅助检查：黄体期查性激素孕酮、雌二醇水平低下；或雄激素、催乳素水平升高；基础体温呈单相型；超声监测卵泡不发育或发育不良或不排卵；或合并甲状腺功能、生化指标异常。

治法：温肾助阳，调补冲任。

方药：裘氏验方桂仙汤（淫羊藿、仙茅、肉桂、巴戟天、苁蓉、紫石英）或五子衍宗丸加减。根据"精能化气"之旨，常加用鹿角胶、紫河车、巴戟天、菟丝子、续断、狗脊等温润填精之品。

若合并有输卵管不通属肾虚血瘀者，加细辛、桂枝、路路通、山甲片、荆芥穗，也可佐以活血化瘀之品，如红花、苏木、京三棱等。

2. 肾阴虚型

临床表现：婚久不孕，月经量多，或淋漓不断，经期多赶前，甚至每月 2 次，血色鲜红。手足心热，时有盗汗，腰酸腿软。脉左尺沉细，舌质微红，苔薄白或微黄。

妇科检查:子宫体正常大小或稍大,或有子宫肌瘤。子宫内膜检查可有子宫内膜增生、子宫内膜息肉等。

治法:滋阴益肾,佐以补血。

方药:养精种玉汤(《傅青主女科》)(熟地、当归、白芍、山萸肉)或大补阴丸(熟地、黄柏、知母、龟甲)加减。

合并有输卵管不通者,可加细辛、路路通、八月札、广藿香、荆芥等。

【典型案例】

案1　方某,女,34 岁,已婚。1991 年 8 月 6 日初诊。

主诉:未避孕未孕 2 年,闭经 6 个月。

刻下症:常感头晕腰酸,神倦乏力,畏寒肢冷,脉细弱,苔薄白。测基础体温单相。

经孕产史:平素常经期延后 10~15 天,量少、色黯红,3~4 天净。Lmp:1991 年 2 月。1989 年 1 月行人工流产术,术后未避孕。

辅助检查:输卵管造影术示子宫大小未见异常,双侧输卵管通畅。

中医诊断:不孕症。西医诊断:继发不孕,闭经。

证属:肾阳虚型。

治法:温肾益精,养血调冲。

方药:桂仙汤加味。

仙茅 9g　淫羊藿 12g　巴戟天 12g　肉苁蓉 9g　紫石英 15g　肉桂末^{吞}1.5g　炒当归 9g　炒白芍 9g　赤芍 9g　炒川芎 5g　胡芦巴 12g　制香附 9g　陈艾叶 3g　水煎服,每日 1 剂,服 10 剂。

二诊:1991 年 8 月 16 日。自云服前方 10 剂后感畏寒肢冷减轻,头晕腰酸略瘥,测基础体温仍单相,脉舌如前。治守前意,前方加炮姜 3g、川椒 6g。

三诊:1991 年 9 月 6 日。上方共服 20 剂,昨感腰酸,腹胀,经转量少、色红。今日来复诊,脉弦细,苔薄,质淡红。投以温养活血,予桃红四物汤加续断 9g、狗脊 9g、丹参 12g、广木香 12g、鸡血藤 12g。5 剂,水煎服。

四诊:1991 年 9 月 11 日。药后月经量增多,夹小血块,5 天净,腰酸腹胀除,胃纳尚可,脉细,苔薄,质淡红润。因患者为外地人,离院路途远,要求服长方。予桂仙汤加续断、狗脊、当归、香附、紫河车粉^{另吞}。嘱煎药隔日 1 剂,紫河车粉隔日一吞,交叉服用。

半年后,患者送来锦旗,诉服药后月经能按期转,现妊娠已 2 个月,无不适症状。

【按语】　患者流产伤肾,肾虚,冲任失养,血海不足,故月经后期量少,乃至闭经;肾虚,胞脉失养,使两精不能相结合,故婚久未孕;腰为肾之府,肾阳不足,命门火衰,故腰酸头晕、畏寒肢冷;脉细弱,苔薄白,为肾阳虚之征。裘笑梅初用桂仙汤填肾补精,以益奇经,等精血充沛,再投加味桃红四物汤以温养活血,使气调血和,经汛正常。四诊再以桂仙汤加减以资巩固,使冲任脉充,胞胎受荫,故而受孕。临证加减:若大便溏薄者,加炮姜、补骨脂;若性欲淡漠者,加锁阳、补骨脂、胡芦巴;小便频数者,加缩泉丸吞服;若月经过多,量多如崩,色淡清稀者,加黄芪、阿胶珠、陈艾炭、煅龙骨、煅牡蛎、陈棕炭、血余炭;小腹冷痛、畏寒者,加小茴香。

案2　俞某,女,35 岁,已婚,1991 年 11 月 19 日初诊。

主诉:未避孕未孕 7 年。

刻下症:月经先期,色红,量中,腰酸下坠,心烦潮热,舌红苔少,脉细。Lmp:1991 年 11 月 12 日。

辅助检查:测基础体温单相。诊断性刮宫示子宫内膜分泌反应欠佳。输卵管造影术示子宫大小未见异常,两侧输卵管通畅。

中医诊断:不孕症。西医诊断:不孕症。

证属:肾阴虚型。

治法:滋阴益肾,养血调经。

方药:养精种玉汤合二仙汤化裁。

炒当归 9g　炒白芍 9g　枸杞子 9g　炒川芎 5g　菟丝子 9g　山茱萸 9g　仙茅 9g　淫羊藿 12g　生地 12g　熟地 12g　胡芦巴 9g　巴戟天 9g　制香附 9g　10 剂,水煎服。

二诊:1991 年 12 月 1 日。服上述药物 10 剂,感腰酸下坠较前好转,仍感心烦潮热,脉舌如前。改投滋阴清热,补肾养血。

方药:丹皮 9g　生熟地各 12g　冬桑叶 12g　菟丝子 9g　补骨脂 12g　胡芦巴 9g　制香附 9g　炒川楝子 9g　延胡索 12g　肉苁蓉 10g　炙龟甲^{先煎}12g　苏木 6g　14 剂,水煎服。

三诊:1991 年 12 月 17 日。自云服前方 14 剂后,月经于 12 月 9 日转,量中,色红,腰酸瘥,心烦潮热好转,脉细苔少。治以滋阴温肾,调经种子。

方药:菟丝子 9g　枸杞子 9g　龟甲^{先煎}12g　山茱萸 9g　制续断 9g　煨狗脊 10g　川椒 6g　炮姜 5g　煨升麻 9g　仙茅 10g　淫羊藿 12g　炒杜仲 12g

患者坚持在裘笑梅处服药近 3 个月。Lmp:1992 年 1 月 7 日。于 2 月 12 日查尿妊娠试验阳性,血 β-HCG 3678mIU/ml。

【按语】　患者先天肾气不足,肾阴亏虚,不能摄精成孕;肾阴不足,虚热内生,故心烦潮热,月经先期、色红;肾主骨生髓,腰为肾之府,肾虚失养,故腰酸下坠。舌红苔少,脉细,均为肾阴虚之征象。裘笑梅先予养精种玉汤合二仙汤以滋肾养阴,使精充血足,冲任得养。二诊用炙龟甲、丹皮、生地、冬桑叶清热养阴,合菟丝子、胡芦巴、补骨脂滋肝肾、益精血,加香附、川楝子、延胡索、苏木理气活血,使肾精充沛,气血调和,经汛正常。三诊时,滋阴补肾的同时加枸杞子、续断、狗脊等温润填精之品,使肾之阴阳平衡,冲任得调而胎孕自成。

(二)输卵管性不孕

输卵管性不孕常由于盆腔炎性疾病引起输卵管堵塞、或与周围组织粘连引起输卵管功能损害所致。

临床表现:婚久不孕,月经先后无定期,或经期延长,色红质黏,经期常伴腰腹疼痛、拒按,平时带下量多,色黄质黏,时有阴道出血,腰酸腹痛,甚则发热,舌质黯,苔黄腻,脉弦滑或弦涩。

证属:湿热交阻,瘀阻脉络。

治法:清热疏理,活血调冲。

方药:

(1)裘氏验方二藤汤。忍冬藤、蜀红藤、大黄、大青叶、紫草根、丹皮、赤芍、川楝子、延胡索。

(2)另予外用验方"复方红藤汤"保留灌肠。

(3)局部配合艾条熏穴(穴位:子宫、冲门、气冲、中极)。

加减:下腹痛重者,加枳壳、木香、蒲公英等宽中消痞、行气止痛,丹参、香附、路路通等活血化瘀散结;带下量多色黄者,加芡实、椿根皮、白芷等利湿止带;对于输卵管积水、输卵管包裹性积液等输卵管堵塞重症,加入地鳖虫、广地龙、炙鳖甲、穿山甲等破血消癥,并酌情加入平地木、生薏苡仁、生黄芪、茯苓、泽泻等利水除湿药,以入络搜邪,使胞脉通畅,自能受孕。

【典型案例】

诸某,30岁,已婚。1992年5月26日初诊。

主诉:人工流产后未避孕未孕2年。

刻下症:腰酸,下腹隐痛,带下量多,色黄混浊,有臭味。舌质黯,苔黄厚腻,脉弦滑。

经孕产史:患者于1990年8月在浙江省妇幼保健院行人工流产术,术后曾有盆腔感染病史,经律尚准,量中、色黯、夹血块,痛经。Lmp:1992年5月10日。

辅助检查:1992年3月曾在浙江省妇幼保健院行子宫输卵管造影示子宫大小未见异常,左侧输卵管伞端积水,右侧输卵管间质部阻塞。

中医诊断:不孕症,妇人腹痛。西医诊断:不孕症,盆腔炎性疾病。

证属:湿热瘀阻型。

治法:清热利湿,化瘀通络。

方药:裘氏二藤汤加减。

荆芥穗6g 防风3g 路路通10g 当归9g 赤芍9g 川芎9g 延胡索9g 忍冬藤20g 红藤20g 生薏苡仁30g 茯苓12g 三棱12g 14剂,水煎服。

嘱配合复方红藤灌肠剂保留灌肠及艾条外熏治疗。

二诊:1992年6月14日。患者前方治疗14剂,以及艾条外熏、中药灌肠治疗。Lmp:1992年6月12日。色转红,量增多,仍时感少腹隐痛,脉舌同前。改投活血化瘀、补肾祛痰之品,暂停药艾外熏及复方红藤灌肠剂灌肠治疗。

方药:炒当归9g 炒赤芍9g 炒川芎6g 丹参12g 制香附9g 炒川楝子9g 延胡索9g 路路通10g 荆芥穗6g 泽兰叶10g 山茱萸9g 广地龙9g 仙茅10g 淫羊藿12g 熟地12g 7剂,水煎服。

三诊:1992年6月21日。少腹隐痛消失,腰酸好转,带下减少。Lmp:1992年6月12日,色红、量增多。脉细缓,苔薄舌红。继投清化疏理通络之剂。

方药:路路通10g 荆芥穗6g 防风3g 广地龙10g 生薏苡仁30g 平地木12g 忍冬藤20g 红藤20g 大青叶6g 半枝莲6g 穿山甲^{先煎}6g 三棱12g 10剂。继用药艾外熏及复方红藤灌肠液灌肠治疗。

8个月后患者来信告之,前三方反复交替服用,继续用复方红藤灌肠剂保留灌肠及艾药外熏治疗。现已妊娠50余天,无不适。B超检查示宫内早孕,活胎。

【按语】 该例为输卵管阻塞引起的不孕症,治疗以路路通、荆芥穗、防风、穿山甲、三棱、丹参、泽兰以活血化瘀通络,合二藤汤以清热祛瘀,加生薏苡仁、茯苓、香附、延胡索、川楝子、广地龙疏通经络。同时配合复方红藤灌肠剂保留灌肠及药艾外熏治疗,使气机条达,胞脉畅通,阴阳两精相合而孕。现代实验证实,活血化瘀、理气化痰药具有抗炎、抗纤维化,改善局部微循环,促进局部组织修复和再生的功能。

(三)内异性不孕

内异性不孕包括卵巢内异囊肿、子宫腺肌病、盆腔子宫内膜异位症等导致的盆腔粘连、免疫功能亢进而引起的不孕。该病常病程日久,病性虚实夹杂,临床症状变化多端,临证需注意祛病与扶正并举,经期活血化瘀止痛,非经期活血利湿消癥。

临床表现:婚久不孕,经期痛经较剧,有时经后痛,平素常感乏力头晕,腰膝酸软,乳房胀痛,下腹隐痛,伴白带量多稀薄,苔薄白,舌黯有瘀点,脉弦细或沉细。

辅助检查:CA125、CA199升高,抗子宫内膜抗体阳性。

证属:肝郁肾虚,湿热瘀结。

治法:扶正祛邪,清利湿热,化瘀消癥。

方药:裘氏验方内异散。

龙葵、半枝莲、忍冬藤、白毛藤、皂角刺、山楂肉、大麦芽、牡蛎。

加减:气滞血瘀已久,痛经明显者,可加川楝子、延胡索、乳香、没药等加强行气止痛;对伴有盆腔炎症或炎性包块者,可加红藤、夏枯草、威灵仙、丹皮、丹参;对肿瘤抗原CA125升高者,可加藤梨根、山海螺、香茶菜、茯苓、薏苡仁;若伴有子宫腺肌病,子宫增大明显、痛经者,选加制鳖甲、白芥子、三棱、莪术、昆布、马齿苋、制乳香、制没药、广木香豁痰散结,行气泻水;腰酸者,加用桂仙汤(裘笑梅经典补肾验方)以温肾壮阳;白带量多、质稀者,加炙白鸡冠花、红枣、芡实、椿根皮、党参、附子(裘笑梅经验方之补肾固带汤)补肾固涩止带;郁久化热,两侧附件压痛明显者,合裘笑梅经验方二藤汤清热解毒、凉血祛瘀。

【典型案例】

罗某,女,36岁。1993年5月26日初诊。

主诉:未避孕未孕8年。

刻下症:患者婚后8年,同居未孕。月经常先期5~7天,经前1周即感乳房胀痛,伴下腹刺痛,经行量中,夹血块,腹痛甚剧,难以坚持工作。Lmp:1993年5月4日。经后腰酸腹痛,带下量多如水,乏力头晕。苔薄白,舌黯有瘀点,脉弦细。

辅助检查:CA125:82.3U/ml,CA199:21.5U/ml,抗子宫内膜抗体阳性。

妇科检查:外阴(-),阴道畅,宫颈光,子宫后位,略大,质地硬,无明显压痛,双侧附件(-)。B超示子宫肌层回声不均。今年4月,浙江省妇幼保健院做子宫输卵管造影示子宫大小未见异常,两侧输卵管通畅。

中医诊断:不孕症,痛经。西医诊断:内异性不孕,子宫腺肌病。

证属:湿热瘀结。

治法:清热利湿,活血化瘀止痛。

方药:内异散合少腹逐瘀汤加减。

龙葵15g　忍冬藤15g　白毛藤15g　皂角刺15g　牡蛎15g　炒当归9g　炒赤芍9g　炒川芎9g　炒川楝子9g　延胡索12g　制乳香4g　制没药4g　炒小茴香5g　丹参9g
7剂,水煎服。

二诊:1993年6月3日。Lmp:1993年6月1日。经转量中、色红,血块减少,腹痛瘥,已净,脉舌如前。再以清热解毒,软坚化瘀散结为主。

方药:忍冬藤20g　红藤30g　蒲公英15g　白术12g　炙鳖甲^{先煎}15g　牡蛎15g　薏苡仁30g　夏枯草12g　炒山楂10g　蒲公英15g　杜仲15g　茯苓10g　牡丹皮12g　柴胡10g　14剂,水煎服。

两方交叉使用,选投数月,复查B超示子宫肌层回声尚可,妇科检查示子宫质地适中、活动度好，CA125 正常。于 1994 年 1 月受孕，次年生一女孩，体健。

【按语】 患者正值经期，余血未净，复感外邪，邪与余血相搏成瘀，瘀血阻滞胞宫胞脉，使两精不能结合而致不孕；血瘀气滞，故下腹刺痛，经行夹血块。裘笑梅认为此患者系子宫腺肌病，病证属于中医瘀血积聚之证。清代王清任《医林改错》中立少腹逐瘀汤，称其"种子如神"，适合寒滞血瘀之不孕症。治疗血瘀不孕，裘笑梅常采用此方。内异散、二藤汤为裘笑梅的经典验方，有清热化湿、凉血活血、解毒祛瘀、消肿止痛之功。治疗本例不孕，一诊予少腹逐瘀汤、内异散合用，二诊予二藤汤、内异散合用。同时一诊、二诊的方剂交替服用，以达到软坚消癥、活血祛瘀之功，使血行瘀去，结节除，痛经减，冲任得调而孕。

纵观裘笑梅对于不孕症的治疗，重视肝脾肾三脏的调理与平衡。她重视补肾，认为肾阴肾阳的充盈与相对和平协调，是调经种子、冲任脉通受孕的基础；同时注重健脾益气养血、运脾化痰祛湿，消除血虚、血瘀、痰湿等病理因素。此外，女子多思易虑，裘笑梅遣方用药又重视疏肝解郁、调理气机，使冲任通达易受孕。在此基础上，根据月经周期变化进行中医周期治疗，自成一派，具有鲜明的裘氏特色。

除了对患者的病因治疗，裘笑梅还十分重视对不孕症患者的心理治疗。《沈氏女科辑要笺正》指出："求子之心愈切，而得子愈难。"裘笑梅在临证时，常以她幽默风趣的语言帮助患者消除精神顾虑，树立治疗信心，同时教导患者增强体质，不厌其烦地叮嘱注意事项，深受患者爱戴。

（张 婷）

—— 何少山 ——

何少山 1923 年 1 月生于杭州中医世家，幼承庭训。在祖传父授、学有所成后，于 1948 年在杭石牌楼女科诊所悬壶应诊，医技精深，声誉鹊起，成为"何氏女科"第三代传人。1955 年，何少山担任了华东第一家中医院——杭州市中医院前身广兴联合中医院的院管会主任，主持全院工作，并兼任妇科负责人。第二批全国老中医药专家学术经验继承工作指导老师，浙江省名中医。近半个世纪以来，何少山为杭州市中医院妇科的学科建设及医院的发展作出了重大贡献。

在中医妇科学术理论上，何少山继承发扬何氏女科精髓，博采众家之长，融合中西医，对妇科常见病、多发病、疑难病的诊治经验丰富，尤擅治疗不孕症、崩漏、盆腔炎、滑胎、产后杂病等。他首创温阳止崩法，从气虚血瘀论治慢性盆腔炎，将自拟经验方制成院内制剂，疗效卓著。何少山撰写的《论温阳止崩》等数十篇论文及后人整理的《何少山医论医案经验集》都成为当代中医妇科的重要文献，使得"何氏女科"享誉国内外。

在繁忙的临床工作之余，何少山还积极参加社会活动，参政议政，建言献策，曾担任农工民主党全国代表大会代表，农工民主党浙江省常务委员、顾问，农工民主党杭州市副主任委员，政协浙江省委员，政协杭州市委员会副秘书长等职务。

一、对不孕症的认识

何少山幼承家学，行医六十载，对不孕症的诊治尤其有丰富经验。不孕症的病因病机复杂，何少山认为其与肾关系最为密切，因肾为先天之本，藏精系胞，乃人体生长发育、繁衍后代之根本所在。元阳不足，命火衰微，上不能蒸腾脾阳，资气血生化之源；下不能温煦胞脉，行孕育新幼生命之职。真阴亏损，精血枯竭，血海空虚，胞脉失养，则无以摄受精气。同时注重调肝，肝藏血主疏泄，厥阴经通过任脉与胞宫相联，具司血海、调胞脉之功，肝郁气滞，或肝气横逆，血气乖争，胞宫不宁，均致不孕。尤在泾云："盖血脉贵充悦，而地道喜温和，生气欲条达也。"气郁、气虚日久均易导致体内病理产物的沉积，如痰、湿、瘀等。阳气遏伤，胞脉阻塞，易致不孕。而病邪留滞日久，正气迭伤，造成久治难治之不孕。同时，何少山对于流产后的不孕症有其独到见解，认为其病理特点可归纳为寒、瘀、郁、虚，而与不孕症传统辨证相比又更侧重于瘀和虚。

二、诊治思路

何少山诊治不孕症，以中医理论为指导，注重辨证论治，讲究治病从本。处方用药既宗中医传统经典，又具鲜明的何氏妇科特点，并结合西医的研究进展及检查治疗手段，同时配合月经周期用药，灵活不拘泥，故临床上常获捷效。

何少山认为补肾为治疗不孕症之大法。临床用药注重肾中阴阳平衡，常将补肾壮阳药与滋肾育阴药同用，并根据临床表现调整两者比例。其次，多选血肉有情之品，如鹿角胶、龟甲、紫河车等有形精血之属，温补奇经。滋肾药物其性多沉静，何少山喜配温经调气、活血化瘀药，如熟地配砂仁、桃仁；鹿角霜、胡芦巴配小茴香；淫羊藿、巴戟肉、肉苁蓉配香附、郁金、丹参、益母草等。对肾虚夹痰者，常选炙鸡内金消食化痰；对输卵管阻塞者，则选炙穿山甲、炒土鳖虫、水蛭等活血化瘀，畅通胞脉；对于流产后不孕症，重视多虚多瘀的特点，常用温通疏补之法，常以黄芪建中汤合血竭化癥汤（经验方）化裁，祛邪不伤正，使胞宫藏泻有度，易于受孕。

何少山在诊治不孕症时注重结合现代西医理论及研究进展。如现代药理证实，紫河车、熟地、淫羊藿、巴戟肉、肉苁蓉、菟丝子、鹿角等均有促卵泡发育，提高雌激素水平，增加子宫内膜雌激素受体（ER）、孕激素受体（PR）含量等作用，故临诊时喜用上述药物；对闭经、月经过少者，常周期性补充雌孕激素与中药治疗相结合；对无排卵者，适时加用西药促排卵；对输卵管炎性不孕，配合西药宫腔灌注或输卵管介入治疗，往往起到缩短疗程、事半功倍的效果。同时强调中西医结合用药时仍须以辨证施治为前提，切勿陷入"中药西用"之歧途。

何少山在治疗不孕症时，亦强调周期用药，主张经期养血和血，理气祛瘀；经后期补气养血，温补填精；经间期着重疏肝和血，理气促排；经前期宜温煦肾阳，固护肾精，利于黄体生长。

三、治疗特色

（一）排卵障碍性不孕

排卵障碍性不孕临床多见于卵巢储备功能低下、卵巢早衰、多囊卵巢综合征、未破卵泡黄素化综合征。

临床表现：婚久不孕，月经错后，或先后不定期，经行量少，色黯有块，甚或经闭不行。少腹胀痛，腰膝酸软，倦怠乏力，头晕耳鸣，面色晦暗，或伴有潮热汗出，心烦失眠，阴道干涩，性欲低下，脱发，舌质黯苔薄白，脉沉涩，或舌质淡红，苔薄白，脉沉细。

辅助检查:性激素六项异常,基础体温呈单相型,超声监测排卵异常。

证属:肾虚冲任失调。

治法:补肾填精,调经种子。

方药:龟鹿二仙汤(经验方)加减。

鹿角片 6g　炙龟甲 10g　仙茅 10g　淫羊藿 10g　巴戟天 10g　续断 10g　紫石英^{先煎}20g　熟地 12g　紫河车 3g　当归 12g　赤芍 10g　香附 10g

加减:若肾虚肝郁,见经前乳胀、少腹胀痛、纳食不振等,加柴胡、郁金、香附、青皮、绿萼梅等疏肝解郁;若痰湿阻滞,见月经量少或闭经、形体肥胖、带下量多等,加姜半夏、苍术、胆星、泽兰、山楂、泽泻等导痰行滞;若咽干便燥,舌质红苔薄,属肾阴虚者,去鹿角片、淫羊藿、紫石英,加生地、天冬、麦冬、玉竹、石斛等滋阴补肾;若脾虚便溏者,加党参、黄芪、白术、陈皮等脾肾双补。

【典型案例】

案1　徐某,女,30 岁,已婚。1998 年 10 月 24 日初诊。

主诉:婚后 3 年未孕。

刻下症:结婚 3 年余,夫妇同居性生活正常,未避孕一直未孕。平素月经先后无定期,量少,色淡,带下量多,色白清稀,喉中痰多,色白易咳,形丰,畏寒怕冷,夜尿增多,腹胀便烂,脉沉细而滑,苔白腻,舌质黯胖。

经孕产史:15 岁月经初潮,月经周期 25~40 天,带血 4~5 天,量少,轻度痛经。Lmp:1998 年 9 月 26 日。孕 0 产 0 流 0。

妇科检查:外阴阴道(-),宫颈光,子宫前位,偏小,双附件(-)。

辅助检查:连续测量 3 个月经周期的基础体温均为不规则双相;子宫输卵管造影提示双侧输卵管通畅;子宫附件 B 超提示子宫偏小;丈夫精液检查活动率 50%。

中医诊断:不孕症。西医诊断:原发不孕。

证属:脾肾阳虚,痰湿内阻。

治法:温肾涤痰,调经种子。

方药:鹿角霜 12g　淫羊藿 12g　炒补骨脂 12g　胡芦巴 12g　清炙黄芪 15g　制苍术 10g　制白术 10g　姜半夏 10g　陈胆星 6g　化橘红 9g　石菖蒲 5g　丹参 15g　泽泻 9g　泽兰 9g　炒椒目 3g　14 剂,水煎,日 1 剂,早晚分服。

二诊:1998 年 11 月 11 日。现为月经第 2 天,此次月经后期半月,量较前增,喉中痰减,腹胀便溏亦瘥。现值行经期,改用活血化痰方。

方药:当归 15g　川芎 10g　制香附 12g　青皮 9g　丹参 15g　鸡血藤 15g　川桂枝 6g　姜半夏 10g　陈胆星 6g　广郁金 10g　泽兰 10g　5 剂,经净后继以一诊方药加减。

三诊:1999 年 1 月 8 日。如上法调治 2 个月,患者月经渐准期,量增、咳痰、畏寒症状明显好转,舌质红苔薄白,脉较前有力。以一诊方去鸡血藤、黄芪、苍白术,加细辛 5g、巴戟天 12g、菟丝子 18g。服药 15 剂,当月受孕。3 年之不孕症前后调治 4 个月而告痊愈。

案2　朱某,女,31 岁,1996 年 4 月 15 日初诊。

主诉:婚后 2 年余未避孕而未再孕。

刻下症:患者自 2 年前人工流产后出现月经稀发,3~4 月一行,常需注射黄体酮始行。现形体偏胖,腰酸,带下偏多,舌淡胖、边齿痕,苔薄白,脉沉。

经孕产史：13岁月经初潮，月经周期3~4月，带血4~5天，量少，无痛经，末次月经3月20日，孕1产0流1，1994年2月人工流产1次。

妇科检查：外阴阴道（－），宫颈光，子宫前位，偏小，双附件（－）。

辅助检查：子宫附件B超示双卵巢多囊改变；子宫输卵管造影示双输卵管基本通畅；月经第3天性激素六项测定示LH/FSH＞3；基础体温单相。

中医诊断：月经后期，不孕症。西医诊断：多囊卵巢综合征，继发不孕。

证属：脾肾阳虚，痰湿阻络。

治法：补肾健脾，温经化痰。

方药：煅紫石英30g 当归12g 川芎6g 卷柏12g 制苍术15g 陈胆星6g 制香附10g 郁金6g 淫羊藿15g 丹参15g 炙穿山甲片9g 橘红5g 7剂，水煎服，每日1剂。

并嘱测基础体温，运动减重，勿过食肥甘厚腻之品。

二诊：1996年4月29日。投温经化痰药后，唯带下略少，基础体温仍单相，经愆未潮，腰酸，小腹略有冷感。此乃宫寒胞冷之证候，改投温肾健脾法。

方药：鹿角片15g 巴戟肉12g 炒白术10g 茯苓10g 肉苁蓉15g 淫羊藿15g 菟丝子15g 当归12g 川芎6g 制香附10g 郁金6g 泽兰10g 月季花9g 7剂，服法同上。

三诊：1996年5月24日。月经自然来潮1次，量少，基础体温仍单相，小腹仍有冷感，遂加肉桂3g、附片6g。

如此用药3个月余，小腹渐有暖感，基础体温开始双相，月经由原来3~4个月一行缩短为40~50天一行。

四诊：1996年10月19日。基础体温持续高相18天，尿妊娠试验阳性，遂予安胎之法，后顺产一男婴。

【按语】 何少山认为，医者立法处方，应机动灵活。临床病证变化多端，治法要随之改变，要有预见，争取主动，灵活用药，方可提高疗效。两案患者形体偏胖，为脾虚失运，痰湿为患，肾藏生殖之精，肾虚则冲任不盛，难以摄精成孕，故见基础体温单相，月经稀发，腰酸，脉症合参，系脾肾不足，兼夹痰湿。投以温经化痰之法，方以苍附导痰丸加减。但案2始用药效鲜，诉小腹冷，腰酸，真阳不足，胞宫失于温煦，宫寒不孕之象昭然，痰湿为标，脾肾阳虚为本，故而调整用药，治拟温肾助阳，健脾化湿。考虑阳虚日久，必用桂附方可奏效，故选肉桂、附片温补肾阳，暖宫去寒，配淫羊藿、鹿角片、巴戟肉、菟丝子温助肾阳，填补奇经，焦冬术、茯苓健脾益气，使脾土敦阜，湿痰蠲除，佐以当归、川芎、香附、郁金、泽兰补血理气之品，终使阴阳自和，冲任得养，阳回宫暖，而告怀孕。

（二）子宫性不孕

子宫性不孕临床多由流产后宫腔粘连、子宫内膜炎等引起，或由子宫发育不良、黄体功能不足引起。

临床表现：婚久不孕或有流产史，经量少，甚或闭经，或异常子宫出血，色黯淋漓，平素易头晕耳鸣，腰膝酸软，少腹胀痛，带下量多色黄，面色欠华或有瘀斑，舌质黯，苔薄，脉细。

辅助检查：经前期子宫附件超声提示内膜偏薄或内膜回声中断，子宫输卵管造影提示宫腔粘连。

证属：肾虚夹瘀，胞脉闭阻。

治法：补肾祛瘀，调经种子。

方药：芪竭颗粒（经验方）加减。

黄芪15g　桂枝5g　当归12g　芍药12g　血竭3g　制大黄9g　红藤30g　败酱草30g　生甘草5g

加减：若小腹痛甚者，加延胡索、细辛、川楝子理气止痛；腰痛甚者，加杜仲、续断、桑寄生以补肾强腰膝；合并输卵管梗阻者，加穿山甲、路路通、皂角刺畅通胞络；调治后期以正虚为主时，可加紫河车、熟地、鹿角胶、龟甲胶等血肉有情之品温煦胞宫，促进内膜修复，利于受孕。

【典型案例】

徐某，女，32岁，已婚，2001年8月10日初诊。

主诉：难免流产清宫术后2年未孕。

刻下症：患者2年前孕45天难免流产行清宫术，术后恶露淋漓10余天。2年来未避孕一直未孕。平素常感下腹隐痛，带下量多色黄，腰酸乏力。月经将来潮，下腹作痛，腰膝酸软，带多色黄。Lmp：2001年7月13日。舌红苔薄黄腻，脉细数。

孕产史：孕1产0流1。于1999年孕2个月余难免流产行清宫术。

辅助检查：2001年6月本院行子宫输卵管造影示宫腔粘连，造影剂盆腔弥散欠佳。

中医诊断：月经过少，不孕症。西医诊断：女性盆腔炎疾病，继发不孕。

证属：湿热内蕴，肾虚夹瘀。

治法：清热利湿，活血化瘀。

方药：生黄芪15g　红藤30g　败酱草30g　三棱10g　莪术10g　皂角刺10g　路路通15g　茯苓12g　赤芍10g　当归12g　桃仁6g　泽泻10g　穿山甲10g　鹿角片10g　薏苡仁30g　蚤休10　7剂，水煎服，每日1剂。

二诊：2001年8月18日。服上药1剂后经转，量中等，6天净，腹痛已除，腰酸减轻，舌红苔薄，脉细。治拟滋肾活血化瘀，并建议经后行宫腔镜检查。

方药：熟地12g　黄精20g　玉竹20g　鹿角片10g　菟丝子30g　淫羊藿15g　川断15g　生黄芪15g　红藤30g　败酱草30g　蚤休10g　皂角刺10g　路路通15g　穿山甲10g　赤芍10g　7剂，服法同前，配合中药妇外4号（杭州市中医院自制制剂，浙药制字Z20100110，规格：500ml/瓶。药物组成：当归、川芎、丹参、乳香、没药、蒲公英、败酱草、红藤、三棱、莪术、皂角刺），保留灌肠。

三诊：2001年8月26日。经间期带下量中、色转白，腹痛未作，略感腰酸，脉细，舌红苔薄。再拟补肾活血调冲。

方药：紫河车粉^{吞服}6g　鹿角片10g　菟丝子30g　淫羊藿15g　巴戟天15g　丹参12g　赤芍10g　当归12g　红藤30g　败酱草30g　皂角刺10g　路路通15g　穿山甲10g　生黄芪15g　蚤休10g　生甘草5g　7剂，服法同前，灌肠疗法同前。

如此调理4个月，2001年1月17日查血β-HCG(+)，改为滋肾安胎中药口服观察，孕2个月时B超检查示"宫内早孕"。

【按语】　本例不孕症病起于流产后宫腔粘连、盆腔炎性疾病。临床上此类患者不在少数，常建议在控制炎症情况下行宫腔镜下粘连分离术。何少山认为该病的病因病机为湿热内蕴，肾虚血瘀，胞络闭塞，治疗常在补肾养血基础上加清热化瘀之品，如血竭、桃仁、红藤、熟大黄等,加速子宫内膜的修复,使宫净胞宁,利于受孕。具体治疗又可分为经期、经后期、经间期及经前期的不同。经期盆腔充血,瘀血易于凝滞,故予红藤、败酱草、生黄芪、蚤休等清热化瘀;经后期则在清热化瘀的基础上用熟地、黄精、菟丝子、淫羊藿、川断等滋肾填精;经间期即排卵期加紫河车粉、巴戟天、丹参、当归等补肾活血促排卵;经前期即黄体期,予淫羊藿、巴戟天、肉苁蓉、菟丝子等温肾助阳助着床。在治疗过程中酌加穿山甲、皂角刺、路路通、三棱、莪术等峻下通透之品畅通输卵管,同时配合化瘀通络之中药保留灌肠使药物直达病所,如此综合治疗终使瘀邪去、胞络通而得受孕。

(三)输卵管炎性不孕

输卵管炎性不孕多见于流产后、宫外孕治疗后或有慢性盆腔炎病史者。

临床表现:婚久不孕,平素小腹一侧或两侧隐痛,劳则复发,腰酸乏力,月经不调,舌淡苔薄白或伴瘀点,脉弦细涩。

辅助检查:子宫附件超声提示盆腔积液,输卵管积水,子宫内膜异位症或输卵管造影提示输卵管阻塞或通而不畅。

证属:冲任虚损,胞脉瘀阻。

治法:温经化瘀通络。

方药:黄芪建中汤合血竭化癥汤加减。

黄芪15g　桂枝5g　赤芍10g　血竭^{吞服}3g　穿山甲6g　三七粉^{吞服}3g　制大黄9g　桃仁6g　五灵脂^{包煎}10g　制没药5g　片姜黄5g　生甘草5g

加减:若症见小腹胀痛者,加炒枳壳、小茴香、乌药理气通络;症见经行腹痛,量多色黯伴血块,合并子宫肌瘤、子宫内膜异位症者,加水蛭、地鳖虫、丹皮、蒲黄、浙贝母、昆布等化瘀散结;若脾虚湿盛,症见形丰便溏,喉间有痰,合并输卵管积水者,加党参、白术、茯苓、防己、茯苓皮等健脾利水;带下色黄量多,肝经湿热者,加红藤、薏苡仁、蒲公英等清利湿热。调治后期,邪去正虚,可加重紫河车、鹿角胶、龟甲胶等血肉有情之品用量,温肾填精助孕。

【典型案例】

王某,女,31岁,2001年5月9日初诊。

主诉:宫外孕保守治疗后未避孕而未孕1年余。

刻下症:平素易感腰酸及下腹隐痛,劳累后加重,带下量少,色淡,舌黯苔薄、边有瘀点,脉弦细涩。

经孕产史:14岁月经初潮,月经周期25~26天,7天净,量多伴紫血块,轻度痛经,伴乳房胀痛。Lmp:2001年4月27日。孕3产0流3,1999年2次人工流产(具体不详),2000年6月左侧异位妊娠行宫外孕保守治疗。

既往史:有"双乳腺小叶增生、子宫小肌瘤"史。

辅助检查:2001年3月子宫输卵管造影示双侧输卵管通而不畅。

中医诊断:不孕症,癥瘕。西医诊断:继发不孕,子宫肌瘤,乳腺增生。

证属:肾虚肝郁,胞脉瘀阻。

治法:温经散瘀通络。

方药:桂枝5g　炒赤芍10g　水蛭5g　鹿角片10g　参三七^{吞服}3g　黄芪15g　炒地鳖

虫 12g 小茴香 5g 炒枳壳 5g 焦白术 10g 熟大黄 9g 丹皮 6g 桃仁 6g 失笑散^{包煎}10g 生甘草 5g 当归 10g 10 剂,水煎服,日 1 剂。

嘱监测基础体温,男方完善精液检查。

二诊:2001 年 5 月 25 日。男方精液检查报告正常。月经于前日来潮,黄体升温呈阶梯形,超前 4 天,昨日量多伴血块,腰酸伴肩背酸,面色萎黄。舌黯苔白、边瘀点,脉细滑涩。再宗前意。

方药:守上方去焦白术、熟大黄,加川芎 10g、煨益智仁 12g、巴戟肉 12g、片姜黄 5g。10 剂,煎服法同前。

三诊:2001 年 6 月 6 日。带血 6 天。现觉腹胀、按之作痛,便秘,舌黯苔白、边瘀点少许,脉细弦。守前法出入。

方药:守上方去川芎、煨益智仁、巴戟肉、片姜黄,加蒲公英 15g。14 剂,煎服法同前。

四诊:2001 年 7 月 3 日。末次月经 6 月 21 日。今值排卵期,口唇周围多粉刺,大便不爽,舌质淡红苔薄腻,脉细。

方药:紫河车粉^{吞服}6g 首乌 15g 淫羊藿 15g 肉苁蓉 15g 巴戟肉 12g 瓜蒌皮 10g 枳壳 6g 川断 10g 菟丝子 15g 杜仲 12g 红藤 30g 马齿苋 15g 失笑散^{包煎}10g 泽兰 10g 14 剂,煎服法同前。

四诊:2001 年 7 月 21 日。诉月经后期 3 天未潮,测血 β-HCG 阳性,遂予安胎之法,后足月分娩。

【按语】 输卵管炎性不孕是导致女性不孕尤其是继发不孕的重要原因,多因盆腔慢性炎症导致输卵管腔粘连、僵硬,或受周围组织瘢痕组织的牵拉、扭曲或闭塞,使输卵管丧失其输送受精卵的功能,最终导致不孕。中医素有"久病多瘀""久病多虚""久病入肾"之说,何少山将"肾虚夹瘀,胞脉闭塞"作为该病主要病机,治疗上宗温通疏补之法,以血竭化癥汤或荡胞汤为主,常用血竭、乳香、没药、五灵脂、桃仁、制大黄、皂角刺、炮山甲、水蛭、地鳖虫、鹿角片等荡涤胞宫,祛瘀生新。具体运用时,还需根据患者体质之壮实赢弱,病邪之新起久潜,证候之虚实主次,增损调治,祛瘀不伤正。对于本虚标实者,以黄芪建中汤合血竭化癥汤(或荡胞汤)化裁,扶正祛邪,并结合月经周期,经间期重培元以扶正;经期澄源以祛邪;邪去正虚,加重温补奇经通络之品。如此调治,疗效卓著,屡起沉疴。

(章 勤)

—— 宋光济 ——

宋光济(1921—1997),男,宋氏妇科第 37 代传人,浙江省第一批名老中医,浙江中医药大学妇科教研室奠基人。幼承庭训,一生致力于中医妇科事业的传承与发展,中医理论扎实,临床经验丰富。

宋氏妇科萌芽于唐开元年间(713—741),明清时期逐渐发展成熟。在延续不断的传承与发展过程中,宋氏妇科先祖在妇女不孕方面积累了相当丰富的临床经验。明代时御医宋林皋就总结前人经验,汇成了一套独具特色的理论体系,出版了《宋氏女科秘书》。清代之后,宋氏医家在妇科领域的临床实践更为活跃,御医、名医辈出。

一、对不孕症的认识

宋光济将不孕症分为肾虚宫寒、阴虚内热、肝郁气滞湿热、脾虚痰湿血少、癥瘕阻滞 5 种证型。

（一）肾虚宫寒型

宋光济临证十分注重肾与生殖的关系。他常引《圣济总录》所载"妇人所以无子，由冲任不足，肾气虚寒故也"教导学生。此处宋光济所指肾虚主要指肾气不足和肾阳不足两个方面。肾气不足，冲任虚衰，不能摄精成孕；肾阳不足，命门火衰，阳虚气弱，肾失温煦，不能触发氤氲乐育之气以摄精成孕。肾气、肾阳皆有温煦作用，阳气不足则宫寒不孕，正所谓"下部冰冷不受孕"。

（二）阴虚内热型

宋光济所指"阴虚"乃指肾中之阴与肝中之阴。肾藏人体一身之阴阳，为生殖之本，而"女子以肝为先天"，因而他特别重视肝肾。肝体阴而用阳，为藏血、司血海之脏，肾阴亏损，肝失所养，水不涵木，可在肾阴虚的基础上出现肝阴不足的情况。如唐容川说："冲脉本属肝经，其标在胃，其根在肾。"肝中阴血的盛衰直接影响到冲任，所以肝血充盈，则冲盛任通，月事以时下，故有子。阴虚则阳亢，内热烁精，故不受孕。诚如傅山所云："夫寒阴之地固不生物，而干旱之田岂能长养？"

（三）肝郁气滞湿热型

肝藏血，主疏泄，与情志活动关系密切。《傅青主女科》云："妇人有怀抱素恶不能生子者，人以为天心厌之也，谁知是肝气郁结乎！"另一方面，肝的疏泄功能正常，则气血平和，可正常推动卵子排出以及精卵结合。足厥阴肝经循行于下焦，入阴中，绕阴器，若湿、热、毒邪客于肝经，而致气血运行不畅，经络堵塞，冲任胞脉阻滞，则精卵不能相遇，或受精后不能着床，可致不孕。

（四）脾虚痰湿血少型

脾胃乃气血生化之源。若脾虚血少，不能荣养冲任，则难以摄精成孕。另一方面，脾虚运化失司，气血未生，而饮聚成痰，痰湿阻滞，胞宫不能摄精成孕。如《女科经纶》引朱丹溪所说："肥盛妇人，禀受甚厚，恣于酒食，经水不调，不能成孕，以躯脂满溢，湿痰闭塞子宫故也。"

（五）癥瘕阻滞型

癥为有形之邪，固定不移，痛有定处；瘕为无形之邪，位置不定，痛无定处。七情、饮食、外邪、内伤均可致气机失调，从而痰瘀内生。"瘀血在经络脏腑之间，则结为癥瘕。"（《血证论》）痰湿互结，积于下腹而成癥瘕，耗伤气血，阻滞冲任胞宫，而无孕育之机。

临证之时可见虚实错杂，不同阶段各个证型也可能交替出现，因而需灵活变通，不可不知！

二、诊治思路

宋光济常遵循调经种子的原则治疗不孕症，在依据临床辨证，或补虚或攻邪，遵古而不泥古。月经后期、闭经、月经量少，卵泡发育迟缓，甚无卵泡发育，脉沉细，两尺尤甚者，辨为肾阳亏虚型不孕，宜补肾培源，养血温宫。月经表现为先期，或先后无定，经量少，色鲜红,伴腰骶酸痛,足跟痛,或有五心烦热,失眠多梦,脉弦细常数,苔薄舌红者,辨为肝肾阴虚不孕,宜采用养阴清热之法。或见有流产史,盆腔感染史,或者情志失畅,月经愆期,量少,色黯红,经前乳房作胀,小腹两侧胀或吊痛,脉弦细带数,苔薄黄或腻者,辨为肝经湿热郁阻型,宜采用清肝通络、养血调经之法。形体消瘦,头晕乏力,腰酸,心悸少寐,婚久不孕,或胎停、滑胎、多次生化妊娠,脉虚细,苔薄白,辨为脾虚血少,治宜健脾养血。形体肥胖,胸闷泛恶,头晕乏力,喉间有痰,带下量多,便溏,月经后期甚或停闭,经量少,脉滑,舌淡胖,苔白腻,辨为脾虚痰湿,治以化痰利湿。有子宫内膜异位症,从而导致输卵管功能异常,或子宫内膜容受性下降而婚久难孕,妇科检查见子宫增大,或附件包块,B超可见卵巢巧克力囊肿或子宫肌层回声不均匀,或子宫肌瘤,辨为癥瘕不孕者,治宜理气化瘀,软坚消癥。

三、治疗特色

1. 温肾培源有三大特点　　一者,十分重视叶天士"虚者以血肉有情之品通补奇经"之说,常用鹿角胶、紫河车等;二者,又宗"阴中求阳"之法,常配熟地、枸杞等;三者,于补益药中酌加和血活血之品,灵活变通,寓通于补。自创之补肾培元暖宫助孕汤就充分体现了这些特点。

补肾培元暖宫助孕汤组成:熟地 12g　怀山药 12g　山茱萸 6g　炒当归 12g　川芎 3g　菟丝子 12g　枸杞子 12g　鹿角胶 10g　淫羊藿 15g　肉桂 3g　紫河车 3g　紫石英 30g

方中鹿角胶、紫河车、肉桂、紫石英、淫羊藿等温肾扶阳祛阴霾,熟地、萸肉、枸杞滋阴补肾,使"阳得阴助而生化无穷",再佐炒当归、川芎养血活血,补而不滞。

【典型案例】

高某,女,32 岁,1996 年 6 月 26 日初诊。

主诉:患者结婚 5 年,夫妇同居未避孕未孕。

现病史:月经稀发,小腹隐痛,畏寒肢冷,腰酸乏力,性欲淡漠,大便溏薄,夜尿略频,脉沉细,舌质淡,苔薄。

月经史:初潮 17 岁,第 1、2 年月经尚可,后常延后 2~3 月一行,或数月一行,甚或闭经。经行量少,色黯,质淡。

辅助检查:男方精液正常。

中医诊断:不孕症。西医诊断:原发不孕。

证属:肾虚宫寒。

治法:补肾填精,暖宫助孕。

方药:补肾培元暖宫助孕汤加减。

熟地 12g　怀山药 12g　山茱萸 6g　炒当归 12g　川芎 3g　菟丝子 12g　枸杞子 12g　覆盆子 12g　鹿角胶 10g　杜仲 12g　淫羊藿 15g　肉桂 3g　紫河车 3g　紫石英 30g　益智仁 12g

二至四诊:患者服药后腰酸腹痛减轻。Lmp:1996 年 9 月 4 日,量中等,4 天净,色转红。大便仍偏稀,舌淡,脉沉细。考虑大便仍稀,上方去益智仁,酌加健脾涩肠之品,党参 12g、白术 12g、茯苓 12g、煨肉果 6g、补骨脂 12g,另加右归丸 12g 以增温肾之力。

五诊:1996 年 9 月 28 日。上药服后,诸症均瘥,唯仍感腹冷便溏。考虑乃命门火衰,阳气未复,继拟温肾扶阳,养血培元。酌减煨肉果、党参、茯苓,加制附子10g、肉桂3g,温补肾阳。

六诊:1996年10月8日。适逢经转,量较前增多,色红,自诉服中药后,畏寒症状好转,性欲增加,脉沉细,舌偏淡,苔薄。再拟温肾养血,兼调奇经。

1996年11月24日追访,患者前后服药共4个月余。Lmp:1996年10月8日转后至今未行,经当地人民医院诊疗确定怀孕,次年来报告已足月生一男孩,母子俱安。

【按语】 肾虚宫寒,精亏血少,则难以摄精成子,故宋光济用药多从补肾治肾鼓舞阳气,激发元气着手。一诊时该患者夜尿略频,因而加益智仁以缩泉,杜仲补腰肾。以后根据原方加减,调理至第四诊时,证情明显改善,月经亦趋正常。原方基础上加服右归丸,加强温阳之力,直至着床受孕。综观治疗全过程,均以温肾扶阳暖宫为主,同时遵先贤调经种子之旨,经治4个月余而获效。

2. 善用养阴清热之法是宋氏妇科的一大特色 宋氏妇科南宋时迁居浙江宁波地区。明清时期温病学派蓬勃发展,宋氏妇科遂汲取了温病学派的学术成果,形成独具特色的妇科养阴派。

第一,补肾阴必与补肝阴相结合。肝肾同居下焦,肾水能涵养肝木,肝阴虚可下及肾阴,故两脏阴液的盈亏,往往表现盛则同盛、衰则同衰的病理特点。因而宋氏妇科填补真阴往往选用如生地、龟甲、鳖甲之品,同补肝肾之阴,或如阿胶,即滋阴又养血。

第二,以清为补,清而不寒,补而不腻。妇女之体"阴常不足,阳常有余",肝肾阴虚,精血不足,最易化热。因而清热则津液得生,热除则阴血得养。但宋光济清热不过用寒凉,而喜用生地、地骨皮等,通过养阴凉血来达到清热的目的,所谓"壮水之主以制阳光也"。肺为肾之母,宋光济养阴时喜用黄芩清肺热,湿热得清,则阴液自生,所谓以清为补。

第三,常配藤类药入络通经。宣通之药含义有二,一来虚热入络,热灼阴血,易致瘀,而阻滞气机;二来清热之药有凉血之效,血得温则行,得寒易凝,因而需要配以宣通之药,以助血行。《本草便读》云:"凡藤类之属皆可通经入络。"因而宋光济常喜用鸡血藤、红藤等藤类药通络,药性平和,顾护妇女体质。

【典型案例】

罗某,女,31岁,工人。1980年11月24日初诊。

现病史:患者不避孕1年未孕,自从自然流产后,时感腰酸腿软,足跟痛,夜寐多梦,常感心烦,手心灼热,月经先期,量少,时有淋漓难净之势。Lmp:1980年11月16日,量少,淋漓8天干净。脉沉细数,苔薄,舌红。

孕产史:孕2产0流2,曾自然流产2次。

中医诊断:不孕症。西医诊断:继发不孕,复发性自然流产。

证属:阴虚内热型。

治法:清热养阴,滋肾固腰,兼调奇经。

方药:滋肾清经汤加减。

大熟地12g　小生地12g　地骨皮12g　墨旱莲12g　女贞子12g　黄芩6g　麦冬6g　阿胶[烊化]6g　炙龟甲9g　炒杜仲12g　炒川断12g　甘草3g　红枣7枚　7剂。

二诊:1980年12月1日。服药之后诸症减轻,脉来沉细,苔薄。再拟清热养阴,兼以疏络。上方去墨旱莲、女贞子,加炙黄芪12g、炒当归12g、焦白芍12g、鸡血藤12g、鹿角片9g。

7剂。

以前方出入调理,随证加减。经期去养阴清热药,改桃红四物类方,活血调经,经量渐增,经期渐准。至次年8月间,月经逾期5天未行,纳呆神疲、腰酸乏力,脉细滑,苔薄,经小便免疫试验阳性,即为怀孕。

追访:于1982年5月产一女孩,母子俱安。

【按语】　本例由于肝肾阴虚,郁而化火,精液被煎,故不受孕。方用滋肾清经汤重在养阴清热,乃针对其病因而设。方中生地、地骨皮能清骨中之热,使骨髓得清则肾气自清;二至则补益肝肾,滋阴养血;麦冬润肺而清心,滋水之上源;黄芩清肺热而助肝肾之阴,阿胶滋肾养血。该女二次流产,冲任被伤,足跟疼痛。"任脉为病,用龟甲以静摄",因而加龟甲;腰酸,加杜仲、川断。药后症状明显改善。以后在原方基础上加减出入,调理数月而孕。可见调经种子,不可一味偏于温补,应辨证论治。本案用清滋之法治疗收效亦颇宏,即是例证。

3. 治肝经湿热是宋氏妇科的特长　宋光济根据祖传验方,结合自身临床经验,创制的宋氏清经导滞汤,后被制成妇宝颗粒,早在1988年就投放市场,并获得浙江省名、优、特产品称号。清经导滞汤从方名到配方均体现出温病学派特色,是宋氏妇科将温病学派理论运用于妇科的典范。

清经导滞汤原方共9味药,即红藤、鸡苏散[包]、炒当归、焦白芍、软柴胡、川楝子、延胡索、广郁金、八月札。

方中红藤清肝经之热,兼具宣通经络之效,且能补血为君药;鸡苏散清热化湿,使邪有去处,所谓"导滞",炒当归、焦白芍、软柴胡养血柔肝共为臣;金铃子散擅清热止痛,广郁金、八月札疏肝通络,兼顾和胃,共为佐使。全方清肝经之热,导经络之滞,清热祛邪不伤正,兼顾脾胃,使气血得生,肝得所养,是攻邪扶正的典范。

【典型案例】

陈某,女,35岁,1995年3月20日初诊。

主诉:人工流产术后未避孕未孕7年。

现病史:结婚7年,继发不孕,自1988年人工流产术后半月阴道出血不净,下腹胀痛。经B超检查提示宫内残留,再行清宫术。术后月经2个月未转,后经当地医院诊治,诊为盆腔炎、月经失调。经西医抗炎、人工周期3个月治疗,症状缓解。

刻下症:目前仍时感小腹胀痛,伴腰酸,带多、色略黄,月经量少色黯红,末次月经3月10日。妇科检查发现子宫有压痛,左附件压痛明显,右附件轻压痛。

孕产史:孕1产0流1,1988年怀孕2个月行人工流产术。

辅助检查:输卵管造影示右侧输卵管堵塞不通,左侧通而不畅。

中医诊断:不孕症。西医诊断:继发不孕。

证属:肝经湿热。

方药:清经导滞汤加减。

红藤12g　忍冬藤12g　鸡苏散[包煎]12g　炒当归12g　焦白芍12g　软柴胡6g　川楝子12g　延胡索12g　路路通9g　甘草3g　炒杜仲12g　炒川断15g　7剂口服。

另予灌肠中药7剂:红藤15g　忍冬藤15g　败酱草15g　丹参20g　蒲公英30g　金银花12g　路路通15g　延胡索15g

二诊:1995年4月5日。上药服后,腹痛、腰酸明显减轻,白带仍多,色黄,有异味,乳房胀痛明显,舌质红,苔薄黄,脉弦滑数。

上方加:土茯苓 12g　白槿花 12g　椿根皮 10g　车前草 10g　黄柏 9g　生地 12g　麦冬 6g　八月札 12g　广郁金 10g

三诊:1995 年 4 月 12 日。患者适值经行,量略增,色转红,经期略感腰酸。原方去黄柏、车前草、椿根皮、白槿花,炒当归和焦白芍改当归和赤芍,加川芎 6g、益母草 20g。

患者经上述中药调理治疗 5 个月余,自觉腰酸、腹痛等症均瘥,月经亦趋正常。输卵管造影示右侧仍堵塞,左侧已通。嘱其备孕,经中期测卵泡择期性生活。2 个月后患者因月经逾期 2 天自测尿妊娠试验显示为阳性,后改服保胎中药调理 3 个月。次年 8 月患者来告知,足月顺产一男婴,母子俱安。

【按语】　盆腔炎性不孕为临床常见症。该患者因行流产宫腔感染,导致输卵管堵塞不通,所谓"不通则痛",故常感小腹胀痛。反复流产冲任损伤,血海蓄溢失常,以致月经愆期、腰酸、带多。初诊下焦湿热流注尤甚,故配合中药灌肠外治以增清热化湿、通络止痛之效。二诊腹痛、腰酸明显减轻,唯仍带多、色黄、有异味,故加土茯苓、黄柏、车前草、椿根皮等药以增清热化湿止带之力。至三诊,诸症均有改善,月经亦趋正常,继以原方加减以巩固。经约半年的医患配合而毓麟,以后补肾培元,服保胎中药,而终喜得贵子。

4. 宋氏先祖宋林皋早有"调理脾胃是治病之王道"的遗训,认为调治脾胃是治疗妇科疾病的一个着手点。宋光济则提出以肾为基础,肝脾为纲,以气血为本的理论,无论调经助孕,理气和血,促排卵均以疏肝健脾调中州为主。

针对脾虚血少型,宋光济健脾喜用济生归脾汤、八珍汤或补中益气汤之类,同时注意顾护冲任,而兼顾肾气,酌加菟丝、枸杞、河车之品,先后天同治,使冲任气血旺盛,肾精充足而自能成孕。

针对脾虚痰饮之证,宋光济则喜用苍附导痰丸、二陈汤、启宫丸加减来健脾化痰。宋光济认为湿性黏滞,缠绵难愈,临证用药要能变能守,辨证对时要坚定信心,才能功到渠成。

5.《医学入门》云:"善治癥瘕者,调其气而破其血,消其食而豁其痰,衰其大半而止,不可猛攻峻施,以伤元气,宁扶脾胃正气,待其自化。"因而宋光济临证时,活血化瘀和化痰散结并举,理气通络,兼顾脾胃,调养气血,遵养正积自除之旨。自创逐瘀消癥汤,临床疗效显著。逐瘀消癥汤重用玄参、土贝母、牡蛎(即消瘰丸),乃化痰散结之奇方;海藻、昆布咸寒软坚;莪术破瘀消结,青皮祛痰行气散结,川楝子、延胡索理气止痛,佐逍遥散方,取其健脾养血兼具疏肝解郁之意,因而本方有消癥之功,而无攻伐之弊。

【典型案例】

许某,女,34 岁,教师。1994 年 6 月 11 日初诊。

主诉:结婚 5 年未孕。

现病史:曾在西医医院就诊,B 超提示右卵巢囊肿,大小约 3.4cm×2.8cm×4.2cm,囊内液透声差。医院嘱其手术治疗,患者希望保守治疗。平素饮食多喜肥甘,情志不畅,月经周期尚准,经量偏多,有血块,经行腹痛明显,且近几个月来有加重趋势。Lmp:1994 年 5 月 25 日,量中,色黯,有血块,腹痛难忍,7 天干净。脉弦细数,苔薄,舌红。

孕产史:孕 0 产 0。

辅助检查:B 超提示右卵巢囊肿,大小约 3.4cm×2.8cm×4.2cm,囊内液透声差。男方精液检查正常。

中医诊断：癥瘕，不孕症。西医诊断：卵巢囊肿，原发不孕。

证属：癥瘕型。

治法：理气化瘀，软坚消癥，调经种子。

方药：玄参 9g　土贝母 9g　牡蛎 15g　炙鳖甲 15g　海藻 10g　昆布 10g　橘核 9g　莪术 9g　青皮 9g　制香附 9g　川楝子 12g　延胡索 12g　炒白术 12g　茯苓 12g　炒当归 12g　焦白芍 12g　柴胡 6g　14 剂。

二诊：1994 年 6 月 25 日。时值经行，腹痛明显减轻，血块减少，脉舌如前。治宗前法增减，去玄参、土贝母、海藻、昆布，改炒当归为当归，加川芎 3g、山楂 9g、炒枳壳 9g。7 剂。

三诊：1994 年 7 月 2 日。前方服后，腹痛等不适均瘥。之后在逐瘀消癥汤基础上随证加减调理近 4 个月余，经杭州某西医医院妇科检查，肿块已消失。再拟养血疏肝，理气化痰，以资巩固。

方药：炒白术 12g　茯苓 12g　炒当归 12g　焦白芍 12g　柴胡 6g　制香附 9g　川断肉 9g　炒枳壳 6g　陈皮 6g　熟地 12g

调理半年余怀孕，后服保胎药调理。次年生产，母女俱安。

【按语】　本例患者素多恣食厚味，加之思虑过多，情志不畅，气滞血瘀，且夹痰阻，痰瘀互结胞宫，而致癥瘕不孕。故初诊方用逐瘀消癥汤。二诊时正值经转，虑玄参、土贝母、海藻、昆布性味寒凉不利行经，因而去之，加山楂祛瘀，炒枳壳理气，以及芎、归活血之品。三诊之后均以逐瘀消癥汤为基础加减调理，直至癥瘕消失，再予养血疏肝，理气化痰，以固其本，药后病除即孕。

（宋世华　宋文瑛）

—— 何嘉琳 ——

何嘉琳，女，1944 年生，主任医师，博士研究生导师，杭州市中医院终身学术导师，浙江何氏妇科第四代代表性传人，享受国务院政府特殊津贴。第三、第四批全国老中医药专家学术经验继承工作指导老师，全国妇科名师，全国名老中医传承工作室"何嘉琳工作室"专家，国家中医药管理局首批中医学术流派建设项目"浙江何氏妇科流派传承工作室"负责人。兼任中华中医药学会妇科专业委员会顾问，中国中医药研究促进会妇科流派分会副会长，浙江省中医药学会妇科专业委员会名誉主任委员。从事中医妇科临床、教学、科研 50 余年，传承发扬何氏女科学术流派经验，将"治病求本"贯穿于临床实践，强调妇女以血为本，以肾肝为先天的诊疗方法，擅长治疗不孕症、复发性流产、卵巢储备下降、子宫内膜异位症等妇科疑难杂病。

一、对不孕症的认识

不孕症，一般认为病位主要责之肝、脾、肾，病机常见肾虚、肝郁、痰湿、血瘀，但实际上每每病因交互，病机错杂，证候多样，很难见到病机单纯者，若上述按此四者辨证施治，显然力有不逮。医者要具有出精入细、主次分明的能力，这样才能收到较好疗效。为达此目的，何嘉琳提倡:第一,要勤求古训,充分汲取历代名家经验;第二,要借鉴西医,恰当借助西医学日新月异的科技手段,丰富中医四诊内涵,使四诊更加客观化、微观化,从而提高中医辨证论治的操作性和可重复性。

在勤求古训方面,何嘉琳推崇《伤寒杂病论》。是书虽未专论不孕,但其六经辨证法度,确能有效指导临床对不孕的诊疗,尤其是《金匮要略》妇人三篇,可师可法。为丰富诊疗手段,何嘉琳主张上循《备急千金要方》《妇人大全良方》。上述方书医理古朴,方药丰富,但也存在病机简略,理法欠详,甚至有方无证等不利于临床应用的缺点,比如紫石门冬丸等方药如何应用于临床,仍是见仁见智。至《丹溪心法》化繁为简,将不孕分为"肥盛"和"怯瘦"两型,"若是肥盛妇人……宜行湿燥痰……若是怯瘦性急之人……宜凉血降火……"何嘉琳认为丹溪又有矫枉过正的缺陷。后世医家对本病分型论治探讨,日益清晰丰富,其中何嘉琳尤为重视汲取王肯堂、张景岳、傅山三家论述。何嘉琳常谓《证治准绳》善于提炼孙思邈、金元诸家经验,删繁就简,参以己见,其论述被武之望转引于《济阴纲目》;《景岳全书·妇人规》立论公允,广收博纳,可效可法;《傅青主女科》则独具匠心,发前未发,用药纯和,配伍巧妙,剂量老道,故疗效卓著,其养精种玉汤、开郁种玉汤、温土育麟汤、温胞饮先后被收入中医高校规划教材《中医妇科学》,其学术价值、临床效验可见一斑。

在借鉴西医方面,何嘉琳强调首先要了解中西差异。西医主要在器的层面,中医则是道器兼有,中西医可以在器的层面结合。西医学在器的层面不断深入,日新月异,因此,将西医诊病与中医辨病辨证相结合,利用、借鉴西医学,来丰富中医之器,最终达到器以载道,较单独中医辨证更易获得良效。

二、诊治思路

(一)求子之道,莫先调经

何嘉琳推崇《证治准绳》所载"胎前之道,始于求子。求子之法,莫先调经。每见妇人之无子者,其经必或前或后,或多或少,或将行作痛,或行后作痛,或紫或黑或淡,或凝而不调,不调则血气乖争,不能成孕矣"之论,善于辨证分期,调经助孕。

经前宜柔润温养,常用肉苁蓉、菟丝子、巴戟天,因经前易兼气郁,治宜在温养基础上,加疏利温通,常加柴胡、鹿角片、郁金等药;经期顺应子宫泻藏的规律,常加用益母草、茺蔚子、泽兰、路路通等药;经后血去阴亏,侧重养血填精,常用生熟地、女贞子、枸杞子、菟丝子,然血虚易耗气,故常佐以益气养阴,如生脉饮等味;经间期氤氲萌动,宜在益肾填精基础上,增益活泼灵动之品,常用蛇床子、肉苁蓉、关防风、制香附、小胡麻等药。此原则适应面极广,尤为适合于排卵障碍所致之不孕。

排卵障碍多表现为月经失调,是不孕症的主要病因之一,相关疾病包括西医多囊卵巢综合征、卵巢早衰及卵巢储备低下等。

1. 多囊卵巢综合征　何嘉琳认为本病多属虚实夹杂,本虚标实。本虚多分肾虚、脾虚,标实多兼夹痰湿瘀滞,故治疗多在健脾补肾基础上,兼以涤痰、化瘀、理滞,常加用石菖蒲、白芥子、姜半夏、陈胆星、焦山楂、虎杖、丹参等药。

2. 卵巢早衰及卵巢储备下降　何嘉琳认为,本病的发病以肾虚为本,肾的阴阳平衡失调为纲,肝脾心肺失调为目。禀赋不足,肾精不足,或加房劳伤肾,或兼嗔怒伤肝,或以忧思伤脾,或为心肾不交,或现肺肾阴虚,至阳衰阴亏,阴阳失衡,天癸受损,冲任虚滞,血海不足,遂致本病。治疗时,何嘉琳依据上述病机辨证选药,同时继承了何氏妇科重视奇经,善用血肉有情之品的学术特色,常加用紫河车、龟甲胶、鹿角胶等补养奇经,大补先天。

3. 黄体功能不健　何嘉琳认为本病常为脾肾阳虚,气血不足,宜在辨证基础上,加温润补益之品。偏于肾阳虚者,常选巴戟天、肉苁蓉、淫羊藿、鹿角片等温补阳气;偏于气血不足者,常用黄芪、党参、白术、当归等大补气血。

(二)求子之道,化瘀通络

何嘉琳强调,妇人以血为本,亦以血为用。情志怫郁,肝气郁滞,易致经络瘀滞;经产之际,将息失宜,或寒湿内侵,易致瘀血停留,胞络不通,因致不孕。正如《金匮要略》所说:"妇人之病,因虚、积冷、结气……血寒积结,胞门寒伤,经络凝坚。"

1. 输卵管梗阻　胞络梗阻多发生于盆腔炎性疾病后遗症期,为继发不孕常见病因。每发于人工流产或宫腔其他手术之后,多因摄生不慎,或术中感染,湿毒内侵,胞络瘀滞所致。何嘉琳于术后胞络"未病"之时,即予化瘀生新,佐以解毒、利湿,防瘀血停留,外邪内侵。对于胞络已阻者,则强调把握好扶正祛邪的主次关系,在辨证基础上,常用活血化瘀之通络饮,常选王不留行、路路通、皂角刺等味;若久瘀宿疾,则每入蜈蚣、穿山甲、地鳖虫等虫类,入络搜剔。

2. 子宫内膜异位症、子宫腺肌病　何嘉琳常引《景岳全书·妇人规》所述"瘀血留滞作癥,惟妇人有之",认为瘀血停留是子宫内膜异位症与子宫腺肌病的病理实质,瘀阻冲任、胞宫,故发为不孕。治疗原则也是要防治结合。"未病"预防方面,需顺应胞宫生理特征,经行、产后适当调血活血,顺应子宫泻而不藏的特征,防止瘀血留滞。"已病"癥瘕之时,则治以活血化瘀。经期加以理气止痛,经后兼以益气补肾。可同时应用中药保留灌肠、针灸等外治法,以提高疗效。

(三)求子之道,以平为期

何嘉琳推崇《黄帝内经》"谨察阴阳所在而调之,以平为期"之法度。对于西医学不明原因不孕和免疫性不孕,尤其适合运用《黄帝内经》"无问其病,以平为期"的治疗原则。何嘉琳认为,不孕之免疫失调因素可归属于中医阴阳失衡,气机升降失调,正如《儒门事亲》所云"夫妇人年及二三十者,虽无病而无子,经血如常,或经血不调,乃阴不升、阳不降之故也"。

何嘉琳强调导致免疫失调,阴阳失衡,气机升降的中医常见病机有肾虚血瘀、气滞血瘀和湿热痰瘀互结等。临床当区别病情,审证求因,分而治之。大体上讲,抗心磷脂抗体阳性,多属瘀血为患,治疗上常选用丹参、茺蔚子、泽兰、益母草等;抗精子抗体阳性大多属湿热瘀滞,常用药有苍术、黄柏、丹参、赤芍等;封闭抗体缺乏大多属脾肾不足,治疗注重健脾补肾,常用药有党参、黄芪、白术、熟地等。因肾主生殖,肾为阴阳之根,故治疗时应时时顾护肾之阴阳,常用菟丝子、枸杞子、桑椹、覆盆子等补肾助孕。

(四)求子之道,调神同治

何嘉琳对于不孕症的诊治,非常重视男方因素和精神因素。何嘉琳常引用《备急千金要方》"凡人无子,当为夫妻俱有五劳七伤、虚羸百病所致""女人嗜欲多于丈夫,感病倍于男子,加以慈恋爱憎、嫉妒忧恚,染者坚牢,情不自抑,所以为病根深,疗之难差"之所论,在临证诊治女性不孕时,均及时检查男方,若其无病,则嘱其对女方多加语言宽慰和精神支持;若其有疾,则男女同治,每获得佳效。

三、治疗特色

（一）输卵管梗阻性不孕

输卵管梗阻性不孕多发生于盆腔炎后遗症期,常为继发不孕。

临床表现:全不产,或断绪久不产。常见一侧或两侧少腹不适或隐痛,或连及小腹,烦劳则作。常兼腰酸乏力,经前乳痛,抑郁善怒,太息不舒,带下异常,月经不调等。舌黯,或有瘀点瘀斑,苔腻,脉弦或涩滞不畅。

辅助检查:放射线或超声造影提示输卵管阻塞或通而不畅。B超或可见盆腔输卵管积水,盆腔炎性包块。

证属:冲任瘀滞,胞络不畅。

治法:化瘀行滞,通络助孕。

方药:通络饮(何氏经验方)。

王不留行 15g　路路通 15g　皂角刺 15g　穿山甲 6g　地鳖虫 10g　蜈蚣 1 条　红藤 30g　败酱 30g　三棱 10g　莪术 10g　蚤休 10g

加减:久病气虚者,加黄芪、党参(或太子参)、白术等扶正以祛邪;若肝郁气滞,胸胁乳房胀痛,烦躁易怒,加柴胡、香附、郁金、枳壳等以解郁通络;若腹痛较显,属于血虚湿郁者,则合用当归芍药散,以养血利湿、行滞止痛;若腹痛较显,属于阳虚湿阻者,合用薏苡附子败酱散,以温阳散寒、利湿止痛;若无明显腹痛者,则去红藤、败酱、蚤休、三棱、莪术等解毒化湿消导之品。

【典型案例】

陈某,女,31 岁,职员,初诊:2008 年 12 月 31 日。

主诉:继发不孕 5 年。

刻下症:平素偶有下腹不适,劳累后略感腰酸腹坠,经前乳胀,余无明显不适。舌淡红略黯,苔白略腻,脉细弦。

妇科检查:宫颈中度糜烂,触之易出血,宫体后位。

经孕产史:平素月经先期 3~4 天。Lmp:2008 年 12 月 8 日,量中,5 天净。孕 1 产 0 流 1,2004 年孕 2 个月自然流产后未再孕。

辅助检查:2006 年外院 HSG 提示"双侧炎症,通而欠畅"。2008 年 1 月省中医院输卵管通液提示尚通畅。丈夫精液分析在正常范围。

中医诊断:不孕症。西医诊断:继发不孕。

证属:气虚夹瘀,胞络不畅。

治法:补益脾肾,化瘀通络。

方药:黄芪 15g　太子参 30g　当归 12g　川芎 10g　赤芍 10g　香附 10g　淫羊藿 15g　菟丝子 15g　薏苡仁 30g　茯苓 15g　泽泻 15g　红藤 30g　败酱草 30g　蚤休 10g　三棱 10g　莪术 10g　皂角刺 15g　路路通 15g　甘草 5g　14 剂。

二诊:2009 年 2 月 28 日。患者 2009 年 1 月 29 日月经来潮,月经先期 4 天,量中,无痛经。现乳房胀痛,舌淡红苔薄腻,脉略弦。辅助检查回报:支原体、衣原体(－),不孕不育七项等亦在正常范围。

方药:柴胡 10g　当归 12g　川芎 10g　赤芍 15g　香附 10g　淫羊藿 15g　菟丝子 15g

巴戟天 10g　天冬 10g　鹿角片 10g　郁金 10g　青皮 6g　路路通 10g　生甘草 3g　7 剂。

三诊：患者 2009 年 2 月 24 日月经来潮，月经先期 4 天，量中，经前基础体温上升 11 天。复诊属经后，诸证类前，脉略细。经后重补。

方药：生黄芪 15g　党参 15g　焦白术 10g　归身 12g　白芍 15g　生地 10g　熟地 10g　枸杞子 12g　香附 10g　郁金 10g　淫羊藿 15g　菟丝子 15g　蛇床子 6g　覆盆子 12g　砂仁 3g　女贞子 15g　麦冬 10g　铜皮石斛 12g　太子参 20g　黄芩 10g　生甘草 3g　7 剂。

四诊：2010 年 6 月 30 日。近日 B 超发现左卵巢内畸胎瘤，其丈夫染色体异常。患者精神压力较大，已于某生殖中心预约 IVF-ET，欲移植前调理。末次月经 2010 年 6 月 11 日。刻下神疲乏力，口干寐劣，舌淡红苔薄，脉细弦。

方药：太子参 20g　生黄芪 15g　麦冬 10g　五味子 6g　菟丝子 30g　夜交藤 15g　合欢皮 12g　归身 12g　丹皮 10g　丹参 15g　赤芍 15g　白芍 15g　红藤 30g　败酱草 30g　蚤休 9g　淫羊藿 15g　巴戟天 10g　穿山甲 5g　皂角刺 10g　路路通 15g　生甘草 3g　7 剂。

五诊：2010 年 7 月 14 日。Lmp：2010 年 6 月 11 日，停经 35 天，略感腰酸腹坠。舌淡红，脉滑尺弱，在移植前收获意外惊喜，7 月 12 日自测尿妊娠阳性，7 月 13 日查血 β-HCG 6991IU/L，E_2 201.7pg/ml，P 82nmol/L。B 超提示宫内早孕。治以脾肾双补，固冲安胎，处方略。

【按语】　患者堕胎之后，摄生不慎，湿邪内侵，瘀血留滞，伤及气血，损伤冲任胞络。湿邪内侵，故舌苔见腻；瘀血内阻，故见舌黯、脉弦；湿瘀互结，伤及冲任胞络，耗伤气血，故难再受孕。治宜补益气血，祛湿化瘀，通络助孕。首诊方中以参、芪益气，归、芎、芍调血，红藤、败酱草、蚤休解毒；薏苡仁、茯苓、泽泻利湿；三棱、莪术化瘀；路路通、皂角刺通络；淫羊藿、菟丝子培元；药味众而有序，旨意多而不乱，紧密切合病机，故能收效。随后的治疗中恰当采用中药周期疗法：经前多气郁，治宜疏利温通，常加柴胡、鹿角片、郁金、青陈皮、苏梗等药；经后多血虚，宜着重补益阴血，常用麦冬、生熟地、石斛、枸杞子、女贞子等味；经间期氤氲萌动，宜益肾填精，活泼灵动，常用菟丝子、蛇床子、覆盆子、枸杞子、苁蓉、防风等药。孕后脾肾双补，固冲安胎。

本患病情复杂，包含了输卵管炎性梗阻、卵巢畸胎瘤、男方染色体异常等多方面因素。且长期不孕致使其精神压力极大，漫长的诊疗过程让其丧失信心，这些精神因素更降低了其自然受孕的能力。何嘉琳对该患者的诊疗过程，既准确把握病因病机，恰当组方用药，又极具耐心细致，时时安慰鼓励，这都是取得满意疗效的重要因素。

（二）多囊卵巢综合征导致的不孕

多囊卵巢综合征是以长期无排卵、高雄激素和卵巢多囊改变为特征的内分泌综合征。临床表现多样化，具有高度异质性。

临床表现：婚久不孕，月经失调，或经迟经闭，或淋漓不净。或形体肥胖，或喉中痰多，或须发浓密，或痤疮多发。常有腰膝酸软，倦怠乏力，头晕耳鸣，舌淡齿痕或淡黯或有瘀斑瘀点，苔白腻，脉细滑或兼弦涩。

辅助检查：基础体温呈单相型，超声监测无排卵，性激素六项符合多囊卵巢综合征表现，或有胰岛素抵抗实验室指征。

证属：痰湿阻滞，冲任失调。

治法：涤痰软坚,养血填精,通经助孕。

方药：导痰通经汤(何氏经验方)。

鸡内金 20g　白芥子 15g　香附 10g　海藻 15g　葛根 15g　丹参 15g　当归 12g　川芎 10g　益母草 15g

加减：痰湿较著,形体肥胖者,加用姜半夏、石菖蒲、陈皮、苍术;痰瘀互阻,卵巢较大,排卵障碍者,加用炙甲片、丹参、皂角刺、路路通;月经闭止,瘀血较重者,加用马鞭草、月季花、川牛膝、卷柏,严重者合用下瘀血汤;肾精不足,腰膝酸软者,加用五子衍宗丸、首乌、黄精、河车粉等;阴虚血燥者,加用天花粉、石斛、生地、玉竹;胃热炽盛,合用大黄黄连泻心汤;阳虚气馁,选用参、术、芪、淫羊藿、巴戟天、附子等等。

【典型案例】

陶某,女,29 岁,衢州人。初诊:2010 年 4 月 29 日。

主诉:继发不孕 4 年。

刻下症:无寒热,大小便尚调,纳可,时有腰酸,睡眠一般。舌淡红略黯,苔白腻。脉细滑略弦,尺脉略弱。

经孕产史:平素月经稀发,月经周期 40 天至 3 个月。Lmp:2010 年 3 月 6 日,量中,7 天净。孕 1 产 0 流 1,2004 年计划外妊娠人工流产 1 次。

辅助检查:2007 年行 HSG 提示左侧输卵管通而不畅,右侧通畅。患者丈夫精液分析在正常范围。

中医诊断:月经后期,不孕症。西医诊断:多囊卵巢综合征,继发不孕。

证属:痰湿瘀阻,肾精不足。

治法:化痰补肾,活血调冲。

方药:葛根 15g　当归 15g　川芎 10g　赤芍 15g　香附 10g　郁金 10g　淫羊藿 15g　菟丝子 15g　覆盆子 12g　蛇床子 6g　穿山甲 3g　海藻 20g　丹参 15g　川牛膝 15g　益母草 30g　桃仁 6g　鸡内金 20g　白芥子 15　14 剂。

二诊:2010 年 5 月 13 日。停经 2 个月余。Lmp:2010 年 3 月 6 日。5 月 10 日查性激素六项示 E_2 164pmol/L,LH/FSH>2。不孕不育系列、优生优育、术前四项均阴性。舌淡红略黯,苔白腻。脉细滑略弦。

方药:葛根 15g　麦冬 10g　生地 10g　熟地 10g　天花粉 15g　鲜铁皮石斛 6g　当归 15g　川芎 10g　赤芍 15g　香附 10g　郁金 10g　川牛膝 15g　益母草 30g　桃仁 6g　穿山甲 3g　鸡血藤 15g　淫羊藿 15g　马鞭草 15g　月季花 6g　茜草 10g　卷柏 15g　7 剂。

三诊:2010 年 5 月 27 日。BBT 上升 13 天后,于 5 月 24 日月经来潮,经行 4 天,量偏少,无痛经。脉细略弦。

方药:当归 12g　川芎 10g　制黄精 20g　制首乌 15g　葛根 15g　香附 10g　郁金 10g　川断 15g　菟丝子 30g　覆盆子 12g　丹参 15g　小胡麻 15g　淫羊藿 15g　鸡血藤 15g　川牛膝 15g　蛇床子 6g　生鸡内金 20g　白芥子 15g　穿山甲 3g　皂角刺 15g　7 剂。

四诊:2010 年 7 月 1 日。Lmp:2010 年 5 月 24 日。今日测血 β-HCG 800.9IU/L。证实怀孕。予补肾安胎。

【按语】　何嘉琳认为多囊卵巢综合征多以肾脾不足为本、痰湿瘀血为标,纯虚、纯实罕有,往往虚实混杂,交结多变。本例患者兼有多囊卵巢综合征和输卵管不全梗阻两种疾病,病机兼具痰湿、肝郁、血瘀、肾虚。故予鸡内金、白芥子、甲片、皂角刺、路路通诸味软坚化痰通络；菟、覆、蛇床、首乌、黄精等味补肾填精；葛根入阳明经以鼓舞胃气上行以生津液，助左路上升；归芎、卷柏、丹参、益母草、虎杖、川牛膝等调血调经，助右路下降。服药后月经来潮渐密，卵巢排卵，得育麒麟，疗效满意。

（赵宏利）

——马大正——

马大正，男，1949年出生，汉族，浙江省温州市人，毕业于浙江中医学院（现浙江中医药大学），曾任温州市中医院副院长，上海中医药大学硕士研究生导师，中华中医药学会科学技术奖评审专家，中国国际科技促进会科技项目专家评议委员，浙江省自然科学基金项目评审专家，《中华中医药杂志》审稿专家，国家中医药管理局"十一五"重点专科学术带头人和不孕不育协作组专家，浙江省卫生技术高级职务任职资格评审委员会专家，中华全国中医学会妇科分会常务委员，浙江省中医药学会妇科分会副主任委员，温州市中医药学会妇科分会主任委员。获国务院颁发的政府特殊津贴，卫生部、人事部、国家中医药管理局颁发的第三、第五批全国老中医药专家学术经验继承工作指导老师，浙江省名中医。2012年国家中医药管理局定为210名全国名老中医药专家传承工作室建设项目之一。出版学术著作10部，其中《中国妇产科发展史》《中医妇产科辞典》填补国内空白。担任《中医古籍珍本集成》妇科卷主编。

一、对不孕症的认识

马大正认为不孕症病因复杂，与多种内分泌疾病、免疫性疾病相互交叉，相互影响。在不孕症的诸多病因中，脾肾与不孕症关系最为密切。脾为先天之本，主运化，为气血生化之源；肾为后天之本，主生殖，系胞宫。女子以血为本，以气为用，经、孕、产、乳无不以气血为基础。推崇傅山在《傅青主女科·种子》提出的观点——"精满则子宫易于摄精，血足则子宫易于容物"，治疗上认为"女子以血为主，血旺则经调而子嗣……故治妇人之病，当以经血为先"（《景岳全书·妇人规》）。因此，补脾肾、调气血是治疗不孕症的根本。此外，乙癸同源，肝主疏泄，体阴而用阳，女性常常气有余而血不足，加之现代工作生活压力增大，肝气郁结是引起不孕症的第二大原因；经量过多，久病大病，使气血虚弱，冲任胞宫失养，也可以导致不孕；由于性生活不洁、分娩、人工流产、放置宫内节育器等原因造成湿热内蕴、瘀阻胞宫的不孕，其数量呈递增趋势；过度饮食和缺少体力活动，导致过度肥胖，形成痰湿胶结胞宫的不孕，也是其中原因之一。

随着现代医学的发展和新诊疗技术的出现，对不孕症的病因分类越来越详尽。马大正善于将现代医学发展与传统医学有机联系起来，衷中参西，相互渗透，完善不孕症的系统论治。对于抗精子抗体、抗磷脂抗体、抗卵巢抗体阳性等引起的免疫性不孕，认为不仅与机体正气虚弱、脾肾亏虚关系密切，还与热、瘀刺激机体增强对精子抗原等产生免疫应答而促进抗体的产生有关，热瘀搏结于胞宫冲任，气血不畅，孕育难成。对于多囊卵巢综合征引起的排卵障碍，结合浙南地区的地域气候及人文特色，认为以痤疮、闭经、多毛、舌红、口苦、苔黄腻等出现肝郁血热兼见湿瘀的证型为多。对于输卵管堵塞性不孕，多为"湿""热""瘀"三者胶结难化,致气机阻滞、湿热蕴结、瘀血内停,阻碍冲任胞宫而致不孕。对卵巢功能不全者,其病机乃肾虚为本,肾虚者未至七七绝经之年,肾精不足,气血耗伤,未老先衰,冲任失养而导致肾－天癸－冲任－胞宫轴功能紊乱,无以孕育。

二、诊治思路

分清不孕症的病因所在,辨病治疗和辨证治疗相结合,中西合参,标本兼顾。对于免疫性不孕,健脾益肾,凉血活血,使邪热除、瘀血消,扶正与祛邪兼施,既可增强机体的免疫力,又可抑制不良的免疫反应。对于排卵障碍性不孕,采取中医药周期疗法:经期滋肾活血养血,卵泡期温肾滋阴养血为主,排卵期活血破血理气促使成熟卵泡排出,黄体期养血补肾固冲。补肾健脾固冲任贯穿始终,冲任得补,肾精充实,孕卵成熟,精卵适时结合,胎孕乃成。对于多囊卵巢综合征引起的不孕症,以清热凉血活血的抑亢汤为主方加减治疗。该方经过临床验证和课题研究验证,对于治疗表现高雄激素血症为主要症状的多囊卵巢综合征具有极高的临床疗效,可降低过高的睾酮和促黄体生成素。药理实验表明,紫草能作用于脑垂体,抑制 LH 和 FSH 的合成。丹参是目前药理研究明确的具有抗雄激素作用并有温和雌激素效应的中药。大黄中的黄酮类有机酸,实验证明能通过提高超氧化物歧化酶(SOD)活力,减少自由基的生成,明显减低脂质化参数,对 PCOS 患者的并发症如向心性肥胖、高脂血症等有显著的预防和治疗作用。对于输卵管堵塞性不孕,病邪胶黏难化,病难治愈,需祛瘀、清热、活血三法并举,清热化瘀,活血通络,经过中药内服、保留灌肠、物理疗法联合治疗之后,可促进炎症的吸收,疏通阻塞的输卵管,恢复其蠕动功能。对卵巢功能减退所致不孕症,治疗从补肾调冲任入手,提高卵巢对促性腺激素的反应性,改善卵巢储备功能。对于肥胖、宫寒、水湿浮肿等不孕以辨证治疗为主,善用小半夏茯苓汤、温经汤、越婢加术汤等经方调治。

三、治疗特色

(一)多囊卵巢综合征引起的排卵障碍性不孕

临床表现:婚久不孕,月经错后、甚或稀发,量少,色黯有块,甚或经闭不行。口苦咽干,乳胀胁痛,性躁心烦,多毛或痤疮,大便干结,小便黄赤。舌红苔黄,脉弦数。

辅助检查:性激素六项异常,基础体温呈单相型,超声监测排卵异常;或 B 超提示双侧卵巢体积 >10ml,可见 ≥12 个直径 2~9mm 的卵泡。

证属:肝郁血热,兼见湿瘀。

治法:抑肝清热,凉血调冲。

方药:抑亢汤。

紫草 20g　炒栀子 10g　生地 10g　龙胆 5g　柴胡 10g　牡丹皮 9g　牛膝 30g　枇杷叶 15g　茜草 10g　制大黄 10g　香附 10g　丹参 15g

加减:高催乳素者,加龙葵、蝉衣、白蒺藜清热疏肝;肥胖者,加浮海石、石菖蒲、苍术健脾化湿;便溏者,加神曲、槟榔、木香理气健脾。不孕症在 B 超监测下,厚度达到 8mm,优势卵泡直径达到 18mm 以上时,就可以使用排卵汤,有利于成熟卵泡的排出。如果效果不佳,可加薏苡仁、桃仁行气活血;若下腹胀甚,加枳壳、赤小豆活血行气止痛;若下腹疼痛,加延胡索、血竭理气活血止痛;若大便秘结,加制大黄清热泻下通便。

【典型案例】

陈某,22 岁。职员。2009 年 3 月 7 日初诊。

病史:婚后未孕 2 年多。经外院检查诊断为多囊卵巢综合征,经期 37~40 天一潮已 2 年,经量明显减少 2 个月,经色或鲜或黯,夹少量血块,经前 1 周小腹隐痛,经行腹胀,纳 欠,寐难,二便正常。Lmp:2009 年 2 月 20 日。舌稍红,苔薄白,脉细。

孕产史:孕 0 产 0 流 0。

妇科检查:外阴无殊,阴道通畅,宫颈光滑;子宫后位,偏小,质地中等,活动无压痛;两 侧附件无压痛。

辅助检查:输卵管造影示输卵管通畅。B 超示子宫三径之和为 10.2cm,子宫内膜厚度 5mm,双卵巢多囊样改变。

中医诊断:不孕症。西医诊断:原发不孕,多囊卵巢综合征。

证属:肝郁血热,湿瘀蕴结。

治法:清热凉血活血。

方药:抑亢汤加减。

紫草 20g　炒栀子 10g　龙胆 5g　生地 10g　柴胡 10g　牡丹皮 9g　川牛膝 30g　枇 杷叶 15g　茜草 10g　制大黄 6g　香附 5g　丹参 15g　神曲 10g　炒谷芽 10g　炒麦芽 10g 7 剂。

二诊:2009 年 3 月 14 日。大便溏,舌脉如上。中药守上方加槟榔 10g。7 剂。

三诊:2009 年 3 月 23 日。性激素六项测定示 T 2.22nmol/L,LH/FSH>2。中药守上方加 厚朴 10g。7 剂。

四至六诊:中药守上方,25 剂。

七诊:2009 年 6 月 19 日。月经未转,尿妊娠试验阳性。

【按语】　上述病案属于西医多囊卵巢综合征,以不孕为主。实验室检查为高睾酮和高 黄体生成素。B 超提示卵巢多囊样改变。本案症见月经过少,月经后期和不孕,舌脉可见血 热之象,结合异常的实验室指标,遵循"中医辨证"和"西医辨病"的原则,采用验方抑亢汤 加减治疗。方中以大剂量紫草为主药,具有清热凉血,活血化瘀之效;龙胆苦寒、折肝胆实 火,山栀清降、泻三焦郁火,共泻肝胆实火;茜草、牡丹皮、丹参凉血行血;枇杷叶清肺化痰、 大黄泻热毒、行瘀血;柴胡、香附疏肝开郁,佐以生地濡养肝阴。便溏以谷麦芽、神曲、槟榔健 脾理气助运。全方共奏清肝泻火、凉血活血之功。守法守方,治疗近 1 个月,成功受孕。多 年顽疾,终告痊愈。

（二）免疫性不孕

临床表现:婚久不孕,平素面色萎黄,四肢不温,精神疲倦,纳少便溏,头晕耳鸣,腰膝酸 软。舌淡红,苔薄白,脉细。

辅助检查:抗精子抗体、抗心磷脂抗体、抗卵巢抗体、抗子宫内膜抗体 1 项或 1 项以上为 阳性。

证属:脾肾两虚,瘀热蕴结。

治法:健脾益肾,凉血活血。

方药:AsAb 方。

生地黄 15g　苎麻根 15g　牡丹皮 9g　桃仁 10g　赤芍 10g　菟丝子 15g　续断 10g

炒白术 10g　何首乌 15g　墨旱莲 15g　当归 6g　茯苓 10g

加减：若经期量多，可以在经期去桃仁、赤芍，继续服用；若经前乳胀，可加八月札、郁金疏肝理气。

【典型案例】

陈某，30 岁。职员。2008 年 9 月 8 日初诊。

病史：婚后 9 个月未孕，月经周期 3~6 个月。Lmp：2008 年 8 月 5 日，经量正常，色鲜红，夹小血块，无痛经。舌淡红，苔薄白，脉细。

孕产史：孕 1 产 0 流 1。

妇科检查：外阴无殊，阴道通畅，宫颈光滑；子宫后位，偏小，质地中等，活动可，无压痛；右侧附件压痛，左侧无压痛。

辅助检查：B 超检查子宫三径之和 11.3cm，子宫内膜厚度 4mm。性激素六项测定示 E_2 419.0pmol/L，PRL 233.37mIU/L（均正常），P 2.9nmol/L。免疫系列检查示抗子宫内膜抗体阳性，抗精子抗体阳性，抗卵巢抗体阴性，抗磷脂抗体阴性。

中医诊断：闭经，不孕症。西医诊断：闭经，继发不孕。

治法：健脾益肾，凉血活血。

方药：AsAb 方。

生地黄 15g　苎麻根 15g　牡丹皮 9g　桃仁 10g　赤芍 10g　菟丝子 15g　续断 10g
炒白术 10g　何首乌 15g　墨旱莲 15g　当归 6g　茯苓 10g　21 剂。

二诊：2008 年 10 月 14 日。经期将近，小腹隐痛，舌脉如上。

中药守上方加黑大豆 60g、苏梗 [后入] 20g。28 剂。

三诊：2008 年 11 月 13 日。月经 10 月 30 日来潮，经量中等，5 天净。舌脉如上。方药：AsAb 方，14 剂。

四诊：2008 年 11 月 27 日。经期将近，B 超检查子宫内膜厚度 4mm，舌脉如上。中药守 10 月 14 日方，21 剂。

五诊：2008 年 12 月 19 日。B 超检查子宫内膜厚度 10mm，乳房触痛 10 天，舌脉如上。

方药：三七 5g　王不留行 10g　炮穿山甲 5g　郁金 10g　路路通 10g　麦芽 15g　川牛膝 15g　益母草 15g　青皮 10g　7 剂。

六诊：2008 年 12 月 26 日。月经 12 月 24 日来潮。性激素六项测定示 LH 4.84mIU/ml，FSH 4.17mIU/ml，T 2.9nmol/L（均正常）。

方药：AsAb 方，服用 98 剂。并建议用避孕套避孕。

2009 年 1 月 9 日检查抗子宫内膜抗体、抗精子抗体均转阴。继续服 AsAb 方，同时使用尿促性素治疗，3 月 17 日测血 β-HCG 113.84mIU/ml。

【按语】　西医学认为，附件炎症反应易刺激机体，使其对精子、子宫内膜产生抗原抗体反应，从而导致不孕，为自身免疫反应。

患者脾肾亏虚，子宫略小，先天不足，后天失养，亦有附件压痛，下焦血热瘀阻，枢机不利，胞宫不宜种子，故而无子。辨其四诊，虚、瘀、热俱存，故以 AsAb 方扶正祛邪兼施，补肾健脾，凉血活血。方中炒白术、茯苓补脾益气，菟丝子、续断补肝肾、益精髓，先后天并重，培本而固元；墨旱莲、生地黄、苎麻根补益肝肾、清热凉血，何首乌、当归养血滋阴、补血活血，更加牡丹皮、桃仁、赤芍清热凉血、散瘀通脉，攻补兼施，化瘀而不伤正。该患者服药百余剂，复测抗子宫内膜抗体、抗精子抗体均转阴并顺利妊娠,其效可见。患者子宫偏小,内膜偏薄,以黑豆、紫苏梗滋养内膜。现代药理学证实,苏梗、黑豆的有效成分能促进子宫内膜生长,起到促使胞宫充盈满溢的作用。经前乳房胀痛,以理气止痛,活血通经之剂引经来潮。守主方为本,加减化裁为标,辨证兼顾,理法合方,痼疾乃除。

(三)卵巢储备功能下降引起的不孕

卵巢功能不全引起的不孕多见于高龄、卵巢手术、生殖道感染、癌症放化疗,或甲状腺疾病、肾上腺疾病及家族遗传等。

临床表现:婚久不孕,月经先期或月经稀发,月经量少色黯,经行不畅,身体瘦弱,腰膝酸软,神疲乏力,头晕眼花,心悸失眠,舌淡,苔薄,脉细弱。

辅助检查:B超显示子宫及卵巢偏小,卵巢窦卵泡数减少;2次以上血清 FSH>10IU/L,或 AMH 值降低。

证属:冲任虚损。

治法:填补冲任,活血调冲。

方药:补胞汤。

熟地黄 20g　鸡血藤 30g　何首乌 30g　菟丝子 30g　巴戟天 12g　当归 15g　桑寄生 30g　黄精 30g　淫羊藿 15g　鹿角胶^{烊冲}20g　龟甲胶^{烊冲}20g　紫河车^{研粉吞}10g

或采用中医周期疗法:

卵泡期:

治法:补益肝肾,以助胎孕。

方药:助孕汤。

菟丝子 15g　枸杞子 15g　覆盆子 15g　巴戟天 12g　淫羊藿 10g　鹿角 10g　续断 10g　杜仲 12g　桑椹子 15g　何首乌 15g　紫石英 30g　当归 6g

排卵期:

治法:活血行气。

方药:排卵汤。

急性子 15g　茺蔚子 12g　丹参 15g　三棱 12g　莪术 12g　王不留行 15g　刘寄奴 12g　当归 8g　路路通 10g　香附 10g　大腹皮 15g　䗪虫 10g

黄体期:

治法:补肾阳,滋肾阴。

方药:固冲汤。

菟丝子 15g　枸杞子 15g　覆盆子 15g　巴戟天 12g　淫羊藿 10g　鹿角 10g　墨旱莲 20g　女贞子 15g　杜仲 10g　续断 12g　山药 15g

加减:若口苦便结,加生地黄 15g、女贞子 20g;若畏寒、小腹冷,加淡附片 6~9g、肉桂 5g;若药后腹胀,加砂仁^{冲服}5g、陈皮 10g;若下腹发胀,加大腹皮 12g、槟榔 10g;若乳房胀痛,加香附 10g、八月札 12g。

【典型案例】

徐某,女,30 岁,2008 年 5 月 12 日初诊。

主诉:未避孕 6 年未孕。

现病史:月经周期规则,经量不多,5~6 天净,带下不多,经前乳房胀痛,从 2006 年 8 月

9日开始治疗,至10月性激素六项检测示卵泡刺激素升高,提示卵巢储备功能减退。在数年的治疗期间,曾经做过1次人工授精、反复使用中药助孕方剂、尿促性素针,每月虽然可以排出成熟卵泡,子宫内膜也可以增殖至正常厚度,但是始终未能妊娠。Lmp:2008年5月5日。舌淡红,苔薄白,脉细。

孕产史:孕0产0流0。

辅助检查:2007年12月24日性激素六项测定示FSH 21.70mIU/ml,LH 5.71mIU/ml,PRL 152.22mIU/L;2008年4月23日性激素六项测定示FSH 21.70mIU/ml,LH 5.71mIU/ml。输卵管碘油造影示双侧输卵管通畅。

中医诊断:不孕症。西医诊断:原发不孕。

证属:肝肾亏虚,冲任失调。

治法:补益肝肾,以助胎孕。

方药:助孕汤加减。

菟丝子15g 枸杞子15g 覆盆子15g 巴戟天12g 淫羊藿10g 鹿角10g 续断10g 杜仲12g 桑椹子15g 何首乌15g 紫石英30g 当归6g 黑大豆60g 苏梗[后入]20g 7剂。

此后,卵泡期用助孕汤加叶下红15g;黄体期用固冲汤加叶下红15g;连续治疗,同时与往常一样卵泡期配合使用尿促性素针。月经6月3日来潮,6月5日性激素测定示FSH 4.81mIU/ml,LH 2.69mIU/ml,PRL 54.16mIU/L。卵泡刺激素已经恢复正常。卵泡期、黄体期同样使用上述方剂治疗。总共服药42剂,用叶下红630g。6月30日血β-HCG 206.55mIU/ml,P 88.4nmol/L。证实已经妊娠。

【按语】 卵巢储备功能下降是影响生殖能力及妊娠结局的重要因素,如不及时明确诊断,进行有效干预,可能引起闭经、不孕,甚至卵巢早衰。

肾主生殖,主宰着女性生殖功能的发育、旺盛与衰退,对卵巢生理功能的实现起着决定性作用。卵巢储备功能下降乃肾虚为本、冲任功能早衰所致。治疗上宜从源头论治,唯有大补冲任,填补精血,不惜灌溉,方为正治。此外,遵照"种子之法,即在调经之中"的理论,注重月经周期不同阶段气血阴阳盛衰的不同变化,采用中医周期疗法。药以菟丝子、枸杞子、覆盆子、墨旱莲、女贞子等补肝肾益精血,肝肾足则精血盛,精血盛则多子;配伍巴戟天、淫羊藿、鹿角片温肾助阳,促进阴阳转化,水火既济,推动生殖轴运行;何首乌、鸡血藤补血调血,佐以当归等理气活血之品,寓通于养,改善患者微循环,增加卵巢血流量,激发成熟卵泡排卵及促进黄体发育。如此具有补而不滞,行气而不耗气,养血而不滋腻的特点。《浙南本草》称叶下红味甘、酸,性温,功能益肾调经,补血活血。浙南地区民间流行取叶下红与公鸡烹调服食治疗肾虚型不孕症,疗效颇佳。

(胡欣欣 马大正)

—— 傅 萍 ——

傅萍(1954—),女,杭州市中医院主任医师,二级教授,硕士研究生导师,浙江省名中医,第五批全国老中医药专家学术经验继承工作指导老师,全国名老中医传承工作室"傅萍工作室"专家。曾师从国家级名中医、全国著名中医妇科大家、江南何氏女科第三代传人何子淮。从事中医妇科临床、教学、科研工作40余载，擅长用中西医结合方法诊治先兆流产、习惯性流产、多囊卵巢综合征、卵巢功能减退、不孕症等妇科疑难杂症。现任中华中医药学会妇科专业委员会副主任委员，中国民族医药学会妇科专业委员会副会长，浙江中医药学会妇科专业委员会副主任委员，浙江中西医结合学会生殖专业委员会常务委员，主持并完成省部级课题5项、厅局级课题14项，获2012年浙江省科学技术进步奖二等奖、2014年杭州市科学技术进步奖三等奖、2012年浙江省中医药科学技术奖一等奖等奖项，主编《重订何子淮女科》，任《全国中医妇科流派研究》副主编，发表学术论文60余篇。

一、对不孕症的认识

傅萍认为不孕症不仅仅是一个独立的疾病，亦是诸多妇产科疾病的后遗症或结局。傅萍对《黄帝内经》至为推崇。《素问·上古天真论》云："女子七岁，肾气盛，齿更发长；二七而天癸至，任脉通，太冲脉盛，月事以时下，故有子……"据此，傅萍得出不孕症的首要病机当为肾虚。肾为先天之本，主生殖，藏精，为天癸之源，冲任之本，经云"肾者主蛰，封藏之本，精之处也"，故胎孕之形成在于肾精。肾精充盛是妊娠的首要条件。肾精充盛则血海满溢，冲任调畅。肾气旺盛，两精相搏，才能成孕。肾与胞宫相系，主子宫之藏泻。肾气充则血海满溢而下为经水，经调血盛则可受胎。中医学的肾–天癸–冲任–胞宫轴与西医学的下丘脑–垂体–卵巢轴有着相似的生理功能。肾位于始端，与天癸、冲任、胞宫的功能息息相关。肾虚为不孕症之根本病机，而痰湿、血瘀、气滞等因素亦能引起不孕。肾为寒水之脏，主膀胱气化，肾气虚则水气不能升腾，聚为痰湿；肾主一身之阳，血为阴物，肾阳不足，推动无力，血停成瘀；素性忧郁，情怀不畅，冲任不得相滋，不能摄精成孕。此外，男方因素、免疫因素、生活因素、环境因素等均可从不同角度影响冲任，导致不孕。

二、诊治思路

由于不孕症病因病机复杂，临床表现各异，每届临证，傅萍均仔细望闻问切，尤重问诊。从月经初潮年龄以及按期至否、经量多少，以初识肾气肾精之盛衰；从痛经与否、经前是否乳胀、平素有无少腹吊痛情况，审气血之流畅涩滞；从饮食二便了解脾胃之强弱；察带下之多寡、色泽辨湿浊之有无；从性情、夜寐辨肝气之郁畅、心肾之交泰，结合舌脉，得出证候。傅萍临证主张中西合参，古为今用，西为中用，将传统中医辨证与西医学的辨病有机结合，对不孕首诊患者，常规进行妇科检查，排除宫颈、阴道因素；进行生殖内分泌激素检查、B超监测卵泡以了解排卵情况；对于调理数月而不效者，进行子宫输卵管造影术、宫腔镜检查知晓盆腔输卵管状况。两相结合，病证合参，并根据月经不同周期，予以中药辨证施治为主，辅以膏方、针刺、中药穴位敷贴、中药保留灌肠等，常获佳效。

近数年来，妇女婚育年龄有延后趋势，加之二孩政策的放开，临床常见年过五七甚至六七、七七之后方才考虑孕育者，而此时的妇女大多已处于阳明脉衰、肾精亏虚之状，面临任脉虚，太冲脉衰少，天癸将竭；也有的患者年龄虽未及四七，但禀赋不足，或常入寐三更，思虑过度，煎熬真阴，精血耗损，冲任不充，月事不调，难以摄精成孕。从西医学指标来看，常表现为雌激素水平偏低而卵泡生成素增高。傅萍认为应从填补肾精着手，以恢复冲任功能。一些高龄患者行辅助生殖助孕而反复取卵为空泡的，或虽取出卵子而难以配成者，亦应从补益精血着手，用血肉有情之品为佳。

三、治疗特色

血肉有情填精血,阴阳共济毓麟珠。

(一)卵巢储备功能低下

临床表现:婚久不孕,月经先期或后期,渐至闭经,经量偏少,阴部干涩,腰膝酸软,性欲淡漠,记忆力减退,夜寐少宁,舌淡黯苔薄,脉沉细或沉迟。

辅助检查:基础体温呈单相或偶有高温相,但高温期偏短;性激素六项检查示雌二醇偏高或低,卵泡生成素偏高,甚至高于40IU/L。

证属:肾精不足,冲任亏虚。

治法:滋肾填精,培补冲任。

方药:滋肾养血汤。

生地12g 熟地12g 枸杞子12g 山萸肉10g 墨旱莲12g 女贞子12g 葛根24g 天冬12g 麦冬12g 南沙参12g 北沙参12g 当归12g 炒白芍12g 丹参12g

辅以膏方滋肾养血膏:生地120g,熟地120g,山萸肉90g,葛根240g,天冬120g,麦冬120g,生白芍150g,南沙参120g,北沙参120g,菟丝子120g,覆盆子120g等,另配阿胶200g、龟甲胶100g、大核桃仁250g、黑芝麻250g、桂圆肉100g、冰糖300g、黄酒400g制成。

偏阳虚者治法:温肾养血,调补冲任。

方药:益肾毓麟汤。

紫石英24g 菟丝子24g 覆盆子24g 淫羊藿12g 巴戟天12g 当归12g 川芎9g 丹参12g 熟地12g 枸杞12g 香附9g 黄芪15g 甘草5g 紫河车^{吞服}3~6g

辅以膏方养血毓麟膏:枸杞120g,熟地120g,炒白芍120g,紫石英240g,菟丝子200g,覆盆子200g,山萸肉90g,当归120g,川芎100g,淫羊藿120g,仙茅100g,巴戟天120g,甜苁蓉120g等,另配东阿阿胶250g、鹿角胶150g、核桃仁300g、黑芝麻300g、藏红花10g、紫河车100g、龙眼肉100g、冰糖300g、枣泥150g、黄酒500g制成。

【典型案例】

案1 吕某,女,39岁,已婚,2011年10月28日初诊。

主诉:继发不孕1年,试管婴儿移植1次未成功。

刻下症:患者形瘦,月经尚规律,量少色淡,腰部酸痛,时有心烦潮热,舌质红苔白,脉沉细而滑。

经孕产史:孕1产0流2。1996年大产一胎。2009年再婚后人工流产1次。2010年2月输卵管峡部妊娠,予子宫动脉栓塞加B超下清宫。因"继发不孕"于2011年9月26日行体外受精胚胎移植术,取卵4枚配2枚(3级),移植2枚未成功,无冻胚。Lmp:2011年10月12日。

辅助检查:10月14日测性激素六项示E$_2$ 147pg/ml,LH 11.8IU/L,FSH 28.29IU/L。

中医诊断:不孕症。西医诊断:继发不孕。

证属:肾精亏损,冲任失司。

治法:补肾填精,养血助孕。

方药:熟地黄15g 枸杞子12g 当归12g 川芎9g 菟丝子20g 覆盆子20g 紫石英24g 紫河车^{吞服}6g 葛根24g 炒玉竹15g 制黄精15g 天冬10g 麦冬10g 肉苁蓉

12g　太子参 9g　7 剂。水煎服,日 1 剂。

同时服用哈士蟆每周 10g,嘱每日饮豆浆、常食木瓜。

二诊:2011 年 11 月 4 日。前方服后,心烦潮热改善,舌质红,苔白,脉沉细而滑。方药不更,续进 7 剂。

三诊:2011 年 11 月 11 日。服药后腰酸好转,胃纳尚可,月经将至,乳胀,舌质淡红,苔薄,脉细。

治法:养血活血调冲。

方药:当归 15g　川芎 10g　白芍 10g　赤芍 10g　丹参 9g　失笑散 10g　益母草 20g
桃仁 10g　牛膝 12g　焦山楂 20g　生草 5g　炮姜 5g　黄芪 12g　7 剂。

四诊:2011 年 11 月 25 日。Lmp:11 月 13 日。药后月经量增多,夹小血块,5 天净。
11 月 16 日性激素六项检查示 E_2 22.88pg/ml, LH 8.09IU/L, FSH 23.42IU/L。

治法:滋养肝肾。

方药:生地黄 12g　熟地黄 12g　枸杞子 12g　当归 12g　川芎 10g　赤芍 10g　白芍
10g　菟丝子 24g　覆盆子 24g　紫石英 24g　紫河车^{吞服}6g　葛根 24g　香附 12g　炒玉竹
15g　制黄精 15g　肉苁蓉 12g　马鞭草 15g　太子参 9g　防风 9g　生黄芪 12g　淫羊藿
12g　7 剂。

五诊:2001 年 12 月 2 日。近日便溏,脘腹时胀感,食后尤甚,腰酸。拟益肾运脾为治。

方药:党参 15g　太子参 9g　白术 12g　怀山药 12g　茯苓 12g　当归 12g　川芎 9g
菟丝子 20g　覆盆子 20g　荆芥 9g　防风 9g　桑寄生 15g　狗脊 12g　川断 12g　炒杜仲
15g　7 剂。

六诊:2001 年 12 月 23 日。停经 41 天,12 月 22 日查血 β-HCG 16493IU/L, E_2 326pg/ml,
P 84nmol/L。

经中药益肾养血安胎治疗,于 2012 年 8 月 10 日足月剖宫产一女孩,重 3500g,健康。

【按语】 经云:"五七,阳明脉衰,面始焦,发始堕。"患者年近四十,肾气渐衰,肾虚胞脉失养,两精不能相合。治疗上以滋补肝肾、养血填精为大法,通过调整气血阴阳逐渐使天癸恢复,拟益肾毓麟汤出入。方中熟地黄味甘性微温,补血养阴精,为四物汤中君药,补肾填精第一要药,配当归、川芎养血和血。《本草纲目》载熟地能"填骨髓,长肌肉,生精血……男子五劳七伤,女子伤中胞漏,经候不调,胎产百病"。枸杞子味甘性平,味重而纯,"滋阴而不致阴衰,助阳而能使阳旺";菟丝子味辛甘性平;覆盆子味酸甘性平,"或补肾元阳,或益肾阴气,或专滋精血,随其所宜之主,皆能相助为理也"。枸杞子、菟丝子、覆盆子三药均归肝肾经,功擅滋肾填精,阴阳双补,临床配伍使用功效更著。紫石英辛温,镇心暖宫;紫河车味甘温,为血肉有情之品,峻补精血,填补冲任。玉竹能养阴润燥,黄精入脾肾二经,一补先天之不足,二补后天之亏损。药理研究证实,葛根有雌激素样作用,能显著提高卵巢储备功能。哈士蟆由雌性林蛙的输卵管、卵巢加工而成,味甘咸性平,入肺肾经,有补肾益精、润肺养阴之功;曹炳章谓其"坚益肾阳,化精添髓"。傅萍在临证中擅以哈士蟆温润滋养、益肾填精,对于卵巢储备功能下降、卵巢早衰者,以及因子宫内膜菲薄不孕不育者、胎漏胎动不安雌激素水平明显偏低者,与紫河车同用,相得益彰,使心肾精血得长,冲任胞脉得复,毓麟有望,胎得长养。临床常用剂量为每周 10g,加水浸泡,炖后分服。二诊时,患者月经将至,经期用活血之品,以生化汤化裁,使血海通利,药后经量转多。四诊时患者诉脘腹不舒,大便溏泄,以补脾胃之气,行健运之责,用参、术、苓、草四君益气健脾,山药益脾固肾,防风理气化湿,脾胃之气得补,则气血日渐充盈。针对病证,遣方用药,层层递进,丝丝入扣,如此调理2个月经周期后,肝肾渐复,精血得补,气血渐调,经汛正常,冲任脉充,自然受孕。

案2　陈某,女,31岁,已婚,2012年10月12日首诊。

主诉:卵巢肿瘤术后7年,不孕3年。2005年因卵巢癌行左侧卵巢切除术,并行化疗6次,此后月经后期,甚则闭经。

刻下症:月经后期,来潮量少色淡,甚或闭经,潮热心烦,夜寐少宁,平素腰膝酸软,头目眩晕,舌淡红苔少,脉沉细。

经孕产史:婚3年未孕,孕0产0流0。Lmp:2012年9月2日,量少。

辅助检查:B超提示左卵巢缺如,右卵巢回声偏实。月经第2天查性激素六项示E_2 25.27pg/ml,LH 55.19IU/L,FSH 93.60IU/L,P 2.05nmol/L,T 1.71nmol/L。

中医诊断:月经后期,不孕症。西医诊断:卵巢早衰,原发不孕。

证属:肾精耗损,冲任失司。

治法:补肾填精,养血调冲。

方药:熟地12g　当归12g　川芎10g　香附12g　苁蓉12g　菟丝子12g　淫羊藿12g　巴戟天12g　丹参15g　石楠叶12g　透骨草12g　枸杞子12g　生草5g　葛根24g　制龟甲10g　南沙参12g　北沙参12g　天门冬12g　麦门冬12g　生地12g　7剂,水煎服,日1剂。

二诊:2013年1月18日。上药前后用3个月,潮热明显改善,时有带下。Lmp:2012年11月12日,来潮量少。患者精血大亏,冲任衰竭,续用前法补肾填精调冲,佐以活血化瘀。

方药:熟地15g　枸杞12g　当归12g　川芎10g　菟丝子24g　覆盆子24g　紫石英24g　丹参15g　葛根24g　天冬12g　麦冬12g　南沙参12g　北沙参12g　紫河车^{吞服}6g　女贞子15g　桑椹15g　陈皮15g　党参15g　水蛭3g　蒲公英15g　7剂。

哈士蟆每周10g,炖后分服;冬季予滋肾养血膏,调理年余。期间多次复查性激素六项(2013年2月7日:LH 22.27IU/L,FSH 30.37IU/L,E_2 33.2pg/ml;2014年2月18日:LH 7.86IU/L,FSH 15.30IU/L,E_2 25.99pg/ml)。肾精得填,冲任渐复。

三诊:2014年5月9日。Lmp:2014年5月4日,量不多,痛经伴块,尚未清净。2014年5月6日查性激素六项示E_2 41.62pg/ml,LH 3.7IU/L,FSH 9.49IU/L,P 1.82nmol/L,T 0.99nmol/L,PRL 20.94ng/L。舌红苔薄,脉细滑。嘱试孕,治宜补肾养血。

方药:炒白芍12g　丹皮10g　杞子12g　山萸肉10g　狗脊12g　川断12g　墨旱莲12g　女贞子12g　生甘草5g　淮小麦30g　葛根24g　天麦冬各10g　太子参15g　黄芪15g　桑椹子10g　紫河车^{吞服}3g　陈皮5g　三七粉3g　生地炭15g　仙鹤草24g　乌贼骨15g　茜草15g　5剂。另予哈士蟆20g(用8天)。

四诊:2014年6月5日。停经33天。6月3日血β-HCG 103.7IU/L,E_2 253pg/L,P 86.95nmol/L。时有小腹隐痛,潮热,夜寐欠安,易早醒。舌红苔薄,脉细滑。治宜补肾安胎,予寿胎丸加味,紫河车^{吞服}3g/d,哈士蟆10g分4天服用。安胎药用至孕12周,嘱定期产前检查,足月分娩一健康男婴,家人甚欢。

【按语】 该患者病起卵巢肿瘤术后,一侧卵巢切除,加之化疗6次,体内正气阴精大耗,肾精匮乏,天癸不充,冲任无以为功,显现肾阴肾阳俱亏之候。治以峻补精血,俾肾中阴阳之气渐复,投入紫河车、哈士蟆、炙龟甲血肉有情佳品以填补肾精,葛根、南北沙参、天麦冬滋阴添液,熟地、枸杞、当归、川芎养血调冲,淫羊藿、巴戟天、苁蓉鼓舞肾中阳气,使肾精得充,血海能盈,阴阳互促,冲任得复,胞宫得养,经水来至,毓麟有望。

(二)子宫因素所致不孕

临床表现:多有数次流产刮宫史,月经量少点滴状,无明显腹痛胀,久不受孕,舌黯苔薄,脉沉弦或细。

辅助检查:性激素检查多为正常,B超或宫腔镜检查提示内膜菲薄或宫腔粘连。

证属:胞络受损,夹有瘀滞。

治法:内膜菲薄者,益肾填精,养血护胞。

宫腔粘连轻者,益肾养血,佐以理气活血。

粘连重者,先行宫腔镜手术分离粘连,术后益肾养血,佐以理气活血、修复胞宫,以防再次粘连,并积极助孕。

方药:益肾毓麟汤合养精种玉汤。

紫石英24g　菟丝子24g　覆盆子24g　当归12g　川芎9g　熟地12g　枸杞12g　山萸肉9g　炒白芍12g　丹参12g　鸡血藤20g　香附9g　黄芪15g　生草5g　紫河车吞服6g　哈士蟆10g分5天服。

宫腔粘连者,在上方基础上,加用桃仁9g、红花9g、路路通12g、皂角刺12g。

【典型案例】

陈某,女,31岁,已婚,2012年3月3日初诊。

主诉:月经过少2年余,继发不孕2年。

刻下症:月经量极少点滴状,经前乳胀,心烦寐欠安,腰背酸胀,舌红苔薄脉细。2011年11月宫腔镜检查术后予补佳乐4mg口服,日1次,连服21天;达芙通10mg口服,日1次,连服10天,治疗3个月。

经孕产史:孕3产0流3,曾早孕人工流产2次,2009年难免流产1次。Lmp:2012年3月3日。

辅助检查:因难免流产术后月经量少,近3年来曾行宫腔镜检查治疗3次。末次2011年11月18日在省专科医院宫腔镜检查示宫腔桶状,内膜菲薄,宫腔左侧壁1cm瘢痕样组织,右侧2cm瘢痕样组织,双T开口可见。

中医诊断:不孕症,月经过少。西医诊断:继发不孕,宫腔粘连。

证属:胞宫受创,冲任失司。

治法:适值经期,治以养血活血调冲。

方药:当归15g　川芎10g　赤芍10g　白芍10g　丹参15g　失笑散包10g　桃仁10g　牛膝15g　焦山楂20g　三棱9g　莪术9g　水蛭5g　地鳖虫9g　皂角刺12g　生黄芪15g　太子参9g　益母草24g　7剂,水煎服,日1剂。

二诊:2012年3月10日。经行量不多,舌淡红苔薄,脉细。以补肾填精、养血调冲为法。

方药:益肾毓麟汤合养精种玉汤。

紫石英 24g　菟丝子 24g　覆盆子 24g　熟地 15g　山萸肉 9g　当归 15g　川芎 9g　枸杞 12g　炒白芍 12g　丹参 15g　巴戟天 15g　苁蓉 15g　紫河车^{吞服}6g　陈皮 15g　香附 12g　鸡血藤 24g　红花 3g　每周用哈士蟆 10g。

三诊:2013 年 12 月 21 日。中药补肾养血调理年余,月经量渐增。Lmp:2013 年 12 月 16 日,月经量不多。纳便可,舌红苔薄,脉细滑。12 月 24 日起用芙瑞(来曲唑)5mg,每日 1 次,共 5 天,促排;中药补肾养血。

方药:紫石英 20g　菟丝子 24g　覆盆子 24g　熟地 12g　枸杞子 12g　当归 12g　川芎 9g　淫羊藿 12g　苁蓉 12g　巴戟天 12g　黄精 15g　党参 15g　黄芪 15g　香附 12g　丹参 12g　路路通 12g　皂角刺 12g　石见穿 15g　鹿角霜 9g　红花 3g　穿山甲 2g　陈皮 5g　生甘草 5g　紫河车^{吞服}3g　7 剂。哈士蟆 20g,分 8 天服用。

四诊:2013 年 12 月 28 日。B 超提示子宫内膜 0.42cm(双),大卵泡 2.0cm×0.7cm×1.5cm。舌淡红、边有齿痕,脉细弦。治宜补肾促排助孕。

方药:紫石英 20g　当归 12g　菟丝子 24g　川芎 9g　熟地 12g　香附 12g　覆盆子 24g　生甘草 5g　枸杞子 12g　淫羊藿 12g　苁蓉 12g　巴戟天 12g　党参 15g　黄芪 15g　丹参 12g　路路通 12g　皂角刺 12g　石见穿 15g　红花 3g　陈皮 5g　紫河车 6g　7 剂。哈士蟆(自备)。

五诊:2014 年 1 月 21 日。停经 37 天,1 月 18 日查血 β-HCG>1000IU/L,漏红较多,伴腰酸腹痛、外阴瘙痒。治宜补肾养血,并予住院安胎。

方药:桑寄生 15g　苎麻根 20g　太子参 12g　黄芪 12g　杭白芍 12g　黄芩 10g　狗脊 12g　墨旱莲 12g　阿胶珠 10g　当归 6g　菟丝子 15g　巴戟天 9g　炒白术 9g　覆盆子 24g　龙骨 15g　仙鹤草 24g　熟地 12g　陈皮 5g　生甘草 5g　7 剂。哈士蟆 10g,分 4 天服用。

2014 年 2 月 6 日 B 超提示宫内早孕(胚囊 41mm×39mm×16mm,卵黄囊 3mm,胚芽 7mm,原心可及)。予益肾养血,清肝安胎,前法续进,保胎至孕 28 周停药,定期产前检查。

于 2014 年 8 月 19 日孕 35 周剖宫产下一健康女婴,重 2 400g。

【按语】　近年来宫腔粘连的发生率明显升高。宫腔粘连患者由于宫腔内膜减少、宫壁纤维化导致月经量少甚至闭经,容受下降,经年不孕,妊后亦胚胎供养不足而胎停。西医主要运用宫腔镜行宫腔粘连分离术,术后注入防粘连液或放置宫内节育器以防再次粘连,并给予雌孕激素续贯用药,促使内膜生长。但在子宫内膜修复过程中,有再次发生粘连的风险。据文献报道,宫腔粘连分离术后的复发率为 3.1%~23.5%,而重度宫腔粘连术后的复发率高达 20.0%~62.5%,并且对于中重度宫腔粘连的患者,虽然术后宫腔形态重建,但子宫内膜仍较薄,容受性欠佳,月经量及生育功能的恢复仍较困难。《妇科玉尺·小产》云:"半产者,则犹之采斫新粟,碎其肤壳,损其皮膜,然后取得其实。以其胎脏伤损,胞系断坏,而后胎至堕落。"反复刮宫致胞宫胞络为金刃所伤,胞络者系于肾,肾中精气损伤,精血同源,化生不足,冲任气血亏虚,经血乏源;气血运行不畅,离经之血溢于胞宫,瘀血内停,阻滞冲任血海。证属肾虚血瘀、冲任失调,治以补肾填精、活血生新、鼓舞冲任。

临床体会,哈士蟆对肾-天癸-冲任-胞宫各个环节均有良好的补益调理作用,能使肾精得填、天癸得充，冲任得复，胞宫得养，且药食同源、安全易得，实为治疗女性精血衰少、内膜菲薄之佳品。

（楼毅云　傅　萍）

── 陈颖异 ──

陈颖异，女，1957 年出生，主任医师，教授，硕士研究生导师。第四批全国老中医药专家学术经验继承工作指导老师。浙江省名中医，省示范中医科——瑞安市人民医院中医科项目负责人。瑞安市卫生系统特殊贡献者。20 世纪 80 年代曾师从已故国家级名中医何少山，从事中医妇科 40 余年，现就职于杭州市中医院。

兼任国际传统与生殖医学学术委员会常务理事，全国中医药学会妇科分会委员，浙江省中医药学会妇科分会常务委员，温州市中西医结合学会生殖医学专业委员会副主任委员，温州市中医药学会妇科分会副主任委员，瑞安市中医学会副会长。中华中医药杂志审稿专家。拥有国家发明专利 2 项。发表学术论文 60 多篇，第一主编《围绝经期综合征中西医诊疗与调养》专书，主持和参与课题 10 项，曾 6 次课题获奖。学术上陈颖异既崇尚前贤，又师古不泥，治疗不孕症及妇科疑难病颇具特色。

一、对不孕症的认识

陈颖异认为，受孕是一个非常复杂的过程。《周易》中有："天地氤氲，万物化醇；男女构精，万物化生。"必须男女肾气旺，肾精充，任通冲盛，脏腑气血调和，蓄溢有常，才能阴阳和合，乃是妊娠的关键。不孕究其原因，错综复杂。陈士铎在《石室秘录·论子嗣》中认为："女人不能生子有十病……十病维何？一胞胎冷也，一脾胃寒也，一带脉急也，一肝气郁也，一痰气盛也，一相火旺也，一肾水衰也，一任督病也，一膀胱气化不行也，一气血虚而不能摄也。"西医学认为，女方不孕有排卵功能障碍、生殖器官病变、免疫因素等。男方不育因素有发育异常和功能异常，少精症、无精症、死精症，精索静脉曲张、输精管堵塞以及精子自身免疫抗体等。临证必须借鉴西医检查手段，倡导辨病辨证相结合，立足于辨病的基础上，发挥中医的特点，抓住主要矛盾，进行辨证分析，拟定治疗计划，且要夫妻同治。

二、诊治思路

1. 确定治疗范畴——可治与不可治　对于不孕症患者，首先要筛查不孕的原因，确定是否属于中医治疗范畴。有两类不孕，中医认为不可治。一是西医学认为生殖器官先天畸形，不能生育者，中医古典医籍称为"五不女""五不难"，属于不可治范畴；二是病情颇重，非中医药能解决的。如年龄大于 35 岁，输卵管重度阻塞，致密粘连、积水多；或男性精道梗阻，导致男子不育，药物治疗难以奏效。不宜作为中药治疗对象，谓之不可治也。宜施行人工授精或试管婴儿；男性可以通过显微手术，使精道复通，保证精子顺利排出。盆腔器官无解剖变异因素存在，属于功能性不孕症，作为首选中药治疗，谓之可治也。

2. 确定治疗步骤——缓治与速治　对于不孕患者，既然属于中医治疗范畴，必须抓主证，分步骤进行，确定缓治与速治。对于盆腔炎症、月经不调、盆腔粘连、输卵管梗阻或通而不畅、免疫性不孕，根据中医"先治病后助孕""先调经后助孕"的原则，先避孕 1~3 个月，规范治疗,病情缓解或治愈后,助孕治疗不孕症,谓之缓治也。中、重度内异性不孕——输卵管通畅、盆腔粘连松解手术后;卵巢巧克力囊肿手术后,或卵巢小囊肿患者,本着助孕重于治病的原则,速战速决,争取早点怀孕。因为不孕患者求诊的最终目的为怀孕,怀孕后好多问题可得到解决。如内异囊肿患者,女性一经妊娠,体内分泌大量孕激素可达到假孕疗法的相同目的,使得子宫内膜转为分泌期,在一定程度上切断异位内膜的激素供应,使其萎缩脱落,临床可缓解诸症,一举两得,事半功倍。此所谓速治也。

3. 确定治疗方法——中医与西医　中医治疗不孕症,必须要掌握中医与西医双把剑,在诊断上要病证结合,在治疗时要综合协调,要通盘考虑疾病过程中的整体反应及动态变化。对一些特殊的不孕症患者,中医与西医要力求同步进行。例如常规中医周期疗法,对不孕患者在黄体期采用温肾健脾、养血填精,以维持和改善黄体功能。但是在生殖中心,在长方案中,在黄体期往往进行降调节治疗时,采用药物干预下丘脑-垂体-卵巢轴的调节,这时我们不仅要与西医同步进行,慎用温阳辛热类中药,还要在中医辨证基础上解决降调出现的一系列症状。力求降调达到标准,如B超未见卵巢囊肿,多个卵泡大小近似,内膜厚度 <5mm,血雌激素 <50pg/ml、黄体生成素 <10mIU/ml、卵泡刺激素<10mIU/ml。

4. 提高治疗效果——丈夫与妻子　虽然在不孕不育患者中女性占的比例较大,但也不能因此而忽视男性因素。男性有许多疾病(如甲状腺疾病、生殖道炎症等)可影响生育能力,而且不良的生活习惯,也可影响精子的活力。即使男方一切正常,"精液分析"无明显异常,且不孕患者经过反复治疗,输卵管通畅,排卵正常,然未受孕者,必须夫妻同治。夫妻同治可提高疗效,男方精子质量的提高可在一定程度上弥补女方的不足,同时双方要进行心理疏导,指导性生活,掌握时间窗,在氤氲期要守株待兔,以获成功。夫妻同诊同治不孕不育可以达到"事半功倍"的效果。

三、治疗特色

(一)输卵管性不孕

输卵管性不孕相关疾病主要包括输卵管堵塞、输卵管积水、输卵管炎和输卵管粘连几大类。

临床表现:婚久不孕,痛经,往往经前或经期加重;或时有出现下腹疼痛感,程度不一,有重有轻,大多为隐性的不适感。月经不调:或月经量过多,或周期缩短。其他:如性交疼痛、白带增多、胃肠道障碍等。

辅助检查:输卵管造影示阻塞或通而不畅。超声提示盆腔积液,输卵管积水,盆腔炎性包块等。

证属:本虚标实,湿热蕴结,阻滞经络。

治法:暖宫助孕,行瘀通歧。

处方:暖宫通歧方(经验方)。

当归 10g　赤芍 15g　丹参 15g　桂枝 6g　鹿角 10g　胡芦巴 10g　薏苡仁 30g　炮山甲 6g　红藤 30g　穿破石 10g　鸡血藤 20g

加减:伴有气虚者,加黄芪,酌减攻克峻猛之品;瘀血痛经,小腹疼痛者,加延胡索、地鳖虫、水蛭;肥胖者,加泽泻、石菖蒲;积水者,加大腹皮、白芥子;湿热壅盛者,加制军、败酱草等。经期量多者停用。连续服用 1 个月经周期为 1 个疗程,共 3 个疗程。

中药保留灌肠:红藤 20g　败酱草 20g　丹参 20g　桂枝 10g　三棱 10g　莪术 10g　金银花 15g　川芎 10g

可将两煎药液取 50~100ml 保留灌肠,灌肠后抬高臀部 20~30 分钟,每日 1 次,月经期停用。同时在治疗期间,嘱患者严格避孕。

【典型案例】

姓名:冉某,女,23 岁,已婚,工人。初诊:2009 年 10 月 7 日。

主诉:未避孕 1 年未孕。

现病史:患者平素月经规则,经行 5 天,周期 35 天左右,月经量中,色红,无痛经。同居 1 年未避孕而未孕,曾在温州某医院就诊,查输卵管造影提示双侧输卵管不通,予以输卵管通液及抗生素治疗未效。经行如常。Lmp:2009 年 9 月 12 日。平素感腰酸,少腹偶有坠痛,喜温喜按,纳可,寐安,大便秘结,舌淡苔薄,脉缓。

孕产史:孕 0 产 0。

妇科检查:外阴(-);阴道畅;宫颈轻糜;宫体前位,常大,活动可,无压痛;双侧附件未见异常。

辅助检查:2009 年 7 月 15 日温州医学院附属第一医院输卵管造影提示双侧输卵管不通。

中医诊断:不孕症。西医诊断:原发不孕。

证属:瘀热蕴结,胞脉不畅,难以摄精成孕。

治法:行瘀通络,佐以温肾暖宫。

方药:桂枝 5g　当归 10g　赤芍 15g　丹参 15g　鹿角片 10g　炮山甲 6g　红藤 30g　穿破石 10g　鸡血藤 20g　制大黄 10g　小胡麻 15g　槟榔 10g　延胡索 12g　5 剂,服药期间避孕。

灌肠方:红藤 20g　败酱草 20g　丹参 20g　桂枝 10g　三棱 10g　莪术 10g　金银花 15g　川芎 10g　5 剂,保留灌肠,遇经期停用。

二诊:2009 年 10 月 14 日。药后大便转调,舌质偏红,月经于 10 月 13 日来潮,量中,色红夹块,下腹隐痛不适,脉滑。

方药:去桂枝、穿破石、小胡麻,加生薏苡仁 30g、桑寄生 30g、失笑散 10g、益母草 15g。5 剂,经净后继续中药灌肠。

三诊:2009 年 10 月 23 日。药后下腹隐痛较前缓解,偶有腰酸,纳可,寐安,二便调,舌淡红,苔薄白,脉弦细。

方药:守上方去制大黄、小胡麻、槟榔、延胡索,加怀牛膝 12g、桑寄生 30g、炒麦芽 30g。10 剂。

连续中药辨证加减治疗,1 个月经周期为 1 个疗程,经净后开始中药保留灌肠,如此连续综合治疗 3 个月,于 2010 年 1 月 14 日复查输卵管造影示两侧输卵管通畅。嘱其可准备怀孕,并予疏肝补肾药善其后。

2011 年 5 月随访,已顺产一男孩 2 个月。

【按语】　输卵管阻塞是引起女性不孕的主要原因,约占女性不孕症的 20%~40%,多因盆腔慢性炎症导致输卵管腔粘连、僵硬,或受周围瘢痕组织的牵拉、扭曲或闭塞,使输卵管丧失其输送精子、卵子、孕卵的功能,导致不孕。输卵管阻塞相当于中医学"胞脉闭阻",主要病机为冲任胞脉瘀滞不通,不能授精成孕以致不孕。因输卵管阻塞多由慢性炎症引起,故大多数医家倾向于"湿热瘀阻胞宫"为其主要病机,治疗多投以活血化瘀通络、清热解毒利湿之品。陈颖异根据多年临床经验认为,治疗输卵管阻塞的最终目的是促其受孕,如果一味化瘀清热,终使宫寒不能触发氤氲之气而不能摄精成孕。而胞宫失于温煦,胞脉气血运行迟缓成瘀,又加重了输卵管阻塞。"暖宫助孕,行瘀通歧"是陈颖异治疗输卵管阻塞性不孕的新观点。暖宫通歧汤是治疗输卵管阻塞性不孕的经验方。方中当归、赤芍、丹参、鸡血藤养血活血通络;炮山甲、穿破石、水蛭消癥散结,活血通络;红藤、薏苡仁清热解毒化湿;桂枝温阳化瘀,鹿角、胡芦巴温肾暖宫。全方起到破血通络以通歧道,温肾暖宫以助受孕之效,意在"微微生火,即生肾气",温煦胞宫土壤以待日后种子,且能助阳行瘀。配合中药灌肠,使药力直达病所,促进炎症吸收、粘连松解,恢复输卵管的纤毛运动,内外结合,使输卵管通畅,重建生机而助孕。该患者经过3个月的中西药综合治疗,输卵管两侧已通畅,嗣后应予疏肝补肾、暖宫助孕继续治疗,使冲任调和,胞脉得和,故受孕有子也。

(二)卵巢巧克力囊肿不孕

卵巢巧克力囊肿是子宫内膜异位症(EMT)的一种类型,占80%左右。

临床表现:卵巢巧克力囊肿病变可只累及一侧卵巢,但约有50%以上的患者会累及双侧卵巢。随着病情发展,患者可出现痛经、持续性下腹疼痛、性交痛、月经失调、不孕等。

辅助检查:在附件区可触及与子宫或阔韧带、盆壁相粘连的囊性肿块,活动度差,往往有轻度触痛,囊肿直径一般小于10cm。B超提示在子宫后方或侧方可见囊肿,形态大小不一,其内为细小密集光点或不规则反射,包膜粗糙。腹腔镜检查是诊断EMT的金标准。

证属:痰凝血瘀,客于胞宫,累及冲任。

治法:活血化瘀,补肾助孕。

方药:促孕消癥活血汤(经验方)。

鹿角片10g　当归10g　丹参15g　莪术10g　制鳖甲20g　炮山甲6g　穿破石12g　续断15g　巴戟15g　石楠叶15g

加减:一般在月经净后开始服用,若形体肥胖,加山楂、白芥子;若疼痛剧烈,加延胡索、乳香、没药;排卵后改用养血补肾为主。如果没怀上,月经来潮,量少,加用益母草、牛膝;湿热重者,重用红藤、虎杖。月经量多,加用失笑散、花蕊石;同时加用1~2种抗肿瘤的中药如鬼箭羽、喜树子、红豆杉、蛇六谷等。

【典型案例】

姓名:程某,女,34岁,初诊。2016年3月8日。

主诉:未避孕5年未孕,痛经6个月。

现病史:结婚5年未避孕一直未孕,月经周期尚准,28~30天,经期5~7天,近1年来,经行腹痛。Lmp:2016年2月29日,量少,色紫黯,夹小血块,下腹剧痛。左侧卵巢有一个3.5mm囊肿,左侧甲状腺小结。4年来多方治疗,未能怀孕。刻诊:饮食如常,夜寐尚安,大便正常。舌淡红,苔薄,脉弦。

孕产史:孕0产0流0。

妇科检查：外阴已婚式；阴道通畅,宫颈光滑；宫体前位,常大,质中,轻度压痛,左附件可触及 25mm×18mm×35mm 左右大小包块。

辅助检查：B 超示左卵巢囊性结构（ 36mm×25mm×20mm ）,其内见密集细小光点,内异囊肿可能。CA125：135U/ml。左侧甲状腺中上部见大小 4mm×3mm×4mm 的低回声。女性激素基础值孕酮 1.22ng/ml,其他检查正常。配偶精液正常。

中医诊断：不孕症,癥瘕。西医诊断：继发不孕,巧克力囊肿。

证属：痰瘀互结,累及冲任,不能摄精。

治法：消癥活血,补肾调冲。

方药：促孕消癥活血汤 6 剂,加鬼箭羽 10g,嘱积极准备怀孕,测基础体温,B 超监测排卵。(第 12 天、第 14 天、第 16 天)

灌肠方：红藤 15g　败酱草 15g　三棱 10g　莪术 10g　丹参 15g　延胡索 15g　红花 6g　金银花 15g　川芎 10g　3 剂,经期停用。

二诊：2016 年 3 月 17 日。患者基础体温双相。B 超检查示右侧卵泡持续增大,从 12 天卵泡 15mm 到 18 天卵泡 29mm,囊内回声从透声良好至透声差,呈稀疏散在的细弱光点；左卵巢囊性结构 30mm×27mm×25mm,内膜双层厚度 9m,舌脉同前。考虑未破卵泡黄素化综合征。

方药：鹿角片 10g　当归 10g　赤芍 15g　穿山甲 6 g　巴戟 15g　穿破石 12g　续断 15g　丹参 15g　王不留行 10g　石楠叶 12g　牛膝 15g　水蛭 4g　泽泻 12g　5 剂,继续中药保留灌肠 7 天。

三诊：2016 年 3 月 22 日。药后大便偏溏,B 超复查原卵泡已逐渐缩小而消失。刻下正值月经前。

方药：鹿角 10g　巴戟 15g　赤芍 15g　制香附 10g　丹参 15g　炒六神曲 15g　川芎 10g　三棱 10g　延胡索 15g　水蛭 2g　益母草 15g　三七片 5g　6 剂。

四诊：2016 年 3 月 29 日。正值月经第 1 天,痛经减而未除,量少,大便正常。守上方去炒六神曲、巴戟,加牛膝、红花、当归。4 剂。嘱月经第 3 天检查女性激素指标,同时检查 CA125、CA199、癌胚抗原（ CEA ）。

五诊：2016 年 4 月 7 日。本次月经于 4 月 4 日干净,痛经明显减轻。女性激素基础值检查正常。CA125：105U/ml。嘱每次月经干净加减服用促孕消癥活血汤 6 剂。经后到排卵前灌肠。

六诊：2016 年 5 月 29 日。Lmp：2016 年 4 月 27 日。5 月 28 日自测早孕试纸阳性,血 β-HCG 131.10mIU/ml,P 60.88nmol/L。大便较硬,立即给予保胎治疗。经随访,患者已于 2017 年 2 月 6 日顺产女孩。

【按语】 卵巢巧克力囊肿不孕的治疗方案依囊肿大小而变,囊肿直径 >5cm 者,应先行腹腔镜治疗,尽管单纯药物治疗可能使得囊肿与临床妊娠并存,但较大异位病灶的存在所导致的一系列免疫因素异常,始终是妊娠过程中的危险因素；对于囊肿直径 <5cm 者,可以采用中西医药物治疗为主。促孕消癥活血汤是治疗盆腔囊肿伴有不孕的经验方。卵巢巧克力囊肿属中医"癥瘕"范畴,为有形之邪,乃痰瘀互结所致,但我们最终目的是怀孕,所以必须活血不动血,同时佐以补肾调冲之品。但癥瘕之病,非一时而成,有缠绵难愈之特点,必须综合运用各种疗法,配合灌肠,内服外用,缩短疗程,终获成功。

（三）宫腔粘连不孕

宫腔粘连（IUA）是由于宫腔操作或炎症而形成的子宫内膜形态及功能变化。由于子宫内膜粘连使宫腔部分或严重时全部闭锁，影响了胚胎的着床及生长，即使是轻度 IUA 也可引起原发或继发不孕不育。

辅助检查：包括子宫探针、阴道 B 超、子宫碘油造影、宫腔镜检查等，其中三维阴道超声检查具有较高的特异度及敏感度，可以作为 IUA 筛查的主要手段，而宫腔镜检查为目前诊断的金标准。

临床表现：①不孕及反复流产、早产：宫腔完全粘连者，可出现闭经，宫腔部分粘连及/或内膜部分破坏者，则表现为月经过少，但月经周期正常。②周期性腹痛：一般在人工流产或刮宫术后 1 个月左右，其中有一半以上伴有肛门坠胀感；有些患者腹痛剧烈，坐卧不安，行动困难，甚至连排气、排便都很痛苦，有时有里急后重感。疼痛一般持续 3~7 天后逐渐减轻、消失，间隔 1 个月左右，再次发生周期性腹痛，且渐进性加重。

证属：金刃外伤，精血受损，脾肾亏虚。

治法：健脾补肾，填精养血，佐以理气活血。

方药：养膜汤（经验方）。

红景天 12g　党参 15g　炒白术 15g　鹿角片 10g　龟甲 10g　当归 6g　白芍 10g　熟地 12g　川芎 10g　菟丝子 15g　川牛膝 12g　丹参 15g　葛根 30g　紫石英 20g

加减：气虚甚者，加黄芪；瘀血甚，小腹疼痛者，加延胡索、三七；若血瘀日久火热者，酌加金银花、败酱草等；经期量多者，加失笑散；睡眠不佳者，加合欢皮、枣仁。

中药保留灌肠：红藤 20g　丹参 20g　桂枝 10g　三棱 10g　乌药 10g　金银花 15g　川芎 10g

可将两煎药液取 50~100ml 保留灌肠，灌肠后抬高臀部 20~30 分钟，每日 1 次，月经期停用。注意点：慎用破血、峻下、酸涩、收敛之品。

【典型案例】

李某，女，32 岁，初诊：2016 年 2 月 16 日。

主诉：继发不孕 3 年。2013 年 6 月难免流产清宫术，嗣后月经量少、稀发。（人工周期）于 2014 年 1 月 6 日在省妇幼保健院行宫腔镜下粘连分离术。Lmp：2016 年 2 月 11 日。

刻下症：胃纳不馨，夜寐欠安，精神不振，忧虑重重，大便溏软，日解 2 次，舌淡红苔略腻，脉细滑。

孕产史：孕 1 产 0 流 1。2013 年 6 月难免流产清宫术。

辅助检查：输卵管造影示通畅；B 超多次检查示内膜较薄，经前内膜仍只有 5mm。

中医诊断：不孕症。西医诊断：继发不孕。

证属：心脾肾俱虚，胞脉受损，气滞血瘀。

治法：健脾调理肠胃，调理气机，佐以安神。

方药：党参 12g　茯苓 15g　炒白术 15g　怀山药 15g　芡实 15g　柴胡 10g　防风 10g　炒山楂 15g　野葡萄根 12g　薏苡仁 30g　合欢皮 15g　砂仁 6g　10 剂。

二诊：2016 年 2 月 25 日。药后诸况减轻，大便日解 1 次、稍软。原方去野葡萄根，加石楠叶 12g、补骨脂 12g、肉桂 2g。7 剂。

三诊：2016 年 3 月 4 日。药后大便正常，诸况好转。舌苔薄白，脉涩。即日 B 超检查示子宫内膜 5mm。治拟标本兼治,健脾补肾,养血活血。

方药:红景天 12g　党参 15g　炒白术 15g　鹿角片 10g　龟甲 10g　当归 10g　白芍 12g　熟地 10g　川芎 10g　菟丝子 15g　川牛膝 12g　鸡血藤 30g　丹参 15g　葛根 30g　紫石英 20g　同时予补佳乐 2mg,日 1 次,口服。

四诊:2016 年 5 月 6 日。上方连续服用 50 天,子宫内膜 7mm。原方加红花 5g 继续服用,配以达芙通 20mg×10 天,日 2 次,口服。

5 月 20 日月经至,较前量略多,总量较正常量仍少。之后随症随周期加减治疗继续调理,8 月 18 日因月经未至,检查血 β–HCG 1 879IU/L,E$_2$ 504.52pg/ml,P 66.68nmol/L。已怀孕,即予保胎治疗,随访,诸况良好。

【按语】 传统中医没有"宫腔粘连"这个病名,但根据其临床表现,可归于"月经过少""闭经""不孕""腹痛"等范畴。有观点认为 90% 患者属金刃外伤,损伤胞宫,耗损精血,扰乱肾 – 天癸 – 冲任 – 胞宫的正常生理,出现一系列临床症状。该患者继发不孕 3 年。2013 年 6 月难免流产清宫术,胞脉空虚,经水不能按时蓄溢,故经量少、稀发。夜寐欠安,大便溏软,乃心脾肾俱虚,瘀血内阻,导致子宫粘连,影响其生殖功能,继发不孕 3 年。脾胃健则精血化生有源,气血充盛。心神与孕育密切相关。这类患者治疗首诊是关键,且首诊疗效与治疗成败密切相关。故该患者治疗先健脾调理肠胃,调理气机,安其心神。诸症消失,患者信心充满,嗣后予养膜汤调之。方以鹿角片、龟甲、当归、白芍、熟地、菟丝子养血填精;红景天、党参、炒白术健脾和胃,使脾胃健旺,促进子宫内膜的修复;川芎、川牛膝、鸡血藤、丹参活血疏经通络,促进粘连松解。诸药合用,取补中有通、通中寓补之意,随症调理 5 个月,终获成功。

(钱海墨　陈颖异)

—— 陈学奇 ——

陈学奇,男,1958 年生,为浙江陈木扇女科第 25 代嫡传,全国第一批中医学术流派浙江陈木扇女科传承工作室负责人,主任中医师,浙江中医药大学兼职教授。自幼秉承家业,后毕业于浙江中医学院(现浙江中医药大学),曾师从全国名中医李学铭、海派中医陈氏妇科传人陈惠林。中华中医药学会第六届理事会理事,中华中医药学会妇科专业委员会常务委员,浙江省中医药学会顾问,浙江省中医药学会第五届理事会副会长,浙江省中医药学会妇科专业委员会副主任委员,浙江省中西医结合学会妇科专业委员会副主任委员,世界中医药学会联合会女性生殖医学专业委员会常务委员。

近年来发表论文 30 余篇,主编和参编 6 本专著;主持及参与省部、厅局级课题 10 项,并获得浙江省中医药科学技术二等奖 1 项和浙江省政府科技进步三等奖 1 项。

一、对不孕症的认识

不孕症,在排除先天性生理缺陷所致不孕的前提下,陈学奇认为,主要病因是气血失调,肝、脾、肾虚损。"肾主生殖",肾精的盛衰、天癸是否成熟和冲任二脉是否通盛以及肾对胞宫生理功能的调节,是不孕的关键;妇人多有情志病因,情志不畅,肝郁气滞,疏泄失司,经水不调,可致不孕;脾为后天之本,气血生化之源,气血不足,肾精失养,冲任失充,是不孕的基本因素,在此基础上还可兼"血瘀""痰滞""湿热""寒凝"等病因。

西医学认为,内分泌因素、输卵管因素、子宫及宫颈因素、免疫因素等均可导致女性不孕。随着社会及生活方式的改变,许多因素如年龄、生活习惯等也都可以影响生育力。女性不孕症的发病率越来越高,如何提供科学的防治措施,显得非常重要。

不孕的原因很多,其中约有 1/3 为排卵障碍所致。各种由于内分泌系统功能紊乱引起的排卵障碍是女性不孕的主要原因之一。在长期的临床实践中,陈学奇对排卵障碍性不孕积累了丰富的临床经验,认为该病是以气血不足、肾虚为主,肝郁脾虚为辅,使胞宫失养,卵子失于滋养而不能长大或发育异常,排出无力而至排卵障碍,通过调气血、补肾为主,兼以健脾疏肝,结合辨证辅以活血化瘀、清热利湿、温经散寒、行气导滞等,因势利导,使胞脉通畅,促进卵泡发育和排出,同时改善子宫内膜容受性和健全黄体功能,使胚胎顺利着床。陈木扇女科还开展了对家传"调经汤"的临床和实验研究,发现经过"调经汤"治疗后的大鼠成熟卵泡数量、卵泡液含量明显增加,黄体数目明显增多,体积也明显变大,子宫内膜也有所增厚,血清性激素 E_2 的含量水平提高。"调经汤"在不孕症的临床治疗中,疗效确切。

二、诊治思路

《陈素庵妇科补解》开篇曰:"妇人诸病,多由经水不调。调经,然后可以孕子……"可见,不孕症虽病因复杂,但大多表现在月经失调,有月经先期、后期、先后不定期,月经量多量少、崩漏、闭经、痛经等。陈学奇治不孕,谨守家法,首先以调经为关键,然后助孕种子。妇人气血充足,冲任得通,月水如期,胎孕乃成。

在具体治疗上,辨病辨证相结合以提高诊治疗效。辨病是借助西医学的辅助检查,对患者进行必要的检查分析,如妇科常规检查、监测基础体温、内分泌测定、B 超检查及监测排卵,以了解排卵情况和黄体功能情况等并明确不孕的病因;辨证是以中医辨证为主体,审因论治,运用中医中药提高不孕症的治愈率。

1. 审因治病,调经为要　陈学奇把不孕症分为虚证、虚中夹实证两类,临床以虚证为多。"虚"多为先天禀赋不足,肾气虚弱,肾精不足,致冲任失养、经血失调,影响孕育功能,临床常见先天子宫发育不全、卵巢功能失调致闭经、经水过少或经水过多、崩漏等病。"本虚邪实"不孕多为后天冲任戕伤为主,常兼有"血瘀""痰滞""湿热""寒凝"等病因,多虚实兼杂,致经血失调,影响孕育功能。如清代《医宗金鉴·妇科心法要诀》曰:"女子不孕之故由伤其冲任也,或因体盛痰多、脂膜壅塞胞中而不孕。"《陈素庵妇科补解·妇人经水不通属血瘀方论》云:"妇人月水不通,属瘀血凝滞者,十之七八。日久不治,必成癥瘕。有热结下焦而经闭,有寒袭胞门而经闭者。"临床常见因流产过多、手术、房事不洁、肥胖等造成月经失调、慢性盆腔炎、慢性阴道炎、输卵管不通、子宫内膜异位等继发不孕的冲任受损患者。治疗上遵循"虚则补之,实则泻之"的治疗大法,治病调经,孕育方有望。

对于调经,陈学奇提出"调经者,以调和气血为先",对"虚证"强调先后天同补,使肝肾得精血补养,气血有生化之源,血海充盈,冲任得调。如对先天子宫发育不全或劳倦内伤者,青春期子宫功能性出血等患者,首重补肾,兼补肝脾为主;对口服减肥药、过度控制饮食等的患者,因"气血化源不足"、血海不满而月经失调,拟补肾兼调脾胃、补气血,常用八珍汤益气补血健脾为主。对虚实夹杂不孕,常因冲任戕伤而致,以调理冲任为先,治理兼证,以扶正祛邪、调经助孕。如对异常带下者,兼清热化湿;对体胖不孕者,兼化痰燥湿;对情志失调,以调气开郁为主;对子宫内膜异位或输卵管炎、盆腔积液等疾病,或清热利湿,或温经散寒,兼活血化瘀,或行气导滞,因势利导,有效治疗,使胞脉通畅,月经如常,方可孕育。

总之,调经助孕在于补肾为主、兼调肝脾,调和气血、治理兼证,通补兼施,扶正祛邪,可取得较好的疗效。

2. 补通结合,调周种子　陈学奇治不孕遵循月经周期规律,补通结合、辨期调经种子。尤其对排卵障碍性不孕的患者,根据月经期、经后期、经间期、经前期的阴阳转化、气血盈亏变化的不同规律,增强人体自身的调节功能,使下丘脑－垂体－卵巢轴的调节功能更趋完善,促进卵泡发育和卵子排出,恢复正常排卵,同时改善子宫内膜容受性和黄体功能,提高妊娠率。经后期血海空虚,故多以填精养血(“补”)为主促进卵泡发育,常用当归、熟地、白芍、山药、黄精、女贞子、菟丝子、龟甲、淫羊藿、黄芪等药;经间期是怀孕的关键期,在补肾健脾养血的基础上佐以理气活血(“通”)为辅,常用当归、熟地、白芍、山药、女贞子、巴戟天、淫羊藿、丹参、红花等,佐以月季花、玫瑰花、绿梅花等,以达到促进卵泡发育后排出的作用;经前期脾肾双补,以补肾阳佐以益气理气,“补”“通”结合为主,常用黄芪、山药、女贞子、菟丝子、龟甲、淫羊藿、补骨脂、紫河车等健全黄体功能,防止滑胎;月经期因势利导,以养血活血、疏肝理气(“通”)为主,针对原发痼疾或病证,适时有效治疗,使胞宫脉络通畅,盈满之血依时而下,瘀留胞宫之旧血去、新血生,为受孕成胎奠定良好的基础,常用丹参、川芎、益母草、桃仁、红花、赤芍等。

3. 病证相参,提高妊娠率　辨病与辨证相结合,可以提高临床疗效。如对多囊卵巢综合征、卵巢早衰和免疫性不孕、输卵管性不孕等,由于临床症状及病理变化各有特点,当明确不孕的西医诊断后,在辨证的基础上结合各病症的病理机制特点,更能对症下药。如对PCOS患者,多因肾精亏虚,使卵子难以发育成熟;肾阳亏虚,使其内在动力缺乏,使卵子难以排出;肝藏血,主疏泄,肝气条达则血海满溢,经事如常,而肝失疏泄,冲任气血瘀滞,阻碍卵子的排出;故在治疗时以补肝肾、养阴生精为主促进卵泡发育成熟,排卵时加活血通络之品,并少佐香附、广郁金以达疏肝柔肝,使气机调畅,冲任充盛,促使卵子发育成熟与排出。如对卵巢早衰的不孕尤其要重用血肉有情之品养血养精,重视补气血、补肝肾,改善卵巢功能;对免疫性不孕患者要以养阴清热、养血活血为主,重视胚胎着床;对输卵管性不孕月经各期都要重视活血化瘀、清热解毒,以保证道路通畅;对体外受精胚胎移植术(IVE-ET)失败后接受中医药调治的患者,以补肾清热养阴为主,在促排卵的基础上帮助着床。

三、治疗特色

1. 调经助孕,贵在阴阳平衡　妇人阴阳平,血气和,月经得调,方能有子。女子属阴,其经、胎、产、乳四阶段都易耗血伤阴,阴亏则难聚形而成孕,故调理女子月经常宜养阴为主;阴阳互根,应相互配伍,使阴阳平衡和气血调和。用药时常在补肾阴的同时,适当加补肾阳的药,在补气的同时加补血药,使五脏得养,精气两益,阴阳平衡。如对多囊卵巢综合征不孕之患者常在龟甲、生地、制黄精、制玉竹等养阴清热、滋肾填精之品中酌加菟丝子、淫羊藿、巴戟天等补肾助阳,“阴阳并施,互济互求”;同时加黄芪健脾益气,加当归、川芎补血,加香附、陈皮理气，以使气血调和，从而达到"阴平阳秘"之目的，改善体质，使其孕育功能恢复。

2. 癸水不足，善用血肉有情之品　从中医学角度来看，排卵障碍性不孕的最大原因在于肾阴不足，肾精亏虚，癸水不充。癸水不足，卵子难以发育成熟。如对卵巢储备功能低下者，卵巢对促性腺激素的反应性差，无成熟卵泡发育或获得成熟卵泡数减少，或获得卵子的质量较差，治疗首先要重阴，可用膏方大补气血，填精补髓，或经前期用阿胶、鳖甲、鹿角霜、炙龟甲、紫河车等质重味厚的血肉有情之品栽培体内精血，温补肾阳，以改善卵巢功能，促进卵泡发育成熟，同时可助内膜生长，其效力非一般汤剂所能比拟，从而提高临床妊娠率。

3. 养卵助排，"通""补"结合　治不孕应注重调补与通络并施，使冲任强盛始终贯穿在整个治疗中。如月经不调，常在补肾健脾、益精血基础上，佐以疏肝理气通血脉，常予黄芪、当归、杜仲、制玉竹、香附、延胡索、鸡血藤并用，使气血得调，脉络畅通，补中寓通，通中寓补。在卵泡期以养血补肾为主，促使卵泡发育成熟，当卵泡发育成熟，在排卵期加入理气活血药促进气行血行，益气养血补肾与活血理气并重，促进卵泡成熟和排出。"通""补"结合，促进气血活动，改善子宫血供，增加怀孕机会。

4. 以"和"为贵，慎用攻伐之品　陈学奇认为妇人体质娇嫩，不耐攻伐，常处于"有余于气、不足于血"的状态，治不孕当用平和调养之剂为佳。如虚火亢盛，宜清热，但清热忌过于苦寒，以防留瘀，常用炒黄柏、白薇之类；行瘀忌过于攻伐，恐反损伤冲任，伤及阴血。在临床调经中很少用破气破血之剂，宜用月季花、凌霄花、红花、益母草、泽兰之类；温补忌过于刚燥，宜黄芪、淫羊藿、巴戟天、续断、桑寄生等较平和之品；理气忌过于香窜，宜用玫瑰花、佛手之类，以防动火耗血伤阴，以达到阴阳平衡为宜。

5. 夫妻同治，易于受孕　不孕症的夫妇双方应视为一个整体，要同时检查诊断，从而对整个病情有更为全面的了解，常事半功倍。对男性如精子生成障碍、精子运送障碍、自身免疫反应等，要辨证治疗；对正常男性，也可以适当用中药帮助调气血、补肝肾，使气血通畅、脏腑功能正常而为怀孕创造更有利的条件。

【典型案例】

案 1　多囊卵巢综合征合并甲状腺炎不孕。

刘某，女，28 岁，2014 年 4 月 27 日初诊。

主诉：结婚 2 年余未避孕未孕，闭经 3 个月余。

刻下症：夫妻性生活正常，先生精液等检查正常。伴有倦怠乏力，腰膝酸软，畏寒肢冷，心烦，寐劣，情志不舒，纳少，大便溏，带下少，舌质淡苔薄白，脉细。

经孕产史：月经紊乱起于初潮，常 2~3 个月一行，量稀少，时淋漓日久，曾反复口服安宫黄体酮和达英 –35 治疗，月经仍不规则，就诊时已自停西药。Lmp：2014 年 1 月 18 日。

辅助检查：性激素六项示 FSH 6.33IU/L，LH 20.56IU/L，E_2 38.25pg/ml，P 0.67ng/ml，PRL 73.92ng/ml，T 0.42ng/ml；甲状腺功能示游离三碘甲腺原氨酸（FT_3）、游离甲状腺素（FT_4）在正常范围，高敏促甲状腺素（STSH）4.04μIU/ml，抗甲状腺过氧化物酶抗体（anti-TPO）126.02IU/ml，抗甲状腺球蛋白抗体（anti-TG）553.48IU/ml。B 超提示双层子宫内膜厚 0.4cm，两侧卵巢多囊样改变；甲状腺 B 超提示甲状腺两叶呈弥漫性肿大，峡部增厚明显。

中医诊断：月经不调，不孕症。西医诊断：多囊卵巢综合征，不孕症。

证属：脾肾不足，气血两虚，肝郁气滞。

治法：补肾健脾，补益气血，兼以疏肝调经。

方药：炒党参 10g　黄芪 15g　白术 15g　当归 10g　白芍 15g　丹参 12g　杜仲 15g　川断 12g　柴胡 6g　陈皮 10g　香附 10g　淫羊藿 30g　菟丝子 10g　巴戟天 10g　龟甲 10g　炒黄柏 9g　百合 10g　合欢皮 30g　炒麦芽 30g　甘草 10g　14 剂，水煎服，每日 1 剂。

二诊：药后倦怠乏力、腰膝酸软、畏寒肢冷稍有好转，仍心烦，寐劣好转，便溏，舌质淡苔薄白，脉细。前方黄芪加到 25g，加紫石英 15g，去当归。再进 14 剂。

三诊：药后带下增多，月经未行。前症明显好转，再进 14 剂。

四诊：2014 年 6 月 9 日经行，量不多，以养血活血调经为主。

方药：黄芪 15g　炒当归 10g　炒川芎 6g　炒白芍 15g　香附 10g　延胡索 15g　炒牛膝 10g　泽兰 10g　益母草 30g　炒川断 15g　炒杜仲 15g　淫羊藿 15g　鹿角霜 10g　紫石英 15g　炒蒲黄 10g　五灵脂 10g　桃仁 10g　红花 6g　丝瓜络 10g　炒艾叶 6g　14 剂。

后以上方加减化裁治疗 2 个月余，月经渐按时来潮，经量明显增多，诸症消失。第 4 个月查性激素六项示 FSH 6.40IU/L, LH 5.04IU/L, E_2 26.47pg/ml, P 0.59ng/ml, PRL 28.21ng/ml, T 0.35ng/ml；甲状腺功能示 STSH 2.43mIU/ml, anti-TPO 41.97mIU/ml, anti-TG 167.05mIU/ml。患者当月未避孕，停经 40 天测血 β-HCG 17 963.13mIU/ml, P 12.10ng/ml, E_2 925pg/ml，1 周后 B 超提示"宫内早孕"。停经 45 天，患者出现阴道少量出血，伴腰酸、少腹隐痛，夜寐不安，舌苔薄腻，脉细滑。以益气健脾固肾、清热养血安胎治疗 3 个月后停药。孕 16 周复查甲状腺功能示 STSH 2.23mIU/ml, anti-TPO 117.72mIU/ml, anti-TG 10.74mIU/ml。后足月顺产一女婴。

【按语】 患者为多囊卵巢综合征、桥本甲状腺炎伴不孕。此为因内分泌失调造成排卵障碍的不孕。该患者初潮即月经失调，属先天禀赋不足；倦怠乏力、腰膝酸软、畏寒肢冷，大便溏等，为先天肾气不足、肾精亏虚，后天气血生化之源不足，冲任失养，月经量少，渐至闭经而不孕。心烦、寐劣、情志不舒为患者婚后一直未孕，肝郁气滞所致，气滞痰凝，结于颈前，故甲状腺肿大。临床以健脾补肾、益气养血法为主治疗，同时佐以疏肝理气，调畅气机。处方以炒党参、黄芪、白术、当归、白芍、丹参健脾益气养血，杜仲、川续断、淫羊藿、菟丝子、巴戟天、龟甲补肾填精、阴阳同补，柴胡、陈皮、香附疏肝理气，炒黄柏、百合、合欢皮清心泻火，再以陈氏红花桃仁煎（《陈木扇女科临证辑要》）加减活血祛瘀调经，使血海充盈，冲任通达，月经应时而行。待排卵功能逐渐恢复正常，适时交合，水到渠成，胎元形成；再以益气健脾固肾、清热养血安胎，使胎有所养，胎元得安。

案 2 卵巢早衰合并慢性肾炎不孕。

赵某，女，29 岁，2014 年 2 月 23 日初诊。

主诉：停经半年余，结婚 3 年余未避孕未孕。

刻下症：夫妻性生活正常，先生精液检查正常。患者发现慢性肾炎 2 年余，一直在肾病门诊接受激素、雷公藤及中药等治疗，因闭经 6 个月余前来就诊。就诊时已停雷公藤半年余，每天服泼尼松 10mg，伴有面色㿠白，倦怠乏力，潮热汗出，腰酸，夜眠欠佳，大便偏干，红苔薄腻，脉弦细。

经孕产史：初潮 13 岁，平素月经 6~7 天 /25~28 天，量少，临期稍有腹痛。Lmp：2013 年 6 月 10 日。孕 0 产 0。

辅助检查：尿检示尿蛋白 (+)，尿红细胞 (+)；血肾功能正常；B 超示双层子宫内膜 0.3cm，两侧卵巢回声偏实；性激素六项示 FSH 102.63mIU/ml，LH 49.78mIU/ml，E_2 69.12ng/L，P 0.54ng/ml，PRL 18.48ng/ml，T 0.30ng/ml。

中医诊断：不孕症，闭经。西医诊断：原发不孕，卵巢早衰。

证属：肝肾不足，气血两虚，气滞血瘀。

治法：滋补肝肾，气血双补，兼以活血化瘀。

方药：黄芪 15g　炒当归 10g　炒白芍 15g　炒党参 10g　炒白术 12g　炒山药 30g　香附 10g　炒杜仲 10g　淫羊藿 30g　紫石英 15g　鹿角霜 10g　三七 30g　龟甲^{先煎}10g　炒黄柏 9g　熟地 9g　砂仁^{后下}6g　红枣 15g　大血藤 30g　鸡血藤 30g　甘草 10g　7 剂，水煎服，每日 1 剂。

二诊：药后倦怠乏力、腰酸好转，仍有潮热汗出、夜眠欠佳，大便偏干，舌红苔薄腻，脉弦细。

方药：黄芪 30g　炒丹参 10g　炒白芍 15g　炒杜仲 10g　炒川断 15g　淫羊藿 30g　覆盆子 15g　山茱萸 12g　石楠叶 10g　炒山药 30g　鹿角霜 10g　金樱子 30g　芡实 30g　广藿香 10g　炙鳖甲 10g　地骨皮 15g　龟甲 10g　炒黄柏 9g　山茱萸 15g　甘草 10g　14 剂，水煎服，每日 1 剂。

三诊：药后潮热汗出好转，夜眠好转，开始有带下，大便调，舌红苔薄腻，脉弦细。

方药：黄芪 30g　炒当归 10g　炒白芍 15g　炒杜仲 10g　炒川断 15g　淫羊藿 30g　菟丝子 15g　山茱萸 12g　石楠叶 10g　炒山药 30g　炒白术 15g　鹿角霜 10g　炒生地 10g　炒熟地 10g　制玉竹 10g　炒陈皮 10g　巴戟天 10g　麦冬 10g　百合 10g　甘草 10g　7 剂，水煎服，每日 1 剂。

四诊：治疗 1 个月后，检尿常规示尿蛋白阴性、尿红细胞阴性。患者泼尼松减量为 5mg。月事仍未行，带下开始增多，寐劣好转，舌红苔薄，脉细。

五诊：2014 年 3 月 24 日。患者出现带中见红，略有腰酸。

方药：黄芪 15g　炒当归 10g　炒白芍 15g　炒川芎 6g　香附 10g　炒牛膝 10g　泽兰 10g　益母草 30g　炒川断 15g　炒杜仲 15g　淫羊藿 15g　鹿角霜 10g　炒蒲黄^{包煎}15g　桃仁 10g　红花 6g　丝瓜络 10g　月季花 10g　凌霄花 10g　积雪草 30g　7 剂。

药后月经行、量少，2 天净。上方加减化裁再治疗 2 个月，检尿常规示尿蛋白阴性、尿红细胞阴性。患者停服泼尼松。再继续前方加减治疗月余，患者月经规律，经行量增多，诸症消失。月经第 3 天查性激素示 FSH 10.8IU/L，LH 7.2IU/L，E_2 45.60pg/ml，P 0.68ng/ml，PRL 16.52ng/ml，T 0.30ng/ml；再继续前方加减治疗月余后怀孕。孕后继续保胎治疗到 3 个月，后足月产一男婴。产后随访复查，患者尿常规一直正常。

【按语】　患者患慢性肾炎 2 年余，伤及肾精肾气，肾气不足，则肾精不能化生为血，冲任不充，血脉不盈而血虚；久病及阳，肾阳不足，不能温养血脉，气滞血瘀而致闭经、不孕等疾病的发生；肾阴亏损，而见潮热汗出、心烦失眠等症状。肾虚为本病发病的根本，故以生熟地、龟甲、炙鳖甲、炒杜仲、淫羊藿、紫石英、鹿角霜、菟丝子等温补肾阴、肾阳，补肾可以调节内分泌机制，提高卵巢对 FSH 的反应。肾先天功能的正常发挥离不开后天脾气的滋养，脾胃为气血生化之源,脾胃健旺,化源充足,才能灌注于冲任、胞宫。故以黄芪、炒党参、炒白术、炒山药等健脾养后天,以香附、陈皮、丹参、炒当归、炒白芍、大血藤、鸡血藤等理气养血活血,佐以麦冬、百合养心安神。心肝脾肾四经同治,重在补以通之,而达补肾健脾活血、理气调冲通经之效也。

(陈学奇)

附 篇

研究分析妇科名家诊治不孕症的病因归类及用药规律

一、研究目的

探讨中医妇科名家治疗不孕症的特点及用药规律,为临床中医药治疗不孕症提供参考思路。这既有利于弘扬老一辈医家诊治该病的学术思想及经验,又有利于年轻医师的深入学习了解、继承和发展,对于指导临床实践,发扬祖国传统医学具有重大意义。

二、研究方法

1. **资料来源** 通过对本书中收录的全国 95 位妇科名家诊治不孕症的经验,从西医不孕症的机理机制、中医的证治类型及临床用药特点进行系统的归纳、整理,建立数据库,采取聚类分析和频数分析的方法进行研究。

2. **数据库和统计方法** 根据数据分析的需要,对收集整理符合要求的资料,建立原始数据库。运用 SPSS 统计软件进行频数分析和聚类分析。

三、研究结果

1. **西医学不孕的病理机制统计与结果** 通过数据整理统计,研究结果得出:西医学涉及不孕的病理机制有 21 种,累计出现 302 次。频数、频率大于 10% 的依次排序为排卵障碍性不孕,频数 58,频率 19.21%;输卵管阻塞性不孕频数 52,频率 17.22%;免疫性不孕频数 34,频率 11.26%;多囊卵巢综合征频数 30,频率 9.93%。其次,大于 5% 的有盆腔炎性疾病、子宫内膜异位症、输卵管炎性不孕、卵巢功能低下。西医病位要素分布中,出现频率最高的为排卵障碍,其次为输卵管阻塞,而免疫性不孕位于第三。由此可见,在西医学角度中排卵障碍、输卵管阻塞、免疫性不孕为不孕的最常见病理机制。研究结果详见表 1。

(表中频率 = 频数 / 样本总数,$K=N/S$。注:本次统计样本数及频数,不包含案例中所出现的药物、证型类别。余表不再提示)

表 1　西医常见病理机制分布

序号	病理机制	频数 N	频率 K(%)
1	排卵障碍	58	19.21
2	输卵管阻塞	52	17.22
3	免疫性不孕	34	11.26
4	多囊卵巢综合征	30	9.93
5	盆腔炎性疾病	29	9.60
6	子宫内膜异位症	27	8.94
7	输卵管炎性不孕	21	6.95
8	卵巢功能低下	21	6.95
9	黄体功能不足	7	2.32
10	高催乳素血症不孕	5	1.66
11	子宫发育不良	4	1.32
12	子宫肌瘤	3	0.99
13	受精卵着床障碍	2	0.66
14	感染性不孕	2	0.66

2. 中医学不孕症的证型统计与结果　中医不孕症的证型种类共 28 种，累计出现 437 次。在中医不孕症的证型中，出现次数最高者为血瘀型，其次为肾气亏虚型，再次为痰湿型。中医病位证候要素分布中，肾的出现频次最多，第二位为肝，而脾位居第三。由此表明，不孕症的病变脏腑主要影响肾、肝、脾。在病性证候要素分布中，出现频率最高的为血瘀，其次为气虚，再次为痰湿。表明气虚、肝郁、痰湿、血瘀（包括肾虚血瘀、气滞血瘀、寒凝血瘀）是不孕症的常见病因。研究结果详见表 2。

表 2　中医常见证型分布

序号	证型	频数 N	频率 K(%)
1	血瘀	80	18.1
2	肾气亏虚	57	12.9
3	痰湿	47	10.6
4	肝郁气滞	43	9.7
5	湿热蕴结	41	9.3
6	肾阳亏虚	35	7.9
7	肾阴亏虚	42	7.2
8	肾虚肝郁	17	3.8
9	脾肾亏虚	15	3.4
10	肝肾阴虚	13	2.9
11	气血两虚	13	2.9
12	肝郁脾虚	6	1.4
13	脾虚湿瘀	6	1.4

3. 药物分析统计结果

（1）药物频数分布：共收集整理药物 246 味，累计出现频数为 4 263 次，其中使用频数在 32 次及以上者有 40 味。统计结果详见表 3。

表 3　常用药物使用分布

药名	频数 N	频率 K(%)	药名	频数 N	频率 K(%)
当归	227	5.32	牛膝	60	1.41
白芍	163	3.82	鹿角霜	59	1.38
菟丝子	143	3.35	党参	57	1.34
熟地	133	3.12	巴戟天	49	1.15
甘草	128	3.00	杜仲	48	1.13
川芎	125	2.93	桃仁	45	1.06
香附	111	2.60	女贞子	43	1.01
丹参	107	2.51	陈皮	40	0.94
白术	106	2.49	红花	39	0.91
桑螵蛸	105	2.46	路路通	39	0.91
枸杞子	89	2.09	枳壳	39	0.91
赤芍	86	2.02	鸡血藤	38	0.89
山药	82	1.92	益母草	38	0.89
山茱萸	76	1.78	苍术	36	0.84
川断	76	1.78	延胡索	36	0.84
黄芪	73	1.71	生地	36	0.84
茯苓	72	1.69	覆盆子	36	0.84
淫羊藿	67	1.57	莪术	35	0.82
柴胡	65	1.52	紫河车	34	0.80
丹皮	60	1.41	紫石英	33	0.77

（2）药物类别分布：根据药物功效进行分类表明，列于首位的为补虚药，使用频数为 1 757，频率为 41.22%；第二为活血化瘀药，频数为 762，频率为 17.87%；第三为理气药，频数为 352，频率为 8.26%。统计结果详见表 4。

表 4　常用药物类别分布

序号	药物类别	频数 N	频率 K(%)
1	补虚药	1 757	41.22
2	活血化瘀药	762	17.87
3	理气药	352	8.26
4	清热凉血药	272	6.38

续表

序号	药物类别	频数 N	频率 K（%）
5	收涩药	257	6.03
6	利水渗湿药	222	5.21
7	解表药	154	3.61
8	祛风湿药	151	3.54
9	温里药	93	2.18
10	化痰止咳平喘药	73	1.71
11	化湿药	68	1.60
12	止血药	39	0.91
13	平肝息风药	29	0.68
14	攻毒杀虫止痒药	17	0.40
15	泻下药	9	0.21
16	固精缩尿止带药	8	0.19

四、讨论

本研究运用聚类分析和频数分析的科研方法,研究 95 位妇科名家诊治不孕症的特点,寻求其发病机制及诊治规律,为临床应用提供有利依据。

（一）不孕症发病机制及证型

通过 95 位专家对不孕症发病机制的归纳整理,得出以下结论:

1. 西医方面有 21 种引起不孕症的原因,按频次由高到低依次为:排卵障碍、输卵管阻塞、免疫性不孕、多囊卵巢综合征、盆腔炎性疾病、子宫内膜异位症、输卵管炎性不孕、卵巢功能低下、黄体功能不足、高催乳素血症、子宫发育不良等。

2. 中医证型种类出现 28 种,按频次由高到低依次为:血瘀、肾气亏虚、痰湿、肝郁气滞、湿热蕴结、肾阳亏虚、肾阴亏虚、肾虚肝郁、脾肾亏虚、肝肾阴虚、气血两虚等。

3. 将中医证型分解为病位、病性两类证候要素,其中病位类证候要素 7 个,频次最多的是肾,其次为肝、脾等;病性类证候要素 11 个,频次最多的为血瘀,其次为气虚、痰湿等。由此可以看出,大部分专家认为不孕症的病变脏腑主要涉及肾肝脾三脏。

（二）妇科名家用药规律

通过对 95 位妇科名家治疗不孕症所用 246 味药物进行整理、总结,并应用频数分析得出常规药物及药物类别的频次,结果如下:

（1）常规药物:有 40 味,频次由高到低依次为:当归、白芍、菟丝子、熟地、甘草、川芎、香附、丹参、白术、桑螵蛸、枸杞子、赤芍、山药、山茱萸、川断、黄芪、茯苓、淫羊藿、柴胡、丹皮、牛膝、鹿角霜、党参、巴戟天、杜仲、桃仁、女贞子、陈皮、红花、路路通、枳壳、鸡血藤、益母草、苍术、延胡索、生地、覆盆子、莪术、紫河车、紫石英。其中当归出现频次最高为 227 次,而白芍 163 次位于第二,菟丝子 143 次位于第三。

（2）常用类别:共涉及 16 类,以补虚药频次最高,其次为活血化瘀类、理气类,以此类推为清热凉血药、收涩药、利水渗湿药、解表药、祛风湿药、温里药、化痰止咳平喘药、化湿药、止血药、平肝息风药、攻毒杀虫止痒药、泻下药、固精缩尿止带药。由此证明,专家在治疗不孕症过程当中多用补益药,尤以补肝肾类药为主,兼用理气、活血、清热、健脾渗湿等药。

　　通过以上研究,揭示了不孕症的发病机制,常见证型主要有血瘀、肾气亏虚、痰湿、肝郁气滞,病位主要涉及肾肝脾三脏,病性多以血瘀、气血、痰湿者居多,往往虚实夹杂,故治疗常常标本同治,在补虚的同时,予活血行气、祛瘀渗湿等方法。对专家常用的 246 味药物进行分析,得出补虚药使用频次最高,其次为活血化瘀药、理气药、清热凉血药等。这些研究结果为临床诊治不孕症提供了重要的参考价值。